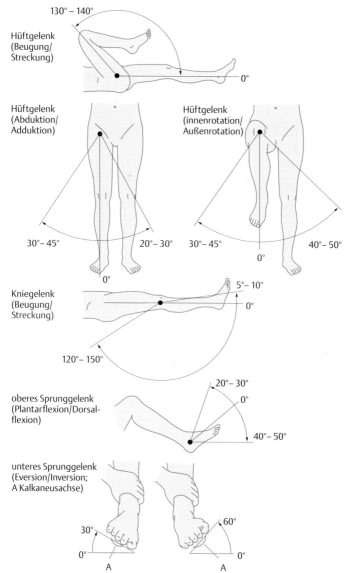

130° – 140°

Hüftgelenk
(Beugung/
Streckung)

0°

Hüftgelenk
(Abduktion/
Adduktion)

Hüftgelenk
(innenrotation/
Außenrotation)

30° – 45°   20° – 30°   30° – 45°   40° – 50°

0°   0°

Kniegelenk
(Beugung/
Streckung)

5° – 10°
0°

120° – 150°

oberes Sprunggelenk
(Plantarflexion/Dorsal-
flexion)

20° – 30°
0°
40° – 50°

unteres Sprunggelenk
(Eversion/Inversion;
A Kalkaneusachse)

30°
0°
A

60°
0°
A

Inhaltsübersicht

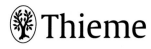

Checklisten der aktuellen Medizin

Begründet von F. Largiadèr, A. Sturm, O. Wicki

Checkliste XXL
Rheumatologie

Bernhard Manger

begründet von K. L. Schmidt

unter Mitarbeit von

R. Häfner
B. Hellmich
H. Schulze-Koops
K. Tillmann
H. Truckenbrodt

3., vollständig überarbeitete Auflage

316 Abbildungen
94 Tabellen

Georg Thieme Verlag
Stuttgart · New York

Umschlaggestaltung: Thieme Verlagsgruppe
Umschlagbild: Studio Nordbahnhof, Stuttgart

Bibliografische Information Der Deutschen Bibliothek
Die Deutsche Bibliothek verzeichnet diese Publikation in der Deutschen Nationalbibliographie;
detaillierte bibliografische Daten sind im Internet über http://dnb.ddb.de abrufbar.

1. Auflage 1991
2. Auflage 2000

Wichtiger Hinweis:

Wie jede Wissenschaft ist die Medizin ständigen Entwicklungen unterworfen. Forschung und
klinische Erfahrung erweitern unsere Erkenntnisse, insbesondere was Behandlung und medikamentöse Therapie anbelangt. Soweit in diesem Werk eine Dosierung oder eine Applikation
erwähnt wird, darf der Leser zwar darauf vertrauen, dass Autoren, Herausgeber und Verlag große
Sorgfalt darauf verwandt haben, dass diese Angabe dem **Wissensstand bei Fertigstellung des
Werkes** entspricht.

Für Angaben über Dosierungsanweisungen und Applikationsformen kann vom Verlag jedoch keine
Gewähr übernommen werden. **Jeder Benutzer ist angehalten,** durch sorgfältige Prüfung der Bei-
packzettel der verwendeten Präparate und gegebenenfalls nach Konsultation eines Spezialisten
festzustellen, ob die dort gegebene Empfehlung für Dosierungen oder die Beachtung von Kontraindikationen gegenüber der Angabe in diesem Buch abweicht. Eine solche Prüfung ist besonders
wichtig bei selten verwendeten Präparaten oder solchen, die neu auf den Markt gebracht worden
sind. **Jede Dosierung oder Applikation erfolgt auf eigene Gefahr des Benutzers.** Autoren und Verlag appellieren an jeden Benutzer, ihm etwa auffallende Ungenauigkeiten dem Verlag mitzuteilen.

Insbesondere sei hier auch noch darauf hingewiesen, dass die in diesem Buch aufgeführten
Handelsnamen exemplarisch ausgewählt sind und keinen Anspruch auf Vollständigkeit erheben.

Geschützte Warennamen (Warenzeichen) werden **nicht** besonders kenntlich gemacht. Aus dem
Fehlen eines solchen Hinweises kann also nicht geschlossen werden, dass es sich um einen freien
Warennamen handele.

© 1991, 2005 Georg Thieme Verlag, Rüdigerstraße 14, D-70469 Stuttgart
Printed in Germany

Unsere Homepage: http://www.thieme.de

Satz: hagedorn kommunikation, Viernheim (Gesetzt auf 3B2)
Druck: Druckhaus Götz GmbH, Ludwigsburg

ISBN 3-13-763003-7   1 2 3 4 5 6

Vorwort zur 3. Auflage

Die klinische Rheumatologie hat in den vergangenen zehn Jahren eine rasante Entwicklung genommen. Durch grundlegende Erkenntnisse über die Immunpathogenese entzündlich-rheumatischer Erkrankungen wurden bereits eine Reihe von effizienten Behandlungsansätzen neu eingeführt und kontinuierlich werden neue Möglichkeiten therapeutischer Interventionen erprobt. Ein weiteres Gebiet, auf dem bedingt durch die Verfügbarkeit hochwirksamer Therapien ein erheblicher Wissenszuwachs stattfand, ist die Entwicklung von validierten Messinstrumenten zur Erfassung von Krankheitsaktivität, sowie radiologischen und funktionellen Outcome-Kriterien. Und schließlich führte die Chance auf eine grundlegende Beeinflussung des Krankheitsverlaufs entzündlich-rheumatischer Erkrankungen durch rechtzeitigen Behandlungsbeginn zu neuen Entwicklungen auf dem diagnostischen Sektor, sowohl bei der Labordiagnostik als auch bei den bildgebenden Verfahren.

Somit war in vielen Abschnitten der Checkliste Rheumatologie eine umfassende Überarbeitung notwendig geworden. Nur der Weitsicht und der akribischen Arbeit von Herrn Prof. Klaus L. Schmidt und seinem Autorenteam der 2. Auflage aus dem Jahre 2000 ist es zu verdanken, dass dort bereits viele der sich abzeichnenden Veränderungen in der Rheumatologie konzeptionellen Eingang gefunden hatten und somit die aktuellen Überarbeitungen auf einem soliden Grundgerüst aufbauen konnte.

Besonderes Vergnügen bereitete mir die Chance, die sich durch die Umstellung auf das XXL-Format bot, durch mehr als 100 zusätzliche Illustrationen die verschiedenen Krankheits„bilder" didaktisch noch besser darstellen zu können. Ich hoffe, dass dies dazu beiträgt, alle rheumatologisch interessierten Leser nicht nur umfassend zu informieren, sondern auch die Faszination an diesem klinisch so vielfältigen Gebiet zu wecken und zu verstärken.

Erlangen, im Mai 2005   Bernhard Manger

Anschriften

Dr. med. Renate Häfner
Kinderklinik Garmisch-Partenkirchen
Gehfeldstraße 24
82467 Garmisch-Partenkirchen

Privatdozent Dr. med. Bernhard Hellmich
Poliklinik für Rheumatologie
Medizinische Universität zu Lübeck
Ratzeburger Allee 160
23538 Lübeck

Prof. Dr. med. Bernhard Manger
Medizinische Klinik III mit Poliklinik
und Institut für Klinische Immunologie
der Universität Erlangen
Krankenhausstraße 12
91054 Erlangen

Prof. Dr. med. Klaus L. Schmidt
Kerckhoff-Klinik
Abteilung Rheumatologie
Ludwigstraße 37–39
61231 Bad Nauheim

Privatdozent Dr. med. Hendrik Schulze-Koops
Medizinische Klinik III mit Poliklinik
und Institut für Klinische Immunologie
der Universität Erlangen
Krankenhausstraße 12
91054 Erlangen

Prof. Dr. med. Karl Tillmann
Orthopädische Abteilung
Rheumaklinik Bad Bramstedt GmbH
Oskar-Alexander-Straße 26
24576 Bad Bramstedt

Prof. Dr. med. Hans Truckenbrodt
ehemaliger Direktor der
Rheuma-Kinderklinik
Garmisch-Partenkirchen
Gehfeldstraße 24
82457 Garmisch-Partenkirchen

Inhaltsverzeichnis

Inhaltsverzeichnis

Inhaltsverzeichnis

1 Rheumatologische Anamnese und klinische Untersuchung

1.1 Rheumatologische Anamnese

Grundlagen

▶ Die rheumatologische Anamnese braucht Zeit und Geduld und ist durch Fragebögen und PC nur ergänzbar, nicht aber ersetzbar. Sie ist fast 80 % der Diagnose und stellt die Weichen für anschließende gezielte Zusatzdiagnostik.

Gliederung der Anamnese

▶ **Hauptbeschwerden** und aktuellen Anlass der Konsultation erfragen.
▶ **Familienanamnese:** Erbkrankheiten (z. B. Diabetes)?, Infektionen (z. B. Tbc)? Frage nach familiär gehäuft auftretenden Erkrankungen (z. B. Ulkuserkrankungen, Hyperthyreose oder Hypertonie). Wesentliche Erkrankungen und ggf. Todesalter und -ursache aller Verwandten ersten Grades. Dazu Fragen nach rheumatischen Erkrankungen, Psoriasis, Wirbelsäulenleiden, Stoffwechselkrankheiten, allergischen Leiden, neurologischen und psychischen Erkrankungen.
▶ **Eigenanamnese:** Frühere Erkrankungen aller Art, Unfälle, Infektionen und Operationen, Verläufe und Komplikationen dieser Erkrankungen, Behandlungen, Kuren?
▶ **Jetzige Anamnese:** Zeitpunkt und Art des Beginns der Beschwerden (akut? subakut? chronisch?), Prodromalsymptome, zeitlicher Zusammenhang mit Vorerkrankung, Unfällen, Änderung der Lebensumstände, bisheriger Verlauf (Pausen? Kontinuierliche Beschwerden?), eingetretene Funktionsstörungen und Behinderungen, Allgemeinbefinden, psychische Beeinträchtigungen? Bisherige Diagnostik, Medikamenten- und Therapieanamnese sowie aktuelle Pharmakotherapie.
▶ **Spezielle Schmerzanamnese:**
  • Wo? Gelenke oder Gelenkumgebung? Große oder kleine Gelenke? Wirbelsäule, welche Abschnitte? Muskeln, Bänder, Unterhaut, Sehnenansätze? Segmental? Schmerzlokalisation am besten vom Patienten zeigen lassen.
  • Wie? Plötzlich oder allmählich? Oberflächlich, tief, lokalisiert? Generalisiert? Ausstrahlend? Von Schwäche und/oder Missempfindungen begleitet? Kontinuierlich? Schubweise? Dauer der Schübe? Unerträglich? Schmerzfreie Pausen?
  • Wann? Tageszeit? Jahreszeit? In Ruhe? Bei Belastung (z. B. bei degenerativen Veränderungen)? Anlaufbeschwerden (z. B. bei Arthrosen)? „Überall und immer" (z. B. bei Fibromyalgie)? Schlaf schmerzgestört?
    ☐ *Merke:* Nächtliche Schmerzverschlimmerung bedeutet meist Entzündungsschmerz (die Entzündung schläft nicht).
  • Wodurch ausgelöst? Durch Alltags- und/oder Berufsbelastungen? Durch Witterungseinflüsse und Temperaturänderungen? Durch bestimmte Bewegungen, Haltungen, Lagen, Tätigkeiten? Durch psychische und körperliche Belastungen? Durch Medikamente?
▶ **Soziale und berufliche Anamnese:** Dauer der Arbeitsunfähigkeit, Umschulung, Rentenverfahren, Arbeitsplatzwechsel, berufliche Belastung, Beeinträchtigung durch Krankheit?
▶ **Zusatzfragen bei Arthritiden:**
  • *Hauterkrankungen:* Psoriasis (auch in der Familie)? Andere Hautleiden?
  • *Augenentzündungen:* Iritis, Konjunktivitis, Trockenheit, andere? → z. B. bei ankylosierender Spondylitis (S. 136), rheumatoider Arthritis (S. 116), Spondyloarthritiden, Morbus Behçet (S. 282), bei Sicca- (S. 247) und Sjögren-Syndrom (S. 246).
  • *Beteiligung des Gastrointestinaltrakts:* Durchfälle? Magen-Darm-Beschwerden? → z. B. bei enteropathischen Arthritiden (S. 159), reaktiver Arthritis (S. 164), Kollagenosen (Übersicht S. 207).

- *Urogenitalerkrankungen:* Urethritis und Harnwegsinfekte sowie Genitalerkrankungen? → z. B. bei Spondyloarthritis (S. 133), Morbus Behçet (S. 282), Gonorrhö (S. 188).
- *Mundschleimhautveränderungen:* z. B. bei Morbus Behçet (S. 282), Kollagenosen (Übersicht S. 207).
- *Andere Infektionen:*
  - Bakterielle: z. B. Tbc; Streptokokkenangina (als Hinweis auf rheumatisches Fieber, S. 173)?
  - Virale Infektionen: z. B. Röteln, Ringelröteln (bei Kindern in der Familie, Hepatitis?
- Zeckenstiche? Insektenstiche? Mit und ohne Hautrötung, auch Jahre vorher. Als Hinweis auf Lyme-Arthritis.
- *Fieber:* z. B. bei Kollagenosen (Übersicht S. 207), rheumatischem Fieber (S. 173), Gicht (S. 297), infektiösen (septischen) Arthritiden (S. 182), Still-Syndrom des Erwachsenen (S. 288), juvenilen Arthritisformen?
- *Rötung über den befallenen Gelenken:* z. B. bei Gicht (S. 297), seltener bei Psoriasisarthritis (S. 148) und infektiösen Arthritiden (S. 182)?
- *Falls Gelenkschwellung:* Von einem Arzt beobachtet?
- *Morgensteifigkeit* ? Wenn sie länger als 30 Minuten anhält, besteht Arthritisverdacht.

▶ **Aktuelle Beschwerden** (auflisten!).

◪ *Merke:* Vergisst man bei neu aufgetretenen Arthritiden nach zeitnahen Vorerkrankungen, wie Darm- und Urogenitalbeschwerden, Augenentzündungen, Zeckenstichen, Infektionen und vor allem nach Psoriasis (auch bei Verwandten), zu fragen, so sind diagnostische Irrwege unausweichlich.

1.2 Klinische Untersuchung

Grundlagen

▶ Eine klinische rheumatologische Untersuchung darf sich nie auf den Bewegungsapparat beschränken; eine allgemein-internistische und orientierende neurologische Untersuchung gehören immer dazu. Dies bedingt einen erheblichen, aber notwendigen Zeitaufwand (z. B. bei Organ- und ZNS-Beteiligung bei Kollagenosen, Vitium bei rheumatischem Fieber etc.).

1. Gelenkuntersuchung

▶ **Inspektion:** Schwellungen, Hautveränderungen, Fehlstellungen, Deformierungen, Muskelatrophie?

▶ **Palpation:** Temperatur, Kapselkonsistenz, Erguss, Druckschmerz, Krepitation, knöcherne Anbauvorgänge, Dolenz von Sehnenansätzen in der Gelenkumgebung? Praktisches Vorgehen bei den einzelnen Gelenken s. Abb. 1.1–Abb. 1.14.

- *Gaenslen-Handgriff* (Kompressionsschmerz der Hand bzw. des Vorfußes): Frühes Arthritiszeichen.
- *Volarbeugeschmerz* im Handgelenk: Frühes Arthritiszeichen.
- Stammnahe Gelenke sind der Palpation meist nur schwer zugänglich.
- „*Tanzende Patella*": Hinweis auf Kniegelenkserguss.
- Bei massiven Kniegelenkssynovitiden mit Erguss und Atrophie des M. quadriceps femoris ist eine deutliche Furche am Übergang zum oberen Rezessus der Gelenkkapsel zu tasten sowie die Umschlagfalte des oberen Rezessus.
- Die Zehengrundgelenke bei der Palpation niemals vergessen.

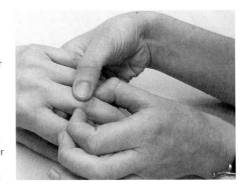

Abb. 1.1 Untersuchung der proximalen Interphalangealgelenke: Die Hand des Patienten ist gestreckt; mit Daumen und Zeigefinger Fühlen des lateralen und medialen Gelenkrandes; mit Daumen und Zeigefinger der anderen Hand palmar und dorsal Druck auf das Gelenk ausüben

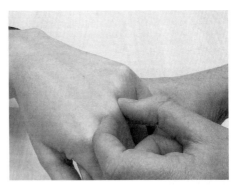

Abb. 1.2 Untersuchung der Metakarpophalangealgelenke (Technik A): Die Hand des Patienten ist gestreckt, die Metakarpophalangealgelenke sind um 50° gebeugt; mit Daumen und Zeigefinger den rechten und linken vorderen Gelenkrand tasten; mit der anderen Hand die Hand des Patienten in der beschriebenen Position halten

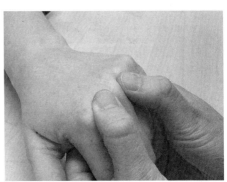

Abb. 1.3 Untersuchung der Metakarpophalangealgelenke (Technik B): Die Hand des Patienten ist gestreckt, die Metakarpophalangealgelenke sind um 50° gebeugt; mit beiden Daumen den rechten und linken vorderen Gelenkrand tasten; mit den übrigen Fingern die Hand des Patienten stützen

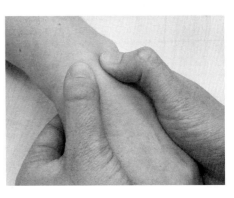

Abb. 1.4 Untersuchung des Handgelenks: Das Handgelenk ist gestreckt in neutraler Position; mit beiden Daumen dosal, mit den übrigen Fingern palmar tasten; das Gelenk vorsichtig um 10° und 20° dorsal bzw. palmar flektieren, dabei sanften Druck mit beiden Händen ausüben

Rheumatologische Anamnese und klinische Untersuchung

3

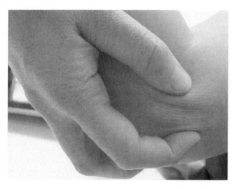

Abb. 1.5 Untersuchung des Ellenbogengelenkes: Der Ellbogen ist zwischen 70° und 80° flektiert; Untersuchung mit beiden Händen; dabei den Daumen der untersuchenden Hand zwischen Olekranon und lateralem Epicondylus, den Zeigefinger in der Fossa cubitalis platzieren

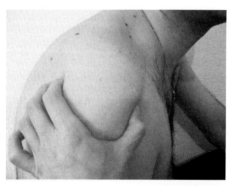

Abb. 1.6 Untersuchung des Schultergelenks; Untersuchung am leicht gebeugten Arm; der Untersucher umfasst das Schultergelenk und bewegt es passiv zwischen 0–50°; sorgfältig auf Schwellung achten; Beachte: Bei Schultergelenksschäden führt übermäßige Bewegung unvermeidbar zu Schmerzen

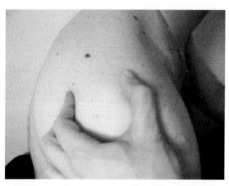

Abb. 1.7 Untersuchung des Akromioklavikulargelenks; die Untersuchung erfolgt lediglich mit einer Hand; der Daumen des Untersuchers ist über dem Akromioklavikulargelenk platziert, die Finger am hinteren Teil des Schultergelenks

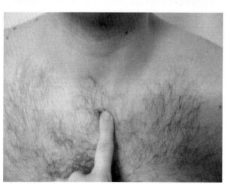

Abb. 1.8 Untersuchung des Sternoklavikulargelenks; Ausüben von Druck auf das Sternoklavikulargelenk mit Daumen oder Zeigefinger

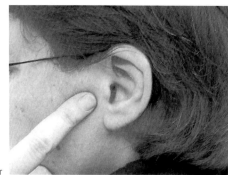

Abb. 1.9 Untersuchung des Kiefergelenks; Ausüben von seitlichem Druck auf das Kiefergelenk mit dem Zeigefinger

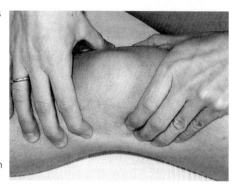

Abb. 1.10 Untersuchung des Kniegelenks; Daumen und Zeigefinger der untersuchenden Hand liegen in der Mitte des medialen bzw. lateralen Randes des tibiofemoralen Gelenks; so können Spannungsschmerz und Schwellung festgestellt werden; bei großem Gelenk beide Hände benutzen; anschließend Daumen und Mittelfinger der untersuchenden Hand auf den medialen und lateralen Rand des Femuropatellargelenks, den Zeigefinger oder Daumen auf die Patella legen; auf diese Weise kann ein Erguss festgestellt werden

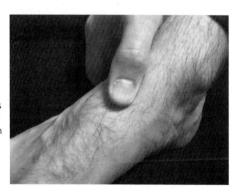

Abb. 1.11 Untersuchung des oberen Sprunggelenks; Druck von Zeigefinger oder Daumen zwischen den Sehne des Extensor hallucis longus und dem Extensor digitorum longus

Rheumatologische Anamnese und klinische Untersuchung

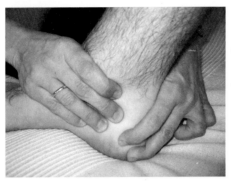

Abb. 1.12 Untersuchung des unteren Sprunggelenks; das Gelenk mit einer Hand von vorne fixieren; Mittelfinger und Zeigefinger bzw. Daumen auf die beiden Seiten des unteren Sprunggelenks legen; das Gelenk durch Einwärts- und Auswärtsdrehung der Ferse zwischen 5° und 10° bewegen

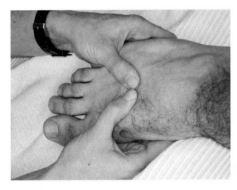

Abb. 1.13 Untersuchung des Metatarsalgelenks; Druck mit beiden Daumen auf die dorsale Oberfläche des Metatarsalgelenks

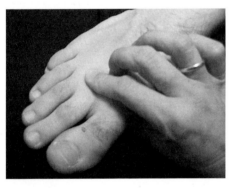

Abb. 1.14 Untersuchung der Metatarsophalangealgelenke; jedes Gelenk einzeln untersuchen durch Platzieren von Zeigefinger auf die dorsale Oberfläche des Gelenks und des Daumens auf die plantare Fläche des Gelenks; Tasten des anterioren und posterioren Gelenkrandes

▶ **Funktionsprüfung**: Bewegungsausmaß und Bewegungsschmerz, Endphasenschmerz, Bandstabilität, Fehlstellungen, muskuläre Kraft. Die exakte Prüfung der Beweglichkeit erfolgt mit der Neutral-Null-Methode (s. Abb. 1.15 und 1.16), notwendig nur bei speziellen orthopädischen Fragestellungen und Verlaufskontrollen, z. B. bei geplanten Operationen, speziellen Therapiestudien und Begutachtung.

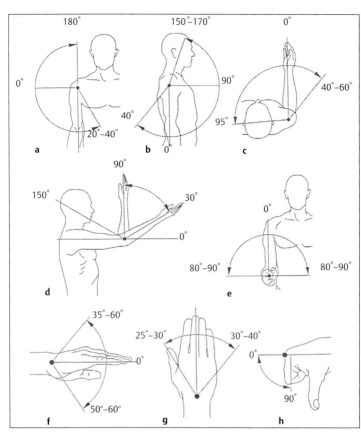

Abb. 1.15a–h Funktionsmaße für die Gelenke der oberen Extremitäten (nach Debrunner) a) Schultergelenk (Abduktion/Adduktion); b) Schultergelenk (Anteflexion/Retroflexion); c) Schultergelenk (Innenrotation/Außenrotation); d) Ellenbogengelenk (Beugung/Streckung); e) Unterarm (Pronation/Supination); f) Handgelenk (Volarflexion/Dorsalextension); g) Handgelenk (Radialabduktion/Ulnarabduktion); h) Fingergelenk (Beugung/Streckung)

Rheumatologische Anamnese und klinische Untersuchung

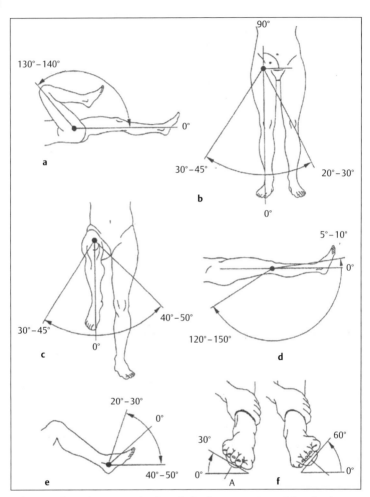

Abb. 1.16a–f Funktionsmaße für die Gelenke der unteren Extremitäten (nach Debrunner) a) Hüftgelenk (Beugung/Streckung); b) Hüftgelenk (Abduktion/Adduktion); c) Hüftgelenk (Innenrotation/Außenrotation); d) Kniegelenk (Beugung/Streckung); e) oberes Sprunggelenk (Plantarflexion/Dorsalflexion); f) unteres Sprunggelenk (Eversion/Inversion; A Kalkaneusachse)

2. Wirbelsäulenuntersuchung

▶ **Inspektion:** Haltung. Beckenstand, Muskulatur (symmetrisch? atrophisch? verkürzt? kräftig?), Beinlängendifferenz, pathologische Krümmungen, Achsenabweichungen?

▶ **Palpation:** Stufenbildung der Dornfortsätze (z.B. bei Spondylolisthesis), Tonus der Muskulatur (Muskelhartspann?), Klopf- und Erschütterungsschmerz der Dornfortsätze (z.B. bei lokalen entzündlichen oder neoplastischen Prozessen, bei Osteoporose), Blockierungen, Hypermobilität?

▶ **Spezielle Schmerzanamnese:**

▶ **Funktionsprüfung:**

• Durch die einzelnen Tests erhält man einen Hinweis auf Bewegungseinschränkungen (z.B. Versteifungen oder auch Hypermobilität der Wirbelsäule).

• *Messung der LWS-Beweglichkeit nach Schober* (s. Abb. 1.17): Bei maximaler Vorwärtsneigung vergrößert sich der Abstand zwischen dem Dornfortsatz S1 und einem 10 cm weiter kranial gelegenen Punkt normalerweise um 4 bis 6 cm (Schober: 10–14, eventuell 16 cm); das Ausmaß ist u. a. abhängig von der Hüftbeweglichkeit und dem Lebensalter (eingeschränkt z. B. bei ankylosierender Spondylitis).

- *Messung der BWS-Beweglichkeit nach Ott* (s. Abb. 1.17): Entsprechend der Schober-Messung Abstandsvergrößerung zwischen Dornfortsatz C7 und einem Punkt 30 cm weiter kaudal. Ott: 30–32, eventuell bis 35 cm.
- *Messung des Kinn-Jugulum-Abstandes* (s. Abb. 1.17).
- *Messung des Hinterhaupt-Wandabstandes* (Flèche-Wert; s. Abb. 1.17).
- *Messung des Ohrläppchen-Schulter-Abstandes* (HWS-Seitneigung!).
- *Messung des Fingerspitzen-Fußboden-Abstandes* in Ventralbeugung und bei Seitneigung.
- *Messung der respiratorischen Umfangsdifferenz* s. *Atembreite* (Atembreite; s. Abb. 1.17), ist u. a. auch vom Lebensalter und anderen Faktoren abhängig.
- *Prüfung und ggf. Messung der Wirbelsäulenbeweglichkeit* in allen Ebenen und von allen Seiten (einschließlich Rotation; z. B. Neutral-Null-Methode). Bei beginnender Steifigkeit der Wirbelsäule ist die Seitneigung häufig früher betroffen und darum als Kriterium empfindlicher.
- *Mennell-Handgriffe:* Erfordern Erfahrung und werden häufig falsch ausgeführt.
  - Indikation: V. a. Sakroiliitis oder Blockierung.
  - Ausführung: Der Patient liegt auf dem Bauch und Sie überstrecken den Oberschenkel (nach dorsal), indem Sie das Kreuzbein und Becken mit der zweiten Hand fixieren (Erstes Mennell-Zeichen). Andere Möglichkeiten sind der Druck auf beide Darmbeinschaufeln in Rückenlage oder Überstreckung des oben liegenden Beins nach hinten in Seitenlage.
  - Schmerzen im Iliosakralgelenk weisen dabei auf entzündliche Veränderungen oder Blockierungen hin.
- Evtl. Photo- und Videodokumentation, Ganganalyse (z. B. bei komplexen Funktionsstörungen, rehabilitativer Diagnostik).

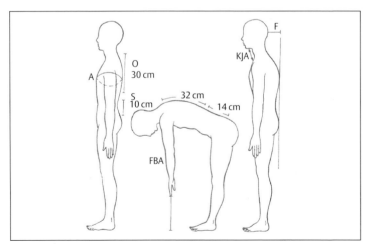

Abb. 1.17 Beweglichkeitsprüfung der Wirbelsäule. Messgrößen: A = Atembreite, S = Schober-Maß, O = Ott-Maß, FBA = Finger-Boden-Abstand, KJA = Kinn-Jugulum-Abstand, F = Flèche (= Hinterhaupt-Wandabstand) (nach Müller und Gamp)

Rheumatologische Anamnese und klinische Untersuchung

- Standardisierte Messung der Wirbelsäulenbeweglichkeit durch den BASMI (Bath Ankylosing Spondylitis Metrology-Index). Dieser umfasst:
  - Rotation der HWS.
  - Tragus-Wand-Abstand.
  - LWS-Beugung nach vorne (modifizierter Schober-Test).
  - Laterale LWS-Flexion.
  - Intermalleolärer Abstand.

3. Weichteiluntersuchung

▶ **Inspektion:** Veränderungen des Hautreliefs (Einziehungen, Quellungen), Muskelrelief, juxtaartikuläre Schwellungen (z. B. bei Tenosynovitis, Bursitis)?
▶ **Palpation:** Konsistenz, Abhebbarkeit von Falten, Kneif- und Rollschmerz der Haut, umschriebene Verhärtungen, Dolenz von Sehnenansätzen und Knochenvorsprüngen, Knotenbildungen, Sehnenscheiden (Verdickungen?), Bursen (Wandverdickung? Sulzige Konsistenz? Flüssigkeit? z. B. Bursitis bei Gicht, Tendovaginitis bei rheumatoider Arthritis), Muskeltonus, Nachweis von:
  - *Trigger points*: Überwiegend fortgeleiteter dumpfer „myofaszialer" Schmerz, oft mit Sensibilitäts- und vegetativen Begleitsymptomen mit charakteristischer regional unterschiedlicher Ausstrahlung.
  - *Tender points:* Lokaler Druckschmerz mit typischem Verteilungsmuster vor allem bei Fibromyalgie (S. 365; nicht zu verwechseln mit Trigger points).
▶ **Funktionsprüfungen:** Muskelkraft, ggf. manueller Muskelstatus.

4. Hautuntersuchung

▶ Wichtig ist, dass man bei der Untersuchung der Haut speziell auf folgende Veränderungen achtet:
  - *Erytheme, Exantheme:* Mit unterschiedlicher Ausprägung und Verteilung bei zahlreichen Erkrankungen, z. B. bei Kollagenosen (S. 207), Spondyloarthritiden (S. 133) Morbus Still (S. 288), rheumatischem Fieber (S. 173), virusassoziierten Arthritiden (S. 196), Mittelmeerfieber (S. 431), Kawasaki-Syndrom (S. 427), Morbus Behçet (S. 282), Borreliose (S. 176), medikamenteninduziert.
  - *Psoriasis-Herde:* Scharf begrenzte, erythematöse, mit silberweißen Schuppen bedeckte, zuweilen juckende Herde unterschiedlicher Form und Größe. Nicht nur an klassischen Prädilektionsstellen, sondern auch als versteckte Psoriasis, darum gezielt suchen. Weiteres s. Psoriasisarthritis (S. 148).
  - *Keratoderma blenorrhagicum:* Erythematöse hyperkeratotische Veränderungen, manchmal psoriasiform.
  - *Pustulöse Veränderungen* (Beispiele als Hinweis auf SAPHO-Syndrom): Pustulöse Psoriasis oder palmoplantare Pustulose (an Fußsohlen und Handflächen).
  - *Rheumaknoten:* Klassisch an den Unterarmstreckseiten ellenbogennah, selten aber auch an anderen, auch viszeralen Körperpartien und in Bursen gelegene subkutane, asymptomatische Knoten. Die Hautoberfläche ist meist unverändert. Assoziiert mit rheumatoider Arthritis (S. 116). Multiple Rheumaknoten können unter einer Methotrexat-Therapie (S. 458) auftreten.
  - *Erythema nodosum:* Beidseitige, 2–5 cm große, rote, unscharf begrenzte, subkutan-kutan gelegene druckschmerzhafte Knoten, meist an Unterschenkelstreckseiten, überwiegend bei Frauen. Kommt bei ganz verschiedenen Krankheiten und Noxen vor (vgl. S. 277) → z. B. bei entzündlichen Erkrankungen wie Sarkoidose (Löfgren-Syndrom, S. 291), Colitis ulcerosa (S. 159), Morbus Behçet (S. 282) oder Infektionskrankheiten.
  - *Tophi:*
    - Als Mononatriumurat-Tophi: Klassisch bei fortgeschrittener Gicht (S. 297); an der Ohrmuschel, in Ellbogen-Bursen, juxtaartikulär in der Nähe von Sehnen etc.
    - Selten: Vorgetäuschte Tophi bei Kristallarthropathien (z. B. angeborene Oxalose, S. 311).

- *Ulzera:* Bei primären und sekundären Vaskulitiden (Übersicht S. 252), selten bei enteropathischen Arthritiden (S. 159).
- *Gangrän:* Wie bei Ulzera (s. o.).
- *Raynaud-Syndrom:* Anfallsartige Ischämiezustände, meist an den Fingern: Zunächst Blässe, dann Zyanose und reaktive Hyperämie. Kommt als sekundäres Raynaud-Syndrom bei Kollagenosen (besonders Sklerodermie, S. 224) und Vaskulitiden (Übersicht S. 252) vor.
- *Petechien (Purpura):* Bei verschiedenen Vaskulitisformen (Übersicht S. 252), Kollagenosen (Übersicht S. 207), Kryoglobulinämie.
- *Ödeme des Handrückens:* Bei Algodystrophie (S. 374) und Sklerodermie im Frühstadium, beim RS$_3$PE-Syndrom (S. 132), beim Sharp-Syndrom (S. 239), selten auch bei rheumatoider Arthritis (S. 116).
- *Haarausfall:* Bei Kollagenosen (Übersicht S. 207), durch Antirheumatika (S. 447).
- *Nagelveränderungen:* Bei Psoriasis (S. 148), bei hypertropher Osteoarthropathie (Marie-Bamberger-Syndrom).

5. Augenuntersuchung

▶ **Anamnestische Hinweise** auf eine Augenerkrankung sind z. B. Trockenheit (z. B. bei Konjunktivitis sicca), Lichtscheu (z. B. bei akuter Iritis), Akkomodationsstörungen (z. B. bei Iridozyklitis), Sehverschlechterung (z. B. bei Uveitis anterior, Optikusneuritis) und Schmerzen (z. B. bei Skleritis, Keratitis).

▶ **Bei der Inspektion achtet man besonders auf:**
- *Rötungen:* Rotes Auge z. B. bei Konjunktivitis (durch konjunktivale Hyperämie), akuter Uveitis anterior (ziliare Injektion), Hypopyon, Synechien, Skleritis und Episkleritis.
- *Sekret:* Farbe? Eitrig?
- *Hornhautveränderungen:* z. B. Trübung bei Keratitis.
- Linsentrübungen (Steroid-Katarakt).

▶ **Augenarztkonsil:** Häufig wird die Diagnose konsiliarisch erfolgen. Typische mit rheumatischen Erkrankungen assoziierte augenärztliche Befunde sind:
- *Konjunktivitis:* Bei Spondylarthritiden (S. 133), Kawasaki-Syndrom (S. 427), bei enteropathischen Arthritiden (S. 159), Psoriasisarthritis (S. 148), SLE (S. 207), Borreliose (S. 176). Als Keratokonjunktivitis sicca beim Sjögren-Syndrom, rheumatoider Arthritis (S. 116).
- *Chorioretinitis:* Polychondritis (S. 336), Lyme-Borreliose (S. 176; selten).
- *Xerophthalmie:* Sicca-Syndrom des Auges (siehe Keratokonjunktivitis sicca).
- *Skleritis:* Polychondritis (S. 336), rheumatoide Arthritis (S. 116), Wegener-Granulomatose (S. 267).
- *Episkleritis:* Enteropathische Arthritiden (S. 159), Arthritis psoriatica (S. 148), Polychondritis (S. 336), Wegener-Granulomatose (S. 267).
- *Keratitis:* Polychondritis (S. 336).
- *Uveitis:* Ankylosierende Spondylitis (S. 136), Behçet-Syndrom (S. 282), enteropathische Arthritiden (S. 159), Spondylarthritiden (S. 133), Polychondritis (S. 336), Wegener-Granulomatose (S. 267) *chronisch* bei juveniler idiopathischer Arthritis (S. 390), Sarkoidose (S. 293).
- *Motilitätsstörungen:* Lyme-Borreliose (S. 176).
- *Optikusneuritis:* Lyme-Borreliose (S. 176; selten).

6. Dokumentation: Bedeutung

▶ Dokumentation und Evaluation sind unverzichtbare Instrumente für Indikationsstellung und Monitoring differenzierter Therapien.

▶ Funktionalität, Lebensqualität und Patientenzufriedenheit als Kriterium an Therapieerfolgen gewinnen zunehmend an Bedeutung.

Rheumatologische Anamnese und klinische Untersuchung

Rheumatologische Anamnese und klinische Untersuchung

7. Standardisierte Erfassung von Krankheitsaktivität und Befunddokumentation mit dem Disease Activity Score (= DAS)

▶ **Grundlagen:** Der chronische Verlauf der rheumatoiden Arthritis wird durch Schmerz und Einschränkung der Gelenkfunktion bestimmt. Die meisten Endpunktmessungen erfassen das Ergebnis sowohl aktueller als auch zurückliegender Krankheitsaktivität. Die Erfassung der aktuellen Krankheitsaktivität erfolgt durch den sog. Krankheitsaktivitätsscore (Disease Activity Score, DAS). Er basiert auf Messung der vorliegenden Synovitis und der Akutphaseantwort, beides Methoden, die die aktuelle Krankheitsaktivität erfassen. Serielle Messungen des DAS korrelieren mit Veränderungen der Gelenkfunktion und radiologisch nachweisbarer Gelenkzerstörung.

▶ **Praktisches Vorgehen:**
- *Ursprünglicher DAS:* Der ursprünglich entwickelte DAS beruht auf einer standardisierten Untersuchung von 44 Gelenken im Hinblick auf Schwellung und 53 Gelenken im Hinblick auf die Stärke der Druckschmerzhaftigkeit.
- *Vereinfachter DAS:*
  - Es konnte gezeigt werden, dass ein vereinfachter „Disease Activity Score" – beruhend auf der Untersuchung von 28 Gelenken (DAS 28) – zur Beurteilung der Krankheitsaktivität gleichwertig ist.
  - In diesen DAS 28 gehen ein (s. Abb. 1.18): Schwellung und Druckschmerzhaftigkeit von 28 Gelenken, die globale subjektive Einschätzung der Krankheitsaktivität durch den Patienten auf einer visuellen Analogskala von 100 mm, die Blutsenkungsgeschwindigkeit in der ersten Stunde.
  - Hieraus wird nach der in Tab. 1.1 angegebenen Formel ein Zahlenwert zwischen 0 und 9 ermittelt, aus der sich die aktuelle Krankheitsaktivität gemäß Tabelle „Bewertung des DAS 28" in Abb. 1.18 ergibt.
  - Bei wiederholter Messung gibt die DAS 28-Differenz das Ausmaß des jeweiligen Therapieansprechens an (s. Abb. 1.18).
- An einer neuen Version des DAS 28 mit Einschluss der CRP-Werte statt der BKS wird aktuell gearbeitet.

Tabelle 1.1 · Die EULAR Response-Kriterien

Zahl der schmerzhaften Gelenke (von 28)	a
Zahl der geschwollenen Gelenke (von 28)	b
Blutsenkungsgeschwindigkeit (mm/1. Std.)	c
Gesamteinschätzung des Patienten (mm VAS)	d

DAS 28 = $0{,}56 \times \sqrt{a} + 0{,}28 \times \sqrt{b} + 0{,}7 \times \ln c + 0{,}014 \times d$
(numerischer Wert zwischen 0 und 9)

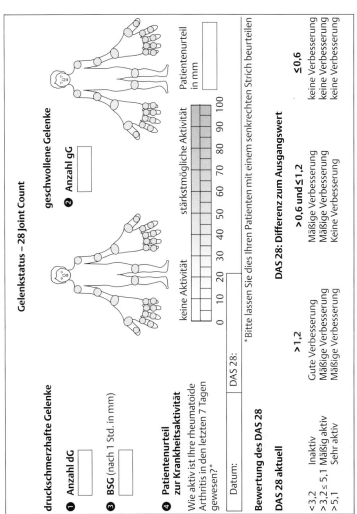

Abb. 1.18 Gelenkstatus – 28 Joint Count [2]

Rheumatologische Anamnese und klinische Untersuchung

8. Dokumentation der Funktionsbeeinträchtigung

▶ Für die Dokumentation der Funktionsbeeinträchtigung sind verschiedene Funktionsfragebögen im Gebrauch. Bewährt haben sich der Health Assessment Questionaire (HAQ; s. Abb. 1.19) und der Funktionsfragebogen Hannover (FFbH; s. Abb. 1.20).

Rheumatologische Anamnese und klinische Untersuchung

Name: _____ Vorname: _____ Datum: _____

Bitte kreuzen Sie die Antwort an, die am besten Ihre Fähigkeiten während der letzten Woche beschreibt:
(die grau unterlegten Bereiche nicht benutzen. Sie dienen der späteren Auswertung des Bogens.)

	Ohne jede Schwierigkeit	Mit einigen Schwierigkeiten	Mit großen Schwierigkeiten	Nicht dazu in der Lage	
1. Ankleiden und Körperpflege					Ankleiden
Können Sie:					
– sich ankleiden, inkl. Binden von Schnürsenkeln und Schließen von Knöpfen?	☐	☐	☐	☐	
– sich die Haare waschen?	☐	☐	☐	☐	
2. Aufstehen					Aufstehen
Können Sie:					
– von einem Stuhl ohne Armlehnen aufstehen?	☐☐	☐☐	☐☐	☐☐	
– sich ins Bett legen und wieder aufstehen?					
3. Essen und Trinken					Essen
Können Sie:					
– Fleisch schneiden?	☐☐	☐☐	☐☐	☐☐	
– eine volle Tasse oder ein volles Glas zum Munde führen?					
– eine neue Milchtüte öffnen?	☐	☐	☐	☐	

Abb. 1.19 Health Assessment Questionnaire (HAQ; nach Fries et al., deutsche Übersetzung Lautenschläger et al. 1997)

4. Gehen

Können Sie:
- im Freien auf ebenem Gelände gehen?
- fünf Treppenstufen hinaufsteigen?

Bitte kreuzen Sie alle **Hilfsmittel** an, die Sie üblicherweise für diese Tätigkeit benützen:

☐ Stock (4)   ☐ Spezialstuhl oder erhöhter Stuhl (2)

☐ Gehwagen (4)   ☐ Besondere Hilfsmittel beim Essen und Trinken (3)

☐ Krücken (4)   ☐ Hilfsmittel zum Anziehen (1)
                               (Knopfhaken, Reißverschlusshilfe, verlängerter Schuhlöffel)

☐ Rollstuhl (4)   ☐ Andere, bitte angeben: _____ (*)

Bitte kreuzen Sie die Bereiche an, bei denen Sie gewöhnlich **Hilfe von einem anderen Menschen** benötigen

☐ Ankleiden und Körperpflege (1) ☐ Essen und Trinken (3)

☐ Aufstehen (2)   ☐ Gehen (4)

Gehen

Ankl.-Asst.
Aufst.-Asst.
Essen-Asst.
Gehen-Asst.

Abb. 1.19 Fortsetzung

Rheumatologische Anamnese und klinische Untersuchung

Rheumatologische Anamnese und klinische Untersuchung

	Ohne jede Schwierigkeit	Mit einigen Schwierigkeiten	Mit großen Schwierigkeiten	Nicht dazu in der Lage	
5. Hygiene					Hygiene
Können Sie:					
– Ihren Körper von Kopf bis Fuß waschen und abtrocknen?	☐	☐	☐	☐	
– in der Badewanne baden?	☐ ☐	☐ ☐	☐ ☐	☐ ☐	
– sich auf die Toilette setzen und wieder aufstehen?					
6. Erreichen von Gegenständen					Erreichen
Können Sie:					
– sich strecken und einen etwa 2 kg schweren Gegenstand (z.B. einen Beutel Kartoffeln) von einem knapp über Ihrem Kopf befindlichen Regal herunterholen?	☐	☐	☐	☐	
– sich bücken, um Kleidungsstücke vom Boden aufzuheben?	☐	☐	☐	☐	
7. Greifen					Greifen
Können Sie:					
– Autotüren öffnen?	☐ ☐	☐ ☐	☐ ☐	☐ ☐	
– Gläser mit Schraubverschluss öffnen, die vorher schon einmal geöffnet waren?	☐	☐	☐	☐	
– Wasserhähne auf- und zudrehen?					

Abb. 1.19 Fortsetzung

8. Andere Tätigkeiten

Können Sie:
- Besorgungen machen und einkaufen?
- in ein Auto ein- und aussteigen?
- Hausarbeiten verrichten, z.B. Staubsaugen und Gartenarbeit?

And. Tät. ☐ ☐ ☐

Bitte kreuzen Sie alle Hilfsmittel an, die Sie üblicherweise für diese Tätigkeit benützen:

☐ Erhöhter Toilettensitz
☐ Badewannensitz (5)
☐ Schraubverschluss-Öffner für Gläser
☐ Badewannenstange bzw. -griff (5)

☐ Geräte mit langen Stielen im Badezimmer (7)
☐ Geräte mit langen Stielen zum Erreichen von Gegenständen (6)
☐ Andere, bitte angeben: _____ (*)

Bitte kreuzen Sie die Bereiche an, bei denen Sie gewöhnlich **Hilfe von einem anderen Menschen** benötigen

☐ Hygiene (5)
☐ Erreichen von Gegenständen (6)

☐ Greifen (7)
☐ Andere Tätigkeiten (8)

Hyg.-Asst. ☐
Erreich.-Asst. ☐
Greifen-Asst. ☐
And.-Asst. ☐

Abb. 1.19 Fortsetzung

Rheumatologische Anamnese und klinische Untersuchung

In den folgenden Fragen geht es um Tätigkeiten aus dem täglichen Leben.

Bitte beantworten Sie jede Frage so, wie es für Sie **im Moment** (wir meinen in Bezug auf die letzten 7 Tage) zutrifft.

Sie haben **drei** Antwortmöglichkeiten:

[2]	Ja	d.h. Sie können die Tätigkeit ohne Schwierigkeiten ausführen.
[1]	Ja, aber mit Mühe	d.h. Sie haben dabei Schwierigkeiten, z.B. Schmerzen, es dauert länger als früher, oder Sie müssen sich dabei abstützen.
[0]	Nein oder nur mit fremder Hilfe	d.h. Sie können es gar nicht oder nur, wenn eine andere Person Ihnen dabei hilft.

	Ja	Ja, aber mit Mühe	Nein oder nur mit fremder Hilfe	
Können Sie Brot streichen?	[2]	[1]	[0]	P, PR
Können Sie aus einem normal hohen Bett aufstehen?	[2]	[1]	[0]	P, PR
Können Sie mit der Hand schreiben (mindestens eine Postkarte)?	[2]	[1]	[0]	P, PR
Können Sie Wasserhähne auf- und zudrehen?	[2]	[1]	[0]	P, PR
Können Sie sich strecken, um z.B. ein Buch von einem hohen Schrank oder Regal zu holen?	[2]	[1]	[0]	R, PR
Können Sie einen mindestens 10 kg schweren Gegenstand (z.B. vollen Wassereimer oder Koffer) hochheben und 10 Meter weit tragen?	[2]	[1]	[0]	P, R, PR
Können Sie sich von Kopf bis Fuß waschen und abtrocknen?	[2]	[1]	[0]	P, R, PR
Können Sie sich bücken und einen leichten Gegenstand (z.B. Geldstück oder zerknülltes Papier) vom Fußboden aufheben?	[2]	[1]	[0]	P, R, PR
Können Sie sich über einem Waschbecken die Haare waschen?	[2]	[1]	[0]	R, PR
Können Sie 1 Stunde auf einem ungepolsterten Stuhl sitzen?	[2]	[1]	[0]	R, PR
Können Sie 30 Minuten ohne Unterbrechung stehen (z.B. in einer Warteschlange)?	[2]	[1]	[0]	R, PR
Können Sie sich im Bett aus der Rückenlage aufsetzen?	[2]	[1]	[0]	R, PR
Können Sie sich Strümpfe an- und ausziehen?	[2]	[1]	[0]	P, R, PR
Können Sie im Sitzen einen kleinen heruntergefallenen Gegenstand (z.B. eine Münze) neben Ihrem Stuhl aufheben?	[2]	[1]	[0]	R, PR
Können Sie einen schweren Gegenstand (z.B. einen gefüllten Kasten Mineralwasser) vom Boden auf den Tisch stellen?	[2]	[1]	[0]	R, PR
Können Sie sich einen Wintermantel an- und ausziehen?	[2]	[1]	[0]	P, PR
Können Sie ca. 100 Meter schnell laufen (nicht gehen), etwa um einen Bus zu erreichen?	[2]	[1]	[0]	P, R, PR
Können Sie öffentliche Verkehrsmittel (Bus, Bahn usw.) benutzen?	[2]	[1]	[0]	P, PR
Können Sie ein Telefon mit Wählscheibe oder Tasten benutzen?	[2]	[1]	[0]	P

Abb. 1.20 Funktionsfragebogen Hannover (FFbH; Raspe et al.); P: geeignet für Patienten mit rheumatoider Arthritis, R: geeignet für Patienten mit Rückenschmerzen, PR: geeignet für Patienten mit gemischten Kollektiven

9. Methoden der Selbst-Beurteilung des Patienten

► Erste Versuche von Self-Assessment durch die Patienten selbst sind gestartet, z. B. Selbstprüfung von Gelenkschmerz, -schwellung und -funktion bei rheumatoider Arthritis im Krankheitsverlauf.

► **RADAI:** Am weitesten entwickelt für die Selbstbeurteilung der Krankheitsaktivität durch den Patienten ist der Rheumatoid Arthritis Disease Activity Index (RADAI, s. Abb. 1.21).

► **BASFI:** Bath Ankylosing Spondylitis Functional Index zur Beurteilung der Funktion bei Tätigkeiten des täglichen Lebens für Patienten mit ankylosierender Spondylitis.

RADAI
Rheumatoid Arthritis Disease Activity Index

1. Wie aktiv war Ihre Arthritis (entzündliche Gelenkerkrankung) im Allgemeinen in den letzten sechs Monaten?
überhaupt nicht aktiv ——————— äußerst aktiv (0–10)

2. Wie aktiv ist Ihre Arthritis heute bezüglich Druckempfindlichkeit und Schwellung der Gelenke?
überhaupt nicht aktiv ——————— äußerst aktiv (0–10)

3. Wie stark ist Ihr Arthritis-Schmerz heute?
überhaupt keine Schmerzen ——————— unerträgliche Schmerzen (0–10)

4. Waren Ihre Gelenke steif, als Sie heute morgen aufwachten?
Ja ☐
Nein ☐ (0) Bitte mit Frage 5 fortfahren

Wenn ja, wie lange dauerte die Gelenksteifheit heute Morgen?

weniger als 30 Minuten	☐ (1)
mehr als 30 Minuten, aber weniger als 1 Stunde	☐ (2)
mehr als 1 Stunde, aber weniger als 2 Stunden	☐ (3)
mehr als 2 Stunden, aber weniger als 4 Stunden	☐ (4) —— x 1,66 = —— (0–10)
mehr als 4 Stunden	☐ (5)
den ganzen Tag	☐ (6) Summe S. 1 ——

5. Bitte kreuzen Sie in den untenstehenden Tabellen für jedes aufgeführte Gelenk die Stärke des heutigen Schmerzes an:

rechte Seite	kein	leicht	mittel	stark		linke Seite	kein	leicht	mittel	stark
Schulter	☐ (0)	☐ (1)	☐ (2)	☐ (3)		Schulter	☐ (0)	☐ (1)	☐ (2)	☐ (3)
Ellbogen	☐ (0)	☐ (1)	☐ (2)	☐ (3)		Ellbogen	☐ (0)	☐ (1)	☐ (2)	☐ (3)
Handgelenk	☐ (0)	☐ (1)	☐ (2)	☐ (3)		Handgelenk	☐ (0)	☐ (1)	☐ (2)	☐ (3)
Fingergelenke	☐ (0)	☐ (1)	☐ (2)	☐ (3)		Fingergelenke	☐ (0)	☐ (1)	☐ (2)	☐ (3)
Hüfte	☐ (0)	☐ (1)	☐ (2)	☐ (3)		Hüfte	☐ (0)	☐ (1)	☐ (2)	☐ (3)
Knie	☐ (0)	☐ (1)	☐ (2)	☐ (3)		Knie	☐ (0)	☐ (1)	☐ (2)	☐ (3)
Fußgelenk	☐ (0)	☐ (1)	☐ (2)	☐ (3)		Fußgelenk	☐ (0)	☐ (1)	☐ (2)	☐ (3)
Zehengelenke	☐ (0)	☐ (1)	☐ (2)	☐ (3)		Zehengelenke	☐ (0)	☐ (1)	☐ (2)	☐ (3)

—— x 0,21 = ——
(0–48)   (0–10)
+
Summe S. 1 ——
—— : 5
= ——

Abb. 1.21 Rheumatoid Arthritis Disease Activity Index (RADAI) [2]

BASFI-Fragebogen

Name   Datum

Bath Ankylosing Spondylitis Functional Index

Markieren Sie bitte, wie gut Sie während der letzten Woche die jeweiligen Tätigkeiten alleine, also ohne fremde Hilfe oder Hilfsmittel ausführen konnten.

1. Ohne Hilfe und Hilfsmittel Socken oder Strümpfe anziehen

   einfach ——————————————————————— unmöglich

2. Ohne Hilfen von der Hüfte aus nach vorn beugen, um einen Kugelschreiber vom Boden aufzuheben

   einfach ——————————————————————— unmöglich

3. Ohne Hilfe (z. B. Greifzange) etwas von einem hohen Regal herunternehmen

   einfach ——————————————————————— unmöglich

4. Von einem Stuhl ohne Armlehnen aufstehen, ohne dabei die Hände oder andere Hilfe zu benutzen

   einfach ——————————————————————— unmöglich

5. Ohne Hilfe vom Boden aufstehen, wenn Sie auf dem Rücken liegen

   einfach ——————————————————————— unmöglich

6. Ohne Beschwerden 10 Minuten stehen, ohne sich anzulehnen

   einfach ——————————————————————— unmöglich

7. 12 – 15 Treppenstufen steigen ohne Benutzung des Geländers oder von Gehhilfen. 1 Schritt/Stufe

   einfach ——————————————————————— unmöglich

8. Über die Schulter sehen, ohne den Oberkörper zu drehen

   einfach ——————————————————————— unmöglich

9. Körperlich anstrengende Tätigkeiten verrichten

   einfach ——————————————————————— unmöglich

10. Zu Hause oder bei der Arbeit den ganzen Tag aktiv sein

    einfach ——————————————————————— unmöglich

Abb. 1.22   Bath Ankylosing Spondylitis Functional Index (BASFI) [3]

10. ICD-Diagnosenschlüssel für die häufigsten rheumatischen Erkrankungen S. 568

2   Labordiagnostik

2.1 Praktisch wichtige Laboruntersuchungen bei rheumatischen Erkrankungen

Übersicht

► Akute-Phase-Proteine (s. u.).
► Blutsenkungsgeschwindigkeit = BSG (S. 23).
► Serumeiweißelektrophorese (S. 23).
► Blutbildanalyse einschließlich Differenzialblutbild (S. 26).
► Immunglobulinbestimmung (S. 27).
► Immunkomplexe, Kryoglobuline, Komplement (S. 28).
► Autoantikörper (S. 31).
► Histokompatibilitätsantigene (S. 50).
► Klinisch-chemische Parameter (S. 54).
► Mikrobiologische und virologische Diagnostik (S. 56).

Wichtige Hinweise

► Die in diesem Kapitel angegebenen Indikationen sowie die Angaben zu pathologischen Befunden und Bewertungen beziehen sich auf rheumatische Erkrankungen und decken nicht das komplette Spektrum der differenzialdiagnostischen Erwägungen der jeweiligen Laborparameter ab.
► Da viele der in diesem Kapitel besprochenen Laborparameter Indikatoren einer systemischen Entzündung und nicht für rheumatische Erkrankungen spezifisch sind, muss in jedem Einzelfall daran gedacht werden, dass eine Veränderung des jeweiligen Laborwertes eine nicht-rheumatische, unter Umständen lebensbedrohliche Ursache haben kann (z. B. Sturzsenkung bei Endokarditis). Dieses ist umso wichtiger, als rheumatische Erkrankungen mit einer erhöhten Infektneigung sowie einer erhöhten Inzidenz von Malignomen einhergehen können, was durch Dauertherapie mit immunsuppressiven Substanzen noch verstärkt sein kann.

2.2 Entzündungsparameter

Bedeutung

► Differenzierung zwischen entzündlichen und nicht-entzündlichen Prozessen, Hilfe bei Diagnose definierter rheumatischer Erkrankungen, in einigen Situationen bedeutsam für die Bestimmung der Entzündungsaktivität, können daher manchmal für die Beurteilung der Schwere der Erkrankung, deren Verlauf und das therapeutische Ansprechen herangezogen werden.
► Aufgrund der weit gehenden Unabhängigkeit der Entzündungsreaktion von der Ätiologie sind nur bedingt differenzialdiagnostische Rückschlüsse möglich.
► Für die diagnostische und differenzialdiagnostische Bewertung von Laborparametern der Entzündung ist die Interpretation nur in Zusammenhang mit dem klinischen Bild sinnvoll.

Akute-Phase-Reaktion

► **Grundlagen:**
  • Die Akute-Phase-Reaktion ist ein wichtiges pathophysiologisches Phänomen bei einer Reihe von systemischen Entzündungsreaktionen (Infektionen, Traumen, Organinfarkte, verschiedene Neoplasien sowie rheumatische Erkrankungen).
  • Trotz ihres Namens tritt die Akute-Phase-Reaktion bei akuten und chronischen Entzündungen auf.
  • Ausdruck der Akute-Phase-Reaktion ist die vermutlich durch Interleukin-6, Interleukin-1 und Tumor-Nekrose-Faktor vermittelte Plasmakonzentrations-

Veränderung zahlreicher, in der Leber synthetisierter Proteine. Proteine, deren Plasmakonzentration sich im Verlauf einer Entzündung um mindestens 25 % verändert, werden als Akute-Phasen-Proteine (s. o.) bezeichnet.

▶ **Akute-Phase-Proteine:** Man unterscheidet:

- *„Positive Akute-Phase-Proteine"* = Akute-Phase-Proteine, deren Plasmakonzentration sich im Verlauf einer Entzündung erhöht. Hierzu gehören: s. Tab. 2.1.
- *„Negative Akute-Phase-Proteine"* = Akute-Phase-Proteine, deren Plasmakonzentration sich im Verlauf einer Entzündung erniedrigt. Die wichtigsten sind: s. Tab. 2.1.

Tabelle 2.1 · Positive und negative Akute-Phase-Proteine

positive Akute-Phase-Proteine	negative Akute-Phase-Proteine
– C-reaktives Protein (= CRP)	– Albumin
– Fibrinogen und Prothrombin (= Proteine der Gerinnungskaskade)	– Transferrin
– Haptoglobin, Ferritin, Coeruloplasmin (= Transportproteine)	– Transthyretin
– C3 und C4 (= Komplementfaktoren)	
– Serum-Amyloid A	

▶ **Klinische Bedeutung, allgemeine Hinweise zur Interpretation:**

- Trotz des Fehlens der diagnostischen Spezifität ist die Bestimmung von Akute-Phase-Proteinen in der Diagnostik rheumatischer Erkrankungen zur Abschätzung des Vorliegens und der Intensität einer systemischen Entzündungsreaktion sinnvoll. Für die routinemäßige Diagnostik sind dabei insbesondere das CRP und die von Veränderungen der Akute-Phase-Proteine abhängige BSG geeignet.
- Akute-Phase-Parameter sollten die sorgfältige klinische Untersuchung und die genaue Anamnese im Hinblick auf eine Therapieentscheidung ergänzen, jedoch nicht alleinige Basis einer Therapieentscheidung sein.
- CRP, BSG und andere Akute-Phase-Proteine müssen nicht miteinander korrelieren.
- Individuelle Akute-Phasen-Proteine, die sich von Patient zu Patient unterscheiden können, sind häufig als Verlaufsparameter geeignet.

C-reaktives Protein = CRP

▶ **Grundlagen:**

- Das CRP ist ein von der Leber gebildetes Akute-Phase-Protein, das in vitro mit typenunspezifischen somatischen Polysacchariden von Pneumokokken präzipitiert. Es ist ein sensitiver Indikator einer systemischen Entzündung, der jedoch auch in nicht-entzündlichen Situationen erhöht sein kann und daher nicht spezifisch für Entzündungen ist.
- Das CRP aktiviert Makrophagen und das Komplementsystem und ist dadurch an der Elimination von nekrotischen Zellen, körpereigenen toxischen Substanzen und Bakterien, Pilzen und Parasiten beteiligt.

▶ **Indikation:**

- Routinemäßige Bestimmung bei V. a. Vorliegen einer systemischen Entzündungsreaktion.
- Verlaufsbeurteilung einer Entzündung und therapiebegleitende Kontrolle.

▶ **Messmethode:** Die quantitative CRP-Bestimmung erfolgt im Serum oder im Plasma mittels Immunnephelometrie oder Immun-Turbidimetrie. Die semiquantitative Bestimmung mittels Latex-Agglutinationstest hat heute an Bedeutung verloren.

Labordiagnostik

▶ **Referenzbereich:**
- ◪ *Cave:* CRP-Konzentrationen werden leider je nach Labor sowohl in mg/dl als auch in mg/l angegeben, was zu erheblicher Verwirrung führen kann.
- *Normwerte:* < 5,0 mg/l bzw. < 0,5 mg/dl.

▶ **Plasmahalbwertzeit:** 19 h.

▶ **Reaktionszeit:** 6-10 h.

▶ **Anstieg:** Bis zu 1000-fach.

▶ **Pathologische Befunde:**
- Geringe Erhöhung (≤ 10 mg/l): Niedrige systemische Entzündungsaktivität, aber auch ohne Hinweis auf Entzündung bei z. B. Übergewicht, Zigarettenrauchern, Diabetes mellitus.
- Mäßige Erhöhung (10-50 mg/l): Leichte bis mäßige Entzündungsaktivität bei allen primär- und sekundär-entzündlichen Erkrankungen.
- Deutliche Erhöhung (50-100 mg/l): Bei rheumatischen Erkrankungen in der Regel Hinweis auf aktive Phase.
- Ausgeprägte Erhöhung (> 100 mg/dl): Hinweis auf hoch aktive systemische Entzündungsaktivität sowie pathognomonisch bei Polymyalgia rheumatica (S. 260) und Riesenzellarteriitis (S. 257).
- ◪ *Hinweis:* Differenzialdiagnostisch immer an infektiöse Prozesse (als Komplikation der rheumatischen Grunderkrankung, aber auch als Komplikation der immunsuppressiven Therapie), an maligne oder andere, nicht-rheumatologische entzündliche Prozesse denken.

▶ **Bewertung:**
- Relativ schnelle Verfügbarkeit, hoher Bekanntheitsgrad, im Vergleich zur BSG höhere Kosten.
- Beim Vergleich verschiedene Einheitsangaben berücksichtigen.
- Differenzierung von entzündlichen und nicht-entzündlichen Prozessen. Daher finden sich keine CRP-Erhöhungen bei Arthrose (S. 338) und Fibromyalgie (S. 365).
- Rasche Veränderung bei Verbesserung und Verschlechterung der Entzündungsaktivität. Daher korreliert das Ausmaß der CRP-Erhöhung gut mit dem Ausmaß der systemischen Entzündungsaktivität.
- Im Vergleich zur BSG sehr hoher Bereich pathologischer Werte (bis 1000-fach).
- > 80 % aller Patienten mit CRP-Werten > 100 mg/l haben eine bakterielle Entzündung.
- Unabhängig von Alter, Geschlecht, Medikamenten.
- Bei lokalen Entzündungsprozessen kann eine CRP-Erhöhung im Serum ausbleiben.
- Reproduzierbare und verlässliche Bestimmung des CRP auch aus asservierten und gelagerten Proben möglich.
- ◪ *Beachte:* Beim SLE (S. 207) kann ein plötzlicher Anstieg des CRP eine Infektion anzeigen und ist bis zum Beweis des Gegenteils auch als Hinweis für eine Infektion anzusehen (◪ *Cave* mit der Verabreichung von Steroiden!). Andererseits versagt gerade das CRP beim SLE häufig als Indikator der systemischen Entzündungsaktivität.
- Bei der rheumatoiden Arthritis (S. 116) korreliert das CRP besser mit der Erkrankungsaktivität als die BSG. Die gleichzeitige Erhöhung von CRP und BSG ist ein prognostischer Hinweis für das Auftreten von knöchernen Erosionen.

Blutsenkungsgeschwindigkeit (BSG)

▶ **Grundlagen:** Die BSG misst die Sedimentationsgeschwindigkeit von Erythrozyten und hängt neben der Erythrozytenmorphologie und –aggregation vor allem von der Plasmakonzentration des Fibrinogens ab.

▶ **Indikation:**
- Routinemäßige Bestimmung bei V. a. Vorliegen einer systemischen Entzündungsreaktion.
- Verlaufsbeurteilung einer Entzündung und therapiebegleitende Kontrolle.

Labordiagnostik

▶ **Messmethode:** Die Bestimmung erfolgt nach Westergreen in graduierten Sedimentationssäulen bei Raumtemperatur im Zitratblut. Die Ablesung erfolgt nach einer und nach zwei Stunden.

▶ **Referenzbereich:** s. Tab. 2.2.

Tabelle 2.2 · Referenzbereich der BSG (nach Westergreen)

Zeit	Frauen	Männer
1. Stunde	6-10 mm	3-8 mm
	(Faustregel: Lebensalter ÷ 2)	
2. Stunde	5-20 mm	5-18 mm

▶ **Pathologische Befunde:** Bei rheumatischen Erkrankungen ausgeprägte BSG-Beschleunigung bei hochaktiven Kollagenosen, progredient-aktiver rheumatoider Arthritis, bei Polymyalgia rheumatica (Sturzsenkung als differenzialdiagnostischer Parameter) und dem rheumatischen Fieber.

▶ **Bewertung:**

- *Vorteile:* Einfache und schnelle Verfügbarkeit, wenig fehleranfällige Durchführung, niedrige Kosten, hoher Bekanntheitsgrad, gute Vergleichbarkeit.

- *Hinweise zur Interpretation:*
  - Vorwiegend geeignet zur Differenzierung von entzündlichen und nichtentzündlichen Prozessen.
  - Indirekte Bestimmung der Akute-Phase-Reaktion, abhängig von primären Erythrozytenveränderungen sowie anderen Plasmaproteinen.
  - Langsame Veränderung bei Verbesserung und Verschlechterung der Entzündungsaktivität.
  - Im Vergleich zum CRP relativ geringer Bereich pathologischer Werte.
  - Abhängig von Alter (Faustregel: Alter ÷ 2 für die 1. Stunde), Geschlecht, Medikamenten.
  - Falsch hohe Werte bei Menstruation, Einnahme von Ovulationshemmern, Schwangerschaft, Hyperlipoproteinämie, Anämie, Raumtemperatur >25°C.
  - Falsch niedrige Werte bei Einnahme von Antiphlogistika.
  - Das Ausmaß der BSG-Erhöhung korreliert nur bedingt mit dem Ausmaß der systemischen Entzündungsaktivität.
  - Eine maximal beschleunigte BSG (> 100 mm/h) ist typisch für die Polymyalgia rheumatica (S. 260) und die Riesenzellarteriitis (S. 257). Bis zu 20 % der Patienten mit Polymyalgia rheumatica haben jedoch eine normale BSG.

Serumeiweiß-Elektrophorese (s. Abb. 2.1)

▶ **Indikation:**

- Hinweis auf systemische Entzündung (klinisch oder laborchemisch [erhöhte BSG, erhöhtes CRP]).
- Antikörpermangelzustände.
- Differenzialdiagnose von Gesamteiweißveränderungen im Serum.

▶ **Messmethode:** Auftrennung aufgrund von unterschiedlicher Mobilität der Serumproteine im elektrischen Feld (Elektrophorese) nach Auftrag auf eine Zelluloseazetatfolie in fünf Hauptfraktionen: Albumin, α_1-, α_2-, β- und γ-Globuline.

▶ **Referenzbereich:** (s. Tab. 2.3). Die quantitative Auswertung erfolgt sowohl als Konzentration im Serum als auch als Angabe der prozentualen Verteilung der einzelnen Eiweißfraktionen. Der Referenzbereich ist methodenabhängig.

Tabelle 2.3 · Serumeiweiß-Elektrophorese

Proteinfraktion	Verteilung (%)	Konzentration (g/l)
Albumin	54-70	35-52
α_1-Globulin	2-5	1-4
α_2-Globulin	6-12	5-9
β_1-Globulin	8-15	6-11
γ_1-Globulin	11-22	7-15

► **Pathologische Befunde:**
- *Ursachen für Dysproteinämien = erworbene Veränderungen der relativen Anteile der Serumproteine:*
  - Akute und chronische Entzündungen: Infektionen, rheumatische Erkrankungen, maligne Erkrankungen, Traumen, Operationen.
  - Eiweißsynthesestörungen: v. a. Lebererkrankungen, aber auch Maldigestion, Malabsorption und Malassimilation.
  - Erhöhter Plasmaeiweißverlust über Niere, Gastrointestinaltrakt, Haut.
  - Immunglobulinmangel.
  - Gammopathien, monoklonal oder polyklonal.
- *Typische Befunde bei bestimmten Erkrankungen* (s. Tab. 2.4):

Tabelle 2.4 · Typische Befunde der Serum-Elektrophorese bei bestimmten Erkrankungen

Erkrankung	Befunde
akute entzündliche Erkrankungen	Albumin ↓ α-Globuline (α_1 und α_2) ↑↑ später β-Globuline ↑↑
chronisch entzündliche Erkrankungen	evtl. γ-Globuline ↑, insbesondere bei rheumatoider Arthritis (S. 116), systemischem Lupus erythematodes (S. 207), chronischen Infektionserkrankungen
andere Kollagenosen (S. 207) und Vaskulitiden (S. 252)	häufig normale γ-Globulinfraktionen

▣ *Beachte:* Mono- (M-Gradient) und oligoklonale γ-Globulinerhöhungen können Ausdruck von malignen lymphoproliferativen Erkrankungen sein und müssen weiter abgeklärt werden (Immunfixation, quantitative Immunglobulinbestimmung).
- Angeborene Dysproteinämien sind relativ häufig und haben selten pathologische Relevanz!

► **Bewertung:** Als diagnostischer Parameter und als Verlaufsparameter einer Entzündungsreaktion ist die Serumeiweiß-Elektrophorese nicht geeignet und gegenüber der BSG und dem CRP in der Diagnostik von rheumatischen Entzündungsreaktionen entbehrlich.

Labordiagnostik

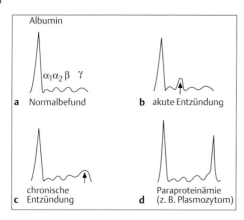

Abb. 2.1a–d Serum-Eiweiß-Elektrophorese; a Normalbefund; b akute Entzündung, Tumor; c chronische Entzündung; d Paraproteinämie

β_2-Mikroglobulin

▶ **Grundlagen:** Das β_2-Mikroglubulin ist der Leichtkettenpartner der auf allen kernhaltigen Zellen exprimierten Klasse-I-Histokompatibilitätsantigene. Es wird bei erhöhtem Zellumsatz (wie z. B. durch eine erhöhte Proliferationsrate lymphozytärer Zellen bei entzündlichen Erkrankungen) in erhöhter Konzentration im Serum gefunden.

▶ **Indikation:** V. a. Vorliegen einer systemischen Entzündungsreaktion.

▶ **Messmethode:** ELISA, RIA, Immunnephelometrie.

▶ **Referenzbereich:** Altersabhängig; < 60 Jahre 0,8 – 2,4 mg/l; > 60 Jahre < 3,0 mg/l.

▶ **Pathologische Befunde:** Erhöhte Werte bei systemischen Entzündungsreaktionen ohne Hinweis auf deren Ätiologie.

▶ **Bewertung:**

• Erhöhte Werte werden neben systemisch-aktiven Autoimmunerkrankungen bei vielen Erkrankungen mit einem erhöhten Zellumsatz gefunden (z. B. CLL, Lymphome, multiples Myelom, chronische Infektionen).

• Das β_2-Mikroglubulin wird glomerulär filtriert und tubulär größtenteils rückresorbiert. Seine Serumkonzentration ist daher bei eingeschränkter glomerulärer Filtrationsrate erhöht. Die Beurteilung einer β_2-Mikroglubulin-Erhöhung kann daher nur bei normaler Nierenfunktion erfolgen.

2.3 Blutbild und Differenzialblutbild

Indikation

▶ Routinemäßige Bestimmung bei V. a. Vorliegen einer hämatologischen Systemerkrankung, einer systemischen Entzündungsreaktion, einer Infektion, eines Malignoms oder einer Intoxikation.

▶ Differenzierung von Anämien, Leukopenien und Leukozytosen.

▶ Begleitend zum Einsatz von Basistherapeutika und anderen immunsuppressiven Medikamenten. Die Häufigkeit ist abhängig von den eingesetzten Medikamenten und richtet sich nach den Richtlinien der Kommission für Qualitätssicherung der Deutschen Gesellschaft für Rheumatologie (www.rheumanet.org/qs_dgrh; Teil II Medikamentöse Therapie); s. auch einzelne Medikamente im roten Teil (S. 447).

Pathologische Befunde und Bewertung

▶ **Pathologische Befunde:**

- *Reaktive Veränderungen der Leukopoese* treten auf als Folge von:
  - Physiologischen Veränderungen: Hitze, Kälte, Schwangerschaft.
  - Pathophysiologischen Veränderungen: Generalisierte und lokalisierte Infektionen, generalisierte und lokalisierte nicht-infektiöse Entzündungen, metabolische Störungen, zentralnervöse Störungen, akuter Blutverlust.
  - Intoxikationen: Medikamente, Drogen, chronischer Nikotinabusus.
- *Im Rahmen von Entzündungsreaktionen* können sowohl Thrombozytosen und Leukozytosen mit Linksverschiebung als auch alle drei Reihen betreffende Zytopenien beobachtet werden. Blutbild und Differenzialblutbild lassen aber keine differenzialdiagnostischen Rückschlüsse im Rahmen der Diagnostik rheumatischer Erkrankungen zu.
- *Beim Churg-Strauss-Syndrom* (S. 271) und bei der eosinophilen Fasciitis (S. 234) ist eine Eosinophilie von differenzialdiagnostischer Bedeutung.
- *Beim Auftreten einer Anämie* differenzialdiagnostisch immer auch an Blutungskomplikationen im Rahmen einer Therapie mit NSAR (S. 447) und Glukokortikoiden (S. 453) denken.
- *Bei Leukopenien von* < *3000/µl* Dosisanpassung von immunsuppressiven und knochenmarkstoxischen Medikamenten in der Dauertherapie von rheumatischen Erkrankungen notwendig.

▶ **Bewertung:** Insbesondere Anämien und Leukozytosen sollten eine weitere internistische Diagnostik zur Ursachenabklärung nach sich ziehen.

2.4 Immunglobuline

Grundlagen

▶ Immunglobuline werden von den aus B-Zellen differenzierten Plasmazellen synthetisiert. Sie sind die einzigen nicht in der Leber gebildeten Plasmaproteine.

▶ Man unterscheidet 5 Immunglobulinklassen: IgA, IgM, IgG, IgD und IgE. Sie sind in Struktur und Funktion verschieden.

▶ Die Syntheserate der Immunglobuline hängt von der Menge des verfügbaren Antigens ab. Sie ist bei Infektionen oder Gewebezerstörung gesteigert.

▶ Ausdruck der akuten, erstmaligen Immunantwort auf ein Antigen sind IgM-Antikörper, bei wiederholter Antigenexposition werden vor allem IgG-Antikörper gebildet.

Indikation

▶ V. a. Vorliegen eines humoralen Immundefektes.

▶ Differenzierung einer Hypogammaglobulinämie (Antikörpermangelzustand).

▶ Differenzierung von mono-, oligo- oder polyklonalen Hypergammaglobulinämien.

▶ Diagnose des Hyper-IgD-Syndroms und der IgA-Nephropathie.

▶ Therapieüberwachung bei Immunglobulin-Substitution.

Messmethode und Referenzbereich

▶ **Messmethode:** Laser-Nephelometrie, radiale Immundiffusion. Die quantitative Immunglobulinbestimmung erfolgt mit Isotyp-spezifischen ELISA-Verfahren.

▶ **Referenzbereich:** (s. Tab. 2.5) Die Normwerte der Plasmakonzentrationen der Immunglobulinklassen sind altersabhängig.

Labordiagnostik

Tabelle 2.5 · Quantitative Serum-Immunglobulinbestimmung

Immunglobulinklasse	Normwert
IgA	0,7–4,0 g/l
IgE	< 100 kU/l
IgG	7–16 g/l
IgM	0,4–2,3 g/l

Immunglobulinnormwerte sind altersabhängig.

Pathologische Befunde

▶ **Hypogammaglobulinämien:**
- Sie können angeboren oder erworben sein.
- Angeborene Hypogammaglobulinämien können sich mitunter erst im Erwachsenenalter erstmalig klinisch manifestieren.
- Ursachen für erworbene Hypogammaglobulinämien können sein: Neoplastische Erkrankungen der B-Lymphozyten, Immunsuppressiva, Strahlentherapie, nephrotisches Syndrom, exsudative Entheropathie.
- Eine Infektgefährdung liegt vor bei < 0,4 g/l Gesamtimmunglobulin bzw. < 0,25 g/l IgG.

▶ **Hypergammaglobulinämien:**
- Sie finden sich bei chronischen Entzündungen und bei mono- oder oligoklonaler Proliferation von Plasmazellen.
- Eine Erhöhung von IgE findet man beim Churg-Strauss-Syndrom (S. 271).
- Eine Erhöhung von IgA findet man bei der Purpura Schönlein-Hennoch (S. 274) sowie bei reaktiven Arthritiden (S. 164).

Bewertung

▶ Für die rheumatologische Diagnostik ist die quantitative Immunglobulinbestimmung meist von untergeordneter Bedeutung. Bei Kollagenosen (z. B. SLE, S. 207) können polyklonale Immunglobulinvermehrungen beobachtet werden.

▶ Zur Beurteilung von Veränderungen der Immunglobulinsynthese sind wegen der ätiologischen Unspezifität anamnestische und klinische Informationen notwendig.

▶ IgD-Erhöhungen sind pathognomonisch für das Hyper-IgD-Syndrom (S. 430).

2.5 Immunkomplexe, Kryoglobuline, Komplement

Immunkomplexe

▶ **Grundlagen:**
- Immunkomplexe sind Aggregate aus Antigen und Antikörper.
- Für die rheumatologische Diagnostik von besonderer Bedeutung sind Komplexe aus Antikörpern gegen körpereigene Proteine (Autoantikörper) mit deren Autoantigen.
- Immunkomplexe können im Serum gelöst sein oder sich in Gewebe ablagern und durch Effektorfunktionen des komplexierten Immunglobulins (Bindung von Komplement, Bindung von Komplementrezeptoren, Bindung von Fcγ-Rezeptoren) sowie durch Funktionen des gebundenen Antigens (z. B. Bindung von Nukleosomen an die negativ geladene glomeruläre Basalmembran) zu Gewebeschädigung führen.
- Immunkomplexe findet man u. a. bei Immunvaskulitiden und bei vielen chronischen Infektionen.

Labordiagnostik

► **Indikation:**
- Bei V. a. Vorliegen einer Immunkomplexvaskulitis zur Verlaufsbeurteilung und Therapiekontrolle.
- Zur Diagnostik von para- und postinfektiösen Immunkomplexerkrankungen.
- Essenzielle Kryoglobulinämie.

► **Messmethode:**
- Zirkulierende Immunkomplexe können mit verschiedenen Nachweisverfahren bestimmt werden (Komplementaktivierung, Löslichkeit, Kryopräzipitation), wobei die einzelnen Verfahren unterschiedliche Limitationen haben und von der Anwesenheit bestimmter Proteine im Komplex (z.B. C1q beim C1q-Bindungstest) abhängen.
- Immunkomplexpräzipitate in Gewebebiopsien werden mittels Immunfluoreszenz immunhistochemisch nachgewiesen.

► **Referenzbereich:** Normwerte für Immunkomplexe sind testspezifisch.

Tabelle 2.6 · Normwerte von Immunkomplexen im Serum

Immunkomplexklasse	Normwert (µg/ml)
IgG	< 110
IgA	< 25
IgM	< 115
C1q	20–90

Normwerte von Immunkomplexen sind methodenabhängig; Angabe für PEG-Präzipitation

► **Pathologische Befunde:**
- Erhöhte Werte bei Autoimmunerkrankungen.
- IgA-Immunkomplexe bei Purpura Schönlein Hennoch (S. 274).

► **Bewertung:** Bei Vorliegen einer Immunkomplexvaskulitis zur Verlaufsbeobachtung und Therapiekontrolle. Einzelbestimmungen haben keine Aussagekraft.

Kryoglobuline

► **Grundlagen:** Kryoglobuline sind Immunglobuline (komplette Antikörper, freie Leichtketten [Bence-Jones-Proteine] oder Immunglobulinkomplexe), die bei niedrigen Temperaturen reversible (Selbst-)Aggregate bilden. Sie werden in drei Gruppen eingeteilt.
- *Typ I*: Monoklonale, homogene Immunglobuline. Meist IgG, seltener IgM oder IgA. Vorkommen bei Paraproteinämie im Rahmen von lymphoproliferativen und myeloproliferativen Erkrankungen wie M. Waldenström, Plasmozytom und malignen Lymphomen.
- *Typ II*: Polyklonales IgG und monoklonales anti-IgG Immunglobulin (meist IgM, seltener IgG oder IgA). Typisch ist ein monoklonaler IgM Rheumafaktor mit polyklonalem IgG. Vorkommen bei der gemischten essenziellen Kryoglobulinämie, chronischen Infektionen (insbesondere Hepatitis C), verschiedenen Kollagenosen und lymphoproliferativen Erkrankungen.
- *Typ III*: Polyklonales IgG und polyklonales anti-IgG-Immunglobulin. Vorkommen bei systemischem Lupus erythematodes (S. 207), rheumatoider Arthritis (S. 116), infektiöser Mononukleose, Virushepatitiden (S. 197), Mykoplasmenpneumonie oder idiopathisch ohne Grunderkrankung.

► **Kryoglobulinämien:**
- Typ II und III gehören zu den gemischten Kryoglobulinämien.
- Klinische Symptome einer Kryoglobulinämie sind Schwäche, Arthralgien, Raynaud-Symptomatik (Trias der essenziellen gemischten Kryoglobulinämie),

Purpura, sensible und/oder motorische neurologische Beschwerden, Zyanose und Hautblutungen sowie Leber-, Lungen- und Nierenbeteiligungen.

- **Indikation:**
  - Bei V. a. Vorliegen einer Immunkomplexvaskulitis (Übersicht S. 252) oder einer Kollagenose (Übersicht S. 207) mit Komplementverbrauch zur Verlaufsbeurteilung und Therapiekontrolle.
  - Zur Diagnostik von para- und postinfektiösen Immunkomplexerkrankungen, vor allem bei Vorliegen einer Hepatitis C (S. 198).
  - Essenzielle Kryoglobulinämie.
  - Vaskulitis bei Kryoglobulinämie (S. 281).
- **Messmethode:**
  - Präzipitation der Kryoglobuline im Serum bei 4°C aus zuvor bei 37°C gehaltenem und bei dieser Temperatur vollständig koagulierten Blut.
  - Vor allem Typ-II-Kryoglobuline benötigen bis zu einer Woche zur Präzipitation.
  - Die Quantifikation der Kryoglobuline erfolgt durch Zentrifugation bei 4°C in einem graduierten Röhrchen. Die genaue Charakterisierung erfolgt mit verschiedenen immunologischen Methoden, wobei die Immunfixation und die Immunelektrophorese die Methoden der Wahl für die Bestimmung der Klonalität sind.
- ▶ **Wichtig:** Das Serum muss warm ins Labor gebracht werden.
- **Referenzbereich:** < 80 mg/l.
- **Bewertung:**
  - Eine Erhöhung der Kryoglobuline wird bei zahlreichen Erkrankungen beobachtet. Insbesondere bei Typ-I- und -II-assoziierten Erkrankungen lassen sich hohe Werte nachweisen. Bei den Ursachen der Typ-II- und Typ-III-assoziierten Erkrankungen stehen Kollagenosen im Vordergrund.
  - Andere kältelabile Agglutinine im Serum und Plasma müssen von den Kryoglobulinen labordiagnostisch abgegrenzt werden. Kältefibrinogen und andere Kryoproteine werden im Kryopräzipitat unter Verwendung spezifischer Antiseren differenziert. Kälteagglutinine sind anti-erythrozytäre Antikörper, die diese bei 0°C agglutinieren.

Komplement (C3 und C4)

▶ **Grundlagen:**
- Die Komplementkaskade ist ein Teil der unspezifischen Immunantwort und hat im Wesentlichen die Funktion der Abtötung opsonisierter Mikroorganismen, der Verstärkung von Antikörperantworten und der „Beseitigung" einer stattgefundenen Immunantwort durch Auflösen von Immunkomplexen und apoptotischen Zellen.
- Die Komplementkaskade kann durch drei verschiedene Wege aktiviert werden:
  - IgG- oder IgM-Immunkomplexe sowie bestimmte Mikroorganismen aktivieren den klassischen Weg.
  - Das Mannose-bindende Protein aktiviert nach Bindung von bakteriellen Mannosegruppen den Lektinweg.
  - Bakterien, Pilze, Viren und Tumorzellen aktivieren den alternativen Weg.
- Der Komplementfaktor C4 wird nur bei der klassischen und der Lektinaktivierung aktiviert, der Komplementfaktor C3 wird bei allen Wegen aktiviert.

▶ **Komplementfaktorerniedrigung:**
- Wird üblicherweise durch quantitativen Nachweis der Faktoren C3 und C4 bestimmt.
- Ursachen: Angeborene Synthesestörung, gesteigerter Verbrauch.
- Zur Komplementerniedrigung kann es bei vielen rheumatischen Erkrankungen entweder aufgrund einer gesteigerten Komplementaktivierung oder aufgrund von Autoantikörpern gegen Komplementfaktoren (z. B. anti-C1q Autoantikörper beim systemischen Lupus erythematodes) kommen.

► **Indikation:**

- V. a. Vorliegen einer Kollagenose, einer rheumatoiden Vaskulitis (S. 252), eines Felty-Syndroms (S. 287), einer gemischten essenziellen Kryoglobulinämie (S. 29) oder eines systemischen Lupus erythematodes (S. 207).
- Beurteilung der Erkrankungsaktivität beim systemischen Lupus erythematodes (S. 207).

► **Messmethode:** Radiale Immundiffusion, Immunnephelometrie und Immunturbidimetrie.

► **Referenzbereich:** C3 0,8-1,4 g/l; C4 0,1-0,4 g/l.

► **Pathologische Befunde:**

- Der Nachweis einer Erniedrigung der Komplementfaktoren C3 und C4 ist insbesondere zur Verlaufsbeurteilung beim systemischen Lupus erythematodes (S. 207) und anderen Immunkomplexvaskulitiden von klinischer Bedeutung.
- Erhöhung von C3 und C4 als Ausdruck einer Akutphase-Reaktion ohne differenzialdiagnostische Relevanz. Bei Systemischem Lupus erythematodes und anderen Immunkomplexvaskulitiden kann es dadurch allerdings zu falsch normalen Werten kommen.
- C4b-Defizienz bei Patienten mit Nierenbeteiligung bei Purpura Schönlein Hennoch.

► **Bewertung:** Im Rahmen der rheumatologischen Diagnostik haben die Einzelbestimmungen der Komplementfaktoren C3 und C4 in der Verlaufsbeurteilung von Immunkomplexvaskulitiden und dem systemischen Lupus erythematodes eine Bedeutung.

2.6 Autoantikörper

Grundlagen

► **Autoantikörper** sind Ausdruck einer spezifischen Immunantwort gegen körpereigene Proteine.

► **Voraussetzung für das Entstehen von Autoantikörpern** ist der Zusammenbruch der immunologischen Toleranz. Man unterscheidet:

- *Zentrale Toleranz:* Hier werden im Thymus und im Knochenmark T- bzw. B-Lymphozyten mit hoch-affinen Rezeptoren für Autoantigene deletiert.
- *Periphere Toleranz:* Sie verhindert eine Aktivierung von Autoantigen-spezifischen peripheren Lymphozyten mit verschiedenen Mechanismen wie Apoptose, aktiver Inhibition oder Induktion von Anergie.

► **Mechanismus des Entstehens von Autoantikörpern:**

- Das Vorkommen von Autoantigen-spezifischen Lymphozyten in der peripheren Zirkulation ist physiologisch und führt nicht zum Auftreten von Autoantikörpern oder zum Entstehen von Autoimmunerkrankungen.
- Erst wenn es zur Aktivierung dieser Autoantigen-spezifischen Lymphozyten kommt und diese ihre Effektorfunktionen ausüben können, wie z.B. Produktion von Autoantikörpern, Sekretion von pro-inflammatorischen Zytokinen, zelluläre Zytotoxizität, kann es zu Gewebezerstörung und damit zur Entstehung einer Autoimmunerkrankung kommen.
- Die Aktivierung von Autoantigen-spezifischen Lymphozyten setzt eine Störung in den physiologischen Toleranzmechanismen zwingend voraus. Dieses wird auch dadurch verdeutlicht, dass die Autoantigene vieler Autoantikörper *per se* nicht immunogen sind und zusätzliche Faktoren notwendig sind, damit eine Autoantikörperantwort entsteht.

► **Formen von Autoantikörpern:**

- *IgM-Antikörper* sind Pentamere und entstehen während einer primären Immunantwort. Sie sind meist von niedriger Affinität, daraus resultiert die Gefahr der unspezifischen Bindung im Nachweisverfahren.

Labordiagnostik

- *IgG-Antikörper* sind bivalent, entstehen nach wiederholter Immunisierung und zeigen daher eine kontinuierliche Antigenstimulation an. Sie sind meist von hoher Affinität und sind die vorherrschenden Autoantikörper bei vielen organspezifischen und systemischen Autoimmunerkrankungen.
- *Polyklonal:* Autoantikörper sind gegen mehrere antigene Bereiche von körpereigenen Proteinen gerichtet. Sie sind daher meistens polyklonal.
- *Monoklonal:* Monoklonale Autoantikörper vom IgG-Typ sind hochverdächtig auf das Vorliegen einer B-Zellneoplasie.

► **Nachweis von Autoantikörpern und ihre Bedeutung:**
- Der Nachweis von Autoantikörpern lässt keine Aussage über deren pathogenetische Bedeutung zu. Natürliche Autoantikörper z. B. sind Immunglobuline meist vom IgM-Typ, die bei vielen gesunden Individuen nachzuweisen sind, die gegen eine Reihe verschiedener Autoantigene gerichtet sein können und die möglicherweise eine physiologische Rolle in der Beseitigung von körpereigenen Proteinen aus der peripheren Zirkulation spielen.
- Der Nachweis von Autoantikörpern gegen bestimmte Antigene hat sich unabhängig von ihrer möglichen pathogenetischen Bedeutung dieser Antikörper für die Differenzialdiagnostik und die Verlaufsbeobachtung vieler systemischentzündlicher rheumatischer Erkrankungen als außerordentlich nützlich erwiesen. Die Spezifität und die Sensitivität von definierten Autoantikörpern, die in der Diagnostik rheumatischer Erkrankungen untersucht werden, sind sehr variabel.

Rheumafaktoren (RF)

► **Grundlagen:** Rheumafaktoren (RF) sind Autoantikörper, die gegen antigene Determinanten des Fc-Teils von Immunglobulinen der Klasse G gerichtet sind. RF sind polyklonal und gehören meist der IgM-Klasse an. Seltener werden RF der Klassen IgG, IgA oder IgE gefunden.

► **Autoantigen:** Fc-Regionen von Immunglobulinen der Klasse IgG.

► **Indikation:** V. a. Vorliegen einer rheumatoiden Arthritis (S. 116).

► **Messmethode:**
- *Qualitative RF-Suchtests:* Nachweis der Agglutination von IgG-gekoppelten Latexpartikeln (Latex-Fixationstest) oder von IgG-beladenen Schafserythrozyten (Waaler-Rose Test).
- *Quantitative RF-Bestimmung* durch ELISA: Differenzierung von IgG-, IgM- und IgA-RF, Nephelometrie und Radioimmunoassays.

► **Referenzbereich:**
- Die Nachweisverfahren der RF sind in vielen Labors nicht standardisiert. Daher ist ein Vergleich der Titerhöhe bei Bestimmungen in verschiedenen Labors oft nicht möglich.
- *Normalwert:* Negativ; Agglutinationstests < 1:20, Nephelometrie < 40 U/ml.

► **Pathologische Befunde:**
- RF können bei 60-80 % der Patienten mit rheumatoider Arthritis (S. 116) nachgewiesen werden. Sie stellen daher einen diagnostischen Parameter bei rheumatoider Arthritis dar. Sensitivität bzw. Spezifität der RF sind allerdings mit 26-66 % Sensitivität (je nach Titer) und 74-95 % Spezifität (je nach Titer) im Vergleich zu den anderen typischerweise in der Diagnostik rheumatischer Erkrankungen bestimmter Autoantikörper niedrig.
- RF bei anderen rheumatischen Erkrankungen: s Tab. 2.7.

Tabelle 2.7 · **Rheumafaktoren bei rheumatischen und nicht-rheumatischen Erkrankungen**

Erkrankung	RF-Nachweis (% der Patienten)
Rheumatoide Arthritis	60–80
Sjögren-Syndrom	75–95
Mischkollagenose	50–60
Gemischte Kryoglobulinämie	40–100
Systemischer Lupus erythemadodes	15–35
Andere Kollagenosen	10–50
Psoriasisarthritis	10–20
Spondyloarthropathien	< 10
Polymoysitis/Dermatomyositis	5–10
Bakterielle Endokarditis	25–50
Tuberkulose	8
Syphilis	13
Virale Infektionen	15–65
Hepatitis B oder Hepatitis C	20–75
Parasitäre Infektionen	20–90
Sarkoidose	3–33
Interstitielle pulmonale Fibrose	10–50
Silikose	30–50
Asbestose	30
Primäre biliäre Zirrhose	45–70
Maligne Erkrankungen	5–25
Nach wiederholten Immunisierungen	10–15
Gesunde Individuen	5–25

► **Bewertung:**
- *Diagnosekriterium:* Das Vorliegen von RF ist eines der sieben Klassifikationskriterien des American College of Rheumatology für die rheumatoide Arthritis. RF können aber auch bei vielen anderen rheumatischen und nicht-rheumatischen Erkrankungen auftreten und finden sich mit zunehmendem Alter bei bis zu 25 % der gesunden Individuen. Bei letzteren sind die Titer der RF selten höher als 1:160.
- *Positive und negative Vorhersagekraft:* Die meisten gesunden Individuen mit nachweisbaren RF entwickeln nie eine rheumatoide Arthritis. Der RF ist daher als Screeningverfahren ungeeignet.
  - *Positive Vorhersagekraft vorhandener RF:* 24 % für die rheumatoide Arthritis, 34 % für das Auftreten irgendeiner rheumatischen Erkrankung.
  - *Negative Vorhersagekraft bei nicht vorhandenen RF:* 89 % für die rheumatoide Arthritis, 85 % für die Entstehung irgendeiner rheumatischen Erkrankung.

- *Bedeutung hochtitriger RF:* Bei der rheumatoiden Arthritis sind hochtitrige RF prognostisch ungünstige Zeichen für aggressive Krankheitsverläufe, für das Auftreten von knöchernen Erosionen und für extraartikuläre Manifestationen. Eine genaue Vorhersage über den Krankheitsverlauf eines individuellen Patienten ist aber allein mit der Bestimmung der RF nicht möglich.
- ◪ *Beachte:* RF-Titer sind als Verlaufsparameter der rheumatoiden Arthritis und als Therapiekontrolle ungeeignet.

Antikörper gegen zyklische citrullinierte Peptide (anti-CCP)

▶ **Grundlagen:**
- Deiminierung der Aminosäure Arginin zu Citrullin durch das Enzym Peptidylarginin Deiminase ist eine posttranslationale Modifikation, die die Ladung und die biochemischen Eigenschaften von Proteinen verändert.
- Dadurch entstehen so genannte Neoepitope, die als Autoantigene von Lymphozyten erkannt werden und damit Grundlage für die Entstehung von Autoimmunphänomenen sein können.
- Citrullinierung findet man vor allem an Proteinen des Zytoskeletts (z. B. Zytokeratin, Vimentin oder Filaggrin). Die Autoantikörper erkennen nicht nur die citrullinierten Peptide des Zytoskeletts, sondern auch synthetische Peptide, die ein Citrullin enthalten. Zum Nachweis werden synthetische zyklische citrullinierte Peptide verwendet.

▶ **Autoantigen:** Citrullinierte Peptide vor allem von Proteinen des Zytoskeletts.
▶ **Indikation:** V. a. Vorliegen einer rheumatoiden Arthritis (S. 116).
▶ **Messmethode:** Quantitativ im ELISA.
▶ **Referenzbereich:** Die Nachweisverfahren von anti-CCP-Antikörpern sind in vielen Labors erst im Aufbau und noch nicht standardisiert. Daher ist ein Vergleich der Titerhöhe bei Bestimmungen in verschiedenen Labors oft nicht möglich.
▶ **Normalwert:** Negativ.
▶ **Pathologische Befunde:** Anti-CCP-Antikörper treten bei etwa 2/3 der Patienten mit rheumatoider Arthritis auf. Sie haben die höchste Spezifität aller bisher bekannten Autoantikörper für die rheumatoide Arthritis ($> 95\%$) bei einer dem RF vergleichbaren Sensitivität von 50-70%.
▶ **Bewertung:**
- Anti-CCP-Antikörper etablieren sich in den letzten Jahren in der Diagnostik der rheumatoiden Arthritis. Ihre Wertigkeit kann noch nicht abschließend beurteilt werden.
- Sie können mehrere Jahre vor den ersten klinischen Symptomen im Serum der zu dem Zeitpunkt noch klinisch Gesunden nachgewiesen werden. Der Wert der Bestimmung von anti-CCP als differenzialdiagnostisches Kriterium bei einem sehr frühen Stadium einer Polyarthritis wird im Moment in großen Studien evaluiert; es scheint sich aber herauszustellen, dass anti-CCP-Antikörper als Diagnosekriterium für die rheumatoide Arthritis einen hohen Wert auch dann schon besitzen, wenn die anderen Diagnosekriterien der Erkrankung noch nicht erfüllt sind.
- Es gibt erste Hinweise darauf, dass die Höhe des anti-CCP-Antikörpertiters kein guter Verlaufsparameter der Erkrankung oder des Ansprechens auf eine immunsuppressive Therapie ist.

Anti-nukleäre Antikörper (ANA)

▶ **Grundlagen:**
- Unter anti-nukleären Antikörpern wird eine Gruppe von Antikörpern zusammengefasst, die gegen verschiedene Zellkernstrukturen gerichtet sind. Die Bezeichnung *anti-nukleäre Antikörper* ist allerdings nicht präzise, da viele der von den ANA erkannten Autoantigene in der Lage sind, vom Kern ins Zytoplasma und zurück zu translozieren oder aber sich nur vorübergehend während des Zellzyklus an die Chromosomen anlagern.

- Viele ANA haben keine bekannte pathogenetische Bedeutung, der Nachweis der ANA eignet sich jedoch zur Differenzialdiagnostik von Autoimmunerkrankungen.
▶ **Indikation:** V. a. Vorliegen einer entzündlich-rheumatischen Erkrankung.
▶ **Messmethode:**
  - *Indirekte Immunfluoreszenz (IFT):* Screeningtest zum Nachweis von ANA unter Verwendung von Hep-2-Zellen (humane epitheliale Tumorzelllinie; Vorteil: große Nuklei) oder Gefrierschnitten von Maus- oder Rattenleber oder -niere. Die Detektion erfolgt mit einem Fluoreszenzfarbstoff-gekoppelten anti-Immunglubulin-Antiserum. Durch serielle Serumverdünnungen können Titer bestimmt werden. Das Immunfluoreszenzmuster erlaubt eine Aussage über die Spezifität der ANA.
  - *ELISA:* Quantitativer Nachweis und Differenzierung von ANA. Dabei werden rekombinante Antigene oder unterschiedlich definierte Zellkernpräparationen verwendet.
  - Immunodiffusion, Immunoelektrophorese, Radioimmunoassays und Immunopräzipitation kommen noch gelegentlich zum Einsatz, haben aber heute an Bedeutung verloren.
▶ **Referenzwerte:** Es gibt kein standardisiertes Verfahren zum Nachweis von ANA. Je nach Labor gelten Titer > 1:40 oder > 1:80 als positiv.
▶ **Pathologische Befunde:**
  - Hohe ANA-Titer (> 1:320) machen das Vorliegen einer autoimmunen rheumatischen Erkrankung wahrscheinlich. Kann keine definitive Diagnose gestellt werden, müssen Patienten mit hohen ANA-Titern sorgfältig im Hinblick auf die Entwicklung einer ANA-assoziierten Erkrankung überwacht werden.
  - Niedrige ANA-Titer (< 1:80) machen bei Fehlen von klinischen Symptomen das Vorliegen einer autoimmunen rheumatischen Erkrankung unwahrscheinlich.
▶ **Bewertung:**
  - Ein positiver ANA-Befund weist zusammen mit einem jeweils typischen Immunfluoreszenzmuster auf das Vorliegen von bestimmten rheumatischen Erkrankungen hin. Ihr Nachweis und ihre genaue Differenzierung können daher in der Differenzialdiagnose dieser Erkrankungen hilfreich sein.
  - Allerdings muss man bedenken: Ein hoher ANA-Titer (> 1:320) macht das Vorliegen einer rheumatischen Erkrankung zwar wahrscheinlich, der Nachweis von ANA oder eines typischen ANA-Musters ist jedoch kein Beweis für das Vorliegen einer bestimmten entzündlich-rheumatischen Erkrankung. Die Diagnose darf nur unter Berücksichtigung der Anamnese und des klinischen Befundes gestellt werden.
  - Spezifität und Sensitivität der ANA für einzelne rheumatische Erkrankungen sind sehr verschieden (s. Tab. 2.8).

Tabelle 2.8 · Sensitivität von anti-nukleären Antikörpern bei rheumatischen und nicht-rheumatischen Erkrankungen

Erkrankung	ANA-Nachweis (% der Patienten)
Systemischer Lupus erythematodes	95–100
Kutane Lupusformen	20–60
Medikamenten-induzierter Lupus	95–100
Mixed connective tissue disease	100
Systemische Sklerodermie	60–80
CREST-Syndrom	95
Sjögren-Syndrom	40–95
Polymyositis/Dermatomyositis	30–80
Rheumatoide Arthritis	30–50
Felty-Syndrom	60–95
Pauciartikuläre juvenile chronische Arthritis	70
Panarteriitis nodosa	20
Autoimmunhepatitis	60–100
Primäre autoimmune Cholangitis	80–100
Primäre biliäre Zirrhose	40
Virushepatitis	30
Alkoholtoxische Leberzirrhose	30
Hashimoto Thyreoiditis	50
M. Basedow	50
Lungenfibrose	20–60
Primäre pulmonale Hypertonie	40
Schwangerschaft	< 10
Nicht-schwangere Gesunde (altersabhängig)	bis zu 30

- Der IFT ist vor allem als Screening bei Patienten mit Verdacht auf systemischen Lupus erythematodes (S. 207) von diagnostischem Wert.
- Ein negativer ANA-Befund schließt einen systemischen Lupus erythematodes mit hoher Wahrscheinlichkeit aus.
- Verlaufsbestimmungen von ANA sind mit wenigen, explizit unten erwähnten Ausnahmen nicht sinnvoll.
- Positive ANA können bei Gesunden (z.B. auch bei Verwandten von Patienten mit ANA-assoziierten rheumatischen Erkrankungen), bei chronischen Infektionserkrankungen (Mononukleose, subakute bakterielle Endokarditis, Tuberkulose), bei lymphoproliferativen Erkrankungen, infolge der Einnahme verschiedener Medikamente (Procainamid, Hydralazin, Chinidin) und bei anti-TNF-Therapie gefunden werden.
- ANA können unter immunsuppressiver Therapie negativ sein.

Labordiagnostik

❏ Hinweis zum Begriff der extrahierbaren anti-nukleären Antikörper (ENA)

- Im deutschen Sprachgebrauch fasst man historisch eine Gruppe von heterogenen anti-nukleären Antikörpern, die gegen extrahierbare, wasserlösliche Kernantigene gerichtet sind, als extrahierbare anti-nukleäre Antikörper (ENA) zusammen.
- Die Terminologie der ENA richtet sich nach der Erkrankung, bei der die entsprechenden Antikörper zuerst nachgewiesen wurden (z.B. Scl-70: Sklerodermie), nach der biochemischen Zielstruktur des jeweiligen Antikörpers (z.B. RNP: Ribonukleoprotein; CENP-B: Zentromer-Protein B) oder nach den Anfangsbuchstaben des Namens der Patienten, bei denen der Antikörper zuerst nachgewiesen wurde (z.B. Sm, Ro, La, Jo).
- Die Abgrenzung der ENA von anderen ANA hat keine pathophysiologische Grundlage und wird im vorliegenden Kapitel nicht mehr vorgenommen.

Anti-CENP-B (centromer-protein B)-Antikörper

▶ **Grundlagen:** Die Zentromerproteine verbinden die Zentromere der Chromosomen über Mikrotubuli mit dem mitotischen Spindelapparat während der mitotischen Zellteilung. Das *centromer-protein B* ist ein 80 kDa-Protein.

▶ **Indikation:** Differenzierung von ANA bei V.a. Vorliegen einer entzündlich-rheumatischen Erkrankung.

▶ **Messmethode:** ELISA, Westernblot, Immunfluoreszenz.

▶ **Referenzbereich:** Negativ.

▶ **Pathologische Befunde:**

- Anti-CENP-B-Antikörper findet man fast ausschließlich bei Patienten mit limitierter kutaner Sklerose und vor allem bei Patienten mit CREST-Syndrom (S. 233).
- Bei etwa 60% der Patienten mit CREST-Syndrom lassen sich anti-CENP-B-Antikörper nachweisen.

▶ **Bewertung:**

- Anti-CENP-B-Antikörper kommen auch bei Patienten mit isoliertem Raynaud-Phänomen vor.
- Bei systemischer Sklerose sind anti-CENP-B-Antikörper bei 8% der Patienten nachzuweisen.
- Relativ häufig findet man anti-CENP-B-Antikörper bei Patienten mit primärer biliärer Zirrhose; der Nachweis von anti-CENP-B-Antikörpern bei klinisch Gesunden ist eine absolute Rarität.

Anti-DNA-Antikörper

▶ **Grundlagen:**

- Von diagnostischer Bedeutung ist die Unterscheidung in Antikörper, die gegen Einzelstrang-DNA (ssDNA) und Antikörper, die gegen doppelsträngige DNA (dsDNA) gerichtet sind.
- *Autoantigen:*
  - Anti-ssDNA: Purin- oder Pyrimidinbasen, die auf Einzelstrang-DNA für Antikörper zugänglich, in der dsDNA aber durch die β-Helixstruktur verborgen sind.
  - Anti-dsDNA: Chromatinassoziierte Proteine, DNA/Protein-Komplexe, Purin- oder Pyrimidinbasen der dsDNA.
- Es gibt keine Kreuzreaktion zwischen anti-ssDNA- und anti-dsDNA-Antikörpern.

▶ **Indikation:** V.a. systemische Autoimmunerkrankung.

▶ **Messmethode:** Farr-Assay (RIA), ELISA, Crithidia luciliae IFT (Methode zweiter Wahl).

▶ **Referenzbereich:**

- RIA < 10 U/ml.
- ELISA herstellerspezifisch.
- IFT < 1:10.

▶ **Pathologische Befunde:**

- Anti-dsDNA-Antikörper haben eine hohe Spezifität ($<95\%$) für den Systemischen Lupus erythematodes. Ihre Sensitivität liegt bei 30–70 %.
- Anti-ssDNA-Antikörper haben wegen ihres Vorkommens bei zahlreichen rheumatischen und nicht-rheumatischen Erkrankungen keine diagnostische Bedeutung.

▶ **Bewertung:**

- *Anti-ssDNA-Antikörper:*
  - Vorkommen bei systemischem Lupus erythematodes, Medikamenten-induziertem Lupus, rheumatoider Arthritis, Sklerodermie, anderen rheumatische Erkrankungen, bei Verwandten von Patienten mit systemischem Lupus erythematodes.
  - Sie haben daher nur eine geringe Spezifität und somit keine Bedeutung für die Diagnostik von rheumatischen Erkrankungen.
  - Der Titer korreliert nicht mit der Erkrankungsaktivität. Anti-ssDNA-Antikörper sind daher für die Verlaufsbeobachtung und Therapiekontrolle rheumatischer Erkrankungen ungeeignet.
- *Anti-dsDNA-Antikörper bei systemischem Lupus erythematodes:*
  - Anti-dsDNA-Antikörper sind ein Klassifikationskriterium des systemischen Lupus erythematodes des American Colleges of Rheumatology (S. 213).
  - Ein negativer anti-dsDNA-Befund sollte an der Diagnose eines systemischen Lupus erythematodes zweifeln lassen.
  - Anti-dsDNA-Antikörper-Titer korrelieren gut mit der Erkrankungsaktivität eines systemischen Lupus erythematodes und können daher für die Verlaufsbeurteilung und Therapiekontrolle verwendet werden.
  - Beim systemischen Lupus erythematodes besteht eine Korrelation von anti-dsDNA-Antikörper-Titern und Nierenbeteiligung, auch wenn es Ausnahmen von dieser Regel gibt. Eine Assoziation mit anderen Organbeteiligungen ist nicht beschrieben.
  - Fluktuationen im anti-dsDNA-Antikörper-Titer können bei der Differenzialdiagnose eines Erkrankungsschubes von einer Infektion bei Patienten mit systemischem Lupus erythematodes hilfreich sein.
  - Anti-dsDNA-Antikörper/DNA-Komplexe haben wahrscheinlich eine pathogenetische Bedeutung in der Entwicklung der Lupus-assoziierten Glomerulonephritis.
- *Anti-dsDNA-Antikörper und andere rheumatische Erkrankungen:*
  - Anti-dsDNA-Antikörper können, wenn auch selten, auch bei der rheumatoiden Arthritis, der juvenilen Arthritis und der Autoimmunhepatitis auftreten.
  - Das Vorkommen bei klinisch Gesunden ist eine Rarität.

Anti-Histon-Antikörper

▶ **Grundlagen:** Zu den Histonen zählt eine Gruppe basischer globulärer Proteine, die als Oktamere zusammen mit einem 200 Basenpaar-langen DNA-Bereich die so genannten Nukleosomen bilden. Nukleosomen sind mit nicht-Histon-Proteinen am Chromosomenaufbau beteiligt.

▶ **Autoantigen:** Histonuntereinheiten H1, H2A, H2B, H3, H4 sowie H2A/H2B-DNA und H3/H4-DNA Komplexe.

▶ **Indikation:** V. a. systemischer Lupus erythematodes.

▶ **Messmethode:** IFT, ELISA, RIA, Immunoblot.

▶ **Referenzbereich:** Negativ.

▶ **Pathologische Befunde:**

- Anti-Histon-Antikörper findet man bei $>95\%$ der Patienten mit Medikamenten-induziertem Lupus (S. 221).
- Vorkommen auch bei systemischem Lupus erythematodes (S. 207), rheumatoider Arthritis (S. 116) und systemischer Sklerose mit pulmonaler Fibrose (S. 227) sowie bei biliärer Zirrhose.

► **Bewertung:**
- *Patienten mit Medikamenten-induziertem Lupus:*
  - Sie haben neben den anti-Histon-Antikörpern nur in Ausnahmefällen ANA gegen andere Antigene.
  - Anti-Histon-Antikörper bei Medikamenten-induziertem Lupus sind vor allem gegen einen Komplex aus DNA und dem Histondimer H2A/H2B, gegen den H3/H4-DNA Komplex sowie die Histonuntereinheit H1 gerichtet.
- *Patienten mit systemischem Lupus erythematodes:*
  - Sie haben zusätzlich zu anti-Histon-Antikörpern in der Regel ANA mit anderer Antigenspezifität.
  - Beim systemischen Lupus erythematodes treten in erster Linie anti-Histon-Antikörper mit Spezifität gegen die Histonuntereinheiten H1 und H2B auf.
  - Die Sensitivität von anti-Histon-Antikörpern für den systemischen Lupus erythematodes liegt bei 30–80%.
  - Anti-Histon-Antikörper haben möglicherweise eine pathogenetische Bedeutung bei der renalen Beteiligung des systemischen Lupus erythematodes.
- Anti-Histon-Antikörper haben gegenüber anderen ANA, vor allem anti-dsDNA-Antikörpern, in der Diagnostik entzündlich-rheumatischer Erkrankungen wenig klinische Relevanz.

▣ *Hinweis* Lupus erythematodes (LE)-Zellphänomen:
- 1948 entdeckten drei Ärzte an der Mayo Clinic, dass durch Seren von Patienten mit systemischem Lupus erythematodes in Granulozyten mikroskopisch nachweisbare globuläre Strukturen entstanden. Die Bildung dieser Strukturen wurde kurze Zeit später als *in vitro* Phänomen erkannt und erhielt als „LE-Phänomen" Einzug in die Diagnostik des systemischen Lupus erythematodes.
- Das Hauptantigen der LE-Phänomen-induzierenden Seren ist das Histon H1-Protein. Der LE-Test ist eines der Klassifikationskriterien des American College of Rheumatology für den systemischen Lupus erythematodes, hat aber heutzutage wegen der niedrigen Sensitivität (Nachweis bei 50-70% der Patienten mit systemischem Lupus erythematodes), einer relativ geringen Spezifität und Schwierigkeiten in der technischen Durchführung keine große Bedeutung mehr in der Diagnostik des systemischen Lupus erythematodes (s. Abb. 2.2).

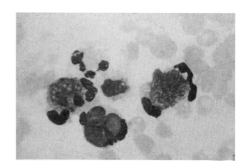

Abb. 2.2   LE-Zellphänomen

Anti-Mi-2-Antikörper

► **Grundlagen und Autoantigen:** Das Mi-2-Antigen (ribosomales *signal recognition particle*) ist ein nukleärer Proteinkomplex, dessen Hauptantigen ein 218 kDa großes Protein darstellt, das auf Chromosom 12 kodiert wird und strukturell mit den Helicasen verwandt ist.
► **Indikation:** Differenzierung von ANA bei V. a. Vorliegen einer entzündlich-rheumatischen Erkrankung.
► **Messmethode:** IFT, Immunoblot, Doppelgeldiffusionstest nach Ouchterlony.
► **Referenzbereich:** Negativ.

▶ **Pathologische Befunde:** Anti-Mi-2-Antikörper werden bei 5-10 % der Patienten mit Polymyositis und bei 15-35 % der Patienten mit Dermatomyositis gefunden.

▶ **Bewertung:**

- Der Nachweis von anti-mi-2-Antikörpern soll ein prognostisch günstiges Zeichen für das Ansprechen auf eine immunsuppressive Therapie sein.
- Anti-M2-Antikörper haben keine Bedeutung in der Routinediagnostik rheumatischer Erkrankungen.

Anti-Ro (SS-A)-Antikörper

▶ **Grundlagen und Autoantigen:**

- Unter SS-A (Ro) (*soluble substance A*, Robert-Antigen) versteht man von verschiedenen Genen kodierte 52 und 60 kDa große Proteine, die sowohl im Zytoplasma als auch im Kern vorkommen und mit kleinen RNAs (hY1, hY3, hY4, hY5) komplexieren.
- Calreticulin, ein an der Bindung von Kalzium im endoplasmatischen Retikulum beteiligtes Protein, ist ebenfalls ein Ro-Antigen, wobei Antikörper gegen Calreticulin aber als eigene Entität beschrieben werden.
- Die Funktion des Ro-Antigens ist unklar.

▶ **Indikation:** Differenzierung von ANA bei V. a. Vorliegen einer entzündlich-rheumatischen Erkrankung.

▶ **Messmethode:** IFT, Immunoblot, Doppelgeldiffusionstest nach Ouchterlony, ELISA.

▶ **Referenzbereich:** Negativ.

▶ **Pathologische Befunde:**

- Anti-Ro-Antikörper kommen bei systemischem Lupus erythematodes (S. 207), beim Sjögren-Syndrom (S. 246) und bei der rheumatoiden Arthritis (S. 116) vor.
- Je nach Nachweisverfahren liegt ihre Sensitivität zwischen 20 und 60 % für den systemischem Lupus erythematodes, zwischen 40 und 95 % für das Sjögren-Syndrom (S. 246) und zwischen 3 und 10 % für die rheumatoide Arthritis.

▶ **Bewertung:**

- Bei Patienten mit systemischem Lupus erythematodes sind anti-Ro-Antikörper mit erhöhter Photosensibilität assoziiert.
- Anti-Ro-Antikörper haben eine große klinische Bedeutung wegen ihrer Assoziation mit dem subakuten kutanen Lupus erythematodes (S. 208) und ihrem Vorkommen im Serum von Müttern von Kindern mit kongenitalem Herzblock. Man findet sie auch bei bis zu 0,5 % gesunder Individuen, die interessanterweise häufig eine verstärkte Sensitivität auf ultraviolettes Licht aufweisen.

Anti-La (SS-B)-Antikörper

▶ **Grundlagen und Autoantigen:** SS-B (La) (*soluble substance B*, Lane-Antigen) ist ein 48 kDa großes nukleäres Phosphoprotein, das Vorstufen der *transfer (t)RNA*, 5S rRNA sowie bestimmte kleine virale RNA bindet. Es handelt sich vermutlich um einen Transkriptions-Terminierungsfaktor für die RNA Polymerase III.

▶ **Indikation:** Differenzierung von ANA bei V. a. Vorliegen einer entzündlich-rheumatischen Erkrankung.

▶ **Messmethode:** IFT, Immunoblot, Doppelgeldiffusionstest nach Ouchterlony, ELISA.

▶ **Referenzbereich:** Negativ.

▶ **Pathologische Befunde:** Anti-La-Antikörper kommen bei systemischem Lupus erythematodes (S. 207) und beim Sjögren-Syndrom (S. 246) vor. Je nach Nachweisverfahren liegt ihre Sensitivität zwischen 15 und 40 % für den systemischen Lupus erythematodes und zwischen 40 und 80 % für das Sjögren-Syndrom (S. 246).

▶ **Bewertung:**

- Anti-La-Antikörper findet man fast ausschließlich in Seren von Patienten, in denen auch anti-Ro-Antikörper nachweisbar sind.
- Isoliertes Auftreten von anti-La-Antikörpern (ohne gleichzeitiges Vorkommen von anti-Ro-Antikörpern) ist bei Patienten mit primärer biliärer Zirrhose und mit Autoimmunhepatitis beobachtet worden.
- Bei Patienten mit Sjögren-Syndrom sind anti-La-Antikörper mit Purpura, Hypergammaglobulinämie, schwerer Speicheldrüsendysfunktion, Parotisschwellungen, hohen Titern von Rheumafaktoren und Lympho- sowie Leukopenie assoziiert.
- Anti-La-Antikörper findet man fast ausschließlich bei Frauen.

Anti-Sm-Antikörper

▶ **Grundlagen und Autoantigen:** Das Sm (Smith)-Antigen ist ein nukleäres nicht-Histon Polypeptid (B, B', D1, D2, D3, E, F und G), das mit je 2 Uridin-reichen kleinen nukleären RNA (U_1, U_2, U_{4-6} und U_5) zu snRNP (*small nuclear ribonucleoproteines*) komplexiert ist. snRNP haben eine Bedeutung beim Splicen von Vorläufer-messenger *(m)RNA*.

▶ **Indikation:** Differenzierung von ANA bei V. a. Vorliegen einer entzündlich-rheumatischen Erkrankung.

▶ **Messmethode:** IFT, Immunoblot, Doppelgeldiffusionstest nach Ouchterlony, ELISA.

▶ **Referenzbereich:** Negativ.

▶ **Pathologische Befunde:** Anti-Sm-Antikörper findet man bei 10-30 % der kaukasischen und bei 30-40 % der asiatischen und afroamerikanischen Patienten mit systemischem Lupus erythematodes (S. 207).

▶ **Bewertung:**
- Anti-Sm-Antikörper haben ein hohe Spezifität (> 95 %) für den systemischen Lupus erythematodes.
- Ihr Auftreten ist mit renaler und zentralnervöser Beteiligung assoziiert und die Titerhöhe korreliert gut mit der Erkrankungsaktivität.
- Anti-Sm-Antikörper können daher für die Verlaufskontrolle und Therapiebeurteilung des systemischen Lupus erythematodes verwendet werden, vor allem bei den Patienten, bei denen keine anti-dsDNA-Antikörper nachweisbar sind.

U1-RNP-Antikörper

▶ **Grundlagen und Autoantigen:** Der U1-RNP-Komplex besteht aus einem 68 kDa Ribonukleoprotein und Uridin-reicher kleiner nukleärer RNA U_1. Verwandt mit Sm-Antigen. Spielt eine Rolle beim Splicen von heterogener nukleärer RNA in mRNA.

▶ **Indikation:** Differenzierung von ANA bei V. a. Vorliegen einer entzündlich-rheumatischen Erkrankung.

▶ **Messmethode:** IFT, Immunoblot, Doppelgeldiffusionstest nach Ouchterlony, ELISA.

▶ **Referenzbereich:** Negativ.

▶ **Pathologische Befunde:**
- U1-RNP-Antikörper kommen bei Lupus erythematodes (S. 207), Sjögren-Syndrom (S. 246), Sklerodermie (S. 224), Polymyositis (S. 241) und MCTD (S. 239) vor.
- Ihre Sensitivität für den systemischem Lupus erythematodes liegt bei 40-60 %.
- Ihre Sensitivität für die MCTD (Sharp-Syndrom) liegt bei 100 %.

▶ **Bewertung:** Anti-U1-RNP-Antikörper korrelieren bei Patienten mit systemischem Lupus erythematodes mit klinisch weniger schweren Verläufen, dem Auftreten des Raynaudphänomens und Ösophagus-Hypomotilität.

Andere anti-nukleäre Antikörper

▶ **Antikörper gegen Fibrillarin** (43 kDa großes U_3 nukleoräres RNP):
- Sie sind spezifisch für die Sklerodermie.

- Sie werden vor allem bei jungen schwarzen Männern gefunden, die Beteiligungen von Skelettmuskeln und des Dünndarms aufwiesen, aber keine Gelenksymptome haben.
▶ **Anti-Ku-Antikörper**:
  - Bei etwa 10-15 % der Patienten mit systemischem Lupus erythematodes werden Antikörper gegen das heterodimere Ku-Protein gefunden. Ku bindet an dsDNA-Enden und ist an der DNA-Reparatur sowie vermutlich auch an der DNA-Replikation und -Rekombination beteiligt.
  - Anti-Ku-Antikörper werden neben dem systemischen Lupus erythematodes auch bei Patienten mit Sklerodermie (15 %) und Sklerodermie/Myositis-Overlap-Syndromen (15 %) beobachtet.
▶ **Anti-PCNA-Antikörper**: Antikörper gegen das *proliferating cell nuclear antigen* (PCNA), einem der DNA-Polymerase δ-assoziierten Protein, werden in weniger als 5 % der Seren von Patienten mit systemischem Lupus erythematodes nachgewiesen. Früher bezeichnete man diese Antikörper als Cyclin-Antikörper.
▶ **Anti-PM-Scl-Antikörper:**
  - Anti-PM-Scl-Antikörper reagieren gegen einen Komplex aus 10 Proteinen, von denen eine 100 kDa große Untereinheit mit Aminosäurehomologien zu Serin/Threonin-Protein-Kinasen das immundominante Protein ist.
  - Anti-PM-Scl-Antikörper treten typischerweise bei Patienten mit dem Polymyositis/Sklerodermie-Overlap-Syndrom auf (25 % der Patienten), können aber auch bei 8 % der Patienten mit isolierter Polymyositis und bei 2-5 % der Patienten mit isolierter Sklerodermie nachgewiesen werden. Anti-PM-Scl-Antikörper sind mit einer erhöhten Prävalenz für Kalzinosen und Arthritiden assoziiert.
  - Patienten mit Anti-PM-Scl-Antikörpern haben im Vergleich zu Patienten ohne Anti-PM-Scl-Antikörper eine gute Prognose mit einem geringen Risiko schwerer Organbeteiligungen und einer 10 Jahres-Überlebensrate von nahezu 100 %.
▶ **Anti-ribP-Antikörper:**
  - Antikörper gegen ribosomale Phosphoproteine (P0, P1, P2) der großen ribosomalen Untereinheit, die einen als Antigen fungierenden konservierten Carboxyterminus haben, sind hoch-spezifisch für den systemischen Lupus erythematodes (S. 207).
  - Bei Patienten mit systemischem Lupus erythematodes sind anti-ribP-Antikörper mit der Erkrankungsaktivität assoziiert und sollen außerdem mit dem Auftreten von psychischen Auffälligkeiten korrelieren.
  - Sie können bei 10 % aller Patienten mit systemischem Lupus erythematodes, aber bei 40 % der Patienten mit aktiver Erkrankung nachgewiesen werden.
▶ **Antikörper gegen RNA-Polymerase I-, -II- und -III sowie Antikörper gegen nukleoläre RNA-Helikase:** Findet man bei Sklerodermie, vor allem bei schweren Verläufen und diffuser Hautbeteiligung. Letztere können auch beim systemischen Lupus erythematodes auftreten.
▶ **Anti-Scl-70-Antikörper:**
  - 15-20 % der Patienten mit Sklerodermie (S. 224) haben Serumantikörper gegen die DNA-Topoisomerase I (Scl-70).
  - Der Nachweis von anti-Scl-70-Antikörpern im Serum von Patienten mit Sklerodermie korreliert mit diffuser Hautbeteiligung, früher und schwerer Organbeteiligung und daher einer schlechten Prognose.
  - Anti-Scl-70-Antikörper sind insbesondere ein prognostisch ungünstiges Zeichen für die Entwicklung einer pulmonalen Fibrose.
▷ *Hinweis*: Die Bedeutung der Antikörper gegen Fibrillarin, Ku, PCNA, ribosomale Phosphoproteine, RNA-Polymerasen und nukleoläre RNA-Helicase ist in der rheumatologischen Routinediagnostik im Vergleich zu den anderen im Detail beschriebenen ANA gering.

Labordiagnostik

Antinukleäre Antikörper bei entzündlich-rheumatischen Erkrankungen, Übersicht (s. Tab. 2.9)

Tabelle 2.9 · Antinukleäre Antikörper bei entzündlich-rheumatischen Erkrankungen

Krankheit	Antigen	Sensitivität (%)	Fluoreszenzmuster	Abbildung
Systemischer Lupus erythematodes (S. 207)	dsDNA	40–70	nukleär: homogen	s. Abb. 2.3
	ssDNA	50–95	nukleär: homogen	
	Histone	30–80	nukleär: homogen	
	Sm	10–40	nukleär: grobgranulär/gesprenkelt	
	snRNP	10–30	nukleär: grobgranulär	
	Ku	10–15	nukleär: retikulär	
	Ro (SS-A)	20–60	nukleär: feingranulär	s. Abb. 2.4
	La (SS-B)	15–40	nukleär: feingranulär	s. Abb. 2.4
Medikamenten-induzierter Lupus (S. 221)	Histone	50–95	nukleär: homogen	
Subakut kutaner Lupus (S. 208)	Ro (SS-A)	65	nukleär: feingranulär	
Mixed connective tissue disease (S. 239)	U1-RNP	95–100	nukleär: grobgranulär	
CREST-Syndrom (S. 233)	CENP-B	60–90	nukleär: zentromer	s. Abb. 2.5
Sjögren-Syndrom (S. 246)	Ro (SS-A)	40–95	nukleär: feingranulär	
	La (SS-B)	40–80	nukleär: feingranulär	
Progressive systemische Sklerodermie (S. 224)	Scl-70	15–20	nukleolär: gesprenkelt, feingranulär	s. Abb. 2.6
	PM-Scl	5–10	nukleolär: homogen	s. Abb. 2.7
	CENP-B	20–40	nukleär: zentromer	
Dermatomyositis/ Polymyositis (S. 241)	Jo-1	15–40	zytoplasmatisch: diffus, gesprenkelt	
	PM-Scl	10–15	nukleolär: homogen	s. Abb. 2.8
	Mi-2	20	nukleär: feingranulär	

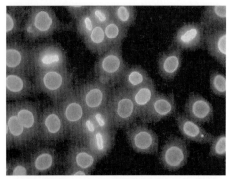

Abb. 2.3 ANA mit homogenem Fluoreszenzmuster des Nukleoplasma. In der Bildmitte mehrere Mitosen mit Färbung der kondensierten Chromosomen, Betonung des Kernrandes (rim); SLE-Patientin mit anti-ds-DNA und Anti-Nukleosomen (HEp-2-Zellen); von H. Seelig, Karlsruhe [1]

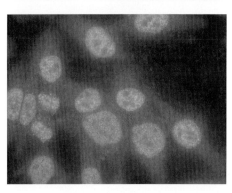

Abb. 2.4 ANA mit feingranulärer Fluoreszenz des Nukleoplasma unter Aussparung der Nukleoli (anti-SS-A/Ro, anti-SS-B/La) bei Patientin mit SLE (HEp-2-Zellen, 40x); von H. Seelig, Karlsruhe [1]

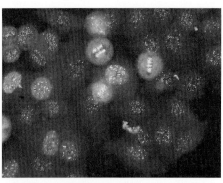

Abb. 2.5 Antikörper gegen Zentromere. Es findet sich eine diskrete granuläre Fluoreszenz im Nukleoplasma entsprechend der Anzahl der Chromosomen sowie eine granuläre Fluoreszenz der in der Metaphasenplatte kondensierten Chromosomen. Verdacht auf CREST-Syndrom (HEp-2-Zellen); von H. Seelig, Karlsruhe [1]

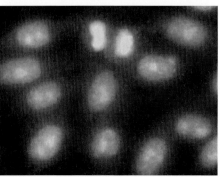

Abb. 2.6 ANA mit feinstgranulärer Fluoreszenz des Nukleoplasmas und Fluoreszenz der kondensierten Chromosomen (anti-Topoisomerase I, anti-Scl 70) bei Patientin mit systemischer Sklerose. Gleichzeitig finden sich noch Antikörper gegen Coilin p80 (HEp-2-Zellen); von H. Seelig, Karlsruhe [1]

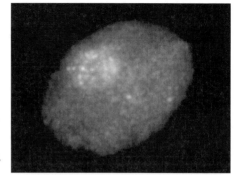

Abb. 2.7 ANA mit glattem nukleolären Fluoreszenzmuster (anti-PM-Scl) bei undifferenzierter Kollagenose (HEp-2-Zellen); von H. Seelig, Karlsruhe [1]

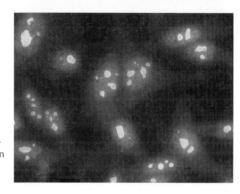

Abb. 2.8 ANA mit glattem nukleolären Fluoreszenzmuster (anti-PM/Scl) bei Patientin mit Polymyositis; von H. Seelig, Karlsruhe [1]

Anti-zytoplasmatische Antikörper (ACPA), Anti-Jo-1-Antikörper

► **Grundlagen und Autoantigen:** Das Jo-1-Antigen ist die Histidyl-tRNA-Synthetase, ein Enzym, das Histidin an tRNA bindet und so dessen Einbau in Proteine ermöglicht. Das immundominante Epitop liegt im aminoterminalen Bereich des Enzyms, der eine bisher unbekannte Funktion hat und strukturell an Seite an Seite liegende α-Helices erinnert.

► **Indikation:** Differenzierung von ANA bei V. a. Vorliegen einer Kollagenose mit myositischer Beteiligung.

► **Messmethode:** IFT, Immunoblot, Doppelgeldiffusionstest nach Ouchterlony, ELISA.

► **Referenzbereich:** Negativ.

► **Pathologische Befunde:** Anti-Jo-1-Antikörper findet man bei 15 – 40 % der Patienten mit Dermatomyositis (S. 241) und bei 20–40 % der Patienten mit Polymyositis.

► **Bewertung:**
- Anti-Jo-1-Antikörper sind hoch spezifisch für Patienten mit Myositis und interstitieller Lungenfibrose (> 95 %). Mehr als 50 % der Patienten mit Myositis und anti-Jo-1-Antikörpern entwickeln eine Lungenfibrose.
- Anti-Jo-1-Antikörper treten häufiger bei Polymyositis auf als bei Dermatomyositis.
- Der Nachweis von anti-Jo-1-Antikörpern ist mit einem schlechten Ansprechen auf immunsuppressive Therapie und einem unter Reduktion der immunsuppressiven Therapie erhöhten Risiko für Erkrankungsschübe assoziiert.
- Anti-Jo-1-Antikörper können bei Patienten mit Myositiden manchmal vor dem Beginn einer pulmonalen Fibrose auftreten. Ihr Nachweis bei Kindern mit Polymoysitis und bei Erwachsenen mit nicht-myositischen rheumatischen Erkrankungen ist selten.
- Ein Zusammenhang des Anti-Jo-1-Antikörpertiters mit der klinischen Aktivität der Myositis wird diskutiert.

- Eine klinische Bedeutung des Nachweises von anti-Jo-1-Antikörpern (und/oder des Nachweises von Antikörpern gegen andere Aminosäure-tRNA-Synthetasen wie Threonyl-tRNA-Synthetase (PL-7), Alanyl-tRNA-Synthetase (PL-12(1)), Isoleucyl-tRNA-Synthetase (OJ) und Glycyl-tRNA-Synthetase (EJ) liegt in ihrer Assoziation mit dem Antisynthetase-Syndrom (interstitielle Lungenerkrankung, Fieber, Raynaud Phänomen, Arthritis und Mechanikerhände). Die meisten dieser Patienten tragen das HLA-Allel DRw52, viele zusätzlich das HLA-Allel DR3.

Anti-neutrophile zytoplasmatische Antikörper (ANCA)

▶ **Grundlagen:**
  - Anti-neutrophile zytoplasmatische Antikörper (ANCA) reagieren mit verschiedenen, sich in den Granula von Monozyten und neutrophilen Granulozyten befindenden Enzymen.
  - Man unterscheidet aufgrund des Immunfluoreszenzmusters in Äthanol-fixierten humanen neutrophilen Granulozyten zytoplasmatische ANCA (cANCA) von perinukleären ANCA (pANCA). cANCA zeigen eine feingranuläre diffuse zyoplasmatische Fluoreszenz (s. Abb. 2.9) und reagieren mit einer Serinprotease (Proteinase 3). pANCA zeigen eine perinukleäre homogene Fluoreszenz und sind meistens gegen Myeloperoxidase gerichtet.

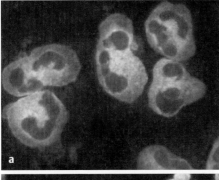
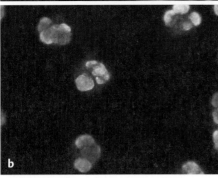

Abb. 2.9a und b a Typische cANCA-Fluoreszenz (anti-PR$_3$) mit zentraler intralobulärer Betonung und granulärer Fluoreszenz des Zytoplasmas bei aktivem Morbus Wegener (Granulozyten, ethanolfixiert); b Typische pANCA-Fluoreszenz (anti-Myeloperoxidase) mit nukleärer Extension bei Patient mit Autoimmun-Glomerulonephritis (Antibasalmembran-Glomerulonephritis). Es fanden sich auch Glomerulusbasalmembran-Autoantikörper (Granulozyten, ethanofixiert); von H. Seelig, Karlsruhe [1]

▶ **Autoantigen:**
  - *cANCA:* Drei Proteine der Proteinase 3 (PR$_3$) mit 29, 30,5 und 32 kDa MW.
  - *pANCA:* Meist Myeloperoxidase (MPO). Andere Antigene, die pANCA induzieren können, sind Elastase, Cathepsin G, Lactoferrin, Lysozym, Azurozidin.
▶ **Indikation:** V. a. Vorliegen einer autoimmunen Vaskulitis.
▶ **Messmethode:** IFT, ELISA, RIA, Immunoblot (nicht möglich für pANCA).
▶ **Referenzbereich:** IFT: negativ; ELISA < 10 U/ml.

▶ **Pathologische Befunde:**

- *cANCA* findet man vor allem bei Patienten mit Wegener'scher Granulomatose (S. 267), seltener bei mikroskopischer Polyarteriitis (S. 266), Panarteriitis nodosa (S. 262) und Churg-Strauss-Syndrom (S. 271). Sensitivität s. Tab 2.8.
- *pANCA* (anti-MPO) kommen vor allem bei Patienten mit mikroskopischer Polyarteriitis (S. 266), Churg-Strauss-Vaskulitis (S. 271), Panarteriitis nodosa (S. 262), selten bei der Wegener'schen Granulomatose (S. 267) vor. Sensitivität s. Tab. 2.10.
- pANCA (**nicht** anti-MPO) treten bei rheumatoider Arthritis, systemischem Lupus erythematodes, M. Crohn, Colitis ulcerosa, chronischen Hepatitiden und der primären biliären Zirrhose auf.

Tabelle 2.10 · **Sensitivität von ANCA bei rheumatischen und nicht rheumatischen Erkrankungen**

Erkrankung	Vorkommen (% der Patienten)
cANCA (anti-Proteinase 3)	
Wegener'sche Granulomatose	50–> 95
Mikroskopische Polyarteriitis	50
Panarteriitis nodosa	5–10
Churg-Strauss-Syndrom	10
pANCA (anti-Myeloperoxidase)	
Mikroskopische Polyarteriitis	50–70
Churg-Strauss-Syndrom	70–85
Wegener'sche Granulomatose	5–10
Panarteriitis nodosa	10–15
Idiopathische nekrotisierende Glomerulonephritis	50–85
Goodpasteure Syndrom	10–30
*pANCA (**nicht** anti-Myeloperoxidase)*	
Systemischer Lupus erythematodes	25
Rheumatoide Arthritis	10–30
Colitis ulcerosa	50–75
Gesunde Verwandte von Patienten mit Colitis ulcerosa	25–30
M. Crohn	10–30

▶ **Bewertung:**

- *Parameter zur Verlaufsbeobachtung:*
  - cANCA-Titer eignet sich zur Verlaufsbeobachtung bei der Wegener'schen Granulomatose.
  - pANCA-Titer eignet sich zur Verlaufsbeobachtung bei der mikroskopischen Polyarteriitis.
  - Allerdings besteht bei etwa 1/3 aller Patienten keine Assoziation zwischen einer Veränderung der Titerhöhe und einem aktiven Schub. Daher kann die

ANCA-Titerhöhe nicht als alleiniger Parameter für die Entscheidung einer immunsuppressiven Therapie herangezogen werden. Eine solche Entscheidung darf nur bei eindeutigen klinischen oder pathologischen Hinweisen gefällt werden.

- *Die Spezifität von cANCA für die Wegener'sche Granulomatose liegt bei > 95 %.* Die Sensitivität nimmt mit der Erkrankungsaktivität und dem Stadium der Erkrankung zu.

- *Spezifität der pANCA, die nicht gegen MPO gerichtet sind:* Sie haben eine geringe klinische Spezifität und kommen sowohl bei rheumatischen (rheumatoide Arthritis, systemischer Lupus erythematodes) als auch bei nicht-rheumatischen Erkrankungen (M. Crohn, Colitis ulcerosa, chronischen Hepatitiden und primäre biliäre Zirrhose) vor.

- *Spezifität der pANCA, die gegen MPO gerichtet sind:* pANCA (anti-MPO) assoziierte rheumatologische Symptome (Lupus-ähnlich, Vaskulitis, Arthritis, Fieber, Livedo reticularis) sind im Zusammenhang mit der Einnahme verschiedener Medikamente (Hydralazin, Minocyclin, Propylthiouracil) beobachtet worden.

- ANCA haben wahrscheinlich eine vielschichtige pathogenetische Bedeutung in der Entstehung der Vaskulitis bei ANCA-assoziierten Erkrankungen.

Anti-Phospholipid-Antikörper (APL)

▶ **Grundlagen:**
- Heterogene Gruppe von Autoantikörpern mit Spezifität für Phospholipide oder Plasmaproteine, die an anionische Phospholipide gekoppelt sind.
- Drei wichtige anti-Phospholipid-Antikörper werden unterschieden: Anti-Kardiolipin-Antikörper, Anti-β_2-Glykoprotein I-Antikörper, Lupus Antikoagulans.
- Anti-Phospholipid-Antikörper sind mit einer Reihe verschiedener klinischer Symptome assoziiert (venöse und arterielle Thrombosen, wiederholte habituelle Aborte, Thrombozytopenie, hämolytische Anämie). Treten diese Symptome ohne eine andere zugrunde liegende Erkrankung auf, spricht man vom primären Antiphospholipid-Syndrom (S. 221), treten sie in Zusammenhang mit Kollagenosen auf, spricht man vom sekundären Anti-Phospholipid-Syndrom (S. 220).

▶ **Autoantigen:**
- *Anti-Kardiolipin-Antikörper*: Phospholipide wie z. B. Kardiolipin oder Phosphatidylserin.
- *Anti-β_2-Glykoprotein I-Antikörper*: Das β_2-Glykoprotein I ist ein phospholipid-bindender Inhibitor der Blutgerinnung.
- *Lupus Antikoagulans*: An anionische Phospholipide gebundene Plasmaproteine. Das Lupus Antikoagulans verhindert *in vitro* die Komplexbildung des Prothrombinkomplexes, was zur Verlängerung einiger *in vitro*-Nachweisverfahren der Blutgerinnung führt (aPTT, seltener der TPZ).

▶ **Indikation:** V. a. Vorliegen eines anti-Phospholipid-Syndroms.

▶ **Messmethode:** ELISA, Phospholipid-abhängige Gerinnungstests.

▶ **Referenzbereich:** Testabhängig.

▶ **Pathologische Befunde:**
- *Anti-Kardiolipin-Antikörper* findet man bei 50 % der Patienten mit systemischem Lupus erythematodes (S. 207). 50 % der Patienten mit Anti-Kardiolipin-Antikörpern haben einen systemischen Lupus erythematodes.
- *Anti-β_2-Glykoprotein I-Antikörper* treten bei der Mehrzahl der Patienten mit primärem oder sekundärem anti-Phospholipid-Syndrom auf (S. 221).
- *Lupus Antikoagulans* findet man bei 30 % der Patienten mit systemischem Lupus erythematodes (S. 207).
- *Anti-Phospholipid-Antikörper* bei anderen rheumatischen Erkrankungen s. Tab. 2.11. Anti-Phospholipid-Antikörper sind bei Frauen mit mehr als drei habituellen Aborten in erhöhter Frequenz nachzuweisen (5–10 %).

Tabelle 2.11 · **Anti-Phospholipid-Antikörper bei rheumatischen Erkrankungen**

Erkrankung	APL-Nachweis (% der Patienten)
Systemischer Lupus erythematodes	50
Rheumatoide Arthritis	7–50
Sjögren-Syndrom	25–42
Psoriasis Arthritis	28
Systemische Sklerodermie (v. a. klinisch schwere Verläufe)	25
Mixed connective tissue disease	22
Polymyalgia rheumatica	20
M. Behçet	20
andere	
Polymyositis/Dermatomyositis	
Juvenile chronische Arthritis	
Diskoider Lupus erythematodes	
Raynaud-Syndrom	

► **Bewertung:**
- *Anti-Kardiolipin-Antikörper* können vom IgG-, IgM- und IgA-Typ sein. Vor allem IgG-anti-Kardiolipin-Antikörper sind mit einem erhöhten Risiko für Thrombosen assoziiert.
- *Anti-β_2-Glykoprotein I-Antikörper:*
  – Sie werden üblicherweise bei Patienten mit anderen anti-Phospholipid-Antikörpern gefunden. Bei 11 % der Patienten sind sie jedoch die einzigen nachweisbaren anti-Phospholipid-Antikörper.
  – Sie korrelieren besser mit den klinischen Symptomen eines anti-Phospholipid-Syndroms als Anti-Kardiolipin-Antikörper.
- *Lupus Antikoagulans:*
  – Es verändert die Blutgerinnung *in vitro*. Obwohl das Vorliegen des Lupus Antikoagulans nahe legt, dass Patienten mit Lupus Antikoagulans eine verminderte Blutgerinnungsfähigkeit und damit eine verstärkte Blutungsneigung haben, haben sie paradoxerweise eine erhöhte Inzidenz arterieller und venöser thrombotischer Ereignisse.
  – Die Konkordanz zwischen dem Auftreten von Lupus Antikoagulans und anti-Kardiolipin-Antikörpern beträgt 85 %. Dennoch sollten beim Verdacht auf ein Anti-Phospholipid-Syndrom beide Antikörper bestimmt werden.

▶ *Hinweise:*
  – Anti-Phospholipid-Antikörper können vor allem bei Patienten mit systemischem Lupus erythematodes zu einer falsch positiven Syphilis-Serologie führen. Diese Patienten haben ein erhöhtes Risiko bzw. eine erhöhte Inzidenz für habituelle Aborte, thromboembolische Ereignisse, Livedo reticularis und migräneartigen Kopfschmerzen, wobei möglicherweise andere Anti-Phospholipid-Antikörper, als die für die falsch positive Syphilis-Serologie verantwortlichen, mit den genannten klinischen Komplikationen in Verbindung stehen.
  – Die falsch positive Syphilis-Serologie hat eine niedrige Sensitivität und Spezifität und darf daher nicht als Screeningverfahren für das Vorliegen von Anti-Phospholipid-Antikörpern verwendet werden.

– Anti-Phospholipid-Antikörper können nach verschiedenen Infektionen (Hepatitis A, Mumps, bakterielle Septikämien, Syphilis, Malaria, Röteln, Mononukleose sowie Infektionen mit HIV, HTLV-1 oder Pneumocystis carinii) und nach Einnahme von Medikamenten (Phenothiazine, Phenytoin, Hydralazin, Procain, Chinidin, Chinin, Valproinsäure, Amoxicillin, Propranolol, Cocain, Pyrimethamin und Streptomycin) auftreten. Diese sind meistens Anti-Kardiolipin-Antikörper vom IgM-Typ und üblicherweise nicht mit einem erhöhten Thromboserisiko verbunden.
– Anti-Phospholipid-Antikörper kommen bei 2–5 % der gesunden Bevölkerung vor. Ihre klinische Bedeutung ist dabei nicht bekannt.

2.7 Histokompatibilitätsantigene

Grundlagen

▶ **Definition und Funktion:** Histokompatibilitätsantigene sind polymorphe Moleküle, die auf der Oberfläche von kernhaltigen Zellen exprimiert werden und deren wesentliche Funktion in der Präsentation von antigenen Peptiden an T-Zellen liegt. Histokompatibilitätsantigene sind deshalb an jeder spezifischen Immunreaktion beteiligt. Beim Menschen werden die Histokompatibilitätsantigene als humane Leukozyten-Antigene (HLA) bezeichnet.
▶ **Vererbungsmodus:**
  • Sie sind auf dem kurzen Arm des Chromosoms 6 kodiert und werden kodominant vererbt.
  • Die unterschiedlichen HLA-Antigene eines HLA-Genortes werden als HLA-Allele bezeichnet. Jedes Individuum trägt zwei Allele jedes HLA-Genortes.
▶ **Bedeutung in der Transplantationsmedizin:** Die HLA-Antigene sind für die immunologische Identität verantwortlich und spielen daher in der Transplantationsmedizin eine große Rolle.
▶ **Antigen-Klassen:** Neben den Klasse-I- und Klasse-II-Antigenen (s. Tab. 2.12), die der Immunglobulin-Superfamilie angehören, gibt es weitere HLA-Antigene (Komplementfaktoren, TNF), die ebenfalls eine Rolle in der Funktion des Immunsystems spielen, deren Bestimmung aber für rheumatische Erkrankungen ohne Bedeutung ist.

Tabelle 2.12 · Histokompatibilitätsantigene

HLA-Antigen	Expression	Funktion	Struktur	Genort
Klasse I	alle kernhaltigen Zellen	Präsentation von endogenen Peptiden (d. h. von Peptiden, die von den entsprechenden Zellen selbst synthetisiert werden) an CD8-positive zytotoxische T-Zellen	Monomer, assoziiert mit β_2-Mikroglobulin	HLA-A HLA-B HLA-C
Klasse II	professionelle Antigen-präsentierende Zellen (dendritische Zellen, Monozyten/ Makrophagen, B-Zellen)	Präsentation von exogenen Peptiden (d. h. von Peptiden, die von den entsprechenden Zellen nach Endozytose prozessiert werden) an CD4-positive Helfer T-Zellen	Heterodimer (α/β-Ketten)	HLA-DR HLA-DQ HLA-DP

► **Hypothesen zum Zusammenhang zwischen HLA-Antigenen und Autoimmunkrankheiten:**

- Da HLA-Antigene eine wichtige Rolle in einer Immunreaktion spielen und sie zu den Genen des menschlichen Genoms mit der höchsten Variabilität gehören, ist es nicht verwunderlich, dass HLA-Allele mit Erkrankungen assoziiert sind, die durch Aktivierung des Immunsystems ausgelöst werden. Die genaue pathogenetische Rolle der HLA-Allele bei diesen Erkrankungen ist jedoch nicht bekannt.

- Da verschiedene HLA-Allele unterschiedliche Peptide präsentieren, wird vermutet, dass durch Krankheits-assoziierte, aber nicht durch nicht mit diesen Erkrankungen assoziierte HLA-Allele Peptide präsentiert werden, die Immunantworten auslösen, in deren Verlauf es zur Zerstörung körpereigenen Gewebes kommt. Dieses kann z. B. auf der immunologischen Ähnlichkeit von bakteriellen oder viralen Proteinen mit körpereigenen Proteinen beruhen (so genanntes molekulares Mimikry).

- Eine andere Hypothese besagt, dass Krankheits-assoziierte HLA-Allele selbst als Autoantigen fungieren können. Aus genetischen Erwägungen ergibt sich die Hypothese, dass das Krankheits-assoziierte HLA-Allel möglicherweise nur einen Marker für ein anderes, auf demselben Genblock befindliches, aber für die Pathogenese verantwortliches Gen darstellt, mit dem es zusammen vererbt wird (Haplotyp) und mit dem es daher in enger Verbindung steht (*linkage disequilibrium*). Warum es jedoch im Verlauf einer Autoimmunreaktion zur Zerstörung von z. B. Gelenkstrukturen kommt während andere Organe unbeteiligt bleiben, ist wiederum nur in Ansätzen verstanden.

- Wegen der zentralen Funktion von HLA-Molekülen in der Entstehung einer spezifischen Immunreaktion (durch Präsentation von Peptiden an T-Zellen) stellt die Assoziation von Autoimmunerkrankungen mit HLA-Allelen unabhängig vom genauen pathogenetischen Mechanismus den heutzutage stärksten Beweis für eine bedeutende Rolle von T-Zellen bei Autoimmunerkrankungen dar. Nicht zuletzt auf dieser Argumentation ist eine Reihe von erfolgreichen Therapieverfahren von rheumatischen Autoimmunerkrankungen entwickelt worden, die darauf beruhen, die T-Zell-Aktivität zu blockieren.

► **Nachweismethoden und Nomenklatur:**

- Die Bezeichnung von HLA-Antigenen setzt sich aus dem Namen des Genortes und einer Nummer zusammen. Dabei kann das Antigen serologisch (durch Nachweise von Allo-Antikörpern) oder zellulär (durch Nachweis von T-Zell-Aktivierung) identifiziert werden (z. B. HLA-B27, HLA-DR4).

- In zunehmendem Maße werden HLA-Allele molekularbiologisch durch Sequenzierung der DNA bestimmt. Dadurch gelingt eine Unterscheidung in Haupt- und Nebengruppen eines Allels, die in der Nomenklatur durch jeweils zwei Ziffern gekennzeichnet werden. Haupt- und Nebengruppenbezeichnung eines Allels werden vom Genort durch das Zeichen „*" getrennt (z. B. DRB1*0401).

► **Assoziation von HLA-Molekülen mit immunologischen Erkrankungen:**

- Zahlreiche rheumatologische Erkrankungen weisen eine positive Assoziation mit HLA-Klasse I- und II-Allelen auf (s. Tab. 2.13).

- Es muss aber ausdrücklich betont werden, dass die Diagnose einer rheumatischen Erkrankung keinesfalls alleine durch den Nachweis eines Allels gestellt werden kann und andererseits die Abwesenheit eines Krankheits-assoziierten HLA-Allels das Vorliegen dieser Erkrankung nicht ausschließt. Die Bestimmung von HLA-Allelen hat daher in der rheumatologischen Routinediagnostik keine Bedeutung (Wert in bestimmten Situationen.

Tabelle 2.13 · HLA-assoziierte rheumatische Erkrankungen

Erkrankung	HLA-Merkmal	relatives Risiko (%)
Rheumatoide Arthritis	DR4	5–15
Felty-Syndrom	DR4	30–75
Juvenile idiopathische Arthritis		
Polyartikulär	DR4	7–10
Pauciarticulär	DR5, DR8	5–10
	A2	1–5
	DP2.1	5
	DQA1*04, *05	5–10
Systemischer Lupus erythematodes		
	DR2, DR3	1–5
	DQA1*0501	3–6
M. Behçet	B51	5–15
Reaktive Arthritiden	B27	20–100
Ankylosierende Spondylitis	B27	50–100
Psoriasisarthritis	B27	10–40
Andere Spondyloarthritiden	B27	20–100
Sjögren-Syndrom	DR3	5–20

Die Angaben des relativen Risikos schwanken in den unterschiedlichen Studien erheblich und können daher nur als Richtwerte angesehen werden.

HLA-B27 und rheumatische Erkrankungen

▶ **Grundlagen:**
- Das HLA-Klasse I-Antigen HLA-B27 ist mit verschiedenen rheumatischen Erkrankungen, vor allem den Spondyloarthritiden, assoziiert.
- Wie für andere Krankheits-assoziierte HLA-Antigene auch, ist die pathophysiologische Bedeutung dieser Assoziation unklar. HLA-B27 hat eine hohe Spezifität und Sensitivität für Spondyloarthritiden (s. Tab. 2.14).

Tabelle 2.14 · HLA-B27 assoziierte rheumatische Erkrankungen

Erkrankung	HLA-B27-Nachweis (%)
Ankylosierende Spondylitis	90–100
Reaktive Arthritis	40–80
Enteropathische Arthritis (mit Sakroiliitis)	35–70
Psoriasisarthritis (mit Sakroiliitis)	40–50

Tabelle 2.14 · Fortsetzung

Erkrankung	HLA-B27-Nachweis (%)
Juvenile Spondyloarthritis	50–70
Undifferenzierte Spondyloarthritis	70
Akute anteriore Uveitis	50
Rheumatoide Arthritis	5–10
Gesunde	5–10

▶ **Bewertung:**
- HLA-B27 kommt bei 5–10% der gesunden europäischen Bevölkerung vor. Der allergrößte Teil der HLA-B27-Träger entwickelt niemals eine rheumatische Erkrankung. Daher macht die Bestimmung des HLA-B27 ohne Vorliegen richtungsweisend klinischer Befunde weder als Diagnosekriterium noch als Routineverfahren, als Screeningmethode oder als Bestätigung einer vermuteten Spondyloarthritis einen Sinn.
- Der Nachweis von HLA-B27 rechtfertigt *per se* nicht die Diagnose einer rheumatischen Erkrankung.
- HLA-B27 kann nicht zur Differenzialdiagnostik von Spondyloarthritiden beitragen, auch wenn die Stärke der Assoziation von HLA-B27 mit den verschiedenen Spondyloarthritiden unterschiedlich ist.
- Bei Patienten, bei denen die Anamnese und die klinische Untersuchung eine ankylosierende Spondylitis vermuten lassen, radiologisch aber kein Hinweis auf eine Sakroiliitis gefunden wird, kann die Bestimmung von HLA-B27 dabei helfen, die Wahrscheinlichkeit des Vorliegens einer ankylosierenden Spondylitis zu erhöhen (bzw. bei fehlendem Nachweis die Wahrscheinlichkeit zu erhöhen, dass es sich nicht um eine ankylosierende Spondylitis handelt).
- Obwohl der Nachweis von HLA-B27 Individuen mit einem erhöhten Risiko für das Auftreten von Spondyloarthritiden identifizieren kann, ist ein Screeningverfahren ohne wirkliche klinische Bedeutung, da im Moment keine Möglichkeiten existieren, den Ausbruch einer Spondyloarthritis zu verhindern.
- Das Fehlen des HLA-B27 schließt das Vorliegen einer Spondyloarthritis nicht aus.

HLA-DR4 und rheumatoide Arthritis, das shared-epitope

▶ **Grundlagen:**
- Eine Reihe von HLA-Klasse II-Antigenen, insbesondere Allele des HLA-DRB1*, sind sowohl mit einer erhöhten Empfindlichkeit als auch mit klinisch schweren Verläufen der rheumatoiden Arthritis assoziiert.
- Mit molekularbiologischen Nachweisverfahren konnte gezeigt werden, dass alle mit der rheumatoiden Arthritis assoziierten Allele des HLA-DRB1* (DRB1*0401, *0404, *0405, *0408, *0101, *0102, *1001 und *1402) konservierte oder sogar identische Aminosäuresequenzen (QKRAA, QRRAA oder RRRAA) in dem Bereich aufweisen, der für die Bindung des den T-Zellen präsentierten Peptides wichtig ist (die so genannte *complementarity determining region (CDR) 3*). Diese HLA-Klasse II-Allele werden deshalb als Träger des „shared epitope" bezeichnet. Wie für andere Krankheits-assoziierte HLA-Antigene auch, ist die pathophysiologische Bedeutung der Assoziation dieser HLA-Allele mit der rheumatoiden Arthritis unklar.

▶ **Bewertung:**
- Auch wenn Krankheits-assoziierte HLA-DRB1*-Allele (Träger des *shared epitope*) mit schwereren klinischen und früh erosiven Verläufen der rheumatoiden Arthritis sowie dem Auftreten von extraartikulären Manifestationen einhergehen, ist der klinische Wert der Bestimmung von HLA-DRB1*-Allelen bei

der rheumatoiden Arthritis gering. Als Screeningverfahren oder zu Sicherung der Diagnose ist die Bestimmung von HLA-DRB1*-Allelen nicht geeignet.

- Das Fehlen des HLA-DRB1* schließt das Vorliegen einer rheumatoiden Arthritis nicht aus.
- HLA-Allele stellen nur etwa 1/3 der genetischen Faktoren in der Pathogenese der rheumatoiden Arthritis dar.

2.8 Klinisch-chemische Parameter

Aldolase
....
- ▶ **Normwert:** bei 37°C < 7, 6 U/l.
- ▶ **Pathologische Werte:** Erhöht bei Myositiden.

Alkalische Phosphatase (AP)
....
- ▶ **Normwert:** 65–220 U/l.
- ▶ **Pathologische Werte:** Erhöht bei primärem und sekundärem Hyperparathyreoidismus, Osteomalazie, M. Paget, Fluoridtherapie, Knochenfrakturen.
- ◪ *Wichtig:* Zur Überwachung der Therapie mit NSAR, Methotrexat, oralem Gold, D-Penicillamin, Sulfasalazin, Azathioprin, Ciclosporin.

Eisen
....
- ▶ **Normwert:**
  - *Frauen:* 45–140 µg/dl.
  - *Männer:* 70–160 µg/dl.
- ▶ **Pathologische Werte:**
  - Erniedrigt bei chronischer Entzündung, Eisenmangelanämie.
  - Erhöht bei Hämochromatose-Arthropathie (S. 308).
- ▶ Eine isolierte Eisenbestimmung hat keinen diagnostischen Wert.
- ◪ *Wichtig:* Immer an gastrointestinale Blutungskomplikationen unter Therapie mit nicht-steroidalen Antiphlogistika und Steroiden denken.

Ferritin
....
- ▶ **Normwert:**
  - *Frauen:* 15–250 µg/l.
  - *Männer:* 20–500 µg/l.
- ▶ **Pathologische Werte:**
  - Erniedrigt bei Eisenmangel.
  - Stark erhöht bei Hämochromatose und M. Still (S. 288).
- ▶ Wichtigster Parameter zur Erfassung des Eisenstatus.
- ◪ *Wichtig:* Immer an gastrointestinale Blutungskomplikationen unter Therapie mit nicht-steroidalen Antiphlogistika und Steroiden denken.

Glutamat-Oxalat-Transaminase (GOT, AST)
....
- ▶ **Normwert:**
  - *Bei 25°C:*
    - Frauen: < 15 U/l.
    - Männer: < 18 U/l.
  - *Bei 37°C:*
    - Frauen: < 31 U/l.
    - Männer: < 36 U/l.
- ▶ **Pathologische Werte:** Erhöht bei Myositiden, bei Leberbeteiligung rheumatischer Erkrankungen, als Nebenwirkung von Medikamenten (z. B. Methotrexat, Leflunomid, Sulfasalazin, NSAR, Allopurinol).
- ◪ *Wichtig:* Zur Kontrolle der Therapie mit Leflunomid.

Glutamat-Pyruvat-Transaminase (GPT, ALT)

▶ **Normwert:**
- *Bei 25°C:*
  - – Frauen: < 19 U/l.
  - – Männer: < 23 U/l.
- *Bei 37°C:*
  - – Frauen: < 35 U/l.
  - – Männer: < 45 U/l.

▶ **Pathologische Werte:** Erhöht bei Myositiden, bei Leberbeteiligung rheumatischer Erkrankungen, als Nebenwirkung von Medikamenten (z. B. Methotrexat, Leflunomid, Sulfasalazin, NSAR, Allopurinol).

◪ *Wichtig*: Zur Kontrolle der Therapie mit NSAR, Methotrexat, oralem Gold, D-Penicillamin, Sulfasalazin, Azathioprin, Ciclosporin, Leflunomid.

Harnsäure

▶ **Normwert:**
- *Frauen:* 2.5–6 mg/dl.
- *Männer:* 3, 5–7 mg/dl.

▶ **Pathologische Werte:**
- Erniedrigt bei Allopurinol-Überdosierung.
- Erhöht bei Hyperurikämie, Gicht (S. 297), Hyperparathyreoidismus (S. 321).

◪ *Wichtig*: Gichtanfälle werden individuell unterschiedlich bei verschiedenen Harnsäurespiegeln ausgelöst und können auch bei normalen Harnsäurewerten auftreten.

Kalzium

▶ **Normwert:** 2,1–2,6 mmol/l.

▶ **Pathologische Werte:**
- Erniedrigt bei Vitamin-D-Mangel, Hypoparathyreoidismus.
- Erhöht bei Immobilisation, Vitamin-D-Überdosierung, Hyperparathyreoidismus (S. 321).

▶ Interpretation nur in Kenntnis anderer klinischer und laborchemischer Parameter sinnvoll.

Kreatinin

▶ **Normwert:**
- *Frauen:* < 0,9 mg/dl; < 80 µmol/l.
- *Männer:* < 1,2 mg/dl; < 1,2 µmol/l.

▶ **Pathologische Werte:** Erhöht bei Nierenbeteiligung bei Kollagenosen, als Komplikation einer Therapie mit NSAR und Ciclosporin.

◪ *Wichtig*: Zur Überwachung der Therapie mit verschiedenen NSAR, Methotrexat, oralem Gold, D-Penicillamin, Sulfasalazin, Azathioprin, Ciclosporin.

Kreatinin-Clearance

▶ **Normwert:** Abhängig vom Alter und der Körpermasse.

▶ **Pathologische Werte:** Erniedrigt bei Nierenbeteiligung bei Kollagenosen.

Kreatinkinase (CK)

▶ **Normwert:**
- *Bei 25°C:*
  - – Frauen: < 70 U/l.
  - – Männer: < 80 U/l.
- *Bei 37°C:*
  - – Frauen: < 145 U/l.
  - – Männer: < 170 U/l.

▶ **Pathologische Werte:** Erhöht bei Myositiden, selten bei ankylosierender Spondylitis (S. 136).

Laktatdehydrogenase (LDH)

▶ **Normwert:**
- Bei 25°C: < 240 U/l.
- Bei 37°C: < 250 U/l.
▶ **Pathologische Werte:** Erhöht bei Myositiden, Lungenembolie.

Myoglobin

▶ **Normwert:** < 70 µg/l.
▶ **Pathologische Werte:** Erhöht bei Myositiden, selten bei ankylosierender Spondylitis (S. 136).
▶ Korreliert gut mit Aktivität einer Skelettmuskel-zerstörenden Myositis.

Osteocalcin

▶ **Normwert:** 2–15 ng/ml.
▶ **Pathologische Werte:** Erniedrigt bei verminderter Osteoblastenaktivität (z. B. unter Steroidtherapie).
▶ Erhöht bei gesteigertem Knochenumbau.
▶ Zur Therapiekontrolle einer Osteoporose.

Phosphat

▶ **Normwert:** 2,6–4,5 mg/dl; 0,8–1,45 mmol/l.
▶ **Pathologische Werte:**
- Erniedrigt bei Hyperparathyreoidismus.
- Erhöht bei Hypoparathyreoidismus.
▶ Interpretation nur in Kenntnis anderer klinischer und laborchemischer Parameter sinnvoll.

Vitamin D3

▶ **Normwert:** 20–60 pg/ml, schwankend mit der Jahreszeit.
▶ **Pathologische Werte:**
- Erniedrigt bei Hypoparathyreoidismus, schwerer Vitamin-D-Mangel, Niereninsuffizienz.
- Erhöht bei Hyperparathyreoidismus, Sarkoidose, Tuberkulose.
▶ Interpretation nur in Kenntnis anderer klinischer und laborchemischer Parameter sinnvoll.

2.9 Labordiagnostik bei reaktiver Arthritis

Grundlagen/Definition

▶ Unter einer reaktiven Arthritis (S. 164) versteht man eine gleichzeitig (parainfektiös) oder Tage bis Wochen nach (postinfektiös) einer Infektion auftretende Gelenkentzündung.
▶ Die historische Definition der reaktiven Arthritis verlangt eine sterile Arthritis. Auch wenn bei einer reaktiven Arthritis kultivierbare Keime aus Aspiraten oder Biopsien der Gelenke nach wie vor nicht isoliert werden können, gelingt es aber in zunehmendem Maße, Antigene und Nukleinsäuren (RNA und DNA) der Mikroorganismen im Gelenk nachzuweisen. Man geht daher heute immer mehr von einer Persistenz nicht mehr vermehrungsfähiger Mikroorganismen im Gelenk aus und rückt von der strikten Auslegung des Begriffs „sterile Arthritis" ab. Die echten infektiösen Arthritiden, die durch vitale, vermehrungsfähige Erreger ausgelöst werden, müssen jedoch weiterhin von den reaktiven Arthritiden getrennt werden.

Diagnostik

▶ Die Labordiagnostik bei Verdacht auf das Vorliegen einer reaktiven Arthritis setzt sich zusammen aus:
- Allgemeinen Entzündungsparametern (BSG, CRP).
- Blutbild.

- Serumparametern der Nieren- und Leberfunktion.
- Mikroorganismus-spezifische Nachweisverfahren.

Methode

▶ Da die meisten bakteriellen Erreger einer reaktiven Arthritis aus dem Rachen, dem Gastrointestinal- oder dem Urogenitaltrakt stammen, kann es in seltenen Fällen gelingen, den ursächlichen Erreger (s. Tab. 2.15) aus Rachenabstrich, Urin oder Stuhl zu isolieren.

▶ Ein direkter Erregernachweis kann auch durch Nachweis von Erregerantigenen in ELISA oder Immunfluoreszenz oder durch Nachweis von Erregernukleinsäuren mittels der PCR gelingen. Für die Routinediagnostik spielen diese Verfahren mit Ausnahme des Nachweises von Chlamyda trachomatis DNA im Morgenurin keine Rolle.

▶ In den meisten Fällen gelingt der direkte Erregernachweis nicht. Dann sollten je nach Verdacht entsprechende serologische Tests durchgeführt werden. Dabei ist der Nachweis von erregerspezifischem IgM ein Hinweis auf eine kürzlich durchgemachte Infektion, während der Nachweis von erregerspezifischem IgA als besonders charakteristisch für eine durch den entsprechenden Organismus ausgelöste reaktive Arthritis gilt.

Bewertung

▶ Die Liste der Erreger, von denen bekannt ist, dass sie eine reaktive Arthritis auslösen können, wächst ständig. Andererseits steigen die spezifischen Antikörpertiter bei einigen Patienten so langsam an, dass sie der Diagnostik zum Zeitpunkt des Auftretens einer Arthritis entgehen können. Daher schließt eine negative Serologie das Vorliegen einer reaktiven Arthritis nicht aus.

▶ Die Serologie hat nur in Zusammenhang mit dem klinischen Bild eine Aussagekraft. Als Screeningverfahren ist sie ungeeignet.

▶ Die reaktiven Arthritiden gehören zu den Spondyloarthritiden (S. 133). Daher kann der Nachweis des HLA-B27 den Verdacht auf das Vorliegen einer reaktiven Arthritis bei entsprechender Klinik erhärten. Eine reaktive Arthritis kann aber auch bei HLA-B27 negativen Patienten auftreten und auch bei diesen Patienten chronifizieren. Das Fehlen des HLA-B27 schließt daher eine reaktive Arthritis nicht aus. Der Nachweis des HLA-B27 ist, wie oben ausführlich dargestellt, kein Beweis für eine reaktive Arthritis.

▶ Im Verlauf von reaktiven Arthritiden können Autoantikörper auftreten (ANCA, anti-Kardiolipin-Antikörper).

▶ *Hinweis*: **Zur spezifischen Labordiagnostik** bei den einzelnen reaktiven Arthritiden S. 164.

Tabelle 2.15 · Bakterielle Erreger von reaktiven Arthritiden

Infektionsort	Erreger
Rachen/Respirationstrakt	– beta-hämolysierende Streptokokken der Gruppe A – Streptococcus pyogenes – Chlamydia pneumoniae
Gastrointestinaltrakt	– Yersinia enterocolitica und Y. pseudotuberculosis – Salmonella enteritides, S. typhimurium, S. paratyphi, S. heidelbergii und S. cholerae suis – Shigella flexneri und S. dysenteriae – Campylobacter jejuni und C. coli – Clostridium difficile
Urogenitaltrakt	– Chlamydia trachomatis – Ureaplasma urealyticum – Mycoplasma hominis und M. genitalium
Haut	– Borrelia burgdorferi

2.10 Labordiagnostik bei virus-assoziierter Arthritis

Grundlagen

► Zu Gelenkentzündungen kann es im Verlauf von vielen viralen Erkrankungen kommen.

► Virusassoziierte Arthritiden haben meist eine sehr gute Prognose und daher ist die differenzialdiagnostische Abgrenzung zu anderen Arthritiden von besonderer Bedeutung.

► Mit Virusinfekten assoziierte Arthritiden können sowohl para- oder postinfektiös (als reaktive Arthritis) als auch durch virale Infektion der Gelenkstrukturen ausgelöst werden. Die Erregerkultivierung aus den Gelenken gelingt aber meistens nicht.

Diagnostik

► Die Labordiagnostik bei Verdacht auf das Vorliegen einer virusbedingten Arthritis besteht aus:
  • Allgemeinen Entzündungsparametern.
  • Blutbild.
  • Virusspezifischer Serologie und ggf. virusspezifischem Nukleinsäurenachweis mit molekularbiologischen Verfahren.

◪ *Beachte*: Im Rahmen vieler virusbedingter Arthritiden kann es zum Auftreten von serologischen Veränderungen kommen, die auch im Rahmen von rheumatischen Entzündungsreaktionen anderer Ätiologie gefunden werden können (z. B. Autoantikörper wie Rheumafaktor oder ANA, anti-Kardiolipin-Antikörper, Komplementerniedrigung, Kryoglobuline).

◪ *Hinweis*: **Zur spezifischen Labordiagnostik** bei den einzelnen virusassoziierten Arthritiden S. 196.

2.11 Labordiagnostik bei infektiöser Arthritis

Grundlagen

► Gelenkentzündungen, die durch Invasion von vitalen Mikroorganismen in das Gelenk und seine benachbarten Strukturen entstehen, müssen differenzialdiagnostisch von Gelenkentzündungen im Rahmen von Autoimmunphänomenen getrennt werden, da sie einer grundlegend anderen Therapie bedürfen und durch fälschlicherweise eingeleitete immunsuppressive Maßnahmen klinisch schwerwiegende Folgen (Zerstörung des Gelenkes, Generalisierung des Infektes bis zur Sepsis) entstehen können.

► Wegen der mit vielen Autoimmunerkrankungen einhergehenden erhöhten Infektneigung, der häufig lang dauernden immunsuppressiven Therapie und dem oft höheren Lebensalter der Patienten muss eine infektiöse Ursache einer Arthritis bei Patienten mit rheumatischer Grunderkrankung immer differenzialdiagnostisch in Erwägung gezogen werden.

► Gelenkpunktionen und/oder intraartikuläre Injektionen, vor allem von Glukokortikoiden, sind ein unabhängiger Risikofaktor für das Auftreten von infektiösen Arthritiden. Mikroorganismen können sich sehr schnell im Gelenk ausbreiten und daher rasch durch die granulozytäre, eitrige Gelenkentzündung zur Zerstörung des Gelenkes führen.

► Eine infektiöse Arthritis stellt daher fast immer einen Notfall dar.

Diagnostik

► Synovialdiagnostik (**obligat!**) (S. 59). Direkter mikroskopischer Erregernachweis (Gram-Färbung, Ziehl-Neelsen-Färbung). Erregeranzucht mit Erstellung eines Antibiogramms.

► Blutkulturen bei Verdacht auf Sepsis. Entzündungsparameter (BSG, CRP). Blutbild.

◪ *Beachte*: Ein negativer Keimnachweis schließt eine Infektion nicht aus. **Zur spezifischen Labordiagnostik** bei den einzelnen infektiösen Arthritiden S. 176.

3 Synovialdiagnostik

3.1 Synovialdiagnostik

Grundlagen und Übersicht

▶ **Zusammensetzung der Synovialflüssigkeit:**
- Die Synovialflüssigkeit ist ein Transsudat des Plasmas.
- Sie enthält zusätzlich hochmolekulare, saccharidreiche Moleküle (z.B. Hyaluran), die von den fibroblastenähnlichen Typ-B-Synoviozyten synthetisiert werden.
- Typ-A-Synoviozyten, die sich aus Makrophagen entwickeln, sorgen dafür, dass die Synovialflüssigkeit keine Zellzerfallsprodukte oder Gewebepartikel enthält.

▶ **Gleichgewicht zwischen Produktion und Abfluss und dessen Störung:** Die Produktion der Synovialflüssigkeit und deren Abfluss über das lymphatische System der Synovia halten sich die Waage. Im Rahmen von Gelenkentzündungen kann es zu Störung dieses Gleichgewichtes mit einer Zunahme der intraartikulären Flüssigkeit und zur Veränderung der Zusammensetzung der Synovialflüssigkeit kommen.

▶ **Bedeutung der Synovialflüssigkeitsanalyse:** Sie ist für die Differenzialdiagnose der meisten entzündlich-rheumatischen Erkrankungen nicht notwendig. Sie hat jedoch eine wegweisende Bedeutung in der Diagnostik von Kristallarthropathien (z.B. Gicht, S. 297) und ist bei infektiösen Arthritiden (S. 176) obligat.

Gewinnung der Synovialflüssigkeit und Art der Untersuchung

▶ **Materialgewinnung:**
- Synovialflüssigkeit wird durch sterile Punktion des betroffenen Gelenkes gewonnen.
- Da Synovialflüssigkeit aus entzündeten Gelenken eine hohe Tendenz zur Agglutination besitzt, sollte sie mit einem Antikoagulans (z.B. Lithium-Heparin) versetzt werden.
- Wegen der mitunter hohen enzymatischen Aktivität der Synovialflüssigkeit, die auch unter gekühlten Bedingungen zum schnellen Zerfall der Bestandteile führen kann, muss sie innerhalb von 24 Stunden nach Abnahme untersucht werden.

▶ **Art der Untersuchung:** Synovialflüssigkeit sollte nativ makroskopisch, mikroskopisch, (bio)chemisch-analytisch und mikrobiologisch untersucht werden. Die Mikropskopie der Synovialflüssigkeit ist einfach, billig und akkurat.

Praktisch wichtige Untersuchungen der Synovialflüssigkeit

▶ **Volumen.**

▶ **Farbe:**
- *Normal:* Strohgelb.
- *Hellgelb:* Arthrose (S. 338).
- *Gelb, milchig trüb:* Kristallarthropathien (z.B. Gicht, S. 297).
- *Weiß:* Möglich bei rheumatoider Arthritis (S. 116) und anderen rheumatisch-entzündlichen Arthritiden.
- *Graugelb (eitrig):* Infektiöse Arthritiden (S. 176).
- *Blutig:* Iatrogen (Punktion!), Z. n. Trauma, Gerinnungsstörung, villonoduläre Synovitis, Pyrophosphat- und Apatit-Kristallarthropathien.

▶ **Trübung:**
- *Normal:* Klar.
- *Klar:* Auch Reizerguss bei Arthrose (S. 338).
- *Klar mit Flocken:* Möglich bei rheumatoider Arthritis (S. 116), Tuberkulose (S. 190).
- *Trüb:* Infektiöse Arthritiden (S. 176), Tuberkulose (S. 190), s. Abb. 3.1.

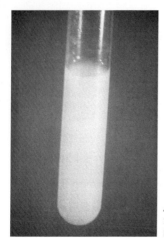

Abb. 3.1 Bakterielle Arthritis, verursacht durch Staphylokokken: Gelenkpunktat; von K. Krüger, München [1]

▶ **Viskosität:** Prüfung zwischen zwei Fingern, mit Drahtöse oder durch Abtropfenlassen von der Kanüle.
- *Normal:* 3 cm langer Faden.
- *Herabgesetzt:* Häufig bei rheumatoider Arthritis (S. 116) und bei infektiöser Arthritis (S. 176).
- *Erhöht:* Trauma, arthrotischer Reizerguss (S. 338).

▶ **Leukozytengehalt:**
- *Normal:* < 200 Zellen/µl; < 0,2 x 10^9 Zellen/l.
- *Erhöhung bis 2000 Zellen/µl:* Nicht-entzündliche Ergüsse (z. B. Arthrose), in der Regel < 50 % neutrophile Granulozyten.
- *Erhöhung 2000–50000 Zellen/µl:* Entzündlich-rheumatische Ergüsse, in der Regel > 60–70 % neutrophile Granulozyten:
  - Tuberkulose: 10000–20000 Zellen/µl.
  - Rheumatoide Arthritis, Kristallarthropathien, reaktive Arthritiden: Üblicherweise < 15000 Zellen/µl, aber > 50000 Zellen/µl möglich.
  - Bakteriell-infektiöse Arthritiden: > 30000 Zellen/µl; häufig eitrig.
  - Erhöhung > 50000 Zellen/µl: Hochgradiger Verdacht auf bakteriell-infektiöse Arthritis, in der Regel > 90 % neutrophile Granulozyten.

▶ **Kristallnachweis:**
- *Gicht* (S. 297): Nachweis von Uratkristallen (Natriumurat-Monohydrat) im polarisierten Licht, s. Abb. 3.2.
- *Chondrokalzinose* (S. 302). Nachweis von Pyrophosphatkristallen (Kalziumpyrophosphat-Dihydrat) im polarisierten Licht, s. Abb. 3.3.

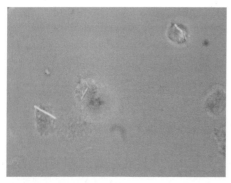

Abb. 3.2 Nachweis von phagozytierten Uratkristallen bei Arthritis urica im Polarisationsmikroskop; von B. Manger, Erlangen [1]

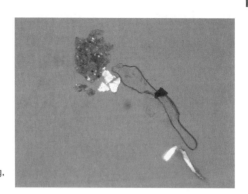

Abb. 3.3 Kurze und positiv doppelbrechende Kalzium-Pyrophosphat-Kristalle nach Pseudogichtanfall bei Chondrokalzinose; von F. Schilling, Mainz-Lerchenberg [1]

- *Periarthropathia calcarea generalisata* (S. 305): Hydroxylapatit-Kristalle nach Färbung mit Alizarinrot.
- *Weitere mögliche Bedeutung von Kristallen:*
  - Pyrophosphatkristalle akkumulieren im Laufe des Lebens im Gelenk. Ihr Nachweis bei älteren Patienten beweist daher die Chondrokalzinose nicht. Nur in Zusammenhang mit erhöhten Zellzahlen sind Pyrophosphatkristalle hinweisend auf die Chondrokalzinose. Bei sonst typischen Befunden einer Arthrose sind Pyrophosphatkristalle charakteristisch für die hypertrophe Arthrose.
  - Hydroxylapatit-Kristalle in der Synovialflüssigkeit zeigen die Zerstörung von kalzifiziertem Knorpel oder des subartikulären Knochens an. Hydroxylapatit-Kristalle werden vor allem bei fortgeschrittener Arthrose und rheumatoider Arthritis gefunden. Sie sind klein und amorph, können in der Lichtmikroskopie nicht dargestellt werden, kommen aber nach Färbung mit Alizarinrot gut zur Darstellung.
  - Kristalloide Strukturen können mehrere Wochen nach intraartikulärer Injektion von Depotkortikoiden im Gelenk nachgewiesen werden.

▶ **Hinweise zum Erregernachweis:**
- Nach Zytospinpräparation oder Gramfärbung des nativen Materials gelingt der Nachweis von Mikroorganismen bei infektiösen Arthritiden in > 85 % der Fälle.
- Gram-negative Organismen sind schwerer zu diagnostizieren als gram-positive Organismen.
- Nach Beginn einer antibiotischen Behandlung kann die Gramfärbung ein falsch-negatives Ergebnis liefern.
- Beim Versuch der Kultur von Mikroorganismen muss an die Möglichkeit einer viralen und mykotischen Infektion gedacht werden.

▶ **Hinweise zur biochemischen Analyse:**
- Biochemische Veränderungen der Synovialflüssigkeit können Veränderungen im Serum reflektieren oder durch lokale Stoffwechselvorgänge der Synovia oder des Knorpels entstehen.
- Die Synovialflüssigkeit steht in einem dynamischen Gleichgewicht mit dem Serum. Dieses Gleichgewicht wird durch hydrostatische und osmotische Gradienten beeinflusst. Die Zusammensetzung der Synovialflüssigkeit unterliegt daher komplexen Variablen. Dies hat dazu beigetragen, dass die biochemische Analyse der Synovialflüssigkeit nur einen geringen Stellenwert in der Diagnostik rheumatologischer Erkrankungen hat.
- In Zukunft mag der Nachweis von inflammatorischen Mediatoren (Zytokine, Eicosanoide, Proteasen), Matrix-Matelloproteasen (Kollagenasen), Abbauprodukten des Bindegewebes und/oder Knorpels (Hyaluronat, Kollagen-Typ-II Propeptide, Keratinsulfat, Proteoglykane) oder des Knorpel- und Knochenstoffwechsels (Kollagen-Typ-II-Propeptide, Osteocalcin, Sialoprotein) in der Diagnose, der Differenzialdiagnose und der Beurteilung des Verlaufes von rheumatischen Erkrankungen an Bedeutung gewinnen.

Bildgebende Diagnostik

4 Bildgebende Diagnostik

4.1 Röntgendiagnostik

Grundlagen

▶ Die konventionelle Röntgendiagnostik ist in der Rheumatologie nach wie vor unersetzlich. In vielen Fällen haben charakteristische Röntgenbefunde sogar den Wert echter diagnostischer Kriterien einer bestimmten Erkrankung.

▶ **Indikationen:**
  • Sicherung der klinischen Diagnose.
  • Bestimmung des Krankheitsstadiums.
  • Abschätzung der Progredienz.
  • Erleichterung der Indikationsstellung zu operativen Eingriffen.
  • Nachweis eventueller reparativer Vorgänge und Therapiekontrolle.

▶ **Allgemeine Prinzipien:**
  • Die Herstellung beurteilbarer Bilder bedarf der Erfahrung und Sorgfalt; auch heute noch sind viele der angefertigten Hand-, Fuß- und Wirbelsäulenaufnahmen für rheumatologische Zwecke unbrauchbar.
  • *Spezielle Weichstrahl - und Vergrößerungstechniken* – Mikrofokusaufnahmen: Bringen zusätzlichen Informationsgewinn; das Nutzen-Risiko-Verhältnis ist hinsichtlich der höheren Strahlenbelastung im Einzelfall zu bedenken.
  • *Aufnahmen in 2 Ebenen:* Ellbogen-, Knie- und Sprunggelenke immer, Schultergelenke häufig.
  • *Bei dorsovolaren Handbildern und dorsoplantaren Fußbildern* müssen immer beide Hände oder Füße gleichzeitig auf einem Bild aufgenommen werden; ausschließliche Detailaufnahmen sind nicht sinnvoll.
  • *Iliosakralgelenke:* Für die Beurteilung haben sich posterioranteriore Aufnahmen besonders bewährt; Schrägaufnahmen sind fast immer entbehrlich.
  • *Die Diagnose einer Osteoporose und/oder einer Osteomalazie* auf konventionellen Röntgenaufnahmen ist nur in schweren Fällen möglich. Die modernen Verfahren der Knochendichtemessung (S. 381) sind hier selbstverständlich überlegen.

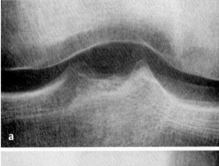

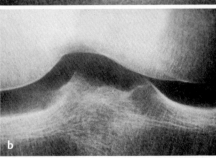

Abb. 4.1 a) Bandförmige subchondrale Entkalkung im Interkondylarbereich des Femurs bei früher rheumatoider Arthritis; b) Gesunde kontralaterale Seite im Vergleich

Bildgebende Diagnostik

Arthritiszeichen

▸ **Periartikuläre Weichteilschwellung:** Abhängig von Entzündungsaktivität, kann auch in fortgeschrittenen Stadien fehlen. Wurstförmige Konturen bei Daktylitis.
▸ **Gelenknahe Osteoporose:** u. U. bandförmig (s. Abb. 4.1). Dieses empfindliche Frühzeichen kann fehlen und auch bei manchen destruktiven Verläufen übersprungen werden.

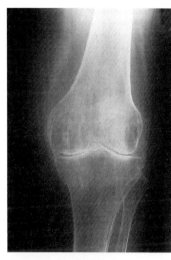

Abb. 4.2 Konzentrische Gelenkspalt-verschmälerung durch Knorpelschwund bei rheumatoider Arthritis

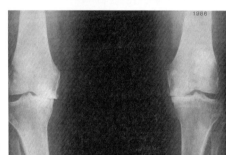

Abb. 4.3 Medial betonte Gelenkspaltverschmälerungen bei Varus Gonarthrose

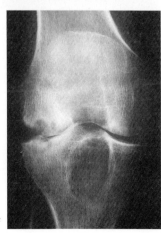

Abb. 4.4 Fortgeschrittene radiologische Veränderungen des Kniegelenkes bei rheumatoider Arthritis mit Gelenkspaltverschmälerung, Erosionen und einer Makrogeode im Tibiakopf

▶ **Konzentrische (gleichmäßige) Gelenkspaltverschmälerung** (s. Abb. 4.2) Hinweis auf Knorpelschwund; nicht immer vorhanden. Zum Vergleich medial betonte Gelenkspaltverschmälerungen bei Varus Gonarthrose s. Abb. 4.3. Fortgeschrittene radiologische Veränderungen des Kniegelenkes bei rheumatoider Arthritis mit Gelenkspaltverschmälerung s. Abb. 4.4.

▶ **Arrosion der subchondralen Grenzlamelle** (s. Abb. 4.5): Besonders an Metakarpal- und Metatarsalköpfchen bei rheumatoider Arthritis; klassisches Frühzeichen; Röntgenbild mit Lupe betrachten.

▶ **Usuren und Pseudozysten (Geoden)** (s. Abb. 4.6): Klassische Veränderungen bei rheumatoider Arthritis.

▶ **Osteolysen.**

▶ **Ankylosen.**

▶ **Deviationen, Subluxationen und Luxationen.**

▶ Spezielle, für bestimmte Erkrankungen charakteristische Veränderungen, z.B. proliferative Veränderungen bei Arthritis psoriatica.

▶ Reparative Veränderungen: Selten, aber immer wieder nachweisbar.

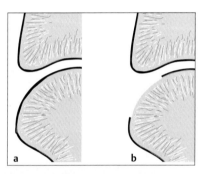

a   b

Abb. 4.5a und b Röntgenologisches Frühzeichen einer Arthritis: Arrosion der Grenzlamellen, z.B. am Metatarsalköpfchen; a) intakte Grenzlamelle; b) beginnende Auflösung derselben (nach Schacherl)

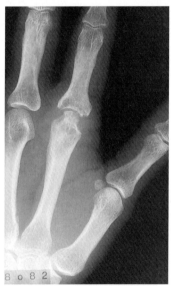

Abb. 4.6 41-jährige Patientin mit typischer Usurierung des Metakarpalköpfchens II links bei rheumatoider Arthritis

Arthrosezeichen (s. Abb. 4.7)

- ► **Exzentrische (asymmetrische) Gelenkspaltverschmälerung:** Stellt einen Unterschied zur arthritischen Gelenkspaltverschmälerung dar.
- ► **Subchondrale Sklerosierung** an der Stelle des stärksten Druckes.
- ► **Osteophytenbildung.**
- ► **Geröllzysten, Fehlstellungen:** In fortgeschrittenen Fällen.
- ► **Ossikelbildung** im Bereich der Gelenkkapsel, besonders bei Fingerpolyarthrosen.
- ► Keine Ankylosen.

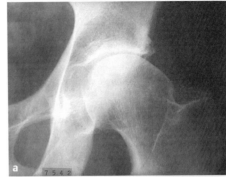

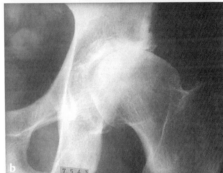

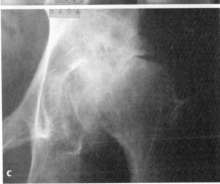

Abb. 4.7 a–c Hüftgelenk eines 60-jährigen Mannes mit linksseitiger Koxarthrose; Progredienz der radiologischen Veränderungen über 11 Jahre

Unterschied Arthritis–Arthrose (s. Abb. 4.8)

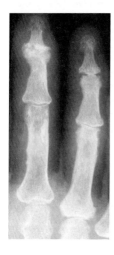

Abb. 4.8 Unterschied Arthritis – Arthrose: Gleichzeitiges Auftreten von arthritischen und arthrotischen Veränderungen an den Fingerend-(DIP)-gelenken einer Hand: Am Zeigefinger erosive Veränderungen des DIP-Gelenks bei Psoriasisarthritis, am DIP-Gelenk des Mittelfingers Heberdenarthrose mit Gelenkspaltverschmälerung, Sklerosierung und osteophytären Anbauten

Wirbelsäulenveränderungen

► **Degenerative Wirbelsäulenveränderungen** (s. Abb. 4.9):
  - *Chondrose:* Verschmälerung des Zwischenwirbelraumes.
  - *Osteochondrose:* Zusätzliche subchondrale Deckplattensklerose.
  - *Spondylotische Randwulstbildungen:* Ventral meist ohne Krankheitswert, es handelt sich um reaktive Veränderungen.
  - *Arthrosezeichen:* An den kleinen Wirbelgelenken.

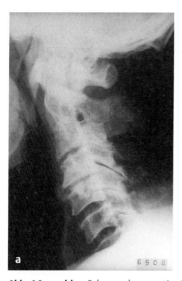
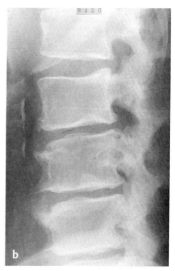

Abb. 4.9a und b   Schwere degenerative Veränderungen (Osteochondrose, Spondylose, Spondylarthrose); a) der Halswirbelsäule (verstärkt durch angeborene Blockwirbelbildung C2/C3); b) der Lendenwirbelsäule

► **Entzündliche Wirbelsäulenveränderungen** (s. Abb. 4.10 und Abb. 4.11):
  - *Sakroiliitis:* Spaltverschmälerung, Pseudoverbreiterung des Gelenkspaltes, fleckige Sklerosierung, Randdefekte und Randunschärfen, lokalisierte knöcherne Überbrückung; im Endstadium mit totaler knöcherner Ankylose; z. B.

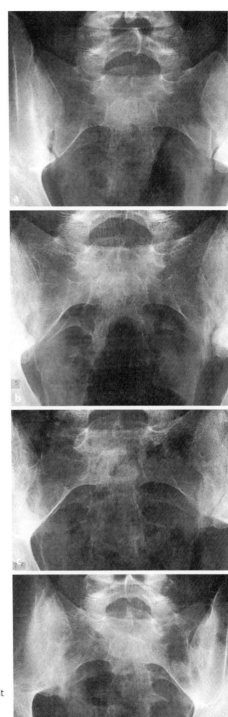

Abb. 4.10a–d Iliosakralgelenke (p. a.-Aufnahmen) eines 19-jährigen Mannes mit ungewöhnlich rasch progredienter Sakroiliitis (Verlaufsbeobachtung über 5 Jahre)

Bildgebende Diagnostik

bei ankylosierender Spondylitis (S. 136), andere Spondyloarthritiden (S. 133), Spondylitis psoriatica (S. 150).

- Verknöcherung des Anulus fibrosus bei ankylosierender Spondylitis.
- *Diszitis:* Zwischenwirbelraumverschmälerung, fleckige Sklerose, Deckplatteneinbrüche; z. B. bei ankylosierender Spondylitis (S. 136), nach Bandscheibenoperationen, bakteriell septisch.
- Formveränderungen der Wirbelkörper (Kastenwirbel) mit und ohne Kantensklerose (ankylosierende Spondylitis; S. 136). Arthritis kleiner Zwischenwirbelgelenke.
- Spezielle für bestimmte Krankheiten charakteristische Veränderungen, z. B. Hyperostosen bei Arthroosteitis.
- *Bänderverknöcherungen:* In fortgeschrittenen Stadien entzündlicher Wirbelsäulenerkrankungen, bei endokrinologischen Erkrankungen.
- *Wirbelkörperzerstörungen:* Bei bakteriellen Spondylodiszitiden.

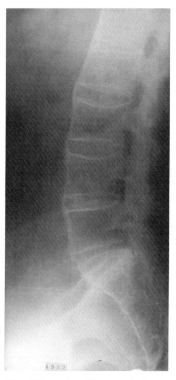 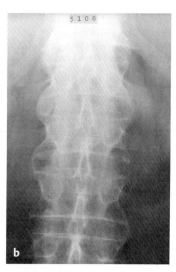

Abb. 4.11a und b   Röntgenaufnahmen der Lendenwirbelsäule eines 52-jährigen Mannes mit fortgeschrittener ankylosierender Spondylitis

Kalkablagerungen

- ▶ *Kalkimprägnierung des Gelenkknorpels,* z. B. bei Chondrokalzinose (s. Abb. 4.14).
- ▶ *Periartikuläre Verkalkungen,* z. B. bei Hydroxylapatit-Krankheit (S. 305), CREST-Syndrom (S. 233) (s. Abb. 4.12), Thibièrge-Weissenbach-Syndrom, Periarthropathia humeroscapularis calcarea (S. 370) u. a.
- ▶ *Muskelverkalkungen und Weichteilverkalkungen:* Bei Dermatomyositis (S. 241) (s. Abb. 4.13), endokrinologischen Erkrankungen, Hämodialyse.

Bildgebende Diagnostik

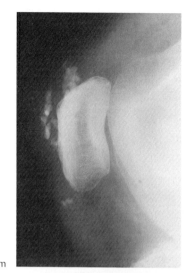

Abb. 4.12 Prä- und suprapatellare
Weichteilverkalkungen bei CREST-Syndrom

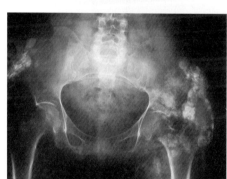

Abb. 4.13 Verkalkungen der
Glutäalmuskulatur bei Dermatomyositis

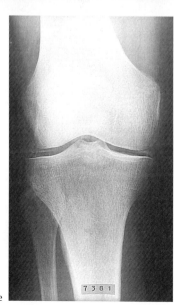

Abb. 4.14 Rechtes Kniegelenk eines
69-jährigen Patienten mit Chondrokalzinose

Weitere charakteristische Röntgenbilder

▶ Charakteristische und diagnostisch richtungsweisende Röntgenbilder finden sich außerdem bei:
- *Algodystrophie* (vgl. S. 381): Fleckige Entkalkung. 374
- *Entzündlichen Enthesiopathien:*
  - Bei ankylosierender Spondylitis (S. 136), Arthritis psoriatica (S. 148), u. a.: Unscharfe Ausziehungen.
- *Ochronose* (s. Abb. 4.15): Bild der „gefüllten Waffel" an der Bandscheibe.
- Fehlbildungen, Tumoren, entzündlichen Knochenerkrankungen, Veränderungen von Statik und Form, posttraumatischen Veränderungen, Nekrosen u. a.

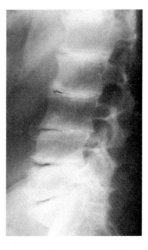

Abb. 4.15 Ausgeprägte Verkalkungen der Bandscheiben der LWS bei Ochronose; von B. Manger, Erlangen [1]

Qualitätssicherung

▶ Optimale Technik ist wichtig. Jedes schlechte Bild ist unnötige Strahlenbelastung.
▶ Befundung durch radiologisch erfahrene Ärzte.
▶ Behandelnder Arzt sollte Bilder selbst sehen.
▶ Da rheumatische Erkrankungen häufig jahrzehntelang bestehen: Bilder sorgfältig aufbewahren.
▶ Für Dokumentations- und Studienzwecke: Quantifizierung des radiologischen Stadiums durch Scores (nach Sharp, Larsen u. a.).

Aktuelle Tendenzen

▶ Die räumliche Auflösung bei digitalen Röntgenaufnahmen genügt heute den Anforderungen der rheumatologischen Diagnostik. Bezüglich Kontrastierung und im Hinblick auf die Möglichkeiten der Optimierung durch nachträgliche Bildbearbeitung ist die digitale Radiographie überlegen.
▶ Die für Studien weit verbreiteten Systeme zur quantitativen radiologischen Evaluation der Befunde an Händen und Füßen (Larsen-Score, Sharp-Score o. a.) sind für die tägliche klinische Praxis untauglich. Für diese Zwecke werden derzeit Vereinfachungen entwickelt, die es erlauben sollen, das Ausmaß von Knorpel- und Knochendestruktion an wenigen repräsentativen Gelenken schnell und zuverlässig zu dokumentieren (SENS; „simple erosion narrowing score").

4.2 Computertomographie

Grundlagen

▶ Die Computertomographie ist ein röntgenologisches Schichtaufnahmeverfahren, bei dem zum Bildaufbau ein Computer eingesetzt wird. Dabei wird das Strahlenschwächungsprofil der untersuchten Schicht ermittelt, die Ortsverteilung der Schwächungswerte errechnet und in ein Bild umgesetzt.

Vorteile gegenüber der konventionellen Röntgendiagnostik

▶ Keine Überlagerung durch andere Schichten.
▶ Abgestufte Weichteildarstellung auch ohne Kontrastmittel.
▶ Darstellung der axialen Ebene.
▶ Möglichkeit der dreidimensionalen Rekonstruktion.
▶ In manchen Fällen bei Sakroiliitis.

Hauptindikationen

▶ Atlanto-axiale und subaxiale Dislokationen der HWS.
▶ Bandscheibenvorfälle.
▶ Infektiöse oder nichtinfektiöse Spondylodiszitis.
▶ Chronische Sakroiliitis (s. Abb. 4.16).
▶ Enger zervikaler oder lumbaler Spinalkanal.
▶ Karpaltunnelsyndrom.
▶ Synovitis villonodularis.
▶ Weichteilveränderungen wie Verkalkungen und Verknöcherungen (besser als in der MRT).
▶ Veränderungen an Gelenken, die mit konventionellen Techniken schwer erfassbar sind (z. B. Sternoklavikulargelenke).
▶ Tumordiagnostik.

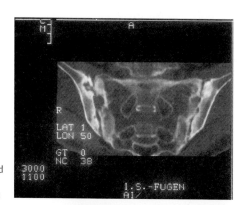

Abb. 4.16 Computertomographische Darstellung der Iliosakralgelenke bei chronischer Sakroiliitis. Es zeigt sich ein typisches buntes Bild mit Usurierungen, Sklerosierungen und Ankylosierungen

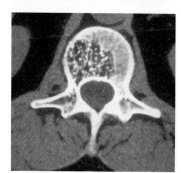

Abb. 4.17 Computertomographische Darstellung eines Hämangiomwirbels

Bildgebende Diagnostik

4.3 Magnetresonanztomographie (MRT)

Grundlagen

▶ **Prinzip:** Die Magnetresonanztomographie verwendet die Eigenschaft der Eigendrehung von Wasserstoffatomen zur Bildgebung. Unter dem Einfluss von Magnetfeldern treten Signale aus dem Körper aus, die durch einen Computer in zwei- oder dreidimensionale Bilder umgerechnet werden.

▶ **Sequenzen:**
- *T_1-gewichtete Sequenz:* Flüssigkeiten und pathologische Strukturen stellen sich signalarm, Fett signalreich dar.
- *T_2-gewichtete Sequenz:* Flüssigkeiten, pathologische Strukturen und Fett sind signalreich dargestellt.
- *Fettsupprimierte Sequenzen:*
  - Das helle Signal des Fettgewebes wird unterdrückt, um pathologisches Gewebe besser differenzieren zu können. Insbesondere nach Kontrastmittelgabe besteht das Problem der hyperdensen Signalgebung beider Gewebe, sowohl in T_1- wie auch in T_2-gewichteten Bildern.
  - Fettsupprimierte T_2-gewichtete Sequenzen und STIR („short tau inversion recovery"-Sequenzen) sind in der Lage, auch minimale Ansammlungen von Flüssigkeiten (z. B. Gelenkergüsse) zu erfassen.

▶ **Kontrastmittel:**
- Durch die i. v.-Applikation von so genannten paramagnetischen Substanzen, meistens Gadoliniumverbindungen, kann die Signalintensität einzelner Gewebe erhöht werden. Im T1-gewichteten Bild stellt sich daher entzündlich verändertes Gewebe signalintensiver dar.
- Zusätzlich kann die intraartikuläre KM-Gabe (Arthro-MR) häufig die diagnostische Treffsicherheit verbessern.

Vorteile und Nachteile der Methode

▶ **Vorteile:**
- Keine Strahlenbelastung für den Patienten.
- Die Schnittebenen sind beliebig wählbar.
- Gute Darstellung von Weichteilstrukturen.
- Gute Aussagefähigkeit bei Veränderungen am Stammskelett.

▶ **Nachteile:**
- Im Vergleich zur konventionellen Röntgendiagnostik und zum CT deutlich längere Untersuchungszeiten und damit längere Immobilität des Patienten.
- Hohe Kosten.

Kontraindikationen

▶ **Absolute Kontraindikationen:**
- Herzschrittmacher und interne Defibrillatoren.
- Cochlearimplantate.
- Neurostimulatoren.
- Relativ frisch implantierte (bis 6 Monate postoperativ) ferro-magnetische Gefäßclips und Implantate.
- Implantierte Infusionspumpen.

▶ **Metallimplantate:** Nach intraoperativer Implantation sollte innerhalb der nächsten 6 Monate keine MR-Untersuchung durchgeführt werden, da metallische Implantate, selbst wenn sie an einem Knochen fixiert sind, sich aufheizen und zu Verbrennungen führen können.

Hauptindikationen

▶ **Allgemein:**
- Nachweis von Knorpeldefekten und Veränderung von Gelenkbinnenstrukturen.
- Nachweis von Pannusformationen.
- Nachweis von Osteonekrosen (z. B. am Humeruskopf, Hüft- und Kniegelenk als Folge von Steroideinnahme).

► **Hand- und Handwurzel:** Carpus, Metacarpophalangealgelenke (MCP) und periphere Interphalangealgelenke (PIP) sind bei der rheumatoiden Arthritis am häufigsten betroffen. Weichteilschwellung, Synovitis, Subluxationen, ulnare Deviation im Bereich der MCP.

► **Ellbogengelenk:** Kapselschwellung, intraossäre Synovialzysten, Pannusformationen, Synovitis, knöcherne Destruktionen.

► **Schultergelenk:**
- Nachweis von Veränderungen des Akromioklavikulargelenkes (z. B. beim Impingement-Syndrom).
- Nachweis von Veränderungen im Bereich der Rotatorenmanschette und der langen Bizepssehne (z. B. bei Milwaukee-Schulter, S. 307).
- Avaskuläre Nekrosen des Humeruskopfes.

► **Hüftgelenk:** Knorpelverschmälerung, Gelenkspaltverschmälerung, Synovitis, Pannusformationen, Erosionen, avaskuläre Nekrosen.

► **Iliosakralgelenk:** Frühzeitiger Nachweis einer Sakroiliitis (s. Abb. 4.18).

► **Kniegelenk:** Diffuser Verlust von Gelenkknorpel, Erosionen, Gelenkspaltverschmälerung, synoviale Hypertrophie, Erguss, Osteonekrose und Knocheninfarkte, Bakerzysten.

► **Fuß- und Sprunggelenk :** Nachweis von konzentrischer Gelenkspaltverschmälerung, Pannusformationen und entzündlichen Ödemen um Sehnen.

► **Achsenskelett** (s. Abb. 4.19): Wichtige Indikation sind Veränderungen im Bereich der HWS. Gut darstellbar ist, auch in anderen Segmenten, eine Myelonkompression, sowie Pannusformationen um den Dens herum und atlanto-axiale Subluxationen sowie entzündliche Veränderungen an den Wirbelkörpern bei Spondylarthritiden.

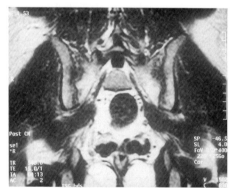

Abb. 4.18 Darstellung einer floriden Sakroiliitis in der Magnetresonanztomographie

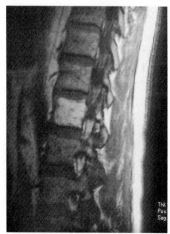

Abb. 4.19 Darstellung eines Hämangiomwirbels in der Magnetresonanztomographie (vgl. Abb. 4.17)

Bildgebende Diagnostik

4.4 Szintigraphie

Grundlagen und Indikationen

▶ Szintigraphische Untersuchungen können wichtige qualitative Zusatzinformationen geben über Ausdehnung und Intensität entzündlicher Prozesse; ihr qualitativer und differenzialdiagnostischer Wert bei rheumatischen Erkrankungen ist aber begrenzt.

◼ *Beachte*: Die Szintigraphie ist sensitiv, aber unspezifisch. Die Ergebnisse können durch Medikamente (Glukokortikoide), physikalische Therapie und Krankengymnastik (unspezifische Hyperämisierung) beeinflusst werden.

▶ **Indikationen:**
- Objektivierung eines entzündlichen Gelenkprozesses bei fraglichen klinischen Symptomen: z. B. Angabe subjektiver Entzündungszeichen ohne ausreichende klinische Symptomatik.
- Ausdehnung, Aktivität und Befallsmuster polyartikulärer Entzündungen (s. Abb. 4.20). Als Zusatzdiagnostik z. B. bei Arthritis psoriatica, SAPHO-Syndrom (S. 155) (s. Abb. 4.21).
- Auffinden von Entzündungsherden, die der klinischen Beobachtung entgehen, d. h. an schwer zugänglichen Gelenken.
- Frühdiagnose von entzündlich-rheumatischen Erkrankungen in besonderen Fällen, z. B. bei Diskrepanz zwischen der Klinik und dem Röntgenbefund.
- Frühdiagnose bei Algodystrophie (S. 374).
- In besonderen Fällen bei Sakroiliitis zur Frühdiagnose, z. B. bei familiärer Belastung, einem zweifelhaften Röntgenbild. Es besteht aber die Möglichkeit falsch positiver Befunde bei Gesunden, die Gefahr der Fehlinterpretation ist größer als die prospektive Aussagekraft. Szintigraphie ist nutzlos als Screening oder bei bereits röntgenologisch nachweisbarer Sakroiliitis, Hüftkopfnekrose.

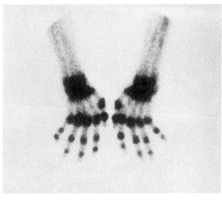

Abb. 4.20 Szintigraphische Traceranreicherung in der Spätphase eines Knochenszintigramms bei rheumatoider Arthritis (überwiegend Hand- und Fingergrundgelenke)

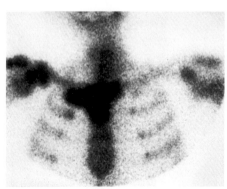

Abb. 4.21 Szintigraphische Traceranreicherung in der Spätphase eines Knochenszintgramms in den Sternoklavikulargelenken und im Bereich der rechten Schulter bei SAPHO-Syndrom

◘ **Unentbehrlich bei** der rheumatologischen Differenzialdiagnostik von Knochenerkrankungen: Knochentumoren, Nekrosen, Osteomyelitis, Morbus Paget.

► **Single Photon Emission Tomography** (SPECT) mit rotierender Szintillationskamera: Bessere Darstellung z.B. bei Sakroiliitis.

Diagnostische Radionuklide

► $^{99\,m}$**Technetium-Pertechnetat**: Korreliert vor allem mit vermehrter Durchblutung und ist darum zur Weichteilszintigraphie entzündeter Gelenke besonders geeignet.

► $^{99\,m}$**Technetium-Polyphosphat**: Für Knochenerkrankungen geeignet, z.B. Neoplasien, Osteomyelitis, Nekrosen, metabolische Osteopathien.

► **Heute am häufigsten verwandt:** $^{99\,m}$Technetium-Diphosphonat, vor allem als Dreiphasen-Szintigraphie (1. Phase = Hyperämie, 2. Phase = Gefäß-Permeabilität, 3. Phase = Spätphase = Knochenumbau).

► **Neue Radionuklide:** Zunehmender Einsatz von:
  • ^{67}Gallium-Zitrat: Überlegen bei infektiöser Spondylodiszitis. Nützlich bei Myokardbeteiligung bei Kollagenosen.
  • ^{111}Indium-Chlorid: Bei aktiver rheumatoider Synovitis, Indium-markierte Leukozyten bei Osteomyelitis.
  • $^{99\,m}$Technetium markiertes humanes IgG: Aktivitäts-Parameter bei Synovitis.

Szintigraphie zur Darstellung von Organmanifestationen bei rheumatischen Erkrankungen

► ^{99m}**Tc-Schwefelkolloid** markierter flüssiger oder fester Bolus (z.B. Fruchtsaft oder Rührei) zur Ösophagus-Motilitätsprüfung bei Sklerodermie.

► ^{99m}**Tc-Pertechnetat** zur Speicheldrüsenszintigraphie bei Sjögren-Syndrom.

► SPECT-Szintigraphie mit ^{99m}**Tc-HMPAO** zur Darstellung zerebraler Perfusionsstörungen bei Kollagenosen und Vaskulitiden.

► ^{67}**Ga-Zitrat** zur Lokalisationsdiagnostik bei intra- und extrapulmonaler Sarkoidose.

► **Myokardszintigraphie** bei Verdacht auf Herzbeteiligung bei systemisch-rheumatischen Erkrankungen.

► ^{18}**F-Fluorodeoxyglukose-PET** zur Darstellung des Gefäßbefalls bei Takayasu-Arteriitis.

4.5 Gelenk- und Weichteilsonographie

Grundlagen

► **Frequenz des verwendeten Schallkopfes** (s. Tab. 4.1):
  • Sie entscheidet über die maximale Eindringtiefe der Schallwellen und über die Qualität der Bildauflösung.
  • *Faustregel:* Je oberflächennäher und je kleiner die abzubildenden Strukturen, desto höher die Frequenz.
  • *Tipp:* Ein 7,5 MHz Linearschallkopf, wie er für die Schilddrüsensonographie verwendet wird, ist auch für die meisten rheumatologischen Fragestellungen geeignet.

► **Beurteilung des Befundes:** Der sonographische Befund sollte nur in Zusammenhang mit der klinischen Untersuchung interpretiert werden und wird am besten im Anschluss an die klinische Befunderhebung durch den gleichen Untersucher durchgeführt.

Tabelle 4.1 · Frequenzen für die Gelenksonographie

	3,5 MHz	5 MHz	7,5 MHz	bis 20 MHz
Hüfte	+	+	–	–
Schulter	–	+	+	–
Knie	–	+	+	–
Ellbogen	–	(+)	+	–
Fuß/Zehen	–	–	+	+
Hand/Finger	–	–	+	+

Vorteile und Nachteile der Methode

► **Vorteile:**
- Ein Sonographiegerät ist meistens verfügbar.
- Niedrige Kosten.
- Darstellung von Gelenkbewegung.
- Punktionen können gezielt durchgeführt werden.
- Keine Kontraindikationen.

► **Nachteile:**
- Die Qualität und Reproduzierbarkeit ist abhängig von der Ausbildung und Erfahrung des Untersuchers.
- Gelenkbinnenschäden sind nur begrenzt beurteilbar.

Artefakte und Fehlerquellen

► **Wiederholungsechos:** Mehrfachdarstellung reflektierender Grenzflächen.
► **Bogenartefakte:** Bogenförmige, von starken Reflektoren produzierte Ausläufer in Nachbarschaft zu echoarmen Arealen.
► **Kometenschweife:** Sehr helle Reflexbänder distal von Metall oder Luft im Schallstrahl.
► **Laufzeitfehler:** Geometrische Verzerrung durch Verzögerung der reflektierten Schallwelle.
► **Pseudousuren:** Bei schrägem Auftreffen von Schallwellen auf Knochenoberflächen.
► **Pseudosynovitis oder -erguss:** Durch nicht orthograd getroffene nahezu echofreie Muskulatur.
► **Anisotropie** von Sehnen mit unterschiedlicher Echogenität abhängig vom Auftreffwinkel des Schallstrahles.

Indikationen und Anwendungsbereiche allgemein

► **Mit der Sonographie darstellbare Strukturen**: Die Sonographie (und die MRT) sind die einzigen bildgebenden Verfahren, die eine gute Beurteilbarkeit von artikulären und periartikulären Weichteilstrukturen ermöglichen (s. Tab. 4.2).

Tabelle 4.2 · Sonographisch darstellbare Strukturen

Knochen	Gelenkkapsel	periartikuläre Strukturen
Osteophyt	Synovitis	Tenosynovitis
Exostose	Pannus	Sehnenruptur
Destruktion	Erguss	Bursitis

Tabelle 4.2 · Fortsetzung

Usur	Synovialzysten	Myopathie
Nekrose	Ganglion	Rheumaknoten
Dysplasie		Gichttophus

Sonographie der Schulter

► **Indikation und Anwendungsbereiche:**
- Erguss/Synovitis.
- Bursitis.
- Tenosynovitis oder Ruptur der langen Bizepssehne.
- Veränderungen der Rotatorenmanschette.
- Knöcherne Läsionen (Erosionen, Osteophyten, Hill-Sachs-Läsion).
- Veränderungen des Knorpels.
- Freie Gelenkkörper, Osteochondromatose.

► **Schnittebenen und entsprechende Normalbefunde:**
- Ventral-längs s. Abb. 4.22.
- Ventral-quer s. Abb. 4.23.
- Frontalschnitt s. Abb. 4.24.
- Dorsal-längs s. Abb. 4.25.
- Dorsal-quer s. Abb. 4.26.

► **Pathologischer Befund:** z.B. Bursitis subdeltoidea s. Abb. 4.36.

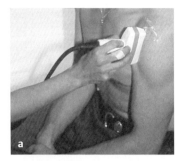 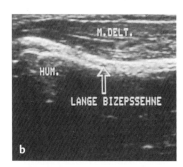

Abb. 4.22a und b Sonographie der Schulter: ventral-längs; a) Schnittebene; b) Normalbefund

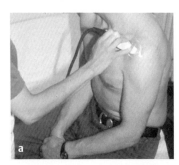 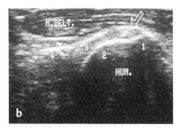

Abb. 4.23a und b Sonographie der Schulter: ventral-quer; a) Schnittebene; b) Normalbefund
1 Tuberculum majus; 2 Tuberculum minus; 3 M. subscapularis;
4 Processus coracoideus; ⇒ lange Bizepssehne

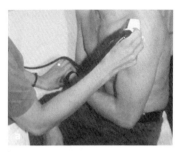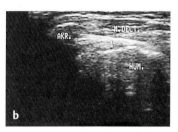

Abb. 4.24a und b Sonographie der Schulter: Frontalschnitt; a) Schnittebene;
b) Normalbefund
1 Supraspinatussehne

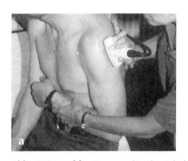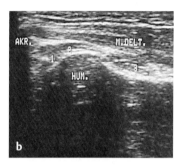

Abb. 4.25a und b Sonographie der Schulter: dorsal-längs; a) Schnittebene;
b) Normalbefund
1 M. supraspinatus; 2 M. infraspinatus; 3 M. teres minor

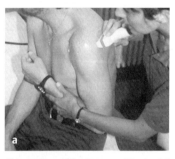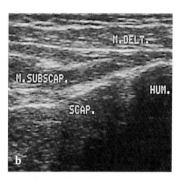

Abb. 4.26a und b Sonographie der Schulter: dorsal-quer; a) Schnittebene;
b) Normalbefund

Sonographie des Ellenbogens

▶ **Indikationen und Anwendungsgebiete:**
- Erguss/Synovitis.
- Bursitis.
- Knöcherne Läsionen (Erosionen, Osteophyten).
- Tenosynovitis oder Ruptur.
- Karpaltunnelsyndrom (S. 373).

▶ **Schnittebenen und entsprechende Normalbefunde:**
- Ventral-humero-radial s. Abb. 4.28.
- Ventral-humero-ulnar s. Abb. 4.28.
- Dorsal-längs s. Abb. 4.29.

Bildgebende Diagnostik

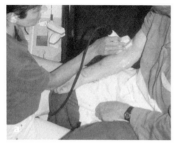 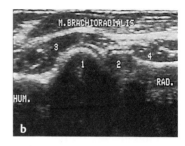

Abb. 4.27a und b   Sonographie des Ellbogens: ventral-humero-radial a) Schnittebene
b) Normalbefund
1 Capitulum humeri; 2 Radiusköpfchen; 3 M. extensor carpi radialis longus;
4 M. supinator

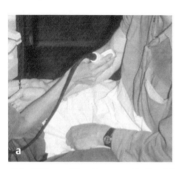 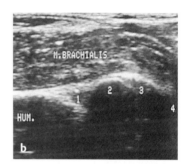

Abb. 4.28a und b   Sonographie des Ellbogens: ventral-humero-ulnar a) Schnittebene
b) Normalbefund
1 Fossa coronoidea; 2 Trochlea humeri; 3 Processus coronoideus ulnae; 4 Ulnaschaft

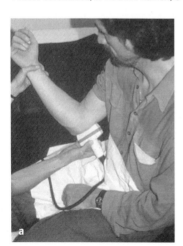 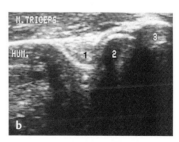

Abb. 4.29a und b   Sonographie des Ellbogens: dorsal-längs a) Schnittebene
b) Normalbefund
1 Fossa olecrani; 2 Trochlea humeri; 3 Olecranon; Humeroulnargelenk

Bildgebende Diagnostik

Sonographie der Finger

► **Indikationen und Anwendungsgebiete:**
- Erguss/Synovitis.
- Tenosynovitis.
- Ganglion.
- Knöcherne Läsionen.
- Veränderungen des Knorpels.

► **Schnittebenen:** Längs- und Querschnitte über Fingergrund-, -mittel- und -endgelenken, dorsal und palmarseitig, bei I., II. und V. Finger auch lateral.

Sonographie der Hüfte

► **Indikationen und Anwendungsgebiete:**
- Erguss/Synovitis.
- Bursitis.
- Knöcherne Läsionen: Erosionen, Osteophyten, Epiphysiolysis capitis femoris.
- Veränderungen des Knorpels.
- Osteochondromatose, freie Gelenkkörper.
- Infektion oder Lockerung von Prothesen.

► **Schnittebene und entsprechender Normalbefund** s. Abb. 4.30.

► **Pathologischer Befund:** z.B. Hüftgelenkerguss s. Abb. 4.37.

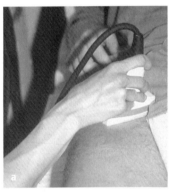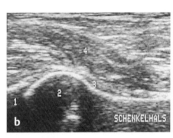

Abb. 4.30a und b Sonographie des Hüftgelenks; a) Schnittebene; b) Normalbefund
1 Os ileum; 2 Caput femoris; 3 Gelenkkapsel; 4 M. iliopsoas

Sonographie des Knies

► **Indikationen und Anwendungsgebiete:**
- Erguss/Synovitis.
- Bursitis.
- Knöcherne Läsionen: Erosionen, Osteophyten.
- Veränderungen des Knorpels.
- Osteochondromatose, freie Gelenkkörper.
- Infektion oder Lockerung von Prothesen.
- Schwellung in der Poplitealregion oder am Unterschenkel.
- Läsionen der Quadrizeps- oder Patellarsehne.
- Veränderungen der Meniski.
- Bandläsionen.

► **Schnittebenen und entsprechende Normalbefunde:**
- Suprapatellar längs s. Abb. 4.31.
- Suprapatellar quer s. Abb. 4.32.
- Dorsal-längs-lateral s. Abb. 4.33.

► **Pathologischer Befund:** z.B. Synovitis s. Abb. 4.38.

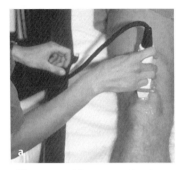
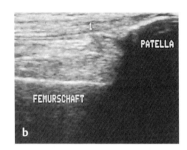

Abb. 4.31a und b Sonographie des Knies: suprapatellar längs; a) Schnittebene;
b) Normalbefund
1 Quadrizepssehne

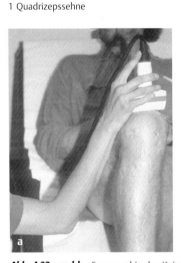
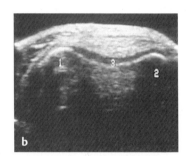

Abb. 4.32a und b Sonographie des Knies: suprapatellar quer; a) Schnittebene;
b) Normalbefund
1 Condylus lateralis femoris; 2 Condylus medialis femoris; 3 hyaliner Gelenkknorpel

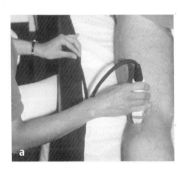
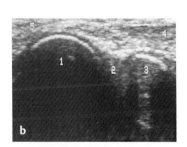

Abb. 4.33a und b Sonographie des Knies: dorsal-längs-lateral; a) Schnittebene;
b) Normalbefund
1 Condylus femoris lateralis; 2 Gelenkspalt; 3 Tibiakopf; 4 M. gastrocnemius;
5 M. biceps femoris

Sonographie des Sprunggelenks und der Fersenregion

▶ **Indikationen und Anwendungsgebiete:**
- Erguss/Synovitis.
- Bursitis.
- Knöcherne Läsionen: Erosionen, Osteophyten.
- Osteochondromatose, freie Gelenkkörper.
- Fersensporn.
- Veränderungen der Achillessehne.
- Tenosynovitiden.
- Plantare Fasziitis.

▶ **Schnittebenen und entsprechende Normalbefunde:**
- Sprunggelenk ventral-längs s. Abb. 4.34.
- Achillessehne längs s. Abb. 4.35.

▶ **Pathologischer Befund:** z. B. Verkalkung in der Achillessehne (s. Abb.4.39) und Tendovaginitis einer Extensorensehne (s. Abb. 4.40).

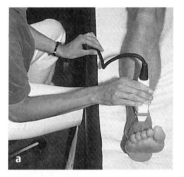 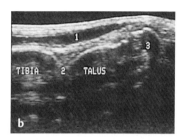

Abb. 4.34a und b Sonographie des Sprunggelenks: ventral-längs; a) Schnittebene; b) Normalbefund
1 M. extensor digitorum longus; 2 oberer Sprunggelenkspalt; 3 Os naviculare

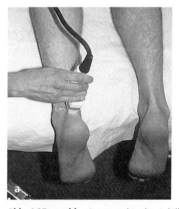 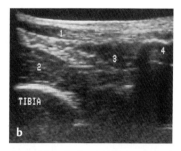

Abb. 4.35a und b Sonographie der Achillessehne; a) Schnittebene; b) Normalbefund
1 Achillessehne; 2 Mm. flexor digitorum longus et flexor hallucis longus;
3 Bindegewebe; 4 Kalkaneus

Bildgebende Diagnostik

Sonographie der Zehen

▶ **Indikationen und Anwendungsgebiete:**
- Erguss/Synovitis.
- Bursitis.
- Knöcherne Läsionen (Erosionen, Osteophyten).
- Veränderungen des Knorpels.
- Gichttophi.

▶ **Schnittebenen:** Längs- und Querschnitte über den Zehengelenken dorsal und plantar, bei I. und V. Zehe auch lateral.

Beispiele für pathologische Befunde

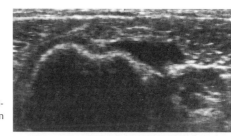

Abb. 4.36 Bursitis subdeltoidea der Schulter im ventralen Horizontalschnitt

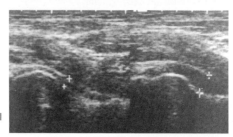

Abb. 4.37 Hüftgelenkerguss rechts (im Vergleich zur gesunden linken Seite) im ventralen Längsschnitt parallel zum Schenkelhals

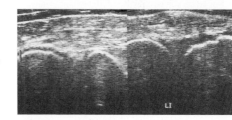

Abb. 4.38 Synovitis des Kniegelenks rechts (im Vergleich zur gesunden linken Seite) im dorsalen Längsschnitt über dem lateralen Gelenkanteil

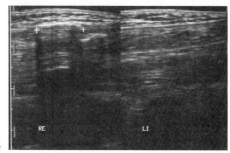

Abb. 4.39 Verkalkung in der Achillessehne rechts (im Vergleich zur gesunden linken Seite) im dorsalen Längsschnitt über der Achillessehne

Bildgebende Diagnostik

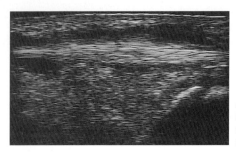

Abb. 4.40 Tendosynovitis einer Extensorensehne im dorsalen Längsschnitt über den Fußrücken längs

4.6 Doppler-Sonographie

Grundlagen und Prinzip

► **Doppler-Sonographie** beruht auf dem Doppler-Effekt: Durch die Bewegung der Blutzellen in Blutgefäßen wird die Frequenz von reflektierten Schallwellen verändert.

► **CW-Doppler** („countinous wave") wird nur zur Feststellung von regionalem Blutfluss ohne anatomische Bildgebung verwendet. PW-Doppler („pulsed-wave") erlaubt die Analyse von Blutfluss in ausgewählten anatomischen Regionen eines sonographischen Bildes.

► Die **Farb-Doppler-Sonographie** kombiniert die konventionelle „Real-time"-Sonographie und gibt Information über Flussrichtung und Geschwindigkeit in farbkodierter Weise wieder.

► **Power-Doppler-Sonographie** stellt die gesamte integrierte Menge an Doppler-Signalen dar (unabhängig von der Flussrichtung) was die Sensitivität insbesondere für kleine Gefäße und langsamen Blutfluss deutlich steigert.

► Die Verwendung von **sonographischen „Kontrastmitteln"** zur weiteren Sensitivitätssteigerung für rheumatologische Indikationen befindet sich derzeit in Erprobung.

Indikationen

► Nachweis von gesteigerter Perfusion im Synovialgewebe (Pannus) intra- und periartikulär bei entzündlich-rheumatischen Erkrankungen.

► Einsatz von semiquantitativen Messungen der Hyperperfusion im Verlauf zum Therapiemonitoring.

► Gleichzeitige Erfassung von Gefäßwandveränderungen und Auswirkungen auf den intravasalen Blutfluss bei Vaskulitiden großer Gefäße.

Beurteilung

► Derzeit laufen zahlreiche Untersuchungen zur Standardisierung und Quantifizierung der entzündlichen Aktivität mittels Doppler-Sonographie, was insbesondere zur objektiven Beurteilung des Therapieerfolges sehr aussichtsreich erscheint.

► Zur Diagnostik bei Arteriitis temporalis (insbesondere vor geplanter Biopsie) ist die Doppler-Sonographie mittlerweile Standardmethode.

► Der Einsatz bei anderen Vaskulitiden (z. B. Takayasu-Arteriitis) hängt von der sonographischen Zugänglichkeit der betroffenen Gefäßareale ab.

4.7 Thermographie

Grundlagen und Prinzip

▶ Die Thermographie erlaubt die kontaktlose Messung des Entzündungsparameters „Calor" durch Registrierung der Infrarotabstrahlung der Haut. Eine qualitative Beurteilung ist auch mit Flüssigkristallfolien möglich. Keine Darstellung von morphologisch-strukturellen Veränderungen.

▶ **Prinzip:** Die Infrarotthermographie erstellt mit entsprechenden Kameras Wärmebilder der Haut, die Thermometrie punktuell Messwerte der Hauttemperatur.

▶ **Die dynamische Thermographie** (z. B. durch Messung der Wiederaufwärmung nach standardisierter Kühlung) ermöglicht die Abgrenzung der hauthyperämiebedingten erhöhten Hauttemperaturen von den entzündungsbedingten.

Indikationen

▶ Diagnostik entzündlicher Veränderungen an Gelenken und im Wirbelsäulenbereich.

▶ Diagnostik funktioneller Veränderungen (Blockierungen) mit reflektorischen Auswirkungen auf die Durchblutung im zugehörigen Dermatom.

▶ Therapiekontrolle.

▶ Algodystrophie.

Ergebnisse

▶ In den Messergebnissen spiegelt sich nicht nur der pathologisch veränderte thermische Zustand der Haut wider, sondern auch thermoregulatorische, vor allem tageszeitliche Änderungen gehen mit ein. Dies kann durch eine Standardisierung der Untersuchungsbedingungen verhindert werden.

▶ Quantitative Angaben zur Entzündungsaktivität bestehen in der Maximaltemperatur an besonders interessierenden Körperstellen und in dem „thermographischen Index": Mittlere Temperaturdifferenz des Meßbezirks zu einer empirisch festgelegten Basistemperatur.

▶ Über entzündeten Gelenken steigt nicht nur die Hauttemperatur an, sondern es ändert sich schon in frühen Stadien das Temperaturprofil, z. B. am Kniegelenk. Daher werden die Wärmebilder nach thermischen Profilen, Gradienten und Isothermen ausgewertet.

Beurteilung

▶ Die Thermographie spielt in der Routinediagnostik keine besondere Rolle. Für wissenschaftliche Zwecke, auch für die Therapiekontrolle, ist sie aber unverändert ein interessantes Verfahren.

5 Leitsymptome

5.1 Polyarthritis

Grundlagen

▶ **Definition:** Entzündung von mehr als 4 Gelenken.
▶ **Klinik:** Schmerzen, Überwärmung und Schwellung der Gelenke, gelegentlich auch Rötung. Akute und chronische Verlaufsformen.

Häufige Ursachen

▶ Rheumatoide Arthritis.
▶ Kollagenosen: SLE, Sklerodermie, Morbus Sjögren, MCTD, Poly-/Dermatomyositis.
▶ Psoriasisarthritis.
▶ Systemische Vaskulitiden, z. B. Morbus Wegener, Panarteriitis nodosa.
▶ Aktivierte Polyarthrose.
▶ Rheumatisches Fieber.
▶ Reaktive Arthritiden.
▶ Ankylosierende Spondylitis.
▶ Andere Spondylarthropathien.
▶ Virusbedingte Arthritiden.
▶ **Seltener:**
  • Morbus Whipple.
  • Kryoglobulinämie.
  • Paraneoplastische Arthritiden, Hyperlipoproteinämien.
  • Chronische Gicht, andere Kristallarthropathien, Hämochromatose.
  • Immundefektsyndrome, Komplementdefektsyndrome.
  • Septische Gonokokkenarthritis.
  • Osteopoikilie (Abb. 5.1).
  • Chronische Knochensarkoidose (Morbus Jüngling) (Abb. 5.2).

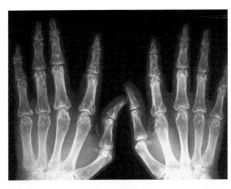

Abb. 5.1 Osteopoikilie – Röntgenbild der Hände

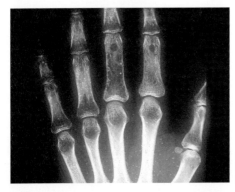

Abb. 5.2 Chronische Sarkoidose des Knochens (Morbus Jüngling)

Leitsymptome

Diagnostisches Vorgehen

▶ **Basisdiagnostik:**

- *Anamnese* (vgl. S. 1):
  - Welche Gelenke sind betroffen (z. B. Hände/Füße bei RA)?
  - Symmetrische (bei RA)/asymmetrische Arthritis (z. B. bei Arthritis psoriatica)?
  - Rheumaknoten?
  - Andere Hautveränderungen (z. B. Exantheme, Photosensibilität, Sklerodermie bei Kollagenosen, schuppende Erytheme und Nagelveränderungen bei Psoriasis)?
  - Infektionen/Auslandsaufenthalte (z. B. bei reaktiver Arthritis)?
  - Organsymptome (z. B. atemabhängiger Thoraxschmerz bei Pleuritis, Dyspnoe, „rotes Auge", Polyneuropathie: Bei Kollagenosen oder systemischen Vaskulitiden)?
  - Schmerzcharakter.
- *Klinische Untersuchung:*
  - Gelenkschwellung (bei echter Arthritis) oder „nur" Gelenkschmerz?
  - Befallsmuster: Welche Gelenke (z. B. MCP/PIP-Gelenke bei RA, PIP/DIP-Gelenke bei Arthrose)?
  - Gelenkdeformitäten/Fehlstellungen (z. B. bei RA bei längerem Verlauf)?
  - Veränderungen der Wirbelsäule (insbesondere der HWS, bei RA)?
  - Hautveränderungen, z. B. Rheumaknoten (bei RA), Psoriasis, Sklerodermie, Schmetterlingserythem (SLE), Purpura (Vaskulitis), Aphthen?
  - Augenbeteiligung (Iridozyklitis, Konjunktivitis, Xerophthalmie)?
  - Neurologische Ausfälle (z. B. Kollagenosen, Vaskulitiden)?
  - HNO-Befund (z. B. borkige Rhinitis/Epistaxis/Sinusitis bei Morbus Wegener; Sicca-Syndrom bei Sjögren-Syndrom oder sekundär bei RA).
  - Pathologische Auskultationsbefunde (Serositis/Pneumonitis bei Kollagenosen)?
- *Gelenkpunktion:* Indiziert bei jeder unklaren Arthritis.
  - Zum Ausschluss einer infektiösen Arthritis.
  - Zur Differenzierung entzündlich/nicht entzündlich.

▶ **Weiterführende Diagnostik:**

- *Labor:* BSG, CRP, Rheumafaktoren, Aanti-CCP-Antikörper, ANA, Kreatinin, Harnstoff, Harnsäure-Ferritin, Transaminasen, Blutbild, Urinstatus und Urinsediment.
- *Bildgebende Diagnostik:*
  - Röntgen: Beschwerdeführende Gelenke, bei V. a. RA: Hände, Füße (arthritische Frühzeichen, z. B. gelenknahe Demineralisation) (Abb. 5.3).
  - Arthrosonographie (Synovialisverdickung, Erguss, Bakerzyste?).
  - Abdomensonographie (Serositis, Nephritis, Splenomegalie?).
- *Erweiterte Diagnostik:*
  - Bei unklarer DD: Arthritis/Arthralgie: Skelett-Szintigraphie, MRT (Abb. 5.4).

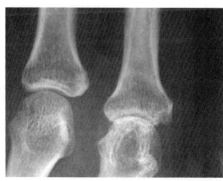

Abb. 5.3 Gelenkspaltverschmälerung der MCP-Ge-
lenke II und III als Frühzeichen
einer rheumatoiden Arthritis

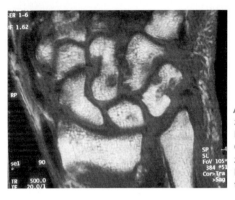

Abb. 5.4 MRT der Handwurzel nach Gabe von Gadolinium-Kontrastmittel: Intraossäres Ödem in mehreren Handwurzelknochen als Hinweis auf Früherosionen bei rheumatoider Arthritis

– Bei V. a. Organbeteiligung (z. B. Augen, Lunge, Niere, HNO, Neuro) fachärztliche Konsile und Ausschluss Kollagenose/Vaskulitis.
– Bei fehlendem Ansprechen auf Standardtherapie: Überprüfung der Diagnose, eventuell weiterführende Diagnostik mit Ausschluss von Tumorleiden, Immundefektsyndrom und Morbus Whipple (S. 163).

Differenzialdiagnosen und Wegweiser zur Diagnose (s. Tab. 5.1)

Tabelle 5.1 · Differenzialdiagnosen von Polyarthritiden

Diagnosen	wegweisende Befunde
rheumatoide Arthritis (S. 116)	symmetrische Polyarthritis (vor allem MCP-/PIP-Gelenke, Füße, HWS, beidseitiger Handgelenksbefall); später typische Deformitäten, Rheumafaktoren; anti-CCP-Antikörper positiv; radiologisch erosiver Verlauf
Arthritis psoriatica (S. 148)	Arthritis mit Transversal- und Strahlbefall (Wurstfinger), vor allem DIP- und PIP-Gelenke, asymmetrische Oligoarthritis oder Polyarthritis, Enthesiopathien, Psoriasis der Haut, Nagelveränderungen; anti-CCP-Antikörper und Rheumafaktor negativ
Kollagenosen (S. 207)	Arthritis symmetrisch und *nicht erosiv*, Haut- und Organbeteiligung: Erytheme, Raynaud-Syndrom, Nephritis, Serositis, Lungenfibrose, PNP, ZNS-Symptome, Sicca-Syndrom; ANA positiv, Komplement erniedrigt
Vaskulitiden (S. 252)	Diagnosesicherung durch Histologie Multiorganbefall: Sinusitis, borkige Rhinitis (bei Wegener-Granulomatose und Churg-Strauss-Syndrom), Nephritis, Pneumonitis, PNP, ZNS-Symptome, Purpura; z. T. cANCA (Wegener-Granulomatose) oder pANCA (mikroskopische Polyangiitis) positiv
Morbus Still (S. 288)	intermittierende Fieberschübe, makulopapulöses Exanthem, Polyarthritis, oft Myokarditis; Leukozytose; Manifestation meist im Jugendalter; keine RF
chronische Gicht (S. 297)	Polyarthritis der unteren Extremität, aber auch der Finger (asymmetrisch); Weichteiltophi; neutrophilenreiches Punktat mit Harnsäurekristallen; Hyperurikämie; Röntgen: Usuren, Stanzlochdefekte; Knochentophi

Tabelle 5.1 · **Fortsetzung**

Diagnosen	wegweisende Befunde
Hämochromatose (S. 308)	vor allem Fingergrundgelenke II und III, seltener Hand, andere Finger-, Knie- und Hüftgelenke; begleitend Hepatomegalie bei Leberzirrhose/-fibrose, Hyperpigmentierung und Diabetes mellitus (Bronze-Diabetes); Serumeisen und Ferritin ↑; Mutation des HFE-Gens, Histo (Leber): Hämosiderose; Röntgen: subchondrale Zysten (MCP II und III), osteophytäre Ausziehungen
rheumatisches Fieber (Poststreptokokken-rheumatismus) (S. 173)	Polyarthritis größerer Gelenke, Erythema anulare, 2–3 Wochen nach eitriger Tonsillitis/Pharyngitis mit Nachweis β-hämolysierender Streptokokken; erhöhter Antistreptolysintiter; Komplikation: Endokarditis
Kryoglobulinämie (S. 281)	nicht erosive Polyarthritis, oft PNP und Purpura; Nachweis einer HCV-Infektion (PCR); Kryoglobuline im Serum positiv, Rheumafaktor positiv, Komplementerniedrigung
Morbus Whipple (S. 163)	nicht destruierende Arthritis, Diarrhoen, Malabsorption, abdominelle Schmerzen, Gewichtsverlust; Nachweis von Tropheryma whippelii (PCR) und PAS-positiven Makrophagen in Dünndarm-PE
Immundefekt-syndrome	chronische Infekte, Besserung durch Antibiotika; Nachweis eines humoralen oder zellulären Immundefektes

5.2 Monarthritis und Oligoarthritis

Grundlagen

▶ **Definition:** Entzündungen eines oder weniger (bis zu 4) Gelenke.
▶ **Klinik:** Akute und chronische Verlaufsformen. Häufig tritt neben Schmerzen, Überwärmung und Schwellung ein Gelenkerguss auf.

Häufige Ursachen

▶ **Monarthritis:**
- Gichtanfall, andere Kristallarthropathien.
- Aktivierte Arthrose, wie z. B. Gonarthrose, Koxarthrose.
- Präspondylitische ankylosierende Spondylitis.
- Infektiöse Arthritis, z. B. nach unsteriler Gelenkpunktion.
- Reaktive Arthritis, Borreliose.
- Seltener: Bösartige Tumoren, posttraumatische Arthritis.
▶ **Oligoarthritis:**
- Reaktive Arthritiden.
- Psoriasisarthritis.
- Arthritis bei chronisch-entzündlichen Darmerkrankungen.
- Akute Sarkoidose (Löfgren-Syndrom).
- Andere Spondarthropathien.
- Kollagenosen, systemische Vaskulitiden.
- Rheumatoide Arthritis: Bei Schub oder atypischem Beginn (v. a. beim älteren Menschen).
- Poststreptokokkenrheumatismus.

Diagnostisches Vorgehen

▶ **Basisdiagnostik:**
- *Anamnese:*
  - Entzündungen (z. B. Brennen bei der Miktion, Diarrhoe, Angina [bei reaktiver Arthritis])?

- Vorangegangene Gelenkpunktion (bei septischer Arthritis)?
- Zeckenstich?/Aufenthalt in Zeckenendemiegebiet oder Ausland (bei Borreliose)?
- Schmerzcharakter und Verlauf: Stechender brennender Schmerz mit starker Rötung spricht für Gichtanfall.
- Sonstige Veränderungen: Rotes Auge (Reiter-Syndrom), Hautveränderungen (Erythema migrans)?
- *Klinische Untersuchung:*
  - Welches Gelenk ist betroffen? (Prädilektionsstelle für Gichtanfall: Großzehengrundgelenk).
  - Weitere Veränderungen, z. B. Konjunktivitis, Urethritis (reaktive Arthritis).
  - Hautveränderungen, z. B. Psoriasis, Erythema nodosum, Schmetterlingserythem (SLE), Erythema migrans (Borreliose), Nagelveränderungen (Psoriasis).
- *Gelenkpunktion:* Indiziert bei jeder unklaren Mono- und Oligoarthritis:
  - Zum Ausschluss einer infektiösen Arthritis.
  - Bei letztem purulentem, trübem Erguss: immer Gram-Präparat und Kultur!
- *Labor:*
  - BSG, CRP.
  - Rheumafaktoren, ANA, Harnsäure, HLA-B27.
  - Anti-Streptolysin O-Titer bei V. a. Poststreptokokkenerkrankung.
- *Bildgebende Diagnostik:*
  - Arthrosonographie (Synovialisverdickung, Bakerzyste?).
  - Röntgen: Beschwerdeführende Gelenke (z. B. Erosionen bei RA, Knochen-Tophi bei Gicht), Iliosakralgelenke bei jedem jungen Mann und jeder jungen Frau mit Mono- und Oligoarthritis und entzündlichem Rückenschmerz. Röntgen-Thorax bei Erythema nodosum.
  - Echokardiographie bei V. a. Poststreptokokkenerkrankung.
- *EKG* bei jedem Verdacht auf Herzbeteiligung.
▶ **Weiterführende Diagnostik:**
- *Bei V. a. urogenitale Infektion:* Harnröhren-/Zervixabstrich.
- *Bei Diarrhoe, Erbrechen, Bauchschmerz:* Stuhlkulturen (3 ×), Koloskopie mit Stufen-Biopsien für Histologie (chronisch-entzündliche Darmerkrankung), ggf. Gastroskopie.
- *Bei starkem Gewichtsverlust:* Tumor-Suche!

Differenzialdiagnosen und Wegweiser zur Diagnose (s. Tab. 5.2)

Tabelle 5.2 · Differenzialdiagnosen von Mono- und Oligoarthritiden

Diagnosen	wegweisende Befunde
akuter Gichtanfall (S. 297)	bevorzugt Männer (10 : 1), akute Monarthritis der unteren Extremität, meist Großzehengrundgelenk (Podagra), häufig Fieber, neutrophilenreiches Gelenkpunktat mit Harnsäurekristallen; Hyperurikämie; Röntgen: nur Weichteilschwellung
Psoriasisarthritis (S. 148)	asymmetrische Oligoarthritis mit Transversal- oder Strahlbefall (Wurstfinger), vor allem DIP- und PIP-Gelenke, Enthesiopathien, Psoriasis der Haut, Nagelveränderungen
infektiöse (septische) Arthritis (S. 176)	purulenter Gelenkerguss, Zellzahl > 50 000/µl, Erregernachweis
reaktive Arthritis (S. 164)	Urogenital- oder Darminfektion; zusätzlich Urethritis und Konjunktivitis (Reiter-Syndrom); Erregernachweis (Chlamydien, Yersinien u. a.) kulturell oder serologisch

Tabelle 5.2 · Fortsetzung

Diagnosen	wegweisende Befunde
Lyme-Arthritis (S. 176)	Arthritis, vor allem der Sprung- und Kniegelenke; Zeckenstich, Erythema cronicum migrans, Serologie, Borreliennachweis mikroskopisch oder über PCR (Serum, Synovia)
Arthritis bei chronisch-entzündlichen Darmerkrankungen (S. 159)	Diarrhoe, Gewichtsabnahme, Oligo-/Monarthritis vor allem der unteren Extremität; Anämie; Diagnose von Morbus Crohn oder Colitis ulcerosa koloskopisch und histologisch
akute Sarkoidose (Löfgren-Syndrom) (S. 291)	Erythema nodosum, oft Arthritis (vor allem oberes Sprunggelenk); bihiläre Lymphadenopathie, lymphozytäre Alveolitis (erhöhter CD4/CD8-Quotient in der BAL); ACE ↑
Chondrokalzinose (S. 302)	meist Kniegelenk betroffen; Nachweis von in Leukozyten phagozytierten CPPD-Kristallen; Röntgen: Meniskusverkalkung, keine Tophi
Hämochromatose (S. 308)	s. Tabelle Polyarthritiden (S. 88)
Kollagenosen (S. 207)	Haut- und Organbeteiligung (Nephritis, Serositis, Raynaud-Syndrom, Lungenfibrose, Myositis, PNP u. a.), ANA positiv, Komplement erniedrigt
aktivierte Arthrose (S. 339)	Röntgen, Klinik, Synoviadiagnostik: Zellzahl < 10 000/µl
Vaskulitiden (S. 252)	s. Tabelle Polyarthritiden S. 88
familiäres Mittelmeerfieber (S. 431)	Fieberschübe, Thoraxschmerz, Mono-/Oligoarthritiden (Schulter, Knie, oberes Sprunggelenk), Amyloidose; autosomal-rezessiv vererbt; Diagnose: Nachweis der Mutation über PCR
Morbus Whipple (S. 163)	s. Tabelle Polyarthritiden S. 88

5.3 Schmerzen der Hüftregion und des Oberschenkels

Grundlagen

▶ **Definition/Klinik:** Schmerzen im Bereich der Hüft-/Beckenregion und Oberschenkel mit oder ohne funktionelle Beeinträchtigung.

Häufige Ursachen

▶ **Koxitis, vor allem bei:**
- Rheumatoider Arthritis, vor allem bei längerem Verlauf.
- Ankylosierender Spondylitis, anderen Spondyloarthritiden.
- Psoriasisarthritis.
- Chronischen reaktiven Arthritiden (z. B. Reiter-Syndrom).
- Bakterieller Koxarthritis (einschließlich Coxitis tuberculosa).
▶ Koxarthrose.
▶ Osteoarthropathien (z. B. bei Gicht, Hämophilie).
▶ **Entzündlich rheumatische Systemerkrankungen mit muskulärer Manifestation:**
- Polymyalgia rheumatica.
- Polymyositis, Dermatomyositis, Einschlusskörper-Myositis.
- Rheumatoide Arthritis mit myalgiformem Beginn („Alters-RA").
▶ Bursitis, z. B. Bursitis trochanterica.

▶ Periarthropathia coxae.
▶ **Nervenkompressionssyndrome:**
  • Meralgia paraesthetica (N. cutaneus femoris lateralis).
  • Kompression von N. genitofemoralis, N. iliohypogastricus, N. obturatorius.
  • Bei Spinalkanalstenose.
▶ Insertionstendopathien (z. B. Fibroostitis am vorderen Beckenring).
▶ Fibromyalgiesyndrom.
▶ Primäre Knochentumoren oder Metastasen im Femur.
▶ Spondylitis, Spondylodiscitis (bei Spondarthritiden, Psoriasis, bakterieller Infektion).
▶ Sakroiliitis (bei Spondarthritiden, Psoriasisarthritis).
▶ Ischiassyndrom bei degenerativen Veränderungen der LWS: Osteochondrose, Spondylarthrose, Spinalkanalstenose: Ausstrahlende Schmerzen bei einseitiger Sakroiliitis oder Blockierung des Iliosakralgelenks.
▶ Traumatische LWS-Veränderung (z. B. Fraktur bei Osteoporose).
▶ Trauma: Ältere/frische Oberschenkelhalsfraktur (v. a. bei Osteoporose), Luxation.
▶ Adulte ischämische Femurkopfnekrose.
▶ **Vaskuläre Ursachen:**
  • Phlebothrombose (z. B. bei Antikardiolipin-Antikörpersyndrom).
  • Vaskulitis, pAVK.
▶ Fehlstatik bei Beckenschiefstand, Coxa vara, Hüftdysplasie.
▶ Osteomyelitis.
▶ Knochentumoren.
▶ **Bei Kindern zusätzlich:**
  • Ischämische (aseptische) Femurkopfnekrose (Morbus Perthes).
  • Coxitis fugax.
  • Kongenitale Hüftluxation: Hüftdysplasie, Subluxation, Luxation.
  • Epiphysiolysis capitis femoris juvenilis.

Diagnostisches Vorgehen

▶ **Basisdiagnostik:**
  • *Anamnese:*
    – Schmerzverstärkung nachts und gegen Morgen (z. B. ankylosierende Spondylitis).
    – Beschwerden in anderen Gelenken (Arthritiden?), mit symmetrischem (bei RA) oder asymmetrischem (z. B. Spondylarthritiden) Befallsmuster?
    – Rückenschmerz (z. B. bei Spondarthritiden und degenerativen LWS-Syndromen)?
    – Parästhesien, Taubheitsgefühl (bei Kompressionssyndromen)?
    – Unfall (z. B. Femurhalsfraktur bei Osteoporose), Operationen (z. B. Cox-TEP)?
  • *Klinische Untersuchung:*
    – Endgradig schmerzhaft eingeschränkte Beweglichkeit in allen Freiheitsgraden (sog. Kapselmuster) bei Coxitis (z. B. Arthritis, aktivierte Arthrose)?
    – Beinverkürzung/Beckenschiefstand?
    – Stellungsanomalie (z. B. Coxa vara)?
    – Pathologischer Befund der LWS (Steifigkeit, positiver Lasègue), z. B. bei entzündlichen und degenerativen LWS-Veränderungen oder Osteoporose mit Sinterungsfrakturen?
    – Weichteilschwellung (z. B. bei Thrombose)?
    – Bein- und Fußpulse palpabel (z. B. pathologisch bei pAVK, Vaskulitis)?
  • *Labor:*
    – BSG, CRP (erhöht bei Arthritis).
    – Rheumafaktoren, ANA, HLA-B27.
  • *Röntgen:*
    – Beckenübersicht, Hüftgelenke, LWS in 2 Ebenen, Iliosakralgelenke.
    – Weichteilschwellung (z. B. bei Arthritis/Bursitis)?
    – Usuren/Erosionen (z. B. bei Arthritis)?

- Bei V. a. Sakroiliakal-Arthritis oder LWS-Syndrom: Röntgen LWS und Sakroiliakalgelenke.
- Osteophyten/Sklerosierungen (z. B. bei Arthrose)?
- Fehlstellungen, Deformationen, Protrusio acetabuli?
- *Arthrosonographie:*
  - Gelenkerguss/Synovialisverdickung (bei Arthritis)?
  - Weichteilschwellung (z. B. bei Bursitis)?
  - Formstörung der Hüftpfanne und des proximalen Femurs (bei Hüftdysplasie)?

▶ **Weiterführende Diagnostik:**
- *Bei intraartikulärem Erguss und V. a. bakterielle Coxitis:* Gelenkpunktion mit Differenzialzytologie, Grampräparat und Kultur.
- *Bei speziellen Fragestellungen:* Röntgen-Spezialaufnahmen (z. B. Hüftgelenk nach Lauenstein), CT, ggf. MRT der LWS, Tomographie der Iliosakralgelenke.
- *Bei V. a. Spondylarthropathie/Oligoarthritis:* Stufendiagnostik nach Schema (s. S. 89).
- *Bei Polyarthritis:* Differenzialdiagnostische Abklärung nach Schema (s. S. 86).
- *Zur ossären Differenzialdiagnose* (Tumoren, Femurkopfnekrose) CT und Szintigramm.
- *Bei V. a. Myositis:* Neuro-Konsil mit Nervenleitgeschwindigkeit und EMG, Muskel-MRT und -biopsie.

Differenzialdiagnosen und Wegweiser zur Diagnose (s.Tab. 5.3)

Tabelle 5.3 · Differenzialdiagnosen des Hüftschmerzes

Diagnosen	wegweisende Befunde
Koxitis	Kapselmuster, entzündlicher Gelenkerguss, Röntgen: *konzentrische* Gelenkspaltverschmälerung, kollateralarthritische Demineralisation, BSG/CRP erhöht
Koxarthrose (S. 343)	Anlaufschmerz, BSG/CRP meist normal, Röntgen: *exzentrische* Gelenkspaltverschmälerung, Osteophyten, subchondrale Sklerose, Geröllzysten
Polymyalgia rheumatica (S. 260)	proximal betonte Myalgien, BSG > 40 mm, Alter > 65 Jahre
Polymyositis/Dermatomyositis (S. 241)	CK erhöht, Muskelschwäche, EMG, ANA, PM/Jo-1-AK, Histologie der Muskelbiopsie mit Myositis
Alters-RA (S. 131)	oft akut beginnende symmetrische Polyarthritis, begleitend stammbetonte Myalgien, RF meist positiv, anti-CCP-Antikörper positiv
Bursitis	Sonographie
Insertionstendopathien (S. 369)	Druckschmerz im Bereich der Muskelansatzstellen
Nervenkompressionssyndrome	Parästhesien/Hypästhesien im Nervenversorgungsbereich (z. B. Meralgia paraesthetica bei Kompression des N. cutaneus femoris lateralis)
aseptische Knochennekrose (Morbus Perthes)	Röntgen: initial Femurkopfverdichtung, später Fragmentation und Walzen/Pilzform des Femurkopfes, Coxa vara, Trochanter major Hochstand

Tabelle 5.3 · Fortsetzung

Diagnosen	wegweisende Befunde
kongenitale Hüftluxation	Klinisch: Nachweis der Luxationsbereitschaft mit Ortolani-Handgriff, Sono: Nachweis von Dezentrierung und Hüftreifungsstörung
Epiphysiolysis capitis femoris juvenilis	Nachweis von Epiphysiolyse und Dislokationsrichtung des Femurkopfes im Röntgenbild
Fibromyalgiesyndrom	Myalgien, Tender Points, keine Entzündung
Spondylitis/Diszitis	Röntgen: Syndesmophyten; CT: Sakroiliitis
degenerative Wirbel-säulenveränderungen (S. 351)	Röntgen: subchondrale Sklerose, Osteophyten, Unkovertebralarthrose
Knochentumoren	Tumornachweis in Röntgen, CT, MRT, Szintigraphie
Osteomyelitis	Frühstadium: Szintigraphie mit Mehrbelegung, später Nachweis des Destruktionsherdes radiologisch (nativ oder CT). BSG, CRP erhöht

5.4 Schmerzen im Bereich von Knie und Unterschenkel

Grundlagen

▶ **Definition/Klinik:** Schmerz im Bereich der Knie und Unterschenkel mit oder ohne gelenkbezogene Schwellung.

Häufige Ursachen

▶ **Gonitis**, verursacht durch:
- Reaktive Arthritis, z. B. Reiter-Syndrom.
- Ankylosierende Spondylitis (u. U. Frühsymptom!), andere Spondylarthropathien.
- Psoriasisarthritis.
- Chronisch-entzündliche Darmerkrankungen.
- Rheumatoide Arthritis, vor allem bei längerem Verlauf und bei juveniler RA, aber auch als Initialsymptom.
- Akute Sarkoidose (Löfgren-Syndrom).
- *Bakterielle Arthritis:*
  - Hämatogen (v. a. bei gonorrhoischer Arthritis).
  - Sekundäre bakterielle Gonitis (nach Gelenkpunktion).
  - Villonoduläre Synovitis.
▶ Arthrose: Gonarthrose, Femoropatellararthrose.
▶ Erkrankung der Hüfte mit Schmerzprojektion auf die Knieregion.
▶ Arthropathie bei Allgemeinerkrankungen (z. B. Hämophilie, Chondrokalzinose, Kristallarthropathie).
▶ Bursitis: Bursitis praepatellaris, suprapatellaris und infrapatellaris.
▶ Baker-Zyste: V. a. bei RA und Gonarthrose.
▶ Periarthropathia genu.
▶ Chondropathia patellae.
▶ Osteochondrosis dissecans.
▶ Morbus Ahlbäck (spontane Osteonekrose am Kniegelenk).
▶ Morbus Osgood-Schlatter.
▶ Morbus Blount (Osteochondrosis deformans tibiae).
▶ Insertionstendopathien.
▶ Ischialgie (Unterschenkel-betont).

▶ **Trauma:**

- Weichteilverletzung (Kontusion, Distorsion, Ruptur der Seiten- und Kreuzbänder).
- Fraktur der artikulierenden Knochen, Z. n. älterer Fraktur.

▶ **Sonstige:**

- Meniskopathie, freier Gelenkkörper, Fehlstatik bei Hüft- oder Wirbelsäulenerkrankung, sekundäre Gonarthrose, Osteomyelitis.
- Gelenkgeschwülste (pigmentierte villonoduläre Synovialitis, Meniskusganglien, Synovialhämangiome, Osteome u. a. Knochentumoren).
- Vaskuläre Ursachen: Phlebothrombose (z. B. bei Antikardiolipin-Antikörpersyndrom), Vaskulitis, pAVK.
- Fibromyalgiesyndrom.

Diagnostisches Vorgehen

▶ **Basisdiagnostik:**

- *Anamnese:*
    - Beschwerden in anderen Gelenken (Arthritiden?) mit symmetrischem (bei RA) oder asymmetrischem (z. B. Spondarthritiden) Befallsmuster?
    - Trauma? Operationen (z. B. Knie-TEP)?
    - Hinweis auf Infektion (Diarrhor, Brennen bei der Miktion bei reaktiver Arthritis)?
    - Gelenkinjektion, Fieber (bei septischer Arthritis)?
- *Klinische Untersuchung:*
    - Schmerzhafte Gelenkschwellung (sog. Kapselmuster) bei Synovitis und Gelenkerguss (z. B. Arthritis, aktivierte Arthrose)?
    - Zeichen für Meniskusschaden (z. B. erstes und zweites Steinmann-Zeichen)?
    - Zeichen für Instabilität von Kreuz- und Seitenbändern („Schubladenphänomen", „Lachmann-Test", seitliche Aufklappbarkeit)?
    - Weichteilschwellung (z. B. bei Thrombose, aber auch Baker-Zyste)?
    - Bein- und Fußpulse palpabel (z. B. bei pAVK, Vaskulitis)?
- *Labor:* BSG, CRP (erhöht bei Arthritis), Harnsäure, Ferritin, Rheumafaktoren, HLA-B27.
- *Röntgen:* Kniegelenke a. p. in 2 Ebenen:
    - Weichteilschwellung, Gelenkspaltverschmälerung (z. B. bei Arthritis/Bursitis)?
    - Usuren/Erosionen (z. B. bei Arthritis)?
    - Osteophyten/Sklerosierungen (z. B. bei Arthrose)?
    - Fehlstellungen, Deformationen?
- *Röntgen:* Iliosakralgelenke a. p. oder p. a., ggf. Becken a. p. (Sakroiliitis).
- *Arthrosonographie:*
    - Gelenkerguss/Synovialisverdickung (bei Arthritis)?
    - Weichteilschwellung (z. B. bei Bursitis)?
    - Baker-Zyste?

▶ **Weiterführende Diagnostik:**

- *Bei intraartikulärem Erguss und V. a. bakterielle Gonitis:* Gelenkpunktion mit Differenzialzytologie, Kristallanalyse, Grampräparat und Kultur.
- *Röntgen-Spezialaufnahmen, z. B.* gehaltene Aufnahmen (bei V. a. Kreuzbandruptur) oder Patella-Spezialaufnahmen (Tangential- oder Défilé-Aufnahmen bei V. a. Retropatellararthrose).
- *Bei V. a. Spondyloarthritis/Oligoarthritis:* Stufendiagnostik nach Schema (s. S. 89).
- *Bei Polyarthritis:* Differenzialdiagnostische Abklärung nach Schema (s. S. 86).
- CT zur ossären Differenzialdiagnose (Tumoren, Femurkopfnekrose).
- Eventuell Szintigraphie (s. Tab. 5.4).
- MRT.

Differenzialdiagnosen und Wegweiser zur Diagnose (s. Tab. 5.4)

Tabelle 5.4 · **Differenzialdiagnosen des Knieschmerzes**

Diagnosen	wegweisende Befunde
Gonarthrose (S. 344)	BSG/CRP meist normal. Röntgen: initial exzentrische Gelenkspaltverschmälerung und spitzzipflige Ausziehung der Eminentia intercondylaris und beginnende osteophytäre Randkantenausziehung des medialen Femurkondylus, *später* stärkere Gelenkspaltverschmälerung, Osteophyten, subchondrale Sklerose, Geröllzysten, eventuell Chondrokalzinose
Gonarthritis	Kapselmuster, entzündlicher Gelenkerguss. Röntgen: Gelenkspaltverschmälerung, kollateralarthritische Demineralisation, Baker-Zyste, BSG/CRP erhöht
Löfgren-Syndrom (S. 291)	bihiläre Lymphadenopathie, Erythema nodosum, erhöhter CD4/CD8 Quotient in der BAL, ACE erhöht
Sekundärgonarthrose nach Arthritis	subchondrale Sklerosezeichen und Geröllzysten neben Arthritis-typischen Usuren und Grenzlamellenschwund
Baker-Zyste (S. 119)	mit oder ohne Waden- und Oberschenkelschwellung, Raumforderung in der Kniekehle palpabel, Sono: Nachweis der Zyste in der Kniekehle (bei Füllung durch begleitenden Gelenkerguss)
Osteochondrosis dissecans	radiologischer Nachweis des demarkierten Dissekates, meist im medialen Femurkondylus, oder des freien Gelenkkörpers („Gelenkmaus")
Morbus Blount (Osteochondrosis deformans tibiae)	Röntgen: Varisierung des proximalen Tibiaanteils im Verlauf, beim häufigeren infantilen Typ „Wachstumsstufenfuge" der proximalen Tibiaepiphyse
Morbus Ahlbäck (spontane Osteonekrose)	plötzlicher stärkster Schmerz, Alter oft > 60 J. Röntgenzeichen frühestens nach 3 Wochen: Abflachung des medialen Femurkondylus (Frühzeichen), später (2 Mo.) von einer Sklerose umgebener Konturdefekt
Morbus Osgood-Schlatter	lokale Schwellung und Schmerz an der Tibiaapophyse in der Adoleszenz. Röntgen: Apophysenfragmentation
Bursitis	Sonographie: Schwellung der prae-, supra- oder infrapatellaren Bursen
Insertionstendopathien	Druckschmerz im Bereich der Muskelansatzstellen
Knochentumoren	Tumornachweis in Röntgen, CT, MRT, Szintigraphie
Osteomyelitis	Frühstadium: Szintigraphie mit Mehrbelegung, später Nachweis des Destrukionsherdes radiologisch (nativ oder CT). BSG, CRP erhöht
Fibromyalgiesyndrom (S. 365)	Myalgien, Tender Points, keine Entzündung
Seitenbandverletzung	vermehrte Aufklappbarkeit des Kniegelenksspaltes, Instabilität. Röntgen/Sono/Arthroskopie: Nachweis von Begleitverletzungen

Tabelle 5.4 · Fortsetzung

Diagnosen	wegweisende Befunde
Kreuzbandverletzung	„vordere/hintere Schublade". Röntgen/Sono/Arthroskopie: Nachweis von Begleitverletzungen
Meniskusschaden	rezidivierende Gelenkergüsse, Atrophie des M. quadriceps, typische Meniskuszeichen (Steinmann-Zeichen I und II, Payr- Zeichen), Arthroskopie
Erkrankungen der Hüfte	Schmerzprojektion auf die Knieregion, Differenzialdiagnose von Hüftschmerzen (s. S. 91),
Ischialgie	Druckschmerz der Muskulatur der Waden bei Bandscheibenvorfall oder -protrusion

5.5 Schmerzen im Bereich der Füße und Sprunggelenke

Grundlagen

▶ **Definition/Klinik:** Schmerz im Bereich der Füße und Sprunggelenke mit oder ohne gelenkbezogene Schwellung.

Häufige Ursachen

▶ **Arthritis der Sprunggelenke, vor allem bei:**
- Rheumatoider Arthritis einschließlich der Sonderformen.
- Spondylarthropathien.
- Kollagenosen, systemischen Vaskulitiden.
- Kristallarthropathien (z.B Gichtanfall, Chondrokalzinose).
- Löfgren-Syndrom (akute Sarkoidose).
- Bakterieller (septischer) Arthritis.

▶ **Arthritis im Vorfußbereich, vor allem bei:**
- Rheumatoider Arthritis einschließlich der Sonderformen.
- Psoriasisarthritis.
- Kollagenosen (z. B. SLE).
- Reaktiver Arthritis.
- Kristallarthropathien (z. B. Gicht, Chondrokalzinose).
- Chronischer Sarkoidose.
- Bakterieller (septischer) Arthritis.

▶ Bursitis.

▶ Arthrose: Insbesondere talokrurale Arthrose und Intertarsalarthrose.

▶ Insertionstendopathien: Insbesondere degenerativer und entzündlicher Fersensporn (Abb. 5.5).

▶ Tendosynovialitis.

▶ Ischämische (aseptische) Knochennekrose: z.B. Morbus Köhler I (Os naviculare), Morbus Köhler II (Metatarsuskopf II), Morbus Reander (Großzehensesambein).

▶ Osteochondrosis dissecans (vor allem Talusrolle).

▶ Osteoarthropathien: Chronische Gichtarthritis, Hämophiliearthropathie (vor allem Talokruralgelenke), neurogene Osteoarthropathie, diabetisches Fußsyndrom.

▶ Knochentumoren, z. B. pigmentierte villonoduläre Synovialitis, Chondrosarkom.

▶ Frakturen/Bandverletzung, z. B. nach Bagatelltraumen bei Osteoporose.

▶ Fußdeformitäten: Senk-, Spreiz-, Platt-, Hohl-, Spitz-, Klumpfuß.

▶ Primäre Hautvaskulitis oder sekundäre Hautvaskulitis bei systemischer Vaskulitis.

▶ Nervenkompressionssyndrome: Tarsaltunnelsyndrom.

▶ Polyneuropathie, z. B. bei systemischer Vaskulitis oder Kollagenose.

▶ Osteomyelitis.

▶ Beinvenenthrombose.

▶ Selten: Akromegalie, Amyloidose, Morbus Paget, renale Arthropathie.

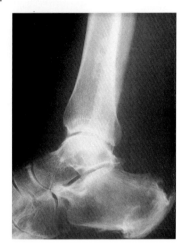

Abb. 5.5 Entzündlicher Fersensporn bei Spondylarthropathie

► Kompartment-Syndrom.
► Radikuläres Ischiassyndrom.

Diagnostisches Vorgehen

► **Basisdiagnostik:**
• *Anamnese:*
  – Symmetrisches (bei RA) oder asymmetrisches (z. B. Spondarthritiden) Befallsmuster?
  – Parästhesien, Taubheitsgefühl (bei Kompressionssyndromen, Polyneuropathie).
  – Unfall (insbesondere bei Osteoporose)?
• *Klinische Untersuchung:*
  – Gelenkschwellung palpabel (z. B. bei Arthritis)?
  – Welche Gelenke sind betroffen (z. B. Großzehengrundgelenk bei Gicht, MTP-Gelenke II–IV bei reaktiver Arthritis, MTP-Gelenke II–V bei adulter RA)?
  – Endgradig schmerzhaft eingeschränkte Beweglichkeit in allen Freiheitsgraden (sog. Kapselmuster) bei Gelenkerguss (z. B. Arthritis, aktivierte Arthrose)?
  – Gelenkdeformitäten/Fehlstellungen (z. B. bei RA bei längerem Verlauf)?
  – Atrophie der Mm. interossei (z. B. bei RA, auch bei Kompressionssyndromen)?
  – Generalisierte Muskelatrophie und Paresen (z. B. bei Polyneuropathie)?
  – Erytheme/Urtikaria (z. B. bei Vaskulitis der Haut)?
• *Labor:* BSG, CRP (erhöht bei Arthritis), Harnsäure, Rheumafaktoren, ANA, HLA-B27.
• *Röntgen:* Vorfuß beidseits in 2 Ebenen, Sprunggelenke in 2 Ebenen:
  – Weichteilschwellung (z. B. bei Arthritis/Bursitis)?
  – Usuren/Erosionen (z. B. bei Arthritis oder erosiver Arthrose)?
  – Osteophyten/Sklerosierungen (z. B. bei Arthrose)?
  – Tophi, Lochdefekte (z. B. bei Gichtarthropathie)?
  – Fersensporn?
• *Arthrosonographie:*
  – Gelenkerguss/Synovialisverdickung (bei Arthritis)?
  – Schwellung (z. B. Tendinitis)/Riss im Bereich von Sehnen (z. B. der ECU-Sehne)?
► **Weiterführende Diagnostik:**
• *Gelenkpunktion:* Bei sonographischem Nachweis eines intraartikulären Ergusses (meist nur an den Sprunggelenken möglich), Zytologie (Leukozytose?),

Bakteriologie und Gram-Präparat, Kristallanalyse (Harnsäure-, Pyrophosphat-kristalle?).
- *Bei Verdacht auf Polyneuropathie:* Neuro-Konsil mit Nervenleitgeschwindigkeit und EMG.
- *Bei Verdacht auf Osteomyelitis:* Szintigraphie.
- MRT (bei V. a. Früharthritis).

Differenzialdiagnosen und Wegweiser zur Diagnose (s. Tab. 5.5)

Tabelle 5.5 · **Differenzialdiagnosen von Schmerzen der Füße und Sprunggelenke**

Diagnosen	wegweisende Befunde
rheumatoide Arthritis (S. 116)	deformierende symmetrische *erosive* Polyarthritis, MTP-Gelenke bevorzugt, radiologisch ähnlich Arthritis psoriatica oder ankylosierende Spondylitis; Ausbreitung von lateral nach medial, regelmäßig gelenknahe Demineralisation. RF oft positiv, BSG und CRP erhöht, anti-CCP-Antikörper positiv
Psoriasisarthritis (S. 148)	Interphalangealgelenke sind bevorzugt befallen, DIP-PIP-MTP-Konkordanz, Nebeneinander von osteodestruktiven und osteoproliferativen Veränderungen; oft Befall im Strahl; Haut- und Nagelpsoriasis
reaktive Arthritis	Urethritis, Konjunktivitis, Mono- oder Oligoarthritis, MTP-Gelenke II–IV bevorzugt, HLA-B27 positiv
Kollagenosen (S. 207)	symmetrische *nicht erosive* Polyarthritis, Deviationen möglich (Jaccoud-Arthritis bei SLE), ANA, Komplementverbrauch, Organbeteiligung, Hautveränderungen (Eytheme, Sklerodermie)
Arthrose (S. 338)	anamnestisch Fehlbelastung oder präarthrotische Deformität. Gelenkspaltverschmälerung, Osteophyten
akuter Gichtanfall	akuter Beginn und stärkster Schmerz, MTP-Gelenk I bevorzugt. Uratkristallnachweis im Gelenkpunktat, humorale Begleitreaktion, Röntgen noch normal
chronische Gicht (S. 297)	Ausbreitung vom I. zum V. MTP-Gelenk, radiologisch: intraossäre Tophi (lochstanzartige Defekte ohne Sklerosesaum), später Mutilation (Hellebardenform des MTP-I-Köpfchens)
neurogene Osteoarthropathie (Charcot-Gelenk) (S. 332)	neurologische Grunderkrankung/Diabetes mellitus, radiologisch reaktionslose konzentrische Osteolyse, periostale Ossifikation, vermehrte Knochenbrüchigkeit und -zerfall, weichteilbedingte Instabilität, meist asymmetrisch
Bursitis	sonographisch Volumenzunahme der Bursa
Tendosynovialitis	Klinik, sonographisch Nachweis von Erguss im Bereich der Sehne, häufig in Malleolennähe
Fersensporn	Fersenschmerz, radiologischer/sonographischer Nachweis der Fibroostose: entzündlich: unscharf begrenzt; degenerativ: scharf begrenzt
aseptische Knochennekrose	radiologisch Konturdefekt am Os naviculare (Köhler I) oder Metatarsuskopf II (Köhler II)

Tabelle 5.5 · Fortsetzung

Diagnosen	wegweisende Befunde
Osteochondrosis dissecans	radiologischer Nachweis von Dissekat und entsprechendem Knochenbett, meist Talusrolle
Nervenkompressions-syndrome	Parästhesien, Muskelatrophien, Hypästhesien im Versorgungsbereich der betroffenen Nerven
Polyneuropathie	Parästhesien, Muskelatrophien, Hypästhesien, Nervenleitgeschwindigkeit vermindert
Instabilität/Ruptur des Bandapparates	klinisch, sonographisch und radiologisch vermehrte Aufklappbarkeit
Deformität	klinischer Nachweis der Deformität von Fuß oder Zehen am stehenden Patienten (Platt-, Senk-, Spreiz-, Spitz-, Hohlfuß, Hallux valgus, Krallen- und Hammerzehen)
Phlebothrombose	meist einseitige Beinschwellung, Throm-bosenachweis durch Duplexsonographie oder Phlebographie
Ischialgie	Wadendruckschmerz, einseitiger Schmerz, z. T. mit neurologischer Symptomatik wie Paresen (z. B. Zehenheberschwäche)

MTP = Metatarsophalangealgelenke

5.6 Schmerzen im Bereich der Hände und Finger

Grundlagen

▶ **Definition/Klinik:** Schmerz im Bereich der Hände und Finger mit oder ohne gelenkbezogene Schwellung.

Häufige Ursachen

▶ **Arthritis:** Radiokarpal, ulnokarpal, im Handwurzelskelett, und MCP, PIP und DIP-Gelenken, vor allem bei:
  • Rheumatoider Arthritis einschließlich der Sonderformen.
  • Psoriasisarthritis.
  • Kollagenosen (z. B. SLE).
  • Kristallarthropathien (z. B. Hämochromatose, Gicht, Chondrokalzinose).
  • Virusinduzierten Arthritiden (z. B. HCV, HIV).
  • Kryoglobulinämie.
▶ **Arthrose:** Polyarthrose (Heberden- und Mittelgelenkarthrose), Rhizarthrose, erosive Polyarthrose.
▶ **Tendosynovialitis bei:**
  • Entzündlich rheumatischen Systemerkrankungen (V. a. RA, Kollagenosen).
  • Stoffwechselkrankheiten (z. B. Hyperlipoproteinämie).
  • Seltener: Infektionen (z. B. Tbc), Traumen.
▶ **Tendovaginopathien:**
  • Als chronisch entzündliche Reaktion bei Überlastung.
  • *Sonderformen:* Tendovaginitis stenosans (de Quervain), Tendopathia nodosa („schnellender Finger").
▶ Algodystrophie (Morbus Sudeck).
▶ **Nervenkompressionssyndrome:**
  • Karpaltunnelsyndrom (N. medianus).
  • Ulnarisrinnen-Syndrom.
  • Loge-de-Guyon-Syndrom (N. ulnaris).
  • Supinatorschlitzsyndrom (N. radialis).

- Skalenus-Halsrippen-Syndrom.
- Hyperabduktionssyndrom der Schulter.
► Ischämische (aseptische) Knochennekrose, z. B.: Morbus Kienböck (Os lunatum), Morbus de Cuveland (distale Radiusepiphyse).
► Diabetische Cheiroarthropathie.
► Raynaud-Syndrom.
► Degenerative Veränderungen von HWS/BWS mit Wurzelkompressionssyndrom, insbesondere bei Spinalkanalstenose.
► HWS-Beteiligung bei RA mit zervikaler Myelopathie.
► Polyneuropathie, z. B. bei systemischer Vaskulitis oder Kollagenose.
► Knochentumoren (z. B. Osteoidosteom).
► Frakturen, z. B. nach Bagatelltraumen bei Osteoporose.
► Armvenenthrombose (Paget-von-Schroetter-Syndrom).
► Selten: Akromegalie, Amyloidose, Morbus Paget, renale Arthropathie.
► Fibromyalgiesyndrom.

Diagnostisches Vorgehen

► **Basisdiagnostik:**
- *Anamnese:*
  - Morgensteifigkeit: < 30 Min. Arthrose; > 30 Min. oft Arthritis; Beschwerden in anderen Gelenken (Arthritiden)?
  - Symmetrisches (bei RA) oder asymmetrisches (z. B. Spondarthritiden) Befallsmuster?
  - Parästhesien, Taubheitsgefühl (bei Kompressionsyndromen, PNP)?
  - Unfall (insbesondere bei Osteoporose)?
  - Besondere beruflich bedingte Beanspruchung der Finger (z. B. Geiger)?
- *Klinische Untersuchung:*
  - Gelenkschwellung palpabel (z. B. bei Arthritis)?
  - Welche Gelenke sind betroffen (z. B. MCP- und PIP-Gelenke bei RA, PIP-und DIP-Gelenke bei Polyarthrose)?
  - Eingeschränkt Faustschluss/Streckunfähigkeit/Volarbeugestellung. Auch ohne Erguss ist die Beweglichkeit eingeschränkt!
  - Gelenkdeformitäten/Fehlstellungen (z. B. bei RA bei längerem Verlauf)?
  - Weichteilschwellung (z. B. RA, aber auch Morbus Sudeck)?
  - Atrophie der Mm. interossei (z. B. bei RA, auch bei Kompressionssyndromen)?
  - Generalisierte Muskelatrophie und Paresen (z. B. bei PNP)?
- *Labor:* BSG, CRP (erhöht bei Arthritis), Rheumafaktoren, ANA.
- *Röntgen:* Beide Hände (möglichst auf 1 Bild):
  - Weichteilschwellung (z. B. bei Arthritis/Bursitis)?
  - Gelenknahe Osteoporose.
  - Usuren/Erosionen (z. B. bei Arthritis oder erosiver Arthrose)?
  - Osteophyten/Sklerosierungen (z. B. bei Arthrose)?
  - Tophi, Lochdefekte (z. B. bei Gichtarthropathie [Abb. 5.6])?
  - Subperiostale Knochenresorption (bei Hyperparathyreoidismus)?
  - Akroosteolysen (bei Sklerodermie)?
- *Arthrosonographie:* Gelenkerguss/Synovialisverdickung (bei Arthritis?), Schwellung (z. B. Tendinitis) oder Riss im Bereich von Sehnen (z. B. der Sehne des M. extensor carpi ulnaris)?
► **Weiterführende Diagnostik:**
- *Bei sonographischem Nachweis von intraartikulärem Erguss* (meist nur am Handgelenk möglich): Gelenkpunktion.
- *Bei bekannter RA:* Röntgen HWS in 2 Ebenen und seitliche Funktionsaufnahmen in Inklination und Reklination (HWS-Beteiligung)?
- *Bei V. a. zervikale Myelopathie oder Spinalkanalstenose:* MRT der HWS, neurologisches Konsil.
- *Bei V. a. Myositis oder Kompressionssyndrom:* Neuro-Konsil mit NLG und EMG.

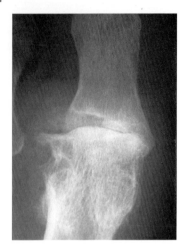

Abb. 5.6 Gichtarthropathie: Lochstanz-defekt und Tophus im Großzehengelenk

- Bei V. a. Früharthritis und unauffälligem Röntgenbild und Sonographie: MRT (s. Abb. 5.4).

Differenzialdiagnosen und Wegweiser zur Diagnose (s. Tab. 5.6)

Tabelle 5.6 · Differenzialdiagnosen von Schmerzen der Hände und Finger

Diagnosen	wegweisende Befunde
rheumatoide Arthritis (S. 116)	deformierende symmetrische, meist *erosive* Polyarthritis, vor allem MCP- und PIP-Gelenke, RF oft positiv, BSG und CRP erhöht
Kollagenosen (S. 207)	symmetrische *nicht erosive* Polyarthritis, Deviationen möglich (Jaccoud-Arthritis bei SLE), ANA, Komplement-verbrauch, Organbeteiligung, Hautveränderungen (Erytheme, Sklerodermie)
Psoriasisarthritis (S. 148)	meist DIP-Gelenke isoliert oder DIP-, PIP- und MCP-Gelenke gemeinsam befallen, Nebeneinander von osteodestruk-tiven und osteoproliferativen Veränderungen, oft Befall asymmetrisch und im Strahl („Wurstfinger"), Psoriasis an Nägeln und Haut; RF negativ
Polyarthrose (S. 346)	Klinik/Röntgen: Heberden-Knoten (DIP-Gelenke) und Mittelgelenkarthrose (PIP-Gelenke)
erosive Arthrose (S. 349)	Röntgen: Erosionen an DIP- und PIP-Gelenken, zystenartige Unterminierung der Gelenkflächen (Möwenschwingen-phänomen)
Tendosynovialitis	Klinik, sonographisch Nachweis von Erguss im Bereich der Sehne
Tendovaginopathien	Klinik (z. B. schnellender Finger), Anamnese (Belastung durch Sport oder Beruf)
Algodystrophie (S. 374)	initial diffuse Schwellung, später Haut- und Muskelatrophie, Röntgen: fleckige Osteoporose
Nervenkompressions-syndrome	Parästhesien, Muskelatrophien, Hypästhesien im Versorgungsbereich der betroffenen Nerven

Tabelle 5.6 · Fortsetzung

Diagnosen	wegweisende Befunde
zervikale Myelopathie (S. 357)	HWS-Beteiligung bei RA (z. B. Atlasdislokation), Hypästhesien, Paresen
Spinalkanalstenose	Hypästhesien, Paresen, Muskelatrophien
Polyneuropathie	Parästhesien, Muskelatrophien, Hypästhesien, Nervenleitgeschwindigkeit vermindert
degenerative Wirbelsäulenveränderungen (S. 351)	Röntgen: subchondrale Sklerose, Osteophyten, Uncovertebralarthrose
Fibromyalgiesyndrom (S. 365)	Myalgien, Tender Points, keine Entzündung
Paget-von-Schroetter-Syndrom	einseitige Schwellung von Hand und Arm, Thrombosennachweis durch Duplexsonographie oder Angiographie

5.7 Schulterschmerz

Grundlagen

► **Definition/Klinik:** Schmerz im Bereich der Schulter-/Armregion mit oder ohne funktionelle Beeinträchtigung.

Häufige Ursachen

► **Arthritis:** Schultergelenk (Omarthritis), Akromioklavikulargelenk (AC-Arthritis), Sternoklavikulargelenk (SC-Arthritis), vor allem bei:
  • Rheumatoider Arthritis einschließlich der Sonderformen, insbesondere Spätformen.
  • Psoriasisarthritis, reaktive Arthritiden, andere Spondylarthropathien, SAPHO-Syndrom (Abb. 5.7).
  • Kollagenosen, systemischen Vaskulitiden.
► **Arthrose:** Omarthrose, AC-Gelenk-Arthrose, SC-Gelenk-Arthrose.
► **Entzündlich-rheumatische Systemerkrankung mit muskulärer Manifestation:**
  • Polymyalgia rheumatica (PMR).

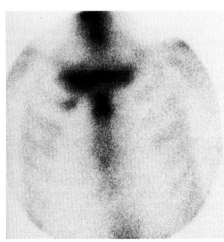

Abb. 5.7 SAPHO-Syndrom. Skelettszintigraphie mit Nachweis einer floriden Arthritis der Sternoklavikulargelenke

- Polymyositis, Dermatomyositis, Einschlusskörper-Myositis (meist wenig Schmerz).
- Rheumatoide Arthritis mit myalgiformem Beginn („Alters-RA").
► Bursitis, z. B. Bursitis subacromialis.
► **Periarthropathien:** Periarthropathia humeroscapularis (PHS):
  - PHS acuta, PHS pseudoparetica, PHS simplex, PHS ancylosans.
  - Impingementsyndrom (subakromiale oder subkorakoakromiale Engpasssyndrome).
► Kompressionssyndrome des Plexus brachialis: Skalenus-Halsrippen-Syndrom, Hyperabduktionssyndrom der Schulter.
► Insertionstendopathien/Enthesitis.
► Tendovaginitis/Tendosynovialitis (z. B. Bizepssehne).
► Fibromyalgiesyndrom.
► Primäre Knochentumoren oder Metastasen in Humerus/Schulter.
► Septische/aseptische Humeruskopfnekrosen (Morbus Hass).
► **Vertebragener Schulterschmerz:**
  - Zervikaler Bandscheibenvorfall (fast unerträglicher Schulterschmerz).
  - z. B. Spondylitis, Spondylodiscitis (bei Spondarthritiden, RA, bakterielle Infektion).
  - Degenerativ: Osteochondrose, Spondylarthrose, Spondylosis hyperostotica.
  - Traumatisch (z. B. BWK-Fraktur bei Osteoporose).
► Trauma: Fraktur, Prellung, Luxation.
► Kardiale/pulmonale Ursachen: KHK, Myokardinfarkt, Perikarditis; Lungenembolie, Pneumothorax, Pleuritis.
► Spannungskopfschmerz, kann ebenfalls in die Schultern ausstrahlen.

Diagnostisches Vorgehen

► **Basisdiagnostik:**
- *Anamnese:*
  - Beschwerden in anderen Gelenken (Arthritiden?) mit symmetrischem (bei RA) oder asymmetrischem (z. B. Spondarthritiden) Befallsmuster?
  - Parästhesien, Taubheitsgefühl (bei Kompressionssyndromen).
  - Unfall (insbesondere Anpralltrauma)?
  - Besondere beruflich bedingte Beanspruchung der Schulter (z. B. bei Arthrose)?
- *Klinische Untersuchung:*
  - Gelenkschwellung (Bursen!) palpabel (z. B. bei Arthritis)?
  - Schmerz beim Beginn der Bewegung (Arthritis).
  - Weichteilschwellung (Bursitis).
  - Endgradig schmerzhaft eingeschränkte Beweglichkeit in allen Freiheitsgraden (sog. Kapselmuster) bei Gelenkerguss (z. B. Arthritis mit Gelenkerguss, aktivierte Arthrose)?
  - Gelenkdeformitäten/Fehlstellungen (z. B. bei RA bei längerem Verlauf)?
  - Fehlstellung/Hypomobilität/Hypermobilität der Wirbelsäule (insbesondere der HWS und BWS)?
  - Schmerzhafte Schulterabduktion („painful arc") nur zwischen 70 und 120° (bei PHS).
  - Auskultation (Stenosegeräusch über der A. subclavia bei Skalenushalsrippensyndrom).
  - Atrophie/Paresen der kleinen Handmuskeln (bei Kompressionssyndromen).
- *Labor:* BSG, CRP (erhöht bei Arthritis), Harnsäure, Ferritin, anti-CCP-Antikörper, Rheumafaktoren, ANA, HLA-B27.
- *Röntgen:* Schultergelenke in 2 Ebenen:
  - Usuren/Erosionen (z. B. bei Arthritis)?
  - Osteophyten/Sklerosierungen (z. B. bei Arthrose)?
  - Weichteilverkalkung (z. B. bei PHS)?
  - Hochstand des Humeruskopfes (z. B. bei Rotatorenmanschettenruptur)?

- *Arthrosonographie:*
  - Gelenkerguss/Synovialisverdickung (bei Arthritis)?
  - Weichteilschwellung (z. B. bei Bursitis)?
  - Weichteilverkalkung (z. B. bei PHS)?
  - Schwellung (z. B. Tendinitis) oder Riss im Bereich von Sehnen (z. B. der Bizepssehne)?
- ▶ **Weiterführende Diagnostik:**
  - *Gelenkpunktion:* Bei sonographischem Nachweis eines intraartikulären Ergusses.
  - *Röntgen:* Zielaufnahmen von AC- und/oder SC-Gelenk (bei entsprechender Klinik).
  - *MRT:* Bei sonographisch fraglichem Rotatorenmanschettendefekt oder Ganglion.
  - *CT:* Zur ossären Differenzialdiagnose (Tumoren, Humeruskopfnekrose).
  - *Bei gesicherter Oligo- oder Polyarthritis:* Differenzialdiagnostische Abklärung nach Schema (s. S. 89, S. 87).
  - *Neurologisches Konsil* mit Nervenleitgeschwindigkeit (NLG) und EMG bei V. a. Myositis oder Kompressionssyndrom.

Differenzialdiagnosen und Wegweiser zur Diagnose (s. Tab. 5.7)

Tabelle 5.7 · Differenzialdiagnosen des Schulterschmerzes

Diagnosen	wegweisende Befunde
Omarthritis	Kapselmuster, entzündlicher Gelenkerguss
Omarthrose	Röntgen: degenerative Veränderungen
Polymyalgia rheumatica (S. 260)	proximal betonte Myalgien, BSG > 40 mm, Alter > 65 Jahre
Polymyositis/Dermato-myositis (S. 241)	CK erhöht, Muskelschwäche, EMG, ANA, PM/Jo-1 AK, Histologie
Alters-RA (S. 131)	symmetrische Polyarthritis
Bursitis	Sonographie
Periarthropathia humeroscapularis (S. 370)	„schmerzhafter Bogen" (painful arc) bei Abduktion, periartikuläre Verkalkung, Ruptur/Tendosynovialitis der langen Bizepssehne
Skalenus-Halsrippen-syndrom	Parästhesien/Hypästhesien lat. Handkante, ulnare Unter-armseite, 4. und 5. Finger; Hypotrophie/Parese der kleinen Handmuskeln, pathologischer Adson-Test*
Hyperabduktions-syndrom	Anamnese: Maler/Speerwerfer; Schulter/Armschmerz mit Hyperabduktion, Abschwächung des Radialispulses
Tendosynovialitis	Sono: Erguss im Bereich der Sehne
Fibromyalgiesyndrom (S. 365)	Myalgien, Tender Points, keine Entzündung
Spondylitis/Diszitis	Röntgen: Syndesmophyten; CT
degenerative Wirbel-säulenveränderungen (S. 351)	Röntgen: subchondrale Sklerose, Osteophyten, Uncovertebralarthrose, Bandscheibenvorfall
Knochentumoren	Röntgen, CT, MRT, Szintigraphie

Diagnosen	wegweisende Befunde
aseptische Osteonekrose	Szintigraphie: verstärkte Nuklidanreicherung, CT, MRT, Röntgen
koronare Herzerkrankung	EKG, Ergometrie, Echokardiographie
klassisches Schulter-Hand-Syndrom (S. 370)	Schulterperiarthropathie und Algodystrophie der Hand
Hemiparese	durch die Parese bedingter Schulterschmerz, z. B. bei Apoplexie
zervikaler Bandscheiben-vorfall (S. 357)	Paresen, Reflexabschwächung/-verlust, dermatom-bezogene, meist einseitige Sensibilitätsstörung

*Schmerzauslösung bei Rückwärtsneigung des Kopfes und gleichzeitiger Kinnwendung zur kranken Seite, z. T. Verschwinden des Radiuspulses

5.8 Rückenschmerz

Grundlagen

▶ **Definition/Klinik:** Schmerzempfindung im Rücken vertebragener und nicht vertebragener Ursache.

Häufige Ursachen

▶ **Degenerative Veränderungen der Wirbelsäule und angrenzender Gelenke:**
- Spondylarthrose.
- Degenerative Diskopathie: Chondrosis intervertebralis, Osteochondrosis intervertebralis, Unkovertebralarthrose.
- Baastrup-Syndrom (Osteoarthrosis interspinalis).

▶ **Entzündliche Erkrankungen der Wirbelsäule und angrenzender Gelenke:**
- Sakroiliitis bei entzündlich rheumatischer Erkrankung (s. Spondylitis).
- Spondylitis bei entzündlich rheumatischer Erkrankung: Ankylosierende Spondylitis, Spondylitis psoriatica, reaktive Arthritiden mit Wirbelsäulenbeteiligung, chronisch-entzündliche Darmerkrankungen, andere Spondyloarthritiden.
- Entzündliche Wirbelsäulenbeteiligung bei rheumatoider Arthritis (insbesondere HWS-Beteiligung).
- Bakterielle Spondylitis: Spondylitis infectiosa (tuberkulöse und unspezifisch bakterielle), Diszitis, Spondylitis migrans (tuberkulöse und unspezifisch bakterielle), Osteomyelitis vertebralis.

▶ Abnorme Wirbelsäulenstellung und -haltung bei: Skoliose, Kyphose, Paresen, extravertebralen Ursachen (z. B. Beinlängendifferenz o.ä.).

▶ Fehlbildungen und Variationen der Wirbelsäule: Segmentierungsstörungen (Block-, Hals-, Keil-, Flachwirbel), Aplasien (Wirbelkörper, Dens), Assimilationsstörungen, Spaltbildungen (Spina bifida), basiläre Impressionen.

▶ **Hypomobilität/Hypermobilität:**
- Spondylolisthesis vera (ventrale Wirbelverschiebung).
- Blockierung eines oder mehrerer Wirbelsäulensegmente.
- Pseudospondylolisthesis.
- Vertebrale Dorsaldislokation.

▶ Morbus Scheuermann (bei Kindern und Jugendlichen).

▶ Bandscheibenvorfall, Lumbalwurzelsyndrom.

▶ Wirbelsäulenerkrankung bei metabolischen und endokrinen Erkrankungen: Osteoporose, Chondrokalzinose, Hyperparathyreoidismus.

► Neoplastische Wirbelsäulenveränderungen bei Morbus Paget, primär benignen und malignen Knochentumoren (z. B. Osteosarkom, Hämangiom), Metastasen bei extravertebralem Malignom, Plasmozytom.

► Traumatische Wirbelsäulenveränderung (z. B. WK-Fraktur bei Osteoporose).

► Entzündliche und degenerative Veränderungen benachbarter Gelenke (Schulter, Hüfte).

► Fibromyalgiesyndrom.

► **Extravertebrale Ursachen von Rückenschmerzen (Auswahl):**
  • KHK, Perikariditis, Aortenaneurysma.
  • Cholezystolithiasis, gastrointestinale Ulzera, Pankreatitis, Nephrolithiasis.
  • Gynäkologische Erkrankungen.
  • Infektionen: Borreliose, Herpes zoster.

► Psychosomatischer Rückenschmerz ohne organische Ursachen.

Diagnostisches Vorgehen

► **Basisdiagnostik:**
  • *Anamnese:*
    – Schmerzcharakter (z. B. nächtlicher/Ruheschmerz bei Sakroiliitis, langsam progredienter bewegungsabhängiger und belastungsabhängiger Husten- und Niesschmerz bei Spondylitis und Bandscheibenvorfall, heftiger Dauerschmerz bei bakterieller Diszitis, akuter schlagartiger Beginn bei Belastung/Niesen bei Diskusprolaps)?
    – Beschwerden in stammnahen Gelenken (Arthritiden?) mit symmetrischem (bei RA) oder asymmetrischem (z. B. Spondarthritiden) Befallsmuster?
    – Schmerzausstrahlung in die Beine, sensible oder motorische Ausfälle (z. B. bei Diskusprolaps)?
    – Unfall, Operationen, internistische oder gynäkologische Begleiterkrankungen?
    – Abnahme der Körpergröße bei Osteoporose.
  • *Klinische Untersuchung:*
    – Beinlängenverkürzung, Beckenschiefstand, Skoliose?
    – Hyperkyphose/-lordose (bei Osteoporose)?
    – Starke Druck-/Klopfschmerzhaftigkeit einzelner Segmente (bei Spondylitis)?
    – Thoraxsteife (bei ankylosierender Spondylitis).
    – Druck- oder Bewegungsschmerz (Mennell-Zeichen) der Iliosakralgelenke (Frühzeichen bei ankylosierender Spondylitis)?
    – Beweglichkeit der Wirbelsäule stark eingeschränkt: Schober- und Ott-Zeichen, Finger-Boden- und Kinn-Sternum-Abstand (z. B. bei ankylosierender Spondylitis).
    – Auffälliger neurologischer Befund (Sensibilität, Motorik, Reflexe), Nervendehnungsschmerz (Lasègue-Zeichen) als Hinweise auf Wurzelkompressionssyndrom?
    – Thoraxsteife (bei ankylosierender Spondylitis).
  • *Labor:*
    – BSG, CRP (erhöht bei Arthritis).
    – HLA-B27 (bei ankylosierender Spondylitis).
    – Serumeiweiß-Elektrophorese (monoklonale Gammopathie bei Plasmozytom).
    – Serum-Kalzium mit Albumin, alkalischer Phosphatase (erhöht bei primärem Hyperparathyreoidismus).
  • *Röntgen:* Je nach Schmerzlokalisation HWS, BWS, LWS in 2 Ebenen, Sakroiliakalgelenke. Typische Befunde s. S. 65.

► **Weiterführende Diagnostik:**
  • *Bei V. a. Spondyloarthritis* Stufendiagnostik nach Schema (s. S. 89).
  • *Bei fraglicher Sakroiliitis:* MRT (Abb. 5.8) der Sakroiliakalgelenke.

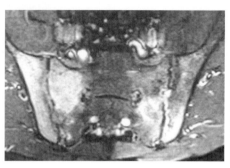

Abb. 5.8 Sakroiliitis bei ankylosierender Spondylitis. MRT: Signalintenses intra-ossäres Ödem in den ge-lenknahen Abschnitten des Os sacrum und den Massae laterales bds.

- *Bei V. a. Diskusprolaps und Wurzelkompressionssyndrom* (z. B. bei Spinalkanal-stenose): CT oder MRT der betroffenen Segmente und neurologische Unter-suchung (ggf. mit NLG/EMG).
- *Bei RA* Röntgen der HWS seitlich in Inklination und Reklination: Abstand Atlas-bogen/Dens axis erweitert? (Atlasdislokation; normal < 3 mm).
- *Bei atlantodentaler Instabilität (Atlasdislokation) und V. a. zervikale Myelopathie bei RA:* Neurologische Untersuchung und MRT der HWS.
- *Bei unauffälligem oder nicht plausiblem Befund an der Wirbelsäule:* internisti-sche und ggf. gynäkologische Abklärung.
- Psychosomatische Genese des Rückenschmerzes mit in die Differenzialdiag-nose einbeziehen.

Differenzialdiagnosen und Wegweiser zur Diagnose (s. Tab. 5.8)

Tabelle 5.8 · Differenzialdiagnosen von Rückenschmerzen

Diagnosen	wegweisende Befunde
Chondrosis inter-vertebralis (S. 66)	reaktionslose Höhenabnahme des Diskusraumes
Osteochondrosis intervertebralis (S. 66)	Diskushöhenabnahme *plus* subdiskale Knochenverdichtung *plus* marginale Spondylophyten
Unkovertebralarthrose (Sonderform der Spondylose)	schaufelförmige Erhebungen der Oberflächen von HWK 3–7 (Sattelform), Beweglichkeit im betroffenen Segment oft aufgehoben
Spondylosis hyperostotica (S. 359)	überschießende generalisierte Verknöcherung vertebralen und extravertebralen Bindegewebes, radiologisch grobe hyperostotische Spondylophyten, Knochenapposition an der Wirbelvorderfläche
Baastrup-Syndrom	Röntgen: verplumpte Dornfortsätze mit Schlifflächen (LWS) – häufig asymptomatisch
ankylosierende Spondylitis (S. 136)	entzündlicher Rückenschmerz, schmerzhaft eingeschränkte Beweglichkeit der WS, ISG-Symptomatik/positives Mennell-Zeichen. HLA-B27-Assoziation in 95 %, BSG-Erhöhung, oft stammnahe Arthritis und Enthesiopathie, Iridozyklitis. Röntgen: uni- oder bilaterale Sakroiliitis (buntes Bild), Syn-desmophyten, im Verlauf Kasten-/Tonnenwirbel („Bambus-stab"), Andersson- und Romanus-Läsion (Spondylodiszitis) MRT: Knochenödem im Bereich der SI-Gelenke (Abb. 5.8)

Tabelle 5.8 · Fortsetzung

Diagnosen	wegweisende Befunde
Psoriasisarthritis (S. 148)	begleitend Oligo- oder Polyarthritis (oft mit Befall im Strahl), Enthesiopathien, Haut- und Nagelpsoriasis (kann fehlen), meist sind nur einige Segmente befallen. Röntgen: *Para*syndesmophyten, buntes Sakroiliakalbild
reaktive Arthritiden (S. 158)	begleitend Urogenitalinfektion oder Enteropathie mit Erregernachweis (z. B. Chlamydien, Mykoplasmen, Yersinien, Salmonellen) und/oder positive Serologie, Oligoarthritis. Röntgen: Wirbelsäule mit *Para*syndesmophyten, seltener Sakroiliitis
rheumatoide Arthritis (S. 116) und juvenile chronische Polyarthritis (S. 390)	ventrale Atlasdislokation (Atlantodentaldistanz > 3 mm) mit/ohne zervikale Myelopathie, Densarrosion, rheumatische Spondylodiszitis, knöcherne Ankylose der Wirbelbogengelenke, erosive Arthritis der Intervertebralgelenke
infektiöse Spondylitis	akuter Beginn mit hohem Fieber, lokalisierter Klopfschmerz, BSG/CRP erhöht. Röntgen der Wirbelsäule: Mono-(oligo-)segmentäre reaktionslose Diskushöhenabnahme mit/ohne Deckplattenunschärfe/-erosion, später Gibbus, Sequester. CT: perivertebraler/Psoasabszess. Punktion mit Keimnachweis;
– *spezifische Spondylitis (Tbc)* (S. 192)	– meist > 3 Segmente, BWS bevorzugt, Alter > 14 Jahre
– *unspezifische Spondylitis*	– meist < 3 Segmente befallen, LWS bevorzugt
Osteomyelitis vertebrae	Fieber, BSG/CRP hoch; Röntgen: Osteolysezone im Wirbelkörper, z. T. von Verdichtungssaum umgeben, *ohne* Diskusbeteiligung; später Sequester in Tomographie/CT darstellbar
Spondylitis migrans	subligamentäre Aszension/Deszension einer spezifischen oder bakteriell-unspezifischen Spondylitis zwischen Wirbel und vorderem Wirbellängsband; später Syndesmophytenähnliche Wirbel-Osteophyten und knöcherne Ankylose der Wirbelbogengelenke möglich (radiologisch schwierige DD: ankylosierende Spondylitis)
Osteoporose (S. 378)	initial scharf gezeichnete Struktur von Abschlussplatten und Spongiosa der WK, später Keil- und Fischwirbelbildung (vor allem in der LWS), dadurch Hyperkyphose (Gibbusbildung), Hyperlordose und Größenabnahme der Patienten. Quantifizierung der Osteopenie durch Osteodensitometrie (QCT oder DXA). Hydroxyprolin, Pyridinolin und Desoxypyridinolin (Cross-Links) im Urin erhöht
Osteomalazie (S. 385)	diffuser Knochenschmerz, Osteopenie, Fischwirbel, Pseudofrakturen (Looser-Umbauzonen). Vitamin-D_3-Mangel, alkalische Phosphatase und Kalzium erniedrigt; eventuell Symptome der Hypokalzämie
Hyperparathyreoidismus (S. 321)	Kalzium und Parathormon erhöht, subperiostale Resorptionszonen
Morbus Paget (S. 386)	AP deutlich erhöht, oft Hyperkalzämie. Röntgen: herdförmige Aufhellungs- und Sklerosezonen. Szintigraphie: gesteigerter Nuklideinbau in die befallenen Herde. Alter > 50 Jahre

Tabelle 5.8 · Fortsetzung

Diagnosen	wegweisende Befunde
Plasmozytom	monoklonale Gammopathie, Plasmazellvermehrung im Knochenmark, BSG-Erhöhung, Röntgen: Osteolysen
osteolytische Metastasen	Röntgen: rundliche, unscharf konfigurierte Konturdefekte, glatt begrenzt, Randsaum, pathologische Frakturen
osteoplastische Metastasen	relativ scharf begrenzte Verdichtung der Spongiosa
osteogene/neurogene Tumoren	Tumordarstellung in Röntgen, CT und Skelettszintigraphie
Fibromyalgiesyndrom (S. 365)	Myalgien, Tender Points, keine Entzündung
Fehlstatik der WS	klinisch, ggf. radiologischer Nachweis einer *primären* Fehlstatik
Fehlbildungen	Darstellung der Fehlbildung im Röntgenbild
Spondylolyse	Dysplasie/Spaltbildung des Wirbelbogens, meist von LWK 5, Wirbel in oberen (Wirbelkörper, Bogenwurzel) und unteren Anteil (hinterer Bogenbereich, Dornfortsätze) zerlegt. Schrägaufnahme: „Hundefigur mit Halsband"
Spondylolisthesis	Röntgen: ventrale Wirbelverschiebung bei Spondylolyse
Pseudospondylolisthesis	ventrale Wirbeldislokation bei erhaltener Kontinuität des Wirbelbogens durch degenerative Bandscheibenveränderungen
Dorsaldislokation, dorsales Wirbelgleiten mit konsekutiver Lockerung	Röntgen: vertebrale Dorsaldislokation, Höhenabnahme des Diskusraumes, meist LWS oder HWS
Morbus Scheuermann	Beginn: Präpubertät; vermehrte Brustkyphose, keilförmige Wirbelkörper, Schmorl-Knorpelknötchen und/oder Abschlussplattenirregularitäten; Fixierung der befallenen thorakalen Wirbelkörper-Segmente
Diskusprolaps mit Lumbago oder radikulärer Symptomatik (S. 354)	blitzartiger Beginn des Kreuzschmerzes, Akzentuierung beim Husten/Niesen, Schonhaltung mit konvex zur kranken Seite gerichteter Skoliose; begleitend möglich: Dermatombezogene Hypästhesie/Dysästhesie, Reflexabschwächung, Paresen und Myatrophien, meist L5 und S1
pseudoradikuläre Symptomatik (S. 351)	schmerzhafter Hartspann (Tendomyose) im erkrankten Segmentbereich *ohne* Reflexstörungen oder Paresen
Pankreatitis	klinisch „Gummibauch", Amylase/Lipase erhöht, CT, Sonographie
Pyelonephritis/ Nierentumor	Hämaturie, Nachweis von Entzündung oder Raumforderung in Sono oder CT des Abdomens
Aortenaneurysma	Darstellung in Sono, Echo, TEE (transösophageales Echokardiogramm) und CT
Ulcus duodeni	Ulkusnachweis in der Gastroskopie
Kolontumor	rektale Untersuchung, Rektoskopie, Koloskopie

Tabelle 5.8 · Fortsetzung

Diagnosen	wegweisende Befunde
retroperitoneale Hämatome oder Fibrose	Nachweis eines Hämatoms oder der Retroperitonealfibrose mit CT oder Abdomen-Sonographie
Ovarial- oder Uterustumor	gynäkologische Untersuchung, Sonographie, CT
psychogener Rückenschmerz	Rückenschmerz ohne Korrelat bei der klinischen Untersuchung sowie weiterführenden Diagnostik einschließlich bildgebender Verfahren
Postdiskotomiesyndrom	Rückenschmerzen durch Verwachsungen bei Z. n. Bandscheibenoperation

5.9 Muskelschwäche, Myalgien

Grundlagen

► **Definition/Klinik:** Schwäche und/oder Schmerz der Muskulatur durch primäre Myopathie oder sekundär durch Störung der peripheren Nerven.

Häufige Ursachen von Muskelschmerz

► Lokalisierte Tendomyose, bei Stress (psychosoziale Faktoren), Fehlhaltung, Verletzungen, Immobilität (z. B. postoperativ), sekundär bei degenerativer Gelenkerkrankung oder Arthritis und nach Nervenläsion.
► Fibromyalgiesyndrom.
► Polymyalgia rheumatica.
► Rheumatoide Arthritis, vor allem Alters-RA mit myalgiformem Beginn.
► Vaskulitiden: Arteriitis temporalis, systemische Vaskulitiden mit Begleitmyositis (z. B. Morbus Wegener).
► Kollagenosen: Polymyositis, Dermatomyositis, Einschlusskörper-Myositis, mixed connective tissue disease. Seltener: Begleitmyositis bei SLE, Sjögren-Syndrom oder Sklerodermie.
► Eosinophilie-Myalgie-Syndrom.

Häufige Ursachen von Muskelschwäche

► Kollagenosen: Polymyositis, Dermatomyositis, Einschlusskörper-Myositis, mixed connective tissue disease. Seltener: Begleitmyositis bei SLE, Sjögren-Syndrom oder Sklerodermie.
► **Neuropathie mit sekundärer Muskelschwäche:**
  • Polyneuropathie, z. B. bei Vaskulitiden, Kollagenosen, RA.
  • Andere Polyneuropathien (z. B. bei Diabetes mellitus) und Mononeuritiden.
  • Nervenkompressionssyndrome.
► Eosinophile Fasziitis (Shulman-Syndrom).
► Granulomatöse Myositis (bei Sarkoidose oder Morbus Crohn).
► Eosinophile Myositis.
► Eosinophilie-Myalgie-Syndrom.
► Paraneoplastische Myositis.
► Parainfektiöse Myositis bei bakterieller, viraler, parasitärer Infektion.
► Myasthenia gravis.
► Progressive Muskeldystrophien (z. B. Typ Duchenne, Gliedergürteltyp und andere).
► Myotonien (z. B. Myotonia congenita, Neuromyotonien).
► Myopathien bei Stoffwechselerkrankungen: Paroxysmale dyskaliämische Lähmungen, Myopathie bei Glykogenstoffwechselerkrankungen, Myopathien bei Lipidstoffwechselstörungen.
► Myopathien bei endokrinen Störungen: Hyper- und Hypothyreose, Morbus Cushing.

▶ **Medikamenteninduzierte Myopathie:**
- Glukokortikoide: Steroidmyopathie.
- Basistherapeutika: D-Penicillamin, Resochin.
- Andere Medikamente: Vincristin, Disulfiram, Clofibrat.
▶ Akute oder chronische Myopathie bei chronischem Alkoholabusus.
▶ Rhabdomyolyse (idiopathische paroxysmale Myoglobinurie).

Diagnostisches Vorgehen

▶ **Basisdiagnostik:**
- *Anamnese:*
  - Lokaler und fortgeleiteter Schmerz, Schmerz bei Muskelkontraktion, Muskelsteifigkeit und eingeschränkte Gelenkbeweglichkeit (bei Tendomyosen)?
  - Generalisierter spontaner Muskelschmerz im Verlauf von Sehnen und Sehnenansätzen mit typischer stammnaher Lokalisation (bei Fibromyalgie)?
  - Begleitende vegetative Symptome oder Schlafstörungen (bei Fibromyalgie)?
  - Bekannte rheumatische Grunderkrankung, insbesondere Kollagenose?
  - Parästhesien, Taubheitsgefühl (bei PNP, Kompressionssyndromen)?
  - Beschwerdeführendes Symptom: Muskelschwäche (z. B. bei Polymyositis) oder Muskelschmerz (z. B. bei Polymyalgia rheumatica)?
  - Familiäre Disposition (z. B. bei Muskeldystrophien)?
  - Hautveränderungen (z. B. blauviolettes Erythem an Wangen und Lidern bei Dermatomyositis)?
- *Klinische Untersuchung:*
  - Lokaler Druckschmerz mit Fortleitung, Muskelverhärtung (bei Tendomyosen)?
  - Schmerz an „Trigger-points" an typischer Lokalisation auslösbar (bei Tendomyosen)?
  - Schmerz an mindestens 11 von 18 definierten „Tender-points" auslösbar (bei Fibromyalgie)?
  - Störungen von Sensibilität, Muskeleigenreflexe reduziert (z. B. bei PNP)?
  - Hinweise auf eine Kollagenose (z. B. Hautefflureszenzen, Arthritiden, Raynaud)?
- *Labor:* BSG, CRP (erhöht bei Arthritis), ANA, RF, CK, Aldolase (erhöht bei Myositiden).
▶ **Weiterführende Diagnostik:**
- *Bei Muskelschwäche:* EMG/NLG zur Differenzierung zwischen muskulärer und neurogener Muskelschwäche.
- *Bei pathologischem EMG-Befund:* MRT der betroffenen Muskelabschnitte.
- *Bei pathologischem EMG (Myopathiemuster) und/oder MRT (Muskelödem [Abb. 5.9]):* Muskelbiopsie mit Immunhistochemie (bei Myositis) und Elektronenmikroskopie (z. A. Einschlusskörper-Myositis).
- *Bei V. a. Myositis:* Antisynthetase-Antikörper (Anti-Jo-1, anti-PL-7, anti-PL-12, anti-OJ, Anti-EJ), Anti-Mi-2, Anti-SRP.

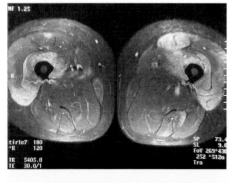

Abb. 5.9 MRT der Oberschenkelmuskulatur. Erhöhte Signalintensität betroffener Muskelabschnitte bei Polymyositis

- *Ausschluss einer paraneoplastischen Polymyositis:* Gynäkologische Untersuchung, Prostatauntersuchung, Röntgen-Thorax, Abdomensonographie. Bei dringendem Tumorverdacht ergänzende Untersuchungen (CT, Knochenmarkuntersuchung etc.).

Differenzialdiagnosen und Wegweiser zur Diagnose (s. Tab. 5.9 und Tab. 5.10)

Tabelle 5.9 · Differenzialdiagnosen von Muskelschmerz

Diagnosen	wegweisende Befunde
Tendomyosen (S. 363)	Schmerz an „Trigger-points" an typischer Lokalisation auslösbar, Muskelverhärtungen, Zucken von Muskel/Haut bei Palpation (twitch response), Muskelverkürzung; CK, EMG, normale Nervenleitgeschwindigkeit
Fibromyalgiesyndrom (S. 365)	Myalgien, Tender Points, keine Entzündung
Polymyalgia rheumatica (S. 260)	Alter > 55 Jahre, proximale Myalgien, Muskelschwäche sekundär. Histo (Temporalarterie): Riesenzellarteriitis, EMG normal. BSG erhöht, CK normal. Komplikationen: sekundäre Gefäßverschlüsse (Erblindung)
Alters-RA (S. 131)	Klinik wie bei PMR, zusätzlich Arthritiden, RF oft positiv
Vaskulitis mit sekundärer Myositis	wie PM, jedoch histologisch Vaskulitis. Zusätzlich Klinik der führenden Vaskulitis (z. B. Morbus Wegener)
Eosinophilie-Myalgie-Syndrom (S. 238)	Myositis, Polyneuropathie, Fieber, Arthralgien, Husten, Dyspnoe und Eosinophilie nach Ingestion von L-Tryptophan

Tabelle 5.10 · Differenzialdiagnosen von Muskelschwäche

Diagnosen	wegweisende Befunde
Polymyositis (PM; S. 241)	proximal betonte Muskelschwäche, mäßige muskelkaterähnliche Myalgien, häufig Lungen- und Herzbeteiligung, EMG mit Myopathiemuster, CK erhöht, ANA, Autoantikörper (ENA). Histo: Perivaskuläre und interstitielle Infiltrate, vor allem Lymphozyten, Muskelfasernekrosen. Gehäuft Malignome
Dermatomyositis (S. 241)	wie PM, zusätzlich ödematöse Schwellung der Haut und livid-rötliche Erytheme. Mi-2-AK in 20 % vorhanden
Antisynthetasesyndrom (S. 246)	wie PM, Antisynthetase-AK (vor allem Anti-Jo-1) positiv. Fieber, Synovitiden, Raynaud-Syndrom, „Mechanikerhände", interstitielle Lungenerkrankung
Einschlusskörper-Myositis (S. 246)	wie PM, jedoch Männer häufiger betroffen, meist keine Myalgien, mikroskopische Einschlüsse in Zellkern und Zytoplasma, Steroidtherapie meist ohne Effekt
granulomatöse Myositis	nicht verkäsende Granulome mit Riesenzellen vom Langerhans-Typ in der Muskulatur, z. B. bei Sarkoidose oder Morbus Crohn. Klinisch meist blander Verlauf

Tabelle 5.10 · Fortsetzung

Diagnosen	wegweisende Befunde
eosinophile Myositis	Klinik wie PM, jedoch Histo: eosinophiles Infiltrat, zusätzlich Klinik wie hypereosinophiles Syndrom
eosinophile Fasziitis	schmerzhafte Schwellung und Verdickung der Haut der Extremitäten, Kontrakturen, mäßige Muskelschwäche, Eosinophilie in Blut und Gewebe (vor allem tiefe Faszien), BSG und CK erhöht, EMG verändert
Eosinophilie-Myalgie-Syndrom (S. 238)	Myositis, Polyneuropathie, Fieber, Arthralgien, Husten, Dyspnoe und Eosinophilie nach Ingestion von L-Tryptophan
Paraneoplasie	Abnahme des KG, BSG erhöht, Tumornachweis
parainfektiöse Myositis	bei aktiver Infektion mit Mykoplasmen, Borrelien, Viren (insbesondere HIV) und Trichinose; oft spontane Remission nach 3–4 Wochen
Myopathien bei Endokrinopathie	vor allem proximal betonte Muskelschwäche, bei Hypo- und Hyperthyreosen und Morbus Cushing
toxische Myopathie	generalisierte proximale Muskelschwäche durch Medikamente, u. a. D-Penicillamin, Chloroquin, Cyclosporin A, Lipidsenker (Rhabdomyolyse!)
Steroidmyopathie	proximal betonte Muskelschwäche unter chronischer Glukokortikoidtherapie, CK und EMG normal, Histo: Typ-2 Muskelfaseratrophie
Neuropathien	sekundäre Paresen bei Polyneuropathien oder Mononeuritis; begleitend Dysästhesien und Hypästhesien, z. B. bei Vaskulitiden, RA, Kollagenosen

5.10 Raynaud-Syndrom

Grundlagen

▶ **Definition:** Primär (idiopathisch) oder sekundär, im Rahmen einer anderen Erkrankung auftretende Gefäßspasmen der Digitalarterien.
▶ **Klinik**: Bei Kälteeinwirkung oder psychischem Stress initial Zyanose, dann schmerzhaftes Abblassen der Finger, später (z. B. bei Wiedererwärmung) reaktive Hyperämie (sog. dreiphasiges Raynaud-Syndrom). Dauer: Wenige Minuten bis 1 Stunde.

Häufige Ursachen

▶ Primäres Raynaud-Syndrom.
▶ Kollagenosen: Sklerodermie, systemischer Lupus erythematodes, Mixed connective tissue disease, Polymyositis, Dermatomyositis, Sjögren-Syndrom.
▶ Rheumatoide Arthritis und Sonderformen.
▶ Hämatologische Erkrankungen mit Hyperviskosität: Polyzythämie, Kryoglobulinämie, Kälteagglutinine, Paraproteinämie.
▶ Paraneoplastisch.
▶ Nervenkompressionssyndrome: Karpaltunnelsyndrom (N. medianus), Ulnarisrinnen-Syndrom, Loge-de-Guyon-Syndrom (N. ulnaris), Supinatorschlitzsyndrom (N. radialis), Skalenus-Halsrippen-Syndrom.
▶ Arterielle Verschlusskrankheiten: Thrombangiitis obliterans, Morbus de Cuveland (distale Radiusepiphyse).
▶ Neurologische Erkrankungen.

▶ Medikamente: Beta-Blocker, Ergotamin, Bleomycin, Vinblastin, orale Kontrazeptiva.
▶ Intoxikation: Polyvinylchlorid, Schwermetalle.
▶ Traumen: Langjähriges Arbeiten mit Presslufthammer oder Kettensäge, Strahlenschäden (Strahlenangiopathie).

Diagnostisches Vorgehen

▶ **Basisdiagnostik:**
 • *Anamnese:*
  – Bekannte rheumatische Grunderkrankung, insbesondere Kollagenose?
  – Parästhesien, Taubheitsgefühl (bei Kompressionssyndromen).
  – Medikamentenanamnese?
  – Besondere beruflich bedingte Beanspruchung der Finger (z. B. Bauarbeiter)?
 • *Klinische Untersuchung:*
  – Typisches Raynaud-Syndrom durch Kältereiz (kaltes Wasser) provozierbar?
  – Hinweise auf eine Kollagenose (z. B. Finger/Handödeme bei Sklerodermie)?
 • *Labor:* BSG, CRP (erhöht bei Arthritis), Rheumafaktoren, ANA.
 • *Kapillaroskopie:*
  – Kapilläre Stase (verlangsamter Erythrozytenfluss).
  – Dilatation der zuführenden Schlinge, Engstellung der abführenden Schlinge.
  – Megakapillaren, Rarefizierung des Kapillarbetts (bei Sklerodermie)?
▶ **Weiterführende Diagnostik:**
 • *Bei V. a. neurologische Erkrankung oder Kompressionssyndrom* Neuro-Konsil mit Nervenleitgeschwindigkeit.
 • *Bei V. a. arterielle Verschlusskrankheit* Doppler-Sonographie der Arterien.
 • Angiographie mit Priscoll zur Differenzierung vasospastischer (Raynaud-Syndrom) und nichtvasospastischer (z. B. Thrombangiitis, Vaskulitis) Gefäßverengungen.

Differenzialdiagnosen und Wegweiser zur Diagnose (Tab. 5.11)

Tabelle 5.11 · Differenzialdiagnose des Raynaud-Syndroms

Diagnosen	wegweisende Befunde
primäres Raynaud-Syndrom	typische Symptomatik über mindestens 3 Jahre ohne Hinweis auf eine mögliche Grunderkrankung
Kollagenosen (S. 207)	ANA, Komplementverbrauch, Organbeteiligung, Hautveränderungen (Erytheme, Sklerodermie)
rheumatoide Arthritis (S. 116)	symmetrische erosive Polyarthritis, RF
Hyperviskosität	Kryoglobuline, Paraproteine oder Polyzythämie
Paraneoplasie	Abnahme des Körpergewichts, BSG erhöht, Tumornachweis
arterielle Verschlusskrankheit	Doppler-Sono/Angiographie: isolierte Stenosen oder generalisierte Gefäßverengung
Raynaud-Syndrom durch Medikamente	typische Klinik verschwindet nach Weglassen der Medikation, erneutes Auftreten nach Reexposition
Nervenkompressionssyndrome	Parästhesien, Muskelatrophien, Hypästhesien im Versorgungsbereich der betroffenen Nerven
Traumen	langjährige berufliche Belastung (z. B. Arbeit mit Presslufthammer), Ausschluss anderer Ursachen
Intoxikation	Intoxikation mit PVC oder Schwermetall

6 Rheumatoide Arthritis

6.1 Grundlagen, Klinik, Verlauf

Grundlagen

▶ **Synonym:** Chronische Polyarthritis.
▶ **Definition:** Die rheumatoide Arthritis (RA) ist eine Systemerkrankung des mesodermalen Gewebes, die hauptsächlich die Gelenke betrifft. Die Kombination von Entzündung, Pannusbildung, Weichteil-, Knorpel- und Knochendestruktion kann zu bleibenden, auch schwerwiegenden Gelenkveränderungen führen; auch innere Organe können mit einbezogen werden.
▶ **Ätiologie und Pathogenese:**
- *Genetische Voraussetzung:*
  – DRB1*0401 (DR 4, Dw4; in 50 % der RA-Fälle).
  – DRB1*0404 (DR4, Dw14; in 30 % der RA-Fälle).
  – DRB1*0101 (DR1, Dw1; in 24 % der RA-Fälle) bei Kaukasiern (in Japan: DRB 1*0405 in 71 %, bei israelischen Juden: DRB1*0101 in 28 %).
  – Hohes genetisches Risiko: DRB1*0401 und 0404 (relatives Risiko 5).
  – Höchstes denkbares genetisches Risiko: Bei Kombination der Gene DRB1*0401 + DRB1*0404.
- *Auslösemechanismen:* Unbekannt; Virusinfektion (Epstein-Barr-Virus?) oder andere Infektionen (durch Darmbakterien?).
- T-Zellen pathogenetisch offenbar von zentraler Bedeutung. Die Rolle der B-Zellaktivierung wird zurückhaltender interpretiert.
- Eine Schlüsselrolle haben Zytokine, eventuell auch Protooncongene.
- *Weitere pathogenetisch eventuell bedeutsame Zusatzfaktoren:* Funktionsstörungen der Hypothalamus-Hypophysen-Nebennierenrindenachse? Kontrazeptiva (protektiv)? Zigarettenrauchen (erhöhtes Risiko)?
- Der Mechanismus der Selbstunterhaltung des Prozesses ist unverändert unklar und ebenso hypothetisch wie die meisten anderen ätiopathogenetischen Mechanismen. Unverändert mysteriös ist die fast tumorähnliche Proliferation der Synovialis.
▶ **Epidemiologie:**
- Prävalenz: 1 %; häufigste entzündliche rheumatische Erkrankung.
- Vorkommen bei allen Rassen, allen Klimazonen, allen Konstitutionstypen und allen Berufen.
- Frauen erkranken 3-mal häufiger als Männer.
- Hauptmanifestationsalter ist das 3. bis 5. Lebensjahrzehnt, Erkrankung ist jedoch in jedem Lebensalter möglich.

Frühe Symptome

▶ **Prodromalsymptome:** Im Einzelfall nur selten nachweisbar, lediglich Parästhesien und Steifigkeit können dem Ausbruch der Erkrankung vorausgehen. Meist ist die synovitische Schwellung das erste Symptom.
▶ **Frühsymptome:**
- Morgensteifigkeit deutlich über 30 Minuten.
- Volarer Handgelenkbeugeschmerz.
- Schmerzen und/oder Schwellungen in einzelnen Gelenken, meist an den Fingergrund- und Fingermittelgelenken.
- Kraftlosigkeit.
- Eventuell Tenosynovitis und Karpaltunnelsyndrom.
▶ **Atypische Symptome im Frühstadium:**
- Beginn erst im höheren Lebensalter, in 20 % über 60 Jahre.
- Beginn nur an großen Gelenken (mindestens in 20 %).
- Beginn monartikulär (in 15 %).
- Beginn asymmetrisch (ca. 30 %).
- Beginn akut, eventuell fieberhaft (ca. 20 %).

- Beginn mit Wirbelsäulenbeschwerden (selten, unter 10 %).
- Beginn mit Hautrötung über den Gelenken: Sehr selten und ungewöhnlich.

Leitsymptom

▶ Persistierende synovitische Gelenkschwellungen mit Überwärmung, Morgensteifigkeit, Kraftlosigkeit und früh einsetzender juxtaartikulärer Muskelatrophie, von wechselnd starken Schmerzen begleitet.

▶ Beginn meist schleichend, nicht selten schon früh Gelenkergüsse.

▶ An den Händen, dem „Aushängeschild" des Polyarthritikers, meist symmetrische Schwellungen, rasch auftretende Atrophie der Mm. interossei; Fingergrund- und Mittelgelenke sind meist sehr früh befallen (s. Abb. 6.1).

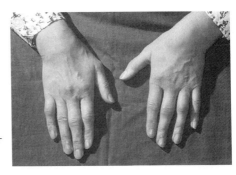

Abb. 6.1 Hände einer 42-jährigen Frau mit seit kurzem bestehender rheumatoider Arthritis: klassische symmetrische Synovitiden

Fortgeschrittene Gelenkveränderungen

▶ Die RA kann alle Gelenke befallen und bezieht auch die Gelenkumgebung mit ein. Die destruktive Potenz der Erkrankung kann Knorpel, Weichteile und Knochen zerstören.

▶ **Veränderungen an allen Extremitätengelenken:**
  - Auftreibungen, Fehlstellungen, Lockerungen, Deformierungen, Ankylosen, Subluxationen, etc.
  - *In der Umgebung:*
    - Bursitiden.
    - Tenosynovitiden (s. Abb. 6.2).
    - Rheumaknoten (s. Abb. 6.3): Charakteristisch an der Unterarmstreckseite ellenbogennahe; sie können aber auch Methotrexat-induziert multipel auftreten und ulzerieren – DD rheumatoide Nodulosis ohne RA.

▶ **Charakteristische Veränderungen der Hände** (s. Abb. 6.5): Atrophie der Mm. interossei, Schwanenhalsdeformität (s. Abb. 6.4), Knopflochdeformität, Tenosynovitis, eventuell Sehnenruptur, 90°/90°-Deformierung des Daumens, volare Subluxation im Handgelenk mit Stufenbildung, eventuell Fingerbeugekontrakturen, Streck- und Faustschlussunfähigkeit, Dislokation des distalen Radius- und Ellenendes, in schweren Fällen Mutilationen, Ulnardeviation (s. Abb. 6.4).

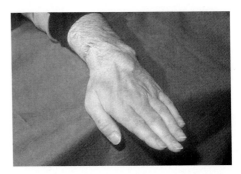

Abb. 6.2 Typische Handrücken-Tenosynovitis bei rheumatoider Arthritis

117

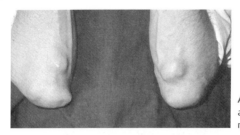

Abb. 6.3 Rheumaknoten an typischer Stelle bei rheumatoider Arthritis

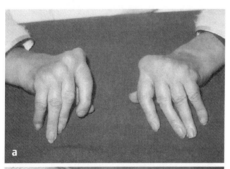

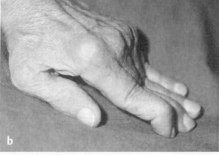

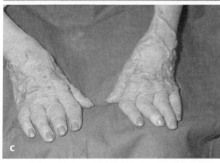

Abb. 6.4 a–c Hände im fortgeschrittenen Stadium einer rheumatoiden Arthritis
a) erhebliche symmetrische ulnare Deviation;
b) Schwanenhalsdeformität;
c) mutilierende rheumatoide Arthritis

▶ **Beachte:** Ulnare Deviation der Finger ist zwar hochcharakteristisch für RA, aber nicht spezifisch. Sie kommt auch bei SLE, Arthritis psoriatica, villonodulärer Synovitis, bei schwerer Fingerpolyarthrose (Grundgelenke) und bei Karate-Kämpfern an der Kampf-Hand vor.

▶ **Charakteristische Veränderungen der Füße** (s. Abb. 6.6): Abflachung des Fußgewölbes, Lateraldeviation der Zehen, nach plantar „durchgetretene" Metatarsalköpfchen mit Hornschwielen, Aufwölbung und zehenwärts gerichtete „Wanderung" des Vorfußballens, Krallenzehen.

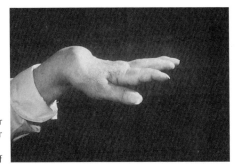

Abb. 6.5 Veränderungen der Hand bei schwer verlaufender rheumatoider Arthritis nach 11-jährigem Krankheitsverlauf

▶ **Charakteristische Veränderungen am Kniegelenk**:

- Baker-Zyste in der Kniekehle: Poplitealzyste mit Verbindung zwischen dem Gelenkraum und der Bursa der Wadenmuskeln; eventuell hernienartiges Vordringen in die Wade mit „Pseudothrombophlebitis"-Bild.
- Bänderlockerungen und Genua-vara-Stellung.

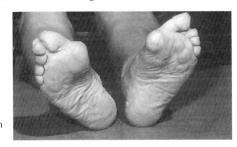

Abb. 6.6 Veränderungen der Füße bei rheumatischer Arthritis bei einer 64-jährigen Patientin

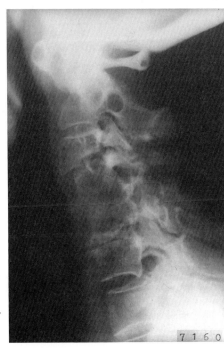

Abb. 6.7 Schwere Zervikalarthritis bei weit fortgeschrittener mutilierender rheumatoider Arthritis mit atlantoaxialer Subluxation, subaxialer Subluxation, destruierender Spondylarthritis und Diszitis

Rheumatoide Arthritis

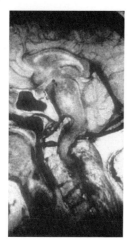

Abb. 6.8 Kernspintomographische Darstellung der Kompression des Zervikalmarks bei atlanto-okzipitaler und atlanto-axialer Subluxation

► **Veränderungen der Halswirbelsäule** (s. Abb. 6.7, 6.8): In mindestens 30%, mit zunehmender Krankheitsdauer häufiger; wichtig und oft nicht rechtzeitig beachtet:
- Spondylarthritis.
- Diszitis.
- Atlanto-occipitale und atlanto-axiale Subluxation: In 10 bis über 40%.
- Vertikale Dislokation des Dens = „pseudobasiläre Invagination oder Impression" (in 5–30%).
- Subaxiale Subluxation mit entsprechenden klinischen Symptomen: Schmerz am Nacken, Hinterkopf, retroorbital, temporal. Steifigkeit. Neurologische Symptome: Muskelschwäche, Lähmungen, pathologische Reflexe, vertebrobasiläre Insuffizienz, Mißempfindungen, Taubheit, Schluckstörungen. u. U. bis zur Querschnittslähmung und tödlicher Halsmarkkompression.

Extraartikuläre Manifestationen

► **Allgemein:** Extraartikuläre Manifestationen sind eher selten, meist auch benigne und klinisch nur in Einzelfällen relevant. Sie treten zeitlich unabhängig von den Gelenksymptomen auf.
► **Herzbeteiligung:** Perikarditis (klinisch häufig asymptomatisch), selten Myokarditis, Rheumaknoten, Nekrosen.
► **Gefäßbeteiligung:** Funktionelle periphere Durchblutungsstörungen und Vaskulitis (Folgen: Hautulzera, Neuropathie, Nekrosen, Gangrän). Vaskulitis (autoptisch in ca. 12%) ist assoziiert mit männlichem Geschlecht, extraartikulärem Befall, schwerem Verlauf, Rheumafaktoren. Klassisches Bild: Arterielles Ulkus am Unterschenkel.
► **Beteiligung des lymphatischen Systems:** Lymphknotenvergrößerung, Milzvergrößerung.
► **Beteiligung von Lungen und Pleura:** Pleuritis sicca und exsudativa, interstitielle Lungenfibrose, Rheumaknoten in der Lunge.
► **Beteiligung des Nervensystems:** Neuropathie (Vaskulitis oder mechanisch mit klassischem Karpaltunnelsyndrom), Myositis.
► **Beteiligung der Augen:** Episkleritis, Skleritis, Skleromalazie, Keratitis sicca.
► **Blutbildveränderungen:** Meist sekundär treten Anämie, Leukozytose, Thrombozytose auf.
► **Beteiligung der Niere:** Subklinische renale Dysfunktion, bioptisch z. T. Glomerulonephritis und Amyloidose, Neigung zu rezidivierenden Harnwegsinfekten.

▶ **Beteiligung der Psyche:** Depressive Verstimmung, meist sekundär; offenbar nicht durch rein funktionelle Beeinträchtigung, sondern durch Verlust an besonders für das Leben wertvollen Aktivitäten.

▶ **Beteiligung des Gastrointestinaltraktes:** Extraartikuläre Manifestationen scheinen Risikofaktor medikamentös bedingter Magenulzera zu sein.

▶ **Verschiedenes – meist sekundär:** Blutgerinnungsstörungen, Subazidität, unspezifische Mitreaktion der Leber.

▶ **Rheumatoide Arthritis und maligne Tumoren:** Häufigeres Vorkommen von malignen Tumoren bei RA wird immer wieder diskutiert; Rate hämatolymphatischer Malignome höher. Aber: Kolorektales Karzinom seltener als in der gesunden Bevölkerung (durch nichtsteroidale Antiphlogistika?).

▶ **Rheumatoide Arthritis und Osteoporose** (S. 384):

- Eine Osteoporose bei RA ist auch ohne Glukokortikoidtherapie bis zu einem gewissen Grade immer zu erwarten; sie korreliert offenbar mit Beweglichkeits- und Muskelmassenverlust.
- Die Abnahme der Knochendichte bei RA korreliert mit Krankheitsdauer, Krankheitsaktivität, funktioneller Beeinträchtigung.
- Gravierend wirkt sich die herabgesetzte physische Aktivität aus.
- Östrogen-Therapie kann offenbar die Osteoporose der LWS verhindern, nicht aber die des Hüftgelenkes.
- Die Glukokortikoid-induzierte Osteoporose addiert sich dieser RA-bedingten Osteoporose.

6.2 Diagnostik, Differenzialdiagnosen

ACR (American College of Rheumatology)-Kriterien von 1987 zur Klassifikation der rheumatoiden Arthritis

▶ **Vorbemerkung:** Diese Kriterien wurden zur Klassifikation, nicht zur Diagnostik eingeführt. Sie ersetzen daher auch nicht eine eingehende klinische und technische Differenzialdiagnostik. Es besteht aber eine hohe Wahrscheinlichkeit, die Diagnose zu treffen; Sensitivität dieser Kriterien 91–94 %; Spezifität: 89 %.

▶ **Kriterien:**

1. Morgensteifigkeit in und um die Gelenke, Dauer mindestens 1 Stunde vor maximaler Besserung.
2. Weichteilschwellung (Arthritis) von 3 oder mehr Gelenken (von einem Arzt beobachtet).
3. Schwellung (Arthritis) der proximalen interphalangealen, metakarpophalangealen oder Handgelenke.
4. Symmetrische Schwellung (Arthritis).
5. Rheumaknoten.
6. Nachweisbare Rheumafaktoren (mit einer bei normalen Kontrollen in maximal 5 % positiv reagierenden Methode).
7. Im Röntgenbild Erosionen und/oder gelenknahe Osteoporose in Finger- und/oder Handgelenken.

▶ **Beurteilung:**

- Symptome 1–4 müssen mindestens 6 Wochen vorhanden sein.
- Sichere RA: Mindestens 4 Kriterien müssen erfüllt sein.

Anamnese und klinische Untersuchung

▶ **Anamnese:** Insbesondere nach Morgensteifigkeit, Schmerzcharakter und rheumatoider Arthritis in der Familie fragen.

▶ **Klinik** (s. oben) und klinische Untersuchung (S. 2).

Labordiagnostik

▶ **Routineparameter:**
- *Entzündungsparameter:*
  - BSG (schon früh erhöht, wichtigster Laborparameter) und CRP (wenig träger als BSG) erhöht.
  - Im Blutbild Anämie (parallel der Entzündungsaktivität).
  - Serum-Eisen niedrig.
- *Rheumafaktoren:* Selten schon im Frühstadium, später in 70 (– 80 % nachweisbar.
- *Antikörper gegen zyklische citrullinierte Peptide:* Sensitivität mit ca. 77 % etwas höher, Spezifität mit 97 % deutlich höher als bei Rheumafaktoren. Das Auftreten von CCP-Antikörpern kann ersten Krankheitsmanifestationen um einige Jahre vorausgehen.
- *Antinukleäre Antikörper:* In ca. 30 %.

▶ **Weitere Laborbefunde** – noch nicht in die Routinediagnostik eingeführt:
- *Erhöht sind:* Serumosteocalcin (parallel zur Entzündungsaktivität); IL-6 (mit zirkadianem Rhythmus, assoziiert mit CRP, Ritchie-Gelenkindex und Dauer der Morgensteifigkeit); IL-10; IL-12; der lösliche Interleukin-II-Rezeptor (sIL-2 R); der Keratansulfatspiegel; die Kollagenabbauparameter (z. B. Pyridinium-Crosslinks) und die Serumhyaluronsäure; lösliches ICAM-1; die Phospholipase A_2 (sPLA_2; korreliert mit Krankheitsaktivität).
- Mikroalbuminämie in fast 30 %.
- Prolactin erniedrigt.
- Gelegentlich: Alkalische Phosphatase erhöht (meist nicht ossären Ursprungs), Zinkspiegel bei aktiver RA erniedrigt, u. U. Kreatin-Kinase assoziiert mit Muskelmasse erniedrigt.

▶ **Weitere Antikörper** – für die Routinediagnostik noch nicht eingeführt, aber möglicherweise in Zukunft von Bedeutung:
- Diverse Subgruppen von Rheumafaktoren: IgA-Rheumafaktoren korreliert mit schwererem und aggressiverem Krankheitsverlauf.
- Antikeratin-Antikörper: Können Krankheitsbeginn vorausgehen und signalisieren schwerere röntgenologische Veränderungen in Kombination mit HLA DRB1*04 oder DRB1*01.
- Antikörper gegen Kollagen Typ II (in 20 %).
- Antiperinukleäre Faktoren (mitunter schon in frühen Krankheitsstadien nachweisbar) und antineutrophile zytoplasmatische Antikörper (als pANCA; eventuell Marker für aggressiven Krankheitsverlauf).
- Antimyeloperoxidase-Antikörper: Meist bei Patienten mit Rheumaknoten und Lungenbeteiligung.
- Anti-Ro (SS-A)-Antikörper (HLA-DR4-negative Untergruppe? Assoziation mit Goldnebenwirkungen?).
- Weitere bei RA nachweisbare Antikörper gegen: „Heat shock"-Proteine (Hsp60), Dna J, IR-3 (EBNA-1), Pro-/Filaggrin, Knorpelantigene (HC gp39, Kollagen II, CH65), hnRNP A2-Protein (RA33), Calpastin, Calreticulin, BiP (Heavy chain binding protein), p205 (Synovialmembranantigen).

Röntgendiagnostik

▶ **Typische Arthritiszeichen** (vgl. S. 62): Frühe Manifestation an den Handgelenken, Finger- und mitunter davor schon an den Zehengrundgelenken.
- Gelenknahe Osteoporose, nicht obligat.
- Usuren (mit Lupe betrachten): Früh und krankheitsspezifisch; treten besonders an Metacarpal- und Metatarsalköpfchen und distalem Ellenende auf.
- Pseudozysten.
- Gelenkspaltverschmälerung.
- In schweren Fällen: Subluxation, Luxation, Fehlstellungen, selten Mutilationen Abb. 6.9 und 6.10).
- Ankylosen kommen vor, sind aber nicht das gesetzmäßige Endstadium.

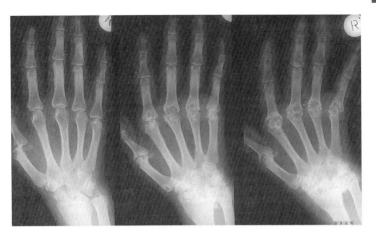

Abb. 6.9 Radiologische Progredienz bei rheumatoider Arthritis an der rechten Hand einer 31-jährigen Patientin; Verlaufsbeobachtung über 14 Jahre

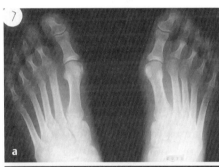
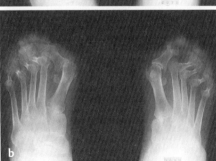

Abb. 6.10 Radiologische Progredienz bei rheumatoider Arthritis an den Füßen
a) Frühstadium
b) 13 Jahre später

► **Befunde an den großen Gelenken:** Neben den klassischen Arthritiszeichen (s. o.) sind die Veränderungen von der Anatomie abhängig.
  • *Knie:* Impressionen der Tibiaköpfe.
  • *Hüfte:* Zerstörung des Hüftkopfes bis zur Teilnekrose.
  • *Schulter:* Klassische laterale Usur oder zirkuläre erosive Zerstörung des Humeruskopfes.
► **Befunde an der Halswirbelsäule:** Die häufigste Veränderung ist die atlantoaxiale Dislokation; damit einem dieser Befund nicht entgeht, ist eine Aufnahme der HWS seitlich in Ventral- und Dorsalflexion unbedingt erforderlich, ggf. Kernspintomographie.
  ▣ *Beachte:* Nie vergessen, bei fortbestehender rheumatoider Arthritis die Halswirbelsäule auch dann zu röntgen, wenn keine Beschwerden angegeben werden!

▶ **Messungen:** Für quantitative Destruktionsmessung gibt es spezielle Indizes, z. B. nach Sharp und nach Larsen, die bei früher rheumatoider Arthritis gleichwertig sind; der Sharp-Index ist aber sensibler und besser reproduzierbar.

▶ **Radiologische Progression:**
- Fällt besonders stark in den ersten 2–3 Jahren Krankheitsdauer auf, das Progressionsmuster ist aber sehr variabel. Gelenkerosionen können trotz klinischer Besserung zunehmen.
- 25 % der Patienten mit Erosionen zeigen über 5 Jahre keine Progredienz und ca. 10 % der RA-Fälle verlaufen nicht erosiv.
- Risikofaktoren für rasche Progression: Hohe Krankheitsaktivität, IgM-Rheumafaktoren, HLA-DR4, Röntgenveränderungen schon bei Beginn, weibliches Geschlecht und hohe BSG am Beginn der Erkrankung.

▶ **Periartikuläre Weichteilschwellungen:** Bei guter Bildtechnik sind sie auch im Röntgenbild sichtbar.

◨ *Hinweis*: Das radiologische Bild ist ebenso vielfältig wie das klinische Bild. Möglich sind polyzystische Bilder mit multiplen Aufhellungen, frühe reaktionslose Mutilationen, dominierende schwere gelenknahe Osteoporose, rasch einsetzende Handgelenkankylosen mit völligem Freibleiben der Finger, Befall nur einzelner Gelenke oder rasche „Ausheilung" in Arthrose.

Aktuelle Tendenzen in der bildgebenden Diagnostik

▶ **MRT** (S. 72): Zunehmender Einsatz, z. B. zur Bestimmung des Volumens der Gelenkkapsel und Möglichkeit der Abschätzung der proliferativen Aktivität, jedoch ist die konventionelle Röntgendiagnostik unverändert essenziell.

▶ **Sonographie** (S. 75): Frühe Synovitis-Diagnostik insbesondere bei Schultergelenken und Hüftgelenken vor radiologischen Veränderungen.

◨ *Hinweis*: Der Nachweis von Erosionen ist mittels MRT und Sonographie früher möglich als mit der konventionellen Röntgenaufnahme.

Diagnostik von Krankheitsaktivität und funktionellem Status

▶ **Messung der Krankheitsaktivität:** Empfohlenes „core set" des American College of Rheumatology (ACR) für klinische Untersuchungen, auch im klinischen Alltag brauchbar:
- Zahl der druckschmerzhaften Gelenke.
- Zahl der geschwollenen Gelenke.
- Schmerzeinschätzung des Patienten.
- Subjektive Einschätzung der allgemeinen Krankheitsaktivität durch den Patienten.
- Einschätzung der allgemeinen Krankheitsaktivät durch den Arzt.
- Subjektive Einschätzung der physischen Funktionen durch den Patienten.
- Untersuchung auf Akute-Phase-Parameter (BSG, CRP).
- Bei klinischen Studien mit Dauer von 1 Jahr und Studien zur Basistherapie zusätzlich Röntgenaufnahmen oder andere bildgebenden Verfahren.

▶ **Disease Activity Score** (s. S. 12).

▶ **Klassifikation des funktionellen Status:** Revidierte Kriterien des American College of Rheumatology (ACR; Weiterentwicklung der Steinbrocker-Kriterien von 1949):
- *Klasse I*: Vollständig in der Lage, alle üblichen Aktivitäten des täglichen Lebens durchzuführen; Selbstpflege, berufliche und nicht berufliche Tätigkeiten.
- *Klasse II*: In der Lage zur Durchführung der üblichen Selbstpflege und der beruflichen Aktivitäten, limitiert bei nicht beruflichen Aktivitäten.
- *Klasse III*: In der Lage, übliche Selbstpflegeaktivitäten durchzuführen, aber limitiert bei beruflichen und nicht beruflichen Aktivitäten.
- *Klasse IV*: Alle Aktivitäten eingeschränkt.

▶ **Eigenbeurteilung des funktionellen Status durch den Patienten mittels Fragebogen:** HAQ („health assessment questionaire", s. S. 14), FFbH („Funktionsfragebogen Hannover", s. S. 15).

Differenzialdiagnosen

▶ Zahlreiche entzündlich-rheumatische Krankheiten können wie eine RA beginnen; insbesondere Kollagenosen können sich u. U. jahrelang wie ein „Wolf im Schafspelz" als RA tarnen.

▶ Neben den Kollagenosen, infektiösen Gelenkerkrankungen und der ankylosierenden Spondylitis sind alle reaktiven Arthritiden, Kristallarthropathien und auch andere Arthropathien im Rahmen der verschiedensten Erkrankungen auszuschließen.

▶ Die Differenzialdiagnose der RA ist darum aufwändig und schwierig und bedarf einer viel weitergehenden technischen Diagnostik als die RA selbst.

6.3 Therapie, Verlauf und Prognose

Therapiegrundsätze

▶ **Kombinationstherapie:** Die Therapie ist immer eine Kombination aus verschiedenen Medikamenten und Therapieverfahren.

▶ **Therapieentscheidung:** Sie orientiert sich jeweils am individuellen Krankheitsverlauf und der aktuellen Krankheitsaktivität. Dies erfordert eine regelmäßige Erfassung der Krankheitsaktivität mit validierten Messinstrumenten (z. B. mittels DAS 28, s. S. 12).

▶ **Ziel:** Erreichen einer vollständigen Remission der Erkrankung oder, soweit dies nicht möglich ist, eines Zustandes mit geringst möglicher Krankheitsaktivität. Sollte das Ziel einer weitgehenden Krankheitsremission nach adäquater Therapiedauer nicht erreicht werden, so ist eine Intensivierung der Behandlung zu erwägen.

▶ **Tendenz der vergangenen Jahre:** Möglichst früher Beginn einer immunmodulierenden Basistherapie. Man geht davon aus, dass innerhalb der ersten 3 Monate nach Beginn der Erkrankung die Chancen für eine Beeinflussung des Krankheitsverlaufes und des Outcomes am größten sind („Window of opportunity").

▶ **Therapiekontrolle:**
  • Erfassung von Gelenkfunktionalität und Lebensqualität: Das Erfassen ist erforderlich, um sie in Therapieentscheidungen mit einzubeziehen.
  • Die Kontrolle der radiologischen Progression ist ein geeigneter Surrogatmarker zur Erfassung der Langzeitergebnisse.

Therapieprobleme

▶ **Kein kausales Therapieprinzip:**
  • Eine kausale Therapie ist nach wie vor nicht möglich und zurzeit auch noch nicht absehbar.
  • Die erfolgreichsten, zurzeit verfügbaren Therapien zielen auf Beeinflussung pathogenetischer Mechanismen des Entzündungsprozesses.

▶ **Individueller Therapieerfolg:** Keine der medikamentösen Therapien ist bei allen Patienten erfolgreich. Die Vorhersage einer Therapieresponse, wie auch die Vorhersage der Verträglichkeit ist zum gegenwärtigen Zeitpunkt für keinen Behandlungsansatz möglich.

▶ **Aufklärung:** Entscheidend ist eine sorgfältige Information des Patienten und der behandelnden Ärzte. Fatal wären die Erzeugung einer Nebenwirkungsangst beim Patienten und die dadurch versäumte rechtzeitige Einleitung einer adäquaten Therapie.

▶ *Beachte*: Hilfreich sind hier die Informationsblätter für Patienten und Ärzte der Arbeitsgemeinschaft kooperativer Rheumazentren in der Deutschen Gesellschaft für Rheumatologie (Adresse unter www.dgrh.de, die für die einzelnen Medikamente Informationen zu Anwendung, Nebenwirkungen und Überwachungsempfehlungen enthalten.

Rheumatoide Arthritis

Nicht steroidale Antiphlogistika (NSAR-Therapie)

▶ Nicht steroidale Antiphlogistika (NSAR, „non steroidal antirheumatic drugs") sind in der Therapie der RA unverzichtbar.

▶ Ziel der Langzeittherapie sollte es sein, durch geeignete immunmodulatorische Basistherapien die jeweilige Krankheitsaktivität so zu kontrollieren, dass der Verbrauch nicht steroidaler Antiphlogistika so gering wie möglich ist.

◧ *Beachte*: Ein gutes initiales Ansprechen einer Arthritis auf die Gabe von nicht steroidalen Antiphlogistika ist ein indirekter Hinweis für das Vorliegen eines entzündlich rheumatischen Prozesses. Dies sollte daher die Überweisung zum Spezialisten nicht verzögern, sondern eher beschleunigen.

▶ **Medikamente, Dosierungen und Nebenwirkungen:** s. S. 447.

Basistherapie (DMARD-Therapie)

▶ **Indikation:**
- *Die gesicherte Diagnose einer RA* ist die Indikation zur Einleitung einer krankheitsmodifizierenden Basistherapie (DMARD-Therapie, „disease modifying anti-rheumatic drugs").
- *Aktuelle Überlegung bei nicht gesicherter Therapie:*
  - Zahlreiche Studien haben gezeigt, dass ein frühzeitiger Beginn einer DMARD-Therapie innerhalb weniger Monate nach Beginn der Symptome den radiologischen Verlauf günstig beeinflusst.
  - Dies hat zu aktuellen Überlegungen geführt, auch Patienten mit unklassifizierter Arthritis und Risikofaktoren für Persistenz und Erosivität der Gelenkerkrankung einer DMARD-Therapie zuzuführen, auch wenn die ACR-Klassifikationskriterien für eine RA noch nicht erfüllt sind.
  - *Risikofaktoren für Erosivität und schlechtes funktionelles Outcome bei rheumatoider Arthritis sind bei Beginn der Erkrankung:* Hohe Zahl entzündeter Gelenke, niedriger sozioökonomischer Status, ausgeprägte Funktionseinschränkung, Nachweis von Rheumafaktoren, Nachweis von CCP-Antikörpern, genetische Merkmale (HLA-DR4, „shared epitope"), frühzeitiger Nachweis von Erosionen.

▶ **Voraussetzungen:**
- Ausschluss von Kontraindikationen (S. 458).
- Kooperationsbereitschaft des Patienten.
- Gesicherte Überwachung durch klinische Untersuchungen und regelmäßige Laborkontrollen.

▶ **Wahl des geeigneten Basistherapeutikums (DMARD):**
- Als krankheitsmodifizierende Basistherapeutika (DMARDs) sind für die RA derzeit zugelassen und gebräuchlich: Methotrexat (MTX), parenterales und orales Gold, D-Penicillamin, Chloroquin und Hydroxychloroquin, Sulfasalazin, Azathioprin, Ciclosporin A, Cyclophosphamid, Leflunomid, TNF-Antikörper (Infliximab, Adalimumab), Etanercept (lösliches TNF-Rezeptorkonstrukt), Anakinra (IL-1-Rezeptorantagonist).
- Die Wahl des geeigneten Basistherapeutikums richtet sich nach der individuellen Situation des Patienten. Verschiedene Strategien für die Initialtherapie und gegebenenfalls erforderliche Therapieintensivierungen wurden vorgeschlagen. Abb. 6.11 zeigt eine Empfehlung von Wollenhaupt und Zeidler.

▶ Aufgrund der kontinuierlich zunehmenden Evidenz aus klinischen Studien existiert aktuell keine einheitliche Strategie zum Vorgehen bei Basistherapie. Einhellig besteht die Ansicht, dass das Erreichen eines Stadiums weitgehender Inaktivität der RA (DAS28 < 3,2) das Therapieziel ist. Falls dieses Ziel mit einer bestimmten Therapie in ausreichender Dosierung und adäquater Dauer nicht zu erreichen ist, sollte diese intensiviert werden.

▶ Es besteht eine klare Tendenz zum kombinierten Einsatz von zwei oder mehreren DMARDs. Verschiedene Muster der Kombinationstherapie sind möglich: (s. Abb. 6.12)

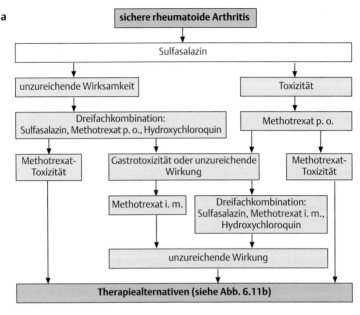

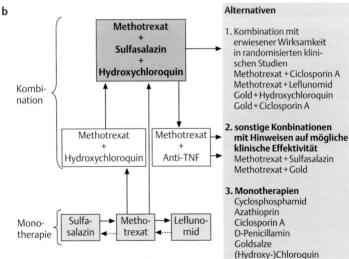

Abb. 6.11 a Vorschlag eines therapeutischen Algorithmus zur rationalen standardisierten Therapie mit lang wirksamen Antirheumatika
b Therapie der rheumatoiden Arthritis mit lang wirksamen Antirheumatika. TNF, Tumor-Nekrose-Faktor [4]

▶ Eine gute Wirksamkeit in großen, kontrollierten, klinischen Studien konnte bisher für folgende DMARD-Kombinationen gezeigt werden:
- Methotrexat + Sulfasalazin + Hydroxychloroquin.
- Methotrexat + Ciclosporin A.
- Methotrexat + Leflunomid.
- Methotrexat + TNF-Inhibitoren.
- Methotrexat + Anakinra.

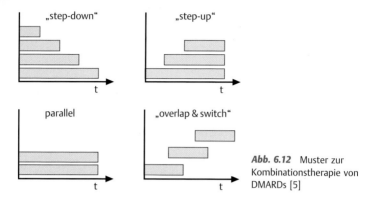

Abb. 6.12 Muster zur Kombinationstherapie von DMARDs [5]

▶ **Dosierung und Nebenwirkungen:** Siehe Beschreibung der jeweiligen Medikamente.

Glukokortikoide

▶ **Indikation:** Prinzipiell angezeigt bei sehr hoher BSG, viszeraler Beteiligung, Fieber, drohender Bettlägerigkeit bzw. Arbeitsunfähigkeit.

▶ **Renaissance der Glukokortikoidtherapie und Neuorientierung:**
- Nutzung der Glukokortikoide zur frühen Überbrückungstherapie, bevor die Basistherapie greift.
- Einsatz der Glukokortikoide in niedriger Dosierung (low dose-Therapie) bei milden Verlaufsformen (auch der Alterspolyarthritis).
- Auch eine niedrig dosierte Glukokortikoidtherapie hat eine nachweisbare inhibierende Wirkung auf die radiologische Gelenkdestruktion.
- Noch hypothetisch: Früher Einsatz intraartikulärer Injektionen zur Zerstörung von Memory-T-Zellen, um den programmierten Zelltod zu induzieren.
- In besonderen Fällen (z. B. partielle Glukokortikoidresistenz, Notwendigkeit von initial höheren Dosen) Bolustherapie (500–1000 mg Prednisolon oder Methylprednisolon als Infusion).

▶ **Möglicher Fehler:** Applikation von Glukokortikoiden intramuskulär.

▶ **Dosierungen und Nebenwirkungen** s. S. 453 (orale Therapie) und S. 503 (intraartikuläre Therapie).

In Erprobung befindliche Therapieformen

▶ Anti-Interleukin (IL)-6-Rezeptorantikörper.
▶ anti-inflammatorische Zytokine (IL-4, IL-10, IL-11).
▶ Blockierung costimulatorischer Signale (CTLA4-Ig).
▶ anti-CD20-Ak (gegen B-Zellen gerichtete Therapie).
▶ Inhibition von IL-15 und IL-18.
▶ Beeinflussung des Osteoprotegerin-RANK-RANKL-Systems.
▶ Inhibition der P38-MAP-Kinase.
▶ Inhibition von NF-kB.
▶ Mycophenolsäure.
▶ Rapamycin.
▶ FTY 720 (Inhibition der Lymphozytenmigration).

Ernährung und Diät (vgl. S. 507)

▶ Nachgewiesener Effekt von Fasten und Omega-3-Fettsäuren.
▶ Signifikante klinische Besserungen, ohne Beeinflussung der BSG, auch durch hypoallergene und proteinfreie Elementardiät.
▶ Vegane Diät (Ernährung ohne tierische Produkte, beinhaltet Rohkost, nicht zu verwechseln mit vegetarischer Kost) bewirkt, eventuell durch Änderung der Darmflora, Besserung.

▣ *Cave:* Eisenmangel.

► Bei rheumatoider Arthritis ist offenbar eine Nahrungsmittelintoleranz nicht selten, so dass sich bei entsprechender Exposition RA-bedingte Gelenkbeschwerden über „immunallergische" Mechanismen verstärken können.

Physikalische Therapie (vgl. S. 514)

► **Grundlagen:**
  • Die Kunst der physikalischen Therapie besteht darin, aus dem Arsenal der verfügbaren Methoden ein individuelles krankheitsspezifisches Programm zusammenzustellen.
  • Die physikalische Therapie der RA muss streng der allgemeinen Krankheitsaktivität angepasst werden.
  • Nachtruhe, Belastbarkeit, Lebensalter, Begleiterkrankungen berücksichtigen.
  • Zu intensive Thermotherapie in Schüben kann katastrophale Verschlechterungen provozieren.
  • Eine Überwachung ist ebenso wichtig wie bei der Pharmakotherapie, sowohl bezüglich der Therapiequalität als auch der Verträglichkeit. Arzt und Therapeut müssen Kontakt halten.

► **Verfahren:**
  • *Schmerzstillung:* Durch Kälte, Wärme und niederfrequente Ströme.
  • *Entzündungsdämpfung:*
    – In akuten Phasen durch Kühlung.
    – In subakuten Entzündungsphasen eventuell kühle Wickel, milde Wärme, lauwarme Fangopackungen.
    – Bei chronischen Entzündungen durch Wärmebehandlung.
  • *Muskelkräftigung:* Durch Krankengymnastik, eventuell tetanisierende Reizströme, klassische Massage zur Trophikverbesserung (nicht an den Gelenken).
  • *Funktionsverbesserung, Gelenkstabilisierung, Kontrakturbeseitigung:* Durch Bewegungstherapie, Unterwassergymnastik, isometrisches Muskeltraining.

Operative Therapie

► Die Möglichkeiten der, oft aufwändigen, operativen Rheuma-Orthopädie sind oft verblüffend, besonders auch im Hinblick auf funktionelle Unabhängigkeit und Mobilität.

► **Synovektomie** (S. 528) – auch im Frühstadium:
  • Die Synovektomie ist der am häufigsten durchgeführte Eingriff.
  • *Indikation:* Nach bis 6-monatiger erfolgloser Therapie, einschließlich abgelaufener Basistherapie und ggf. mehrfacher intraartikulärer Steroidinjektion, bei persistierender Synovitis.
  • *Technische Weiterentwicklung:* Arthroskopische Synovektomie, Synovektomie mit nachfolgender Radiosynoviorthese

► **Weitere Verfahren:** Tenosynovektomie (Cave: Rupturen der Sehnen) am Handrücken, Korrektureingriffe, Endoprothesenversorgung, Fixation einer atlantoaxialen Dislokation inkl. Spezialeingriffe.

Kurorttherapie (vgl. S. 523)

► **Indikationen:** Alle Stadien und Funktionsklassen der rheumatoiden Arthritis; die zu erwartenden Erfolge sind aber in Frühstadien größer.

► **Kontraindikationen:** Viszerale Komplikationen, Herzinsuffizienz, schwere medikamentös kontrollierbare Schübe mit Anämie und schlechtem Allgemeinzustand, lupoide Verläufe mit Fieber und Vaskulitis, mit Einschränkungen im Alter über 70 Jahre.

► **Wahl des Kurortes:** Richtet sich u. a. nach dem dort verfügbaren natürlichen Heilmittel, da die Reizintensität sehr unterschiedlich ist: Akratothermen, Schwefelwässer und Moorbäder sind besonders intensiv wirksam und verbieten sich bei hoher Krankheitsaktivität.

► Patienten mit RA sollten in der Regel einer stationären, nicht einer ambulanten Kur oder Reha-Maßnahme zugeführt werden.

► Die Kur sollte sowohl von rheumatologisch als auch balneologisch qualifizierten Ärzten überwacht werden.

► Bei mindestens 60 % der Patienten ist mit zirkaseptanen Befindensverschlechterungen, sog. Kurkrisen, zu rechnen, diese können auch mit einem BSG-Anstieg und Aktivierungszeichen verlaufen.

► Die Wirksamkeit und der Nutzen der komplexen Kurorttherapie mit Nutzung ortsspezifischer Heilmittel ist auch durch kontrollierte Studien belegt.

► Ambulante und stationäre Kuren und Rehaverfahren sind wesentliche Bestandteile der Rehabilitation.

Weitere Therapieformen

► **Ergotherapie** (vgl. S. 522): Korbflechten, Weben, Schienenversorgung. Unterricht im Gelenkschutz.

► **Synoviorthesen:** Radiosynoviorthese (S. 511), Chemisch (S. 504).

Dokumentation von Therapieerfolg und Remission

► **Kriterien des Therapieerfolges (ACR 20-, 50-, 70-Kriterien):**
  - $\geq$ 20 (50,70) % Verbesserung bei der Zahl schmerzender Gelenke.
  - $\geq$ 20 (50,70) % Verbesserung bei der Zahl geschwollener Gelenke *und*
  - $\geq$ 20 (50,70) % Verbesserung bei 3 der folgenden 5 Zeichen:
    - Schmerzbewertung des Patienten (VAS = Visuelle Analogskala).
    - Gesamtbewertung des Patienten (VAS).
    - Gesamtbewertung des Arztes (VAS).
    - Behinderung aus Sicht des Patienten (HAQ, s. S. 14).
    - Akutphase-Reaktion (CRP, s. S. 22).

▣ *Beachte*: Die ACR-Kriterien für eine Verbesserung bei RA sind für klinische Studien entwickelt worden. Sie sind weniger geeignet für die Beurteilung des individuellen Patienten, da sie nur relative Werte zur Ausgangssituation liefern.

► Besser geeignet ist hier der DAS 28 (s. S. 12). Eine gute Verbesserung der Aktivität der RA ist eine Reduktion des DAS 28 im Vergleich zum Ausgangswert um > 1,2 *und* ein aktueller Wert von < 3,2.

► **Remission — vorläufige Kriterien des American College of Rheumatology (ACR):** Fünf oder mehr der folgenden Kriterien müssen erfüllt sein in mindestens zwei aufeinanderfolgenden Monaten:
  - Dauer der Morgensteifigkeit nicht über 15 Minuten.
  - Keine Müdigkeit.
  - Anamnestisch keine Gelenkschmerzen.
  - Kein Gelenkdruck- oder Bewegungsschmerz.
  - Keine Weichteilschwellung an Gelenken oder Sehnenscheiden.
  - BSG in der ersten Stunde unter 30 (bei Frauen) bzw. 20 mm (bei Männern).

Verlauf und Prognose

► **Verlauf:**
  ▣ *Hinweis:* Der Verlauf der RA ist unberechenbar und schwankt in ungewöhnlich weiten Grenzen. Er ist darum bei Stellung der Diagnose auch nicht vorhersehbar. Das typische Krankheitsbild ist immer eine Abstraktion und muss für den Einzelfall nicht zutreffen.
  - *Verlaufstypen:* Intermittierender, fluktuierender, konstant aktiver oder progredienter Verlauf, Remission und Mischformen. Dies erlaubt aber keine Klassifizierung im engeren Sinn.
  - 10–15 % der Fälle können, u. U. früh im Krankheitsverlauf, in Remission gehen.
  - 10–15 % der Fälle verlaufen unkontrollierbar bis maligne.
  - 70–80 % verlaufen im allgemeinen in Schüben mit großer Variationsbreite.
  - *Destruktiver Verlauf:* Korreliert mit symmetrischem Beginn in peripheren Gelenken, Nachweis von Rheumafaktoren und CCP-Antikörpern, frühen radio-

logischen Veränderungen, hoher BSG und CRP und genetischen Faktoren (HLA-DR4 und „shared epitope"). Aber: Die radiologische Progredienz ist sehr variabel und erlaubt Untergruppierungen (keine, zunehmende, gleichmäßige, abnehmende und undulierende Progredienz).

- Atypische Verläufe und Übergangsformen zu anderen Erkrankungen ließen Zweifel an nosologischer Entität aufkommen. Das Festhalten an der Einheitlichkeit des Krankheitsbegriffes ist jedoch notwendig.

► **Prognose:**
- Eine Prognose ist meist erst nach längerem Krankheitsverlauf möglich. Die Diagnose einer RA bedeutet nicht gesetzmäßig schwere Behinderung oder Rollstuhldasein, zumal der Krankheitsverlauf heute durch eine erfolgreiche Therapie erheblich modifiziert werden kann.
- *Prognostisch ungünstige Faktoren:* Hohe Krankheitsaktivität (hohes CRP), Rheumaknoten, Rheumafaktoren, HLA-DR4, schlechter Funktionsstatus.
- *Prognostisch ungünstige Faktoren für Arbeitsunfähigkeit:* Lebensalter, Schmerzintensität, Zahl geschwollener Gelenke, Zeitdruck am Arbeitsplatz und häufiges Überkopfarbeiten (Mau 1996).

► **Mortalität:** Die RA ist in der Regel keine Krankheit, die zum Tode führt. Aber:
- Bei ausgeprägter RA entspricht die Mortalität etwa der bei koronarer Herzerkrankung (2-Gefäß-Stenose) oder bei Morbus Hodgkin. Die Lebenserwartung ist mit RA im Mittel um etwa 7 Jahre kürzer als in einem vergleichbaren Kontrollkollektiv.
- *Risikofaktoren für erhöhte Mortalität:* Extraartikuläre Manifestation, begleitende kardiovaskuläre Erkrankungen, Beteiligung vieler Gelenke, schlechter Funktionsstatus, niedriges Ausbildungs- und Bildungsniveau, männliches Geschlecht, Rheumafaktoren und erhöhte BSG, Rheumaknoten, hoher Prednisolonverbrauch.
- *Haupttodesursachen:* Nach Autopsien ähnlich denen der Normalbevölkerung.
  - Infektionen, Herzerkrankungen (etwas höhere kardiovaskuläre Mortalität), respiratorische Insuffizienz, Nierenversagen, gastrointestinale Erkrankungen.
  - RA-bedingt: Generalisierte Vaskulitis und Amyloidose.

► **Aktuelle Tendenzen:** Die rheumatoide Arthritis wird zunehmend als prognostisch häufig ungünstige Krankheit mit höherer Mortalität eingeschätzt, darum besteht die Notwendigkeit einer frühen aggressiven Therapie. Aber bei flächendeckender epidemiologischer Betrachtung gibt es auch viele gutartige Verläufe.

Rheumatoide Arthritis und HIV-Infektion (vgl. S. 202)

► Die RA kann beim Hinzutreten einer HIV-Infektion durch Veränderung der T-Helfer-Zellen remittieren.
► In den letzten Jahren mehrfach Beobachtung von gleichzeitigem Auftreten und Fortbestehen von RA und HIV-Infektion.

6.4 Sonderformen der rheumatoiden Arthritis

Rheumatoide Arthritis mit Beginn im höheren Lebensalter

► Synonyme: Alters-RA, Spätform einer RA.
► Betrifft überwiegend Männer.
► Häufig schlechter Allgemeinzustand, Anämie, frühe Muskelatrophie.
► Häufig früher Befall von Schultergelenken (polymyalgiformer Beginn).
► Charakteristische Trias von Schulterschmerzen – schlechter Allgemeinzustand – „Sturzsenkung" muss immer an Spätform einer RA denken lassen, wenn auch die Diagnose „Schulter-Arm-Syndrom bei Malignom" nahe liegt.
► Häufig akuter Beginn mit sehr hoher BSG.

Rheumatoide Arthritis

RS₃PE-Syndrom

► **Definition:** RS_3PE = remitting seronegative symmetrical synovitis with pitting edema. Von McCarty 1985 neu beschriebene Erkrankung als Sonderform einer rheumatoiden Arthritis des höheren Lebensalters mit benignem Verlauf.

► **Symptomatik:** Plötzlicher Beginn mit ödematösen dorsalen Handrückenschwellungen, Handgelenksynovitis, Tendinitis von Fingerflexoren und eventuell ähnliche Schwellungen an Füßen und Sprunggelenken. Destruktionen kommen nicht vor. Kein Nachweis von Rheumafaktoren.

► **Diagnostikprobleme:** Das Syndrom ist wahrscheinlich keine Entität, sondern kann eine Ausdrucksform verschiedenartiger rheumatischer Erkrankungen sein, z. B. Polymyalgia rheumatica, Spondylarthritiden, Arthritis psoriatica, Chondrokalzinose, Algodystrophie, Amyloidose, mixed connective tissue disease, Panarteriitis nodosa.

► **Therapie und Prognose:** Promptes Ansprechen auf Hydroxychloroquin, Glukokortikoide, nicht steroidale Antiphlogistika, meist Remission im ersten Jahr.

Weitere Sonderformen der rheumatoiden Arthritis

► Differenzierung und Klassifizierung der RA nach hervortretenden Begleitsymptomen, als Ausdruck unterschiedlicher genetischer und exogener Prägung:

- „Nodöse" RA: Nachweis von Rheumaknoten.
- Autoimmune Prägung (z. B. „lupoide" RA): Hervortreten von serologischen Immunphänomenen.
- „Maligne RA " mit Begleitvaskulitiden.
- Felty-Syndrom (S. 287): Splenomegalie, Leukozytopenie.
- Sekundäres Sjögren-Syndrom (S. 246): Sicca-Symptomatik.

7 Spondyloarthritiden

7.1 Grundlagen und Übersicht

Grundlagen

▶ **Synonyme:** Seronegative Spondylarthropathien, Spondyloarthritis.
▶ **Definition:** Spondyloarthritiden sind eine Gruppe von miteinander verwandten entzündlich-rheumatischen Krankheiten, denen eine potenzielle Wirbelsäulenbeteiligung, mindestens als Sakroiliitis, gemeinsam ist.
▶ **Einteilung:**
- Ankylosierende Spondylitis = AS (S. 136).
- Reaktive Arthritis (S. 164).
- Juvenile Spondyloarthritiden (S. 390).
- Psoriasis (S. 148):
  - Mit peripherer Arthritis.
  - Mit Sakroiliitis/Spondylitis.
- Entzündliche Darmerkrankungen (S. 159):
  - Mit peripherer Arthritis.
  - Mit Sakroiliitis/Spondylitis.
- SAPHO-Syndrom (S. 155).
- Undifferenzierte Spondyloarthritis.
- „Forme fruste" der Spondyloarthritiden:
  - Präradiographische Spondylitis.
  - Chronische entzündliche Enthesiopathie.
  - Chronische Daktylitis.
  - Akute anteriore Uveitis.
  - Spondylitische Herzerkrankung.
  - Pustulöse Psoriasis.
  - Keratoderma blennorrhagicum (s. Abb. 7.1).
  - Balanitis circinata (s. Abb. 7.2).
▶ **Ätiologie und Pathogenese:** Noch weitgehend ungeklärt.
- *Genetische Disposition:* Häufig Nachweis von HLA-B27, assoziiert mit Sakroiliitis.
- Persistierende bakterielle Antigene?
- *Hypothese:* Interaktion zwischen dem Molekül HLA-B27 und T-Zellen:
  - Defekte Immunantwort und daraus resultierende Erregerpersistenz.
  - Molekulare mimikry-bedingte Kreuzreaktion zwischen Darmbakterien und HLA-B27.

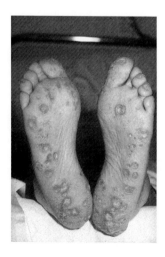

Abb. 7.1 Keratoderma blennorrhagicum bei Spondyloarthritis

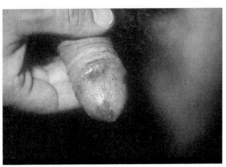

Abb. 7.2 Balanitis circinata bei Spondyloarthritis mit Urethritis

– Induktion spezieller zytotoxischer T-Zellen, die sich gegen ein autologes Peptid richten.
– Präsentation von Peptiden des HLA-B27-Antigens gegenüber autoreaktiven T-Zellen.

▶ **Epidemiologie:**

• Ca. 2 % der Erwachsenen über 20 Jahre; eine der häufigsten rheumatischen Erkrankungen der weißen Population.
• HLA-B27: Träger haben 20-mal erhöhtes Risiko an einer Spondyloarthritis zu erkranken; Assoziation mit Sakroiliitis und/oder Wirbelsäulenbeteiligung.
• HLA-Bw62: Scheint protektiven Effekt für Entzündungen am Bewegungsapparat anzuzeigen; aber Assoziation mit Darmentzündungen.

▶ **Weitere Gemeinsamkeiten:**

• Rheumafaktoren fehlen.
• Rheumaknoten fehlen.
• Häufig sind periphere Arthritiden (s. Abb. 7.3), meist als Oligoarthritis.
• Radiologisch Sakroiliitis mit oder ohne Vollbild der ankylosierenden Spondylitis, proliferative ossäre Veränderungen, Syndesmophyten.
• Familiäre Häufung.
• Häufiges Vorkommen von HLA-B27 (mit Sakroiliitis assoziiert).
• Enthesiopathie.
• Psoriasiforme Haut- oder Nagelveränderungen.
• Erythema nodosum, Pyoderma gangraenosum (selten), Thrombophlebitis (selten).
• Augenbeteiligung als Konjunktivitis oder Iritis.
• Ulzerationen der Mund-, Darm- und Genitalschleimhaut.
• Darminfektionen.

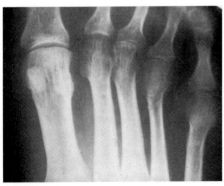

Abb. 7.3 Erosive Arthritis der MTP-Gelenke bei chronischer Spondyloarthritis

- Entzündliche Darmläsionen: Ileokolonoskopisch bei über 20 % akute, bei über 40 % chronisch-entzündliche Läsionen des Darms nachweisbar. Klinische Remission ist fast immer mit normaler Darmhistologie korreliert, diese ist darum Indikator für gute Prognose. Bei chronischer Spondyloarthritis über 20 % Veränderungen wie bei Morbus Crohn, korreliert mit positiver Familienanamnese, Entzündungsparameter, Sakroiliitis, Bambusstab, HLA-Bw62. Bei Patienten mit vorderer Uveitis höhere Inzidenz chronisch intestinaler Entzündungen, auch unabhängig von HLA-B27.

Klassifikationskriterien (s. Tab. 7.1)

▶ Es handelt sich um eine Gruppenklassifikation, die u. a. eine eindeutige Abgrenzung von der seropositiven rheumatoiden Arthritis ermöglicht, dadurch Erleichterung einer diagnostischen Grobklassifizierung und bessere Erkennbarkeit früher, atypischer Formen, die noch keiner Entität zuzuordnen sind, z. B. undifferenzierte Spondyloarthritis.

▶ Als undifferenzierte Spondyloarthritis werden alle die Erkrankungen bezeichnet, die aufgrund der ESSG-Kriterien (s. Tab. 7.1) als Spondyloarthritis einzuordnen sind, die jedoch nicht das Vollbild einer AS, einer PsA, eines SAPHO-Syndroms, einer enteropathischen oder reaktiven Arthritis erfüllen. Insbesondere mono- und oligosymptomatische klinische Manifestationen in Verbindung mit dem HLA-B27-Nachweis fallen in diese Kategorie. Übergänge in ein definiertes Krankheitsbild im Rahmen der Spondyloarthritiden, wie AS oder PsA, können noch nach Jahren auftreten.

▶ *Beachte*: Als „Reiter-Syndrom" wurde typischerweise die Trias von Arthritis, Urethritis und Augenentzündung (Konjunktivitis oder Uveitis) bezeichnet. Diese Symptomenkonstellation lässt sich heute problemlos im Einzelfall den reaktiven Arthritiden (siehe unten) oder undifferenzierten Spondyloarthritiden zuordnen. Der Begriff ist aus historischen und didaktischen Gründen unglücklich und sollte nicht mehr verwendet werden:
  - Der Zusammenhang zwischen urogenitalen oder gastrointestinalen Infekten wurde lange vor Hans Reiter von anderen Autoren beschrieben.
  - Die Ätiologie des „Reiter-Syndroms" wurde von Reiter völlig verkannt und das Krankheitsbild als „Spirochaetosis syphilitica" bezeichnet.
  - Patienten mit der „Reiter-Symptomentrias" unterscheiden sich nicht im Verlauf von anderen reaktiven Arthritiden oder Spondyloarthritiden. Didaktisch völlig wertlos ist insbesondere die Bezeichnung „inkompletter" oder „oligosymptomatischer Morbus Reiter".

Sonderformen der Spondyloarthritis

▶ **Spät beginnende Spondyloarthritis:**
  - Beginn im Alter von > 50 Jahren, überwiegend sind Frauen betroffen.
  - Gehäuft HWS- und BWS-Beschwerden, vordere Brustwandsymptome, periphere Arthritis.

> **Tabelle 7.1 · Klassifikationskriterien der europäischen Spondyloarthritis-Studiengruppe (ESSg, 1991)**

Hauptkriterien:

früherer oder gegenwärtiger entzündlicher Wirbelsäulenschmerz von mindestens drei Monaten Dauer

Synovitis, asymmetrisch oder vorwiegend an den unteren Extremitäten

Zusatzkriterien:

familiäre Belastung mit ankylosierender Spondylitis, Psoriasis, akuter Uveitis, reaktiver Arthritis, entzündlicher Darmerkrankung

frühere oder gegenwärtige Psoriasis

frühere oder gegenwärtige entzündliche Darmerkrankung: Morbus Crohn, Colitis ulcerosa

früherer oder gegenwärtiger Gesäßschmerz mit Seitenwechsel

frühere oder gegenwärtige Enthesiopathie der Achillessehne oder plantar

akute Diarrhoe innerhalb eines Monats vor rheumatischer Symptomatik

nicht-gonorrhoische Urethritis oder Zervizitis (innerhalb eines Monats vor rheumatischer Symptomatik)

radiologischer Nachweis einer Sakroiliitis (bilateral Grad 2–4, unilateral Grad 3–4)

zur Klassifikation müssen ein Hauptkriterium und mindestens ein Zusatzkriterium erfüllt sein

7.2 Ankylosierende Spondylitis (AS)

Grundlagen

▶ **Synonyme:** Spondylitis ankylosans, ankylopoetica; Morbus Bechterew; Strümpell-Marie-Bechterew-Erkrankung.

▶ **Definition:** Die ankylosierende Spondylitis ist eine chronisch-entzündliche rheumatische Allgemeinerkrankung mit Hauptmanifestation am Achsenskelett. Morphologisch kommen entzündliche, destruktiv-proliferative und ossifizierende (physiologisch enchondrale) Veränderungen mit Ankylosenbildung vor.

▶ **Ätiologie und Pathogenese:**
- *Genetische Disposition:*
  - Nachweis von HLA-B27 in 90%; die Bedeutung der einzelnen Subtypen ist noch unklar.
  - Bei HLA-B27-negativen Patienten: B27-kreuzreagierende Antigene (CREG) (B7, Bw22, B40).
  - HLA-DR4 bei peripherer Arthritis.
- *Exogene Faktoren:* Infektionen mit Klebsiellen? Urogenitalinfekte? Andere enterale Infekte?
- *Immunologische Reaktionsweise:* Noch unklar; Kreuzreaktion zwischen körpereigenen und bakteriellen Antigenen? Mimikry-Phänomen?
- *Hypothese:* Bakterieller Infekt (Iliosakralgelenke?) induziert lokale T-Zell-Reaktion. Präsentation bakterieller Peptide an B27-restringierten zytotoxischen Lymphozyten. Durchbrechung der Immuntoleranz. Autoaggression.
- Induktionsmechanismen der Knochenneubildung nach wie vor unbekannt, wahrscheinlich Beteiligung von Zytokinen oder des „Bone morphogenetic Protein 2".

▶ **Epidemiologie:**
- *Morbidität* (HLA-B27 bei Gesunden: 8–10%):
  - In der Gesamtbevölkerung: 0,2 (–0,5?)%.
  - In HLA-B27-positiver Bevölkerung: 2 (–10)%.
  - Bei HLA-B27-positiven Verwandten von AS-Kranken: 20% Sakroiliitis bzw. AS.

- *Inzidenz:* In den letzten Jahren leicht abnehmend.
- Anteil männlicher Patienten 70–80 % (früher 90 % angenommen).
- *Manifestationsalter:* Meist 16. bis 40. Lebensjahr (wahrscheinlich nicht über 45. Lebensjahr) mit Maximum im 3. Lebensjahrzehnt. Tendenz: Zunehmendes Alter bei Erkrankungsbeginn.

Klinik: Frühsymptome

▶ **Leitsymptom:** Persistierender tief sitzender Rückenschmerz mit Zunahme in Ruhe und frühmorgens. Der Schmerz treibt die Patienten oft aus dem Bett. Ausstrahlung der Rückenschmerzen dorsal ein- oder beidseitig ins Gesäß, manchmal ischiasartig bis ins Bein (DD: Bandscheibenvorfall). Dauer über mindestens 3 Monate. Besserung durch Bewegung.

▶ **Subjektives Steifigkeitsgefühl** in Wirbelsäule, Thorax, Nacken.

▶ **Gürtelförmiger Thoraxschmerz.**

▶ **Husten- und Niesschmerz:** In Thorax, Rücken, Gesäß.

▶ **Arthralgien, Arthritiden:** Stammnah an Hüft-, Knie- und Schultergelenken, peripher an distalen Extremitätengelenken später in 20–30 %.

   ◪ *Wichtig:* Jede Monarthritis und Oligoarthritis ist auf AS verdächtig und kann der radiologisch nachweisbaren Sakroiliitis um Jahre vorausgehen.

▶ **Sehnenansatzschmerz** an Fersen, Sitzbeinhöckern.

▶ **Allgemeinsymptome:** Eventuell Müdigkeit, Gewichtsverlust, depressive Verstimmung, subfebrile Temperaturen.

Klinik: Fortgeschrittene klinische Veränderungen

▶ **Sakroiliitis:** Bilateral, einseitiger Beginn bei 10 %. Die Beschwerden können der radiologisch nachweisbaren Sakroiliitis monate- bis jahrelang vorausgehen. Es gibt selten klinisch „stumme" Formen und auch eine AS ohne Sakroiliitis.

▶ **Charakteristische Veränderungen der Statik und des Habitus** (s. Abb. 7.4): Nur in fortgeschrittenen Fällen und bei starker Ossifikationstendenz durch:

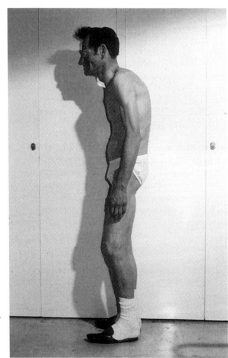

Abb. 7.4 Deutliche Veränderungen der Statik und des Habitus bei fortgeschrittener ankylosierender Spondylitis

- Vertikalstellung des Beckens.
- Ausgleich der Lendenlordose.
- Verstärkung der BWS-Kyphose und der HWS-Lordose.
- Tendenz zur Beugestellung der Hüft- und Kniegelenke.
- Lateraldrehen der Schulterblätter.
- Überdehnung der Bauchmuskulatur („Fußballbauch") mit dominierender Bauchatmung.
- Atrophie und Überdehnung der Lumbalmuskulatur („Bügelbrettrücken").
- Hypotonie der Gesäß- und Nackenmuskulatur.
- Auffallender Mangel an Mitbewegungen der Wirbelsäule beim Gehen mit verstärkter Armbewegung in Vorbeugehaltung („Begrüßungshaltung" des Rumpfes).

Krankheitsstadien und klinischer Befund

▶ **Stadien:** Sie werden aufgrund der Variabilität nicht gesetzmäßig durchlaufen, haben sich aber zur groben Abschätzung der radiologischen und funktionellen Progredienz bewährt, z. B. folgende Einteilung:

- *Stadium 0:* Für AS sprechende klinische Symptome, jedoch noch keine nachgewiesene Sakroiliitis.
- *Stadium I:* Nicht fixierte Wirbelsäulenversteifung. Röntgenologisch: Sakroiliitis.
- *Stadium II:* Irreversible Versteifung in einem Abschnitt der Wirbelsäule mit nachweisbaren Syndesmophyten.
- *Stadium III:* Verknöcherungen in mindestens 2 Abschnitten der Wirbelsäule.
- *Stadium IV:* Verknöcherungen in allen 3 Abschnitten der Wirbelsäule.
- ▣ *Hinweis:* Die Erkrankung kann in jedem Stadium stehen bleiben.

▶ **Klinischer Befund:**

- Messbare Steifigkeit der Wirbelsäule in den befallenen Etagen (Messung S. 8), s. auch BASMI-Index Grad 0–2 Tab. 7.2.

Tabelle 7.2 · Schema zur Ermittlung des BASMI (Bath Ankylosing Spondylitis Metrology Index)

	Grad 0	Grad 1	Grad 2
Tragus-Wand-Abstand: Abstand des Knorpels vor dem Gehörgang von der Wand bei aufrecht stehendem Patienten mit Fersen und Gesäßbacken an der Wand, geraden Knien, zurückgenommenen Schultern und maximal zurückgezogenem Kopf bei eingezogenem Kinn.	< 15 cm	15–30 cm	> 30 cm
Lendenwirbelsäulen-Beugung: Schobermaß in der Modifikation von Macrae und Wright: In aufrechter Stellung des Patienten werden zwei Stellen markiert, die 5 cm unterhalb und 10 cm oberhalb des lumbosakralen Übergangs (Verbindungslinie der beiden Lumbalgrübchen) liegen. Der Patient beugt sich mit gestreckten Knien so weit wie möglich nach vorn, und die Verlängerung des Abstands zwischen den Marken wird gemessen.	> 4 cm	2–4 cm	< 2 cm
Halswirbelsäulen-Rotation: Mittelwert der Drehungen nach rechts und links, am auf dem Rücken liegenden Patienten mit einem gegen die Stirn gedrückten Schwerkraft-Winkelmesser gemessen.	> 70°	20–70°	< 20°

Tabelle 7.2 · Fortsetzung

	Grad 0	Grad 1	Grad 2
Lendenwirbelsäulen-Seitbeugung: Mittelwert aus der Abwärtsbewegung des rechten bzw. linken Mittelfingers entlang eines Bandmaßes, dessen eines Ende am Boden befestigt ist. Der Patient schiebt den Mittelfinger am Bandmaß entlang abwärts, ohne sich nach vorn zu beugen oder die Knie anzuwinkeln.	>10 cm	5–10 cm	< 5 cm
Knöchelabstand: Der Patient liegt auf dem Rücken und spreizt die Beine mit gestreckten Knien und nach oben gerichteten Fußspitzen so weit wie möglich. Der Abstand zwischen den Fußknöcheln wird gemessen.	> 100 cm	70–100cm	< 70 cm

- Messbare Reduktion der respiratorischen Umfangdifferenz (die Thoraxexkursion wird in Ex- und Inspiration in Höhe Th 4–5 gemessen, normale Differenz > 6 cm).
- Iliosakralgelenke: Mennell-Zeichen (S. 9), oft positiv, aber nicht spezifisch.

Klinik: Extraartikuläre Manifestationen

▶ **Augenbeteiligung:** Iritis bei 20 % der Patienten.
▶ **Herz/Gefäßbeteiligung:** Aortitis mit Aorteninsuffizienz höchst selten; AV-Überleitungsveränderung bei ca. 5 %. Häufiger sind Veränderungen der diastolischen Funktion (Compliance).
▶ **Urogenitale Beteiligung:** Prostatitis (meist durch Chlamydien) bei über 30 %, auch Urethritis.
▶ **Darmbeteiligung:**
- Ileokoloskopisch in bis zu 70 % entzündliche Veränderungen, auch ohne Klinik. Entzündung korreliert mit Krankheitsaktivität.
- Assoziation mit Colitis ulcerosa und Morbus Crohn in bis zu 3 %.
- Der Darm rückt als vermuteter ätiopathogenetischer Faktor gegenüber dem seit Jahren vermuteten Zusammenhang zwischen Urogenitalinfekten und ankylosierender Spondylitis in den Vordergrund.
▶ **An den Muskeln:** Myositis wahrscheinlich häufiger als früher vermutet.
▶ **Selten:** Zystische Oberlappenfibrose der Lungen; neurologische Komplikationen der Grundkrankheit wie Cauda-equina-Syndrom, zervikale Myelopathie; Amyloidose, meist ohne klinische Symptome, Nachweis durch Fettbiopsie.
▶ **In seltenen Fällen assoziiert mit:** Polyarteriitis nodosa (S. 262), kutaner Vaskulitis (S. 276), IgA-Glomeronephritis, retroperitonaler Fibrose, Lupusantikoagulans mit Beingeschwüren, monoklonaler Gammopathie (ca. 1 %).

Mögliche Sonder- oder Abortivformen

▶ HLA-B27-positive Uveitis.
▶ HLA-B27-positive entzündliche Enthesiopathie.
▶ HLA-B27-positive Sakroiliitis ohne klinische Symptome (?).
▶ HLA-B27-positive Arthritis mit Rückenschmerzen ohne Sakroiliitis (?).

Spondyloarthritiden

Diagnostische Kriterien: Modifizierte New-York-Kriterien (Tab. 7.3)

Tabelle 7.3 · Modifizierte New-York-Kriterien

Radiologisch Sakroiliitis
- bilateral Grad 2 bis Grad 4 **oder**
- unilateral Grad 3–4

und klinisch
- eingeschränkte LWS-Beweglichkeit **und/oder**
- herabgesetzte Atemexkursion (≤ 3 cm) **und/oder**
- tief sitzender Rückenschmerz, besser bei Bewegung

▶ *Anmerkung*:
- Bei den New-York-Kriterien handelt es sich um Kriterien für eine definitive AS mit im konventionellen Röntgenbild nachweisbaren Veränderungen.
- Für die Frühdiagnostik sind diese Kriterien ungeeignet. An der Erstellung hierfür geeigneter Kriterien mit Einbeziehung kernspintomographischer Kriterien wird gearbeitet („Assessment in Ankylosing Spondylitis [ASAS] Working Group").
- Für die standardisierte Erfassung von Krankheitsaktivität, Funktionsfähigkeit im täglichen Leben und Beweglichkeit bei der klinischen Untersuchung sind standardisierte Messinstrumente verfügbar (s. Abb. 7.5, Abb. 7.6 und Kapitel „Klinische Untersuchung" S. 2).

BASDAI: Wie ist es Ihnen in den letzten 7 Tagen ergangen?

Bitte kreuzen Sie auf den nachfolgenden Skalen jeweils eine Zahl an. Auch wenn die Beschwerden (Schmerzen, Müdigkeit) geschwankt haben, entscheiden Sie sich bitte für eine Zahl als Angabe für die durchschnittliche Stärke der Beschwerden.

1. Wie würden Sie Ihre allgemeine Müdigkeit und Erschöpfung beschreiben?

keine Müdigkeit/ Erschöpfung [1]-[2]-[3]-[4]-[5]-[6]-[7]-[8]-[9]-[10] sehr starke Müdigkeit/ Erschöpfung

2. Wie stark waren Ihre Schmerzen in Nacken, Rücken oder Hüfte?

keine Schmerzen [1]-[2]-[3]-[4]-[5]-[6]-[7]-[8]-[9]-[10] sehr starke Schmerzen

3. Wie stark waren Ihre Schmerzen oder Schwellungen in anderen Gelenken?

keine Schmerzen [1]-[2]-[3]-[4]-[5]-[6]-[7]-[8]-[9]-[10] sehr starke Schmerzen

4. Wie unangenehm waren für Sie besonders berührungs- oder druck- empfindliche Körperstellen ?

gar nicht [1]-[2]-[3]-[4]-[5]-[6]-[7]-[8]-[9]-[10] sehr stark

5. Wie ausgeprägt war Ihre Morgensteifigkeit nach dem Aufwachen?

gar nicht [1]-[2]-[3]-[4]-[5]-[6]-[7]-[8]-[9]-[10] sehr stark

6. Wie lange dauert diese Morgensteifigkeit im Allgemeinen?

in Stunden [0]-[1/4]-[1/2]-[3/4]-[1]-[1 1/4]-[1 1/2]-[1 3/4]-[≥2] hatte keine

Abb. 7.5 BASDAI-Score: Der BASDAI wird vom Patienten unbeeinflusst ausgefüllt und dann in drei Schritten ausgerechnet: 1. Umrechnung der Zeitangabe von Frage 6 in eine Skalierung von 0–10: Beispiel: 1/4 Std. = 1,25; 1/2 Std. = 2,5; 3/4 = 3,75; 1 Std. = 5 usw.; 2. Bildung eines Mittelwertes aus Frage 5 und 6; 3. Bildung eines Gesamt- mittelwertes aus den Fragen 1–4 und dem Mittel aus den Fragen 5 und 6 [6]

Spondyloarthritiden

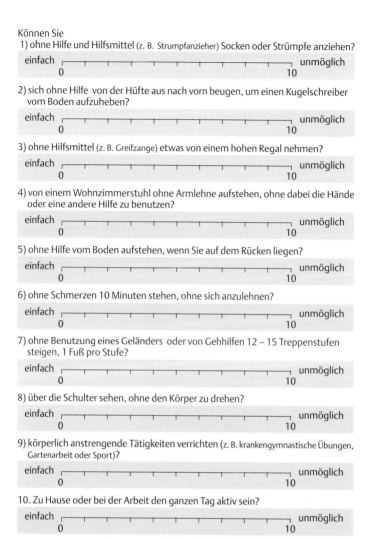

Können Sie
1) ohne Hilfe und Hilfsmittel (z. B. Strumpfanzieher) Socken oder Strümpfe anziehen?

einfach ┌───────────────────────────┐ unmöglich
0   10

2) sich ohne Hilfe von der Hüfte aus nach vorn beugen, um einen Kugelschreiber vom Boden aufzuheben?

einfach ┌───────────────────────────┐ unmöglich
0   10

3) ohne Hilfsmittel (z. B. Greifzange) etwas von einem hohen Regal nehmen?

einfach ┌───────────────────────────┐ unmöglich
0   10

4) von einem Wohnzimmerstuhl ohne Armlehne aufstehen, ohne dabei die Hände oder eine andere Hilfe zu benutzen?

einfach ┌───────────────────────────┐ unmöglich
0   10

5) ohne Hilfe vom Boden aufstehen, wenn Sie auf dem Rücken liegen?

einfach ┌───────────────────────────┐ unmöglich
0   10

6) ohne Schmerzen 10 Minuten stehen, ohne sich anzulehnen?

einfach ┌───────────────────────────┐ unmöglich
0   10

7) ohne Benutzung eines Geländers oder von Gehhilfen 12 – 15 Treppenstufen steigen, 1 Fuß pro Stufe?

einfach ┌───────────────────────────┐ unmöglich
0   10

8) über die Schulter sehen, ohne den Körper zu drehen?

einfach ┌───────────────────────────┐ unmöglich
0   10

9) körperlich anstrengende Tätigkeiten verrichten (z. B. krankengymnastische Übungen, Gartenarbeit oder Sport)?

einfach ┌───────────────────────────┐ unmöglich
0   10

10. Zu Hause oder bei der Arbeit den ganzen Tag aktiv sein?

einfach ┌───────────────────────────┐ unmöglich
0   10

Abb. 7.6 Fragebogen zur Ermittlung des BASFI (Bath Ankylosing Spondylitis Functional Index) [3]; auch der BASFI wird als Mittelwert der Einzelantworten berechnet

Diagnostik

▶ **Anamnese:** Für die frühzeitige Diagnosestellung, die besonders auch im Hinblick auf rechtzeitige krankengymnastische Bewegungstherapie notwendig ist, ist die Anamnese wegweisend. Nächtlicher Rückenschmerz? Steifigkeitsgefühl der Wirbelsäule? Siehe auch Klinik.

▶ **Klinik:** s. oben.

▶ **Labor:**

- *Entzündungszeichen:* BSG bei 70–80 % im akuten Stadium beschleunigt, kann auch massiv beschleunigt sein bei gutem Befinden, aber in 20–30 % trotz Aktivität normal; andere Akute-Phase-Proteine erhöht. Bei schweren Verläufen auch Anämie und Erniedrigung des Serumeisens.
- *HLA-B27:* In 90 % nachweisbar; aber Missbrauch als diagnostisches Kriterium hat auch zu vielen falsch positiven Diagnosen geführt.

- *IgA:* Leichte bis mäßige Erhöhung.
- In besonderen, immunologisch aktiven Fällen Gammaglobulinvermehrung und Nachweis von ANA.
- Antikörper gegen Klebsiella pneumoniae-Nitrogenase-Reduktase.
- In aktiven Fällen IgA-Antikörper gegen Klebsiella-pneumoniae (auch bei entzündlicher Darmbeteiligung), auch gegen E. coli und Proteus mirabilis (noch nicht für Routinediagnostik).
- Vermehrte Ausscheidung von Pyridin-Crosslinks im Urin, verringerte Ostekalzinspiegel im Serum (noch nicht für Routinediagnostik).

► **Röntgen:**
- *Obligat sind Becken- oder gezielte ISG-Aufnahmen (a.p oder p. a.):* Der radiologische Nachweis einer Sakroiliitis kann in frühen Stadien sehr schwer sein (ggf. Schichtaufnahmen).
  - Frühstadium: Pseudoerweiterung des Gelenkspaltes, eventuell gelenknahe Osteoporose.
  - Später: Verwaschenheit der Gelenkränder, fleckige Randsklerosen, Usuren („Perlschnurbild", „Rosenkranzbild", „buntes Bild").
  - Fortgeschrittenes Stadium: Umschriebene, terminal komplette Ankylose, u. U. mit noch erkennbaren Gelenkspaltresten vom Typ des „zugeschütteten Grabens" oder der „Geistergelenke"; s. S. 66 und Abb. 7.7).

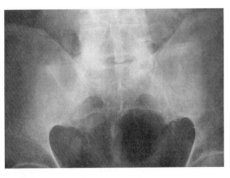

Abb. 7.7 Komplett ankylosierte Ileosakralgelenke im Spätstadium einer ankylosierenden Spondylitis

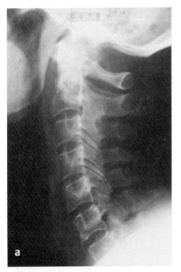
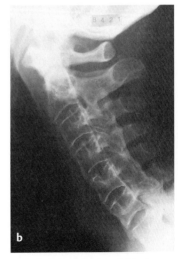

Abb. 7.8 a und b Radiologische Progredienz bei ankylosierender Spondylitis der Halswirbelsäule, nach 6 Jahren Entwicklung multipler Verknöcherungen des Anulus fibrosus und einer ankylosierenden Spondyloarthritis

- *Bei Beschwerden, klinischen Symptomen und zur Stadiendiagnostik auch die Wirbelsäule röntgen* (s. Abb. 7.8):
  - Hochcharakteristisch: Syndesmophyten sind Verknöcherungen des Anulus fibrosus, u. U. auch des subligamentären Gewebes in Bandscheibennähe (s. Abb. 7.8). Atypische Ausprägung möglich mit Übergangsformen zur Spondylosis hyperostotica (altersbedingte Modifikation?) oder zu paraspinalen Ossifikationen bei Spondylitis psoriatica. In fortgeschrittenen Fällen mit hochgradiger knöcherner Versteifung (Bild des „Bambusstabes", Abb. 7.9) kann die Abgrenzung von einer Spondylosis hyperostotica sehr schwer sein, zumal Verknöcherungen der Iliosakralgelenke hier auch auftreten können.
  - Osteoporose der Wirbelsäule: Entzündungsbedingt, durch Inaktivität?
  - Spondylitis anterior: Wirbelkörperumbau durch Schwund der Wirbelkanten, Usurierungen und/oder Sklerosierungen des Randleistenanulus, partielle entzündliche Blockwirbelbildungen, Bild der Kasten- oder Tonnenwirbel, eventuell auch epivertebraler Knochenanbau mit „Filling in" – Auffüllphänomen.
  - Spondylodiszitis (nur bei ca. 3 %): Mit Deckplatteneinbrüchen, die von sklerosierten Säumen umgeben sind (Anderson-Läsion, Abb. 7.10).
  - Selten, meist nur im Terminalstadium: Bänderverknöcherungen, Destruktionen des Dens axis, atlantoaxiale Dislokation.

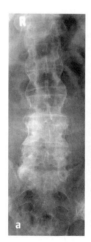
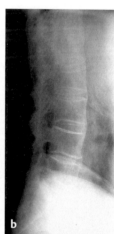

Abb. 7.9 Typische Bambusstabwirbelsäule als Spätstadium einer ankylosierenden Spondylitis, a) ap-Aufnahme; b) seitlich; von B. Manger, Erlangen [1]

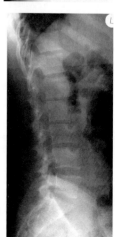

Abb. 7.10 Aseptische Spondylodiszitis (Anderson-Läsion) mit Deckplattenimpressionen bei LWK 3 und 4; von B. Manger, Erlangen [1]

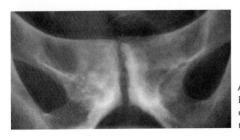

Abb. 7.11 Entzündliche Erosionen und Sklerosierung der Symphyse bei ankylosierender Spondylitis

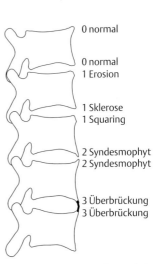

Grad 0	keine Veränderung
Grad 1	verdächtig, keine deutlichen Veränderungen
Grad 2	Erosionen (Knochensubstanzverlust), Squaring (Eckenbildung), Sklerose (Knochenzuwachs) oder Syndesmophyten an höchstens 2 Wirbelkörpern
Grad 3	Syndesmophyten an mehr als 2 Wirbelkörpern, ohne oder mit Überbrückung zwischen höchstens 2 Wirbelkörpern
Grad 4	Knochenbrücken, die mehr als 2 Wirbelkörper einschließen

0 normal

0 normal
1 Erosion

1 Sklerose
1 Squaring

2 Syndesmophyt
2 Syndesmophyt

3 Überbrückung
3 Überbrückung

Abb. 7.12 Schema zur Ermittlung des BASRI (Bath Ankylosing Spondylitis Radiology Index) für die Hals- und Lendenwirbelsäule; als Gradeinteilung für die Iliosakralgelenke werden die New-York-Kriterien für die Sakroiliitis (s. Tab. 7.3) verwendet; die Summe der Grade für die HWS, die LWS und die Iliosakralgelenke ergibt den BASRI

- – Zur Quantifizierung der radiologischen Veränderungen an der Wirbelsäule steht der BASR-Index (Abb. 7.12) zur Verfügung.
- *An Rippen-, Wirbel- und Intervertebralgelenken:* Arthritiszeichen, z. B. Spaltverschmälerung, Randunschärfe, Ankylose.
- *Symphyse:* Entzündliche Veränderungen (s. Abb. 7.11).
- *Periphere Gelenke:*
  - – Entzündliche ossifizierende Enthesiopathie: An Fersen- und Sitzbein, mit unscharf begrenzten, z. T. dornartigen Exostosen (Abb. 7.13).
  - – Veränderungen ähnlich denen der rheumatoiden Arthritis (S. 117), auch mit Destruktionen, auch Übergänge zur reaktiven Arthritis (S. 164) und Psoriasisarthritis (S. 148).
- ► **Szintigraphie** (S. 74): Die Szintigraphie hat in der Frühdiagnose enttäuscht. Nur einseitige Anreicherungen erlauben die Stellung der Verdachtsdiagnose einer Sakroiliitis. Darum besteht keine Indikation zur Sakroiliitis-Diagnostik.
- ► **MRT** (S. 72):
  - *Iliosakralgelenke:* Indiziert zur frühen Diagnose der Sakroiliitis bei negativem Röntgenbild. Verlaufsbeobachtungen notwendig. Mit Kontrastmittel in Frühstadien bei über 70 % entzündliche Veränderungen der Iliosakralgelenke nachweisbar. Besonders gut darstellbar sind subchondrale Knochenpartien, das Bild ist ähnlich der bakteriellen Sakroiliitis. Unklar ist aber, ob die dabei nachweis-

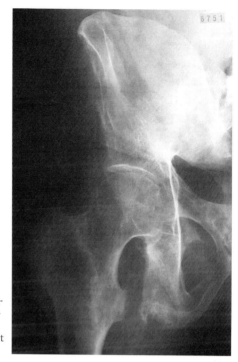

Abb. 7.13 Schwere entzündliche Enthesiopathie des Sitzbeines und des Trochanter minor (48-jähriger Patient mit ankylosierender Spondylitis)

baren Veränderungen das Vorstadium einer echten, sich spät entwickelnden chronischen Sakroiliitis (mit typischen Röntgenveränderungen) sind.

- *Wirbelsäule:* Eindrucksvoll bei Diszitis (Marködem).
► **Endoskopie:** Nur bei Verdacht auf entzündliche Darmerkrankung.

Differenzialdiagnosen

► **Sakroiliitis:**
- Alle anderen HLA-B27-positiven Spondyloarthritiden (S. 133), wobei die Abgrenzung zur Sakroiliitis bei Morbus Crohn (S. 159), Colitis ulcerosa (S. 159), Psoriasisarthritis (S. 148) im Einzelfall sehr schwer sein kann. Beide Erkrankungen können auch einfach kombiniert auftreten.
- Bei einseitigem Befall: Bakterielle Sakroiliitis, Ostitis condensans ilii, Arthrosis sacroiliaca, selten endokrinologische Leiden.
► **Radiologische Spondylitis:** Bakterielle Spondylitiden einschließlich Wirbelkörperosteomyelitis, Spondylosis hyperostotica (S. 359), Ochronose (S. 315), Chondrokalzinose (S. 302), juvenile chronische Arthritisformen.
► **Rückenschmerzen:** Degenerative Wirbelsäulenleiden einschließlich Bandscheibenvorfall etc., endokrinologische Wirbelsäulenerkrankungen (Osteomalazie S. 385, Hyperparathyreoidismus S. 321).
► **Polyarthritis:** Alle anderen rheumatischen Arthritiden, falls Auftreten einer Sakroiliitis noch erwartet werden kann.

Therapie

► **Medikamentöse Therapie:**
- *Nichtsteroidale Antiphlogistika:* Mittel der ersten Wahl bei AS. Viele Patienten sprechen ausgezeichnet auf eine NSAR- Therapie an. Individuelle Unterschiede existieren bezüglich des Ansprechens auf verschiedene Präparate.
- *Basistherapeutika:* Keines der verfügbaren konventionellen Basistherapeutika hat eine in Studien belegte Wirkung auf die Entzündung des Achsenskeletts

gezeigt. Sulfasalazin hat einen mäßiggradigen Effekt auf eine periphere Arthritis bei AS.

- *TNF-Inhibitoren:* Alle haben in kontrollierten Studien sehr gute Ergebnisse hinsichtlich der Manifestationen der AS am Achsenskelett und der gesamten Krankheitsaktivität gezeigt.
- Zur Beurteilung des Therapieansprechens bei AS sind von der ASAS Working Group („Assessment in Ankylosing Spondylitis") Erfolgs- und Remissionskriterien entwickelt worden (s. Tab. 7.4)

Tabelle 7.4 · ASAS Erfolgs- und Remissionskriterien

ASAS Erfolgskriterien

Verbesserung um $\geq 20\%$ und absolute Verbesserung von ≥ 10 auf einer Skala von 0–100 in ≥ 3 der folgenden Bereiche*:
- allgemeiner Zustand des Patienten
- Schmerzen
- Gelenkfunktion
- Entzündung
- keine Verschlechterung um $\geq 20\%$ und keine absolute Verschlechterung von ≥ 10 auf einer Skala von 0–100 im möglicherweise verbleibenden Bereich

ASAS Remissionskriterien

Wert < 20 auf einer Skala von 0–100 in jeder der folgenden 4 Bereiche*:
- allgemeiner Zustand des Patienten
- Schmerzen
- Gelenkfunktion
- Entzündung

* **Definition der Bereiche:**
- Allgemeiner Zustand des Patienten auf einer visuellen Analogskala von 0–100
- Schmerz der vergangenen 2 Tage auf einer visuellen Analogskala von 0–100
- Gelenkfunktion nach BASFI s. Abb. 7.6 (0—100)
- Entzündung:
- Beurteilung der Morgensteifigkeit über BASDAI-Score s. Abb. 7.5 (bevorzugte Methode) oder
- Beurteilung der Morgensteifigkeit über die Dauer (Bewertung auf einer Skala von 0–100; keine Morgensteifigkeit = 0, Dauer ≥ 120min = 100)

- *Experimentelle und Zusatztherapien:* Olsalazin in Einzelfällen erprobt. Pamidronat (30 oder 60 mg i.v.) offenbar antiphlogistisch wirksam. Amitryptilin (bis 30 mg) verbessert den Schlaf und reduziert Krankheitsaktivität.
- *Glukokortikoide* (S. 453): Nicht indiziert! Ausnahme: Immunologisch hochaktive Sonderfälle und therapieresistente begleitende Polyarthritiden.
- Intraartikuläre Injektionen von Glukokortikoid-Depotpräparaten in die Iliosakralgelenke unter CT- oder MRT-Kontrolle sind eine Alternative bei hartnäckigen Sakroiliitiden.

► **Physikalische Therapie** (vgl. S. 514):
- Präventiv nachts flach lagern.
- *Krankengymnastik:*
  - Mobilisierung der Wirbelsäule in allen Ebenen sowie des Thorax.
  - Oft lebenslang notwendig: Eine Versteifung kann zwar nicht komplett verhindert werden, aber die Haltung kann beeinflusst werden.
  - ▶ *Wichtig:*
  - Vermittlung eines häuslichen Übungsprogramms; dessen Effektivität ist auch in randomisierten Studien bewiesen.
  - Die Krankengymnastik muss mit Diagnosestellung beginnen.
- Analgesierende, muskelentspannende und durchblutungsverbessernde Maßnahmen wie Thermotherapie, nieder- und mittelfrequente Stromformen, klassische Massagen.

- *Bei Enthesiopathien:* Ultraschall oder Kryotherapie je nach Aktivität.
- *Hyperthermie* (z. B. Überwärmungsbäder): Zur generellen Entzündungshemmung und Umstimmung.

► **Therapie mit ionisierenden Strahlen** (vgl. S. 512):

- In besonderen Fällen, z. B. bei therapieresistenten großflächigen Schmerzzuständen, ist unter strengen Kautelen heute noch, auch bei Enthesiopathien, die Röntgenbestrahlung angezeigt.
- Die Therapie mit [^{224}Ra] Radiumchlorid ist für die AS zugelassen. Für die Wirksamkeit dieser Behandlung exististieren ältere Daten, die nicht den modernen Ansprüchen eines Wirksamkeitsnachweises genügen. Daher sind weitere kontrollierte Studien erforderlich.

  ◼ *Cave:* Leukämierisiko geringgradig erhöht.

► **Kurorttherapie** (vgl. S. 523):

- Auch reizintensive Balneotherapie (Moorbäder, Radonbäder, Schwefelquellen, alle Thermen) ist möglich, da die Spondylitis ankylosans durch physikalische und balneologische Reize weniger irritabel ist als z. B. die rheumatoide Arthritis.
- Nur als kombinierte Kur oder Reha-Maßnahme mit allen anderen Maßnahmen der physikalischen Therapie, essenziell ist Bewegungstherapie.
- *Kontraindikationen:* Frische Iridozyklitis, Aortitiden und dekompensiertes Aortenvitium sowie extreme serologische Entzündungszeichen und schlechter Allgemeinzustand.
- Insbesondere bei Wiederholung (alle 1 bis 3 Jahre je nach Verlauf) ist die Wirksamkeit längerfristig, auch am Funktionszuwachs, eindeutig nachgewiesen.

► **Operative Therapie:**

- *Bei Arthritiden:* Synovektomien (S. 528) bei Gelenkzerstörungen, Endoprothesen (Hüftgelenk), Korrekturen.
- *Bei massiver WS-Kyphose und Einengung des Gesichtskreises:* Aufrichtungsoperation.
- *Bei atlantoaxialen Lockerungen:* Fixierungsoperation.

Verlauf und Prognose

► **Der Krankheitsverlauf ist außerordentlich variabel:** Neben maligne verlaufenden Fällen mit hoher Entzündungsaktivität und rasch einsetzender Totalversteifung gibt es Fälle, die über das Stadium der Sakroiliitis nicht hinausgehen. Blande Verläufe, die ein Leben lang, besonders bei indolenten Patienten, nicht diagnostiziert und trotz z. T. hochgradiger Versteifung nur durch Zufall entdeckt werden, kommen ebenfalls vor.

► **Der typische Verlauf erfolgt in Schüben** mit im Bereich der Wirbelsäule aszendierender Tendenz, das Überspringen von WS-Abschnitten ist aber jederzeit möglich.

► **Geschätzte Remissionsrate:** In weniger als 1 % kommt es zum „Ausbrennen" der Erkrankung, davon bei 20 % der Patienten Aktivierung 2 Jahre später.

► **Schmerz und Ossifikationstendenz:** Gehen nicht parallel. Neben Verläufen mit hochgradigen Dauerschmerzen (u. U. ohne Verknöcherung) über Jahre gibt es praktisch schmerzlose Verknöcherungen bis zum extremen Terminalstadium.

► **Bei Frauen:**

- Der Verlauf ist im Allgemeinen günstiger, abortive Fälle sind häufiger. Aber es gibt auch sehr schwere weibliche AS-Fälle.
- Keine negativen Auswirkungen auf Fertilität, Ausgang der Schwangerschaft, Neugeborenes. Aktive Erkrankung bei Konzeption kann Hinweis auf spätere postpartale Aktivierung sein.

► **Generelle Prognose:** Gut (viel besser als z. B. die der rheumatoiden Arthritis). Das noch heute weitverbreitete Bild vom Bechterew-Kranken mit der rechtwinkligen Abknickung seiner Wirbelsäule entspricht nicht mehr den Tatsachen.

► **Funktionelle Prognose:** Hängt u. a. sehr vom Ausprägungstyp ab. Trotz Fehlen von Syndesmophyten kann Versteifung hochgradig sein bei vorwiegender Spondyloarthritis.

▶ **Mortalität:** Etwas höher (1,5fach) als bei der Normalbevölkerung. Der Tod ist aber nur selten AS-bedingt, sondern durch Amyloidose, kardiovaskuläre Komplikationen, Wirbelsäulenfraktur.

▶ **Ungünstige krankheitsbedingte Voraussetzungen:** Begleitende Arthritiden, nicht beherrschbare Iritiden, rasch einsetzende Versteifung in ungünstiger Haltung und – eher selten – Neigung zu depressiver Verstimmung und Krankheitsverarbeitungsprobleme.

Berufliche Aspekte und Rehabilitation

▶ Viele Patienten mit AS arbeiten körperlich schwer; nach 16-jähriger Krankheitsdauer (Mittelwert) sind noch über 50 % voll berufstätig.

▶ Echte Umschulungen sind selten nötig; Umsetzungen am Arbeitsplatz und Adaptation desselben ist oft wichtiger als eingreifende Veränderungen.

▷ *Beachte*: Nicht generell sitzende Tätigkeit in geschlossenen Räumen empfehlen; der AS-Patient braucht Bewegung.

▶ Arbeitsunfähigkeit korreliert mit: Peripherer Gelenkbeteiligung, Heben schwerer Lasten, Kälte-Exposition, langem Stehen, weiblichem Geschlecht, niedrigem Bildungs-/Ausbildungsniveau, begleitenden nichtrheumatischen Erkrankungen.

▶ Positiv hinsichtlich rehabilitationsmedizinischer Bemühungen ist die ungewöhnliche Motivation und Aktivität der AS-Patienten.

▶ Von zunehmender Bedeutung sind psychologische Interventions-Strategien, wie Patientenschulung, Rückenschule, Krankheits- und Schmerzbewältigung.

7.3 Psoriasisarthritis (PsA)

Grundlagen

▶ **Synonyme:** Osteoarthropathia psoriatica, Psoriasis arthropathica, Psoriasisarthropathie, Psoriasisarthritis.

▶ **Definition:** Die Psoriasisarthritis ist eine – vor, mit, nach oder ohne Psoriasis auftretende – teils destruktive, teils proliferativ-osteoplastische Gelenkerkrankung mit fakultativer Achsenskelettbeteiligung. Ihre morphologischen Besonderheiten, wie Kombination von Synovitis, osteoklastischem Abbau, Knochenneubildung, periostaler Proliferation sind ungewöhnlich und bedingen charakteristische radiologische Zeichen.

▶ **Ätiologie und Pathogenese:**

• *Genetische Disposition:*
  – B13, B17 als Psoriasisantigene.
  – CW6, CW7, B39, BW57, DR7, B37 und 38 als Arthritisantigene.
  – DR4 bei symmetrischer Polyarthritis.
  – A2 bei juveniler Arthritis psoriatica.
  – HLA-B22 bei geringer Progredienz (Schutzfaktor?).
  – DQw3 ohne DR7 höheres Risiko.
  – HLA-B27 als Indiz für Achsenskelettbeteiligung. Bei Verwandten starke Häufung sowohl von Psoriasis als auch Arthritis mit und ohne Psoriasis und von Sakroiliitis.

• *Zusätzliche exogene Faktoren:* Noch unbekannt; Immundefekte? AIDS kann Arthritis psoriatica auslösen.

• *Weitere diskutierte pathogenetische Faktoren:*
  – Störung des Vitamin-D3-Metabolismus?
  – Überexpression von Proto-Onkogenen?
  – T-Zell-Aktivierung durch Keratinozyten?

• Die Parallelität proliferativer Veränderungen an der Haut und an den Gelenken lässt an gemeinsame übergeordnete Störungen denken: Arthritis als Generalisation der Dermatose?

▶ **Epidemiologie:**

• Psoriasis in der Normalbevölkerung: 1–2 %.
• Psoriasis bei rheumatoider Arthritis: 3–5 %.

- PsA in der Normalbevölkerung: 0,1–0,2 %.
- PsA bei Psoriasis: 5–10 (–30?) %.
- Männer und Frauen erkranken gleich häufig; bei ausschließlicher Endgelenk- und Achsenskelettbeteiligung Männer bevorzugt.
- Manifestation ist in jedem Alter möglich, bevorzugt zwischen dem 30.–40. Lebensjahr.

Klinik: Symptome und Befund

▶ **Manifestation der Psoriasis:**
- In 60 % vor, in 20 % nach der Arthritis (meist Intervalle von Jahren).
- Kein Unterschied zur Psoriasis ohne Arthritis: Psoriasis vulgaris, pustulosa, erythrodermatica, inversa, intertriginosa.
- Prädilektionsstellen sind Kapillitium, Knie- und Ellenbogenregion, Sakralregion, Nägel und äußerer Gehörgang.
- ◱ *Cave:* Übersehen versteckter Psoriasisherde bei Fehlen an den Prädilektionsstellen, darum gezielte Suche an Kopf, Gehörgang, Nabel, Analfalte, submammär, Achselfalten, Handflächen und Fußsohlen.
- *Nagelveränderungen:* Korreliert häufig mit Endgelenkbeteiligung, auch isoliert. Polymorphes Bild mit Tüpfelung, Krümelnägeln, Weißfleckung, Querrillen, subungualen Keratosen am Nagelbett, bis zur Onycholyse sowie Bildung von „Ölflecken".

▶ **Gelenksymptomatik:**
- Meist mono- oder oligoartikulär.
- Meist schleichender Beginn mit eher derben, bis in die Gelenkumgebung reichenden Schwellungen und Rötungen. Mitunter gichtähnliche Erstmanifestation insbesondere, wenn diese am Großzehengrundgelenk lokalisiert ist.

▶ **Rückenschmerzen:** Bei Befall der Wirbelsäule eher weniger als bei AS. Aber eine akute Sakroiliitis (ohne radiologische Zeichen) kann außerordentlich schmerzhaft sein.

▶ **Weitere Veränderungen am Bewegungsapparat:** Entzündliche Enthesiopathie, z. B. an Ferse und Trochanteren; Tenosynovitis; Manubriosternal-Arthritis.

▶ **Viszerale Manifestationen:**
- Selten Iritis.
- Amyloidose, Myositis (sehr selten), Polychondritis (Einzelfälle).
- Bei Oligoarthritis und axialer Beteiligung: Entzündliche Darmveränderungen, durch Ileocoloskopie nachweisbar.

Klinische Verlaufsformen

▶ **Klassische Arthritis psoriatica:** Mit ausschließlichem Befall (Transversaltyp) oder Dominieren der Endgelenke bei ca. 5 %.

▶ **Arthritis mutilans** (ca. 5 %; s. Abb. 7.14 und Abb. 7.15).

▶ **Monarthritis oder Oligoarthritis** mit Asymmetrie und Strahlbefall bei über 70 %.

▶ **Arthritis psoriatica sine psoriase** (ca. 6 %): Diagnose ist immer ein Wagnis und stützt sich nur auf Indizien.

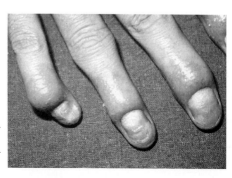

Abb. 7.14 Typische Veränderungen der Hände bei PsA, ausgesprochen selektiver Endgelenkbefall

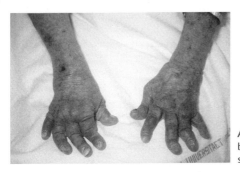

Abb. 7.15 Arthritis mutilans bei fortgeschrittener Psoriasisarthritis

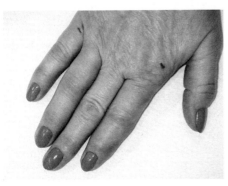

Abb. 7.16 Daktylitis psoriatica des Zeigefingers; von W. Bolten, Wiesbaden [1]

► **Symmetrische RA-ähnliche Arthritis psoriatica.**
► **PsA mit Spondylitis psoriatica (s. u.).**
► **Daktylitis psoriatica** („Wurstfinger", „Wurstzehe") als lymphödemähnliche Totalschwellung eines Fingers, häufig mit radiologischer Periostitis (Abb. 7.16).
▣ *Beachte*: Bei der Daktylitis psoriatica („Wurstfinger") ist häufig eine Tenosynovitis der Beugesehne nachweisbar. Der „Befall im Strahl", d. h. gleichzeitige Arthritis von MCP-, PIP-, und DIP-Gelenken eines Fingers sollte hiervon unterschieden werden.
► **Arthroosteitis pustulosa** (SAPHO-Syndrom; S. 155).
► **Übergangsformen, Mischbilder.**
► **Spondylitis psoriatica:**
  • *Epidemiologie:*
    – Sakroiliitis bei PsA (ca. 20 %).
    – Sakroiliitis und Spondylitis bei Arthritis psoriatica (Spondylarthritis und/oder Parasyndesmophyten; ca. 10 %).
    – Spondylitis psoriatica ohne periphere Arthritis (5 %?).
    – Psoriasis bei ankylosierender Spondylitis (3 %?).
    – 70 % sind Männer.
    – Relativ spät auftretend.
  • *Klinik:*
    – Meist langsame Progredienz.
    – Meist wenig Beschwerden.
    – In 80 % begleitende Arthritis psoriatica.
    – Psoriasis hier oft schwer, auch pustulös.
    – Je nach Verteilungstyp dominiert die Spondylitis oder die Arthritis.

Diagnostik

► **Anamnese:** Psoriasis beim Patienten selbst oder in der Familie?
► **Klinik:** s. oben.

► **Labor:**
- BSG, CRP: Erhöht (weniger verlässlich als bei der RA, da trotz klinischer Aktivität die Entzündungsparameter nicht selten nur gering oder gar nicht erhöht sind).
- Harnsäure: Häufig erhöht, psoriasisassoziiert.
- Keine Rheumafaktoren.
- Antinukleäre Faktoren: Selten.
- Immunkomplexe: Selten.

► **Röntgen:**
- *Periphere Gelenke* (s. Abb. 7.17, Abb. 7.18 und Abb. 7.19): Im Gegensatz zur rheumatoiden Arthritis häufige Endgelenkbeteiligung.

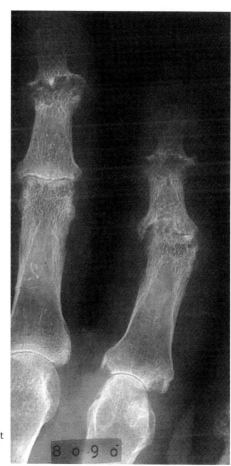

Abb. 7.17 Radiologische Veränderungen der Finger mit charakteristischer Beteiligung der Endgelenke bei PsA

- Asymmetrie der Veränderungen.
- Osteolysen mit Pencil-in-Cup-Phänomen, „abgelutschten" Phalangenenden und Ankylosen.
- Auffallende proliferative Veränderungen an den Basen von Endgliedern (Abb. 7.20), der Nagelplatte, den Metakarpalköpfchen (sog. Protuberanzen, Wollkragen u. a.).
- Periostitische Veränderungen mit „Begleitschatten" an den Phalangen.
- Überwiegend Fehlen einer gelenknahen Osteoporose.
- z. T. abenteuerliche Mutilationen und Fehlstellungen.

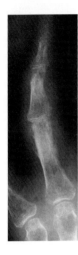

Abb. 7.18 Periostale osteoproliferative Reaktion am Schaft der Grundphalanx bei PsA

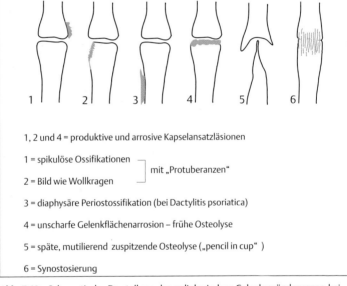

1, 2 und 4 = produktive und arrosive Kapselansatzläsionen

1 = spikulöse Ossifikationen
2 = Bild wie Wollkragen ⎤ mit „Protuberanzen"

3 = diaphysäre Periostossifikation (bei Dactylitis psoriatica)

4 = unscharfe Gelenkflächenarrosion – frühe Osteolyse

5 = späte, mutilierend zuspitzende Osteolyse („pencil in cup")

6 = Synostosierung

Abb. 7.19 Schematische Darstellung der radiologischen Gelenkveränderungen bei Arthritis psoriatica (nach Müller und Schilling)

- – Entzündliche Enthesiopathien mit kapsulärer Fibroostitis an Trochanteren, Patella, Klavikula, vor allem Fersenbein.
- • *Wirbelsäule:*
  - – Iliosakralgelenke: Sakroiliitis bei 20 %, aber weniger ausgeprägt als bei ankylosierender Spondylitis, Bild häufiger asymmetrisch.
  - – Halswirbelsäule: Bei bis zu 70 % betroffen. Teils erosive Veränderungen wie bei RA, teils ähnlich der ankylosierenden Spondylitis. In bis zu 50 % subaxiale Subluxation ohne Rückenmarkskompression. Risikofaktoren für Halswirbelsäulenbeteiligung: HLA-B39, HLA-DR4, Fehlen von HLA-DR5.
  - – Ausbildung von Parasyndesmophyten (nicht segementübergreifende Osteophyten) (s. Abb. 7.21), gelegentlich AS-ähnliches Bild.

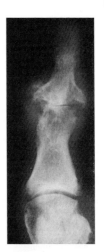

Abb. 7.20 Osteoproliferative Veränderungen an der Basis des Zehenendgliedes (Protuberanzen), gleichzeitig erosive Veränderungen des DIP-Gelenkes

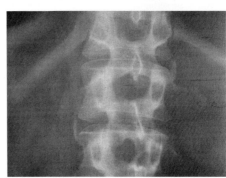

Abb. 7.21 Parasyndesmophyten am thorakolumbalen Übergang

► **Szintigraphie:**
  • *Indikation:* Beurteilung von Krankheitsaktivität und Verteilungsmuster. Zum Nachweis klinisch nicht fassbarer Entzündungsherde. Zur Therapie- und Verlaufskontrolle.
  • Von größerer Aussagekraft als bei anderen entzündlich-rheumatischen Erkrankungen.

Diagnostikprobleme

► Nicht selten kommen rheumatoide Arthritis (S. 116) und Psoriasis gleichzeitig vor, die Abgrenzung ist dann mitunter schwer.
► Die Diagnose einer Arthritis psoriatica ohne Psoriasis ist immer ein Wagnis und stützt sich nur auf Indizien.
► Das gleichzeitige Vorkommen von ankylosierender Spondylitis und Psoriasis kann zufällig sein.
► Ob eine begleitende Sakroiliitis bei PsA „Minimalvariante" einer Spondylitis psoriatica oder „normaler" Gelenkbefall im Rahmen der Grunderkrankung ist, kann nicht entschieden werden.

Differenzialdiagnosen

► Seronegative rheumatoide Arthritis (S. 116).
► Andere Spondyloarthritiden.
► Gicht (S. 297).
► Andere Arthritiden.
► Erosive Fingerpolyarthrose (S. 349).

Therapie

▶ **Medikamentöse Therapie:**
- *Nichtsteroidale Antiphlogistika* (S. 447): Mittel der ersten Wahl bei Arthritis, Arthralgien, Rückenschmerzen.
- *Basistherapie:*
  - Zur Basistherapie bei PsA existieren nur sehr wenige gute kontrollierte Studien.
  - Für Methotrexat ist eine Wirksamkeit in einer einzigen Studie nur im Kriterium „globale Beurteilung des Arztes" nachgewiesen. Dennoch ist heute Methotrexat in einer Dosis von 10 bis 25 mg/Woche das Basistherapeutikum der ersten Wahl.
  - Für Sulfasalazin existieren mehrere Studien die eine mäßiggradige Besserung der Gelenksymptomatik bei PsA belegen.
  - Ebenso gibt es Hinweise aus je einer Studie für eine mäßiggradige symptomatische Wirksamkeit auf die Arthritis bei PsA für Ciclosporin A, Azathioprin, Gold i. m. und Leflunomid.
  - Eine sehr gute Wirksamkeit auf die Arthritissymptomatik und die psoriatischen Hautläsionen sowie eine radiologische Progressionshemmung ist für alle verfügbaren TNF-Inhibitoren belegt.
  - Zur Therapie der Psoriasis vulgaris kommen neben Topika und PUVA-Therapie auch systemische Therapien mit Retinoiden und Fumarsäure zum Einsatz. Daher sollte die Therapie der PsA in enger Kooperation mit einem Dermatologen durchgeführt werden.
  - ▶ *Beachte:* Eine PUVA-Therapie sollte nicht bei Ciclosporin-A-behandelten Patienten erfolgen.
  - Die für die Psoriasis vulgaris eingesetzten Biologica Alefacept und Efalizumab haben keinen ausreichenden Effekt auf die Arthritis bei PsA gezeigt.
▶ **Physikalische Therapie:**
- Wie bei rheumatoider Arthritis (S. 129), zusätzlich unter dermatologischer Überwachung Solephototherapie: Ultraviolettbestrahlung unmittelbar nach Bad in Natriumchloridlösung aus natürlicher Heilquelle, optimal ab 2–3 %iger Konzentration mit noch nasser Haut.
- Ultraschall, Kryotherapie und Niederfrequenztherapie bei Enthesiopathien.
- Physikalische Therapie der Spondylitis psoriatica wie bei ankylosierender Spondylitis (S. 146).
▶ **Kurorttherapie:**
- *Indikation und Durchführung* s. rheumatoide Arthritis (S. 129).
- Bei akuten und schweren Verläufen eher klinische Kur oder Reha-Maßnahme. Optimal ist die gleichzeitige Möglichkeit der Solephototherapie bei schwerer Psoriasis.
- Die Irritierbarkeit einer PsA durch physikalische und balneologische Reize ist nicht so groß wie bei der rheumatoiden Arthritis.
- *Kontraindikationen:* Maligne hochaktive Verläufe und generalisierte exsudative Psoriasis.
- Eine Therapie am Toten Meer ist auch in kontrollierten Studien als wirksam nachgewiesen.
▶ **Therapie mit ionisierenden Strahlen:** Radiosynoviorthese s. rheumatoide Arthritis (S. 116).
▶ **Operative Therapie** s. rheumatoide Arthritis (S. 129).

Verlauf und Prognose

▶ **Verlauf:** Neben schubweisen Verläufen sind episodische und oligoartikuläre Formen ebenso möglich wie chronisch-persistierende Krankheitsbilder.
▶ **Prognose** – ist erst nach Verlaufsbeobachtung möglich.
- Im Allgemeinen gutartiger als bei der RA.
- Schwerste bösartige Krankheitsausprägung kommt aber durchaus vor.

- *Ungünstig:* Aktive und schwere Erkrankung mit hohem Medikamentenverbrauch, radiologischer Progredienz und hoher BSG, Beginn im Alter über 60 Jahre.
- *Mortalitätsrisiko:* Im Vergleich zur Normalbevölkerung etwas erhöht; keine krankheitsspezifischen Todesursachen.

7.4 SAPHO-Syndrom

Grundlagen

▶ **Synonyme:** Sternoklavikuläre Hyperostose, Spondyloarthritis hyperostotica pustulopsoriatica, akquiriertes Hyperostosesyndrom, Arthroosteitis pustulosa, pustulöse Arthroosteitis.
▶ **Definition:**
- Kombination einer sternoklavikulären Hyperostose mit palmarer und plantarer Pustulose (oder Psoriasis pustulosa oder vulgaris) mit Wirbelsäulensymptomen und Arthritis.
- SAPHO(Synovitis-Akne-Pustulose-Hyperostose-Osteitis)-Syndrom bezieht auch Akne-induzierte Arthritiden und Spondyloarthritiden mit ein.
- Die pustulöse Arthroosteitis ist eine erst in den letzten Jahren identifizierte Entität, von der Teilsymptome und -aspekte an verschiedenen Stellen und von verschiedenen Fachdisziplinen ohne Kenntnis voneinander publiziert wurden.
- Die Akne-assoziierte Form tritt bei Acne fulminans, Acne conglobata und auch bei Hidradenitis suppurativa (Schweißdrüsenabszess) auf.
▶ **Ätiologie und Pathogenese:** Weitgehend ungeklärt.
- *Genetische Disposition:* Möglich. In Europa bis zu 30 % HLA-B27-assoziiert, in Japan nicht; in letzter Zeit Haplotyp B 35-Cw4 nachgewiesen.
- *Infektionen* durch Staphylococcus epidermidis, Propionibakterien, Streptokokken, Viren?
- *Autoimmunologische postinfektiöse/parainfektiöse Pathogenese:* Durch Persistenz von Keimen, analog zu reaktiven Arthritiden und Spondarthritiden?
▶ **Pathologie/Histologie:** Insgesamt ungewöhnliche Veränderungen mit Verplumpung von Knochenbälkchen, Osteosklerose, Periostverdickung, Veränderungen ähnlich dem Morbus Paget, Rundzell-Infiltration, auch Osteoidsäume ähnlich der Arthritis psoriatica.
▶ **Epidemiologie:**
- Prävalenz der Pustulose in Schweden 0,5 %, Prävalenz gleichzeitiger osteoartikulärer Läsionen in Japan 10 %, in Europa möglicherweise 15 %.
- Beginn im mittleren Lebensalter, wohl aber auch schon im Jugendalter möglich.
- Frauen erkranken häufiger als Männer.
- 1999 Erstbeschreibung bei monozygoten Zwillingen.
- Bei der Akne-assoziierten Form zu 90 % Männer.

Klinik

▶ **Leitsymptome:** Die folgende klassische Symptomenkombination tritt selten gleichzeitig auf, in 70 % beginnt die Pustulose bis zu zwei Jahre vor oder nach der Arthroosteitis, in Einzelfällen sogar 12 bis 20 Jahre. Selten wechselt die Hautsymptomatik von Psoriasis nach Jahren in Pustulose.
- *Palmare und plantare Pustulose* (s. Abb. 7.22) *oder Psoriasis pustulosa*, in manchen Fällen auch Psoriasis vulgaris.
- *Vorderes Thoraxwandsyndrom:* Schmerzhafte Schwellung und Verdickung der sternalen Schlüsselbeinpartien mit Verschlimmerung durch Kälte und Nässe.
- Bei vorbestehender Akne fulminante Verschlechterung mit Kolliguationsnekrosen, Abszessen, Ulzera, Hidradenitis.
▶ **Monarthritis oder Oligoarthritis** (nicht destruierend; in 30 %).
▶ Spondylitis, Spondylodiszitis, Sakroiliitis.

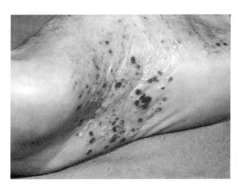

Abb. 7.22 Plantare Pustulose bei Arthroosteitis pustulosa (51-jähriger Patient)

▶ **Selten:** Chronische Tonsillitis und chronische Sialadenitis, auch Colitis ulcerosa und Morbus Crohn.

Diagnostik

▶ **Anamnese und Klinik:** Klassische Symptomenkombination, s. o.
▶ **Labor:**
- BSG und CRP erhöht, ggf. Leukozytose, Anämie.
- Serum-Eiweiß-Elektrophorese: α_2-Globuline vermehrt.
- Selten erhöhte alkalische Phosphatase.
▶ **Röntgen:**
- *Sternoklavikulargelenke:*
  1. Frühsymptom „Fibroostitis" sternoklavikulär (entzündliche Enthesiopathie).
  2. Spindelige oder kolbige Auftreibung des proximalen Klavikulaendes mit Sklerosierung, Aufhellungen, manchmal Ankylose.
  3. In fortgeschrittenen Fällen Verdickung des Manubrium sterni und Entwicklung einer knöchernen Verbindung zwischen Sternum, 1. Rippe und Klavikula mit Bildung einer Knochenplatte.
  – CT s. Abb. 7.23.

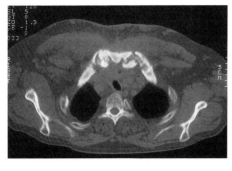

Abb. 7.23 Destruierende Arthritis beider Sternoklavikulargelenke im CT dargestellt

- *Wirbelsäule* (Veränderungen bei über 30 %):
  – Syndesmophyten (s. Abb. 7.24): Auffallend unscharf begrenzt, z. T. hyperostotisch.
  – Spondylodiszitis.
  – Sakroiliitis (über 10 %).

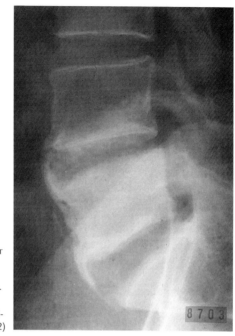

Abb. 7.24 Sklerosierung der Wirbelkörper, unscharf begrenzte Wirbelkörperabschlussplatten, ungewöhnliche Syndesmophyten bei Arthroosteitis pustulosa (gleicher Patient wie in Abb. 7.22)

- *Periphere Gelenke:* In der Regel nicht destruierende Monarthritis und Oligoarthritis.
- *Seltenere Röntgenbefunde:*
  - Sklerosierungen im Darm- und Sitzbein.
  - Hyperostosen, u. U. mit periostalen Reaktionen, an Röhrenknochen, Mandibula, Costotransversalgelenken.
  - Usurierend-sklerosierende Symphysitis.
  - Osteolytische Herde.
- ▶ **Szintigraphie**:
  - Die Durchführung einer Szintigraphie bei Verdacht auf eine Arthroosteitis pustulosa ist die wichtigste diagnostische Maßnahme nach der Röntgendiagnostik.
  - Positives Technetiumpyrophosphat-Szintigramm mit charakteristischer Mehrbelegung der sternokostoklavikulären Region in Form eines Stierkopfes (s. Abb. 7.25).
- ▶ **CT der Wirbelsäule:**
  - Hochcharakteristisch und bei verdächtigem Röntgenbefund angezeigt.

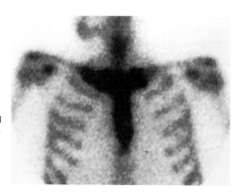

Abb. 7.25 Typische szintigraphische Mehranreicherung im Bereich der Sternoklavikular- und Kostosternalgelenke bei SAPHO-Syndrom (Stierhornform); von B. Manger, Erlangen [1]

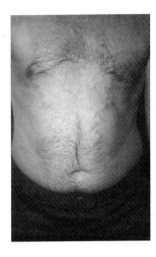

Abb. 7.26 Ausgeprägte Umgehungskreisläufe der Bauchwand bei Verschluss beider Venae subclaviae bei SAPHO-Syndrom

- Wie proliferativ-ausgefranst wirkende Wirbelkörper durch leistenartige Appositionen mit perivertebralen Weichteilschatten (entzündliches Substrat?).

Differenzialdiagnosen

▶ **Tietze-Syndrom:** Schmerzhafte Verdickung der Rippenknorpel am Sternalansatz, Ätiologie ungeklärt.
▶ **Chronisch rekurrierende multifokale Osteomyelitis** (CRMO; vgl. S. 437): Seltene, selbst limitierende Erkrankung des Kindes- und Jugendalters, möglicherweise reaktiv-postinfektiös mit osteolytisch/osteosklerosierender lymphoplasmazellulärer Osteomyelitis. In einem Drittel Beteiligung der Klavikula, in 70 % Befall der Röhrenknochen, in 25 % begleitet von Pustulosis palmoplantaris. Jugendform des SAPHO-Syndroms?
▶ **Weitere:** Lues, Osteoidosteom, Morbus Paget, diverse Osteopathien, Monarthritis manubriosternalis, Ostitis condensans der Klavikula, Melorheostose, Spondylosis hyperostotica, reaktive Arthritis mit Keratoderma blenorrhagicum, Psoriasis arthritis mit Sternoklavikulararthritis.

Therapie

▶ **Nichtsteroidale Antiphlogistika** (vgl. S. 447).
▶ **Prednisolon** (vgl. S. 453): Nur partiell wirksam. Dosis 10(–20) mg/d.
▶ **Im Versuch befindliche medikamentöse Therapien:** Sulfasalazin (Einzelfälle), Calcitonin, Bisphosphonate, Antibiotika, Colchicin, Retinoide, Ciclosporin, Methotrexat, Vitamin-D-Derivate, Dapsone, Azathioprin. Insbesondere Azithromycin in Kombination mit Calcitonin oder Bisphosphanaten führt oft zu gutem Rückgang der Symptome.
▶ **Weitere Therapieverfahren:** Röntgenbestrahlung der Schlüsselbeine; ggf. Resektion von Klavikula und Rippenteilen.

Prognose

▶ Im Allgemeinen gut.
▶ Trotz erheblicher subjektiver Beschwerden während der Schübe sind auch jahrelange Remissionen möglich.
▶ **Seltene Komplikationen:** Spontanfraktur, Verschluss der Vena subclavia, retroperitoneale Fibrose, Pyoderma gangraenosum.

7.5 Enteropathische Arthritiden: Arthritis bei Morbus Crohn und Colitis ulcerosa

Grundlagen

▶ **Synonym für Morbus Crohn:** Ileitis regionalis.
▶ **Definition:** Oligoarthritis im Rahmen einer Colitis ulcerosa oder eines Morbus Crohn. Aufgrund von symptomatischen Parallelen den Spondyloarthritiden zugeordnet (S. 133).
▶ **Ätiologie und Pathogenese:**
  • Familiäre Häufung.
  • Bei Morbus Crohn wurde eine Assoziation mit HLA-B16, HLA-B18 und HLA-B62 beobachtet.
  • Bei Colitis ulcerosa Assoziation mit HLA-1 und HLA-B21.
  • Nachweis von HLA-B27 nur bei Sakroiliitis.
  • Auslösung einer Immunreaktion durch enterales Antigen? Infektion?
▶ **Epidemiologie:**
  • *Colitis ulcerosa:* Prävalenz 50–100 Fälle/100 000 Einwohner. Arthritis bei 12–15 % der Patienten, in 10 % vor der Darmsymptomatik. Männer und Frauen erkranken gleich häufig.
  • *Morbus Crohn:* 10 (– 20?) % der Patienten, Frauen etwas häufiger, mit Morbus Crohn erkranken an einer Arthritis.

Klinik, klinischer Befund

▶ **Manifestation der Colitis ulcerosa:**
  • *Intestinale Manifestationen:* Blutige Durchfälle, Bauchschmerzen, Fieber, Gewichtsverlust, Tenesmen, Übelkeit mit Brechreiz. Gutartige und fulminante Verläufe möglich.
  • *Extraintestinale Manifestationen:* Uveitis, Stomatitis aphthosa (häufiger als bei Kolitis ohne Arthritis), Pseudopolypen, Erythema nodosum (bei 25 %). Enthesiopathien an Ferse und Knie.
  • *Gelenksymptomatik:*
    – Die Arthritis beginnt meist plötzlich kurz nach einem Kolitisschub, später eventuell synchron.
    – Akute asymmetrische Oligoarthritis oder Arthralgie mit Bevorzugung der großen Gelenke und der unteren Extremitäten, besonders Knie- und Sprunggelenke. Auch Monarthritis möglich. Migratorischer Verlauf.
    – Bei chronischer Kolitis häufiger.
▶ **Manifestation des Morbus Crohn:**
  • *Intestinale Symptomatik:* Sehr variabel und je nach Befall vom Mund bis zum Anus möglich. Durchfälle, Gewichtsverlust, Bauchschmerzen, Fieber, Fistelbildung in 15 %.
  • *Extraintestinale Manifestationen:* Ähnlich Colitis ulcerosa, gelegentlich Pyoderma gangraenosum.
  • *Gelenksymptomatik:* Ähnlich Colitis ulcerosa, Arhritis ist aber häufig subakut und die Schübe mit den Exazerbationen des Darmleidens nicht so eng gekoppelt wie bei der Kolitis-Arthritis. In 75 % Kniegelenke beteiligt.
  ▶ *Beachte:* Die Kombination einer Darmfistel mit Oligoarthritis muss immer an eine Crohn-Arthritis denken lassen.

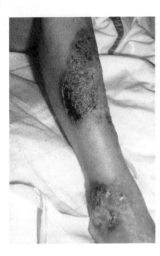

Abb. 7.27 Pyoderma gangraenosum bei M. Crohn mit Arthritis

Diagnostik und Differenzialdiagnosen

► **Klinik:** s. oben.
► **Labor:**
  • BSG erhöht.
  • Blutbild: Leukozytose, kolitisbedingte Anämie, manchmal ungewöhnlich hohe Thrombozytose.
  • Keine Rheumafaktoren.
► **Synovialdiagnostik** (S. 59): Entzündlicher Befund (400 bis 40 000 Zellen/µl, über 80 % Granulozyten).
► **Differenzialdiagnosen:**
  • Reaktive postenteritische Arthritiden (S. 170): Erregerserologie, nur flüchtige Enteritissymptomatik.
  • Rheumatisches Fieber (S. 173): Hoher ASL-Titer, Streptokokkeninfekt, keine Darmsymptomatik.
  • Gicht (S. 297): Perakute Monarthritis.
  • Rheumatoide Arthritis (S. 116): Symmetrische Arthritis, Rheumafaktoren.
  • Selten Arthritis bei Kollagenkolitis.

Therapie

► **Nichtsteroidale Antiphlogistika** (S. 447):
  ◪ *Cave:* Mögliche Verschlechterung der enteralen Symptomatik; kontrolliert probieren.
► **Glukokortikoide:** Eventuell intraartikulär (S. 503); oral fast nie nötig. Im Vordergrund steht immer die Behandlung der Darmerkrankung. Falls diese den Einsatz von Glukokortikoiden erfordert, bessern sich die Gelenksymptome bei enteropathischen Arthritiden gleich mit.
► **Sulfasalazin** (S. 473): In manchen Fällen wird sowohl die Darmerkrankung als auch die Arthritis günstig beeinflusst.
► **Methotrexat** (S. 458): Wurde in Einzelfällen versucht; eine Beurteilung der Wirksamkeit ist noch nicht möglich.
► **Physikalische Therapie:** Kühlung der Gelenke, nur kurzfristige Ruhigstellung.
► **Bei enteropathischer Spondylitis** s. ankylosierende Spondylitis (S. 145).
► **Infliximab** ist für die Therapie des Morbus Crohn zugelassen und wirkt auch gut auf die Gelenk- und Wirbelsäulensymptomatik bei Morbus-Crohn-Arthritis.
► **Etanercept** hat in einer kontrollierten Studie keinen signifikanten Effekt auf die Darmsymptomatik bei Morbus Crohn gehabt.

Spondyloarthritiden

Prognose

▶ **Arthritis bei Colitis ulcerosa:** Nach 1(–2) Monaten Remission, nur selten diskrete radiologische Residuen in Form von Knorpelläsionen. Selten Schübe über 1 Jahr. Ein- bis zweimalige Rezidive pro Jahr möglich. Eine Proktokolektomie verhindert diese nicht, kann aber die Kolitis-Arthritis günstig beeinflussen.

▶ **Arthritis bei Morbus Crohn:** In der Regel komplette Remission.

Spondylitis bei Colitis ulcerosa und Morbus Crohn

▶ **Kolitis-Spondylitis:**
  - Bei Colitis ulcerosa ist unabhängig von einer Arthritis in bis zu 20 % eine Sakroiliitis, in 4–7 % eine komplette ankylosierende Spondylitis (AS) nachweisbar. Diese unterscheidet sich nicht von der genuinen AS.
  - Bei Kolitis-Sakroiliitis in 10 %, bei Kolitis-Spondylitis in ca. 60 % HLA-B27 nachweisbar.
  - Die AS kann der Kolitis jahrelang vorausgehen. Wenn AS von Polyarthritis begleitet ist, sind Hüft-, Knie- und Schultergelenke häufiger befallen als bei genuiner AS.

▶ **Crohn-Spondylitis:**
  - Sakroiliitis (s. Abb. 7.28) und Spondylitis gleich häufig wie bei Colitis ulcerosa, die Spondylitis kann der Darmaffektion um Jahre vorausgehen.
  - HLA-B27 ist hier seltener nachweisbar als bei genuiner ankylosierender Spondylitis.

▶ **Ankylosierende Spondylitis und Morbus Crohn:** Der ungewöhnlich häufige Nachweis von Morbus-Crohn-ähnlichen Veränderungen bei ankylosierender Spondylitis lässt zwar an eine pathogenetische Verwandtschaft denken; man sollte dennoch die enteropathischen Arthritiden von einer ankylosierenden Spondylitis abgrenzen.

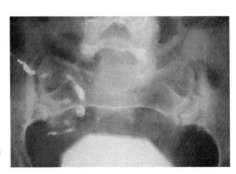

Abb. 7.28 Ausgeprägte Sakroiliitis bei Morbus Crohn (Kontrastmittelreste im Darm sichtbar)

7.6 Enteropathische Arthritiden: Arthritis bei Sprue

Grundlagen

▶ **Synonym:** Glutenenteropathie, einheimische Sprue, Zöliakie.

▶ **Definition:** Glutenüberempfindlichkeit mit Zottenreduktion und vermehrter Kryptentiefe im Dünndarm, was zu einem Malabsorptionssyndrom führt.

▶ **Ätiologie und Pathogenese:**
  - Initiierung einer Immunreaktion durch Gluten in der intestinalen Mukosa, die zur T-Zell-Infiltration, Zottenverlust und Induktion von IgA-Antikörpern gegen Endomysium und Gewebstransglutaminase führt.
  - Assoziation mit HLA-DR3 und HLA-DQw2.

▶ **Epidemiologie:** Arthritiden werden in bis zu 30 % der Patienten mit Sprue beschrieben.

Klinik, klinischer Befund

▶ **Gelenksymptomatik**: Am häufigsten Befall von Hüften, Knien, Schultern, LWS, seltener Ellbogen, Hand- und Sprunggelenke.

▶ **Weitere Manifestationen**:
- *Intestinale Manifestationen*: Durchfälle, Gewichtsverlust, Meteorismus, Abdominalschmerzen.
- *Folgen der Malabsorption*: Knochenschmerzen, Frakturneigung, Tetanie, Anämie, Parästhesien, Blutungsneigung.
- *Sonstiges*: Assoziation mit Dermatitis herpetiformis.

Diagnostik und Differenzialdiagnosen

▶ **Klinik**: s. oben

▶ **Labor**: Immunologische Parameter. Nachweis von (IgA-) Antikörpern gegen Gliadin, Endomysium und Gewebstransglutaminase.

▶ **Dünndarmbiopsie**: Zottenverlust und Elongation der Kryptendrüsen.

▶ **Differenzialdiagnose**:
- Andere enteropathische Arthritiden.
- Reaktive Arthritiden bei Infektion mit Enteritiserregern.

Therapie und Prognose

▶ Nichtsteroidale Antiphlogistika.

▶ Eine glutenfreie Diät bessert die gastrointestinale Symptomatik und Arthritis.

▶ Bei längerem Bestehen der Erkrankung und Nichteinhalten einer Diät gehäuftes Auftreten von malignen Tumoren, insbesondere von Lymphomen.

7.7 Enteropathische Arthritiden: Intestinale Bypass-Arthritis

Grundlagen

▶ **Synonym**: Bypass-Arthritis-Dermatitis-Syndrom.

▶ **Definition**: Nach Anlegen eines jejunokolischen oder jejunoilealen Bypasses (zur Fettsuchtbehandlung) auftretende Oligoarthritis.

▣ *Hinweis*: Dieses Krankheitsbild ist hauptsächlich von historischem und pathogenetischem Interesse, da Bypassoperationen zur Adipositastherapie nicht mehr eingesetzt werden.

▶ **Ätiologie und Pathogenese**: ungeklärt. Darmanastomose selbst? Abnormes Bakterienwachstum? Bakteriell-infektiös? Immunkomplexvermittelt?

▶ **Epidemiologie**:
- Bei 15–30(bis 50?)% der Bypassoperierten.
- Männer und Frauen sind gleich häufig betroffen.

Klinik, klinischer Befund

▶ **Gelenksymptomatik**: 3–27 Monate postoperativ akuter Beginn meist polyartikulär und symmetrisch als Arthralgie oder als Arthritis. Häufig betroffen sind die Hände und Füße, auch Knie- und Sprunggelenke.

▶ **Weitere Manifestationen**:
- Meist Fieber und allgemeines Krankheitsgefühl.
- In 30% Raynaud-Syndrom; in bis zu 80% makulopapulöse Dermatitis, später Pusteln (DD: Gonorrhö); seltener Erythema nodosum.
- Selten Tenosynovitis.

Diagnostik und Differenzialdiagnosen

▶ **Anamnese** (diagnostisch wegweisend) und Klinik: (s. o.).

▶ **Labor**:
- Entzündungsparameter: BSG und CRP erhöht.

- Immunologische Parameter: Immunkomplexe, Immunglobuline, Komplement-fraktionen, Antikörper gegen Koli und Bacteroides fragilis, IgA (gelegentlich erhöht).
► **Darmbiopsie:** Unspezifische chronische Entzündung.
► **Differenzialdiagnosen:**
  - Andere enteropathische Arthritiden.
  - Arthritis-Dermatitis-Syndrom bei Gonokokkensepsis (S. 188).

Therapie und Prognose

► **Therapie:**
  - Nichtsteroidale Antiphlogistika (S. 447).
  - Glukokortikoide (S. 453).
  - Antibiotika: Die Wirksamkeit auf die Arthritis ist umstritten.
  - Operativ: Reanastomosierung des Darmes.
► **Prognose:**
  - Nach 2 Wochen bis 30 Monaten kommt es zur Remission.
  - Komplette Remission durch Reanastomosierung des Darmes.
  - Rezidive sind häufig.
  - Diskutiert wird ein möglicher Übergang in eine rheumatoide Arhritis.

7.8 Enteropathische Arthritiden: Arthritis bei Morbus Whipple

Grundlagen

► **Synonym:** Lipodystrophia intestinalis.
► **Definition:** Seltene, bakteriell induzierte Darm- und Multisystemerkrankung mit z. T. schweren Allgemeinsymptomen und häufig begleitender Arthritis.
► **Ätiologie und Pathogenese:**
  - Tropheryma Whippelii: Gramlabil, den Aktinomyzeten zugeordnet; bisher nicht kultivierbar.
  - Entzündung des oberen Dünndarmes mit resultierender Malabsorption; Arthritis wahrscheinlich durch bakterielle Aussaat bedingt. Zusätzliche immunologische Faktoren?
► **Epidemiologie:**
  - Selten.
  - Familiär gehäuft.
  - Männer erkranken 10-mal häufiger als Frauen.
  - Prädilektionsalter 25–50 Jahre.

Klinik, klinischer Befund

► **Manifestation der Lipodystrophia intestinalis:**
  - *Klassische Whipple-Trias* (komplette Trias häufig erst im Spätstadium): Malabsorption, Durchfälle, Gewichtsverlust.
  - *Weitere Manifestationen:* Häufig schubweiser Befall der verschiedensten Organe und Systeme mit Pneumonie, Pleuritis, Perikarditis, Aszites, Leber- und Milzvergrößerung, selten ZNS-Symptome, Fieber, Ödeme, generalisierte Lymphknotenschwellungen, Thyreoiditis, subkutane Knoten, Purpura, in 20–50 % Hyperpigmentierung der Haut, Augensymptome, rezidivierende Infekte, z. B. der Nasennebenhöhlen, u. a.
► **Gelenksymptomatik:**
  - Keine Koinzidenz mit Diarrhöen. Nicht selten gehen die Gelenkbeschwerden den anderen Krankheitssymptomen jahrzehntelang voraus.
  - In 70–90 % akute, sehr schmerzhafte Arthritis oder Arthralgie. Befall meist als migratorische Oligo- oder Polyarthritis.
  - In 4–7 % Sakroiliitis; in Einzelfällen auch Spondylitis.

Diagnostik und Differenzialdiagnosen

■ *Beachte*: Häufig Fehldiagnosen, da der Morbus Whipple sehr selten und seine Symptomatik sehr vielseitig ist, daher: Bei diagnostisch unklaren und therapieresistenten Arthritiden immer an Morbus Whipple denken, es kann lebensrettend sein.

▶ **Klinik:** s. oben.
▶ **Labor:** Blutbild (Anämie).
▶ **Stuhldiagnostik:** Steatorrhoe.
▶ **Xylosebelastungstest:** Malabsorption.
▶ **Dünndarmbiopsie:** Diagnostisch richtungweisend durch Nachweis PAS-positiver Einschlüsse in Makrophagen, auch in zahlreichen anderen Organen. Nachweis von bakterieller 16 S rRNA mit PCR-Technik, erstmals auch in Blut und Synovia gelungen. In seltenen Fällen kann die Duodenalhistologie negativ sein.
▶ **Differenzialdiagnosen:**
  • Arthritis bei Morbus Crohn und Colitis ulcerosa (S. 159) (Biopsie).
  • Arthritis bei Sprue.
  • Reaktive postenteritische Arthritiden (S. 170).
  • Selten Arthritis bei Kollagenkolitis.
  • Sarkoidose (S. 291).

Therapie

▶ **Antibiotika:**
  • Antibiose in jedem Fall langfristig nötig, Anhaltspunkt 1 Jahr.
  • Doxycyclin 200 mg/d.
  • Eventuell Kombination von 3×1 Mega I. E. Penicillin mit 1 g Streptomycin initial, dann einjährige Weiterbehandlung mit Trimethoprim/Sulfamethoxazol mit Folsäuresubstitution insbesondere bei ZNS-Beteiligung (Tetracycline sind nicht liquorgängig!).
▶ **Therapiekontrolle:** Halbjährliche Duodenalbiopsie.

Prognose

▶ Ohne Behandlung fast immer tödlich.
▶ Durch Antibiotika rasche Remission aller Symptome, auch der Gelenkbeschwerden. Rezidive sind aber möglich.

7.9 Reaktive Arthritiden: Grundlagen und Übersicht

Grundlagen

▶ **Definition:** Die reaktiven Arthritiden treten gleichzeitig (parainfektiös) oder Tage bis Wochen nach (postinfektiös) einer Infektion auf, diese hat dabei die Rolle der Initialzündung (Triggermechanismus). Die Arthritis kommt auf – bisher unbekanntem – immunpathogenetischem Weg zustande. Keime oder Antigenbestandteile lassen sich im Gelenk zunehmend häufiger und mit Spezialmethoden nachweisen, so dass man eine Antigenpersistenz oder Überleben eventuell nicht mehr vermehrbarer Keime vermuten kann. Dennoch müssen echte infektiöse Arthritiden mit vitalen, sich vermehrenden Erregern abgegrenzt werden.
■ *Hinweis*: Reaktive Arthritiden mit chronischem Verlauf (in der Minderzahl) mit Wirbelsäulenbeteiligung, zumindest in Form einer Sakroiliitis, werden auch zu den Spondyloarthritiden (vgl. S. 133) gerechnet.
▶ **Einteilung:**
  • Chlamydien-Arthritis (S. 166).
  • Yersinien-Arthritis (S. 168).
  • Salmonellen-Arthritis (S. 170), Shigellen-Arthritis (S. 170), Brucellen-Arthritis (S. 193), Campylobacter-Arthritis (S. 170).
  • Rheumatisches Fieber (S. 173).
  • Borrelien-Arthritis S. 176).
  • Arthritiden bei Virusinfektionen (S. 196).

Spondyloarthritiden

▶ **Ätiologie** – folgende Erreger können eine Arthritis auslösen:

- *Pharyngealer Herkunft:* Streptokokken (Erreger des rheumatischen Fiebers).
- *Enteraler Herkunft:* Yersinia enterocolitica (Serotyp 03 [= Typ I] bis 09 [= Typ V]) und Y. pseudotuberculosis (Serotypen I–IV), Salmonella typhimurium, S. enteritidis, S. cholerae suis, S. heidelbergii und S. paratyphi, Shigella flexneri, S. dysenteriae und S. sonnei (selten), Campylobacter jejuni und C. coli, Clostridium difficile, Hafnia alvei.
- *Urogenitaler Herkunft:* Chlamydia trachomatis, Ureaplasma urealyticum, Mycoplasma genitalium und M. hominis, Neisseria gonorrhoeae (?).
- *Kutaner Herkunft:* Borrelia burgdorferi, Akne-fulminans-Erreger (?).
- *Respiratorischer Herkunft:* Chlamydia pneumoniae, Streptococcus pyogenes.
- *Weitere:* Hepatitis-B-Viren, Coxsackie-Viren, Rubellavirus, Masernvirus, Mumpsvirus, Varizellen, Vibrio parahaemolyticus, Staphylococcus aureus, Blastocystis hominis.

▶ **Pathogenese:**

- *Genetische Disposition:* HLA-B27 bei 40–60 % der reaktiven Arthritiden nach Darm- und Urogenitalinfektionen nachweisbar.
- Nach Infektion am Eintrittsort Dissemination der Erreger auf unbekanntem Weg mit intraartikulärer Persistenz von vitalen (?), wohl nicht vermehrungsfähigen Keimen in der Synovialis. Dadurch wird eine Immunantwort initiiert mit wahrscheinlicher T-Zell-Stimulation und Zytokinfreisetzung. Bei HLA-B27-positiven Patienten Mitwirkung dieses Antigens. Die Mechanismen der Erregerverteilung und möglichen Persistenz sind dabei noch völlig unklar.

▶ **Epidemiologie:**

- Bei 1–3 % der Patienten nach enteralen und urogenitalen Infektionen.
- *Jährliche Inzidenz:* 30–40 Fälle/100 000 Einwohner (4,6/100 000 für Chlamydien-Arthritis, 5/100 000 für Enterobakterien-induzierte Arthritis).
- *Bei HLA-B27-positiven Personen:* 50–100fach erhöhtes Krankheitsrisiko für Entwicklung einer reaktiven Arthritis nach Infektion.
- Beobachtungen in der griechischen Armee zeigen offenbar einen Rückgang reaktiver Arthritiden nach gonorrhoischer und nicht gonorrhoischer Urethritis als mögliche Folge der Anti-AIDS-Kampagne.

Klinische Gemeinsamkeiten

▶ Die klassischen reaktiven Arthritiden nach Urogenital- und/oder Darminfektionen haben folgende klinische Gemeinsamkeiten:

- Arthritis: Meist oligoartikulärer oder monoartikulärer Befall mit Betonung der unteren Extremitäten.
- Sakroiliitis nicht selten, Beteiligung der freien Wirbelsäule möglich.
- Enthesiopathien, Tenosynovitiden, Muskelschmerzen.
- *Extraartikuläre Manifestation:*
  - Augenbeteiligung: Konjunktivitis und Uveitis.
  - Haut- und Schleimhautbeteiligung.
- Tendenz zur Ausheilung innerhalb von Monaten, rezidivierende und chronische Verläufe möglich.

▶ Bei genetischer Disposition (HLA-B27) kann Kontakt mit entsprechenden Erregern je nach „genetischem Umfeld" offenbar zu ganz verschiedenen Symptomenkombinationen führen. Zwischen den einzelnen reaktiven Arthritiden sind symptomatische Überlagerungen möglich.

▶ In der gleichen Sippe können verschiedene reaktive Arthritiden und Spondyloarthritiden auftreten.

Diagnostik

▶ **Anamnese:** In den letzten Wochen durchgemachte pharyngeale, urogenitale oder Darminfektion? Zeckenstich (auch Jahre zuvor)? Augenentzündung? Hautausschläge? Andere Vorerkrankungen?

▶ **Klinik:** s. oben.
▶ **Labor:**
- Keine Rheumafaktoren.
- HLA-B27 bei reaktiven Arthritiden nach Darm- und Urogenitalinfektion in 40–60 % nachweisbar.
- ANCA sind gelegentlich bei Chlamydien-, Campylobacter jejuni- und Yersinia enterocolitica-induzierter Arthritis nachweisbar.
- Weitere Parameter und Befunde s. Labordiagnostik bei den einzelnen Erkrankungen.

▶ **Erregernachweis, Serologie:**
- ▣ *Beachte:* Vorangehende Infektionen in mindestens 20 % nicht nachweisbar, in diesen Fällen ist eine Klassifizierung schwer oder unmöglich.
- *Erregernachweis* an der Eintrittsstelle sollte unbedingt versucht werden, da dann eventuell eine antibiotische Behandlung noch sinnvoll ist. Eine Anzüchtung ist allerdings häufig, z. B. bei Yersinien, nicht möglich.
  - Nach Urogenitalinfektionen bei Männern einen Urethralabstrich, bei Frauen zusätzlich Zervikalabstrich machen.
  - Bei Verdacht auf Infektion mit Chlamydia pneumoniae Versuch der Züchtung aus bronchoalveolärer Lavage (schwierig).
- *Molekularbiologische Amplifikationsverfahren* (PCR und andere): Möglichkeit, auch sehr geringe Konzentrationen bakterieller Nukleinsäuren nachzuweisen, z. B. Erregerbestandteile von Chlamydien im Gelenk, in einzelnen Fällen auch Salmonellen und Campylobacter-DNA (gilt jedoch nicht für Yersinien).
- *Serologischer Nachweis der ursächlichen Infektion* – durch Untersuchung auf spezifische Serumantikörper: Unverändert problematisch und durch variable Antikörperbildung, Kreuzreaktionen und Antigengemeinschaft, mangelnde Spezifität und Sensitivität oft schwierig interpretierbar. Falsch negative wie auch falsch positive serologische Befunde und Kreuzreaktionen erschweren oft scharfe differenzialdiagnostische Abgrenzung.
  - IgM-Antikörper: In der Frühphase der Infektion nachweisbar.
  - IgG-Antikörper: Nach der Frühphase (2–4 Wochen) erstmals nachweisbar. Für Diagnostik wird ein Titeranstieg um 3–4 Stufen gefordert.
  - IgA-Antikörper: Vor allem bei Schleimhautbeteiligung; als Hinweis auf vor kurzem durchgemachte oder persistierende Infektionen.
  - Spezies-spezifische Chlamydien-Testverfahren in Entwicklung. Widal-Agglutinationstest bei Yersinien relativ spezifisch (IgM-Antikörper), in der Salmonellen-Diagnostik wenig sensitiv. ELISA-Technik für beide Keimgruppen überlegen. Borrelien-Serologie s. S. 179.

▶ **Diagnostikprobleme:** Reaktive Arthritiden können bei schon manifester, HLA-B27-positiver, ankylosierender Spondylitis (S. 136) auftreten.

7.10 Reaktive Arthritis: Chlamydien-Arthritis

Grundlagen

▶ **Definition:** Die Chlamydien-Arthritis ist eine reaktive (postinfektiöse) Arthritis nach einem urogenitalen oder respiratorischen Chlamydieninfekt. HLA-B27 ist in 40–60 % der Fälle nachweisbar.
▶ **Ätiologie:**
- *Chlamydia trachomatis:* Erreger der Urogenitalinfektion.
- *Chlamydia pneumoniae:* Erreger der respiratorischen Infektion, erst kürzlich als Arthritis auslösend erkannt.
▶ **Pathogenese:** Genetische Disposition und besondere immunologische Reaktionsweise s. reaktive Arthritiden (S. 164).
▶ **Epidemiologie:**
- *Prävalenz der Chlamydieninfektionen:* 1–10 %, bei Großstadtpopulationen eventuell höher.

- *Inzidenz der posturethritischen Chlamydien-Arthritis:* 4,6/100 000 Einwohner/ Jahr.
- *Prävalenz der Chlamydien-Arthritis:* Unbekannt und sehr variabel, da abhängig von urogenitalen Chlamydieninfektionen.
- *Epidemiologie der Chlamydia-pneumoniae-Infektion:* Schwer abschätzbar, da sich fast jeder Mensch im Laufe des Lebens infiziert. Reaktive Arthritiden wurden bisher aber nur als Einzelfälle berichtet.

Klinik, klinischer Befund

▶ **Manifestation des urogenitalen Infektes:**
- *Bei Männern:* Urethritis, möglicherweise mit aszendierender Infektion und Epididymitis, Prostatitis, Orchitis, Proktitis.
- *Bei Frauen:* Urethritis oder Zervizitis (oft asymptomatisch), gelegentlich Zystitis, Salpingitis, Endometritis und Perihepatitis.

▶ **Manifestation des respiratorischen Infektes:** Als Pharyngitis, Laryngitis und Bronchitis, seltener als Sinusitis, Pneumonien. Häufig symptomarm und unspezifisch.

▶ **Latenzzeit:** Tage bis einige Wochen zwischen Infektion und Arthritis.

▶ **Gelenksymptomatik:**
- Klassische Oligoarthritis, in 10–15 % mono- oder polyartikulärer Befall.
- Besonders die untere Extremität ist betroffen, Handgelenk- und Fingergelenkbefall sind jedoch ebenfalls möglich.
- Strahlenbefall charakteristisch (wie bei Arthritis psoriatica S. 148).
- Meist sehr starke Schmerzhaftigkeit der befallenen Gelenke und ihrer Umgebung, gelegentlich gichtähnliche, hochakute Symptomatik.
- Enthesiopathie mit Sehnenansatzschmerz an der Ferse.
- Gelegentlich Rückenschmerz vom Entzündungstyp mit Sakroiliitis.

▶ **Extraartikuläre Manifestation:**
- Begleitende Konjunktivitis, Uveitis anterior, auch Episkleritis und Keratitis.
- *Selten:* Myokarditis, Endokarditis, Peritonitis, Meningoenzephalitis.

Diagnostik

▶ **Anamnese:** Vorausgegangene urogenitale oder respiratorische Infektion?

▶ **Klinik:** s. oben.

▶ **Labor – Entzündungszeichen:** BSG und CRP erhöht, bei ca. 30 % fehlend.

▶ **Erregernachweis, Serologie:**
- *Direkter Erregernachweis:* Im Abstrich bei Urogenitalinfektion oder in der bronchoalveolären Lavage bei pulmonaler Infektion Anzüchtung der Erreger. In letzter Zeit zunehmender Nachweis mit molekularbiologischen Amplifikationsverfahren (PCR) im Morgenurin.
- *Serologischer Nachweis:* Schwierig, höchstens als Suchtest sinnvoll. Neuerdings Chlamydien-Antigen auch im Morgenurin mit ELISA-Technik nachweisbar. Eine Differenzierung von Chlamydia trachomatis- und Chlamydia pneumoniae-spezifischen Antikörpern ist bisher nur in wenigen Labors möglich.
- ◪ *Beachte:* Der alleinige Nachweis von Chlamydia trachomatis erlaubt nicht die Diagnosestellung, da die Prävalenz asymptomatischer urogenitaler Chlamydieninfektionen hoch ist (vgl. Epidemiologie).

Therapie

▶ **Antibiotika** (beeinflussen nicht die Arthritis):
- *Bei noch nachweisbarer urogenitaler Chlamydieninfektion:* Tetrazykline (Doxycyclin 200 mg/d) über 7 Tage oder Azithromycin einmalig 1 g.
- ◪ *Achtung:* Der Sexualpartner soll mitbehandelt werden.
- *Bei bronchopulmonalen Chlamydia-pneumoniae-Infektionen:* z. B. Roxithromycin 300 mg/d über 14 Tage.

▶ **Arthritisbehandlung:**

• Nichtsteroidale Antiphlogistika (S. 447).

• Glukokortikoide (vgl. S. 453): Nicht immer wirksam; initial 20–30 mg Predni-solon/d.

• Bei chronischen Verläufen: Therapieversuch mit Sulfasalazin (S. 473), in schweren therapieresistenten Fällen auch mit Methotrexat (S. 458) sinnvoll.

Prognose

▶ Die Arthritis verläuft außerordentlich variabel: Kurzfristige Ausheilung, mehr-monatige Rezidive, eventuell Chronifizierung.

▶ Nach einem Jahr: In der Regel noch bei 40 % Arthritiszeichen nachweisbar.

▶ Chlamydia-pneumoniae-induzierte Arthritiden: Aussagen sind noch nicht mög-lich.

7.11 Reaktive Arthritiden: Yersinia-Arthritis

Grundlagen

▶ **Definition:** Die Yersinia-Arthritis ist eine nach einer Infektion mit Yersinien auf-tretende reaktive Arthritis, in 70–80 % ist sie mit HLA-B27 assoziiert. Symptoma-tologische Überlappungen und Ähnlichkeiten mit anderen reaktiven Arthritiden sind möglich.

▶ **Ätiologie:**

• *Yersinia (früher Pasteurella) enterocolitica* – nur folgende Stämme besitzen humanmedizinische Bedeutung:

  – Serotyp 03 und 09 (nach Winblad) oder der 0-Gruppen I und V (nach Knapp und Thal).

  – In den USA Serotyp 08 bzw. 0-Gruppe VI.

  ▣ *Beachte: :* Kreuzreaktionen mit Brucellen.

• *Yersinia pseudotuberculosis:*

  – Serotyp I, seltener II bis V. Beachte Kreuzreaktionen zwischen Typ II und IV mit Salmonellen der Gruppen B bzw. D und von Typ VI mit Escherichia coli 055.

  – Serotyp VI bisher nur in Japan.

▶ **Pathogenese:**

• Genetische Disposition: HLA-B27. Bei HLA-B27-positiven Familienangehörigen ist gehäuft eine ankylosierende Spondylitis, Shigellen-Arthritis nachweisbar.

• Die Infektion wirkt nur als Triggermechanismus, bisher wurden weder lebende Yersinien noch genetisches Material (DNA, RNA) in Gelenken nachgewiesen, jedoch sind antigene Strukturen (YOP1=Yersinia outer membrane protein 1) identifiziert worden.

• Immunpathogenetische Reaktionsmechanismen: Unbekannt.

▶ **Epidemiologie:**

• In den nördlichen Ländern ist die Yersinia-Arthritis eine der häufigsten reakti-ven Arthritiden und muss daher bei allen postenteritischen Gelenkentzündun-gen bedacht werden. Keine exakten Angaben, da offenbar ungewöhnliches Nord-Süd-Gefälle:

  – In Skandinavien häufigste reaktive Arthritis, in der Schweiz viel seltener beobachtet.

  – Finnland: 1/3 der Yersiniainfizierten bekommen eine Arthritis und 1/10 bis 1/6 aller Erythema-nodosum-Fälle sind durch Yersiniainfektion bedingt.

• In 11 % bakteriologisch-serologisch untersuchter Arthritis- und Arthralgiefälle finden sich positive Agglutinationsreaktionen (ausgelesenes Krankengut aus Bluteinsendungen).

• Hierzulande erkranken offenbar mehr Männer. Territorial sind die Verhältnisse vermutlich unterschiedlich und hängen auch von der Art des Erregers ab. Kinder sind auch betroffen.

• Häufung in der kalten Jahreszeit.

Klinik, klinischer Befund

▶ **Erstsymptom Yersinieninfektion:** Im klinischen Alltag nicht selten nur abortive, flüchtige Hinweise auf Infektionen mit nur geringen abdominellen Beschwerden, z.T. unbemerkt verlaufend. Die Schwere der Infektion korreliert nicht mit der Schwere der folgenden Arthritis.

- *Als Pseudoappendizitis:* Infolge mesenterialer Lymphadenitis oder akuter terminaler Ileitis treten abdominelle Schmerzen, Fieber, Leukozytose, Erbrechen und Druckschmerz im rechten Unterbauch auf.
- *Als Enteritis:* Starke, auch wässrige, jedoch nur selten schleimige oder blutige Durchfälle mit und ohne Fieber, ebenfalls Erbrechen, bis zum Bild des akuten Abdomens, hohe BSG, Leukozytose. Dauer der Durchfallphase 1–10 Tage.
- Die dritte Form der Yersinieninfektion (septikämisch-typhöses Bild) vor Arthritiden wurde bisher nicht beobachtet.

▶ **Latenzzeit:** 1–3(–30) Tage zwischen Abdominalsymptomatik und Arthritis.

▶ **Gelenksymptomatik:**

- Akute, meist asymmetrische Oligoarthritis mit erheblicher Synovitis und Ergüssen; auch als Monarthritis, nur selten als Polyarthritis.
- Besonders untere Extremität betroffen: Knie-, Sprung-, Zehengelenke, aber auch Hand- und Fingergelenke.
- Nicht selten migratorischer Charakter.
- In ca. 30 % heftige Rückenschmerzen, wie bei akuter Sakroiliitis.

▶ **Weitere Manifestationen:**

- Häufig Fieber.
- Konjunktivitis, Iritis (ca. 5 %).
- Herzbeteiligung: Karditis, EKG-Veränderungen, selten Valvulitis und Perikarditis.
- Erythema nodosum: Bei uns offenbar selten.
- Urethritis: Bei bis zu 20 % der Patienten?
- Selten: Pharyngitis und Enthesiopathie an den Fersen.

Diagnostik

▶ **Klinik:** s. oben.

▶ **Labor – Entzündungszeichen:** BSG stark erhöht, häufig Leukozytose und Anämie.

▶ **Erregernachweis und Serologie:**

- *Agglutinationsreaktionen auf Yersinien:* Mit Widal-Reaktion unter Benutzung bestimmter Testantigene werden vorwiegend IgM-Antikörper erfasst:
  - Verdächtig auf Infektion: Titer ab 1:40 bis 1:80.
  - Positiv ab Titer 1:160 oder 4facher Titeranstieg.
  - Titermaxima bei Yersinieninfektionen 1–2 Wochen nach Krankheitsbeginn. Abfall dann über Monate; in besonderen Fällen Persistenzen über Jahre.
- *Im Immunoblot und mit ELISA-Technik:* Differenzierung der Antikörper nach Immunglobulinklasse möglich; hier offenbar Korrelation mit persistierenden IgA-Antikörpern.
- *Speziallabor:* Nachweis von klassenspezifischen zirkulierenden Antikörpern gegen virulenzassoziierte Antigene sowie von Yersinien in Darm- und Lymphknotenbiopsien.
- *Erregernachweis im Stuhl:* Nur zu Beginn der abdominellen, ggf. auch der arthritischen Krankheitsphase möglich. Sehr schwierig, für die Diagnostik entbehrlich und bei vorangegangener Antibiotikatherapie zwecklos.

▶ **Synovialdiagnostik** (vgl. S. 59): Entzündliches Exsudat mit hohem Granulozytenanteil.

Differenzialdiagnosen

▶ Rheumatisches Fieber (S. 173): Kombination mit Erythema nodosum, Pharyngitis und Karditis.

▶ Andere reaktive Arthritiden.

▶ **Beginnende ankylosierende Spondylitis** (S. 136):

- Auch eine Aufpfropfung einer Yersinia-Arthritis auf eine bestehende ankylosierende Spondylitis ist möglich.

- In besonderen Fällen Nachweis einer schon existierenden bisher unbekannten ankylosierenden Spondylitis durch Yersinia-Arthritis.

▶ Seronegative rheumatoide Arthritis (S. 116).

Therapie

▶ **Nichtsteroidale Antiphlogistika** (S. 447).

▶ **Glukokortikoide**: Nur kurzfristig oral (initial 20–30 mg Prednisolon/d; vgl. S. 453), besser intraartikulär (S. 503) in die hauptsächlich betroffenen Gelenke.

▶ **Antibiotika**: bei floridor Infektion Ciprofloxacin 2×500 mg/d p. o. Der Arthritisverlauf bleibt unbeeinflusst.

▶ **Bei chronischen Verlaufsformen:** Versuch einer Basistherapie, z. B. mit Sulfasalazin (S. 473) oder Methotrexat (S. 458). Bei Übergang in andere Entitäten (z. B. RA) s. dortige spezifische Therapie.

Prognose

▶ Bei 50–65 % Ausheilung innerhalb von 1–20 Wochen.

▶ In 30 % rezidivierender Verlauf.

▶ In 5–20 % chronischer Verlauf.

7.12 Reaktive Arthritiden: Salmonellen-, Shigellen- und Campylobacter-Arthritis

Salmonellen-Arthritis

▶ **Definition:** Reaktive postenteritische Arthritis nach Infektion mit Salmonellen. In 60–80 % Assoziation mit HLA-B27.

▶ **Ätiologie:** Infektion mit Salmonella typhimurium, S. enteritidis, S. cholerae suis und S. heidelbergii.

▶ **Pathogenese** s. Yersinia-Arthritis (S. 168).

▶ **Epidemiologie:** In 7–8 % nach Salmonellosen.

▶ **Klinik, klinischer Befund:**

- Gastroenteritis, z. T. blande Symptomatik.

- Latenzzeit: 1–2 Wochen (z. T. auch weniger) bis zum Auftreten der Gelenksymptomatik.

- Gelenksymptomatik: Oligoarthritis mit besonderer Beteiligung der unteren Extremitäten; Monarthritis und migratorischer Verlauf möglich.

- Tiefsitzende Rückenschmerzen (in über 40 %).

- Extraartikuläre Manifestationen: In 20 % Konjunktivitis und/oder Urethritis, selten Karditis.

- Eine HLA-B27-Assoziation ist korreliert mit einer Sakroiliitis, extraartikulären Manifestationen und einer erhöhten BSG.

▶ **Diagnostik – Labor:**

- BSG erhöht.

- Serologie: Salmonellen-Agglutinationsreaktionen sind nur bei ca. 50 % positiv.

  ▣ *Beachte:* Kreuzreaktionen mit anderen Enteritiserregern.

- Stuhlkulturen: Wichtig für die Diagnostik!

- PCR – nicht für Diagnostik: In der Synovia konnten Salmonellen-DNA und Salmonella-spezifisches Antigen nachgewiesen werden.

▶ **Differenzialdiagnosen:**

- Andere reaktive Arthritiden.

- Bakteriell-metastatische Salmonellen-Arthritis.

► **Therapie:**
- Antibiotika nur bei noch florider Infektion. Mittel der Wahl: Ciprofloxacin 2 × 500 mg/d p. o. für 10–14 Tage (in schweren Fällen 2–3 × 400 mg i. v. bis 3–5 Tage bis zur Fieberfreiheit).
- Weiteres s. Yersinien-Arthritis (S. 170).

► **Prognose:** Wie bei Yersinia-Arthritis (S. 170).

Shigellen-Arthritis

► **Definition:** Reaktive Arthritis nach Shigelleninfektion, nicht selten in ein Reiter-Syndrom übergehend. In 70–80 % Assoziation mit HLA-B27.
► **Ätiologie:** Infektion mit Shigella flexneri, S. dysenteriae und selten S. sonnei.
► **Pathogenese** s. Yersinia-Arthritis (S. 168).
► **Epidemiologie:** Sehr selten.
► **Klinik, klinischer Befund:**
- Darminfektion: Diarrhöen.
- Latenzzeit: 4 Wochen bis zum Auftreten einer Gelenksymptomatik.
- Manifestation am Bewegungsapparat s. Salmonellenarthritis (S. 170).
- Extraartikuläre Manifestationen: Selten Karditis, Pleuritis, Stomatitis. Nach Infektion mit Shigella flexneri oft Urethritis und Konjunktivitis.

► **Diagnostik – Labor:**
- BSG erhöht.
- Serologie: Nachweis agglutinierender Antikörper.
- Stuhlkulturen: Nur in frühen Phasen eventuell positiv.

► **Differenzialdiagnosen** s. Yersinia-Arthritis (S. 168).
► **Therapie:**
- Antibiotikatherapie s. Salmonellen-Arthritis (S. 170).
- Weiteres s. Yersinia-Arthritis (S. 170).

► **Prognose:** Wie bei Yersinia-Arthritis (S. 170).

Campylobacter-Arthritis

► **Definition:** Seltene, seit 20 Jahren bekannte, reaktive Arthritis nach Infektion mit Campylobacter jejuni (fetus; gramnegativ). Eine HLA-B27-Assoziation besteht in 60–70 %.
► **Pathogenese** s. Yersinia-Arthritis (S. 168).
► **Epidemiologie:** 1–3 % nach Infektion.
► **Klinik, klinischer Befund:**
- Darminfektion: Wässrige Durchfälle, manchmal auch schwere Enteritis ähnlich Colitis ulcerosa mit Blut- und Schleimbeimengungen, Fieber, Allgemeinsymptomen.
- Latenzzeit: 4 Tage bis 4 Wochen bis zum Auftreten der Arthritis.
- Oligoarthritis oder Polyarthritis wie bei Salmonellenarthritis (S. 170).
- Extraartikuläre Manifestationen: Selten Urethritis, Konjunktivitis, selten Karditis.

► **Diagnostik – Labor:**
- Serologie: In Speziallabors.
- Erregerkultur: Sehr schwierig.

► **Therapie:**
- Antibiotika bei noch nachgewiesener Infektion, z. B. mit Erythromycin 3×500 mg/d p. o. für 10–14 Tage.
- Weiteres s. Yersinia-Arthritis (S. 170).

► **Prognose:** Wie bei Yersinia-Arthritis (S. 170).

▶ **Weitere Therapieformen**: Gilt für alle chronischen reaktiven Arthritiden – ähnlich der Behandlung bei rheumatoider Arthritis (s. S. 125):

- *Physikalische Therapie* (S. 514):
  - Die meist starken Schmerzen sprechen gut auf Kryotherapie an.
  - Frühzeitiges isometrisches Muskeltraining ist wegen Gefahr der Muskelatrophie notwendig, meist jedoch erst nach Abklingen der akuten Entzündungserscheinungen am Gelenk wirksam.
- Radiosynoviorthese (S. 511) bei therapieresistenten Synovitiden.
- Operative Therapie (S. 527) bei chronischen Verläufen.
- *Kurorttherapie und Rehabilitation* (S. 523 und 524; nur bei chronischen Fällen indiziert):
  - Dominierende therapieresistente Dermatose kann Kontraindikation sein.
  - Bei destruierenden Arthritiden berufsfördernde Maßnahmen, in schweren Fällen selbst in jungen Jahren vorzeitige Berentung nötig.

8 Weitere bakteriell bedingte Arthritiden

8.1 Rheumatisches Fieber

Grundlagen

▶ **Synonyme:** Streptokokkenrheumatismus.

▶ **Definition:** Das rheumatische Fieber ist eine klassische (postinfektiöse) reaktive Arthritis nach Infektion der oberen Luftwege mit Streptokokken, meist als Angina tonsillaris. Am Gelenk hinterlässt es keine bleibenden Schäden, die Manifestationen am Herzen als Karditis sind für die Prognose jedoch entscheidend.

▶ **Ätiologie und Pathogenese:**
- *Genetische Prädisposition:* HLA-B5; HLA-DR2, 3 und 4, vor allem bei Karditis; HLA-DR1 und DRw6 bei Schwarzafrikanern. Nachweis des B-Zell-Alloantigenes 883 (bis 70%).
- *Betahämolysierende Streptokokken der Gruppe A* (nach Lancefield): Besonders virulent sind die Streptokokken mit M-Protein Typ 1, 3, 5, 6, 18, 14, 19, 24, 27, 29.
- *Pathomechanismus:* Noch ungeklärt. Gestörte Zytokin-Regulation? Stimulation zytotoxischer T-Zellen? Kreuzreaktionen zwischen Herzgewebe und Streptokokken? Schädigung durch Immunkomplexe? Direkte kardiotoxische Wirkung von Streptokokkentoxin?

▶ **Epidemiologie:**
- Bis Mitte der 50er Jahre war das rheumatische Fieber die häufigste entzündlich-rheumatische Erkrankung des Jugendalters, 1–3% der Kinder und Jugendlichen erkrankten nach einem Streptokokkeninfekt.
- Seither kontinuierlicher Rückgang. Durch Penicillin-Einführung? Bessere hygienische Verhältnisse? Änderung der immunologischen Reaktionsweise? Rückgang in Europa durch Veränderung der Streptokokken?
- Inzidenz in Ländern mit hohem Lebensstandard in den letzten Jahren ca. 0,23–1,88 Fälle/100 000 Kinder und Jugendliche/Jahr.
- ▣ *Wichtig:* In Ländern mit niedrigerem Lebensstandard ist das rheumatische Fieber, u. a. durch schlechte Wohnraumbedingungen und häufigere Streptokokkeninfekte, noch immer Problem 1. Ranges. Es darf daher nicht in Vergessenheit geraten.

Klinik, klinischer Befund

▶ **Streptokokkeninfekt:** Angina, Pharyngitis, Lymphadenitis, Fieber; bei 20% nur leichter Katarrh. Kann auch blande oder asymptomatisch verlaufen und wird in 30% nicht bemerkt.

▶ **Latenzzeit:** 10–20 Tage, dann Ausbruch der Erkrankung.

▶ **Allgemeinsymptome:** Hohes Fieber (40° und mehr), Schweißausbrüche und stark reduziertes Allgemeinbefinden.

▶ **Akute Polyarthritis** großer Gelenke mit stärkster Schmerzempfindlichkeit, Rötung, Überwärmung und auch Ergüssen; meist Migration der Beschwerden.
  ▣ *Cave:* In 50–60% nur Arthralgien.

▶ **Karditis:**
- Bei Kindern früher in 80%, jetzt noch in ca. 30%. Erwachsene in 15% der Fälle betroffen.
- Nicht fieberadäquate Tachykardie (auch nachts), Abschwächung des 1. Herztons.
- Herzgeräusche: Häufig Holosystolikum über der Herzspitze als Hinweis auf eine Mitralklappenbeteiligung; auch Galopprhythmen, bei Perikarditis (10–20% der Fälle) Lokomotivgeräusch.
- In schweren Fällen: Myogene Dilatation und Insuffizienz.

▶ **Hautbeteiligung:**
- *Erythema marginatum:* Bläulichrote ringförmige Flecken, insbesondere am Rumpf. Hochcharakteristisch und diagnostisches Kriterium. Bei Kindern in 20%, bei Erwachsenen nur selten.

- *Kleine subkutane Knötchen:* An Knochenvorsprüngen, z. B. am Unterarm, Darmbeinkamm, Gelenken, auftretend. Diagnostisches Kriterium.
- *Selten:*
  - Erythema exsudativum multiforme: Typisch sind kokardenförmige Plaques mit bläulichem Zentrum und hellrotem Rand an den Streckseiten der Extremitäten, Handflächen und Fußsohlen.
  - Erythema nodosum (S. 277).
▶ **Chorea minor:** Typisch sind Hyperkinesien und eine allgemeine Hypotonie der Muskulatur. Es handelt sich um eine Spätkomplikation, die nach Monaten als Ausdruck einer Meningitis bzw. Enzephalitis schleichend auftritt. Gelegentlich ist sie die einzige Manifestation des rheumatischen Fiebers 2–3 Monate nach Infektion. Bei Kindern trat sie früher in 50 %, heutzutage in 5 % der Fälle auf.
▶ **Abortive Verlaufsformen** sind nicht selten und erschweren die Diagnostik.

Diagnostische Kriterien nach Jones (Tab. 8.1)

Tabelle 8.1 · Diagnostische Kriterien des rheumatischen Fiebers

Hauptkriterien	Nebenkriterien
Karditis	Fieber
Polyarthritis	Arthralgie
Chorea minor	vorausgegangenes rheumatisches Fieber oder rheumatische Herzerkrankung
Erythema anulare	BSG- und CRP-Erhöhung, Leukozytose
subkutane Knötchen	Verlängerte PQ-Zeit im EKG

außerdem Hinweis auf vorangegangene Streptokokkeninfektion: Anstieg von ASL oder anderen Streptokokkenantikörpern; Nachweis von A-Streptokokken im Rachenabstrich, abgelaufener Scharlach

Beurteilung: Ein rheumatisches Fieber ist hoch wahrscheinlich, wenn zwei der Hauptkriterien oder ein Haupt- und zwei Nebenkriterien zutreffen und ein Streptokokkeninfekt vorausgegangen ist.

Diagnostik

▶ **Anamnese:** Streptokokkeninfekt? Aber sogar bei nachgewiesenen rheumatischen Vitien ist die Anamnese oft leer.
▶ **Klinik** s. oben.
▶ **Labor:**
  - *Entzündungszeichen:* BSG und CRP stark erhöht (aktivitätskorreliert).
  - *ASL-Titer:*
    - In 80–90 % auf über 400, mitunter bis auf mehrere tausend IE erhöht. Nur der Titerverlauf ist entscheidend. Das Maximum des Anstieges ist nach ca. 3–4 Wochen erreicht, die Titerhöhe korreliert nicht mit der Schwere der Erkrankung.
    - In 10 bis 20 % normal, dann bei dringendem klinischem Verdacht andere Streptokokkenantikörper untersuchen.
    - Erneuter Titeranstieg kann Rezidive signalisieren.
    - Gefahr der Fehlinterpretation: Erhöhter ASL ohne sonstige Krankheitszeichen deutet nur verstärkt die immunologische Auseinandersetzung mit Streptokokken an.
  - *Weitere Parameter* (nicht diagnostisch bedeutsam): Gegen Herzantigene sowie gegen Kardiolipin gerichtete Antikörper sind bei 80 % in der akuten Phase nachweisbar. Gelegentlich antinukleäre Antikörper. Gammaglobuline und

Immunglobuline sind erhöht. Selten pathologischer Urinsedimentsbefund (spontane Rückbildung) sowie in 60% Hinweise auf eine gestörte Leberfunktion bei Erwachsenen.

► **EKG:** Bei Karditis AV-Verlängerung, ST- und T-Veränderungen, selten auch Blockbildungen.

► **Echokardiographie:** Zum Nachweis einer Perikarditis und Endokarditis.

Differenzialdiagnosen

► Im Kindesalter: Morbus Still (S. 396): Schwere Allgemeinerkrankung.

► Andere reaktive Arthritiden, vor allem Yersinia-Arthritis (S. 168; auch mit Pharyngitis und Herzbeteiligung).

► Bakterielle Endokarditiden: Keimnachweis, Klappen-Vegetationen.

► Akut beginnende rheumatoide Arthritis (S. 116): Keine Herzbeteiligung, kein Streptokokkeninfekt.

► Löfgren-Syndrom: Morbus Boeck der Lungen.

Therapie

► **Medikamentöse Therapie:**

• *Behandlung des Streptokokkeninfektes:* Einmalige i. m. Injektion von Benzathin-Penicillin G (600 000 Einheiten bei Kindern, 1,2 Millionen bei Erwachsenen) oder 1–2×1 Mio. IE Benzylpenicillin oder 4×1 Mio. IE Penicillin G i.v. für 10–14 Tage als Initialtherapie, besonders bei mangelhafter Compliance. Alternativ: Penicillin V (250 000 Einheiten, 3–4 ×/d). Bei Penicillin-Unverträglichkeit: Erythromycin (bei Kindern von 8–14 Jahren: 3 × 500 mg, bei Jugendlichen über 14 Jahren und Erwachsenen: 3–4 × täglich 500 mg). Dosierungen variieren im Schrifttum erheblich!

• *Behandlung der Arthritis:* Hohe Salizylatdosen, Ziel ist ein Blutspiegel von 20–30 mg/dl. Initial Aspirin 80–100 mg/kg KG/d bei Kindern und 4–8 g/d bei Erwachsenen. Alternativ andere Antiphlogistika.

• *Behandlung einer Karditis:* Trotz Fehlens kontrollierter Studien üblicherweise 40–60 (bis 100)mg Prednisolon/d. Steroiddosis je nach Klinik, aber nicht zu früh, in kleinen Schritten reduzieren. Bei jedem Zeichen der wiederaufflackernden Karditis Dosen wieder erhöhen.

• *Dauer der Behandlung:* Individuell sehr unterschiedlich und abhängig von klinischen Befunden, BSG, CRP. Antiphlogistika in der Regel nach 6–8 Wochen reduzierbar.

• *Behandlung der Chorea minor:* Sedativa.

• *Behandlung einer Herzinsuffizienz:* Symptomatisch.

► **Physikalische Therapie** (vgl. S. 514):

• *Im akuten Stadium:*

– Bettruhe mit kontrakturverhütender Lagerung: Arme leicht abduzieren, Handgelenke in Neutralstellung, zur Spitzfußprophylaxe Fußbrett, Kasten oder Schuhe, keine Knierolle(!), gute Polsterung der hochschmerzhaften Gelenke. Nur kurzzeitige Immobilisierung, sobald möglich Gelenke 1-mal am Tag passiv durchbewegen.

– Atemtherapie.

– Thromboseprophylaxe: Anspannen der Beinmuskulatur, rhythmische Fußbewegungen, Venenausstreichungen.

• *In späteren Stadien:* Seitens der Gelenke meist keine Therapie nötig. Krankengymnastische Bewegungstherapie und Mobilisierung vom Befund abhängig.

► **Rezidivprophylaxe** – auch bei reaktiver Post-Streptokokken-Arthritis (PSRA, s. u.):

• *Fokussanierung:* Tonsillektomie im Intervall unter Penicillinschutz und nur bei nachgewiesener chronischer Tonsillitis. Ggf. Zahnextraktion unter gleichen Schutzmaßnahmen.

• *Prophylaxe von Streptokokkeninfekten:*

– Benzathin-Penicillin (1,2 Mio. IE alle 3 Wochen) oder orale Prophylaxe mit 250 000 IE Penicillin V 2×/d beim Erwachsenen oder 1×/d bei Kindern.

Weitere bakteriell bedingte Arthritiden

▷ *Cave:* Mangelhafte Compliance.
 – Alternative auch hier: Erythromycin oder Sulfonamide.
- *Dauer der Prophylaxe:*
 – 5 Jahre nach der letzten Attacke für alle Personen unter 18 Jahren, wenn keine Karditis vorlag.
 – Lebenslang für alle Patienten mit sicherer klinisch nachgewiesener rheumatischer Herzerkrankung.
 – Kontinuierlich auch für Patienten, die immer wieder Streptokokkeninfekten ausgesetzt sind.
 – Engmaschige klinische Überwachung in den ersten fünf Jahren, da hier Rezidive besonders häufig. Bei jedem Infekt sorgfältige Untersuchung unter Einschluss des Antistreptolysin-Gehaltes mit Verlaufstiterbestimmung. Sofortige Behandlung von Streptokokkeninfekten schon im Anfangsstadium.

Prognose

▶ Das rheumatische Fieber heilt in der Regel innerhalb von 2–3 Monaten folgenlos aus. Seltene Mehrfachrezidive oder ein protrahierter Verlauf wurden früher u. a. als sekundär-chronische Arthritis fehlinterpretiert.

▶ **Gelenkerkrankung** bleibt ohne Folgen für das Gelenk. Ausnahme ist die sehr seltene Jaccoud-Arthritis mit weichteilbedingter Ulnardeviation der Finger bei rezidivierenden Verläufen.

▶ **Bei Vorliegen einer Karditis** bestimmt diese die Prognose: 1 % Frühletalität bei Kindern, auch „Mors subitus" bei schwerer Myokarditis; 4 % Spätletalität durch Vitien.

▶ **Prävention von Streptokokkeninfekten** kann – im Gegensatz zu anderen reaktiven Arthritiden – Rezidive verhindern. Ohne strenge Penicillinprophylaxe muss heutzutage in 3–4 % (früher ca. 20 %) mit Rezidiven gerechnet werden.

▶ **Mortalität:** In manchen Teilen der Welt sind die kardiovaskulären Folgeerscheinungen unverändert Hauptursache der Morbidität und Mortalität.

Benigne Form des Erwachsenenalters (PSRA)

▶ **Synonym:** Poststreptococcal reactive arthritis (PSRA), reaktive Post-Streptokokken-Arthritis. Wahrscheinlich handelt es sich nur um eine altersbedingte Modifikation oder Erkrankung bei veränderter Immunlage.

▶ In Einzelfällen gleichzeitiges Auftreten von rheumatischem Fieber und PSRA?

▶ **Ätiologie:** Auslösung auch durch Beta-hämolytische Streptokokken der Gruppe C und G?

▶ **Pathogenese:** Eventuell Assoziation mit HLA-DRB1*01.

▶ **Klinik:** Kann wegen atypischen Verlaufs übersehen werden.
- Beginn schon 10 Tage nach Streptokokkeninfekt.
- Arthritis, gelegentlich auch Arthralgien bis 2 Monate oder länger anhaltend.
- Die diagnostischen Kriterien nach Jones (S. 174) können außer der Arthritis fehlen.
- Eine Karditis kommt seltener vor.

▶ **Therapie:**
- Acetylsalicylsäure wirkt geringer als beim rheumatischen Fieber.
- Vorsichtshalber auch hier Penicillin-Therapie und Rezidivprophylaxe.

8.2 Borrelien-Arthritis

Grundlagen

▶ **Synonyme:** Lyme-Arthritis, Lyme-Borreliose (zuerst beobachtet in dem Ort „Lyme" in Connecticut).

▶ **Definition:** Die Borrelien-Arthritis ist eine durch Borrelien (nach Zeckenstich) ausgelöste infektiöse Allgemeinerkrankung, die ganz verschiedene Organsysteme befällt und sich durch eine ungewöhnliche Variationsbreite der Arthritis auszeichnet. 1976 wurde sie erstmalig beschrieben.

▶ **Ätiologie:**

- *Borrelia burgdorferi:*
  - Spirochäte, 1982 entdeckt.
  - In Europa durch Stich der Schildzecke Ixodes ricinus, in den USA Ixodes dammini, scapularis, pacificus/in Asien persulcatus übertragen; möglicherweise auch durch Fliegen, Mücken, Bremsen.
  - Zwischen amerikanischen und europäischen B. burgdorferi-Arten gibt es Unterschiede bezüglich der Antigene.
  - Reservoirs: Eventuell Mäuse, Reh- und Rotwild.
- *Weitere Borrelienstämme:* Borrelia garinii und afzelii (nur in Europa).

▶ **Pathogenese:**

- *Genetische Disposition:* Möglich; HLA-DR2 in USA gehäuft korreliert, auch HLA-DR4 (assoziiert mit chronischer Arthritis).
- Nach Infektion der Haut hämatogene und lymphogene Verbreitung des Erregers in fast alle Organe (auch Synovialis).
- *Immunologie:* Indiz für eine gestörte Immunantwort ist das Mißverhältnis von wenigen nachweisbaren Erregern einerseits und ausgedehnten histologischen Veränderungen und immunologischen Vorgängen andererseits. Beteiligung von Zytokinen wahrscheinlich. Mimikry-Phänomen durch Ähnlichkeit zwischen spirochaetalen und synovialen Proteinen?
- Die Erreger persistieren auch in den Gelenken. Eine Entscheidung, ob mehr reaktive postinfektiöse oder mehr echte infektiöse Arthritis ist noch nicht möglich.

▶ **Epidemiologie:**

- *Durchseuchung* von Zeckenarten mit Borrelien weltweit sehr unterschiedlich:
  - In Europa: Lyme-Borreliose inzwischen in fast allen Ländern beschrieben; Infektionsorte gehäuft an Flussläufen und in Naherholungsgebieten der großen Städte.
  - In USA: Viele Endemiegebiete bekannt.
- *Inzidenz und Prävalenz:* z. Zt. nicht abschätzbar. Vermutlich wurden viele Fälle von Borrelien-Arthritis bisher übersehen.
  - In USA: In 8 Staaten 91 % der 16 461 berichteten Fälle 1996. Inzidenz schwankt regional zwischen 100–1247 Fällen/100 000 Einwohner.
  - In Europa: In England 200 Fälle/Jahr, in Deutschland geschätzte Inzidenz 30 000 bis 60 000 Fälle/Jahr (ubiquitär, aber nicht endemisch).
- Frühe Krankheitsformen der Borreliose treten gehäuft im Sommer, chronische ohne jahreszeitliche Bindung auf.

Klinik, klinischer Befund

▶ **Stadium I der Lyme-Borreliose – frühe lokalisierte Infektion, nach Tagen bis Wochen:**

- *Erythema chronicum migrans – Früh- und Leitsymptom* (Abb. 8.1):
  - In mindestens 50 bis 70 %, bei Kindern sogar in 90 %.
  - Besonders häufig in Achsel- und Leistenregion sowie im Kniebereich. Beginn als rote Papel oder Macula, die sich ausbreitet, kann zentral abblassen und dadurch ringförmig werden. Größe sehr variabel.
  - Ohne antibiotische Behandlung Rückbildung in 4 Wochen.
- *Grippeähnliche Begleitsymptome:* Müdigkeit, Fieber, Kopfschmerzen, Nackenschmerzen, Arthralgien und Myalgien möglich.
- *Gelegentlich:* Leber-, Milz- und Lymphknotenvergrößerungen.

▶ **Stadium II – frühe Disseminierung, nach Wochen bis Monaten:**

- *Lymphozytom der Haut* (Synonym Lymphadenitis cutis benigna): Wird z. T. auch zum Stadium I gerechnet.
- *Neurologische Manifestationen:* Fazialisparese (klassisch), lymphozytäre Meningoradikulitis Bannwarth, Meningitis, Enzephalitis, Myelitis.
- *Arthralgien*, gelegentlich auch schon Arthritis und Enthesiopathien.

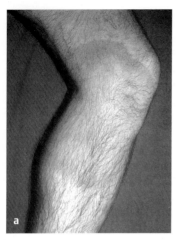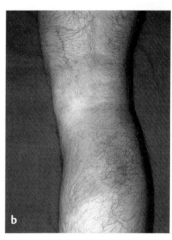

Abb. 8.1 Erythema chronicum migrans nach Zeckenstich in der Kniekehle. a: seitlich, b: von dorsal; von B. Manger, Erlangen [1]

- *Manifestationen an den Augen:* Konjunktivitis, Uveitis, Papillitis, Panophthalmitis.
- *Manifestationen am Herzen* (bei 10 %): AV-Block, milde Perikarditis, linksventrikuläre Dysfunktion, Thoraxschmerz, Dyspnoe und Palpitationen. Die Herzbeteiligung wurde früher unterschätzt.

► **Stadium III – Spätstadium/ chronische Lyme-Borreliose, nach Monaten bis Jahren:**

▣ *Beachte:* Das Spätstadium der Lyme-Borreliose kann sich ohne nachweisbare frühere Stadien entwickeln. Die einzelnen Entwicklungsstadien können mit Pausen nacheinander auftreten, aber auch fließend ineinander übergehen.

- *Klassische Borrelien-Arthritis:* Tritt im Stadium III der Lyme-Borreliose auf. Arthralgien, Myalgien und Enthesiopathien (insgesamt häufig) sind aber schon in früheren Stadien möglich. Die Arthralgien des Stadium I können auch persistieren, dadurch wird das klinische Bild noch unübersichtlicher.
  - Äußerst variables Bild, keine typische Verlaufsform.
  - Befallsmuster: Meist mon- oder oligoartikulär. Kleine und große Gelenke befallen, in 80 % Kniegelenksbefall. Auch Daktylitis (Wurstfinger und -zeh) beschrieben.
  - Rötung über den Gelenken eher selten.
  - Intermittierender Verlauf: Zwischen den Stunden bis Tage andauernden Beschwerden liegen freie Intervalle von Tagen bis Monaten.
  - Neben eher schmerzarmen Arthritiden mit großen Ergüssen sind auch sehr schmerzhafte Arthralgien möglich.
  ▣ *Achtung:* Auch wie Hydrops intermittens (s. S. 334).
- *Allgemeinsymptome:* Abgeschlagenheit, Müdigkeit, Kopfschmerzen, Nackensteifigkeit, Myalgien, Durchfälle etc.
- *Weiteres:* Chronische Enzephalomyelitis, Polyneuropathie, Kardiomyopathie und Keratitis. Acrodermatitis chronica atrophicans Herxheimer.

► **Weitere Manifestationen:** Selten interstitielle Myositis (in allen Stadien), Fasciitis (Stadium II und III).

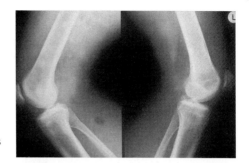

Abb. 8.2 Ausgeprägte schmerzarme Schwellung (Hydrops) des rechten Knies bei Borrelienarthritis

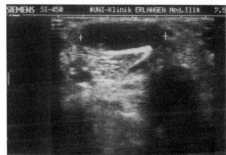

Abb. 8.3 Bakerzyste der Kniekehle im sonographischen Querschnitt (gleicher Pat. wie Abb. 8.2)

Weitere bakteriell bedingte Arthritiden

Diagnostik

▸ *Hinweis*: Die Überdiagnose und -therapie der Lyme-Borreliose ist z. Zt. ein größeres Problem als Unterdiagnose und -behandlung.

► **Anamnese und Klinik:** Die Lyme-Borreliose (und -Arthritis) ist immer eine klinische Diagnose, die Serologie ist nur die Bestätigung. Keine Diagnosestellung nur durch Ausschluss oder Serologie.

- *Anamnese:*
  - Gezielt nach Zeckenstich fragen. Nur 30 % der Exponierten können sich an einen Zeckenstich erinnern.
  - Vorangegangene neurologische Störungen oder Erkrankungen? Meningopolyneuritis innerhalb von 2 Jahren vor Arthritis ist ebenfalls ein Schlüssel zur Diagnose.
  - Erythema chronicum migrans?
  - Wenn Zeckenstich und/oder Erythema chronicum migrans nicht eruierbar sind, ist die Diagnose schwierig und wird auch in Epidemiegebieten häufig nicht gestellt.
- *Klinik* s. oben.

► **Labor:**
- *Entzündungsparameter:* Die BSG ist eher gering erhöht.
- *Blutbild:* Anämie, Leukozytose, Linksverschiebung.
- Leberenzymaktivitäten erhöht.
- *Urin:* Gelegentlich Mikrohämaturie oder Proteinurie (DD Kollagenose).
- *Serologie:*
  - Allgemein üblich und richtungweisend: Spezifische IgM-Antikörper sind frühestens 1–2 Wochen nach Symptomenbeginn und Auftreten des Erythema chronicum migrans nachweisbar. Später: IgG-Antikörper, eher mit systemischen Manifestationen assoziiert, in Spätstadien fast immer nachweisbar. In der Regel Abfall der IgM-Antikörper (auch bei unbehandelten Patienten) nach 4–6 Monaten. Methoden: Immunfluoreszenz und ELISA-Technik.

Weitere bakteriell bedingte Arthritiden

– Spezifizierung der positiven Resultate: Durch ELISA mit gereinigten oder rekombinanten Antigenen sowie Westernblot (Immunoblot): Nach elektrophoretischer Auftrennung der Borrelien-Proteine Nachweis von Antikörpern gegen einzelne Proteinbande. Immunoblot ist aufwendiger, aber aussagekräftiger. Von relativ hoher diagnostischer Spezifität: Antikörper gegen die Oberflächenproteine 31 kD (OspA) und 34 kD (OspB), gegen 41 kD (Flagellin-Protein) sowie 23 kD (OspC).

- *Fallstricke der Serologie:*
  – Die Serologie ist bisher nicht standardisiert, Ergebnisse verschiedener Labors sind daher nicht vergleichbar.
  – Die Serologie kann am Anfang noch negativ sein oder bei frühem (inadäquatem) Einsatz von Antibiotika, trotz fortbestehender aktiver Infektion, auch negativ bleiben.
  – Z. T. hohe Durchseuchungstiter (bestimmte Regionen, Waldarbeiter): Die Kombination von erhöhten Antikörpern und Gelenkbeschwerden kann dabei zufällig sein.
  – So genannte natürliche Antikörper: Gegen homologe antigene Epitope anderer Organismen? Signifikante Antikörperspiegel im Immunoblot dadurch auch ohne Borrelien-Exposition möglich.
  – Seropositivität kann nach erfolgreicher Behandlung persistieren, ohne dass dies Hinweis auf aktive Infektion ist.
  – Einen falsch-positiven Anti-B-burgdorferi ELISA-Test gibt es auch bei einigen anderen entzündlichen Gelenkerkrankungen (z. B. rheumatoide Arthritis, SLE).
  – Lang dauernde Symptome einer scheinbar vorliegenden Lyme-Borreliose können nicht in jedem Fall dieser Erkrankung zugeordnet werden, wenn nur IgM-Antikörper nachweisbar sind; andererseits sprechen nachweisbare IgG-Antikörper bei nur weniger lang dauernder Krankheit eher für eine frühere Exposition.
- *Direkter Erregernachweis,* z. B. in Synovia oder Blut ist schwierig, aufwendig und zur Routinediagnostik daher nicht geeignet.
- *Erregernachweis mit PCR* – noch nicht für Routinediagnostik geeignet, aber wahrscheinlich die Methode der Zukunft:
  – Nachweis von Erreger-DNA aus Synovia, Blut oder Urin.
  – Mit der PCR kann aber nicht zwischen lebenden und toten Organismen unterschieden werden. Ein positiver DNA-Nachweis beweist nicht die aktive Infektion und erlaubt auch nicht die Diagnosestellung, sondern zeigt nur das Vorhandensein von Erregerbestandteilen an.
  – Eine negative PCR in der Synovia schließt auch bei therapieresistenter Lyme-Borreliose nicht die intraartikuläre Persistenz aus.
  – Ein falsch positiver Befund ist in weniger als 5 % durch Kontamination denkbar.

▶ **Synoviadiagnostik** (vgl. S. 59): Entzündungs-Konstellation mit 10 000–75 000 Leukozyten/µl (meist Neutrophile).

▶ **Röntgen:** In seltenen chronischen Fällen Erosionen, gelenknahe Osteoporose, Zysten.

Differenzialdiagnosen

◪ *Hinweise*: Durch Verbesserung der diagnostisch-serologischen Methoden ist der Ausschluss anderer Erkrankungen möglich und das Spektrum der Erkrankung klarer und überschaubarer.

▶ Alle anderen reaktiven Arthritiden (S. 164): Die Borrelien-Arthritis (und Lyme-Borreliose) ist eine sichere Infektionskrankheit, Übergangsformen zu reaktiven Arthritiden machen jedoch nach wie vor eine exakte Zuordnung schwer.

▶ Psoriasisarthritis (S. 148) ohne Psoriasis.

▶ Seronegative rheumatoide Arthritis (S. 116): Symmetrie des Gelenkbefalls, kleine Gelenke betroffen.

▶ Kristallarthropathien (S. 297): Meist akute Monarthritis mit Hautrötung.

▶ Palindromer Rheumatismus (S. 334) und Hydrops intermittens (S. 334).

▶ Löfgren-Syndrom (S. 291): Biliäre Lymphknotenvergrößerungen.

▶ Fibromyalgie (S. 365).

Therapie und Prophylaxe

▶ **Antibiotische Therapie der Borreliose:** Die Empfehlungen sind sehr unterschiedlich, eine absolut verlässliche und standardisierte Therapie gibt es nicht. Therapieversager sind möglich, die beobachtete Therapieresistenz korreliert mit HLA-DR4. In besonderen Fällen kann es 1–3 Wochen nach Therapiebeginn zu einer Jarisch-Herxheimer-Reaktion kommen (Fieber, Frösteln, Müdigkeit, Kopfschmerz, Myalgie).

- *Bei Erythema chronicum migrans:* Unter oralen Gaben von Doxycyclin (200 mg/d, 21–30 Tage) und Amoxicillin (3×500 mg/d, 21–30 Tage) Ausheilung; eine Chronifizierung wird verhindert.
- *Bei etablierter Lyme-Arthritis:*
  - Behandlungsversuch mit Doxycyclin auch hier gerechtfertigt (Empfehlung der Kommission Qualitätssicherung der Deutschen Gesellschaft für Rheumatologie), bei Versagen oder auch primär parenterale (i. v.) Therapie mit Ceftriaxon (2 g/d, 14–30 Tage) oder Cefotaxim (3×2 g/d, 14–30 Tage). Sehr wirksame Therapie, Therapieversagen könnte für Fehldiagnose sprechen.
  - Ebenfalls empfohlen: Penicillin G (4×5 Mega I. E./d, 14–30 Tage).
  - Weitere: Vancomycin (vorläufig Zurückhaltung nötig, um keine resistenten Keime zu züchten). In Erprobung: Cefuroxim Axetil (dem Doxycyclin gleichwertig), Azithromycin (offenbar weniger wirksam als Amoxicillin).
- *Bei Neuroborreliose:* Primärtherapie mit Ceftriaxon 2 g/d, 14–30 d aufgrund der Liquorgängigkeit.
- *In der Schwangerschaft:* Amoxicillin (3–4×500 mg/d), Cefuroxim i. v. (2×500 mg/d), in schweren Fällen Penicillin i. v., Cefotaxim, Ceftriaxon.
  - ▣ *Cave:* Kontraindiziert sind orale Penicilline und Tetracycline.

▶ **Therapie der Arthritis:**
- Nicht steroidale Antiphlogistika (S. 447).
- Glukokortikoide (vgl. S. 453 und S. 503):
  - Oral vor adäquater antibiotischer Behandlung möglicherweise riskant wegen paralysierender Wirkung auf Antibiotika (initial 20–30 mg Prednisolon/d).
  - Intraartikuläre Glukokortikoidinjektionen sind oft verblüffend wirksam.
- Basistherapeutika sind noch nicht erprobt.
- Synovektomie (S. 528): Oft gute Erfolge.
- Physikalische Therapie: Wie bei anderen Arthritiden, s. rheumatoide Arthritis (S. 116).

▶ **Therapieerfolg:** Hauptsächlich klinisch beurteilen, da Antikörper persistieren können. Eine Behandlung ist nicht immer verläßlich, Therapieversagen möglich.

▶ **Prophylaxe:**
- Vermeidung von Zeckenexposition: z. B. Schutzkleidung in Waldgebieten.
- Nach Stich Zecke vorsichtig mit einer Pinzette unter Drehung entfernen. Keine prophylaktischen Antibiotikagaben.
- Verschiedene Impf-Verfahren sind im Versuch.

Prognose

▶ Vollremission jederzeit durch Antibiotika möglich mit Persistenz der Symptome für 6 Monate oder mehr. Auch spontane Remissionen sind häufig.

▶ In 10 % sind rezidivierende und lange chronische Verläufe zu erwarten, auch primär ist ein chronischer Verlauf möglich.

▶ In seltenen Fällen erosive Gelenkerkrankung.

▶ **Post-Lyme-Syndrom:** Wird in letzter Zeit zunehmend beobachtet, überwiegend klinisch als Fibromyalgie bzw. chronisches Müdigkeitssyndrom imponierend, gelegentlich begleitet von Gedächtnis- und Konzentrationsproblemen, Schlafstörungen und Stimmungsschwankungen sowie Arthralgien. Im Einzelfall ist ein kausaler Zusammenhang der unspezifischen Symptome mit der Borrelienexposition sehr schwer herzustellen.

8.3 Septische Arthritiden: Grundlagen und Übersicht

Grundlagen

▶ **Definition:** Arthritiden, die durch eine direkte Erregerinvasion in das Gelenk und in seine Umgebung zustande kommen. Sie können primär oder sekundär sowie lokalisiert oder generalisiert auftreten.

◼ *Beachte*: Die Erreger breiten sich im Gelenk aus, damit verbunden ist die Gefahr der raschen Gelenkzerstörung durch die eitrige Gelenkentzündung, die fast immer eine Behandlung als Notfall erfordert.

▶ **Ätiologie:**
- *Erreger:*
  - Häufigste (bezogen auf 100 % positive Befunde): Staphylokokken (60 %). Gonokokken und Streptokokken (20 %). Gramnegative Keime (ca. 15 %): Pseudomonas, Proteus, Serratia, Hämophilus.
  - *Weitere:* Anaerobier (Bacteroides, Clostridien), Mykobakterien (M. tuberculosis und atypische Mykobakterien), Mykoplasmen und noch zahlreiche andere Keime. Selten auch Pilze oder Viren (zumeist als reaktive Arthritiden).
  - *Bei Kindern:* Häufig Staphylococcus aureus; im Alter unter 2 Jahren Haemophilus influenzae.
- *Disponierende Faktoren:*
  - Und assoziierte Erreger s. Tab. 8.2.
  - Weitere: Malignome, Kachexie, Stoffwechselentgleisungen, medikamentöse und/oder physikalische Immunsuppression, vorangegangene Antibiotikatherapie.

Tabelle 8.2 · Disponierende Faktoren und assoziierte Erreger bei infektiösen Arthritiden

disponierende Faktoren	Erreger
Gelenkerkrankungen, z. B. rheumatoide Arthritis	Staphylococcus aureus und gramnegative Erreger
Gelenkoperationen, z. B. bei infizierten Endoprothesen	Staphylokokken und Streptokokken
Alkoholismus, Leberzirrhose	gramnegative Erreger, Streptococcus pneumoniae
Diabetes mellitus	grampositive und gramnegative Erreger
myeloproliferative Erkrankungen	gramnegative Erreger, Aeromonas hydrophila
HIV-Infektion	Staphylococcus aureus und Streptococcus pneumoniae, oft auch andere Keime
Drogenabhängigkeit (besonders Heroin)	Pseudomonas aeruginosa, Serratia marcescens
Immunsupprimierte und Patienten mit Hypo- oder Agammaglobulinämie	Mykoplasmen und Ureaplasmen

► **Pathogenese:**
- Hämatogene Infektion bei Bakteriämie und Sepsis durch gelenkferne Herde oder benachbarte Osteomyelitis.
- Lymphogen aus der Umgebung.
- Posttraumatisch.
- Gelenkpunktion und/oder intraartikuläre Injektion, postoperativ.
- Herkunft bzw. Herd unbekannt.

► **Epidemiologie:**
- Jährliche Inzidenz in Schweden: 10 Fälle/100 000 Einwohner.
- Postoperative Infektion: Diszitis, z. B. nach Bandscheibenoperation in < 1 %. Nach Endoprothesen-Implantation in 1 %.

Klinik, klinischer Befund

► **Gelenksymptomatik:**
- Akute, meist Mon- oder Oligoarthritis mit Rötung, Schwellung, Überwärmung und sehr starken Schmerzen von gichtähnlicher Intensität. Mitunter auch blande oder maskierte Symptomatik, besonders bei Immunsupprimierten und Patienten mit Diabetes mellitus.
- Besonders häufig betroffen: Kniegelenke und andere große Gelenke. Bei Hüftgelenkbefall Schonhaltung des Beins in Flexion und Außenrotation.

► **Allgemeinsymptomatik:** Zeichen der Allgemeininfektion mit Fieber, Schüttelfrost und schlechtem Allgemeinzustand, besonders bei Kindern. Können aber auch fehlen.

► **Bei bekanntem Infektionsherd bzw. infektiöser Grunderkrankung:**
- *Infektiöse Bursitis:* Meist an Ellbogen und Knie. Plötzlicher Beginn mit hohem Fieber und Zeichen der akuten Arthritis, s. oben. Operative Sanierung später notwendig. Eine infizierte Bursitis olecrani kann zur Armamputation führen.
- *Infizierte Gelenkendoprothese:*
  - Früh nach Operation meist durch Staphylokokken und Streptokokken; hohes Fieber, Eitersekretion aus Operationswunde, sehr reduzierter Allgemeinzustand.
  - Nach abgeschlossener Wundheilung: Schmerzen und Weichteilschwellung.
- *Infektiöse Sakroiliitis:* Am häufigsten bei Frauen mit gynäkologischen Erkrankungen z. B. nach Abort oder Abrasio mit sekundärer Infektion, manchmal mit gleichzeitiger Symphysitis. Starke Schmerzhaftigkeit. Ausheilung meist in Ankylose.
- *Infektiöse Spondylitis* (durch diskrete Symptomatik unterschätzt):
  - Meist bei älteren Menschen (50–70 Jahre) und an der LWS.
  - Ausgang meist benachbarte Diszitis oder hämatogen.
  - Mitunter auch akuter Beginn mit Fieber und Rückenschmerzen sowie Ausstrahlung in den Brust- und Bauchraum, dadurch Fehldiagnose Herzinfarkt, Pleuritis, Cholezystitis etc. möglich.
  - Druckschmerz und Klopfschmerz über befallenen Wirbelkörpern.
  - Nur selten neurologische Komplikationen.

Diagnostik

► **Klinik** s. oben.

► **Labor:**
- Entzündungsparameter: BSG, CRP und Akut-Phase-Proteine (erhöht).
- Blutbild: Leukozytose mit Linksverschiebung.
- Blutkulturen.

► **Gelenkpunktion obligat** (vgl. Synoviadiagnostik S. 59): Synovia graugelb bis eitrig. Viskosität verringert. Glukose niedrig. Leukozyten > 20 000/µl (bis 50 000/µl und mehr), überwiegend Granulozyten, Lymphozytenanteil unter 25 %. Synoviakulturen (s. Erregernachweis).

► **Erregernachweis:**
- *Kulturen:* Sind diagnostisch richtungsweisend.

Weitere bakteriell bedingte Arthritiden

▸ **Wichtig:** Bei jedem Verdacht auf eine Gelenkinfektion müssen schnell Blut- und Synoviakulturen abgenommen und mikrobiologisch untersucht werden. Cave: Antibiotika-Anbehandlung.

- Mikroskopische Untersuchung der Synovia (s. Abb. 8.7) mit Gram- und Ziehl-Neelsen-Färbung, wenn möglich.
- Ein negativer Keimnachweis schließt eine Infektion nicht aus. Der Nachweis gelingt nicht immer (z. B. Neisseria), dann serologische Spezialmethoden einsetzen. Zunehmend Einsatz von PCR-Techniken zm Erregernachweis.

► **Biopsie:** Bei Befall von Wirbeln, Iliosakralgelenken, Beckenknochen ggf. Punktion, um Material zu gewinnen.

► **Röntgen** (s. Abb. 8.4):
- *Frühstadium:* Höchstens Weichteilschwellung (s. Abb. 8.8) und Ergusszeichen.
- *Später:* Hinweise auf Knorpelschwund, Osteolysen, oft abenteuerliche Gelenkzerstörungen (s. Abb. 8.5).
- *Fortgeschrittene Stadien:* Mitunter Ankylose.

► **Szintigraphie** (S. 74):
- Die Dreiphasen-Technetium-Szintigraphie ist häufig schon vor dem Röntgenbefund positiv; Hinweis auch auf klinisch asymptomatische Herde.
- Ebenfalls sensitiv und spezifisch ist die Szintigraphie mit Indium[111]-markierten Leukozyten.
- Neu und in Erprobung ist die [99 m]Tc-Nanokolloid-Szintigraphie.

► **CT und MRT:** Wertvolle Zusatzinformation zur Ausdehnung des infektiösen Prozesses und zum Grad der Knorpel-, Knochen- und Weichteil-Destruktion (s. Abb. 8.6b).

► **Sonographie** (S. 75): Bei Befall der Hüft- und Schultergelenke unabdingbare frühdiagnostische Maßnahme.

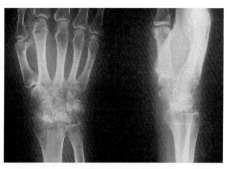

Abb. 8.4 Septische Arthritis des Handgelenkes mit massiver Entkalkung und Destruktionen bereits 14 Tage nach Beginn der Symptome

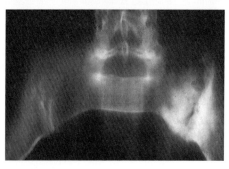

Abb. 8.5 Bakterielle Sakroiliitis mit einseitiger Destruktion des Ileosakralgelenkes (Schichtaufnahme)

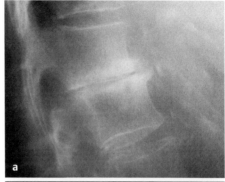

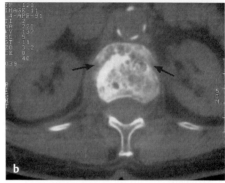

Abb. 8.6 Bakterielle
Spondylodiszitis.
a: konventionelle Röntgenaufnahme
b: Computertomographie

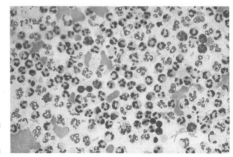

Abb. 8.7 Zellreicher, nahezu
ausschließlich granulozytärer
Erguss bei septischer Arthritis

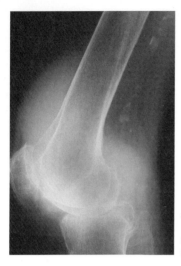

Abb. 8.8 Septische Arthritis durch Staphylokokken (starke Weichteilverdichtung supra-patellar und popliteal) bei vorbestehender RA

Diagnostische Probleme bei bestehender rheumatoider Arthritis

▶ Unter einer Glukokortikoidbehandlung ist das Erkennen eines Pyarthros sehr schwer, da klinische Entzündungszeichen fehlen können und die Leukozytose im Blutbild wegen der Steroidtherapie ohnehin vorhanden ist.

Differenzialdiagnosen

▶ Akute reaktive Arthritiden (Übersicht S. 164): Kein Nachweis vitaler Erreger, positive Serologie.
▶ Akuter oligoartikulärer Schub einer rheumatoiden Arthritis (S. 116): Punktat.
▶ Akuter Anfall bei Gicht oder Pseudogicht (S. 297): Punktat, Kristallnachweis.

Therapie

◨ **Wichtig**: Es handelt sich um einen klassischen rheumatologischen Notfall, daher muss man früh und aggressiv therapieren, um Destruktionen oder septische Komplikationen zu verhindern. Es ist eine enge Abstimmung zwischen internistischem und orthopädischem Rheumatologen oder Chirurgen erforderlich. Die Behandlung muss immer stationär erfolgen.
▶ **Medikamentöse Therapie– Antibiotika** s. Tab. 8.3.
  • *Dauer der medikamentösen Therapie:* Antibiotika mindestens 2–4 Wochen geben, bei gonorrhoischer Arthritis 2 Wochen. Orale (Weiter-) Behandlungen sind möglich mit Flucloxacillin (3×1 g), Clindamycin (3×600 mg), Ciprofloxacin (3×500 mg) oder Tavanic (1×500 mg).
  • *Antibiotikatherapie in der Schwangerschaft:*
    – Erlaubt: Betalaktam-Antibiotika, Erythromycin, Isoniazid, Ethambutol und Fusidinsäure.
    – Sicherheit nicht erwiesen, in Tierversuchen jedoch keine Hinweise auf teratogene oder embryotoxische Wirkungen: Glykopeptide, Fosfomycin, Carbapeneme, Monobactam, Betalaktamasehemmer, Amphotericin B, Fluconazol und die neueren Makrolide.
    – Potentiell teratogen bzw. fetotoxisch: Aminoglykoside, Gyrasehemmer, Tetrazykline, Co-trimoxazol, Chloramphenicol und Rifampicin.

Tabelle 8.3 · **Antibiotika nach Art des Erregers***

Erreger	Antibiotika	Alternativen
unbekannt, Notwendigkeit raschen Handelns	Aminopenicillin/Beta-laktamasehemmstoff, z. B. Unacid (3×3 g)	Reserve-Betalaktam, z. B. Cefo-taxim (3×2 g) + Flucloxacillin (3×4 g)
Gonokokken	Ceftriaxon (1×2 g)	
Staphylococcus aureus	Flucloxacillin (3×4 g)	Clindamycin (3×900 mg) oder Fosfomycin (3×5 g)
Koagulase-negative Staphylokokken	Vancomycin (2×1 g für 6 Wochen)	
Streptokokken	Penicillin G (3×10 Mio. E)	Clindamycin (3×600–900 mg)
Hämophilus influenzae	Ampicillin (3×4 g)	Bei Betalaktamasebildung: Cefotaxim (3×2 g)
Pseudomonas aeruginosa	Ceftazidim (3×2 g) + Tobramycin (1×3–5 mg/kg KG);Tobramycin nicht länger als 2 Wochen.	Imipenem/Cilastatin (3×1 g) oder Fluorochinolone, z. B. Ciprofloxacin (3×500–750 mg p. o.)
Enterobakterien	Reserve-Cephalosporine, z. B. Cefotaxim (3×2 g), eventuell zusätzlich Genta-micin (1×3–5 mg/kg KG); Gentamicin nicht länger als 2 Wochen	
Brucellen	Fluorochinolone, z. B. Cipro-floxacin (3×500 mg p. o.)	
bei infizierten Gelenk-endoprothesen (Staphylococcus aureus oder epidermidis)	Behandlungsversuch mit Vancomycin (2×1 g für 6 Wochen)	Fosfomycin (3×5 g) + Fusidin-säure (3×0,5–1 g) oder Rifampicin (2×0,3 g); bei Rezidiv Entfernung der Prothese und nach weiterer 6-wöchiger Antibiotikatherapie Implanta-tion einer neuen Prothese
Mycobacterium tuberculosis	Isoniazid (5 mg/kg KG) und Rifampicin (10 mg/kg KG) und Pyrazinamid (25 mg/kg KG) und Ethambutol (25 mg/kg KG); jeweils in oraler Einmalapplikation für mindestens 3 Monate	
Pilzinfektionen	Amphotericin B (1 mg/kg KG) als 2-Stunden-Infusion für 6 Wochen, eventuell + Flucytosin (100–500 mg/kg KG p. o.)	Fluconazol (1×800 mg)

* alle Dosierungen gelten /d und als i. v.-Gabe, soweit nicht anders angegeben

▶ **Zusatzmaßnahmen:**
- *Lokalbehandlung:* Wiederholte Punktionen oder besser noch kontinuierliche Saugdrainage zur Eiterentleerung. Keine lokalen Antibiotikaspülungen wegen

der Gefahr einer chemischen Synovitis. In besonderen Fällen chirurgische Drainage.

- *Physikalische Therapie* (vgl. S. 514 ff): Kurzfristige (!) Ruhigstellung des Gelenkes, eventuell mit Schienung in Funktionsstellung. Soweit möglich, das Gelenk mindestens einmal täglich durchbewegen (Gefahr rascher Versteifung!). Lokale Kryotherapie, wenn sie vertragen wird. Nach Rückgang der akuten Infektion vorsichtige Krankengymnastik.
- *Bei Ruhigstellung Thromboseprophylaxe.*
- *Bei chronischer Infektion* u. U. Arthrotomie und Synovektomie.

► **Empfehlungen der Deutschen Gesellschaft für Rheumatologie:**

- Bei synovialen Leukozytenzahlen von 20 000 bis 30 000/µl Gelenk ruhig stellen und kühlen. Intravenöse antibiotische Therapie vorwiegend mit breitem Spektrum: Cephalosporin oder Kombinationstherapie bis zum Vorliegen von Keimbestimmung und Resistenzbestimmung. Bei weiterem Ansteigen von CRP und Leukozytenzahl Abbruch des konservativen Behandlungsversuches.
- Bei Leukozytenzahlen über 35 000/µl sofortige operative Revision.
- Bei konservativ innerhalb von 3 Tagen nicht beherrschbaren akuten Infektionen ist also eine operative Therapie erforderlich:
  - Bei Frühinfekten mit fehlender massiver synovialer oder ossärer Beteiligung ausgiebige arthroskopische Spülung, ggf. Teilsynovektomie, lokale Antibiotika-Anwendungen, Einlegen von Drainagen.
  - Bei eindeutiger ossärer oder massiver synovialer Beteiligung primär offenes Vorgehen mit sorgfältigem Debridement mit Synovektomie, eventuell zusätzlich Spül-Saugdrainage, lokale Antibiotika-Einlagen.
  - Bei akuter Infektion eines alloplastisch versorgten Gelenkes: Bei schneller Intervention gleichartiger Behandlungsversuch mit Bevorzugung der offenen Revision. Bei chronischen Infekten offenes Gelenkdebridement mit Ketteneinlage und Entfernung des Implantates.

Prognose

► **Bei frühem Einsetzen der antibiotischen Therapie** innerhalb weniger Tage heilt die Arthritis in der Regel aus.

► **Bei verspäteter Diagnosestellung** bleibende Destruktionen und Defekte.

► **Bei bereits bestehender rheumatoider Arthritis** hohe Mortalität von über 20 %. Ein Pyarthros wird nicht selten erst postmortal diagnostiziert (vgl. Differenzialdiagnosen).

8.4 Septische Arthritiden: Gonokokken-Arthritis

Grundlagen

► **Definition:** Infektiöse Arthritis durch Infektion mit Neisseria gonorrhoeae, meist im Rahmen einer Gonokokkensepsis.

► **Ätiologie:** Neisseria gonorrhoeae; früher bestimmte Stämme mit hoher Penicillinempfindlichkeit, jetzt auch zunehmend Penicillase-produzierende Stämme mit verschiedenen Untertypen.

► **Pathogenese:**

- Bakterielle Absiedlung im Gelenk induziert Synovitis.
- Vermutlich ähnliche Mechanismen wie bei den reaktiven Arthritiden: Nur in 50 % sind Erreger aus der Synovia anzüchtbar; immunologische Faktoren (diskutiert werden Immunkomplexe).

► **Epidemiologie:**

- Häufigkeit der Gonokokken-Infektionen: 200 Millionen weltweit pro Jahr.
- Die Häufigkeit der Arthritis: Ist identisch mit der Prävalenz septischer Infektionen: Bei bis zu 3 % der Frauen und 0,7 % der Männer. Tendenz abnehmend.
- Meist sind junge Frauen unter 40 Jahren betroffen. Auffallende zeitliche Koinzidenz mit Menstruation oder Schwangerschaft. Meist bei asymptomatischen Gonokokkenträgern.

- Risikofaktoren: Drogenabhängigkeit, HIV-Infektion, Diabetes, maligne Erkrankungen.

Klinik, klinischer Befund

▶ **Klassische Verlaufsform: Arthritis (oder Arthralgie)-Tenosynovitis-Dermatitis-Syndrom:**
- *Gelenksymptomatik:* Typisch sind initiale Polyarthralgien, dann wandernde Polyarthritis; Knie- und Handgelenke sind am häufigsten betroffen; auch Monarthritis möglich.
- *Tenosynovitis* (bei 68 %) an Handrücken, Füßen, Achillessehnen.
- *Pathognomonische Hautveränderungen* (in 70 %) (s. Abb. 8.9): Meist an den Extremitäten Dermatitis mit wenigen Papeln, die sich in Vesikel und Pusteln umwandeln, auch hämorrhagische Blasen. Berührungsempfindlichkeit. Histologisch Vaskulitis und Erythema nodosum.
- Häufig Fieber.
▶ **Viszerale Manifestationen:** Endokarditis, Meningitis, Myokarditis, Perihepatitis.
▶ **In besonderen Fällen:** Monarthritis ohne Begleitsymptome. In 15 % symmetrische Polyarthritis.

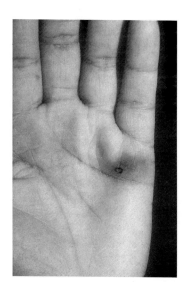

Abb. 8.9 Typische Hauterscheinung bei Gonokokkenarthritis

Diagnostik

▣ *Wichtig:* An eine Gonokokken-Arthritis denken, sie wird auch heute noch in vielen Fällen nicht diagnostiziert.
▶ **Klinik** s. oben.
▶ **Labor:** Entzündungsparameter (BSG erhöht, Leukozytose).
▶ **Synoviadiagnostik** (vgl. S. 59): Granulozytenreich (35 000–60 000 Zellen/µl); in 25 % der purulenten Ergüsse Nachweis gramnegativer intrazellulärer und extrazellulärer Kokken. Eine Gram-Färbung der Synovia in jedem Fall versuchen.
▶ **Erregernachweis** (oft nur sehr schwer möglich):
- *Kultur:* Schwierige Spezialverfahren:
  - Blut- und Synovia: In höchstens 50 % ist der Erreger anzüchtbar.
  - Abstrich von Urethra und Hautläsionen, bei Frauen zusätzlich aus der Cervix.
- *PCR:* Nachweis von Erreger-DNA; Spezifität 96 %, bis zu 4 % falsch positive Ergebnisse.

▶ **Röntgen:** Meist keine pathognomonischen Befunde an den betroffenen Gelenken. Bei Chronifizierung Gelenkspaltverschmälerung und Destruktion, besonders der Handgelenke.

Differenzialdiagnosen

▶ Neisseria-meningitidis-Arthritis: In 2–10 % nach Meningokokkeninfektion, mit ähnlichen Hauterscheinungen, aber seltener Tenosynovitis.
▶ Andere reaktive und infektiöse Arthritiden: Andere Keime, spezifische Serologie.

Therapie

▶ **Antibiotika:**
- Ceftriaxon (1–2 g/d i. v.) bis zur klinischen Besserung, dann eventuell orale Therapie (z. B. Ciprofloxacin).
- Bei Penicillinempfindlichkeit Penicillin G (10 Mio. I. E./d) parenteral.
- Bei Mischinfektionen mit Chlamydien Doxycyclin (vgl. S. 167).
- Den Partner möglichst mitbehandeln, sonst Ping-Pong-Infektionen.
- Bei penicillinempfindlichen schwangeren Frauen: Erythromycin 500 mg alle 6 Stunden p. o.
▶ **Zusatzmaßnahmen:**
- Abpunktion purulenter Synovia, ggf. Kochsalzspülung (vgl. S. 187).
- Bettruhe und kurzfristige Lagerung des Gelenkes auf eine Schiene. Sobald möglich, mit dem Durchbewegungen der Gelenke beginnen.
- Kryotherapie (z. B. kühle Wickel).
- Analgetika und Thromboseprophylaxe.

Prognose

▶ Unter einer antibiotischen Therapie tritt im Allgemeinen innerhalb von 2 Tagen eine Besserung auf. Chronische Verlaufsformen und Übergänge in eine postgonorrhoische reaktive Arthritis mit Gelenkzerstörung und Ankylose sind möglich.

8.5 Septische Arthritiden: Tuberkulöse Arthritis

Grundlagen

▶ **Definition:** Durch Mycobacterium tuberculosis ausgelöste Gelenkinfektion mit Bildung des charakteristischen epitheloidzelligen Granulationsgewebes.
▶ **Pathogenese:**
- Meist hämatogene Aussaat von einem tuberkulösen Herd bei Organtuberkulose.
- Hämatogen, lymphogen oder fortgeleitet von einer Knochentuberkulose.
▶ **Epidemiologie:**
- Die Inzidenz der Tuberkulose ist in verschiedenen Ländern sehr unterschiedlich. Die Häufigkeit kaum abschätzbar; es besteht eine Tendenz zur Zunahme.
- Manifestation bevorzugt im 4. und 5. Lebensjahrzehnt.
- Männer erkranken doppelt so häufig wie Frauen.
- Risiko-Patienten: Immunsupprimierte, Unterernährte, Ältere und HIV-Infizierte.

Klinik, klinischer Befund

▶ **Gelenksymptomatik:**
- In 80 % chronische Monarthritis mit Schwellung und Steifigkeit, multipler Gelenkbefall in < 10 %.
- Besonders die gewichttragenden Gelenke, wie Knie- und Hüftgelenke, sind betroffen; klinisch Hinken oder Schonhaltung.
- Schmerzen können fehlen.
- Nicht ungewöhnlich sind torpide Handgelenk-Arthritiden mit oder ohne Tenosynovitis mit nur geringen Schmerzen und raschen Destruktionen im Röntgenbild.
- Besonders bei Kindern: Daktylitis (Spina ventosa) (s. Abb. 8.10 und Abb. 8.11).

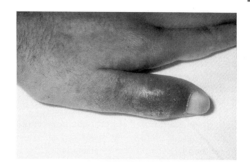

Abb. 8.10 Tuberkulöse Daktylitis

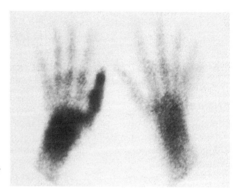

Abb. 8.11 Szintigraphische Anreicherung im Bereich des Daumens und Handgelenkes bei tuberkulöser Weichteil- und Gelenkinfektion (gleicher Pat. wie Abb. 8.10)

► **Karpaltunnelsyndrom.**
► **Sakroiliitis und Spondylitis** s. tuberkulöse Spondylitis (S. 192).
► **Ponçet-Rheumatismus:** Früher beschrieben, jetzt kaum mehr beobachtet; als reaktive Arthritis (?) in Form einer akuten, folgenlos ausheilenden Polyarthritis, möglicherweise Fehlinterpretation einer Sarkoidose-Arthritis. Meist Monarthritis, selten oligo- und polyartikulär. Heilt unter Chemotherapie aus. Pathogenetisch besondere Immunlage denkbar, ähnlich der experimentellen Adjuvans-Arthritis der Ratte.
► **Spezifische Zusatzsymptome der Tuberkulose** je nach Organbefall.

Diagnostik und Differenzialdiagnosen

► Anamnese (eine Tbc ist in bis zu 40% eruierbar) und Klinik (s. o.).
  ☐ *Beachte:* Wegen der ungewöhnlichen, oft schleichenden Symptomatik wird die tuberkulöse Arthritis leicht übersehen.
► **Labor:**
  • BSG: z. T. erhöht.
  • Quantitativer Tuberkulin-Test nach Mendel-Mantoux (am empfindlichsten).
► **Gelenkpunktion** (Synoviadiagnostik S. 59): Gemischtzelliger Erguss mit 10 000–20 000/µl Zellen. Nachweis von Keimen im Ziehl-Neelsen-Präparat. Versuch der kulturellen Anzüchtung und PCR.
► **Synovialisbiopsie:** Charakteristisches histologisches Bild und Anzüchtung von Erregern aus dem Gewebe oder PCR mit Nachweis von Erreger-DNA; diagnostisch meist beweisend.
► **Nachweis tuberkulöser Herde** durch eingehende klinische Diagnostik (Lunge, Niere, Skelett). In 30% ist eine Lungen-Tuberkulose nachweisbar, in 20% gibt es Hinweise auf andere Herde. In 50% ist aber kein tuberkulöser Herd auffindbar.
► **Röntgen:** An den betroffenen Gelenken Gelenkspaltverschmälerung und Destruktionen mit reaktionslosen Zysten, Einbrüchen, Osteomyelitiszeichen. In der Umgebung Weichteilschwellung und gelenknahe Osteoporose.

Differenzialdiagnosen

► Reaktive Arthritiden: Serologie.
► Blande verlaufende andere infektiöse Arthritiden: Keimnachweis.

Therapie

► **Antibiotika** s. Tab. 8.3 (S. 187).
► **Physikalische Therapie** (vgl. S. 514)**:** Wichtig ist Krankengymnastik. Keine Wärmeanwendungen, da ungewollte Hyperämisierung.
► **In besonderen Fällen chirurgische Intervention:** Synovektomie (S. 528), Ausräumung von Herden vor allem bei tuberkulöser Osteomyelitis. Bei Gelenkzerstörung Endoprothesen-Implantation (S. 531).

Prognose

► Im Einzelfall nicht vorhersehbar, da von vielen Parametern abhängig. Durch tuberkulostatische Therapie jedoch generell gut.

8.6 Septische Arthritiden: Tuberkulöse Spondylitis (Wirbelsäulentuberkulose)

Grundlagen

► **Definition:** Durch Mycobacterium tuberculosis ausgehende Infektion mit Diszitis und Wirbelkörperosteomyelitis.
► **Ätiologie und Pathogenese** s. tuberkulöse Arthritis (S. 190).
► **Epidemiologie:**
  • Häufigste Form der osteoartikulären Tuberkulose.
  • Manifestation meist im 3. Lebensjahrzehnt.

Klinik, klinischer Befund

► Oft schleichender Beginn.
► **Hauptsymptome:** Rückenschmerzen, Muskelverspannungen, lokaler Druckschmerz, neuauftretende Kyphose, Symptome einer Nervenwurzelkompression.
► In 25 % Hinweise auf Rückenmarkkompression.
► Eher selten: Fieber, Mattigkeit, Gewichtsverlust. Letzteres deutet eher auf Organtuberkulose.

Diagnostik und Differenzialdiagnosen

► **Klinik** s. oben.
► **Labor:** BSG meist erhöht, positiver Tuberkulin-Hauttest.
► **Erregernachweis:** Nachweis von Mykobakterien aus Knochengewebe oder Abszess mikroskopisch, kulturell, mit PCR; in 40 bis 70 % positiv.
► **Röntgen:**
  • In frühen Stadien: Meist kein pathologischer Befund.
  • Deckplatteneinbrüche ohne Reaktion (DD: Schmorl-Knötchen, hier Randsklerose), andere Diszitiszeichen, Wirbelkörperosteomyelitis, Wirbelkörperkompressionen.
  • In 50–90 % paraspinale Abszesse (CT).
  • Eine einseitige, rasch destruktive Sakroiliitis tuberculosa ist nicht selten.
    ◨ *Beachte:* Jede persistierende einseitige Sakroiliitis ist auf Tbc verdächtig.
  • Radiologische Veränderungen können über 1 Jahr nach Beginn der tuberkulostatischen Therapie persistieren: Scheinbares Therapieversagen.
► **MRT** (S. 72): In frühen Stadien wertvoll, besonders bei Verdacht auf Rückenmarkkompression.
► **Differenzialdiagnosen:** Andere bakterielle Spondylitiden und Osteomyelitiden, maligne Tumoren.

Therapie

▶ **Konservative Therapie:**
- Medikamentöse Therapie: Bei Ruhigstellung Thromboseprophylaxe. Weiteres s. tuberkulöse Arthritis (S. 190).
- Nach initialer Bettruhe (3–6 Wochen) Ruhigstellung im Gips-Korsett für 3 Monate.

▶ **Operative Therapie:**
- Indiziert bei neurologischen Ausfällen, multiplen Wirbelkörperdestruktionen mit Gibbusbildung und größeren paravertebralen Abszessen.
- Postoperative Korsettruhigstellung für 1 Jahr.

Prognose

▶ Unter adäquater Pharmakotherapie kommt es, allerdings später als bei einer Arthritis, zur Ausheilung.

8.7 Weitere infektiöse (septische) Arthritiden

Arthritis bei Brucellose

▶ **Definition:** Septische oder reaktive Arthritis bei Brucellose. Ob es eine reaktive Brucella-Arthritis im engeren Sinn wirklich gibt, wird noch diskutiert, aber für wahrscheinlich gehalten. In 25 % ist bei den reaktiven Formen eine HLA-B27-Assoziation nachweisbar.

▶ **Ätiologie:** Brucella melitensis, suis, abortus, canis. Übertragung durch infizierte Milch oder Tierbestandteile. Meist Berufsinfektion in der Landwirtschaft und fleischverarbeitenden Industrie und Veterinärmedizin.

▶ **Epidemiologie:** Genaue Zahlen sind nicht bekannt, offenbar tritt die Brucella-Arthritis häufiger bei chronischer Brucellose auf. Die reaktive Arthritis ist sehr selten.

▶ **Klinik, klinischer Befund bei der septischen Arthritis:**
- *Allgemeinsymptome:* Schwächegefühl, Frösteln, Kopfschmerz, Anorexie, Schweißausbrüche, Gewichtsabnahme.
- *Extraartikuläre Manifestationen:* Seltener neurologische und ophthalmologische Komplikationen. In mehr chronischen Fällen Leber- und Milzvergrößerung.
- *Sakroiliitis:* Häufigste Gelenkmanifestation. Meist einseitig mit starker Druckschmerzhaftigkeit des Iliosakralgelenkes. Bei gleichzeitiger Diszitis Verwechslung mit ankylosierender Spondylitis möglich, eventuell Szintigramm ratsam.
- *Migratorische Arthritis* (ca. 30 %): Als Monarthritis der Gelenke der unteren Extremität oder auch als Polyarthritis. Besonders durch B. melitensis. Vor allem bei Frauen, Kindern und jungen Erwachsenen im akuten Stadium.
- *Spondylitis* (10 %): Als bakterielle Diszitis sowie als Osteomyelitis in Wirbelkörpern und Bandscheiben, hierbei Röntgenbild der Wirbelsäule ähnlich wie bei der Tuberkulose (s. S. 190).
- *Weitere Manifestationen am Bewegungsapparat:* Osteomyelitis auch in Becken und langen Röhrenknochen. Seltener Bursitis.

▶ **Klinik bei der reaktiven Arthritis:**
- Kombination von Arthralgien, Myalgien und Rückenschmerzen.
- Rezidivierend tritt eine selbst-limitierte Polyarthritis auf.
- Es kann sich ein für die ankylosierende Spondylitis typisches Bild entwickeln (s. S. 133).

▶ **Diagnostik:**
- *Anamnese:* Berufliche Disposition.
- *Bei reaktiver Arthritis:* Im Labor Nachweis von Immunkomplexen (in 90 %).
- *Bei septischer Arthritis:*
  - Labor: BSG und CRP (erhöht), Blutbild (Leukozytopenie und Lymphozytose, auch Panzytopenie), Brucella-Antikörpertiter (> 1:160; je stärker der Titeranstieg, um so wahrscheinlicher ist die Infektion).

– Erregernachweis aus Blut, Knochenmark, Gewebe.
– Synoviadiagnostik (S. 59): Entzündliche Konstellation.

▶ **Therapie:**
- *Antibiotika* s. Tab. 8.3 (S. 187). Bei reaktiver Arthritis Antibiotika nur bei Verdacht auf noch floride Infektion.
- *Bei Wirbelsäulenbeteiligung einer septischen Arthritis:* Ruhigstellung in Gipsschale und Thromboseprophylaxe. Manchmal, z. B. bei Abszessen, sind Operationen notwendig.

▶ **Prognose:**
- *Septische Arthritis:* Die Prognose der osteoartikulären Brucellose ist im Allgemeinen gut, unter Antibiotikatherapie kommt es meist innerhalb von 6 Wochen zur Ausheilung. Die Rezidivquote der Arthritis beträgt bei zu kurzer Therapie aber ca. 10 %.
- *Reaktive Arthritis:* Da bisher nur Einzelkasuistiken bekannt sind, sind Verlauf und Prognose schwer abschätzbar; in der Regel kommt es vermutlich zur Remission.

Arthritis durch atypische Mykobakterien

▶ **Ätiologie:** Infektion mit M. marinum (Schwimmbad- oder Fischzüchtergranulom).
▶ **Klinik:** Daktylitische Schwellung, Tenosynovitiden, Arthritiden, granulomatösen Hautveränderungen meist der oberen Extremität nach Kontakt mit kontaminiertem Wasser (Anamnese!). Erregernachweis durch spezielle Kulturbedingungen (bei 32 °C) oder PCR.
◨ *Cave:* Steroidinjektionen oder handchirurgische Eingriffe vermeiden!
◨ *Hinweis:* Nach intravesikaler Applikation von BCG (Bacillus Calmette-Guerin, abgeschwächter Stamm von Mykobakterium bovis) im Rahmen der Therapie eines Harnblasenkarzinoms können reaktive Arthritiden meist in Form einer Oligoarthritis großer Gelenke auftreten.

Lepra-Arthritis

▶ **Ätiologie:** Mycobacterium leprae.
▶ **Pathogenese:** Ungeklärt.
- *Bei der tuberkuloiden Lepra (Typ 1):* Zellvermittelte Immunreaktionen?
- *Bei der lepromatösen Lepra (Typ 2):* Direkte Bakterienwirkung? Mycobacterium gelegentlich in Synovialis nachweisbar.
- *Diskutiert wird außerdem:* Antibakterielle Therapie und Freisetzung von mykobakteriellen Antigenen durch Tod der Bakterien? Interleukin 4-Expression?

▶ **Epidemiologie:**
- Prävalenz der Lepra: Weltweit sehr unterschiedlich, in den Entwicklungsländern Südasiens: 2/1000 Einwohner.
- Häufigkeit der Arthritis bei Lepra: Insgesamt 1–5 %; bei akuter Lepra jedoch 60 % Gelenksymptome und 40 % symmetrische Polyarthritis. Generell bei allen Lepraformen möglich.
- Männer erkranken doppelt so häufig wie Frauen.

▶ **Klinik, klinischer Befund:**
- *Symmetrische Polyarthritis:* Vorwiegend bei akuter Lepra, mit besonderer Beteiligung der Finger- und Handgelenke, aber auch großer Gelenke, sehr ähnlich der rheumatoiden Arthritis. Dauer: Tage bis Wochen bis Monate, manchmal auch Jahre. Persistierende und progressive Verläufe möglich.
- *Arthritis von eher reaktivem Typ:* Bei lepromatöser Lepra unter antimikrobieller Therapie, assoziiert mit Erythema nodosum leprosum, ebenfalls akutes Auftreten und symmetrischer Gelenkbefall.
- *Sakroiliitis:* In über 50 %, meist bilateral.
- *Weitere Manifestationen an den Bewegungsorganen:* Fingeratrophie, Autoamputation, Fußulzera, Charcot-Gelenke als Folge der Neuropathie, selten diffuse Handschwellung.

- *Extraartikuläre Manifestationen:* Konjunktivitis und Iritis, Orchitis, Schwellungen und Entzündungen an den Eintrittsstellen der Mykobakterien, z.B. Haut, Nerven, Augen, Nase etc. Das Auftreten eines Erythema nodosum leprosum kann auch von erheblichen grippeähnlichen Allgemeinsymptomen begleitet sein. Selten kutane Vaskulitis Enthesiopathie.

► **Diagnostik:**
  - *Labor:* BSG (erhöht), Blutbild (Anämie), Rheumafaktoren (je nach Stadium in 0–40 %, vor allem bei chronischen Formen), antinukleäre Antikörper (in 0–30 %, ebenfalls bei chronischen Formen).
  - *Synoviadiagnostik* (S. 59): Die Befunde sind sehr variabel (von nicht entzündlich bis purulent).
  - *Erregernachweis:* Meist schwierig. Charakteristisches Granulationsgewebe.
  - *Röntgen:* In Einzelfällen sind erosive Veränderungen im Röntgenbild nachweisbar.

► **Therapie und Prognose:**
  - *Bei akuter symmetrischer Polyarthritis ohne Erythema nodosum leprosum:* Besserung unter antimikrobieller Therapie, jedoch insgesamt Prognose nicht gut, meist keine Remission, chronische Deformierungen über Jahre hinweg möglich. Kein gutes Ansprechen auf nichtsteroidale Antiphlogistika.
  - *Arthritis mit Erythema nodosum leprosum:* Nicht steroidale Antiphlogistika (S. 447), in schweren Fällen Thaliomid.
  - Physikalische Therapie (S. 514).

Arthritiden bei Parasiteninfektionen

► **Erreger:** Strongyloiden, Ancylostomiasis (Hakenwurm), Dracunculus medinensis (Medinawurm), Filarien, Anisakiasis (Heringswurm), Schistosomiasis (Bilharziose; Immunkomplexarthritis?), Taenia saginata (Rinderbandwurm), Echinokokken, Toxoplasmen, Amöben, Leptospiren (?).

► Arthritiden durch Parasiteninfektionen sind in der Rheumatologie in Europa von geringer Bedeutung.

9 Viral bedingte Arthritiden

9.1 Grundlagen und Übersicht

Grundlagen

▶ **Definition:** Virusbedingte Arthritiden sind häufige, die verschiedensten Infektionen begleitende Reizzustände mit meist sehr guter Prognose, daher ist eine differenzialdiagnostische Abgrenzung von anderen Arthritiden besonders wichtig.

▶ **Terminologie:** Virusbedingte Arthritiden gehören einerseits zu den infektiösen, andererseits aber auch zu den reaktiven Gelenkentzündungen. Erreger sind im Gelenk aber meist nicht nachweisbar. Eine scharfe Abgrenzung von einer echten Gelenkinfektion ist nicht ohne weiteres möglich, da in Einzelfällen Viren oder Virusbestandteile isoliert werden konnten. Eine Virusätiologie anderer rheumatischer Krankheiten kann nicht ausgeschlossen werden.

▶ **Ätiologie:**
- *Häufig:*
  - Hepatitis-B-Virus (s. S. 197) und Hepatitis-C-Virus (s. S. 198).
  - Parvovirus B19 (Erythema-infectiosum-Virus) (s. S. 200).
  - Rötelnvirus, auch durch Impfung (s. S. 204).
  - Arboviren der Gruppe A (Alphaviren): Rossriver-Virus, Chikungunya-Virus, O'Nyong-Nyong-Virus, Sindbis- und Mayarovirus, Dengue-Fieber, Omsker Fieber, Pappataci-Fieber u. a. (s. Spezialliteratur).
- *Weniger häufig:*
  - Mumpsvirus (S. 205).
  - Pockenvirus, auch durch Impfung.
  - Enteroviren: Coxsackie, ECHO Typ 6 und 9.
- *Selten:* Adenovirus Typ 7, Parainfluenzaviren, Influenza-Virusgruppe (Myxoviren), Herpesviren (Herpes simplex Typ I, Epstein-Barr-Virus, Zytomegalievirus), HIV-Viren, $HTLV_1$-Virus.

▶ **Pathogenese:**
- Immunologische Mechanismen: Kreuzreaktionen zwischen viruskodierten Proteinen und Selbstantigenen (molekulares Mimikry). Zelluläre Immunreaktionen gegen Virus-modifizierte Zelloberflächen-Antigene. Induktion von antiviralen Immunreaktionen mit Aktivierung des Zytokin-Netzes. Immunkomplexe.
- Die direkte Schädigung der Synovialzellen ist eher selten.
- Diskutiert wird: Beeinflussung der Apoptose.
- Keine HLA-Assoziation.

▶ **Epidemiologie:**
- Je nach Infektion in 0,1–70 % nach Virusinfektionen.
- Männer und Frauen erkranken gleich häufig.

Klinik, klinischer Befund

▣ *Hinweis*: Klassische klinische Entzündungszeichen können fehlen, eine blande Symptomatik ist keine Rarität.

▶ **Gelenksymptomatik:**
- Breites Spektrum von flüchtigen Arthralgien bis zu schweren, wochenlang anhaltenden Arthritiden.
- Beginnt z. T. schon im Prodromalstadium, wenn die Diagnose einer Virusinfektion noch unklar ist, dadurch diagnostische Probleme; Symptome können aber auch erst spät im Krankheitsverlauf einsetzen.
- Eine Abgrenzung von den viele Virusinfektionen begleitenden ziehenden Gliederschmerzen ist nicht immer möglich.

▶ **Hauterscheinungen:** Oft gleichzeitig mit Gelenkbeschwerden treten z. B. Exantheme und Enantheme auf.

▶ **Allgemeinsymptomatik:** z. B. Abgeschlagenheit und Fieber.

Diagnostik

- ▶ **Anamnese:** Allgemeinsymptome? Vorangegangene oder bestehende Hauterscheinungen? Auslandsaufenthalte oder Impfungen? Die Anamnese kann aber bezüglich Virusinfektionen leer sein.
- ▶ **Klinik** s. oben.
- ▶ **Labor:**
  - Entzündungsparameter: Können fehlen. BSG ist häufig normal, z. T. erhöht.
  - Blutbild: Häufig reaktive Lymphozytose.
  - Rheumafaktoren: Bei Röteln-Arthritis und Hepatitis-C-Arthritis häufig, bei Mumps und Hepatitis-B-Arthritis selten, sonst nicht nachweisbar.
  - Serologie: Diagnostisch richtungweisend, aber nicht immer verlässlich.
- ▶ **Synoviadiagnostik** (vgl. S. 59): Je nach Infektion granulozytäres oder lymphozytäres Exsudat mit Zellzahl von 10 000–25 000/μl mit großen Schwankungen, in Einzelfällen auch sehr zellarme Synovia (unspezifisch).

Differenzialdiagnosen

- ▶ Frühe rheumatoide Arthritis.
- ▶ Andere reaktive Arthritiden (S. 164): Erregerserologie.
- ▶ Infektiöse Arthritiden (S. 176): Erregernachweis.
- ▶ Kollagenosen (Übersicht S. 207): Serologie, ggf. Organbeteiligung u. a.

Therapie und Prognose

- ▶ **Therapie:**
  - Meist ist keine spezifische Therapie möglich.
  - Bei stärkeren Arthralgien und Arthritiden nichtsteroidale Antiphlogistika (S. 447).
  - Passager Schonung oder in akuten Fällen kurzfristige Bettruhe empfohlen.
- ▶ **Prognose:** In der Regel kommt es nach unterschiedlich langer Dauer zur völligen Remission. In Ausnahmen, z. B. bei Röteln-Arthritis, sind eine Chronifizierung und auch Destruktionen möglich.

9.2 Hepatitis-B-Arthritis

Grundlagen

- ▶ **Ätiologie:** Hepatitis-B-Virus (HBV, Hepatitis-DNA-Virus).
- ▶ **Pathogenese:** Ungeklärt. Immunkomplexe? Direkte Effekte im Gelenk? HBsAg wurde in synovialen Deckzellen nachgewiesen.
- ▶ **Epidemiologie:**
  - *Prävalenz der HBV-Infektion:* Weltweit sehr unterschiedlich, in den USA 0,1 %, in China 10 %.
  - *Arthritis bei HBV-Infektion:* In 10–30 % der Infektionen; Frauen erkranken etwas häufiger, Kinder selten.

Klinik, klinischer Befund

- ▶ **Gelenksymptomatik:**
  - Tritt meist im Prodromalstadium (1–12 Tage nach Allgemeinsymptomen) auf. Die Arthritis hört in der Regel mit Ausbruch des Ikterus auf, kann diesen aber auch überdauern.
  - Meist akut beginnende symmetrische, sehr schmerzhafte Polyarthritis, mitunter aber auch verzettelter, migratorischer und asymmetrischer Verlauf.
  - Schwellung, Rötung, Druckschmerzhaftigkeit.
  - Am häufigsten sind die Fingergelenke befallen.
- ▶ **Allgemeinsymptomatik:** Abgeschlagenheit, Appetitlosigkeit, Übelkeit und Erbrechen, Fieber, Schüttelfrost, Muskelschmerzen, gelegentlich Lymphknotenschwellungen.

▶ **Hauterscheinungen:** Exantheme, urtikariell in 50 %, makulopapulös und auch mit Petechien kombiniert, begleiten häufig die Gelenksymptome. Selten subkutane Knoten.

Diagnostik

▶ **Klinik** s. oben.
▶ **Labor:**
- BSG und Blutbild meist uncharakteristisch, gelegentlich Leukozytose, häufig relative Lymphozytose.
- Transaminasen erhöht.
- Rheumafaktoren in 15 %.
- Antinukleäre Antikörper (ANA) in 10 %.
- u. U. Komplementverminderungen.
- *Hepatitisserologie:*
  - Suchtest: HBs-AG und Anti-HBc.
  - Bei Antikörpernachweis Differenzierung IgG – IgM.
  - Nachweis viraler DNA.

Differenzialdiagnosen

▶ s. S. 197.

Therapie und Prognose

▶ **Therapie:** Symptomatisch nicht steroidale Antiphlogistika (S. 447); Diclofenac aber wegen potenziell ungünstiger Wirkungen eher meiden.
▶ Zur Therapie der Hepatitis B mit Interferon-α und anderen antiviralen Substanzen s. gastroenterologische/hepatologische Literatur.
▶ **Prognose:** Gesamtdauer der Beschwerden 1–3 Wochen; bei chronischer Hepatitis sind aber auch prolongierte Verläufe möglich.

9.3 Hepatitis-C-Arthritis

Grundlagen

▶ **Ätiologie:** Hepatitis-C-Virus (RNA-Virus), gehört zu den Flaviviren, die auch das Dengue- und Gelbfieber verursachen. Durch Mutation des Virus verschiedene Subtypen mit unterschiedlicher geographischer Verteilung. Die Übertragung des Virus erfolgt parenteral, perinatal und durch Schleimhautkontakt.
▶ **Pathogenese:** Ungeklärt. Chronische Immunkomplexkrankheit? Transformation von B-Zellen?
▶ **Epidemiologie:** Prävalenz seropositiver Menschen in westlichen Ländern ca. 1 %, in anderen Ländern, z. B. Japan, bis 50 %.

Klinik, klinischer Befund

▶ **Gelenksymptomatik** (bei akuter Infektion in 10 % zu erwarten): Akut beginnende Polyarthritis vom Typ der rheumatoiden Arthritis: Befall von Finger- und Handgelenken, Schulter, Knie- und Hüftgelenken; die ACR-Kriterien (S. 121) sind nicht selten erfüllt.
▶ Bei Arthritis auch häufig palmare Tenosynovitis und Karpaltunnelsyndrom.
▶ **Assoziationen zu anderen Erkrankungen/Symptomen:**
- *Bei vielen Patienten ist eine Kryoglobulinämie nachweisbar* (s. Diagnostik); 20 % dieser Patienten haben eine Assoziation mit: Leukozytoklastischer Vaskulitis (meist als Purpura), Raynaud-Syndrom, Polyneuropathie, membranoproliferative Glomerulonephritis, auch systemische Vaskulitis, Polyarthritis und Polyarthralgien.
- *Primäres Sjögren-Syndrom* (Keratokonjunktivitis sicca, Xerostomie, Parotisschwellung; vgl. S. 246): Bei bis zu 40 % der HCV-Patienten. Davon haben 50 % eine positive Histologie aus Drüsenbiopsie der Mundschleimhaut und

bei 80 % ist HCV-RNA im Speichel nachweisbar. Umgekehrt sind bei 20 % der Patienten mit Sjögren-Syndrom HCV-Antikörper nachweisbar.

- *Fibromyalgie-Symptome:* Bei 10 % der Patienten. Umgekehrt finden sich bei Fibromyalgie-Patienten (S. 365) in ca. 15 % HCV-Antikörper.
- *Weitere mögliche Assoziationen:* Panarteriitis nodosa (durch begleitende HBV-Infektion bedingt? S. 262), sowie Polymyositis und Dermatomyositis (S. 241), SLE (S. 207), Autoimmun-Thyreoiditis, rheumatoide Arthritis (S. 116), Entstehung einer idiopathischen Lungenfibrose.
- *Bei Patienten mit Antikardiolipin-Antikörpern* (ca. 20 %): Thromboembolische Komplikationen.

Diagnostik

▶ **Klinik** s. oben.
▶ **Labor:**
- *Entzündungsparameter:* Häufig nicht erhöht.
- *Rheumafaktoren:* In 70 % bei chronisch Infizierten nachweisbar, ⅓ davon haben Kryoglobuline.
- *Antinukleäre Antikörper* bei bis zu 50 %.
- *Weitere Antikörper:* Antikardiolipin-Antikörper in 20 %, ferner Anti-Phosphatidyl-Serin-Antikörper, Anti-Phosphorsäure-Antikörper.
- *Kryoglobuline:* Häufig, eventuell bei bis zu 50 % der HCV-Infizierten, unabhängig von dem Auftreten einer Arthritis. Meist Klasse 2 nach BROUET, d. h. Gemisch von monoklonalen und polyklonalen Kryoglobulinen, aber auch Typ III. 80–90 % der früher als essentielle gemischte Kryoglobulinämien bezeichneten Erkrankungen sind HCV-bedingt.
- *Hepatitisserologie:* Anti-HCV als Suchtest, ist bei frischer (6–8 Wochen nach Infektion = diagnostische Lücke) oder früherer Infektion positiv. Bei negativem Befund und weiter bestehendem Verdacht Elisa-Technik mit viralen Antigenen (c33 c, c22–3), wenn positiv, rekombinanter Immunoblot-Assay (RIBA, beides sehr spezifisch) und auch HCV-RNA.
  - ▣ *Beachte:* Die Untersuchung auf eine mögliche Hepatitis C-Infektion sollte heutzutage zur Routine-Differenzialdiagnostik chronisch-entzündlicher Arthritiden gehören.

Differenzialdiagnosen

▶ Als eigenständige Erkrankung ohne Assoziation mit HCV-Infektion: Vaskulitiden, Sjögren-Syndrom, Fibromyalgie, Antiphospholipidsyndrom, Purpura u. a.
▶ Reaktive Arthritiden (S. 164).
▶ **Rheumatoide Arthritis** (S. 116) **ohne Destruktionen:**
- Gemeinsamkeit: Kombination von Rheumafaktoren und nichtdestruierender symmetrischer Polyarthritis.
- Bei rheumatoider Arthritis soll in 10 % HCV-Infektion nachweisbar sein. Sind manche nicht destruierende RA-Fälle in Wirklichkeit chronische HCV-Infektionen?
▶ Die Abgrenzung der Krankheitsfälle mit gemischten Kryoglobulinämien ohne HCV-Infektionen von solchen mit HCV-Infektionen ist manchmal schwierig.

Therapie

▶ **Therapie der Hepatitis C:**
- Zur Therapie der Hepatitis C mit Interferon-α und Ribavirin oder anderen antiviralen Substanzen siehe gastroenterologische/hepatologische Literatur.
- *Bei Nichtansprechen der Patienten mit Kryoglobulinen* auf Interferon α: Immunsuppressive Therapie; bei kryoglobulinämischer Vaskulitis z. B. Cyclophosphamid (S. 481).
▶ **Therapie der Arthritis:**
- Nichtsteroidale Antiphlogistika (S. 447), falls vom Leberbefund zu verantworten.

- Geringe Glukokortikoiddosen (S. 453).
  - ▶ *Cave:* HCV-Infektion kann ohne gleichzeitige antivirale Therapie verschlechtert werden.
- In Erprobung: Hydroxychloroquin.

Prognose

▶ **Arthritis:** Keine Destruktionen, aber Ansprechen auf Therapie nicht immer günstig. Chronische Verläufe sind möglich.

▶ **Chronifizierung der Infektion** (bei 70%): Chronisch aktive Hepatitis, Zirrhose (25%), Hepatome und hepatozelluläres Karzinom (insgesamt 4%).

9.4 Parvovirus B19-Arthritis

Grundlagen

▶ **Ätiologie:** Humanes Parvovirus B19 (HPV-B19): Einzelstrang-DNA-Virus der Familie Parvoviridae zugehörig. Übertragung durch Atemwegssekrete.

▶ **Pathogenese:** Ungeklärt. Direkte Wirkungen des Virus? Virus-DNA wurde in der Synovia nachgewiesen, bei persistierender chronischer Affektion auch im Knochenmark. Immunkomplexe?

▶ **Epidemiologie:**
- Bei 60% der Bevölkerung sind B19-Antikörper nachweisbar.
- Eine Neuinfektion ist im Erwachsenenalter 8-mal häufiger als im Kindesalter.
- 60% der infizierten Frauen und 30% der Männer bekommen eine Arthropathie.
- Hauptmanifestationsalter: 30. bis 50. Lebensjahr.

Klinik, klinischer Befund

▶ **1. Stadium:** Eine Woche nach Infektion Allgemeinsymptome wie bei einem grippalen Infekt und Lymphknotenschwellungen (Phase der Virämie).

▶ **2. Stadium** (nach 3 Wochen):
- *Gelenksymptomatik:*
  - Akute Arthralgien: Auffallende Diskrepanz zwischen extremen Schmerzen und oft nur diskretem klinischem Befund.
  - Polyarthritis, meist ebenfalls akut, mit Befall peripherer Gelenke, insbesondere der kleinen Fingergelenke, Handgelenke, der Kniegelenke und der Fußgelenke, häufig symmetrisch.
  - Klassischer migratorischer Charakter.
  - Mitunter diffuse Schwellung der Finger.
  - Zunehmende Steifigkeit im Tagesverlauf.
- *Selten:* Exanthem, besonders an den Extremitäten, meist flüchtig.

▶ **Bei Kindern:**
- Erythema infectiosum (Synonym: Ringelröteln): Als Hauptsymptom an Gesicht, Extremitäten und Gesäß. Durch zentrales Abblassen girlandenförmige Figuren.
- Nur in 3% eher asymmetrische Arthralgien und Arthritiden.

▶ **Auslösung anderer Erkrankungen:** Aplastische Krisen bei hämolytischen Anämien, Knochenmarkaplasie bei Immundefizienz, vaskuläre Purpura, Hydrops fetalis.

Diagnostik

▶ Anamnese (die primäre Infektion kann völlig unbemerkt verlaufen) und Klinik (s. oben).

▶ **Labor:**
- *Entzündungsparameter:* Akut BSG und CRP meist normal, bei chronischen Verläufen erhöht.
- *Blutbild:* 10 bis 17 Tage nach Infektion vorübergehender Abfall von Retikulozyten, Hämoglobin, ggf. auch der Thrombozyten, Neutrophilen und Lymphozyten; nach 3 Wochen Retikulozytose.

- *Rheumafaktoren:* Passager nachweisbar.
- ▣ *Cave:* Bereits vorhandene Rheumafaktoren können falsch positive Befunde für IgM-Parvovirus-Antikörper vortäuschen. Darum Gefahr der Fehldiagnose einer B19-Infektion bei seropositiver rheumatoider Arthritis (eventuell Rheumafaktoren darum vorher adsorbieren).
- *Weitere Antikörper:* dsDNA und ss-DNA-Antikörper in über 60 %.
- *Serologie:* Antikörper-Nachweis durch ELISA. IgM-Antikörper (spezifisch) treten ca. 12 Tage nach der Infektion auf und sind bis zu 2–3 (5) Monate nachweisbar. IgG-Antikörper sind bei bis zu 60 % der erkrankten Erwachsenen ab ca. 3 Wochen nach Infektion mit jahre- bis lebenslanger Persistenz nachweisbar.

▶ **Erregernachweis:** Der Virusnachweis aus dem Serum ist bereits in der Inkubationszeit durch DNA-Hybridisierung und sensitivere PCR möglich (wird zunehmend eingesetzt, noch keine Routine).

▶ **Synoviadiagnostik** (S. 59):
- Zur Diagnostik nicht notwendig; aber z. B. zum Ausschluss infektiöser Arthritiden.
- Leicht entzündliches Bild mit Dominanz der Lymphozyten.

Differenzialdiagnosen

▶ **Andere virusinduzierte Arthritiden:** Serologie.

▶ **Kollagenosen** (Übersicht S. 207): Allgemeinerkrankungen, Antikörperprofile. Scheinbar aber auch Triggerung einiger Fälle von Lupus erythematodes disseminatus durch eine vorangehende B19-Infektion.

▶ **Rheumatoide Arthritis** (S. 116):
- Bei Übergang einer IgM-Antikörper-positiven B19-Virusarthritis in eine seropositive RA: Koinzidenz oder echte chronische B19-Arthritis?
- Sind andererseits manche Fälle mit seronegativer RA und nachweisbaren B19-Antikörpern vielleicht chronische B19-Arthritiden?
- Scheinbar Triggerung einiger Fälle von RA durch vorangegangene B19-Infektion.

▶ **Borreliose**: Die Differenzialdiagnose kann oft sehr schwierig sein. Interpretation der Borrelienserologie s. S. 179.

Therapie

▶ Eine echte antivirale Therapie ist bisher nicht verfügbar.

▶ **Therapie der Arthritis:**
- Adäquate physikalische Therapie im akuten Schub, z. B. Kältetherapie, Durchbewegen der Gelenke.
- Nicht steroidale Antiphlogistika (S. 447).
- Bei chronischen Verläufen: Antimalarika?

Prognose

▶ In der Regel klingt die Arthritis innerhalb von 2–4 Wochen ab, manchmal persistieren die Symptome über Monate.

▶ **Chronifizierung:**
- Insgesamt auf bis zu 20 % veranschlagt, gelegentlich Assoziation mit HLA-DR4.
- In Einzelfällen klinisches Bild der rheumatoiden Arthritis (s. Differenzialdiagnosen).
- Bei Kindern: Chronische Arthritiden sind sehr selten; eventuell kommt es zu Rezidiven des Exanthems.

Viral bedingte Arthritiden

9.5 Arthritis bei HIV-Infektion (AIDS-Arthritis)

Grundlagen

▶ **Definition:** Mit sehr variabler Häufigkeit auftretende, ganz verschiedene rheumatische Erkrankungen imitierende Gelenk- und Wirbelsäulensymptome, die eine HIV-Infektion begleiten.

▶ **Ätiologie:** Human immunodeficiency virus (HIV), den Retroviren zugehörig. Eventuell sind andere begleitende Infektionen mitbeteiligt.

▶ **Pathogenese:**
- Die verschiedenen rheumatischen Symptome entstehen vermutlich heterogen.
- Bei HLA-B27-assoziierten Formen wahrscheinlich direkte pathogenetische Rolle des Virus im Gelenk, HIV p24-Antigen wurde in Synovialzellen nachgewiesen.
- Fraglich verstärkte Infektanfälligkeit gegen andere Arthritiden auslösende Keime (z. B. Yersinien)?
- Immundysregulation durch CD8-Zellen.

▶ **Epidemiologie:**
- Große Variabilität der Angaben aufgrund unterschiedlicher Krankheitsstadien und ganz verschiedener analytischer Methoden. Kollektive der publizierten Fälle nicht vergleichbar.
- Gesamtrate rheumatologischer Manifestationen bei HIV-Infektionen: Bis 60 %, Arthralgien bis 40 %.
- Asymmetrische Polyarthritis, häufig mit HLA-B27 assoziiert (ca. 30 %).
- Psoriasisarthritis (ca. 2 %).
- Variable Arthritiden (monartikulär, oligoartikulär, polyartikulär) in 10 %.
- Die Abgrenzung der einzelnen Arthritisformen voneinander ist sehr schwer mit erheblichen Überlappungen zwischen der Psoriasisarthritis und reaktiver Arthritis sowie Gelenkbeschwerden bei Psoriasis.
- Begleitende unterschiedliche Infektionen mit opportunistischen Keimen, z. B. Candida albicans, Herpes simplex genitalis und Herpes zoster, aber auch Shigellen, Chlamydien, Yersinien machen die Zuordnung noch schwieriger, zumal auch begleitende septische Arthritiden möglich sind.

Klinik, klinischer Befund

▷ *Hinweis*: Die klinischen Bilder sind insgesamt ungewöhnlich und variabel und von den klassischen Krankheitsverläufen bestimmter Entitäten abweichend.

▶ **Echte HIV-assoziierte Arthritis:** Subakute Oligoarthritis mit starken Schmerzen auch am übrigen Bewegungsapparat (Knochenschmerzen) und schwerer Funktionseinschränkung. Es sind besonders die Knie- und Sprunggelenke befallen. Keine eindeutige Synovialitis.

▶ **Echte HIV-assoziierte symmetrische Polyarthritis:** Große Ähnlichkeit zur rheumatoiden Arthritis. Fast ausschließlich bei Männern; ebenfalls sehr akut beginnend.

▶ **Osteonekrosen.**

▶ **HIV-assoziierte Sicca-Symptomatik:** Bei HIV-Infektion kann sich eine diffuse infiltrative Lymphozytose (DILS) verschiedener innerer Organe (7), einschließlich der Speicheldrüsen entwickeln. Obwohl das klinische Bild einem Sjögren-Syndrom ähnelt, finden sich histopathologisch vermehrt CD8+ T-Zellen (statt den CD4+ T-Zellfoci beim klassischen Sjögren-Syndrom) in der Lippendrüsenbiopsie. Anti-Ro/SS-A und -La/SS-B-Autoantikörper bzw. Rheumafaktoren sind in der Regel nicht nachweisbar.

▶ **Assoziationen mit anderen rheumatischen Erkrankungen:**
- *Reaktive Arthritis* (S. 164): Ungewöhnlich schwerer Verlauf mit Erosionen und Osteolysen, aber weniger Sakroiliitis.

Viral bedingte Arthritiden

- *Psoriasisarthritis* (vgl. S. 148):
  - Psoriasis kommt bei AIDS gehäuft vor, über 30 % dieser Patienten haben auch eine PsA.
  - Häufig durch schwere Enthesiopathie und Daktylitis charakterisiert.
  - HIV-infizierte Psoriasis-Patienten haben ein höheres Risiko für opportunistische Infektionen.
- Andere reaktive Arthritiden.
- Undifferenzierte Spondyloarthritiden (S. 133): Relativ häufig und schwer. Achillessehnenbeteiligung seltener. Assoziation mit HLA-B27.
- Poly- und Dermatomyositis (S. 241), Sjögren-Syndrom (S. 246).
- Vaskulitis: Nekrotisierende Arteriitis und nicht nekrotisierende Arteriitis, Polyarteriitis nodosa, Purpura Schoenlein-Henoch, Hypersensibilitätsvaskulitis, Mischformen.
- Rheumatoide Arthritis (RA) (vgl S. 131): In der Regel günstiger Verlauf der RA durch hinzutretende HIV-Infektion bis hin zur völligen Remission, fraglich durch Verminderung der CD4-positiven Zellen. In Einzelfällen wurde aber auch eine Aggravation der RA beobachtet.
- SLE (S. 207): Auch der SLE kann sich durch eine HIV-Infektion bessern. AIDS kann aber selbst durch vielfältige Symptome einen SLE imitieren.

Diagnostik und Differenzialdiagnosen

▶ **Anamnese:** Bekannte HIV-Infektion. Bei jeder seronegativen Arthritis bei Risikogruppen für HIV-Infektion sollte man an das Vorliegen einer AIDS-assoziierten Arthritis denken.

▶ **Klinik** s. oben.

▶ **Labor:**
- Entzündungsparameter: BSG und CRP (beides erhöht).
- HLA-B27: Bei reaktiven Arthritiden gehäuft assoziiert.
- HIV-Serologie.
- *Diverse Autoimmunphänomene:* Immunkomplexe, antinukleäre Antikörper, Rheumafaktoren, Antikardiolipin-Antikörper, verschiedene Antikörper gegen Blut-, Gehirn- und Parietalzellen. Andererseits bei AIDS-assoziiertem Sjögren-Syndrom keine SSA- oder SSB-Antikörper.

▶ **Differenzialdiagnosen:**
- Rheumatoide Arthritis (S. 116).
- Reaktive Arthritiden und andere Spondyloarthritiden (Übersicht S. 164).
- Kollagenosen (Übersicht S. 207).
- Infektiöse Arthritiden (Übersicht S. 176).

Therapie

▶ **HIV-induzierte Arthropathie und Arthritis im engeren Sinne:**
- *Nicht steroidale Antiphlogistika* (S. 447): Wegen der starken Schmerzhaftigkeit ist in besonderen Fällen auch Phenylbutazon (400–600 mg/d) angezeigt.
- *Glukokortikoide:*
  - Intraartikulär (S. 503): Oft verblüffend gut wirksam.
  - Systemisch (S. 453): In mittleren Dosen gelegentlich wirksam, in hohen Dosen wegen möglicher Immunsuppression riskant.
- *Basistherapie:*
  - Einzelne positive Erfahrungen mit Antimalarika (S. 470).
  - Niedrigdosiertes Methrotrexat (S. 458) kann die Erkrankung verschlimmern; in besonderen Fällen ist die Gabe unter Antibiotika-Prophylaxe jedoch möglich.

▶ **HIV-assoziierte PsA:** In Einzelfällen sehr gute Wirksamkeit von Auranofin (S. 466), zusätzlich blieben über 24 Monate opportunistische Infektionen aus.

Viral bedingte Arthritiden

▶ **HIV-assoziiertes reaktive Arthritis:**
- Positive Einzelfallbeobachtungen zu einer Therapie mit Etretinat, wie auch mit Sulfasalazin (S. 473).
- Erste positive Erfahrungen mit Ciclosporin (S. 478).

Prognose

▶ Je nach Art der rheumatologischen Manifestation sehr unterschiedlich. Es wurden sowohl Ausheilungen der Arthritiden als auch schubweise Verläufe mit Verschlechterungen, auch im Röntgenbild, nachgewiesen.

9.6 Weitere virale Arthritiden

Rötelnarthritis

▶ **Ätiologie:** Rötelnvirus.
▶ **Pathogenese:** Ungeklärt. Direkte Wirkungen des Virus am Gelenk oder an Lymphozyten? Immunkomplexe? Rubella-Virus kann in Synoviozyten und Lymphozyten jahrelang persistieren.
▶ **Epidemiologie:**
- In den letzten Jahren treten Rötelninfektionen mehr bei jungen Erwachsenen auf.
- Arthritis nach Rötelninfektion bei 1/3 bis 1/6 der erkrankten Frauen. Bei erwachsenen Männern und Kindern viel seltener.
▶ **Klinik, klinischer Befund:**
- *Gelenksymptomatik:* Beginnt meist kurz nach Beginn des Exanthems (6 Tage vor bis 6 Tage danach) mit akuter symmetrischer Polyarthritis vor allem der Finger-, Hand- und Kniegelenke. Nicht selten kommt es auch nur zu Arthralgien, gelegentlich auch Periarthritis mit Rötung.
- Manchmal Karpaltunnelsyndrom und Tenosynovitis.
- *Extraartikuläre Manifestationen:* Nach einer Inkubationszeit von durchschnittlich 18 Tagen und Prodromalsymptomen treten Zeichen der Rötelninfektion mit charakteristischem morbilliformem Exanthem, mittelfleckigem Enanthem, Lymphknotenschwellungen, geringem Fieber und Störungen des Allgemeinbefindens auf.
▶ **Diagnostik:**
- *Klinik* s. oben.
- *Labor:* BSG (erhöht) und Blutbild (Leukozytose). Selten Nachweis von Rheumafaktoren. Positive Serologie: Auftreten von IgM-Antikörpern 8–21 Tage nach Symptombeginn, sie verschwinden nach 5 Wochen.
- *Erregernachweis:* Kulturen, z. B. durch Rachenabstrich.
▶ **Therapie:**
- Symptomatisch: Nicht steroidale Antiphlogistika (S. 447).
- Selten sind kleine Glukokortikoid-Dosen notwendig (S 453).
▶ **Prognose:** In der Regel komplettes folgenloses Sistieren der Gelenkbeschwerden nach maximal 1 Monat. In seltenen Fällen auch Auslösung einer chronischen Arthritis oder fraglich sogar einer rheumatoiden Arthritis (S. 116).

Postvakzinale Rötelnarthritis

▶ **Ätiologie:** Verantwortlich sind durch Impfung applizierte Rötelnvirusstämme verschiedener Art und Herkunft, insbesondere Impfstamm HPV77/DK12, ebenfalls häufig (in 15 %) löst RA 27/3 eine Arthritis aus.
▶ **Pathogenese:** Ungeklärt. Direkte Wirkungen des Impfvirus? Immunkomplexe?
▶ **Epidemiologie:**
- Gelenkbeschwerden treten in 5–10 % nach Rötelnimpfung auf.
- Bei Frauen zwischen dem 2. und 4. Lebensjahrzehnt kommt es in 40 % zu Arthritiden; bei Kindern nur in 3 %.

► **Klinik, klinischer Befund:**
- *Beginn der Symptome:* Meist ca. 2 Wochen nach der Impfung (8–55 Tage).
- *Symptome:* Ähnlich natürlicher Rötelninfektion (vgl. S. 204), auch mit Hauterscheinungen. Aber häufiger Kniegelenkbeteiligung (50 %) und Karpaltunnelsyndrom (über 30 %). Mitunter Myalgien und Neuropathiesymptome, z. B. Parästhesien. Symptome einer brachialen oder lumbalen Radikuloneuropathie sind auch bei Kindern nicht selten.

► **Diagnostik:**
- Anamnese und Klinik (s. o.) sind wegweisend.
- Labor: BSG (gelegentlich erhöht), Blutbild (Leukozytose); Rheumafaktoren und antinukleäre Antikörper sind selten nachweisbar.

► **Therapie** s. Rötelnarthritis (S. 204).

► **Prognose:**
- Die Gelenksymptome bestehen in der Regel Tage bis maximal 3 Wochen.
- Bei bestimmten Rötelnimpfstämmen kommen in 10–30 % der Fälle mit Kniegelenkbeteiligung rezidivierende Verläufe über 3–5 Jahre vor, aber auch dabei kommt es nicht zu Destruktionen.

Humane T-Zell-Leukämie-induzierte Arthritis

► **Synonym:** HTLV-1-Arthritis.
► **Ätiologie:** Infektion mit dem onkogenen Retrovirus HTLV-1.
► **Epidemiologie:**
- Kommt vor allem in Japan vor, dort sind 26 % der Einwohner HTLV-1-positiv.
- Rheumatische Manifestation wurden erst in neuerer Zeit beobachtet.

► **Klinik, klinischer Befund:**
- Kombination von Oligoarthritis mit knotigen Effloreszenzen der Haut.
- Bei Frauen ist auch eine chronische Oligoarthritis mit Beteiligung von Schulter- und Kniegelenken möglich.
- Gelegentlich Assoziation mit Sjögren-Syndrom und mit tenosynovialer Nodulosis.

► **Diagnostik:**
- Hautbiopsie: Nachweis von Viruspartikeln in den Hautläsionen.
- Synovialdiagnostik (S. 59): Histologisch Synovialzellproliferation. Nachweis von HTLV-1-Provirus-DNA in Synovialzellen.

► **Therapie:** Symptomatisch. In Einzelfällen ist Interferon-α erfolgreich.

Mumps-Arthritis

► **Ätiologie:** Mumpsvirus, gehört zu den Paramyxoviren.
► **Epidemiologie:**
- Eine Arthritis ist als seltene Komplikation bei Mumps in ca. 0,5 % zu erwarten, besonders bei Epidemien.
- Am häufigsten sind Männer im Alter von 20–30 Jahren betroffen. Männer erkranken insgesamt häufiger als Frauen.

► **Klinik, klinischer Befund:**
- In der Regel zunächst Parotitis, diese kann aber auch fehlen oder erst nach der Gelenksymptomatik auftreten.
- 1–2 Wochen später mon- oder oligoartikulärer Beginn der Arthritis. Meist sind große Gelenke betroffen mit Rötung, Schwellung und Überwärmung, z. T. auch nur Arthralgien.
- Tenosynovitis möglich.
- Unspezifische Begleitsymptome: Schüttelfrost und Fieber, Nackensteifigkeit, Pharyngitis, Übelkeit, Myalgien u. a.
- Orchitis: Bei bis zu 60 % der Patienten mit Arthritis.

► **Diagnostik – Labor:** BSG (variabel, mitunter stark erhöht), Blutbild (Leukozytose) und Serologie (Nachweis von Virusantikörpern).

► **Therapie:** Andere nicht steroidale Antiphlogistika (S. 447), ggf. auch niedrig dosierte Glukokortikoide (S. 453).

► **Prognose:** Die Arthritis heilt meist nach einigen Wochen, u. U. auch erst nach Monaten folgenlos aus.

Enterovirus-Arthritiden

► **Ätiologie:** Coxsackie-Viren (A9, B1 –B6) und ECHO-Viren (Typ 6 und 9).
► **Pathogenese:** Ungeklärt. Weder Viren noch Immunkomplexe bisher nachgewiesen.
► **Epidemiologie:** Selten, vermutlich in 1 Promille der Infektionen. Dunkelziffer wahrscheinlich.
► **Klinik, klinischer Befund:** Arthralgien oder Arthritiden. Immer Fieber, häufig Pharyngitis, pleuritische Schmerzen, Exanthem.
► **Diagnostik:** Serologie.
► **Prognose:** Spontane Rückbildung in 10–15 Tagen.

Varizellen-Arthritis

► **Ätiologie:** Varicella-Zoster-Virus.
► **Epidemiologie:** Selten; bei Herpes zoster nur Einzelkasuistiken.
► **Klinik, klinischer Befund:** Auftreten der Gelenksymptomatik 1–5 Tage nach oder auch vor dem Exanthem; am häufigsten Kniegelenkbefall, manchmal mit Rötung und Schwellung.
► **Diagnostik – Labor:** BSG (eventuell erhöht), wenn möglich Serologie. Die Viren sind in der Regel nicht anzüchtbar.
► **Differenzialdiagnose:** Sekundäre septische Arthritis.
► **Prognose:** Komplette Remission nach 1 Woche.

Herpes-simplex-Arthritis

► **Ätiologie:** Herpes-simplex-Virus Typ 1.
► **Epidemiologie:** Selten, nur Einzelkasuistiken.
► **Klinik, klinischer Befund:** Akute Monarthritis, begleitet von herpetiformem Hautausschlag.
► **Prognose:** Dauer 2 Wochen bis 4 Monate.

Epstein-Barr-Virus-Arthritis

► **Ätiologie:** Epstein-Barr-Virus im Rahmen einer infektiösen Mononukleose.
► **Epidemiologie:** In 2 % der Mononukleosis infectiosa zwar Arthralgien, eigentliche Arthritis aber extrem selten (Einzelkasuistiken).
► **Klinik, klinischer Befund:** Mon- oder oligoartikulärer Befall großer Gelenke oder symmetrische Polyarthritis. Dauer der Gelenkbeschwerden 8 Tage bis 4 Monate.
► Selten ANA (?), positive Erregerserologie.

10 Kollagenosen

10.1 Grundlagen und Übersicht

Grundlagen

▶ **Definition:** Kollagenosen sind systemische Bindegewebserkrankungen, bei denen die verschiedensten Immunphänomene und rheumatologischen Symptome auftreten. Ihre Bedeutung haben sie weniger wegen der Gelenkbeteiligung, sondern wegen der häufig schweren Manifestationen an den inneren Organen.

▣ *Beachte*: Kollagenosen stellen die wichtigste Differenzialdiagnose zur rheumatoiden Arthritis (S. 116), der häufigsten entzündlich-rheumatischen Erkrankung, dar.

▶ **Ätiologie und Pathogenese:** Unbekannt; teils sichere, teils wahrscheinliche Immunpathogenese.

Übersicht

▶ Ursprünglich umfasste der 1942 geprägte Begriff „Kollagenosen" (Gemeinsamkeit fibrinoide Nekrose) nach Klemperer auch die rheumatoide Arthritis und das rheumatische Fieber.

▶ **Kollagenosen im heutigen Sinne:**
- Systemischer Lupus erythematodes disseminatus (s. u.).
- Progressive systemische Sklerodermie (S. 224).
- Dermatomyositis und Polymyositis (S. 241).
- Mixed connective tissue disease (S. 239).
- Sjögren-Syndrom (S. 246).

▶ Aufgrund der aktuellen pathogenetischen Vorstellungen sollte anstelle des historisch geprägten Begriffes „Kollagenosen" besser die Bezeichnung „systemische Autoimmunopathien" gewählt werden.

Gemeinsamkeiten

▶ Zahlreiche Immun- und Autoimmunphänomene.
▶ Klinische, serologische und pathologische Überlappungen.
▶ Der Verlauf ist ungewöhnlich variabel.
▶ Die Gelenkerkrankung ist prognostisch meist günstig.
▶ Die Prognose ist von der Organbeteiligung abhängig.

10.2 Systemischer Lupus erythematodes (SLE)

Grundlagen

▶ **Synonyme:** Lupus erythematodes oder erythematosus disseminatus, systemicus, generalisatus oder visceralis.

▶ **Definition:** Generalisierte, häufig schwere entzündlich-rheumatische Erkrankung mit Befall zahlreicher Organsysteme und Autoimmunpathogenese. Der SLE gilt als typisches Modell einer Autoimmunkrankheit.

▶ **Ätiologie und Pathogenese:**
- Genetische Disposition: Familiäre Häufung, Assoziationen mit HLA-A1, -A10, -B8, -B15, -B18, -B19, -DR2, -DR3, C4 A-Null-Allele. Bei Lupusnephritis HLA-DR2, DQW1, DQβ1.
- Viren (Retroviren werden als Auslöser diskutiert).
- Beeinflussung durch: Hormonelle Faktoren (Östrogene) und diverse Umweltfaktoren (ultraviolette Strahlung, bakterielle Infektion, Medikamente).
- Die Immunbalance ist hochgradig gestört mit Hyperreaktivität der B-Zellen und Verringerung der T-Lymphozyten-Aktivität: Durch polyklonale B-Zellaktivierung und Durchbrechen der Toleranz gegen körpereigene Strukturen (ausgelöst durch unbekannte Triggermechanismen) werden zahlreiche Antikörper gegen Körper-Antigene produziert.
- Komplementfraktionen sind verringert.

- Diskutiert werden: Dysregulation der IL-10-Produktion, Phagozytosedefekt, Ovulation, orale Kontrazeptiva, Schwangerschaft u. a.
- Die Pathogenese der ZNS-Beteiligung ist noch unklar.
- Sehr wahrscheinlich ist der SLE eine Immunkomplexerkrankung: Ablagerungen von Immunkomplexen finden sich in Organen (Niere) und der Haut.

▶ **Epidemiologie:**
- *Gesamt-Prävalenz:* Im Mittel in Europa 25–27/100 000 Einwohner, bei Asiaten 49/100 000, bei Bewohnern Afrikas und der Karibik-Region über 200/100 000 Einwohner.
- *Inzidenz:* Bei weißen Männern 0,4, bei Frauen 3,5, bei afrikanisch-amerikanischen Frauen 9,2 Fälle/100 000 Einwohner/Jahr. In den letzten 4 Jahrzehnten hat sich die Inzidenz verdreifacht. Neuerkrankungen sind häufig im Frühjahr und Sommer; Erstmanifestation häufig nach intensiver Ultraviolettexposition (Sonnenbad) oder Infektion.
- Es erkranken zu 80–90 % Frauen.
- *Prädilektionsalter:* 3. Lebensjahrzehnt. Das mittlere Alter bei Diagnose beträgt 30 Jahre.

Viszerale Manifestationen

▶ **Allgemeinsymptomatik:**
- *Häufige Frühsymptome:* Müdigkeit, Schwäche, andere Allgemeinsymptome.
- *Fieber* (in 90 %): Der SLE ist eine häufige Ursache ungeklärten Fiebers.
- Gewichtsabnahme (in 85 %).

▶ **Hauterscheinungen** (in 85 %):
- *Klassisches Schmetterlingserythem* (in 40–50 %) (Abb. 10.1).

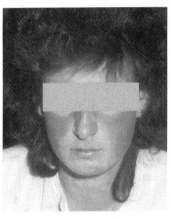

Abb. 10.1 Typisches Schmetterlingserythem mit Aussparung der Nasolabialfalten;
von B. Manger, Erlangen [1]

- *Morbilliformes Exanthem:* Ähnelt einem Arzneimittelexanthem, tritt besonders nach UV-Exposition auf.
- *Subakuter kutaner Lupus erythematodes:* Ist gekennzeichnet durch ausgedehnte, nicht vernarbende erythematosquamöse Plaques, die zur Konfluenz neigen. Sie sind durch Licht provozierbar und treten symmetrisch besonders an Armstreckseiten und am Stamm auf.
- *Diskoider Lupus* (in 20 %): Geht der Generalisation oft voraus (Abb. 10.2).
- *Orale und nasopharyngeale Schleimhautulzera.*
- *Vaskulitis der Haut:* Geht einher mit Ulzera, Purpura, Livedo reticularis, Gangrän, subkutanen Knoten (wie Rheumaknoten, 10 %) und dermalen Infarkten (Abb. 10.3, 10.4).
- *Weitere:* Urtikaria, Raynaud-Syndrom (in 20–30 %), Fotosensibilität, Nagelfalzveränderungen, Blasenbildung (auch hämorrhagisch, „bullöser" LE), selten subkutane Verkalkungen und Pannikulitis (Abb. 10.5).

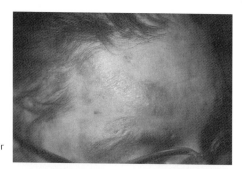

Abb. 10.2 Diskoider Lupus an der Stirn mit vernarbender Alopezie

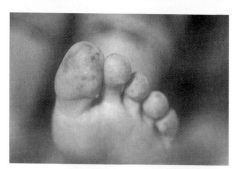

Abb. 10.3 Kutane Vaskulitis im Bereich der Zehen bei SLE

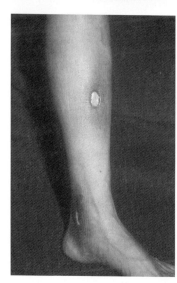

Abb. 10.4 Wie ausgestanzt wirkende Ulcera cruris durch Vaskulitis der Hautgefäße bei SLE

► **Haarausfall** (in bis zu 70 %).
► **Lupusnephritis** (in 50 %) (Abb. 10.6):
  • Die Lupusnephritis ist klinisch meistens stumm.
  • *Leitbefund:* Persistierende Proteinurie > 0,5 g/24 h oder Zylindrurie mit Nachweis von Erythrozyten, Hämoglobin, granulären oder gemischten Zylindern.
  • Die Lupusnephritis kann auch in transplantierten Nieren auftreten, klinische und serologische Aktivitätszeichen können fehlen.
  • Histologische Einteilung und Diagnostik s. Diagnostik (S. 215).

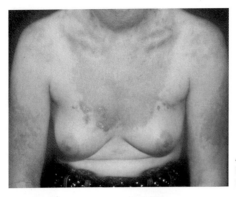

Abb. 10.5 Durch Sonnenlicht induziertes Exanthem im Dekolleté –Bereich bei SLE

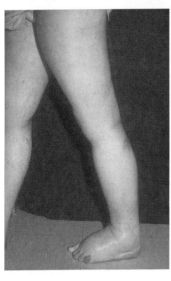

Abb. 10.6 Schweres nephrotisches Syndrom bei Lupusnephritis

► **Lungenbeteiligung:**
- *Lupuspneumonitis* (in 10 %): Infiltrationen, Zwerchfellhochstand, Plattenatelektasen (Abb. 10.7).
- Pulmonale Hypertonie (je nach Krankheitsdauer bis zu 40 %).
- Pleuraergüsse (in 40 %).

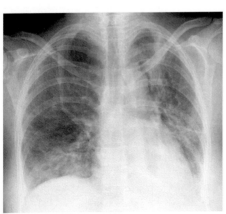

Abb. 10.7 Akute Lupuspneumonitis mit beidseitigen Infiltrationen; von B. Manger, Erlangen [1]

► **Herzbeteiligung:**
- Echokardiographische Veränderungen (in ca. 60 %).
- *Klappenveränderungen* (in 40 %): Meist an der Mitralklappe mit Regurgigationsstörungen, nicht infektiöse verruköse Veränderungen (in 4 %).
- *Endokarditis Libmann-Sacks:* Früher häufig, heute klinisch weniger bedeutsam.
- *Perikarditis mit Perikarderguss* (in 25 %): Häufig mit Myokarditis (s. unten und Abb. 10.8).
- *Myokardiale Veränderungen* (in 20 %): Oft ohne klinisches Korrelat.

► **ZNS-Beteiligung** (in 20–50 %) (Abb. 10.9):
- *Diffuse Veränderungen:* Akute Verwirrtheitszustände und Desorientierung, Psychosen, Depressionen, affektive Veränderungen, Krampfanfälle, kognitive Dysfunktion. Schwere Kopfschmerzen (in 10 %) gelten als ZNS-Beteiligung, wenn sie rezidivierend sind.
- *Fokale Erkrankung:* Zerebrovaskuläre Anfälle, Krampfanfälle, kraniale Neuropathien, Myelitis transversa.
- *Bewegungsstörungen:* Chorea, Athetose, zerebellare Ataxie, Parkinson-ähnliche Symptome.
- *Psychiatrische Störungen* sind auch mit sozialem Stress und Mangel an sozialer Unterstützung korreliert und nicht mit der systemischen Krankheitsaktivität assoziiert.

► **Beteiligung des peripheren Nervensystems:**
- Neuropathien (in 15 %): Polyneuropathie, Mononeuritis multiplex, autonome Neuropathie.
- Guillain-Barré-Syndrom.

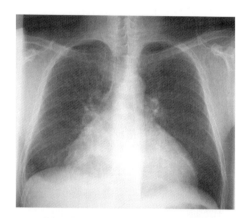

Abb. 10.8 Perikarditis mit Perikarderguss bei SLE; von B. Manger, Erlangen [1]

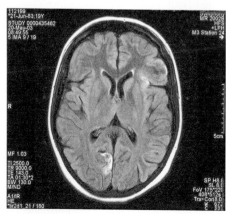

Abb. 10.9 Zerebrale Kernspintomographie mit multiplen Kontrastmittelanreicherungen bei ZNS-Lupus

► **Weitere Manifestationen:**
- Gastrointestinale Beschwerden (in bis zu 30% Bauchschmerzen, Durchfälle, Nausea, Dickdarmulzera durch Arteriitis mesenterialis), Lymphknotenvergrößerungen (in 50%), Konjunktivitis und Episkleritis (in 15%), Lebervergrößerung (in 30%), Splenomegalie (in 20%), Parotisvergrößerungen (in 8%).
- *Mit unterschiedlicher Häufigkeit:* Herzinfarkt durch Vaskulitis der Herzkranzgefäße, Thrombophlebitis, Thrombosen (siehe auch sekundäres Antiphospholipidsyndrom, Pankreatitis, Menstruationsanomalien, diverse Allergien und Osteonekrosen (in bis zu 30%).

Manifestationen am Bewegungsapparat

► **Arthritis und/oder Arthralgien** (in 90%):
- Symmetrischer Befall der proximalen Interphalangealgelenke (in 80%), Kniegelenke (70%), Handgelenke, MCP-Gelenke, Sprunggelenke, Ellbogengelenke, Schultergelenke (nur in 50%).
- Oligoarthritis und Monarthritis kommen ebenfalls vor.
- Zwischen massiver Synovitis mit Erguß und Arthralgie sind alle Übergänge möglich.
- Morgensteifigkeit (in 50%).
► **Begleitende Tenosynovitis:** Auch als Frühsymptom häufig.
► **Jaccoud-Arthropathien** (in 10%): Durch Sehnen- und Muskelbeteiligung entwickelt sich eine Schwanenhalsdeformität oder eine Ulnardeviation (Abb. 10.10). Dabei kann es auch zur Luxation der Gelenke kommen, Destruktionen bleiben aber aus.

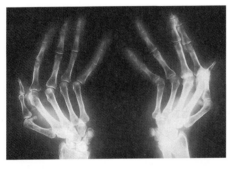

Abb. 10.10 Jaccoud-Arthropathie mit ausgeprägten Fehlstellungen ohne erosive Gelenkdestruktionen

► **Myalgie:** In 30%, histologisch auch Myositis mit lymphozytärer Vaskulitis und Typ II-Faseratrophie.
► **Fibromyalgie** (in über 20%): Wird in den letzten Jahren zunehmend beobachtet, sie ist nicht mit der Aktivität des SLE korreliert; kann den Patienten stärker beeinträchtigen als die Grundkrankheit.

Diagnostik: Kriterien

◪ **Wichtig**: Der SLE sollte früh, möglichst in inkompletten Stadien, erkannt und von anderen vergleichsweise harmloseren rheumatischen Krankheiten abgegrenzt werden.
► **Klinik** s. oben.
► Revidierte Klassifikationskriterien des American College of Rheumatology von 1997 (Tab. 10.1).

Tabelle 10.1 · **ACR-Klassifikationskriterien (1982, modifiziert 1997)**

Kriterium	Definition
Schmetterlings-exanthem	flaches oder erhabenes Exanthem beider Wangen, die Nasolabialfalten aussparend
diskoide Hautläsionen	erythematöse erhabene Flecken mit keratotischer Schuppung und atrophischen Narben
Fotosensitivität	Hautrötung infolge einer ungewöhnlichen Reaktion auf Sonnenlicht (anamnestisch oder beobachtet)
Ulzerationen	orale oder nasopharyngeale Ulzerationen (ärztlich beobachtet)
Arthritis	nicht erosive Arthritis von zwei oder mehr Gelenken (Druckschmerz, Schwellung oder Erguss)
Serositis	Pleuritis Perikarditis
Nierenerkrankung	persistierende Proteinurie ($> 0,5$ g/d oder > 3 + und darüber, falls nicht quantifiziert) Zylindrurie (Erythrozyten, Hämoglobin)
neurologische Erkrankung	Krampfanfälle nicht medikamentöse oder metabolisch bedingte Psychose
hämatologische Erkrankung	hämolytische Anämie (mit Retikulozytose) Leukozytopenie ($< 4000/\mu l$) Lymphozytopenie ($< 1500/\mu l$) Thrombozytopenie ($< 100\,000/\mu l$)
immunologische Befunde	Anti-dsDNA-Antikörper Anti-Sm-Antikörper Anti-Phospholipid-Antikörper
antinukleäre Antikörper	erhöhte Titer nicht medikamentöser Genese

► **Aktivitäts-Indizes:** Zur Bestimmung der Aktivität existieren mehrere Indizes, die eine Berechnung anhand von Labordaten und klinischen Parametern ermöglichen.
- Systemic Lupus activity measure (SLAM): 24 klinische Parameter und 8 Labordaten, drei Schweregrade, Punktsystem (maximal 82 Punkte).
- British Isles Lupus assessment group (BILAG): Beurteilung der Aktivität u. a. nach therapeutischer Interventionsnotwendigkeit, 86 klinische und Laborparameter für 8 Organsysteme separat, Skala mit 4 Kategorien.
- Systemic Lupus erythematosus disease activity index (SLEDAI): 24 Parameter, 9 Organsysteme, Gewichtungsfaktoren (maximal erreichbarer Wert 105).
- European Consensus Lupus Activity Measurement (ECLAM).
- Index für irreversible Organschädigungen: SLICC-ACR Damage Score.

Diagnostik: Labor (außer Autoantikörper, s. unten)

► **Entzündungsparameter:** BSG erhöht; CRP auch im Schub oft nur gering erhöht, kann aber bei plötzlicher Erhöhung eine interkurrente Infektion ankündigen.
► **Serumeiweiß-Elektrophorese:** Aktivitätsabhängige, uncharakteristische Vermehrung von α_2-Globulinen und Gammaglobulinen.
► **Blutbild:**
- *Normochrome Anämie:* Aktivitätsabhängig.
- *Leukozytopenie:* In fast 50 %, sehr spezifisch. In 20 % unter 4000 Leukos/mm³, bei hoher Aktivität als Lymphozytopenie < 1500 mm³, auch Neutropenie.

- *Leukozytose:* Nur ausnahmsweise im Schub und im Fieber; DD: Glukokortikoid-induziert.
- *Thrombozytopenie* (in ca. 20–30 %): Meist nur mäßiggradig (100 000 bis 150 000 Zellen/mm³), schwere Thrombozytopenie mit Purpura ist selten (in 5 %).
► **Komplement** (vgl. S. 30): gesamthämolytische Aktivität (CH 100), einzelne Komplementfraktionen (C3, C4) und deren Spaltprodukte (C3d bzw. C4d), im Urin C3d (erniedrigt). Die Komplementerniedrigung korreliert mit der Krankheitsaktivität und einer Nierenbeteiligung und ist dann oft proportional dem Titer an DNA-Antikörpern. C4d und C3b sind besonders wichtig, vor allem, wenn C3 und C4 trotz Aktivität normal sind. DD: Genetische Komplementdefekte als möglicher ätiologischer Faktor des SLE.
► **Coombs-Test:** Die Diagnose einer Coombs-positiven autoimmunhämolytischen Anämie (in 10 %) wird aufgrund der Hämolyse und dem positiven Coombs-Test (Bestimmung in EDTA-Blut) gestellt.
► **Gerinnungsparameter:** Partielle Thromboplastinzeit (PTT) kann durch Phospholipidantikörper verlängert sein.
► **Immunkomplexe** (S. 27): Können im Serum und/oder Gewebe nachgewiesen werden.
► **Kryoglobuline** (S. 29): IgG- und IgM-Typ (Typ III, selten).

Autoantikörper

► **Obligatorisches Screening: Antinukleäre Antikörper** (ANA, S. 34): Positiver Nachweis in 90 %. Homogenes Fluoreszenzmuster auf Hep-2-Zellen (nicht SLE-spezifisch). Nur jeder 4. Nachweis von ANA ist auf einen SLE zurückzuführen.
► **Weitgehend krankheitsspezifische ANA:**
- *Anti-dsDNA-Antikörper:* In 60–90 % nachweisbar.
  – Bei hohen Titern handelt es sich um einen diagnostischen Marker.
  – Assoziiert mit Nephritis und ZNS-Beteiligung. Exazerbationen können u. U., vor allem bei IgG-Antikörpern, vorausgesagt werden.
  – IgA-dsDNA-Antikörper sind assoziiert mit Nierenbeteiligung, Gelenkbeteiligung, Hypokomplementämie und Nachweis von Immunkomplexen.
- *LE-Zellen* werden nicht mehr für die klinische Diagnostik verwendet und sind heute nur noch von historischem Interesse.
- *Antikörper gegen Sm-Antigen* (in 10–30 %): Sind ebenfalls mit Nephritis und ZNS-Beteiligung assoziiert. Sehr spezifisch!
► **Nicht krankheitsspezifische ANA:**
- *Antikörper gegen Histon* (in 50–70 %): Gerichtet sind die Antikörper gegen die Histone H1, H2 A, H2 B, H3, H4. IgG-Antikörper sind mit DNA-Antikörpern assoziiert, der klinischer Wert ist jedoch begrenzt.
- *Antikörper gegen Ro (SS-A)* (in 20–60 %):
  – Assoziiert mit Sjögren-Syndrom, Pneumonitis, Lymphopenie, leukozytoklastischer Vaskulitis, ANA-negativem SLE u. a.
  – ☑ *Wichtig:* Bei Schwangeren besteht ein höheres Risiko, ein Kind mit neonatalem Lupus zu gebären. Bei 100 % der Mütter von Kindern mit angeborenem Herzblock sind Antikörper gegen Ro(SS-A) nachweisbar, in 43 % mit Tod des Fötus assoziiert.
- *Antikörper gegen La (SS-B)* (in 15–40 %): Ebenfalls assoziiert mit Sjögren-Syndrom, teilweise mit neonatalem LE, nur selten mit Arthritis.
- *Antikörper gegen U1-RNP* (in 10 %): Häufiger und charakteristisch bei der Mixed connective tissue disease. Assoziiert mit Raynaud-Phänomen und Myositis.
► **Antiphospholipid-Antikörper** (S. 48):
- Antikardiolipin-Antikörper (in 10–30 %): Assoziiert mit Thrombosen, Thrombozytopenie, rezidivierenden Aborten, zerebrovaskulären Erkrankungen, Livedo reticularis. Speziell IgG-Antikörper assoziiert mit neurologischen Erkrankungen, Epilepsie, tiefer Venenthrombose und neuropsychiatrischer Lupuserkrankung sowie fetalem Tod. Charakteristisch für Antiphospholipid-Syndrom (S. 221).

- Lupusantikoagulans: Aussage ähnlich Antikardiolipin-Antikörper.
- Falsch positive Luesreaktionen (in 25 %): Durch Antikardiolipin-Antikörper und Lupusantikoagulans.
▸ **Antineutrophile zytoplasmatische Antikörper** (ANCA, S. 46):
  - *cANCA* (in 10 %): Keine Assoziation mit Krankheitsaktivität oder Vaskulitis.
  - *pANCA* (in 25 %): Assoziiert mit proliferativer Nephritis.
▸ **Antikörper gegen ribosomales P- Protein (Anti-P):** In 10–20 %, bei Asiaten in bis zu 30–40 %. Eine Assoziation mit ZNS-Lupus wird diskutiert.
▸ **Anti RA33-Antikörper:** Eventuell assoziiert mit erosiver Arthropathie und Fehlen von Hautbeteiligung.
▸ **Antifibronectin-Antikörper** (in 30 %): Assoziiert mit muskuloskelettaler Beteiligung.
▸ **Antinucleosomen-Antikörper:** Bei gleichzeitigem Histon- und DNA-Antikörper bei Lupusnephritis.
▸ **Antikörper gegen Lipocortin vom Typ IgG und IgM:** Keine Korrelation zu klinischen Befunden.
▸ **Antikörper gegen die „Collagen like Region of C1q"** (in 35 %): Assoziiert mit Urtikaria-Vaskulitis-Syndrom.
▸ **Antikörper gegen humanes rekombinantes Erythropoietin** (in 15 %): Assoziiert mit schwerer Anämie und aktiver Krankheit.
▸ **Antikörper gegen Ribonukleoprotein p67-Polypeptid** (in 40 %): Assoziiert mit klinischen Symptomen der MCTD (S. 239), insbesondere Myositis, fibrosierender Alveolitis, Raynaud-Syndrom, Sklerodaktylie.
▸ **Antikörper gegen vaskuläre Endothelzellen (aETA):** Assoziiert mit aktivem SLE, speziell mit pulmonaler Hypertonie, digitaler Vaskulitis, Raynaud-Syndrom und Serositis.
▸ **Antikörper gegen diverse Organe:** Unspezifisch, insbesondere gegen die Schilddrüse (besonders Antithyreoglobulin-Antikörper).
▸ **Antikörper gegen Gerinnungsfaktoren:** Gegen Faktoren II, VIII, IX, XII, sowie in über 20 % gegen Prothrombin.
▸ **Weitere:** Antikörper gegen Erythrozyten, Leukozyten, Thrombozyten, Immunglobuline (Rheumafaktoren in 30 %).

Diagnostik bei ZNS-Beteiligung und Lupusnephritis

▸ **ZNS-Beteiligung:**
  - *SPECT und MRT:* Mittel der Wahl, sie sind jedoch nicht spezifisch und untereinander sowie mit der Krankheitsaktivität und Serologie häufig nicht korreliert:
    – MRT: Hohe Intensitäts-Spots auf T2 gewichteten Bildern. Bei diffusem Befall: Symmetrisch verteilte Bezirke verstärkter Signal-Intensität in der subkortikalen weißen Substanz. Bei fokalem Befall: Regional verstärkte Signalaktivitäten.
    – SPECT (Single Photon-Emission Computed Tomography) mit $^{99\,m}$Tc-Hexamethylpropylen-Amin-Oxim: Dreidimensionale Darstellung möglich, zeigt vor allem zerebrale Hypoperfusion an.
  - PET (Positronen-Emissions-Tomographie): Vorläufig noch keine Routinemaßnahme.
▸ **Diagnostik der Lupusnephritis**: Die Sicherung der Diagnose erfolgt durch eine Nierenbiopsie, wichtig ist diese auch hinsichtlich der Mortalität. Bioptische WHO Klassifikation s. Tab. 10.2.

Tabelle 10.2 · Bioptische WHO-Klassifikation der Lupusnephritis

Stadium	Histologie
I	normale Glomeruli
II	rein mesangiale Veränderungen
IIIa	fokale segmentale Glomerulonephritis
IIIb	fokale proliferative Glomerulonephritis
IV	diffuse Glomerulonephritis
V	diffuse membranöse Glomerulonephritis
VI	fortgeschrittene sklerosierende Glomerulonephritis

Diagnostikprobleme

► **Klinisches Bild und Verlauf:**
  • Der SLE ist ein „Chamäleon" und die Frühdiagnose trotz diagnostischer Kriterien oft sehr schwer. Der SLE kann sich jahrelang oligosymptomatisch, z. B. als rheumatoide Arthritis tarnen.
  • Der Verlauf variiert vom extrem schleichenden Beginn bis zu einem explosiven Start mit Multisystembefall innerhalb von Tagen.
► **Hauterscheinungen:**
  • Die Patienten, die einen Rheumatologen wegen ihrer Gelenkbeschwerden aufsuchen haben meistens keine Hauterscheinungen, die anderen suchen primär häufig einen Dermatologen auf.
  • Der SLE kann als „idiopathische" thrombozytopenische Purpura beginnen.
► **Laborbefunde und klinische Aktivität** sind nicht unbedingt korreliert. Schübe können in manchen Fällen durch einen vorausgehenden Anstieg der ds-DNA-Antikörper angezeigt werden.
► **Gleichzeitiges Vorkommen mit rheumatoider Arthritis:** Selten, aber offenbar möglich.
► **Beurteilung des Outcome bei SLE:** Für die Outcome-Beurteilung bei SLE Patienten wird es zunehmend bedeutungsvoll, nicht nur die Überlebensrate oder Beurteilung einzelner Organsysteme zu berücksichtigen, sondern vor allem das Gesamtbefinden des Patienten. Das vom American College of Rheumatology entwickelte Scoresystem ermöglicht die Erfassung chronischer Schäden an verschiedenen Organsystemen, die entweder durch die Erkrankung selbst oder durch die erforderliche Therapie induziert wurden (Tab. 10.3).

Tabelle 10.3 · SLICC-Damage-Index

Auge	Katarakt
	Optikusatrophie oder retinale Veränderungen
ZNS	kognitive Störungen oder Psychose
	Krampfanfälle > ½ Jahr
	Zerebrovaskuläre Ereignisse *(bis 2 P.)*
	periphere Neuropathie
	Querschnittsmyelitis
Niere	GFR < 50 %
	Proteinurie > 3,5 g/24 h oder terminale Niereninsuffizienz *(3 P.)*

Tabelle 10.3 · Fortsetzung

Lunge	pulmonale Hypertonie
	Lungenfibrose
	„shrinking lung syndrome"
	pleurale Fibrose
	Lungeninfarkt oder -resektion
Herz	Angina pectoris oder Bypass
	Myokardinfarkt *(bis 2 P.)*
	Kardiomyopathie
	Vitium
	Perikarditis > ½ Jahr oder -ektomie
Gefäße	Claudatio > ½ Jahr
	kleinere Gefäßdefekte
	größere Gefäßdefekte (Amputation) *(bis 2 P.)*
	Phlebothrombose oder postthrombotisches Syndrom
Gastrointestinal(GI)-Trakt	Infarkt oder Resektion (unterer GI-Trakt) *(bis 2 P.)*
	Mesenterialinfarkt
	chronische Peritonitis
	Striktur oder OP (oberer GI-Trakt)
	Pankreasinsuffizienz oder -pseudozysten
Bewegungsapparat	Muskelatrophie oder -schwäche
	deformierende Arthritis
	Osteoporose mit Fraktur
	aseptische Knochennekrosen *(bis 2 P.)*
	Osteomyelitis
	Sehnenruptur
Haut	vernarbende Alopezie
	ausgedehnte Vernarbungen
	Ulzera (nicht venös) > ½ Jahr
Gonadeninsuffizienz	
Diabetes mellitus	
Malignom	*(bis 2 P.)*

Kumulativer Index, bei dem jede neu hinzukommende Organschädigung mit einem Punkt bewertet wird (Ausnahme die in kursiv angegebenen Schädigungen, bei denen maximal zwei Ereignisse gezählt werden)

Differenzialdiagnosen

- ► Andere Kollagenosen (Übersicht S. 207).
- ► Rheumatoide Arthritis (S. 116).
- ► Hämatologische Systemerkrankungen.
- ► Medikamenten-induzierter SLE (S. 221) und Pseudolupussyndrom.
- ► Infektionen, Sepsis.
- ► Komplementdefektsyndrom: Bei negativem ANA-Test daran denken.

Medikamentöse Therapie

- ► **Allgemein gilt:**
  - Die Stellung der Diagnose bedeutet nicht automatisch notwendige Therapie, aber sorgfältige lebenslange engmaschige Überwachung. Besonders wichtig ist die Patienteninformation und psychologische Führung.
  - Die Pharmakotherapie des SLE muss streng aktivitätsbezogen und nicht nur allein nach den Laborbefunden erfolgen.

◪ *Cave:* Zu früher Einsatz von Immunsuppressiva bei den meist jungen Patienten.

• Überwachung der Therapie: Regelmäßige Untersuchungen von Komplement, Anti-DNA-AK und Organfunktionen sind notwendig.

▶ **Bei geringer Entzündungsaktivität ohne Organbeteiligung:**

• Nicht steroidale Antiphlogistika (S. 447).

• Bei Hautbeteiligung eventuell zusätzlich Chloroquin (bis 4 mg/kg KG/d) oder Hydroxychloroquin (bis 6 mg/kg KG/d).

▶ **Bei mittlerer und hoher Entzündungsaktivität ohne Befall von ZNS, Niere und Herz, aber z. B. mit Serositis:**

• Nicht steroidale Antiphlogistika (S. 447).

• Glukokortikoide (vgl. S. 453): Initial 30–100 mg Prednisolon.

• Bei hohem bleibendem Glukokortikoidbedarf in nicht zu tolerierendem Bereich: Azathioprin (2 [– 3]mg/kg KG/d; vgl. S. 475), Cyclosporin 3–5 mg/kg KG, Mykophenolat 2 g/d, Methotrexat 12–25 mg/Woche, insbesondere bei Serositis.

• Antimalariamittel (S. 470).

▶ **Bei hoher Entzündungs- und allgemeiner Krankheitsaktivität mit Organbeteiligung** (Polyserositis und/oder Herz-, Nieren-, ZNS-Befall):

• Glukokortikoide (vgl. S. 453): Initial hohe Dosen, z. B. 100–1000 mg Prednisolon.

• Cyclophosphamid (vgl. S. 481): alle 3–6 Wochen i. v. Bolustherapie mit 500–1000 mg/m^2/d (Überwachung und Schutz der Harnblase s. S. 483) oder 6 Boli mit 15–20 mg/kg KG alle 3–4 Wochen, alternativ orale Langzeittherapie mit 100–150 mg (Toxizität höher als bei i. v.-Bolusgabe)

▶ **Hinweise zur Glukokortikoid- und Zytostatikatherapie:** Dauer und Dosis richten sich nach klinischen und Laborparametern. Eine mögliche intravenöse Prednisolon- oder Methylprednisolon-Bolustherapie mit sehr hohen Dosen soll im Allgemeinen nicht länger als eine Woche durchgeführt werden. Die Dosisreduktion bis zur individuellen Erhaltungsdosis muss schrittweise erfolgen. Bei Glukokortikoid-Langzeittherapie und immunsuppressiver Therapie immer an mögliche interkurrente Infektionen denken!

▶ **Begleitende Organkomplikationen** (Hypertonie, ZNS-Komplikationen etc.): In üblicher Weise mitbehandeln.

▶ **Bei Lupusnephritis der Klasse III und IV** (s. Klinik): Die Cyclophosphamid-Bolustherapie mit 500 bis 1000 mg/m^2 alle vier Wochen ist den anderen Therapieverfahren überlegen, sie muss aber früh einsetzen. Auch hinsichtlich der Erhaltung der Langzeitnierenfunktion ist Cyclophosphamid (S. 481) besser als Prednisolon (S. 453). Azathioprin (S. 475) ist hier höchstens dem Prednisolon vergleichbar.

▶ **Bei ZNS-Beteiligung:** Eskalation der Therapie in gleicher Weise wie beim aktiven Lupus: Glukokortikoide (S. 453), Azathioprin (S. 475), Cyclophosphamid (S. 481). Die Bedeutung extrakorporaler Verfahren (Plasmapherese, Immunadsorption) ist nicht gesichert; sie werden jedoch bei schweren Schüben experimentell eingesetzt. Bei thrombotischer thrombozytopenischer Purpura ist die Plasmapherese mit Ersatz von fresh frozen Plasma die Therapie der Wahl.

▶ **Bei Gravidität:**

• Nicht steroidale Antiphlogistika wegen der Möglichkeit des vorzeitigen Schlusses des Ductus Botalli vermeiden.

• Glukokortikoide (S. 453): Postpartal eventuell Dosiserhöhung je nach Aktivität.

▶ **Weitere Therapieansätze:**

• *Ciclosporin A* (vgl. S. 478): In ersten Studien in einer Dosierung von 3–5 mg/d ist es offenbar bei Lupusnephritis gut wirksam (Rückgang von Proteinurie und Anti-DNA-Antikörpern). Unerwünschte Nebenwirkungen: Hypertonie in 40 %, Hypertrichose in 30–40 %, Nephrotoxizität in 10 % zu erwarten.

• Mycophenolat-Mofetil (2×1 g/d): Erste Studien zeigen gute Wirksamkeit in der Induktions- und Erhaltungstherapie bei Lupusnephritis. Häufige Nebenwirkung: Gastrointestinale Unverträglichkeit. Neu zugelassen für die Transplantationsmedizin und in Erprobung bei Autoimmunerkrankungen: Natrium-Mycophenolat.

- *Methotrexat* (vgl. S. 458): In niedriger Dosierung (7,5–15 mg/Woche) anscheinend Rückgang der Aktivität, eventuell ist eine Dosisreduktion der Glukokortikoide möglich. Besonders wirksam bei der Kombination von Arthritis, Dermatitis und Myositis, nicht hingegen bei ZNS-Beteiligung. Denkbar als Alternative zur Antimalarika-Therapie. Therapie erscheint erfolgversprechend.
  ▷ *Cave:* Bei eingeschränkter Nierenfunktion Dosisreduktion.
- *Dapson:* Beginn mit 50 mg/d, Steigerung bis 150 mg/d. Dapson ist vor allem bei kutanen Manifestationen indiziert. Die Therapie ist nebenwirkungsreich (Hepatopathie, Methaemoglobinämie).
- *Dehydroepiandrosteron (DHEA):* Bei 200 mg/d wurden erste positive Erfolge berichtet.
- *Immunglobuline intravenös:* Versuchsweise bei Thrombozytopenie 300–400 mg/kg KG/d für 5 aufeinander folgende Tage, eventuell dann monatliche Erhaltungstherapie. Rezidive der Thrombozytopenie sind nicht zu verhindern. Einsatz intravenöser Immunglobuline versuchsweise auch in Krankheitssituationen, in denen sich eine immunsuppressive Therapie verbietet (Schwangerschaft, Infekte).
- *G-CSF:* Wirksam bei SLE und Neutropenie und Infektion (48 Mio. E/d s. c.).
- *Weitere:* Rituximab, FTY 720, Desoxyspergualin, Abatacept, extrakorporale Immunabsorption, extrakorporale Photochemotherapie, Tacrolimus, Zileuton, DP 1904 (Thromboxan-Synthetasehemmer), Langzeitbestrahlung mit Ultraviolett A (340–400 nm), LJP394 (B-Zell-Tolerogen zur Senkung von dsDNA-Antikörpern), 2-Chloro2′Deoxyadenosin, CD5 PLUS (Immunkonjugat), Danazol.

Physikalische Therapie

▶ **Bei dominierenden Arthralgien und Arthritiden:** Örtliche Kryotherapie (S. 519), Ruhigstellung nur kurzfristig für 1–3 Tage.
▶ **Bei Organkomplikationen mit drohender Bettlägerigkeit:** Atemtherapie, Thromboseprophylaxe und Krankengymnastik (S. 515).

Prophylaxe

▶ Bei Frauen: Östrogene können schubauslösend wirken. Soweit möglich nicht hormonelle antikonzeptive Verfahren einsetzen.
▶ Ultraviolett- und Reizklima-Exposition vermeiden.
▶ SLE-provozierende Medikamente (S. 221) vermeiden.

Prognose und Rehabilitation

▶ Der Verlauf ist bei Diagnosestellung grundsätzlich nicht vorhersehbar.
▶ **Allgemeine Prognose:** Deutlich besser als früher angenommen, da abortive und inkomplette Krankheitsbilder häufiger früher erkannt werden, z. B. latenter, inaktiver oder oligosymptomatischer Lupus.
▶ **5-Jahres-Überlebensrate:** Durch verbesserte Diagnose und Therapie, auch bei Organbeteiligung bei über 95 %, 10-Jahres-Überlebensrate ca. 90 %.
▶ **Individualprognose:** Sie ist vom Organbefall (ZNS, Niere) abhängig. Prognostisch ungünstig ist ein früher oder primärer Nieren- und ZNS-Befall, sowie ein frühzeitig komplettes Krankheitsbild und häufige Schübe.
▶ **Prognose bei ZNS-Beteiligung:** Die Prognose der kognitiven Dysfunktion ist eher gut, es treten keine irreversiblen neurologischen Schäden auf. Letalität bis zu 20 %.
▶ **Mortalität:**
  - Auch in den letzten Jahren ist die Mortalität noch 2- bis 3-mal höher als bei der nicht an SLE erkrankten Bevölkerung.
  - Korreliert mit höherer Mortalität sind: Schwarze Rasse, höheres Alter bei Beginn, Thrombozytopenie, Nieren- und Lungenbeteiligung, sowie hohe Krankheitsaktivität.
  - Häufigste Todesursache (in 30 %): Infektionen.

▶ **Rehabilitation:**
- Nach 3–4 Jahren sind noch 40 % der SLE-Patienten arbeitsfähig, eine Anpassung der Arbeitsbedingungen ist aber oft notwendig.
- Prädiktoren für vorzeitige Arbeitsunfähigkeit: Hohe Krankheitsaktivität bei Diagnosestellung, niedriges Einkommen und Berufe, die Kraft erfordern.

10.3 Besonderheiten und Sonderformen des SLE

SLE und Begleiterkrankungen

▶ Herpes zoster: Vor allem unter immunsuppressiver Therapie. Im Allgemeinen benigne, kann aber auch schwer verlaufen.
▶ Es treten gehäuft urogenitale Mycoplasmeninfektionen und Infektionen mit Pneumocystis carinii, auch bei HIV-negativen Patienten, auf.
▶ Kortisonunabhängige Osteoporose (in über 10 %).

SLE und Schwangerschaft

▶ Der SLE ist prinzipiell keine Kontraindikation für eine Schwangerschaft.
▶ Die Fertilität gegenüber Gesunden ist nicht beeinträchtigt.
▶ Eine Erstmanifestation während der Gravidität oder postpartal ist mit einer schweren Verlaufsform assoziiert.
▶ Exazerbationen postpartal sind häufig.
▶ Hohes Graviditätsrisiko bei Beteiligung von Nieren, Herz, ZNS.
▶ Eine Schwangerschaft bei SLE stellt grundsätzlich eine Risikoschwangerschaft dar.
▶ Insbesondere bei vorgeschädigter Niere und unzureichend kontrollierter Krankheitsaktivität ist von einem erheblichen Risiko für Mutter und Kind auszugehen.
▶ Bei Ro (SS-A)/La (SS-B)-positiven Müttern besteht das Risiko der Entwicklung eines kongenitalen Herzblocks beim Kind.
▶ In besonderen Fällen: Induktion eines neonatalen Lupus (S. 421).
▶ Therapie in der Schwangerschaft s. Therapie des SLE (S. 217).

SLE und maligne Tumoren

▶ Das generelle Malignomrisiko ist offenbar nicht signifikant erhöht, eventuell sogar niedriger als bei der rheumatoiden Arthritis und generalisierten Sklerodermie.
▶ Dennoch gehäuft Assoziation mit lymphoproliferativen Tumoren, vor allem Morbus Hodgkin. Die Diagnose ist wegen der vielfältigen Symptomatik der Grundkrankheit sehr schwierig.
▶ In einer Studie wurde ein erhöhtes Risiko von Lungen-, Leber-, Vagina- und Vulva-Karzinomen beobachtet.

Sekundäres Antiphospholipidsyndrom

▶ **Definition:** Sonderform des SLE mit nachweisbaren Phospholipid-Antikörpern bzw. Kardiolipin-Antikörpern (verantwortlich für falsch positive Lues-Reaktionen) sowie Lupusantikoagulans. Von diesem sekundären Antiphospholipidsyndrom muss ein primäres Antiphospholipidsyndrom, als wahrscheinlich eigenständige Erkrankung ohne SLE-Symptome, abgegrenzt werden (S. 221).
▶ **Klinische Assoziation:** Arterielle und venöse Thrombosen, rezidivierende Aborte und Thrombozytopenien.
▣ *Beachte*: Antiphospholipid-Antikörper kommen beim SLE aber auch häufig ohne entsprechende klinische Symptomatik vor. Der Nachweis allein ist keine Indikation für die medikamentöse Therapie. Die präventive Gabe von 100 mg ASS ist bei hohen Antiphospholipid-Antikörpertitern jedoch ratsam.
▶ **Therapie:** Nach thromboembolischen Ereignissen Antikoagulantien-Therapie (Marcumar).

Medikamenteninduzierter SLE

► **Definition:** Durch verschiedene Medikamente ausgelöster reversibler SLE mit nachweisbaren antinukleären Antikörpern jedoch ohne ZNS- und Nierenbeteiligung.

► **Ätiologie:** Medikamente, die einen SLE auslösen können, s. Tab. 10.4.

► **Pathogenese:** Unbekannt (enzymatisch? allergisch?). Patienten sind meist „Langsam-Azetylierer".

► **Epidemiologie:**
  • Exakte epidemiologische Daten fehlen. Unter Procainamid-Therapie sind bei 80–100 % ANA und bei 25 % Lupus-ähnliche Symptome (nur in 4 % schwer) nachweisbar.
  • Männer erkranken häufiger als Frauen.

► **Klinik, klinischer Befund:** Arthralgien, Arthritis, Exanthem, Serositis, Myalgien, Leber- und Milzvergrößerung wie beim SLE (S. 207).

► **Diagnostik:**
  • LE-Zellen und Anti-ssDNA-Antikörper.
  • Keine Anti-dsDNA-Antikörper.
  • Pathognomonisch: Antikörper gegen Histon in 90 %.

► **Prognose:** Komplette Remission nach Absetzen des verursachenden Medikamentes.

Tabelle 10.4 · Medikamente, die einen SLE auslösen können

Medikamentengruppe	Medikamente
Antibiotika	Penicillin, Streptomycin, Tetracycline
Chemotherapeutika	INH, Sulfonamide, Griseofulvin, Nitrofurantoin
Antiepileptika	Phenytoin, Hydantoine, Primidon, Trimethadion, Ethosuximid u. a.
Antiarrhythmika	Procainamid, Practolol
Antihypertensiva	Reserpin, α-Methyldopa, Hydralazin
Psychopharmaka	Chlorpromazin
Thyreostatika	Thiouracilderivate
Antirheumatische Basistherapeutika	Gold, D-Penicillamin
verschiedene	Kontrazeptiva, Allopurinol u. a., fraglich auch Interferon, TNF-Blocker

Weitere SLE-Sonderformen

► SLE bei angeborenem Mangel an Komplementfaktoren (oft mit Sjögren-Syndrom und anderer Organbeteiligung, z. B. Hyperthyreose).

► SLE mit Hypogammaglobulinämie.

► SLE als Initialsymptom einer HIV-(AIDS-)Infektion.

► SLE mit rheumatoider Arthritis.

10.4 Primäres Antiphospholipidsyndrom

Grundlagen

► **Definition:** Kombination von rezidivierenden arteriellen und venösen Thrombosen, Neigung zu Aborten und Thrombozytopenie mit Nachweis von Antiphospholipid-Antikörpern. Das primäre tritt im Gegensatz zum sekundären Antiphospholipidsyndrom (bei SLE) ohne Symptome einer anderen Autoimmunerkrankung auf.

▶ **Ätiologie und Pathogenese:**
- Immunpathogenese mit vermehrter Autoantikörperproduktion? Vermehrung von CD4-Zellen und Verringerung von Memory-CD4-Zellen.
- Der Mechanismus der Thrombose ist noch unklar: Durch „tissue factor" von Monozyten?

▶ **Epidemiologie:**
- Prävalenz unbekannt.
- Familiäre Häufung wurde in Einzelfällen beschrieben, z. B. bei Verwandten von SLE-Patienten, ohne dass diese an einem SLE leiden.
- Überwiegend erkranken Frauen.
- Zu erwarten bei ca. 30–50 % der Patienten mit Antikardiolipin-Antikörpern und 30 % der Menschen mit nachweisbarem Lupusantikoagulans.

Klinik, klinischer Befund

▶ **Rezidivierende arterielle und venöse Thrombosen:** Mit entsprechenden klinischen Folgen. Je nach Lokalisation treten Lungenembolie, Hirninfarkt oder Verschlüsse von retinalen, koronaren, mesenterialen und peripheren Arterien und Venen auf.

▷ *Wichtig:* Ungewöhnliche Schlaganfälle bei jungen Menschen (ohne Risikofaktoren) sind u. U. oligosymptomatische Verlaufsformen eines Antiphospholipidsyndroms.

▶ **Nierenbeteiligung** (in ca. 20 %?): Bioptisch Thrombosen der kleinen Gefäße, Mesangiolyse, endotheliale Ablagerungen, Ischämie der Glomeruli. An den Arteriolen: Mediahypertrophie, Intima-Verdickung, Thrombose und Fibrose der Arteriolen (im Sinne einer thrombotischen Mikroangiopathie). Klinisch breites Spektrum zwischen Fehlen von Symptomen bis zur massiver Proteinurie, Niereninsuffizienz und Hypertonie.

▶ **Hautbeteiligung:** Livedo reticularis (s. Abb. 10.11), Akrozyanose, Capillaritis (syn. Atrophie blanche, wie bei chron.-venöser Insuffizienz meist an den Knöcheln), Raynaud-Syndrom, oberflächliche Thrombophlebitis, Hautnekrosen, Gangrän.

▶ **Neurologische Symptome:** Als Folge der Thrombosen und Embolien. Seltener treten Chorea, ischämische Attacken, Epilepsie und Myelitis transversa (ähnlich SLE) auf.

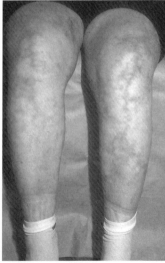

Abb. 10.11 Livedo reticularis bei primärem Antiphospholipd-Syndrom

▶ **Herzklappenveränderungen:** Meist an der Mitral- und Aortenklappe, gelegentlich mit Aorteninsuffizienz.

▶ **Schwangerschaftskomplikationen:** Treten in 20 % bei Frauen mit Antiphospholipidsyndrom auf. Es kommt zu rezidivierenden Spontanaborten, intrauterinem Fruchttod und Frühgeburten.

Diagnostik und Differenzialdiagnosen

▶ **Klinik** s. oben.

▶ **Vorläufige Klassifikationskriterien** s. Tab. 10.5.

◨ *Beachte*: Ein SLE (S. 207) muss immer ausgeschlossen werden.

▶ **Labor:**

- Blutbild (Thrombozytopenie) und Gerinnungstests (PTT verlängert).
- *Pathognomonisch:* Antiphospholipid-Antikörper (vgl. S. 48) finden sich in praktisch 100 %. Sie sind aber nicht krankheitsspezifisch, sondern finden sich mit unterschiedlicher Häufigkeit auch beim SLE (vor allem beim sekundärem Antiphospholipidsyndrom) und anderen entzündlich-rheumatischen Erkrankungen einschließlich der rheumatoiden Arthritis, Sjögren-Syndrom, Polymyositis, Polymyalgia rheumatica u. a. Beschrieben ist aber auch ein sog. Antiphospholipid-Antikörper-negatives Antiphospholipidsyndrom, das nur die klinischen Symptome dieser Erkrankung aufweist.
  - Nachweis der Antiphospholipid-Antikörper mittels Gerinnungstests oder mit ELISA-Technik.
  - Nachweis des Lupusantikoagulans (hemmt phospholipidabhängige Gerinnungsprozesse) im Screening-Test mit aktivierter partieller Thromboplastinzeit.
  - Antikardiolipin-Antikörper reagieren mit einem Phospholipid-β_2-Glykoproteinkomplex. Besonders wichtig: Antikardiolipin-Antikörper vom IgG-Typ.
  - Nachweis von Antikörpern gegen β_2-Glykoprotein 1 (natürlicher Inhibitor der Blutgerinnung).
- Falsch positive Luesreaktion (Untersuchung ist nicht mehr üblich).

▶ **Differenzialdiagnosen:**

- Sekundäres Antiphospholipidsyndrom, z. B. beim SLE (S. 220).
- Andere mit Thrombosen und Thrombozytopenien einhergehende Erkrankungen.

Tabelle 10.5 · Vorläufige Kriterien zur Definition des Antiphospholipid-Antikörper-Syndroms (Consensus Statement, Sapporo 1998)

Klinische Kriterien

1. Vaskuläre Thrombose:
Eine oder mehrere Episoden einer arteriellen, venösen Thrombose oder einer Thrombose in kleinen Gefäßen in einem beliebigen Gewebe oder Organ.

2. Schwangerschaftsmorbidität:
a) Eine oder mehrere ungeklärte Fehlgeburten eines morphologisch unauffälligen Fetus ab der 10. Gestationswoche.
oder
b) Eine oder mehrere Frühgeburten eines morphologisch normalen Kindes ab der 34. Gestationswoche aufgrund einer schweren Präeklampsie oder Eklampsie oder einer schweren plazentaren Insuffizienz
oder
c) Drei oder mehrere aufeinander folgende ungeklärte, spontane Aborte vor der 10. Gestationswoche.

Tabelle 10.5 · Fortsetzung

Biochemische Kriterien

1. *Antiphospholipid-Antikörper*
   Nachweis von Antikardiolipin-Antikörpern des Isotyps IgG oder IgM mit hohen oder mittleren Titer im Blut an zwei oder mehreren Zeitpunkten mit mindestens sechswöchigem Abstand. Als Testverfahren muss ein standardisierter ELISA für β_2-Glykoprotein I-abhängige Antikardiolipin-Antikörper verwendet werden.

2. *Lupus Antikoagulans*
   Nachweis eines Lupus Antikoagulans im Plasma an zwei oder mehreren Zeitpunkten mit mindestens sechswöchigem Abstand. Es muss ein Testverfahren entsprechend den Richtlinien der International Society on Thrombosis and Hemostasis (Scientific Subcommittee on Lupus Antikoagulants/Phospholipid-Dependent Antibodies) verwendet werden.

Die Diagnose Antiphospholipid-Antikörper-Syndrom muss erwogen werden, wenn jeweils mindestens ein klinisches und ein biochemisches Kriterium vorliegt.

Therapie

▶ **Beim Nachweis von Antiphospholipid-Antikörpern ohne Symptome** s. sekundäres Antiphospholipidsyndrom (S. 220).
▶ **Nach arteriellen und venösen Thrombosen** s. sekundäres Antiphospholipid-Syndrom (S. 220).
▶ **Bei notwendiger Bettruhe:** Heparin-Gabe.
▶ **Bei akuten Gefäßverschlüssen und Fehlen von Kontraindikationen:** Fibrinolyse.
▶ **Beim so genannten „katastrophalen" therapieresistenten lebensgefährlichen Antiphospholipidsyndrom:** Plasmapherese, hohe Glukokortikoid-Dosen (S. 453), ggf. Cyclophosphamid und ebenfalls Antikoagulation.
▶ **Bei drohenden Aborten:** In Einzelfällen subkutane Heparin-Gaben, monatliche intravenöse Immunglobulin-Gaben oder Prednisolon (20–40 mg/d) sind wirksam zur Verhinderung eines Abortes.
▶ **Bei Frauen mit bereits wiederholtem Spontanabort:** Therapie mit niedermolekularem Heparin zusammen mit 100 mg Acetylsalicylsäure empfohlen.
▶ **Zusatzbehandlung:** Von eventuellen Begleiterkrankungen, z. B. Hypertonie, Fettstoffwechselstörung und Diabetes. Vermeidung von Nikotin, Absetzen kontrazeptiver Hormone. (Empfehlungen der Deutschen Gesellschaft für Rheumatologie).

Prognose

▶ Verlauf und Prognose der Erkrankung werden von den Folgen und Lokalisationen der Thrombosen bestimmt.
▶ In Einzelfällen beim „katastrophalen" Antiphospholipidsyndrom tödlicher Ausgang durch nicht beherrschbare Thrombosen trotz multipler Therapie.

10.5 Progressive systemische Sklerodermie (PSS)

Grundlagen

▶ **Synonym:** Progressive systemische Sklerose.
▶ **Definition:** Generalisierte (systemische) fibrosierende und sklerosierende Erkrankung des kollagenen Bindegewebes mit besonderer Beteiligung von Haut, Blutgefäßen, Lungen, Gastrointestinaltrakt und Niere, aber auch anderer Organe sowie rheumatischen Gelenksymptomen?
▶ **Ätiologie und Pathogenese:**
  • *Genetische Disposition:* Möglich, beschrieben sind territorial unterschiedliche Assoziationen mit HLA-A9, B8, DR1, DR3, DR5, DRw52, Bw52, DR2, DR4, sowie Chromosomenanomalien.

- *Diskutiert werden:* Weitere endogene Faktoren, sowie eine Triggerung durch Chemikalien (Vinylchlorid, Trichloräthylen, Bleomycin, Toluol, Carbidopa, Pentazocin, biogene Amine, Silikon?) und Quarzstaub.
- *Von zentraler Bedeutung:* Aktivierung des Immunsystems mit resultierender Endothel-Läsion, Fibroblasten-Proliferation und Stimulation der Matrix-Synthese.

► **Pathologie:**
- Starke Vermehrung der Kollagensynthese in der Haut und in zahlreichen Organen.
- Zunehmende Fibrose des Bindegewebes mit entzündlichen und degenerativen Gefäßveränderungen (Intimazellproliferation).

► **Epidemiologie:**
- Die PSS kommt weltweit bei allen Rassen vor.
- Inzidenz: 4–14 Fälle/Mio. Einwohner/Jahr, schwarze Frauen und Quarzstaub-Exponierte erkranken häufiger.
- Prävalenz der PSS: 100–140 Fälle/Mio. Einwohner. Offenbar nimmt die Erkrankung in den letzten Jahrzehnten zu.
- Prävalenz des Raynaud-Syndroms: 3–5 %.
- Frauen erkranken 3-mal häufiger als Männer. Kinder sind selten betroffen.
- Hauptmanifestationsalter: 30.– 50. Lebensjahr.

Einteilung und Klassifikation

► **Dermatologische Einteilung:** Sehr variabel; im Allgemeinen wird wie folgt abgegrenzt:
- *1. Einteilung:*
  - Zirkumscripte Sklerodermie: Herdförmig (Morphaea) und linear (Sclerodermie en coup de sabre).
  - Generalisierte Sklerodermie: *Typ I* Akrosklerodermie (Befall der Akren bis zum Handgelenk) und *Typ II* (proximal aszendierende Sklerodermie mit Übergreifen auf Unterarme) und *Typ III* (diffuse Körperstamm-Sklerodermie zentrifugal oder zentripetal).
- *2. Einteilung:*
  - Limitierte Sklerodermie: Beschränkung der Hautveränderungen auf Partien distal der Ellenbogen und Kniegelenke, aber mit Einbeziehung von Gesicht und Hals.
  - Diffuse Sklerodermie: Hautverdickungen am Stamm zusätzlich zu Veränderungen der Haut und der proximalen und distalen Extremitäten.

► **Weitere Untergruppen:** CREST-Syndrom (S. 233), Misch- oder Overlap-Formen, undifferenzierte Bindegewebserkrankung und – sehr selten – Symptome der viszeralen Sklerodermie ohne Hautveränderungen.

Klinik, klinischer Befund

► **Pathognomonische Hautbeteiligung** (in praktisch 100 %):
- *Allgemein:* Beginn meistens an den Händen. Ödem (s. Abb. 10.12), Induration, Atrophie, danach zunehmende Fibrosierung mit „Engerwerden" der Haut, straffer Spannung, nicht mehr abhebbaren Hautfalten, Verlötung mit subkutanem Fettgewebe, Pigmentverschiebung, im Extremfall „Panzerbildung" mit Verhärtung des gesamten Integuments.
- *Sklerodaktylie:* Anfangs diffuse Wurstfinger mit livider Verfärbung, später krallenartig fixierte Beugestellung der Finger, „Madonnenfinger" durch konische Zuschärfung, rattenbissähnliche Nekrosen der Fingerkuppen (Abb. 10.13).
- *Im Gesicht:* Mikrostomie, Lippenatrophie, periorale Hautfältelung („Tabaksbeutelmund"), maskenhafter Gesichtsausdruck mit reduzierter Mimik (s. Abb. 10.14), Teleangiektasien, u. U. Lidschlussprobleme, Zungenbandverkürzungen und -sklerosierung, Schleimhautbeteiligung.
- *Bei Befall des gesamten Integuments:* Zunehmende Verhärtung und Straffung der Haut.

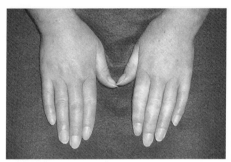

Abb. 10.12 Frühstadium einer Sklerodermie mit diffuser ödematöser Schwellung

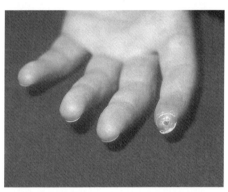

Abb. 10.13 Fingerkuppennekrose (Rattenbissnekrose)

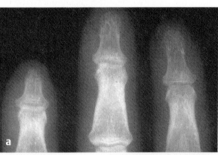

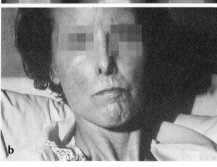

Abb. 10.14 a Verschmälerter Weichteilsaum und zuckerhutartige Zuspitzung des Fingerendgliedes II bei Sklerodermie; b charakteristische Gesichtsveränderungen durch die Hauterkrankung

- *Begleitende subkutane Verkalkungen:*
  - Thibièrge-Weissenbach-Syndrom: Gröbere, nicht disseminiert auftretene Verkalkungen.
  - Sonst s. CREST-Syndrom (S. 233).

► **Raynaud-Syndrom** (in 90 %): Häufiges Früh- und Erstsymptom, das u. U. lange vor dem eigentlichen Krankheitsbeginn an den Fingern oder auch den Zehen auftritt. Meist kälteinduzierte arterielle Vasokonstriktion mit Weißwerden der Finger, dann Zyanose und reaktive Vasodilatation mit Rötung, Schwellung, klopfenden und brennenden Schmerzen.

    ▣ *Beachte:* Jedes neuaufgetretene Raynaud-Syndrom ist auf Sklerodermie verdächtig.

► **Gelenksymptomatik** (30–60 %):
- Frühsymptom, das in 40 % akut, in 60 % schleichend auftritt.
- Schmerzen, Schwellung, Krepitation und Steifigkeit.
- Echte Synovitiden treten meistens nur flüchtig, symmetrisch und an den kleinen Gelenken auf.
- Die Abgrenzung gegen die bei progredienter Sklerodaktylie auftretenden Gelenkschmerzen durch die zu straffe Haut ist meistens schwer.
- Deformierungen sind insgesamt selten und meistens durch die Hautveränderungen bedingt. In seltenen Fällen aber auch destruktiver Verlauf wie bei der rheumatoiden Arthritis, häufig sind dann Rheumafaktoren und Antizentromer-AK nachweisbar.

► **Ösophagusstarre** (in 90 %): Tritt häufig früh auf. Es kommt zu Atonie, Starre, Peristaltikmangel, gastroösophagealem Reflux und Ösophagitis (in 30 %), Dysphagie und Retrosternalschmerzen. Serologisch gehäuft Hinweis auf Helicobacter pylori-Infektion (Abb. 10.15).

► **Lungenbeteiligung** (in 60 %, autoptisch über 80 %): In allen Krankheitsstadien kann es zu Dyspnoe, Husten, pleuritischem Schmerz und Lungenfunktionsstörungen kommen (Abb. 10.16).

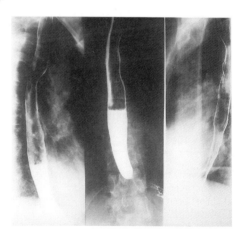

Abb. 10.15 Ösophageale Dysfunktion mit Starre und Atonie

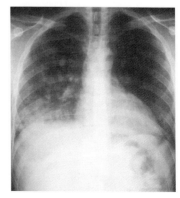

Abb. 10.16 Lungengerüsterkrankung im Spätstadium einer Sklerodermie

► **Magen-Darm-Beteiligung:** Diarrhöen, Krämpfe, Malabsorption, Hypomobilität mit vermehrtem Bakterienwachstum und selten auch Magenatonie.

► **Skelettmuskelbeteiligung:** Myopathie (in 20%), Schwäche, Myalgie, Atrophie, u. U. echte Polymyositis, häufiger lokalisierte Myositis (> 60%).

► **Herzbeteiligung** (in 20%, autoptisch in 70%): Perikarditis (auch mit Erguss), Herzinsuffizienz, Rhythmusstörungen, Ischämie und Infarkt durch Gefäßverengungen. Bei Autopsien ist in 35% eine Myokardfibrose nachweisbar. Die Herzbeteiligung kann auch sekundär durch die Lungenerkrankung (pulmonale Hypertonie) bedingt sein.

► **Gefäßbeteiligung:** Neben den häufigen peripheren Gefäßerkrankungen und -verschlüssen kommen auch makrovaskuläre Erkrankungen, aber ohne Arteriosklerose, vor.

► **Nierenbeteiligung** (in bis zu 20% schwer): Niereninsuffizienz, renale Hypertonie, Proteinurie, Erythrozyturie. Nierenversagen oft rasch progredient. Ursachen: Ischämie und Niereninfarkte. Selten: Renale Krisen. Zeichen schlechter Prognose.

► **Sjögren-Syndrom** (in 20–30%): Xerostomie, Keratoconjunctivitis sicca.

► **Hypothyreose** (in 25%): Oft mit Schilddrüsenantikörpern.

► **Weitere Manifestationen:** Leberbeteiligung (primäre biliäre Zirrhose, s. CREST-Syndrom S. 233), Pankreatitis, selten ZNS- und Augensymptome.

Diagnostik

► **Klinik** s. oben.
► **Klassifikationskriterien** (s. Tab. 10.6).

Tabelle 10.6 · Klassifikationskriterien der systemischen Sklerodermie (ARA 1980)

Hauptkriterium:
Sklerodermie proximal der Fingergrundgelenke

Nebenkriterien:
Sklerodaktylie
grübchenförmige Narben oder Substanzverlust der distalen Fingerweichteile
bilaterale basale Lungenfibrose

zur Diagnose müssen entweder das Hauptkriterium oder mindestens zwei der Nebenkriterien erfüllt sein

---

▣ *Beachte:* Klassifikationskriterien sind keine diagnostischen Kriterien und lassen in der Frühdiagnose meist im Stich.

► **Labor:**
- *Entzündungsparameter:* Der Anstieg von BSG, CRP und Akute-Phase-Proteinen ist abhängig von der Entzündungsaktivität und dem Organbefall.
- *ANA-Screening:* Beim obligatorischen Antikörperscreening können in über 90% ANA nachgewiesen werden. Ein negativer Test macht das Vorliegen einer progressiven systemischen Sklerodermie unwahrscheinlich. Charakteristisch sind ANA mit homogenem, nukleolären oder geflecktem Fluoreszenzmuster.
- *Antikörper gegen verschiedene definierte nukleäre Antigene* (s. Tab. 10.7; vgl. Kapitel Labordiagnostik S. 31).

Tabelle 10.7 · Antikörper-Diagnostik bei Sklerodermie

Antikörper	Häufigkeit	Assoziation
Anti-Scl-70 (Anti-Topoisomerase I)	40 %	frühe viszerale Beteiligung, schwerer Krankheitsverlauf
Anti-Zentromer (Anti-CENP-B)	20–40 %	CREST-Syndrom
Anti-RNA-Polymerase	5–20 %	schwerer Krankheitsverlauf, Nieren-beteiligung, schlechte Prognose
Anti-Fibrillarin (U3 snRNP)	2–5 %	Muskelbeteiligung, pulmonale Hyper-tonie, hochspezifisch für Sklerodermie
Anti-Th (To)	5–10 %	limitierte kutane Beteiligung
Anti-PM-Scl	1–10 %	Polymyositis
Anti-U1-nRNP	5–15 %	Sharp-Syndrom, MCTD
Anti-Q	2–5 %	Polymyositis

◼ *Hinweis:* Die verschiedenen Autoantikörper treten meist nicht gleichzeitig auf. Möglicherweise markieren einzelne von Ihnen auch eine einzelne Untergruppe der Sklerodermie.

- *Seltenere Antikörper:*
  - Rheumafaktoren können in 20–30 % nachgewiesen werden.
  - Antihiston-Antikörper: In 30–40 % bei lokalisierter Sklerodermie, in 40–80 % bei generalisierter Morphaea; korreliert mit schwerer Lungenfibrose.
  - Antikörper gegen Endothelzellen (meist vom Typ IgG) (in ca. 25 %): Vor allem bei diffuser Sklerodermie. Korreliert mit digitaler Ischämie und pulmonaler arterieller Hypertonie und mit sekundärem Sjögren-Syndrom.
  - Weitere: Anti-Myeloperoxidase-AK (selten, eventuell assoziiert mit Vasku-litis, Nierenbeteiligung. Häufiger bei silikatexponierten Menschen [in 27 %] auch ohne Kollagenose). Nur sehr selten: Antikörper gegen native DNA und Sm. Vermehrter Nachweis von Zytomegalie-Virus-Antikörpern.
- *Weitere Laborbefunde je nach Organbeteiligung,* z. B. CK-Erhöhung (Myositis), Erhöhung der Nierenfunktionsparameter (Nierenbeteiligung), Erhöhung der Leberenzymaktivitäten (Leberbeteiligung), Blutgasanalyse (respiratorische Partial-/Globalinsuffizienz bei Lungenfibrose und/oder pulmonaler Hyper-tonie).
- *Experimentell interessante, noch nicht für die Routinediagnostik übliche Labor-befunde:* Erhöhung der löslichen IL-2-Rezeptoren (sIL-2 R): Korreliert mit Aus-maß der Hautdicke, Mortalität, Organbeteiligung und Blutsenkung, umgekehrt mit Krankheitsdauer. Erhöhung der Endothelin-1-Spiegel (ET-1) (Endothelin ist ein vasokonstriktorisches Peptid). Erhöhung von Interleukin-4 und -3 (bei limitierter Hautsklerodermie bei den Patienten mit Arthralgien) und des Inter-leukin-13 (korreliert mit BSG und CRP). Erhöhte Spiegel an verschiedenen Adhäsionsmolekülen (ICAM-l und VCAM-1 sowie P-Selectin): Korreliert mit Krankheitsaktivität. Erhöhung des TNFα im Serum bei Lungenfibrose.
- ▶ **Je nach Klinik sind folgende weitere Untersuchungen indiziert:**
  - *Röntgen-Thorax:* Bei Lungenbeteiligung Lungenfibrose und -infiltrate, Waben-lunge, entzündliche fibrosierende Alveolitis (geht der Fibrose voraus) und pul-monale Hypertension (in 5 %).
  - *Röntgen der Gelenke:* Pathognomonisch sind Akroosteolysen (in bis zu 50 %) als Zeichen der Sklerodaktylie (s. Abb. 10.14).
  - *Sonographie:* Abdomen, Thorax (bei Pleuraerguss), Arthrosonographie (bei Arthritiden).
  - *Echokardiographie:* Perikarderguss, pulmonale Hypertonie (einmal pro Jahr obligatorisch).

- *Thalliumszintigraphie:* Zum Nachweis einer Myokardbeteiligung (u. U. prognostisch bedeutsam).
- *Lungenfunktion mit CO-Diffusionskapazität:* Restriktive Ventilationsstörung. Die Diffusionskapazität ist bei einer Fibrose erniedrigt und dann als Verlaufsparameter geeignet.
- *Bei Dyspnoe und/oder pathologischem Befund im Röntgen-Thorax:* HR-CT der Lunge (Lungenfibrose und/oder Milchglasinfiltrate).
- *Bei Nachweis von Milchglasinfiltraten im HR-CT:* Bronchoalveoläre Lavage zur Bestimmung der Differenzialzytologie (neutrophile/lymphozytäre Alveolitis).
- *Bei Schluckstörungen:* Ösophagusmanometrie/-pH-Metrie und Ösophagus-Breischluck (Mobilitätsstörungen/Spasmus/Reflux bei Ösophagusbeteiligung), Ösophagusszintigraphie.
- *EMG:* Veränderungen in 70 %.
- *Kolon-Kontrast-Einlauf:* Dilatation und Hypersegmentation, Divertikel und Dilatation des Kolons.
- *Gelenkbiopsie:* Synovialitis in über 60 %.
- *Muskelbiopsie:* Eventuell lokalisierte Myositis, u. U. echte Polymyositis, histologisch diffus und herdförmig.
- *Gefäßbiopsie:* Oft Vaskulitis.
- *Kapillaroskopie*: Wertvoll zur Diagnostik eines Raynaud-Syndroms im Frühstadium.
  - Stadium I: Kapilläre Stase, Aneurysmata, Kapillardicke > 9/mm.
  - Stadium II: Megakapillaren, Kapillardichte 6–9/mm.
  - Stadium III: Dysforme Megakapillaren mit Kaliberschwankungen, Kapillardichte < 6/mm.
  - Stadium IV: Rarefiziertes Gefäßbett, gefäßfreie Zonen.
▶ **Quantifizierung der Hautveränderungen,** z. B. Rodnan-Score: Man palpiert die Hautdicke an 26 verschiedenen Stellen. Einteilung nach Grad 0 bis 4. Beim modifizierten Score wird an 17 Stellen palpiert, Einteilung in Grad 0 bis 3.

Differenzialdiagnosen

▶ **Differenzialdiagnose der Sklerodermie:** Generalisierte Form der zirkumskripten Sklerodermie (Morphaea) mit Unterformen.
▶ **Differenzialdiagnosen der PSS:**
- Vinylchlorid-Krankheit u. a. durch Chemikalien induzierte Syndrome.
- Toxisches Speiseölsyndrom (S. 238).
- Chronische Graft-versus-host-Krankheit.
- Paraffin- und Silikonarthropathie (S. 236).
- Alle anderen Kollagenosen (Übersicht S. 207).
- Eosinophile Fasziitis (S. 234).
- Mixed connective tissue disease (S. 239).

Therapie

▶ **Allgemein:** Die Therapie der PSS ist sehr schwierig und oft unbefriedigend. Angriffspunkte sind das Gefäßsystem, das Immunsystem und die Fibrose. Die Therapie muss multidisziplinär erfolgen. Eine Betreuung, die auch eine psychologische Führung und Begleitung der oft schwer leidenden Patienten mit einschließt, muss lebenslang gewährleistet sein.
▶ **Bei limitierter Sklerodermie ohne Organbeteiligung:** Häufig ist eine Verbesserung der Mikrozirkulation und eine begleitende physikalische Therapie ausreichend. Eine engmaschige Überwachung ist aber notwendig.
▶ **Medikamentöse Therapie:**
- *Raynaud-Syndrom:*
  - Vasoaktive Substanzen wie Kalziumantagonisten (z. B. Nifedipin 20–30 mg/d), Prostaglandin-Analoga (z. B. Iloprost [Ilomedin] 50–150 µg/d p. o. oder 0,5–2 ng/kg KG/min über 6 Stunden an 5 aufeinander folgenden Tagen – Abheilung von Ulzera beobachtet – oder Prostavasin 60 µg in

3 Stunden über 1–2 Wochen). Bisher gibt es nur Kurzzeitstudien von bis zu drei Wochen; Langzeiterfahrungen stehen noch aus.

- Prazosin als α-Rezeptoren-Blocker: Einschleichend dosieren, Erhaltungsdosis 4–5 mg/d.
- Versuch auch: Niedermolekulares Dextran, ggf. Heparin; lokal Nitro-Salben.
- Falls eine Therapie mit Betablockern läuft, diese absetzen.
- Zur Therapie kritischer akraler Ischämien laufen Therapiestudien mit dem Endothelin-Antagonisten Bosentan und mit Sildenafil.
- *Grundkrankheit:*
  - Glukokortikoide (S. 453) sind nur im Frühstadium und kurzfristig erlaubt, da sie die Kollagenreifung beschleunigen können. Eine Langzeittherapie muss vermieden werden, da sie eine renale Krise provozieren kann.
  - D-Penicillamin: Einschleichen mit 250 mg/d, Steigerung auf Dosen von mindestens 750 mg/d, ggf. 1000–1500 mg/d über mindestens 6 Monate. Da als Fibrosehemmer wirksam, besonders für frühe Stadien geeignet. Positive Einflüsse auf die Hauterkrankung sind beschrieben, aber nicht verlässlich. Nach Eintreten eines Therapieeffektes kann die Dosis wieder reduziert werden. *Cave:* Bekannte Nebenwirkungen des D-Penicillamin (S. 468), insbesondere nephrotisches Syndrom (in 10 %).
  - Cyclophosphamid: Bisher gibt es kaum kontrollierte Studien; u. U. in Kombination mit Glukokortikoiden in frühen Stadien, insbesondere mit Lungenbeteiligung.
  - Ciclosporin (3–4 mg/kg KG/d; vgl. S. 478): Positive Einflüsse auf Hautdicke, jedoch offenbar keine Besserung von Lungen- und Herzbeteiligung. *Cave:* Renale Nebenwirkungen (Niereninsuffizienz) und Entwicklung einer malignen Hypertonie, die sich der Grunderkrankung addieren.
  - Methotrexat (7,5–15 mg/Woche; vgl. S. 458): In offenen Studien für die Hautbeteiligung als günstig erwiesen, längerfristige kontrollierte Studien stehen noch aus.
  - Azathioprin (2 mg/kg KG/d; vgl. S. 475): In Einzelfällen in offenen Studien günstiger Einfluss auf Hautbeteiligung nachgewiesen.
  - Colchicin wird nur noch selten eingesetzt.
- *Lungenbeteiligung:*
  - Cyclophosphamid (vgl. S. 481): Bei aktiver Alveolitis wurden z. B. signifikante Besserungen des Lungenbefundes mit 1–2 mg/kg KG/d Cyclophosphamid + Prednisolon (unter 10 mg) nach 6 Monaten beschrieben.
  - Iloprost ist bei schwerer pulmonaler Hypertonie auch mittel- und längerfristig offenbar erfolgreich.
  - D-Penicillamin (S. 468) ist in manchen Fällen wirksam.
  - Zusatzbehandlung mit Antibiotika, Sekretolytika, Sauerstofftherapie.
  - Nifedipin zur Besserung der Diffusionskapazität.
  - Glukokortikoide (S. 453) bei Alveolitis.
- *Herzbeteiligung:*
  - Glukokortikoide (S. 453) bei Myokarditis und Perikarditis.
  - Nifedipin zur Verbesserung der myokardialen Perfusion und des Energiestoffwechsels.
  - Bosentan (Endothelin I-Antagonist) zur Therapie der sekundären pulmonalen Hypertonie.
  - Einzelberichte zur Senkung der pulmonalen Hypertonie durch Sildenafil liegen vor.
- *Muskelbeteiligung:* Glukokortikoide (S. 453).
- *Nierenbeteiligung:* Besonders wichtig ist die Behandlung der renalen Hypertonie und der renalen Krise. Hier müssen rasch hochdosierte ACE-Hemmer (z. B. Captopril) eingesetzt werden, da dadurch die Prognose wesentlich gebessert werden kann.
- *Ösophagusbeteiligung:* Omeprazol, Metaclopramid, H2-Rezeptoren-Blocker.

- *Therapie und Prophylaxe der Hauterkrankung:*
  - Sorgfältige Hautpflege mit heparinoid- und hyaluronidasehaltigen Externa.
  - Vermeidung von Nikotin.
  - Bei Hautulzera: Verbesserung der Rheologie, lokal Dimethylsulfoxyd (DMSO), hyperämisierende Salben und Cremes.
  - Bei infizierten Nekrosen Antibiotika.
- *Experimentelle Therapie:*
  - Einzelbeobachtungen zum erfolgreichen Einsatz von TNF-Blockern.
  - Anti-Lymphozyten-Globulin: In ersten Pilotstudien günstig, eventuell Beeinflussung der Lungenfibrose.
  - Rekombinanter Gewebe-Plasminogen-Aktivator: Bei digitaler Ischämie offenbar kurzfristig wirksam.
  - Monoklonale Antikörper (Campath-1 H): Einzelbeobachtungen bei diffuser kutaner Sklerodermie.
  - Stammzellen-Transplantation: Einzelbeobachtungen.
  - Rekombinantes kutanes Relaxin (insulin-ähnliches heterodimeres Protein): Steigert Hautelastizität und Dehnbarkeit im Experiment. Noch keine kontrollierte Therapiestudie, möglicherweise aber ein neuer Weg.
▶ **Physikalische Therapie** (vgl. S. 514):
  - Hauthyperämisierende Maßnahmen: Bindegewebsmassage, CO_2-Bäder, niederfrequente Stromformen.
  ▷ *Vorsicht* mit Wärme und Kälte bei ischämischen Hautbezirken.
  - Auflockerung des Hautbindegewebes: Ultraschall, auch in Kombination mit Krankengymnastik, weiche Massagen.
  - Kontrakturbehandlung und Mobilisation: Krankengymnastik auch unter Wasser.
  - Bei Lungen- und Herzbeteiligung: Atemtherapie (Atemgymnastik), eventuell Inhalation mit Sole, dosierte „Kreislauf-Gymnastik".
  - Iontophorese mit Hyaluronidase und hyperämisierenden Substanzen.
  - In frühen Stadien: Manuelle Lymphdrainage.
▶ **Von guter Wirkung auf Funktion und Psyche:** Ergotherapie (S. 522), psychologische Führung, ggf. Verhaltenstherapie.
▶ **Kurorttherapie** (S. 523):
  - Voraussetzung für die kombinierte balneophysikalische Behandlung sind eine ausreichende kardiale und allgemeine Belastbarkeit ohne schwere viszerale Beteiligung.
  - *Heilmittel:* CO_2-Quellen, Thermen, Schwefelwasser und Radonbäder.
  ▷ *Cave: :* Moorbäder.

Prognose

▶ Der Verlauf ist extrem variabel, eine Prognose ist u. U. erst nach mehrjähriger Beobachtung möglich.
▶ Die Prognose ist schlechter als beim CREST-Syndrom (S. 233).
▶ Prognostisch ungünstig für Haut und Gelenke: Hautverdickungen bereits vor Raynaud-Syndrom, rapid zunehmende und diffuse Hautbeteiligung am Stamm.
▶ Prognostisch ungünstig hinsichtlich der Lebenserwartung: Herz-, Nieren- und Lungenbeteiligung, Anämie sowie männliches Geschlecht und höheres Alter über 64 Jahre.
▶ Linearer Abfall der Überlebensquoten: Nach einer Krankheitsdauer von 2 Jahren leben noch 80 %, nach 5-Jahren 35–70 %, nach 8,5 Jahren 50 % und nach 12 Jahren 30 %.
▶ Im Vergleich zu Gesunden ist die Malignom-Rate offenbar etwas höher (Lungen-Ca, Mamma-Ca, Non-Hodgkin-Lymphome).

10.6 Sonderformen der systemischen Sklerodermie

CREST-Syndrom

▶ **Definition:** Sonderform der progressiven systemischen Sklerodermie mit besserer allgemeiner Prognose.

▶ **Ätiologie und Pathogenese** s. PSS (S. 224).

▶ **Klinik, klinischer Befund:**

◪ *Hinweis:* Inkomplette Formen (CRST, CRT, RST etc.) sind die Regel.

● *Calcinosis* (C): Überwiegend solitäre weißliche kutane Knoten, meist symptomlos, an Fingerendgliedern und druckbelasteten Stellen, vermutlich handelt es sich um Kalziumphosphat oder -apatit. Die Knoten können ulzerös nach außen durchbrechen (s. Abb. 10.17).

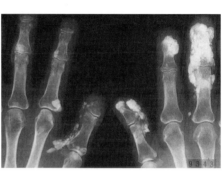

Abb. 10.17 Ausgedehnte Verkalkungen (Calcinosis) bei einer 34-jährigen Patientin mit CREST-Syndrom, am Zeigefinger links auch deutliche Akroosteolyse

● *Raynaud's Phenomenon* (R) (95 %).
● *Esophageal Hypomobility* (E) (80 %).
● *Sklerodactyly* (S): Bindegewebeveränderungen sind weniger ausgeprägt als bei der klassischen PSS. Ein Gesichts- und Handbefall sowie Fingerkuppennekrosen sind besonders typisch. Die kutane Sklerose soll die Ellenbogenregion nach proximal nicht überschreiten und den Stamm aussparen.
● *Teleangiectasia* (T): Treten auch an nicht befallener Haut und Schleimhäuten (80 %) auf.
● *Lungenbeteiligung:*
  – Eine Lungenfibrose tritt in gleicher Häufigkeit wie bei der klassischen PSS auf.
  – Eine schwere pulmonale Hypertonie kommt fast ausschließlich beim kompletten CREST-Syndrom vor.
● *Sjögren-Syndrom:* Entwickelt sich bei über der Hälfte der Patienten, Ro (SS-A)- und La (SS-B)-AK sind aber nicht nachweisbar.
● *Weitere Manifestationen:* Arthralgien und Akroosteolysen, viel seltener Herzinsuffizienz und Nierenbeteiligung. In manchen Fällen sind auch die großen Gefäße betroffen. Auffallend häufig ist das CREST-Syndrom mit einer primär biliären Leberzirrhose, die u. U. vorausgeht, assoziiert.

▶ **Diagnostik:**

● *Klinik* s. oben.
● *Labor:* Antinukleäre Antikörper (ANA) und Rheumafaktoren sind ähnlich häufig wie bei klassischer PSS (S. 228). Hochcharakteristisch sind Antizentromer-Antikörper (in 50[– 70?] %).

▶ **Differenzialdiagnosen/Abgrenzung zu anderen Erkrankungen:**

● Die Abgrenzung vom Thibiérge-Weissenbach-Syndrom (S. 226) ist schwierig, eventuell sind beide identisch.
● Überlappungen mit der klassischen PSS und anderen Kollagenosen sind möglich (Dermatomyositis verursacht z. B. auch Verkalkungen).

- *Gelenkbeteiligung bei primärer biliärer Zirrhose:*
  - In 9 % Polyarthritis, meist symmetrisch, der Interphalangeal-, Hand-, Sprung- und Kniegelenke; schubweise für Wochen bis Monate, keine bleibenden Deformitäten.
  - Klinik der Zirrhose: Juckreiz, Müdigkeit, Ikterus.
  - Radiologisch manchmal diskrete Gelenkspaltverschmälerung, keine Erosionen.
  - In 96 % antimitochondriale Antikörper, in 60 % Antikörper gegen glatte Muskulatur, in 30 % Anti-ENA-AK, in 20 % Anti-DNA-AK.
  - Koinzidenz der primären biliären Zirrhose mit einer echten rheumatoiden Arthritis, Sklerodermie, CREST-Syndrom, Raynaud-Syndrom, Hashimoto-Thyreoiditis, Keratokonjunktivitis sicca.

▶ **Therapie:**
- *Therapie der Grundkrankheit* s. PSS (S. 224).
- *Calcinosis:* In Einzelfällen wurde eine Rückbildung unter Diltiazem (240–480 mg/d) und Warfarin beobachtet. Bei einer sekundären Entzündung der Kalkdepots kann eventuell Colchicin gegeben werden.

▶ **Prognose:** Die Überlebensprognose ist in der Regel viel besser als bei PSS.

Silikosklerodermie

▶ **Definition:** Die Silikosklerodermie ist eine nach einer Silikatexposition auftretende progressive systemische Sklerodermie (PSS) in Kombination mit einer pulmonalen Silikose.

▶ **Ätiologie:** Silikatstaubinhalation. Der Kausalzusammenhang zwischen Silikose bzw. Quarzstaubexposition und Sklerodermie ist gegenwärtig weder beweis- noch widerlegbar, die Indizien sprechen dafür. In der Anamnese von PSS-Patienten ist eine Silikatexposition allerdings ohnehin ungewöhnlich häufig.

▶ **Epidemiologie:** Exakte Daten sind nicht verfügbar. Die Assoziation zwischen Quarzstaub-Exposition und Sklerodermie wurde bei Arbeitern in Kohlebergwerken, Goldminen und bei Steinmetzen beobachtet.

▶ **Klinik, klinischer Befund:**
- *Pulmonale Silikose:* Sie entwickelt sich durchschnittlich 15 Jahre nach einer Silikatexposition.
- *Sklerodermie:* Sie tritt meistens nach, manchmal aber auch vor der Silikose auf. Die Symptome sind: Sklerodaktylie, Raynaud-Syndrom, Lungenfibrose.

▶ **Diagnostik – Labor:** 50 % der Silikat-Exponierten haben Anti-Topoisomerase-AK (Scl70-AK).

Eosinophile Fasziitis

▶ **Synonym:** Shulman-Syndrom.

▶ **Definition:**
- Wahrscheinlich handelt es sich um eine Sonderform der Sklerodermie mit besonderer Beteiligung der Muskelfaszien ohne Einbeziehung innerer Organe.
- Die Frage, ob es sich um eine eigenständige Erkrankung handelt, ist noch nicht geklärt. In Einzelfällen wurde als Sonderform eine „Multisystemkrankheit" beschrieben. Ähnlichkeiten bestehen zu dem Eosinophilie-Myalgie-Syndrom (S. 238) und dem toxischen Speiseölsyndrom (S. 238).

▶ **Ätiologie und Pathogenese:**
- Wahrscheinlich Immunpathogenese.
- Auffallend häufig beginnt die Erkrankung nach schweren körperlichen Anstrengungen.
- In Einzelfällen wurde Trichloräthylen als Auslöser beschrieben, diskutiert wird auch L-Tryptophan.
- Sonderformen der Fasziitis ohne Eosinophilie (palmare und plantare Fasziitis) können offenbar auch medikamentös induziert werden (Tuberkulostatika).

▶ **Epidemiologie:** Bisher sind erst mehrere hundert Fälle, meist bei jungen Erwachsenen, publiziert worden.

► **Klinik, klinischer Befund:**
- Erstsymptom: Meist Schmerzen, Schwellung und Druckschmerzhaftigkeit an den Händen, Unterarmen, Füßen und Beinen.
- Hautbeteiligung: Zunehmend schwere sklerodermieähnliche Induration der Haut der Extremitäten und des Stammes mit Pigmentstörungen, „Groove sign" (Furchen-Zeichen, Abb. 10.18), Bewegungseinschränkungen der Hände und Füße. Ein Raynaud-Syndrom kommt meistens nicht vor.
- Myalgien und Arthralgien.
- Häufig Karpaltunnelsyndrom und Flexionskontrakturen der Hände.
- Häufig Fieber und Gewichtsverlust.
- Mögliche Koinzidenz mit malignen Tumoren.
- In besonderen Fällen: Thrombozytopenie, aplastische Anämie und myelodysplastische Syndrome.

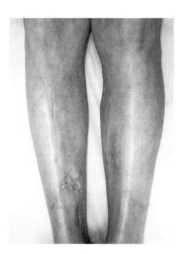

Abb. 10.18 „Groove sign" (Einziehung der Haut über den Venen) bei eosinophiler Fasziitis; von K. Krüger, München [1]

► **Diagnostik:**
- *Klinik* s. oben.
- *Labor:*
  - Blutbild: Diagnostisch richtungsweisend ist eine Eosinophilie von bis zu 50 % der Granulozyten im peripheren Blut. Eine Eosinophilie wird aber auch bei PSS beobachtet.
  - Polyklonale Vermehrung der Gammaglobuline.
  - Zirkulierende Immunkomplexe (in 50 %).
  - Rheumafaktoren (in 10 %), antinukleäre Antikörper (in 20 %).
  - Mitunter Erhöhung von Muskelenzymen.
- *Biopsie:* Sie muss so tief sein, dass Faszien- und Muskelgewebe enthalten sind. Histologische Befunde sind Entzündung, Fibrose, Rundzellinfiltrationen, Eosinophilie und Kollagenvermehrung.
- *MRT* (S. 72): Eine Fasziitis ist auch ohne Kontrastmittel gut darstellbar.

► **Therapie:**
- *Nicht immer nötig:* Spontanremissionen mit einer Ausheilung innerhalb 2–3 Jahren kommen vor.
- *Glukokortikoide* (10–20 mg Prednisolon/d, vgl. S. 453): Bewirken meist eine drastische Besserung. Da aber eine bereits etablierte Fibrosierung nicht mehr beeinflusst wird, ist die Gabe nur in Frühstadien sinnvoll.
- *Im Versuch:* Cimetidin, Einzelbeobachtungen mit Hydroxychloroquin, Methotrexat, D-Penicillamin, Ciclosporin, Ketotifen.
- *Bei Kontrakturen und Bewegungseinschränkungen:* Physikalische Therapie (S. 514 ff).

▶ **Prognose:** In Einzelfällen entwickeln sich später viszerale Gefäßveränderungen wie bei PSS.

Pseudosklerodermie: Silikon-Arthropathie

▶ **Definition:** Seltene Pseudosklerodermie nach Mammaplastik mit Silikon- oder Paraffininstillation mit ähnlichen Symptomen wie bei der Sklerodermie, dem SLE und der rheumatoiden Arthritis.

▶ **Entwicklung:** 1964 erstmals als „human adjuvant disease" (analog zur Adjuvans-Erkrankung der Ratte) beschriebenes Syndrom mit Fieber, Hypergammaglobulinämie, Gewichtsverlust und Arthralgien nach Silikon- oder Paraffin-Plastik. 1982 erste Publikation einer Bindegewebskrankheit, danach ca. 80 Fälle, meist Sklerodermien, veröffentlicht.

▶ **Ätiologie und Pathogenese:**

▷ *Hinweis:* Trotz zahlreicher Kasuistiken ist die Kausalitätsfrage noch offen und diesbezüglich auch unter gutachterlichen Aspekten Zurückhaltung geboten.

- *Genetische Disposition:* Wird vermutet; eine Assoziation mit HLA-DR7, HLA-DR53, auch bei zwei HLA-identischen Schwestern, wurde beobachtet.
- *Organosilikone:* Gemische ganz verschiedener Polymere (meist Polydimethylsiloxan), die aber im Tierexperiment nicht als Adjuvans wirken.
- *Diskutiert wird:* Adjuvansähnliche Wirkungen der synthetischen Substanzen mit Induktion eines Autoimmunprozesses? Verschleppung von Silikonpartikeln in die Gelenke? Dadurch Induktion von Entzündung und Bindegewebsproliferation? Auslösung von Fibroblasten-Proliferation und Kollagen-Produktion durch Silizium ähnlich der Silikose?

▶ **Epidemiologie:**

- Meist erkranken Frauen im 3. und 4. Lebensjahrzehnt.
- In der Anamnese wurde früher häufig Tuberkulose beschrieben.
- Tatsächliche Angaben zur Häufigkeit und Zusammenhangsfrage sind nach wie vor nicht möglich. Gründe:
  - Die berichteten Fallzahlen sind sehr klein und z. T. inkomplett. Meist wurden retrospektive Studien analysiert.
  - Die Prävalenz ist gering, zur Frage eines erhöhten Risikos bräuchte man größere Zahlen.
  - Die tatsächliche Zahl silikonimplantierter Frauen ist nicht bekannt. Geschätzte Häufigkeit: Seit 1962 in Kanada 1 bis 2 Mio. Frauen; ca. 50 % der Frauen sind unter 35 Jahre alt. Zwischen Silikoninjektion und Prothesenimplantation bestehen außerdem erhebliche Unterschiede.
  - Zwischen Implantation und Erkrankung z. T. erhebliche Zeitverzögerung.
  - In mehreren großen Studien war die Prävalenz von Bindegewebserkrankungen bei silikonimplantierten Frauen nicht signifikant höher als bei nichtsilikonimplantierten, und auch bei ersten prospektiven Studien ergab sich kein erhöhtes Risiko. Aber: Endgültige Aussagen zum erhöhten Risiko und zur Zusammenhangsfrage sind noch nicht möglich.

▶ **Klinik, klinischer Befund:**

- Latenzzeit: Zwischen 2 und 23 Jahren. Bei kritischer Prüfung von Einzelfällen bestanden manchmal schon vorher Symptome.
- Häufigstes Symptom: Fieber und Arthritis oder Arthralgie.
- Auffallend häufig Fibromyalgie-ähnliche Symptome.
- Assoziationen zu anderen rheumatischen Erkrankungen: Sklerodermie (bei >50 %), seltener MCTD oder systemischer Lupus erythematodes, mitunter rheumatoide Arthritis.
- Selten: Polymyositis, Lungenfibrose, Proteinurie, Sjögren-Syndrom, Hashimoto-Thyreoiditis, Raynaud-Syndrom, Sarkoidose, palindromer Rheumatismus.

▶ **Diagnostik – Labor:** BSG (erhöht), Serumeiweiß-Elektrophorese (Hypergamma-globulinämie), Rheumafaktoren (in ca. 50 %), antinukleäre Antikörper (auf Hep2-Zellen in 60 %, auf Mäusenieren in 30 %), Anti-DNA-AK (in 8 %). In Einzelfällen: Anti-RNP-Antikörper, Antizentromer-Antikörper, Antikörper gegen Kollagen und Silicon, SS-A- und SS-B, Scl-70 und Antikardiolipin-AK (zunehmend mit Implantationsdauer).

▶ **Therapie:**
- In milden Fällen: Nicht steroidale Antiphlogistika (S. 447).
- Die Entfernung der Fremdkörper hat meist keinen Einfluss auf die Erkrankung. In Einzelfällen kam es zu einer Verbesserung der Symptomatik mit Senkung der ANA-Titer, in einem Fall aber auch zur Verschlechterung einer Sklerodermie.

Weitere Pseudosklerodermien

▶ **Definition:** Es handelt sich um weitere, durch chemische Substanzen induzierte sklerodermieartige Krankheitsbilder, z. T. mit Gelenk- und Organbeteiligung.

▶ **Ätiologie:** Diverse Chemikalien, z. B. Vinylchlorid, Kunstharze, Lösungsmittel, aromatische Kohlenwasserstoffe, aliphatische Kohlenwasserstoffe, Arzneimittel, Mineralien, Paraffin, Silikon, verunreinigtes Speiseöl, Kokain.

▶ **Pathogenese:** Diskutiert werden direkte toxische Wirkungen und die Umstimmung des Immunsystems.

▶ **Übersicht:** s. Tab. 10.8.
- Das toxische Speiseölsyndrom und das Eosinophilie-Myalgie-Syndrom werden aufgrund der klinischen Parallelen und der vermutlich gemeinsamen exogentoxischen Genese mit der eosinophilen Fasziitis (S. 234) zur Gruppe zusammengefasst und als verwandt angesehen.

Tabelle 10.8 · Pseudosklerodermien

Erkrankung	Ätiologie	Klinik, klinischer Befund	Besonderheit	Diagnostik	Therapie
Polyvinylchlorid-Krankheit	Polyvinylchlorid-dämpfe (beruflich)	Raynaud-Syndrom und sklerodermieartige Hautveränderungen, Akroosteolyen, Gelenkkapselverdickung an den Interphalangealgelenken, Fibrose der Leberpforte und Splenomegalie	keine Beteiligung von Ösophagus, Niere, Herz	zirkulierende Immunkomplexe, in der Kapillaroskopie sklerodermieähnliche mikrovaskuläre Veränderungen, radiologisch erosive und sklerosierende Veränderungen der Iliosakralgelenke	symptomatisch, Expositionsprophylaxe
toxisches Speiseölsyndrom	verunreinigtes (denaturiertes) Rapsöl	Allgemeinsymptome, Exanthem, Myalgien und Lungenödem (akut z. T. tödlich), später u. a. disseminierte Sklerodermie und Leberschäden	1981 in Südspanien bei 20 000 Einwohnern aufgetreten	im Blutbild Eosinophilie, Thrombozytopenie, auch Thrombozytose, Fettstoffwechselstörungen, erhöhte Leberenzymaktivitäten, ANA, in chronischen Fällen Basalmembran-Antikörper, Antiphospholipid-Antikörper (in 20–30 %)	Glukokortikoide bei interstitiellem Lungenödem
Eosinophilie-Myalgie-Syndrom	L-Tryptophan, Metabolit dessen? 5-Hydroxy-Tryptophan, L-Lysin und Niacin?	Leitsymptom – Myalgien; Husten, Dyspnoe, Pruritus, Ödeme, Muskelschwäche, Sklerodermie (in 25 %), Arthritiden	bisher in den USA 1700 Fälle bekannt, 85 % Frauen	Hauptkriterien: Eosinophilie über 1000/µl mit generalisierten schweren Myalgien ohne Hinweis auf Infektion oder Tumor. Antiphospholipid-Antikörper (in 20 %), Biopsie	Absetzen von Tryptophan (nicht immer wirksam). Glukokortikoide bei pulmonaler Beteiligung, auch spontane Besserung, häufig aber Residuen

10.7 Mixed connective tissue disease (MCTD)

Grundlagen

▶ **Synonym:** Sharp-Syndrom.
▶ **Definition:** Es handelt sich um eine sehr symptomreiche und bunte Mischkollagenose mit Zügen sowohl einer rheumatoiden Arthritis, eines Lupus erythematodes disseminatus, einer PSS und einer Polymyositis mit charakteristischem und weitgehend spezifischem Nachweis von Antikörpern gegen U1-RNP (vgl. S. 240).
▶ **Ätiologie und Pathogenese:** Ungeklärt. Die Assoziation mit HLA-DR4 spricht für eine genetische Disposition. Diskutiert werden Retroviren, Störung der Immunregulation oder der Endothelzellfunktion. Unklar ist auch noch, welche Rolle die charakteristischen Autoantikörper bei der farbigen klinischen Symptomatik spielen.
▶ **Epidemiologie:**
   • Exakte Zahlen zur Inzidenz und Prävalenz sind wegen der schwierigen differenzialdiagnostischen Abgrenzung nicht bekannt. Die Prävalenz beträgt vermutlich 10 Fälle/100 000 Einwohner.
   • Frauen erkranken 9-mal häufiger als Männer.
   • 10 % der Patienten sind Kinder.

Klinik, klinischer Befund

▶ **Raynaud-Syndrom** (90 %): Bei 25 % der Patienten ist es das Erstsymptom, es kann schon Jahre vor der kompletten Erkrankung auftreten.
▶ **Polyarthritis oder Polyarthralgien** (über 90 %): Der Verteilungstyp ist wie bei der rheumatoiden Arthritis (S. 116), symmetrisch an Hand-, Finger- und Kniegelenken. Erosionen und Deformierungen sind selten.
▶ **Hautveränderungen** (in 40 %): Verschiedenartig, ähnlich wie beim Lupus erythematodes (S. 207), auch diffuse Sklerodermie und Alopezie.
▶ **Sjögren-Syndrom** (10–20 %).
▶ **Diffuse Hand- und Fingerschwellungen:** Wie im frühen (ödematösen) Stadium der Sklerodermie und hochcharakteristisch. Klinisch imponieren sie als Wurstfinger und „swollen hands". In 85 % auch Sklerodaktylie, u. U. mit Akroosteolysen.
▶ **Myositis** (in 80 %): Schwäche und Druckschmerzhaftigkeit proximaler Muskeln.
▶ **Allgemeinsymptomatik:** Lymphknotenvergrößerungen (ca. 40 %), Hepato- und Splenomegalie (20 %) und Fieber (30 %).
▶ **Herzbeteiligung** (20–30 %): Meist Perikarditis.
▶ **Lungenbeteiligung:** In 80 %; bei 70 % asymptomatisch. Pleuritis in 35 %.
   ◱ *Cave:* Pulmonale Hypertonie (ähnlich häufig wie bei CREST-Syndrom S. 233).
▶ **Nierenbeteiligung** (selten, unter 5 %, bei Kindern häufiger): Immunkomplexnephritis. Prognose ist z. T. schlecht.
▶ **Ösophagusmotilitätsstörungen** (in 80 %): Bei 70 % asymptomatisch, s. PSS (S. 224).

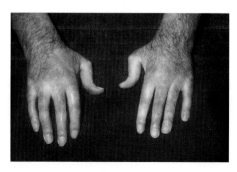

Abb. 10.19 Sklerodermie
-ähnliche Hautveränderungen
an den Händen mit Z-Deformität der Daumen bei MCTD

► **Beteiligung des Gastrointestinaltraktes** (mit Malabsorption) ähnlich der PSS ist selten.
► **Beteiligung des Nervensystems** (10%): Oft Trigeminusneuralgie, aber auch schwere zerebrale Störungen.

Diagnostik

► **Klinik:** Minimalverläufe (Raynaud, Arthralgie, Myalgie, Handschwellungen) können jahrelang bestehen, dann ist nur die Arbeitsdiagnose „noch nicht klassifizierbare Kollagenose" möglich.
► **Diagnostische Kriterien:** Drei verschiedene Kriterien-Sets mit unterschiedlicher Sensitivität und Spezifität sind im Gebrauch. Die Kriterien nach Alarcón-Segovia (s. Tab. 10.9) sind offenbar am meisten sensitiv und spezifisch, Überlappung mit anderen Bindegewebserkrankungen kommen hier nur in 16% vor.

Tabelle 10.9 · Diagnosekriterien der mixed connective tissue disease (nach Alarcón-Segovia, 1987)

serologisches Kriterium:
positive Anti-RNP-Antikörper: Titer $\geq$ 1 : 1 600

klinische Kriterien:
Handödeme, Synovitis, Myositis, Raynaud-Syndrom, Akrosklerosis

zur Diagnose müssen das serologische und mindestens drei der klinischen Kriterien erfüllt sein

► **Labor:**
- *Entzündungsparameter:* BSG, CRP erhöht.
- *Blutbild:* Anämie, Leukozytopenie, bei Kindern auch Thrombozytopenie.
- *Gammaglobuline:* Vermehrt.
- *Bei Myositis:* Erhöhung von Serum-Muskelenzymen.
- *Antinukleäre Antikörper* (100%): Hoher Titer, IgG-Typ, gesprenkeltes Fluoreszenzmuster.
- *Antikörper gegen U1-RNP* (100%) (vgl. S. 239<\QVZ>): Positiver Immunfluoreszenz-Titer > 1:1000. Der Nachweis der Antikörper mittels ELISA. Anti-U1-RNP-AK sind hochcharakteristisch und diagnostisch richtungsweisend, aber leider nicht krankheitsspezifisch. Sie kommen auch beim SLE (in 30–40%), bei der generalisierten Sklerodermie, rheumatoiden Arthritis und Polymyositis vor. Nur 50–70% der Patienten mit hohen Titern haben eine Mixed connective tissue disease.
- *Weitere Antikörper:* Anti-dsDNA-Antikörper (ca. 10%) als Abgrenzung vom SLE, Sm-Antikörper fehlen. Rheumafaktoren (60%).
► **Je nach klinischem Befund sind weitere Organuntersuchungen indiziert:** EMG und Muskelbiopsie, kardiale und pulmonale Untersuchungen, Ösophagusdiagnostik u. a.

Diagnostikprobleme

► Die Termini „mixed connetive tissue disease", „Mischkollagenose " (besser „undifferenzierte Kollagenose") und „Overlap-Syndrom" werden leider häufig gleich gesetzt. Die beiden letzteren sind aber Gattungsbegriffe und umfassen außer der MCTD auch andere Erkrankungen. Jede undifferenzierte Kollagenose kann noch nach Jahren in eine definierte übergehen.

Differenzialdiagnosen

► Alle anderen Kollagenosen (Übersicht S. 207): Die Abgrenzung ist häufig unmöglich.
► Rheumatoide Arthritis (S. 116).

Therapie

▶ **Bei dominierender Gelenksymptomatik:** Nicht steroidale Antiphlogistika (S. 447), ggf. Antimalarika.

▶ **Bei dominierendem Raynaud-Syndrom** s. PSS (S. 224).

▶ **Bei schwerer systemischer Erkrankung** (Vaskulitis, Myositis, fibrosierende Alveolitis): Glukokortikoide in höherer Dosierung (S. 453).

▶ **Bei dominierenden Handödemen, therapieresistenter Arthritis und Pleuritis:** Niedrig dosierte Glukokortikoide (S. 453). Glukokortikoide sind offenbar besser wirksam als früher angenommen. Bei Myositis: Prednisolon 1 mg/kg KG/d.

▶ **Als Basistherapie bei fibrosierender Alveolitis, Nephritis, systemischer Vaskulitis:** Zusätzlich zu Glukokortikoiden auch Immunsuppressiva, z. B. Cyclophosphamid (1–2 mg/kg KG/d; vgl. S. 481), auch als Bolustherapie (Cyclophosphamid als Infusion von 500 mg–1 g alle 2–4 Wochen unter engmaschiger Kontrolle). Kontrollierte Versuche stehen noch aus. Alternative: Azathioprin (2 mg/kg KG/d) zur Glukokortikoid-Einsparung, eventuell im Anschluss an die Cyclophosphamid-Therapie. Methotrexat ist im Versuch, z. B. bei Myositis.

▶ **Bei Kindern:** Meist schwerer Verlauf, deswegen oft Langzeit-Glukokortikoid-Therapie nötig (S. 453).

▶ **Physikalische Therapie** (S. 514): Je nach dominierender Symptomatik.

Prognose

▶ Die ursprüngliche Annahme einer besseren Prognose gegenüber dem SLE (S. 207) wurde widerlegt, sie ist eher schlechter. Nur in 60 % ist die Prognose gut.

▶ Die pulmonale Hypertonie kann letal enden.

▶ Die Häufigkeit auch schwerer Nierenbeteiligung (Nephritis, Vasulopathie) wurde früher unterschätzt.

▶ Selten: Übergang in SLE (S. 207) oder PSS (S. 224).

▶ Die Mortalität ist abhängig vom Organbefall, nach 6–12-jährigem Verlauf beträgt sie 13 %.

10.8 Dermatomyositis, Polymyositis

Grundlagen

▶ **Definition:** Es handelt sich um eine generalisierte entzündliche Erkrankung der quer gestreiften Muskulatur, bei der Dermatomyositis auch mit Hautbeteiligung, die allein oder auch begleitend zu anderen Autoimmunerkrankungen auftreten. Auffallend ist eine Syntropie mit malignen Tumoren bei der Dermatomyositis, wahrscheinlich auch bei der Polymyositis.

▶ **Ätiologie und Pathogenese:** Ungeklärt, diskutiert werden: Genetische Disposition (Assoziation mit HLA-B8, DR3, B14, B40, DRW52 u. a.)? Erreger (Viren, Toxoplasmen, Bakterien) ? Störungen der zellvermittelten Immunreaktionen? Autoantikörper?

▶ **Epidemiologie:**
  • Selten: 2–10 Neuerkrankungen/1 Mio. Einwohner/Jahr.
  • Frauen erkranken 2–3-mal häufiger als Männer.
  • Das mittlere Lebensalter (45–60 Jahre) wird bevorzugt. Im Kindesalter gibt es eine eigene Verlaufsform (S. 421).

Klinik, klinischer Befund

▶ **Beginn:** Die Erkrankung tritt meist schleichend innerhalb von 3–6 Monaten auf, selten manifestiert sie sich akut mit Rhabdomyolyse und Myoglobinurie. Allgemeinsymptome (Müdigkeit, Gewichtsabnahme, Fieber) sind möglich.

▶ **Manifestationen an der Muskulatur:**
  • *Initial- und Leitsymptom:* Proximal betonte Muskelschwäche, die symmetrisch am Schulter- und Beckengürtel auftritt (s. Abb. 10.20). Verbunden damit ist ein erschwertes Aufstehen vom Sitzen und Liegen, Treppensteigen und Hochheben der Arme.

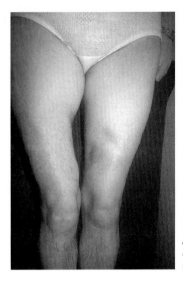

Abb. 10.20   Atrophie des medialen Anteils des rechten Musculus quadriceps bei Polymyositis

- Distale Muskelschwächen treten eher im späteren Verlauf auf.
- Muskelkaterartiger Muskelschmerz und Muskelatrophie (beides in 50 %).
► **Gelenksymptomatik:** Polyarthritis und Arthralgien ohne Erosionen (in 40 %) mit meist symmetrischem Befall von Hand-, Knie- und Fingergelenken und Morgensteifigkeit.
► **Begleitende Malignome** (20 %):
- Meist Karzinome an Mamma, Magen, Bronchien, Ovarien.
- Die Neoplasien können der Myositis vorangehen und treten mit zunehmenden Lebensalter häufiger auf. Sie können so klein sein, dass sie klinisch initial nicht erfassbar sind.
- Die Häufigkeit begleitender Malignome und ihre quantitative Zuordnung zur Dermatomyositis werden unverändert kontrovers diskutiert. Neoplasien der Ovarien kommen offenbar bei Dermatomyositis häufiger vor.
► **Lungenbeteiligung** (5–10 %): Lungenfibrose und Alveolitis (s. Jo-1-Syndrom, S. 246).
► **Herzbeteiligung** (in 20–30 %): Arrhythmien, Blockbilder, Kardiomyopathie.
► **Weitere Manifestationen:** Raynaud-Syndrom (30 %). Bei entsprechendem Organbefall (in 10–15 %) Dysphagie, Dysphonie und selten Strabismus. Selten auch Darmbeteiligung.
► **Bei Dermatomyositis polymorphe Hautbeteiligung:**
- *Charakteristisch* ist ein periorbitales Ödem mit rötlich-livider Verfärbung auch der Augenlider („heliotropes" Exanthem, s. Abb. 10.21).
- *Erythematöse Dermatitis:* Manifestiert sich als rötliche schuppende Papeln, besonders über den Handrücken, über den metacarpophalangealen und proximalen Interphalangealgelenken und auch im Bereich der Kniegelenke, Ellenbogen, inneren Knöchel, des Gesichtes, des Nackens und des oberen Rumpfes.
- *Facies myopathica:* Die Kombination von Hautveränderungen mit der mimischen Starre führt zu einem tieftraurigen, weinerlichen und verzweifelten Gesichtsausdruck.
- *Weinrot-livide Erytheme* (ggf. mit Ödem) treten an den Schultern, am Rücken und an den Oberarmstreckseiten auf.
- Atrophien, Schwellung, Rötung und Teleangiektasien am Nagelfalz (s. Abb. 10.22).
- Mundschleimhautulzera (in 20 %).

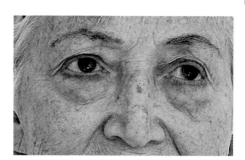

Abb. 10.21 Periorbitales Ödem und livide Verfärbung (heliotropes Exanthem); von R. Alten, Berlin [1]

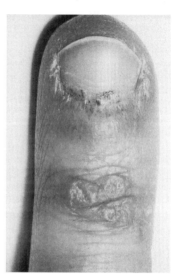

Abb. 10.22 Nagelfalzveränderungen und Gottron-Papeln über dem Fingerendgelenk bei Dermatomyositis

- *Weitere Manifestationen:* Teleangiektasien, Atrophien, Ulzerationen, ausgedehnte Schuppungen, Pigmentverschiebungen, sklerodermieartige Verhärtungen, raue Haut mit Rhagaden an den Fingerspitzen („mechanics hands").
- ► **Bei chronischem Verlauf:** Kontrakturen, Verkalkungen.

Diagnostik

► **Klinik** s. oben.
► **Klassifikationskriterien** s. Tab. 10.10.

> **Tabelle 10.10 · Klassifikation der Dermatomyositis und Polymyositis**
> **(nach Bohan und Peter, 1975, modifiziert nach Targoff, 1997)**
> ....
> 1. Symmetrische Schwäche der proximalen Muskulatur.
> 2. Erhöhungen der Serumspiegel von einem oder mehreren Skelettmuskelenzymen: Creatinkinase, Aspartat-Amino-Transferase, Alanin-Amino-Transferase, Laktat-Dehydrogenase, Aldolase.
> 3. Elektromyographisch kurze, kleine polyphasische Aktionspotenziale, Fibrillationen, positive scharfe Wellen, insertionale Irritabilität und bizarre hochfrequente Entladungen.
> 4. Histologisch Nekrosen von Typ-I- und Typ-II-Muskelfasern, Myophagie, perifaszikuläre Atrophie, entzündliches Infiltrat (interstitiell oder perivaskulär)
> 5. Nachweis eines myositisspezifischen Antikörpers.
> 6. Dermatomyositis-typische Hautveränderungen: periorbitale livide Erytheme und Ödeme, erythematöse Dermatitis (Gesicht, Hals, Hände, Nagelfalz).
>
> ....
> Eine **Dermatomyositis** kann angenommen werden bei typischen Hauterscheinungen und zwei weiteren Kriterien, wobei der Nachweis entzündlicher Muskelveränderungen im MRT Kriterium 3 oder 4 ersetzen.
> ....
> Eine **Polymyositis** gilt als gesichert bei Vorliegen der Kriterien 1 bis 4.

▶ **Labor:**

- Entzündungsparameter: BSG (erhöht) und Akute-Phase-Proteine (je nach Aktivität vermehrt).
- *Hochcharakteristisch:* Erhöhung der Kreatinkinase und anderer Muskelenzyme (LDH, GOT, Aldolasen). Kreatinkinase ist Aktivitätskriterium und Therapieparameter, aber:
  - ▷ *Beachte:* Eine Polymyositis kann selbst in schweren Fällen auch ohne Kreatinkinase-Erhöhung verlaufen!
- Antinukleäre Antikörper (20 %), Rheumafaktoren (30 %).
- Erhöhung von löslichen Interleukin-2-Rezeptoren (sIL-2 R) und Serum-Interleukin-Rezeptor-Antagonist (IL-1ra) aktivitäts-assoziiert.
- *Myositis-spezifische Antisynthetase-Antikörper:*
  - Anti-Jo-1-Antikörper (Antigen: Histidyl-tRNA-Synthetase) in 20–40 %.
  - Anti-PL-7-Antikörper (Antigen: Threonyl-tRNA-Synthetase) in 3 %.
  - Anti-PL-12-Antikörper (Antigen: Alanyl-tRNA-Synthetase) in 3 %.
  - Anti-EJ-Antikörper (Antigen: Glycyl-tRNA-Synthetase) in 2 %.
  - Anti-OJ-Antikörper (Antigen: Isoleucin-tRNA-Synthetase) in 2 %.
  - Anti-Leucyl-tRNA-Synthetase in unter 2 %.
  - Anti-Lysyl-tRNA-Synthetase in unter 2 %.
  - Antikörper gegen Glutamyl-tRNA-Synthetase in unter 2 %.
- *Weitere Myositis-spezifische oder -assoziierte Autoantikörper (selten):* Anti-SRP-Antikörper, Anti-FER-Antikörper, Anti-KJ-Antikörper, Anti-Mi-2-Antikörper, Anti-MAS-Antikörper.
- Urinuntersuchung: Kreatin- und Myoglobinurie im Schub.

▶ **EMG:** Polyphasie, Myopathiebild, Fibrillationen, pathologische Spontanaktivität.

▶ **MRT** (S. 72): Indiziert bei klinischem Verdacht, wenn noch keine Erhöhung der Kreatininkinase sichtbar. In T_2-gewichteten Bildern ist eine Entzündung u. U. schon vor dem Laborbefund sichtbar (ggf. zur Festlegung der Biopsieregion sinnvoll).

▶ **Magnetresonanz-Spektroskopie** (noch nicht zur Routinediagnostik): Eventuell sind metabolische Veränderungen erfassbar.

▶ **Muskelbiopsie:**

- Myositis: Zellinfiltration, Faserverquellung, Zerfall und Nekrosen von Muskelfasern, Phagozytosen, Regenerationszeichen, Atrophie, ungleiche Fasergröße. In fortgeschrittenen Stadien Fibrose.
- In 20 % kann die Biopsie negativ sein.
- Es ist auch eine Nadelbiopsie möglich.

► **Ausschluss eines Malignoms:**
▣ *Beachte:* Ein begleitender Tumor kann dem Nachweis entgehen, wenn nicht gezielt danach gesucht wird → Röntgen, Abdomen-Sono, Tumormarker u. a.

Differenzialdiagnosen

► Sekundäre Myositis bei anderen rheumatischen Erkrankungen: Sklerodermie (S. 224), SLE (S. 207), Sjögren-Syndrom (S. 246), rheumatoide Arthritis (S. 116)
► Polymyalgia rheumatica (S. 260).
► Paraneoplastische Myositis: Sie ist nicht von einer Myositis mit Tumor unterscheidbar. Es gibt auch eine „Dermatomyositis ohne Myositis" als paraneoplastisches Syndrom.
► Neurologische Systemerkrankungen.
► Begleitende Myositiden bei Virusinfektion.
► Infektiöse Myositis, z. B. Pyomyositis, meist durch Staphylococcus aureus.
► Idiopathische eosinophile Myositis: Muskelschmerz und Krämpfe, Extremitätenschwellung, Eosinophilie.

Therapie

► **Medikamentöse Therapie:**
▣ *Beachte:* Im Wesentlichen ist die Therapie empirisch, da es bisher nur wenige kontrollierte Studien gibt. Wegen der großen Variabilität des klinischen Bildes sollte immer ein individueller Behandlungsplan erstellt werden.
• *Mittel der Wahl sind Glukokortikoide* (vgl. S. 453):
– Initial 1–2 mg/kg KG Prednisolon-Äquivalent für mehrere Wochen geben, dann die Dosis vorsichtig reduzieren.
– Initial kann auch für 2–3 Tage ein Bolus von 1 g Prednisolon oder Methylprednisolon per infusionem gegeben werden.
– Kontrollparameter sind Kreatinkinase und die Muskelkraft.
– Dauer der Therapie: Mindestens 2–3 Jahre.
– Differenzialdiagnostisches Problem: Kortison-Myopathie!
• *In therapieresistenten Fällen:* Methotrexat (10–20–40 mg/Woche p. o. oder i. v.; vgl. S. 458), Azathioprin (2–3 mg/kg KG; vgl. S. 475) oder Cyclophosphamid (S. 481).
• *Bei Dermatomyositis:* Gute Erfahrungen wurden mit i. v.-Immunglobulinen (1–2 g/kg KG) gemacht.
• *Im Versuch:* Fludarabin, TNF-Blocker.
► **Physikalische Therapie:**
• In akuten Fällen nur kontrakturverhütend lagern und die Gelenke vorsichtig passiv durchbewegen. Alles andere ist kontraindiziert.
• Später ist die vorsichtige Krankengymnastik mit Atemgymnastik von essenzieller Bedeutung.
► **Operative Therapie:** In seltenen Fällen kommt es zur Remission der Erkrankung nach Tumorentfernung.

Verlauf und Prognose

► Der Verlauf ist äußerst variabel: Es gibt perakute Verläufe mit Tod im Schock, wie auch protrahierte Fälle mit Kontrakturen und Verkalkungen.
► Exakte prospektive Studien zur Prognose fehlen. Mit zunehmendem Alter wird die Prognose aber schlechter.
► Funktionelle Prognose: Am besten für die Dermatomyositis, am schlechtesten für die Einschlusskörper-Myositis (s. unten).
► Überlebensprognose: Am besten bei der Einschlußkörper-Myositis (s. unten) und der Kollagenosen-Begleitmyositis, bei Antisynthetase-Myositiden (s. unten) ist sie aufgrund der Lungenbeteiligung schlechter.
► 30–40 % der Patienten starben früher, vor der Möglichkeit einer Glukokortikoidtherapie, in den ersten Jahren (ohne Malignome). Heute beträgt die 5-Jahres-Überlebensrate etwa 90 %.
► Bei Begleitmalignomen ist der Tod nicht selten durch die Myositis bedingt.

Myositis-Sonderformen

▶ **Jo-1-(Antisynthetase-)Syndrom**:
- *Grundlagen:* Die Erkrankung beginnt meistens im Frühjahr, ätiologisch wird eine Infektion mit Pico-RNA-Viren diskutiert.
- *Klinik, klinischer Befund:*
  - Myositis (bis 90 %), fibrosierende Alveolitis (70 %) und Polyarthritis (70–80 %).
  - Das Syndrom beginnt gelegentlich wie ein Virusinfekt mit Abgeschlagenheit, Gewichtsverlust und Gliederschmerzen, begleitend treten Sklerodaktylie, Handödeme, Karpaltunnelsyndrom und Raynaud-Syndrom auf. Handdeformationen entstehen durch Gelenksubluxationen ohne Erosionen.
- *Labor:* Jo-1-Antikörper (S. 244), gelegentlich auch antinukleäre Antikörper, DNA-Antikörper, U1-nRNP-Antikörper, SS-A-Antikörper. Ein Jo-1-Syndrom mit Antikörpern gegen nur eine Synthetase ist wahrscheinlich nur eine von mehreren zu erwartenden Unterformen mit anderen Antisynthetase-Antikörpern mit besonderem immungenetischen Bezug (Jo-1-Antikörper sind assoziiert mit den HLA-Antigenen D3, DRw52, DRB*0501).

▶ **Einschlusskörper-Myositis**:
- *Grundlagen:* Die Ätiologie ist unklar. Männer erkranken dreimal so häufig wie Frauen, meistens nach dem 50. Lebensjahr.
- ▶ *Wichtig:* In bis zu 15 % der Fälle ist die Einschlusskörper-Myositis mit systemischen Autoimmunkrankheiten assoziiert.
- *Klinik, klinischer Befund:*
  - Leitsymptom: Es entwickelt sich schleichend an den Beinen eine proximal betonte Muskelschwäche, die z.T. auch die Arme betrifft. Gelegentlich kommt ein asymmetrisches Befallmuster vor.
  - Gelegentlich Myalgien und Schluckstörungen, keine Herzbeteiligung.
- *Diagnostik:*
  - Frühbefund: Durch eine erhebliche Quadrizepsschwäche fehlt der Patellarsehnenreflex.
  - Kreatinkinase: Normal oder nur mäßig erhöht.
  - EMG: Fibrillationen als pathologische Spontanaktivität, polyphasische myopathische Potenziale, gelegentlich auch neuropathische Potentiale.
  - Histologisch: Im Gegensatz zur Poly- und Dermatomyositis können hypertrophische Fasern mit Vakuolen und eosinophile hyaline Einschlüsse im Zytoplasma nachgewiesen werden.
  - Diagnostisch ebenfalls verwertbar: Kein Ansprechen auf höherdosierte Glukokortikoide.
- *Prognose und optimale Therapie* sind mangels Erfahrungen noch unklar.

Aktuelle Tendenzen

▶ Neue Informationen über Myositis-assoziierte Autoantikörper mit Definition von Untergruppen (z. B. verschiedene Antisynthetasesyndrome) sowie eine den aktuellen Erkenntnissen angepaßte bessere Klassifikation und Nomenklatur lassen auch eine bessere Individualisierung der Therapie erwarten.

10.9 Sjögren-Syndrom

Grundlagen

▶ **Definition:** Das Sjögren-Syndrom ist das Modell einer „Autoimmun-Exokrinopathie" mit den Leitsymptomen Keratoconjunctivitis sicca und Xerostomie (Sicca-Syndrom), das die verschiedensten exokrinen Drüsen einbezieht und bei dem charakteristische Autoantikörper (Ro [SS-A] und La [SS-B]) nachgewiesen werden können. Durch Lymphozyten-Infiltrationen, die die Drüsenepithelien ersetzen, geht die Sekretionsleistung zurück. Das Sjögren-Syndrom kann für sich allein (primär) auftreten oder andere Autoimmunkrankheiten (sekundär) begleiten.

▶ **Ätiologie und Pathogenese:**
- *Diskutiert werden:*
  - Genetische Disposition: Assoziation mit HLA-B8, HLA-DR3, HLA-Dw3, DR5, DR11, DRw52, DRw53, DRB1*1101 oder 1104 u. a.
  - Virale Genese z. B. durch HTLV-1, Hepatitis C, Epstein-Barr, Zytomegalie, HIV.
  - Störung humoraler und zellvermittelter Immunreaktionen.
- *Autoimmun-Exokrinopathie:* Andauernde Immunreaktionen durch Oligo- und monoklonale Hyperaktivität.

▶ **Pathologie:**
- Lymphoplasmazelluläre Entzündung von Speichel-, Tränen- und anderen exokrinen Drüsen, u. U. mit Bildung sog. myoepithelialer Inseln und Drüsenatrophie.
- u. U. Generalisation mit Lymphknotenbeteiligung (Pseudolymphom).
- *Seltener:* Übergang in Malignom in Speicheldrüsen, Lymphknoten und lymphatischen Organen.

▶ **Epidemiologie:**
- Die tatsächliche Inzidenz und Prävalenz sind wegen abortiver Formen als Sicca-Syndrom nicht abschätzbar. Geschätzte Zahlen: Inzidenz 1 Fall/1250 Frauen, In Griechenland Prävalenz 0,6 %, in China je nach angewandten Kriterien 0,33–0,77 %.
- 90 % der Patienten sind Frauen.
- Das Sjögren-Syndrom tritt in allen Lebensaltern, mit einer Hauptmanifestation bei 50 Jahren auf.
- *Assoziationen:* Am häufigsten ist eine Assoziation mit der rheumatoiden Arthritis (50–60 %); weiterhin SLE, systemische Sklerodermie, Mixed connective tissue disease, Vaskulitis, gemischte Kryoglobulinämie, destruierende nichteitrige Cholangitis (primär biliäre Zirrhose; über 50 %), chronisch aktive Hepatitis (35 %), Hashimoto-Thyreoiditis, CREST-Syndrom, Dermato- und Polymyositis, primäre Hypothyreose.

Klinik, klinischer Befund

▶ **Keratoconjunctivitis sicca:** Augentrockenheit, Fremdkörpergefühl, konjunktivale Injektion, Hornhautdefekte, mangelnder Tränenfluss.

▶ **Xerostomie:**
- Mundtrockenheit, Ankleben der Zunge, auch Pharyngitis und Laryngitis, Unmöglichkeit, trockene Kekse zu essen, Neigung zu Karies, Zungenbrennen, Schluckbeschwerden, Durstgefühl u. a.
- Der normale Speichelpool unter der Zunge fehlt.
- *Folgen:* Atypische Karies (80 %), Zungen-Fissuren (70 %), Candidiasis (70 %).

▶ **Weitere Symptome durch die Manifestation an Drüsen:**
- *An der Parotis:* Ein- oder doppelseitige Vergrößerung (in 60 %) (s. Abb. 10.23).
- *Im Bereich der Atmungsorgane:* Rezidivierende Bronchitis, Tracheitis, Rhinitis sicca.
- *An den Gastrointestinalorganen:* Hyp- und Anazidität des Magens, Pankreasfunktionsstörungen, auch Pankreatitis.
- *An den Urogenitalorganen:* Trockenheit der Scheidenschleimhaut.

▶ **Extraglanduläre Manifestationen:**
- *Allgemeinsymptome* (in 60–70 %): Subfebrile Temperaturen, Myalgien, Arthralgien.
- *Fibromyalgie-Symptome* (in über 40 %): Mit multiplen „tender points", begleitet auch von erhöhter Depressivität
- *Lungenbeteiligung:* Pneumonitis und interstitielle Lungenfibrose.
- *Leberbeteiligung:* Sklerosierende Cholangitis, primäre biliäre Zirrhose.
- ZNS-Symptome, Neuropathie, Mononeuritis multiplex.
- *Nierenbeteiligung:* Interstitielle Nephritis, Glomerulonephritis, Amyloidose, Vaskulitis, renal tubuläre Azidose.

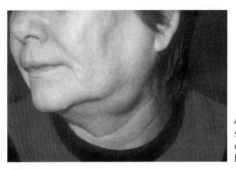

Abb. 10.23 Schwellung der submandibularen Speicheldrüsen und Ohrspeicheldrüsen bei Sjögren-Syndrom

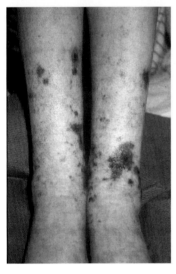

Abb. 10.24 Vaskulitis der Beine bei Sjögren-Syndrom

- *Vaskulitis* (10 %): z. B. als Purpura, aber auch generalisierte Vaskulitis mit viszeraler Beteiligung möglich (s. Abb. 10.24).
- *Weitere Manifestationen:* Autoimmun-Thyreopathie, Raynaud-Phänomen (40 %), Lymphknotenvergrößerung (20 %) und Entwicklung von Lymphomen (Pseudolymphome). Selten ist eine Herzbeteiligung, dabei kommt es zu einer asymptomatischen Perikarditis und einer linksventrikulären diastolischen Dysfunktion.

Diagnostik

▶ **Klinik** s. oben.
▶ **Klassifikationskriterien:** Es existieren zahlreiche national verschiedene Klassifikationskriterien, dies erschwert die Diagnostik. Die europäischen Klassifikationskriterien (s. Tab. 10.11) sind 1993 publiziert und inzwischen auch in größeren Fallzahlen evaluiert worden. Sie basieren auf subjektiven (anamnestischen) und objektiven Befunden.

Tabelle 10.11 · Europäische Klassifikationskriterien des Sjögren-Syndroms

Kriterien 1–6	subjektive durch Befragung erhobene und objektive Befunde
1. okuläre Symptome: mindestens eine positive Antwort erforderlich	persistierende lästige Augentrockenheit > 3 Monate?
	wiederholtes Fremdkörpergefühl (Sand oder Grieß) in den Augen?
	Einsatz von künstlichen Tränen > 3/Tag?
2. orale Symptome: mindestens eine positive Antwort erforderlich	tägliches Mundtrockenheitsgefühl > 3 Monate?
	wiederholt persistierende geschwollene Speicheldrüsen im Erwachsenenalter?
	häufiger Einsatz von Flüssigkeiten zum Schlucken trockener Speisen?
3. Augenbefunde: ein positives Resultat erforderlich	Schirmer-Test: ≤ 5 mm in 5 Minuten (s. unten)
	positiver Bengalrosa-Test: ≥ 4 Punkte (s. unten)
4. Lippenbiopsie: Befund muss erfüllt sein	charakteristische Histologie mit Fokus-Score ≥ 1 (s. unten)
5. Speicheldrüsentest: ein positives Resultat erforderlich	Speicheldrüsenszintigraphie
	Sialographie der Parotis
	nicht stimulierter Speicheldrüsenfluss ≤ 1,5 mm in 15 Minuten
6. Labor: Befund muss erfüllt sein	Anti-Ro(SS-A)- und/oder Anti-La(SS-B)-Antikörper

positive Klassifikation:
1. primäres Sjögren-Syndrom bei 4 der 6 Kriterien
2. sekundäres Sjögren-Syndrom bei Kriterium 1 oder 2 und zwei der Kriterien 3 bis 5

Ausschlussliste: bereits existierende Lymphome, HIV-Infektion, Sarkoidose, Graft versus host disease, Sialoadenose, Einnahme von Antidepressiva oder Antihypertensiva, Neuroleptika, Parasympathikolytika.

► **Labor:**
- *Entzündungsparameter:* BSG (fast immer erhöht), CRP (häufig normal).
- *Blutbild:* Anämie (in 25 %), Leukozytopenie (20 %), Eosinophilie (25 %).
- *Elektrophorese:* Hypergammaglobulinämie (80 %), auch Hypogammaglobulinämie.
- *Kryoglobuline:* Gelegentlich ist eine Kryoglobulinämie, meist als gemischte Form Typ II nachweisbar.
- *Immunkomplexe* (vermehrt).
- *Charakteristisch:*
  - Antikörper gegen La(SS-B)-Antigene (50–70 % bei primärem Sjögren-Syndrom) sind ein immunologisch-diagnostisches Charakteristikum, sie korrelieren mit dem bioptischem „Focus-Score" (s. unten).
  - Antikörper gegen Ro(SS-A)-Antigene (50–70 %, auch beim SLE).
- *Multiple weitere Antikörper* (nicht spezifisch):
  - Rheumafaktoren (90 %): z. B. IgA-RF.
  - Antinukleäre Antikörper (70 %).
  - Antikörper gegen Speicheldrüsengangsepithel (50 %),

- Schilddrüsenantikörper (35 %),
- Antiphospholid-Antikörper (20 %).
- HTLV-1-Antikörper (mit ELISA 30 %): Assoziiert mit extraglandulären Manifestationen.
- Anti-Hepatitis C-Antikörper (10 %).
- Anti-Fc-Gamma-Rezeptor-III-Antikörper: Korreliert mit nicht-erosiver Arthritis, Raynaud-Syndrom, Lungenbeteiligung.
- Antikörper gegen Epstein-Barr-Virus: Bei sekundärem Sjögren-Syndrom bei rheumatoider Arthritis.
- Gelegentlich DNA-Antikörper.
- *Im Speichel:* IL-6-Konzentrationen erhöht, Aktivitätsparameter.

▶ **Untersuchungen auf Keratokonjunctivitis sicca:**
- *Schirmer-Test:* Tränenbenetzung eines in den unteren Bindehautsack eingelegten Filterpapierstreifens unter 5 mm in 5 Minuten ist pathologisch. Die Testangaben sind aber nicht einheitlich.
- Anfärbung der Hornhautdefekte mit 1 % Bengalrotlösung oder Fluorescein. Punktbewertung (van Bijesterveld-Score) der epithelialen Defekte unter Spaltlampen-Betrachtung, mehr als 4 Punkte sind pathologisch.

▶ **Untersuchungen auf Xerostomie/ Speicheldrüsenveränderungen:**
- Messung der stimulierten Speichelsekretion durch Zitronensaft.
- Sialographie, Speicheldrüsenszintigraphie, Speicheldrüsensonographie, besonders aussagekräftig ist die MRT mit Hinweisen auf eine Vergrößerung, Strukturveränderungen und Stadium einer Speicheldrüsenvergrößerung.

▶ **Biopsie:**
- Eine Speicheldrüsenbiopsie wird meist an der Unterlippe vorgenommen, zusätzlich kann eine Tränendrüsenbiopsie erfolgen.
- Fokale Aggregate von mindestens 50 Lymphozyten, Plasmazellen und Makrophagen sind nahe den Acini nachweisbar und ersetzten diese. Focus-Score: Zahl der Foci/4 mm^2 Drüsengewebe.

Diagnostikprobleme

▶ Die diagnostischen Tests zur Objektivierung von Keratoconjunctivitis sicca und Xerostomie werden auch heute noch sehr verschieden angegeben.
▶ Die einzelnen Methoden werden international sehr unterschiedlich gewichtet und auch die quantitativen immunhistologischen Kriterien werden z. T. kontrovers diskutiert.
▶ Der Ausdruck Xerophthalmie wurde ursprünglich für die Vitamin-A-Mangelkrankheit am Auge verwendet.

Differenzialdiagnosen

▶ Andere Speicheldrüsenerkrankungen und Tumoren.
▶ Andere lymphoproliferative Erkrankungen.
▶ Virusinfektionen.
▶ **Sicca-Syndrom aus anderer Ursache:** Ein Sicca-Syndrom kann auch medikamentös bedingt sein. In der Bundesrepublik Deutschland leiden 8–10 Mio. Menschen am „Syndrom des trockenen Auges".

Therapie

◼ *Beachte*: Grundsätzlich ist eine lebenslange sorgfältige Überwachung notwendig.
▶ **Augen- und Schleimhautbeschwerden:** Symptomatisch gibt man künstliche Tränen aus Methylzellulose und künstlichen Speichel, man empfiehlt häufiges Trinken, weiche Kontaktlinsen, Zahnpflege, eventuell mit fluoridhaltigen Zahnpasten, Zuckerreduktion als Kariesprophylaxe, Luftbefeuchtung. Bei Candidiasis kann z. B. lokal Nystatin eingesetzt werden.
▶ Die Gabe des Parasympathomimetikums Pilocarpin (bis zu 4×5 mg/d) kann die Augen- und Mundtrockenheit symptomatisch lindern.

► In Einzelfällen wurde auch eine Wirksamkeit auf die Schleimhauttrockenheit mit hohen Dosen Bromhexin (3×16 mg/d) beschrieben.

► **Vaginaltrockenheit:** Symptomatischer Einsatz von Gelen.

► **Bei sekundärem Sjögren-Syndrom:** Die Therapie der begleitenden rheumatischen Erkrankung erfolgt wie üblich. Primär Gabe nicht steroidaler Antiphlogistika, empfohlen werden auch Antimalaria-Medikamente (S. 470) bei Arthritis und Arthralgien. Einzelbeobachtung: i. v. Gabe von Immunglobulinen (30 g in 2 Zyklen zu je 4 Tagen).

► **Bei dominierender Vaskulitis und Lungen- oder Nierenbeteiligung:** Glukokortikoide (S. 453), Immunsuppressiva, Cyclophosphamid (1,5 mg/kg KG/d; vgl. S. 481).

► **Bei Malignität:** Je nach Lokalisation Chemotherapie, Operation, Bestrahlung.

► **Gezielte Therapie eventueller Komplikationen:** Infektionen, pannöse Augenentzündung, Katarakte und Glaukom.

► **Im Versuch:** Glukokortikoid-Durchspülung der Speicheldrüsen.

Prognose

► **Primäres (unkompliziertes) Sjögren-Syndrom:** Therapieresistent, aber benigne.

► **Bei sekundärem Sjögren-Syndrom,** vor allem bei gleichzeitiger RA, scheint die Mortalitätsrate etwas höher zu sein als beim primären (unkomplizierten) Sjögren-Syndrom.

► **In besonderen Fällen Generalisation:** Auch nach jahrzehntelangem Verlauf kann die Erkrankung generalisieren, dabei entwickeln sich multiple Lymphome, eine Spleno- und Hepatomegalie, sowie lymphozytäre Infiltrationen der Lunge, Niere, Knochenmark und Muskeln. Die Prognose ist schlecht.

► **Maligne Lymphome:** Sie können auch noch nach jahrelangem Verlauf, auch ohne vorangegangene benigne lymphatische Generalisation, entstehen. Das Risiko an einem malignen Non-Hodgkin-Lymphom zu erkranken ist auf das über 50fache erhöht.

11 Vaskulitiden

11.1 Grundlagen und Übersicht

Definition

▶ Die Vaskulitiden sind eine inhomogene Gruppe ätiologisch, pathogenetisch und pathologisch ganz verschiedener Erkrankungen mit äußerst variabler klinischer Symptomatik und erheblichen Überlappungen in Verlauf und Krankheitsbild. Trotz verschiedener neuer Klassifikationen und Nomenklaturen gibt es immer wieder Abgrenzungsprobleme. Je nachdem ob man nach der Art des Gefäßbefalls, nach einer unterschiedlichen Immunpathogenese oder nach pathologisch-histologischen Kriterien eine Einteilung vornimmt, ergeben sich ganz unterschiedliche Konstellationen, was im Einzelfall die Diagnostik erheblich zu erschweren vermag.

Klassifikation

1. **Primäre, systemische Vaskulitiden** (eigenständige Erkrankungen mit einer Vaskulitis als Leitsymptom): Einteilung nach der Größe der befallenen Gefäße (Ergebnisse der internationalen Konsensuskonferenz in Chapel Hill, North Carolina, 1992):

   • *Vaskulitis großer Gefäße* (large vessel vasculitis):
     – Riesenzell-(Temporal-)Arteriitis (S. 257): Granulomatöse Arteriitis der Aorta und ihrer Hauptäste mit einer Prädilektion für die extrakraniellen Äste der Carotis.
     – Takayasu-Arteriitis (S. 255): Granulomatöse Entzündung der Aorta und ihrer Hauptäste.

   • *Vaskulitis von Gefäßen mit mittlerem Durchmesser* (medium size vessel vasculitis):
     – Klassische Panarteriitis nodosa (Synonym Polyarteriitis nodosa; S. 262): Nekrotisierende Entzündung der mittelgroßen und kleinen Arterien ohne Glomerulonephritis oder Vaskulitis in Arteriolen, Kapillaren oder Venolen.
     – Kawasaki-Syndrom (S. 427): Arteriitis, die die mittelgroßen und kleinen Arterien befällt und mit einem mukokutanen Lymphknotensyndrom assoziiert ist.

   • *Vaskulitis kleiner Gefäße* (small vessel vasculitis):
     – Wegener-Granulomatose (S. 267): Granulomatöse Entzündung mit Befall des Respirationstraktes und nekrotisierender Vaskulitis kleiner bis mittelgroßer Gefäße (Kapillaren, Venolen, Arteriolen und Arterien).
     – Churg-Strauss-Syndrom (S. 271): Eosinophilenreiche und granulomatöse Entzündung im Bereich des Respirationstraktes sowie nekrotisierende Vaskulitis kleiner bis mittelgroßer Arterien, assoziiert mit Asthma und Eosinophilie.
     – Mikroskopische Polyangiitis (S. 266): Nekrotisierende Vaskulitis der kleinen Gefäße mit wenig oder keinen Immunkomplexablagerungen mit Befall kleiner Gefäße (Kapillaren, Venolen oder Arteriolen).
     – Schönlein-Henoch-Purpura-Vaskulitis (S. 274): Hauptsächlich IgA enthaltende Immunkomplexablagerungen und Befall kleiner Gefäße.
     – Essenzielle kryoglobulinämische Vaskulitis: Vaskulitis der kleinen Gefäße (Kapillaren, Venolen oder Arteriolen), assoziiert mit nachweisbaren Serum-Kryoglobulinen.
     – Kutane leukozytoklastische Angiitis: Isolierte kutane leukozytoklastische Angiitis ohne systemische Vaskulitis oder Glomerulonephritis.

   • *Weitere primäre* (systemische oder nichtsystemische) Vaskulitiden:
     – Morbus Behçet: Vielleicht auch sekundäre Vaskulitis.
     – Endangiitis obliterans.

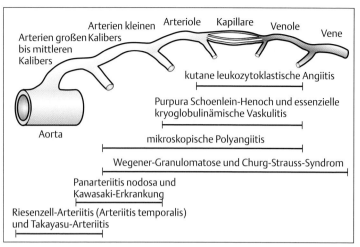

Abb. 11.1 Übersichtsabbildung modifiziert nach der Chapel-Hill Konferenz 1994

2. Sekundäre Vaskulitiden: Eine Vaskulitis tritt als Begleitsymptom einer Grund-
krankheit auf.
- *Vaskulitis bei anderen rheumatischen Erkrankungen:* Rheumatoide Arthritis,
  Kollagenosen, Morbus Behçet (eventuell primäre Vaskulitis).
- Diskutiert: Aortitis bei Spondylarthropathien.
- Paraneoplastische Vaskulitis.
- Vaskulitis bei Infektionskrankheiten (z. B. Virusinfektion).
- Vaskulitis durch Medikamente (z. B. Hydralazin).
- Vaskulitis nach Organtransplantationen.

3. Weitere Vaskulitiden: Übergangsformen, Mischformen, nicht klassifizierbare
Vaskulitiden.

Probleme der Einteilung der primären Vaskulitiden

▶ Die Klassifikation wurde eingeführt, um eine gemeinsame diagnostische Sprache
zu sprechen und unter Berücksichtigung des unterschiedlichen Gefäßbefalls zu
versuchen, einzelne Erkrankungen voneinander abzugrenzen.

▶ „Mikroskopische Polyangiitis" bedeutet: „Mikroskopische" Gefäße müssen, mittelgroße und kleine können aber auch beteiligt sein. Andererseits dürfen bei der
klassischen Panarteriitis nodosa keine „mikroskopischen" Gefäße beteiligt sein,
deswegen auch keine Glomerulonephritis.

▶ Dem Terminus „mikroskopische Polyangiitis" wurde gegenüber „mikroskopischer
Polyarteriitis" der Vorzug gegeben, weil häufig keine Vaskulitis der Arterien nachweisbar ist.

▶ Eine Wegener-Granulomatose kann „nicht granulomatös" als mikroskopische
Polyangiitis beginnen und sich erst später zur Wegener-Granulomatose entwickeln.

▶ Limitierte Formen der Wegener-Granulomatose lediglich in Form von Entzündungen ohne sichere Vaskulitis (die es gibt) fallen damit automatisch aus der Vasku-
litis-Nomenklatur heraus.

▶ **Fazit:** Die Nomenklatur-Einteilung verschiedener Vaskulitiden nach der befallenen Gefäßgröße kann damit immer nur ein Kompromiss sein.

Einteilung nach der Pathogenese

▶ Die folgende Einteilung ist nur ein Versuch, da Ätiologie und Pathogenese der verschiedenen Vaskulitiden erst teilweise bekannt sind.

▶ **Immunkomplexvermittelte Vaskulitiden:** Meist sekundäre Vaskulitiden bei SLE,
Hepatitis B und C, Kryoglobulinämien und Tumoren.

▶ **Pauci-immune Vaskulitis:** Immunkomplexe sind nur geringfügig oder gar nicht nachweisbar („pauci" = [nur] wenige, einige; Plural von lat. paucus), bezieht sich nicht auf andere Immunphänomene, wie z. B. zellvermittelte Immunreaktionen. Charakteristisch sind Antikörper gegen neutrophile Granulozyten (ANCA), Monozyten und Endothelzellen.

- *c-ANCA* (S. 46): Sehr starke Assoziation mit Wegener-Granulomatose (S. 267); Zielantigen ist die Proteinase 3, deswegen auch als PR3-ANCA bezeichnet.
- *p-ANCA* (S. 46): Bei den pauci-immunen Vaskulitiden meist Antikörper gegen Myeloperoxidase (MPO-ANCA). Enge Assoziation zur mikroskopischen Polyangiitis (in 60 % MPO-ANCA) (S. 266).

▶ **Durch T-Zellen vermittelte Vaskulitis,** z. B. granulomatöse Riesenzellarteriitis.

▶ **Infektiöse und neoplastische Vaskulitiden:** Durch direkte Einwirkung von Erregern und Tumorzellen.

Ätiologie, Pathogenese und Pathologie

▶ **Ätiologie:** Von Infektionen und Medikamenten abgesehen unbekannt.

▶ **Pathogenese:**
- Immunkomplexe und Antikörper s. pathogenetischer Einteilungsversuch (oben); auch Endothelzell-Antikörper.
- Komplementfraktionen.
- Infektionen von Endothel-Zellen.
- Exogene Faktoren (physikalisch, chemisch).

▶ **Pathologie:**
- *Leukozytoklastisch:* Hypersensitivitätsangiitiden, z. B. Schönlein-Henoch.
- *Nekrotisierend:* Panarteriitis-nodosa-Gruppe.
- *Granulomatös:* Wegener-Granulomatose, Churg-Strauss-Syndrom, Riesenzellarteriitis, Takayasu-Arteriitis.
- *Riesenzellen:* Riesenzellarteriitis, Takayasu-Arteriitis.
- *Folgen:* Wandzerstörung, Organinfarkte, Thrombosen, Obliterationen.

Klinik, klinischer Befund

▶ **Hautbeteiligung:**
- Bei vielen Vaskulitiden einziger Manifestationsort.
- Polymorphe Veränderungen: Erytheme, Papeln, Purpura, Livedo, Raynaud-Syndrom, Ulzera, Gangrän u. a.

▶ **Beteiligung des peripheren Nervensystems:** Neuropathie, Mononeuritis multiplex.

▶ **Beteiligung des ZNS und innerer Organe:** Extrem variabel.

Diagnostikprobleme

▶ Die Diagnose ist wegen der Symptomenvielfalt und Überlappungen meist schwer.

▶ Charakteristische oder spezifische Laborbefunde fehlen. Ausnahme: ANCA-assoziierte Vaskulitiden.

▶ Viele Vaskulitiden kommen als systemische und lokale Variante vor, was die Differenzialdiagnose zusätzlich erschwert. Ein Nachweis durch eine Biopsie sollte unbedingt angestrebt werden, mitunter ist auch eine Blindbiopsie sinnvoll.

Therapie

▶ **Glukokortikoide** (S. 453): Besonders wirksam sind sie bei systemischen nekrotisierenden Vaskulitiden, der Riesenzellarteriitis, der Takayasu-Arteriitis, begrenzt wirksam bei der Polyarteriitis.

▶ **Immunsuppressiva** (S. 475): Als Mittel der 2. Wahl zur Glukokortikoideinsparung oder als Basistherapie.

▶ **Zytostatika:** Sie sind bei rasch progredienten Verläufen mit viszeraler Beteiligung (vor allem Herz und Niere), bei Glukokortikoid-Resistenz oder zu hohem Glukokortikoidverbrauch indiziert. Cyclophosphamid (S. 481) ist das Standard-Präparat.

▶ **In akuten Fällen:** Plasmapherese (Effekt bisher nur teilweise dokumentiert).

▶ **Symptomatische Therapie:** Je nach Organbefall (Herzinfarkt, Asthma etc.).
▶ **Bei sekundären Vaskulitiden:** Behandlung der Grundkrankheit.
▶ **Aktuelle Tendenz:**
  • Wegen der hohen Rate gefährlicher Nebenwirkungen durch eine Cyclophosphamid-Dauertherapie wird eine Stadien- und Aktivitäts-adaptierte Therapie versucht.
  • Statt sehr aggressiver Therapie (Ausnahme sind schwere Verläufe) Cyclophosphamid-Bolustherapie, eventuell low-dose-Methotrexat-Therapie. Bei Virus-Ätiologie eventuell α-Interferon, hochdosierte Immunglobulin-Therapie (s. bei den einzelnen Krankheitsbildern).

11.2 Takayasu-Arteriitis

Grundlagen

▶ **Synonyme:** Aortenbogen-Syndrom, pulseless disease
▶ **Definition:** Die Takayasu-Arteriitis ist eine granulomatöse Entzündung (Riesenzellarteriitis) der Aorta und ihrer Hauptäste bei jüngeren Patienten unter 50 Jahren. Sie kann auch sekundär bei juveniler rheumatoider Arthritis, Morbus Still des Erwachsenen und systemischem Lupus erythematodes auftreten.
▶ **Ätiologie:** Unbekannt. Diskutiert werden Infektion mit Spirochäten, Tuberkelbakterien, Streptokokken.
▶ **Pathogenese:** Eine genetische Disposition ist fraglich, bei japanischen Patienten wurde gehäuft eine Assoziation mit HLA-Bw52 gefunden.
▶ **Epidemiologie:**
  • Die Inzidenz wird auf 2,6 Fälle/Mio.Einwohner/Jahr geschätzt, die Prävalenz ist nicht bekannt.
  • 80–90 % der Betroffenen sind Frauen.
  • Krankheitsbeginn: Meist zwischen 10 und 30 Jahren.

Klinik, klinischer Befund

▶ **Allgemeinsymptome:** In Frühphasen können Müdigkeit, Gewichtsverlust und geringes Fieber auftreten.
▶ **Symptome arterieller Durchblutungsstörungen** der oberen Extremitäten, seltener der unteren Extremitäten mit Claudicatio intermittens.
▶ **Hypertonie** (in 30 %): Sie ist ein Hinweis auf eine Nierenarterienstenose, der Blutdruck ist allerdings schwer messbar.
▶ **Kardiale Manifestation:** Aorteninsuffizienz und koronare Herzerkrankung sowie Herzinsuffizienz.
▶ **Sehstörungen** (in 30 %).
▶ **Gelenksymptomatik:** In 50 % treten Arthralgien oder eine milde vorübergehende Arthritis auf.
▶ **Hautveränderungen:** Sie sind ähnlich wie beim Erythema nodosum (S. 277).

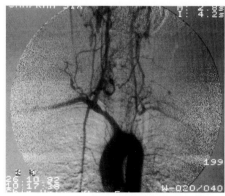

Abb. 11.2 Takayasu-Arteriitis mit Stenose an den Abgängen der linken A. carotis und A. subclavia

Diagnostik

► **Klinische Untersuchung:** Bei der Auskultation kann man vor allem über den Karotiden, der abdominellen Aorta und seltener über den Femoralgefäßen multiple Stenosegeräusche feststellen. Pulse fehlen oder sind verringert und es besteht eine Pulsasymmetrie über 30 mmHg zwischen dem linken und rechten Arm.
► **Klassifikationskriterien** (American College of Rheumatology) s. Tab. 11.1.

Tabelle 11.1 · Klassifikation der Takayasu-Arteriitis (ACR)

Alter bei Beginn bis 40 Jahre

Claudicatio-Symptomatik speziell der oberen Extremitäten unter Belastung

herabgesetzte Pulse in einer oder beiden Brachialarterien

systolische Blutdruckdifferenz über 10 mmHg zwischen beiden Armen

auskultatorisch nachweisbare Stenosegeräusche über einer oder beiden Aa. subclaviae oder der abdominellen Aorta

arteriographisch Verengung oder Verschluss der gesamten Aorta, ihrer Hauptäste oder von großen Arterien der oberen und unteren Extremitäten ohne sonstige Ursache

zur Klassifikation müssen 3 von 6 Kriterien erfüllt sein

► **Labor:** In aktiven Phasen sind BSG und CRP erhöht, im Blutbild ist eine Anämie und eventuell eine leichte Leukozytose nachweisbar.
► **Echokardiographie.**
► **Angiographie** (s. Abb. 11.2): Befunde s. Klassifikationskriterien; selten auch Pulmonalarterien-Beteiligung und Glomerulonephritis.
► **Doppler-Sonographie** (s. Abb. 11.3): Verdickung der betroffenen Arterienwand und Einengung des Lumens (z. B. A. carotis, A. subclavia).

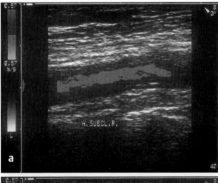

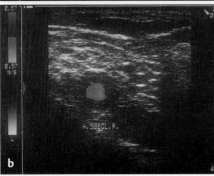

Abb. 11.3 Dopplersonographie bei langstreckigem Befall der A. subclavia bei Takayasu-Arteriitis.
a Longitudinalschnitt
b Transversalschnitt

▶ **Im Versuch:** MRT mit Gadolinium der Aorta (sichtbare Wandverdickung).

Therapie

▶ **Therapie der Wahl sind Glukokortikoide** (vgl. S. 453):
- *Initialtherapie:* Prednisolon (40–60 mg) oder äquivalentes Glukokortikoid. Nach dem Rückgang von BSG und CRP sollte die Dosis reduziert werden.
- *Langzeittherapie:* Eine niedrigdosierte Glukokortikoidtherapie kann eine Progredienz verhindern.

▶ **In glukokortikoidresistenten Fällen:** Zusätzlich oder allein Cyclophosphamid (S. 481) oder niedrig dosiertes Methotrexat (20 mg/Woche; vgl. S. 458), TNF-Blocker sind in Erprobung.

▶ **Therapie der Folgeerkrankungen:** z. B. medikamentöse Therapie einer sekundären Hypertonie oder Gefäßtransplantation bei Gefäßläsionen.

Prognose

▶ Unter einer Glukokortikoidtherapie kommt es in 50 % zur Remission, Rezidive sind aber häufig.

▶ Bei komplikationslosem Verlauf (Fehlen von sekundärer Hypertonie, Aortenklappeninsuffizienz, Aorten- und arteriellen Aneurysmen) beträgt die 15-Jahre-Überlebenszeit über 95 %.

11.3 Arteriitis temporalis

Grundlagen

▶ **Synonym:** Morbus Horton, Arteriitis cranialis.

▶ **Definition:**
- Die Arteriitis temporalis ist eine granulomatöse Arteriitis (Riesenzellarteriitis) der Aorta und ihrer Hauptäste. Besonders häufig sind die nach kranial vom Aortenbogen abgehenden Gefäße, mit Bevorzugung der extrakraniellen Äste der Karotis, betroffen. Sie kann auch begleitend bei anderen Vaskulitiden (Wegener-Granulomatose, Mikroskopische Polyangiitis) auftreten.

▶ **Ätiologie und Pathogenese:** Ungeklärt.
- *Genetische Disposition:* Möglich, beschrieben sind Assoziationen mit HLA-DR4, HLA-DRB1*0401, *0101, *0102.
- Möglicherweise Auslösung durch zusätzliche endogene und exogene Faktoren (eventuell Viren, Zytokine, T-Zellen). Parvovirus B19 wird als ätiologisches Agens diskutiert.

▶ **Epidemiologie:**
- Die Angaben sind sehr variabel, durchschnittlich liegt die Inzidenz zwischen 27–140 Fälle/100 000 Einwohnern im Alter über 50 Jahre mit Nord-Südgefälle.
- Häufigste Vaskulitis.
- Frauen erkranken doppelt so häufig wie Männer.

Klinik, klinischer Befund

▶ In 75 % ist der Beginn akut oder subakut.

▶ **Leitsymptom – diffuse Kopfschmerzen** (in bis zu 70 %): Diese treten sehr variabel auf und sind häufig von einem Spannungsgefühl der Kopfhaut begleitet.

▶ **Bei Befall der Arteria temporalis**: Die Temporalregion ist tastbar verdickt und druckdolent (s. Abb. 11.4), Pulsationen fehlen.
- ▸ *Beachte:* Ein Befall der Arteria temporalis ist nicht obligat (s. Definition).

▶ **Allgemeinsymptomatik:** Fieber, Gewichtsverlust, Schlaflosigkeit; Nachtschweiß, Abgeschlagenheit.

▶ **Kauschmerzen** (40 %), Zungenschmerzen und Schluckstörungen als Zeichen einer „Claudicatio" der betroffenen Muskulatur.

▶ **Sehstörungen** (in bis zu 30 %): Es kann zur Miose, Ptose, Gesichtsfelddefekten, Doppelbildern, Amaurosis fugax und zur Visusminderung bis zur Erblindung kommen.

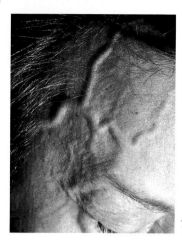

Abb. 11.4 Tastbare Verhärtung der Temporalarterie; von R. Alten, Berlin [1]

► Je nach Vaskulitislokalisation kann es zu peripheren und zentralen neurologischen und psychischen Symptomen kommen.
► **Polymyalgie** (40 %): Kann vor, mit und nach der Arteriitis cranialis auftreten (s. Polymyalgia rheumatica S. 260).
► **Gelenksymptomatik:** Gelenkbeschwerden sind nicht obligat, Synovitis (15 %),
► **Arteriitiszeichen:** Schwellung, Rötung, Pulsverlust.

Diagnostik

► **Klinik** s. oben.
► **Klassifikationskriterien** (American College of Rheumatology) s. Tab. 11.2.

Tabelle 11.2 · Klassifikation der Riesenzellarteriitis (ACR 1990)

Alter bei Krankheitsbeginn gleich oder über 50 Jahre

erstmaliger Beginn oder neue Art eines lokalisierten Kopfschmerzes

palpatorischer Druckschmerz der Temporalarterie oder herabgesetzte Pulsation, nicht verursacht durch Arteriosklerose der Zervikalarterien

erhöhte BSG nach Westergren gleich oder über 50 mm in der 1. Stunde

pathologischer Biopsiebefund mit nachweisbarer Vaskulitis charakterisiert durch Überwiegen mononukleärer Zellinfiltration oder granulomatöser Entzündung, gewöhnlich mit vielkernigen Riesenzellen

zur Klassifikation müssen mindestens 3 der 5 Kriterien erfüllt sein

► **Labor:**
• BSG (erhöht), Blutbild (Leukozytose, Anämie), CRP erhöht.
• In 20 % Antikardiolipin-Antikörper, häufig IL-6-Erhöhung (Aktivitätsanzeiger); analog löslicher IL-2-Rezeptor (sIL-2 R).
► **Temporalisbiopsie** (s. Abb. 11.5):
• Die Diagnose einer Riesenzellarteriitis kann in 60 % histologisch gesichert werden.
• Eine vorherige Doppler-Sonographie ist in jedem Fall ratsam.
• Bei histologischem Nachweis einer Vaskulitis der Vasa vasorum der Arteria temporalis besteht der dringende Verdacht auf eine systemische Vaskulitis.

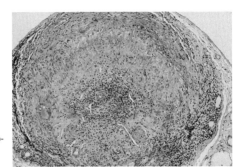

Abb. 11.5 Histologischer Befund einer Arteriitis temporalis mit Nachweis von Riesenzellen

Diagnostikprobleme

▶ **Bezug zur Polymyalgia rheumatica** (S. 260): Die Beziehung zwischen der Arteriitis temporalis und der Polymyalgia rheumatica ist noch nicht geklärt (s. Diagnostikprobleme bei Polymyalgia rheumatica, S. 261). Wenn eine Arteriitis temporalis ohne eine Polymyalgia rheumatica auftritt, kann sie erhebliche diagnostische Schwierigkeiten machen. Man sollte versuchen die Erkrankungen wie folgt voneinander zu trennen: *1.* lokalisierte Arteriitis temporalis, *2.* Polymyalgia rheumatica, *3.* Kombination von 1. + 2.

Differenzialdiagnosen

▶ Takayasu-Arteriitis (S. 255): Sie ähnelt der Riesenzellarteriitis/Arteriitis temporalis, die Patienten sind aber jünger.
▶ Andere Vaskulitiden (Übersicht S. 252).
▶ Andere Gefäßkrankheiten.

Therapie

▶ **Therapie der Wahl sind Glukokortikoide** (vgl. S. 453):
  • *Bei Arteriitis ohne sichere Augen- und Zerebralgefäßbeteiligung:* 40–60 mg Prednisolon/d, empfohlen auch 1 mg/kg KG/d. Die Tendenz geht zu einer individuellen Dosierung.
  • *Bei Augenbeteiligung und Komplikationen:* 250–500 mg (oder auch Bolus mit 1 g) Prednisolon oder Methylprednisolon i. v.
  • *Dosisreduktion:* Je nach Klinik und BSG/CRP wird die Dosis vorsichtig bis zur auszutestenden Erhaltungsdosis reduziert (Ziel: < 10 mg).
  ▣ *Beachte:*
    – Wegen der Erblindungsgefahr darf die Glukokortikoidtherapie nicht verzögert einsetzen. Cave „Freitagspatienten".
    – Nebenwirkungen der Glukokortikoidtherapie s. S. 455. Wegen des meist höheren Alters besonders risikoreich!
    – Zu rasche Dosisreduktion oder plötzliches Absetzen kann eine Erblindung provozieren und tödlich sein.
▶ **Bei hohem Glukokortikoidbedarf als Erhaltungsdosis:** Zur Dosisreduktion können zusätzlich Methotrexat 10–20 mg/Woche (vgl. S. 458), versuchsweise auch Azathioprin 2 mg/kg KG (vgl. S. 475) oder bei Generalisation auch Cyclophosphamid 100 mg/d (vgl. S. 481) gegeben werden.
▶ Der Einsatz von TNF-Blockern zeigte in Einzelbeobachtungen gute Ergebnisse.

Prognose und Komplikationen

▶ **Prognose:**
  • Unter einer Glukokortikoidtherapie heilt die Riesenzellarteriitis in der Regel nach Monaten bis Jahren aus. In den ersten zwei Jahren kommt es aber nicht selten zu Exazerbationen, darum Vorsicht mit zu früher Dosisreduktion.
  • Bioptisch (Temporalarterie) positive Fälle scheinen schwerer zu verlaufen als bioptisch negative.

Vaskulitiden

▶ **Komplikationen:**

- *Erblindung:* Kann ganz plötzlich („über Nacht") auftreten!
- *Irreversible craniale Ischämie:* Warnzeichen sind Amaurosis fugax, Doppelbilder. Die BSG kann eventuell normal sein.
- *An der Aorta:* Aneurysma dissecans der Aorta (meist tödlich), Aorteninsuffizienz und -ruptur.
- *In Einzelfällen:* Autoptischer Nachweis einer Panarteriitis.

11.4 Polymyalgia rheumatica

Grundlagen

▶ **Definition:** Es handelt sich um eine meist hochentzündliche Erkrankung des höheren Lebensalters, die mit Schultergürtel- und/oder Beckengürtelmyalgien einhergeht. Nicht selten ist sie mit einer Vaskulitis, meist als Arteriitis temporalis, vergesellschaftet.

▶ **Ätiologie und Pathogenese:** Ungeklärt.

- *Genetische Disposition:* Möglich, beschrieben sind Assoziationen mit HLA-DR4 und HLA-DRB1.
- *Diskutiert werden außerdem:* Virusinfektionen (z. B. Parvovirus B19), Mycoplasmen-Infektionen, andere Umweltfaktoren, Vermittlung durch aktivierte T-Zellen und Immunkomplexe und eine altersbedingte besondere Reaktion des Immunsystems.

▶ **Epidemiologie:**

- *Inzidenz:* In Minnesota bei Personen > 50 Jahren ca. 50 Fälle/100 000 Einwohner/Jahr, in Dänemark ca. 40 Fälle/100 000 Einwohner/Jahr, in Norwegen 112 Fälle/100 000 Einwohner/Jahr.
- Prävalenz in Minnesota: 6 Fälle/1000 Einwohner.
- Frauen erkranken 2–3-mal häufiger als Männer.
- Die Patienten sind mindestens 50 Jahre alt, das klassische Erstmanifestationsalter liegt bei über 60 Jahren, Einzelbeobachtungen bei jüngeren Patienten sind beschrieben.

Klinik, klinischer Befund

▶ **Krankheitsbeginn:** Meist plötzlich innerhalb von Tagen bis 2 Wochen.

▶ **Allgemeinsymptomatik:** Fieber, Abgeschlagenheit, Gewichtsabnahme (über 50 %).

▶ **Manifestationen am Bewegungsapparat:**

- Heftige und quälende bilaterale Nacken-Schulter-Oberarm-Schmerzen, häufig auch im Beckengürtel-Oberschenkel-Bereich. Die Nackenschmerzen können, eventuell persistierendes, Erstsymptom sein. Die Schmerzen treten verstärkt nachts und morgens auf und sind von Steifigkeit und einer Bewegungsbehinderung begleitet.
- Die passive Beweglichkeit der Gelenke ist nicht beeinträchtigt, die subjektive Muskelschwäche ist durch Schmerzen verursacht. Die schmerzbedingte Schonhaltung der Schultergelenke kann aber zur sekundären Schultersteife führen (Periarthropathia humeroscapularis „ankylosans ").
- In ca. 20 % treten benigne, meist flüchtige, mitunter auch symmetrische Synovitiden einzelner Gelenke auf. Dabei kann es zu Gelenkergüssen, nie aber zu Destruktionen kommen. Arthroskopisch ist in 80 % am Schultergelenk eine Synovitis nachweisbar, sonographisch findet sich häufig eine Synovitis der langen Bizepssehne.
- *Seltener:* Synovitisches Karpaltunnelsyndrom (14 %).
- *In prospektiven Studien:* In 12 % distale Extremitätenschwellung („pitting edema"), wahrscheinlich durch Tenosynovitis, in 3 % auch reine distale Tenosynovitis.

▶ **Charakteristisch:** Die Patienten versuchen jede Bewegung zu vermeiden, sind oft verzweifelt und in mindestens 50 % in einer ausgesprochen depressiven Verstimmung.

► **Arteriitis cranialis** (vgl. S. 257): Eine Arteriitis cranialis, meist mit Befall der Arteria temporalis, kommt in 20 % vor, histologisch ist sie auch ohne klinische Hinweise in 10–15 % nachweisbar. Sie kann der Polymyalgia lange vorausgehen, aber auch erst Monate bis Jahre später, auch unter Steroidtherapie auftreten.

➤ *Beachte:* Es kann ganz plötzlich zur Erblindung kommen!

► Kein pathologischer neurologischer Befund.

► **Aktuelle Tendenz:**
- Zunehmend häufig werden atypische Fälle mit einer ungewöhnlichen Schmerzsymptomatik und einem chronischen, u. U. 10 Jahre und länger dauernden Verlauf, beschrieben.
- Die Hypothese, dass die Polymyalgia rheumatica ein paraneoplastisches Syndrom sei, wurde widerlegt. Maligne Tumoren treten nicht häufiger als bei ähnlich altersverteilter Normalbevölkerung auf. Eine Tumorsuche ist in der Primärdiagnostik dennoch oft allein aufgrund differenzialdiagnostischer Erwägungen sinnvoll.

Diagnostik

► **Klinik** s. oben.
► **Labor:**
- Entzündungsparameter: „Sturzsenkung" mit BSG meist um 80–100 mm/1. Stunde. In 20 % der Fälle kann die BSG unter 30 mm sein, meistens sind dann andere Akute-Phase-Proteine erhöht. In 1 % sind BSG und CRP normal.
- Blutbild: Häufig Anämie.
- IL-6 (erhöht): Der Parameter ist als Aktivitätsanzeiger verwendbar.
- Lösliche IL-2-Rezeptoren: Befunde korrelieren mit BSG und CRP.
- Antikardiolipin-Antikörper (in 20 %).
- Gelegentlich Erhöhung von Leberenzymen (uncharakteristisch). Muskelenzyme normal. Rheumaserologie unauffällig.
- IL-10-Erhöhung offenbar mit milderer Verlaufsform assoziiert.
► **Farbduplexsonographie der Temporalarterien:** Echoarmer Saum (Wandödem?), Wandverdickung.
► **Temporalisbiopsie:**
- Bei einem Hinweis auf eine Arteriitis oder Augensymptome ist eine Biopsie unbedingt notwendig, ansonsten wird ihre Notwendigkeit kontrovers diskutiert.
- ➤ *Beachte:* Die Biopsie muss großzügig (hinterer Ast) und möglichst vor einer Glukokortikoidtherapie erfolgen, sie darf den Beginn einer Therapie aber nicht verzögern. Positive Befunde in der Biopsie sind auch noch bis zu drei Tagen nach Therapiebeginn zu erwarten.
- Histologisch Riesenzellarteriitis.
- Ein positiver Biopsiebefund ist nicht mit einem besonders schweren klinischen Befund korreliert. Der Biopsiebefund kann trotz klinischer Arteriitis – Symptomatik (technisch bedingt?) negativ sein.

Diagnostikprobleme

► **Bezug zur Arteriitis cranialis** (vgl. S. 257): Polymyalgia rheumatica und Arteriitis cranialis überlappen sich. Ob sie Ausdruck der gleichen Grunderkrankung oder zwei verschiedene Erkrankungen sind (reine Polymyalgia rheumatica ohne Arteriitis [in 80 %] und Polymyalgia rheumatica mit Arteriitis), ist nicht geklärt.
► Die Polymyalgia rheumatica mit normaler BSG ist zwar selten, bereitet dann aber erhebliche diagnostische Schwierigkeiten. In 7 % ist die BSG unter 40 mm/1. Stunde.

Differenzialdiagnosen

► Polymyositis (S. 241).
► Paraneoplastische Polymyalgie.
► Akute Schulterperiarthropathie mit BSG-Erhöhung aus anderer Ursache.
► Kollagenosen (Übersicht S. 207) und Vaskulitiden (Übersicht S. 252).
► Fibromyalgie (S. 365) mit hoher BSG aus anderer Ursache.

► *Spätform der rheumatoiden Arthritis:* Klassische Trias = Schulterschmerzen, Sturzsenkung, Allgemeinsymptome. Die Differenzialdiagnose ist wegen begleitender Synovitiden bei der Polymyalgia und polymyalgiformer Verläufe bei der rheumatoiden Arteriitis oft sehr schwierig. Die Tendenz geht zur Verwischung der Grenzen zwischen den beiden Erkrankungen, es wird diskutiert, ob es sich eventuell um Ausdrucke der gleichen Grundkrankheit handelt. Man sollte aber an der Trennung beider Krankheiten festhalten.

► *RS$_3$PE-Syndrom* (S. 131): Diese Sonderform einer spät auftretenden RA ist wahrscheinlich häufig eine Polymyalgia rheumatica.

Therapie

► **Glukokortikoide** (vgl. S. 453): Sie sind in jedem Fall als Therapie der ersten Wahl zwingend und absolut indiziert.
  • *Unkomplizierte Polymyalgia rheumatica ohne Vaskulitis:*
    – 1 mg/kg KG Prednisolon initial, dann – nicht zu schnell! – die Dosis über Wochen auf die auszutestende Erhaltungsdosis reduzieren. Ziel: <10 mg, wenn möglich 5–7 mg.
  • *Polymyalgia rheumatica mit Arteriitis, Kopfschmerz etc.:* 60–250 mg Prednisolon/d, wegen Gefahr der raschen Erblindung auch als einmaliger Bolus von 1 g Prednisolon oder Methylprednisolon gerechtfertigt.
  ▭ *Cave:* Nebenwirkungen (S. 455). Eine Osteoporose beginnt sehr früh und ist zum Teil offenbar auch entzündungsbedingt. Darum Prophylaxe mit Kalzium und Vitamin D.
  • *Dauer der Therapie:*
    – Mindestens ½ Jahr, in der Regel jedoch 1–3 Jahre, nicht selten sogar 4 Jahre und mehr.
    ▭ *Achtung:* Vorzeitiges brüskes Absetzen der Glukokortikoide vermag offenbar eine Arteriitis zu provozieren. Andererseits verhindert eine Steroidtherapie nicht eine spätere Arteriitis.
    – Das Absetzen der Glukokortikoide nach jahrelanger Gabe kann bei den meist älteren Menschen schwierig sein (Gewöhnungseffekt!).

► **Zusatzmedikation:**
  • Bei hohem Glukokortikoid-Verbrauch oder mangelhafter Kontrolle insbesondere des vaskulitischen Prozesses kann zusätzlich Methotrexat (10–20 mg/ Woche, auch i.v.; vgl. S. 458), Azathioprin (2 mg/kg KG; vgl. S. 475) oder in besonderen Fällen Cyclophosphamid (S. 481) gegeben werden. Diese Medikamente sind auch Alternativen, wenn Glukokortikoide kontraindiziert sind.
  • Eventuell nichtsteroidale Antiphlogistika (S. 447).

► **Im Versuch:** Andere Glukokortikoide.

Prognose

► In der Regel heilt die Polymyalgia rheumatica unter einer Steroidtherapie innerhalb von 1 bis 3 oder mehr Jahren aus, chronische Verläufe sind beschrieben.

► Rezidive sind vor allem bei vorzeitiger zu starker Dosisreduktion möglich. Die Gefahr einer Vaskulitis ist immer gegeben.

► Schwere neurologische Komplikationen der Vaskulitis sind nicht vorhersehbar. Wenn sie auftreten, ist die Prognose schlecht.

11.5 Klassische Panarteriitis nodosa

Grundlagen

► **Synonym:** Polyarteriitis nodosa.

► **Definition:**
  • Generalisierte Entzündung kleiner und mittlerer Arterien mit fibrinoiden Nekrosen, Leukozyteninfiltrationen und schweren Zerstörungen der ganzen Arterienwand mit variablem klinischem Bild je nach Organbefall. Am häufigsten sind die Haut, Gelenke, periphere Nerven, Darm und Niere betroffen.

- Von ihr abgegrenzt wird die mikroskopische Polyangiitis (S. 266), die bei klassischer Panarteriitis nodosa nicht nachweisbar ist.

► **Ätiologie und Pathogenese:**
  - *Diskutiert werden:* Medikamente, Infektionen, Hepatitis B und C-Virusantigene, Immunkomplexe, ANCA, Antiendothelzell-Antikörper, Komplementdefekte.
  - In der Pathogenese sind Zytokine von zentraler Bedeutung.

► **Epidemiologie:**
  - Die Panarteriitis nodosa ist eine seltene Krankheit mit einer Inzidenz von 0,5–0,9/100 000 Einwohnern/Jahr, in Hepatitis-B-Endemiegebieten ist sie häufiger.
  - Männer erkranken doppelt so häufig wie Frauen, das mittlere Lebensalter wird bevorzugt.

Klinik, klinischer Befund

► **Allgemeinsymptomatik:** Fieber (in 70 %), Appetitlosigkeit, Gewichtsverlust.
► **Arthritis und Arthralgien** (in 20–50 %): Meistens werden große Gelenke asymmetrisch befallen. Die Arthritis ist nicht destruierend.
► **Hautbeteiligung** (in 40 %): Rötung oder Purpura (in 30 %), Livedo reticularis und auch Finger- und Zehennekrosen (s. Abb. 11.6).

  ▣ *Beachte:* Die in 15 % tastbaren Knötchen sind nicht das Äquivalent der histologischen Veränderungen und trotz des Namens der Erkrankung kein diagnostisches Kriterium.

► **Myalgie** (in 30 %).
► **Nierenbeteiligung** (in 70 %): Hypertonie, Nephritissymptomatik, Niereninsuffizienz. Bioptisch: Glomerulitis oder Ischämie.
► **Herzbeteiligung** (in 40 bis über 50 %): Stumme oder manifeste Infarkte, Angina pectoris, Hypertrophie, Dilatation, Rhythmusstörungen u. a.
► **Hypertonie** (in über 50 %).
► **Beteiligung des Gastrointestinaltraktes** (in 40 %) (s. Abb. 11.7): Koliken, Darmblutungen durch Mesenterialarterienbefall, Erbrechen, Durchfall, Ikterus, Perforation mit akutem Abdomen.
► **Leberbeteiligung** (in 30–40 %, nach Autopsiebefunden in über 60 %): Vergrößerung, Infarkte.
► **ZNS-Beteiligung** (in 20–30 %): Synkopen, psychische Veränderungen, vielgestaltig.
► **Beteiligung des peripheren Nervensystems** (in über 60 %): Neuropathie, Mononeuritis multiplex mit Paresen und Sensibilitätsstörungen.
► **Schmerzen oder Druckempfindlichkeit des Hodens.**
► **Seltener:**
  - Lungenbeteiligung: Dyspnoe, Husten, Hämoptoe, Infarkte, Abszesse, Asthma bronchiale.
  - Augenbeteiligung: Skleritis, Retinopathie.

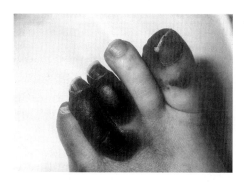

Abb. 11.6 Ischämische Zehennekrosen bei Panarteriitis nodosa

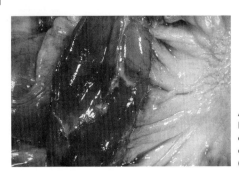

Abb. 11.7 Ischämische Dünndarmnekrose bei Befall der A. mesenterica im Rahmen einer Panarteriitis nodosa (intraoperativer Befund)

Diagnostik

► **Klinik:** Die Panarteriitis nodosa gehört wegen ihrer ungewöhnlichen Variabilität und Überlappung mit anderen Vaskulitisformen zu den am schwierigsten diagnostizierbaren Vaskulitiden. Verdächtig ist immer die ungewöhnliche Kombination einer schweren Allgemeinerkrankung mit Symptomen einzelner oder verschiedener Organe.

► **Klassifikationskriterien** s. Tab. 11.3.

Tabelle 11.3 · Klassifikationskriterien der Panarteriitis nodosa 1990 (American College of Rheumatology)

Gewichtsverlust > 4 kg

Livedo reticularis

Schmerz- oder Druckschmerzhaftigkeit des Hodens

diffuse Myalgien (außer Schulter- und Hüftgürtel) oder Muskelschwäche oder Druckschmerzhaftigkeit der Beinmuskeln

Mononeuropathie oder Polyneuropathie

diastolischer Blutdruck > 90 mmHg

Harnstofferhöhung > 40 mg/dl oder Kreatinin > 1,5 mg/dl

Nachweis von Hepatitis-B-Surface-Antigen oder Antikörper im Serum

arteriographisch: Aneurysmata oder Verschlüsse der Viszeralarterien

bioptischer Nachweis von Granulozyten und mononukleären Leukozyten in der Wand kleiner oder mittelgroßer Arterien

zur Klassifikation müssen 3 der 10 Kriterien erfüllt sein

▣ *Beachte:* Die Klassifikationskriterien beschreiben nicht das volle Spektrum der Erkrankung und sind darum zur Diagnosestellung bei einem individuellen Patienten nicht geeignet.

► **Labor:**
- *Entzündungsparameter:* BSG und CRP (stark erhöht).
- *Blutbild:* Erhebliche Leukozytose, auch mit Eosinophilie, Thrombozytose. Anämie.
- *Serologie:* Rheumafaktoren (in 20%), zirkulierende Immunkomplexe (in 60%), Kryoglobuline (in 25%), HBs-Antigen (in 40%), HCV-Serologie (in 20% positiv). Selten: pANCA (unter 10%).
- *Sonstige Parameter:* Je nach Organbeteiligung, besonders wichtig sind die Nierenwerte.

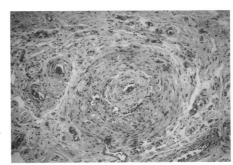

Abb. 11.8 Histologischer Befund mit Entzündung einer mittelgroßen Arterie bei Panarteriitis nodosa

- ▶ **Angiographie:** Hochcharakteristisch sind bis zu 1 cm große Aneurysmata in Niere, Leber und Viszeralarterien. Auch segmentale Stenosen sind hier sichtbar.
- ▶ **Biopsie:**
  - Histologischer Nachweis der Panarteriitis durch gezielte (oder blinde) Biopsie aus Haut, Muskel, Testes oder Niere bei entsprechenden Veränderungen (s. Abb. 11.8).
  - Nachweis von Immunkomplexen in Gefäßwand und Niere.
- ▶ **Neurologisch:** EMG und Messung der Nervenleitungsgeschwindigkeit mit anschießender evtl. gezielter Biopsie.

Differenzialdiagnosen

- ▶ Alle anderen Vaskulitiden (Übersicht S. 252).
- ▶ Alle anderen Kollagenosen (Übersicht S. 207).
- ▶ Andere Systemerkrankungen verschiedenster Art.

Therapie

- ◪ *Beachte*: Frühere Therapiestudien schlossen Fälle von (jetzt abgetrennter) mikroskopischer Polyangiitis mit ein, deswegen besteht eine gewisse therapeutische Unsicherheit. Die Therapie ist abhängig von Erkrankungsaktivität, Organbefall und Alter.
- ▶ **Glukokortikoide** (S. 453): Prednisolon 1 mg (oder mehr)/kg KG/d. Nach Besserung der Beschwerden die Dosis auf die auszutestende Erhaltungsdosis reduzieren. In besonderen Fällen kann initial 1 g Prednisolon oder Methylprednisolon/d gegeben werden.
- ▶ **Bei viszeralem Befall:** Cyclophospamid (2 mg/kg KG/d) (auch als Bolus i.v.) und Prednisolon kombiniert nach Fauci-Schema (S. 481), eventuell auch Chlorambucil (0,2 mg/kg KG/d). Nach 1 Jahr Auslassversuch. Nach Remission Azathioprin (S. 475); Methotrexat (S. 458) ist im Versuch.
- ▶ **Bei Virusinfektion:** Bei Patienten mit noch aktiver HBV-Infektion wurde ein positiver Effekt von antiviraler Therapie oder Interferon-α und Plasmapherese beschrieben. Auch bei Hepatitis-C-assoziierten Patienten (z. B. mit Begleit-Kryoglobulinämie) ist eine antivirale Therapie und Interferon-α sinnvoll.
- ▶ **Behandlung des Organbefalls:** Je nach Klinik.
- ▶ **Operative Therapie:** Bei Organkomplikationen, z. B. akutem Abdomen.

Prognose

- ▶ **5-Jahres-Überlebensrate:** Unter Glukokortikoidtherapie und Cyclophosphamid konnte sie auf fast 80 % gesteigert werden.
- ▶ **Rezidive** sind in ca. 40 % zu erwarten.
- ▶ **Prognostisch ungünstige Faktoren:** Alter über 65 Jahre, renale und gastrointestinale Komplikationen, sowie Kardiomyopathie.
- ▶ **Mortalität:** Ohne Behandlung starben früher fast 90 % der Patienten innerhalb der ersten 5 Jahre nach Ausbruch der Erkrankung.

11.6 Mikroskopische Polyangiitis

Grundlagen

▶ **Synonym:** Mikroskopische Polyarteriitis.

▶ **Definition:**

- Generalisierte nekrotisierende, nicht granulomatöse Entzündung kleiner und vor allem „mikroskopischer" Gefäße (Arteriolen, Kapillaren, Venolen), mit besonderer Beteiligung der Nieren. Immunkomplexablagerungen können nur selten in den Gefäßen nachgewiesen werden.
- Die mikroskopische Polyangiitis wird erst seit 1992 von der Panarteriitis nodosa abgegrenzt, möglicherweise handelt es sich um eine Sonderform.
- Sie gehört mit der Wegener-Granulomatose (S. 267) und dem Churg-Strauss-Syndrom (S. 271) zu den ANCA-assoziierten Vaskulitiden.

▶ **Ätiologie und Pathogenese:** Unbekannt. Eine pathogenetische Bedeutung von Antikörpern gegen neutrophile zytoplasmatische Antigene (ANCA) ist sehr wahrscheinlich.

▶ **Epidemiologie:**

- Die Häufigkeit der Erkrankung ist nicht abschätzbar, da sie bisher mit der Polyarteriitis nodosa zusammen untersucht wurde.
- Frauen zu Männer 1,5:1.
- Hauptmanifestationsalter: 40 bis 60 Jahre.

Klinik, klinischer Befund

▶ **Prodromalsymptome:** Sie sind der Wegener-Granulomatose ähnlich (s. S. 267) und gehen der eigentlichen Vaskulitis manchmal jahrelang voraus. Es kommen rezidivierende Sinusitiden, Arthralgien und Myalgien und Allgemeinsymptome wie Abgeschlagenheit, Appetitlosigkeit, Gewichtsverlust und Fieber vor.

▶ **Haupt- und Leitsymptom – Glomerulonephritis** (in 100 %).

▶ **Pulmorenales Syndrom:** Es kann sich ein schweres Krankheitsbild mit rapid progredienter Glomerulonephritis und pulmonalen Hämorrhagien durch Kapillarentzündung der Lungen und der Nieren entwickeln (s. Abb. 11.9). Es besteht die Gefahr eines Nierenversagens mit letalem Ausgang.

▶ **Weitere Manifestationen:** Purpura, Neuropathie, Episkleritis (20 %), Lungenveränderungen (30 %), gastrointestinale Symptome (30 %).

▶ **Abortivformen:** Sind möglich, z. B. Mikrohämaturie, Hämoptysen und Allgemeinsymptome.

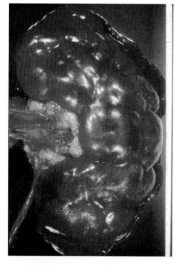

Abb. 11.9 Nierenbefall bei mikroskopischer Polyangiitis (pathologisches Präparat)

Diagnostik

► **Klinik** s. oben.
► **Labor:**
  • Entzündungsparameter: BSG und CRP (erhöht).
  • Blutbild: Anämie, Thrombozytose.
  • Kreatinin und Harnstoff (erhöht).
  • p-ANCA (Antikörper gegen Myeloperoxidase) in 60%.
  • c-ANCA (Antikörper gegen Proteinase 3) in 40%.
  • Weitere Antikörper: In bis zu 40% antiendotheliale Antikörper und Antikardiolipin-Antikörper.
  • Urinbefund: Proteinurie, Erythrozyturie, Zylinder als Hinweise auf Glomerulonephritis.
► **Nierenbiopsie:**
  • Indiziert bei klinischen Hinweisen auf Nierenbeteiligung.
  • Befund: Fokale segmental nekrotisierende Glomerulonephritis mit Halbmondbildung.

Differenzialdiagnosen

► Alle anderen Vaskulitiden (Übersicht S. 252).
► Alle anderen Kollagenosen (Übersicht S. 207).
► Nieren- und Lungenerkrankungen anderer Ursache.

Therapie

► **Bei gesicherter mikroskopischer Polyangiitis mit Nierenbeteiligung und/oder Lungenbeteiligung:** Prednisolon (1 mg/kg KG) und Cyclophosphamid nach Fauci-Schema, s. Panarteriitis nodosa (S. 262) und Cyclophosphamid (S. 481).
► **Bei Cyclophosphamid-Resistenz:** In Einzelfällen wurden positive Ergebnisse mit hochdosiertem intravenösem Gammaglobulin verzeichnet.
► **Bei benignen Verlaufsformen:** Ähnliche Therapie wie bei anderen ANCA-assoziierter Vaskulitiden (s. Wegener-Granulomatose S. 270).

Prognose

► Die Prognose wird wesentlich durch die Nierenbeteiligung bestimmt.
► 5-Jahres-Überlebensrate ca. 60%.
► Todesfälle treten meist innerhalb des ersten Jahres, u. U. durch Infektion, auf.

11.7 Wegener-Granulomatose

Grundlagen

► **Definition:**
  • Die Wegener-Granulomatose ist eine sehr variable, histologisch durch Granulome und eine nekrotisierende Vaskulitis kleiner und mittelgroßer Gefäße gekennzeichnete Erkrankung mit besonderer Beteiligung der Atemwege und der Nieren. Ohne Behandlung endet sie meistens tödlich.
  • Sie ist der Hauptvertreter der drei ANCA-assoziierten Vaskulitiden, zu denen auch die mikroskopische Polyangiitis (S. 266) und das Churg-Strauss-Syndrom (S. 271) gehören.
► **Ätiologie und Pathogenese:**
  • *Genetische Disposition:* Möglich, beschrieben sind Assoziationen mit HLA-B8, DR2, HLA-DR1, DR1-DQW1.
  • Das auslösende Agens ist unbekannt, diskutiert werden inhalative Allergene oder Staphylococcus aureus.
  • Immunkomplexe? Granulozytenfunktionsstörung?
  • Durch ANCA-induzierte Aktivierung neutrophiler Granulozyten Induktion von Zytokinkaskaden und nekrosierender Entzündung der Gefäßwand.

Vaskulitiden

► **Epidemiologie:**
- *Geschätzte Inzidenz:* 0,5–1 Fälle/100 000 Einwohner/Jahr mit erheblichen Rassenunterschieden. Prävalenz in USA: 3 Fälle/100 000 Einwohner.
- Männer und Frauen erkranken gleich häufig.
- Mittleres Erkrankungsalter: 40 Jahre.

Klinik, klinischer Befund

▣ **Hinweis**: Bei 1/3 der Patienten ist der Verlauf ausgesprochen biphasisch (Initial- und Generalisationsstadium).

► **Klassische Befundtrias:** Granulom, Vaskulitis, Glomerulitis. Die Trias ist nicht immer primär erkennbar, abortive Fälle sind möglich.

► **Initialstadium (Monate bis Jahre):** Dieses Stadium kann jahrelang anhalten. Es treten eine chronische, auch hämorrhagische Rhinitis, Sinusitis, Otitis und seltener Ulzerationen der Mundhöhle, Tränenwegsstenosen, eventuell auch Lungeninfiltrationen auf.

► **Aktive Generalisationsphase:**
- *Allgemeinsymptomatik,* z.T. schwerwiegend mit Fieber (30 %) und Gewichtsverlust.
- *Lungenbeteiligung:* Noduläre multiple Lungeninfiltrationen mit Kavernenbildung (in 80–90 %), bei 30 % ist die Lungenbeteiligung asymptomatisch.
- *Nierenbeteiligung* (bis 85 %): Nephritis.
- *Gelenksymptomatik* (in bis zu 70 %): Arthralgien oder Arthritiden, mitunter symmetrischer Befall, ähnlich der rheumatoiden Arthritis. Destruktionen sind sehr selten.
- *Beteiligung der Atemwege und der Gingiva* (65 %): Sinusitis, Tracheitis, Pharyngitis, Gingivitis, Laryngitis, Bronchitis, Rhinitis (auch hämorrhagisch).
- *Augenbeteiligung* (bis 60 %): Konjunktivitis, Uveitis, Episkleritis, Skleritis, retroorbitales Granulom.
- *Hautefforeszenzen* (bis zu 50 %): Granulome, Ulzerationen, Bläschen, Papeln, Nekrosen, Purpura.
- *Weitere Manifestationen:* Hypertonie, Otitis (25 %), Haarausfall. Selten Mononeuritis multiplex (15 %), ZNS-Beteiligung, Gastrointestinalbeteiligung, Perikarditis, Kardiomyopathie, Sjögren-Syndrom.
- *Typisches Spätsymptom:* Sattelnasenbildung (s. Abb. 11.10).
- *Sekundärinfektionen,* z.B. mit Staphylokokken.

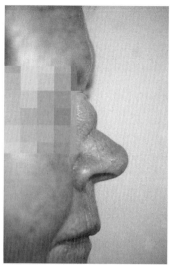

Abb. 11.10 Typische Sattelnase bei Morbus Wegener durch Destruktion des knorpeligen Nasenskelettes

Diagnostik und Differenzialdiagnosen

◨ *Beachte*: Bei gleichzeitiger Erkrankung von Atemwegen und Nieren muss immer an die Wegener-Granulomatose gedacht werden.

▶ **Klassifikationskriterien** (American College of Rheumatology) s. Tab. 11.4.

  ◨ *Beachte:* Die Klassifikationskriterien beschreiben nicht das volle Spektrum der Erkrankung und sind darum zur Diagnosestellung bei einem individuellen Patienten nicht geeignet.

Tabelle 11.4 · **Klassifikationskriterien der Wegener-Granulomatose (ACR 1990)**

Entzündung in Nase oder Mund mit schmerzhaften oder schmerzlosen oralen Ulzera und purulenter oder blutiger nasaler Sekretion

pathologischer Thoraxröntgenbefund mit Knoten, Infiltrationen, Kavernen

pathologisches Urinsediment mit Mikrohämaturie (> 5 Erys im Blickfeld) oder Erythrozyten-Zylindern

bioptisch nachgewiesene granulomatöse Entzündung in arteriellen Gefäßwänden oder perivaskulär oder extravaskulär (in Arterien oder Arteriolen)

zur Klassifikation müssen mindestens 2 der 4 Kriterien erfüllt sein

▶ **Labor:**
- *Entzündungsparameter:* BSG und CRP (erhöht).
- *Blutbild:* Leukozytose, Thrombozytose.
- *Antineutrophile zytoplasmatische Antikörper (cANCA) – Zielantigen Proteinase 3:*
  - Sie sind hochcharakteristisch und weitgehend spezifisch.
  - In der aktiven Initialphase sind sie in 60%, in der aktiven Generalisationsphase in über 90% mit Fluoreszenz oder ELISA nachweisbar.
  - Sie sind ein sensitiver Marker für die aktive Erkrankung. Als Anzeiger von Exazerbationen sind Titeranstiege aber nur bedingt geeignet.
- *Weitere Antikörper:* Rheumafaktoren (in 50%), antinukleäre Antikörper (unterschiedlich häufig). Selten Anti-Endothelialzell-Antikörper, Antikörper gegen Serin-Protease.
- *Bei begleitender Infektion:* Procalcitonin-Spiegel erhöht.
- *Experimentell:* Serum Interleukin-2-Rezeptor (SIL-2 R) mit Entzündungsaktivität korreliert erhöht und Proteinase 3 im Serum erhöht.
- *Urindiagnostik:* Proteinurie, Hämaturie, im Sediment Zylinder.

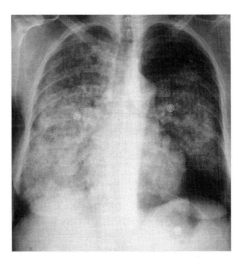

Abb. 11.11 Ausgedehnte Lungeninfiltrationen bei Morbus Wegener

Vaskulitiden

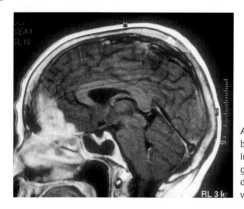

Abb. 11.12 ZNS-Beteiligung bei Morbus Wegener durch Infiltration des entzündlichen granulomatösen Gewebes von den Nasennebenhöhlen in die vordere Schädelgrube

▶ **Biopsie:**
- Histologisch können Granulome und/oder eine Vaskulitis im Hals-Nasen-Ohren-Bereich nachgewiesen werden, die Entzündung kann aber auch nicht granulomatös beginnen und die Vaskulitis kann fehlen.
- Bei negativen Befund und weiterbestehendem Verdacht sollte die Biopsie wiederholt werden.

▶ **Bildgebende Diagnostik:**
- Röntgen-Thorax: Charakteristische pulmonale Befunde (s. Klassifikationkriterien) (s. Abb. 11.11).
- MRT des Kopfes: Frage nach Granulomen im HNO-Bereich (s. Abb. 11.12).
- HR-CT der Lunge, ggf. bronchoalveoläre Lavage.

▶ **Differenzialdiagnosen:** Alle anderen generalisierten Vaskulitiden (Übersicht S. 252) und Lupus erythematodes disseminatus (S. 207).

Therapie

▶ **Für alle Therapien gilt:**
- Wichtig ist, dass die Patienten sorgfältig und engmaschig lebenslang überwacht werden, am besten anhand eines Therapiepasses, dies betrifft insbesondere Ältere und Patienten mit einer Niereninsuffizienz.
- Bei Cyclophosphamid sollte wegen der Blasentoxizität prophylaktisch Mesna gegeben werden.
- Die Therapie muss immer stadien- und aktivitätsangepasst erfolgen.

◨ *Beachte*: Die folgenden Therapieprinzipien sind Empfehlungen der Deutschen Gesellschaft für Rheumatologie.

▶ **Initialphase:**
- Die Kombination von Trimethoprim und Sulfamethoxazol (2×960 mg/d) ist indiziert, wenn die Krankheitsaktivität nur auf den oberen und/oder unteren Respirationstrakt begrenzt ist und Vaskulitis und Allgemeinsymptome fehlen.
- Zur Induktionstherapie ist auch niedrigdosiertes Methotrexat (0,3 mg/kg KG/Woche; vgl. S. 458) möglich.

▶ **Generalisationsphase:**
- *Bei schweren Krankheitsfällen oder lokaldestruierenden Verläufen – Fauci-Schema* (2 mg/kg KG Cyclophosphamid und 1 mg/kg KG Prednisolon; vgl. S. 481). Bei gleichzeitiger Cyclophosphamid-Dosierung erfolgt stufenweise eine Senkung der Prednisolon-Dosis innerhalb der ersten 3 Monate (Ziel: 5–7,5 mg/d). Mit dem Fauci-Schema gelang der Durchbruch in der Therapie (NIH-Standard), da aber häufig Nebenwirkungen auftreten (in über 40% Infektionen mit 3%iger Mortalität, erhöhtes Risiko von Blasenkarzinomen, in fast 60% Ovarialinsuffizienz, in über 40% hämorrhagische Zystitiden, u. a.), ist das Fauci-Schema heute nicht mehr die Routinetherapie, sondern wird nur noch in bestimmten Fällen eingesetzt.

- *Alternative:* Cyclophosphamid-Bolustherapie (750 mg/qm Oberfläche alle 3–4 Wochen; vgl. S. 482), sie ist bei schwer generalisiert verlaufenden und lokal destruierenden Verläufen nur in 50 % erfolgreich und hier nicht als primäre Therapiemaßnahme geeignet. Ratsam ist die Gabe bei Patienten mit geringer Krankheitsausdehnung und -aktivität und niedrigen cANCA-Titern.
- *Bei nicht lebensbedrohlichen Verläufen:* Kann niedrigdosiertes Methotrexat (0,3 mg/kg KG/Woche; vgl. S. 458) gegeben werden, möglich ist dies auch als Induktionstherapie. Auch eine Kombination von Kortison und 20 mg Methotrexat pro Woche ist erfolgreich und führt in fast 70 % zur Remission.
- *Bei foudroyanten Verläufen und lebensbedrohlichem pulmorenalen Syndrom*: So genanntes intensiviertes Fauci-Schema (vgl. S. 481) mit Prednisolon 1 g/d an 3 aufeinander folgenden Tagen und passagere Steigerung der täglichen Cyclophosphamid-Dosis auf 3–4 mg/kg KG/d (mit Suppression der Leukozyten auf 4000/µl).
  - ❏ *Achtung:* Diese Therapie ist höchstens für einige Wochen möglich!
► **Remissionserhaltende Therapie:**
- Sie kann eingesetzt werden, wenn z. B. nach dem Fauci-Schema eine Remission erreicht ist (d. h. nur noch bis 5 mg Prednisolon oder gar keine Glukokortikoide mehr notwendig sind).
- Niedrig dosiertes Methotrexat (0,3 mg/kg KG/Woche; vgl. S. 458) oder alternativ Azathioprin (2–3 mg/kg KG; vgl. S. 475). Auch für die remissionserhaltende Therapie gibt es keine universellen Standards.
► **Besondere Therapiesituationen:**
- Bei Ateminsuffizienz bewirkt eine Kombination von Cyclophosphamid und Bolusgabe Methylprednisolon oft eine dramatische Besserung.
- Bei retroorbitaler Granulomatose ist eine dramatische Besserung auf eine Infusion mit 1 g Methylprednisolon beschrieben.
► **Experimentelle Therapien:**
- Hochdosiert i. v. Immunglobuline (400 mg/kg KG/d an 5 aufeinander folgenden Tagen) additiv zur Immunsuppression.
- In Einzelfällen wurde mit monoklonalen Antikörpern (Anti-CD52 und Anti-CD4) therapiert.
- Bei dominierender progressiver Glomerulonephritis: Kombination des Fauci-Schemas mit Plasmapherese.
- In Zukunft vielleicht Leflunomid (S. 484) zur Remissionserhaltung (in ersten Pilotstudien erfolgreich).
- Der TNF-Antikörper Infliximab wurde bei schweren Fällen in Kombination mit Cyclophosphamid mit Erfolg eingesetzt; es wurden hierunter jedoch auch lebensbedrohliche septische Komplikationen beobachtet.

Prognose

► Unbehandelt starben früher über 80 % der Patienten im ersten Jahr der Erkrankung, meist an Nierenversagen.
► Durch die Einführung der Cyclophosphamid-Steroidtherapie konnte die Überlebenszeit drastisch verlängert werden und eventuell sogar eine jahrelange Vollremission erreicht werden. Rezidive sind aber jederzeit möglich.
► Infektionen (z. B. Staphylokokken-Sinusitis) können Rezidive vortäuschen.
► Bei Nieren- und auch Lungenbeteiligung ist die Prognose schlecht.

11.8 *Churg-Strauss-Syndrom*

Grundlagen

► **Synonym:** Vaskulitis Churg-Strauss.
► **Definition:**
- Das Churg-Strauss-Syndrom ist eine seltene Erkrankung in der eine generalisierte nekrotisierende Vaskulitis kleiner Gefäße und Granulombildung mit einer Asthmasymptomatik kombiniert sind.

- Die Erkrankung gehört mit der Wegener-Granulomatose (S. 267) und der mikroskopischen Polyangiitis (S. 266) zu den ANCA-assoziierte Vaskulitiden. Überlappungen bestehen auch zu anderen Vaskulitiden.
▶ **Ätiologie und Pathogenese:**
  - Unbekannt, eventuell ähnlich der Wegener-Granulomatose (S. 267). Diskutiert werden inhalierte Antigene, sowie Vakzination.
  - ANCAs stimulieren Granulozyten und induzieren Zytokin-Kaskade.
▶ **Epidemiologie:**
  - Sehr selten, 20 % der systemischen Vaskulitiden.
  - Inzidenz- und Prävalenzdaten sind nicht verfügbar.
  - Männer zu Frauen 1:3.
  - Das Ersterkrankungsalter liegt durchschnittlich bei 40 Jahren.

Klinik, klinischer Befund

▶ **Klassische Symptome- und Befundkombination** (im Sinne der Erstbeschreibung): Eosinophilie, generalisierte Vaskulitis, Asthma bronchiale (in 100 %) und allergische Rhinitis.
▶ **In der Prodromalphase:** Oft nur Asthma, Polyposis und allergische Rhinitis. Ersteres kann dem Ausbruch der Erkrankung jahrelang vorausgehen.
▶ **Allgemeinsymptome:** Fieber, Gewichtsverlust.
▶ **Hauterscheinungen** (in 60 %): Subkutane Knoten, Petechien, Purpura, Nekrosen.
▶ **Lungenbeteiligung:** Lungeninfiltrate, auch nodulär und mit Einschmelzung.
▶ **Weitere Manifestationen:** Gelenkbeschwerden (in ca. 30 %), Mono- und Polyneuropathie, abdominelle und kardiale Symptome (in 25 % Herzinsuffizienz), z. T. Nierenbeteiligung.

Diagnostik

▶ **Klinik** s. oben.
▶ **Klassifikationskriterien** (American College of Rheumatology) s. Tab. 11.5.

Tabelle 11.5 · **Klassifikationskriterien des Churg -Strauss-Syndroms (ACR 1990)**

Asthma

Eosinophilie über 10 % im Differenzialblutbild

Allergie-Anamnese (z. B. allergische Rhinitis)

Mononeuropathie oder Polyneuropathie

wandernde oder flüchtige Lungeninfiltrate im Thorax-Röntgenbild
(keine bleibenden Infiltrationen!)

anamnestische oder manifeste chronische Nasennebenhöhlen-Affektion

bioptisch nachweisbare extravaskuläre Eosinophilie um Arteriolen oder Venolen

zur Klassifikation müssen 4 Kriterien vorhanden sein

▶ **Labor:**
  - *Entzündungsparameter:* BSG (erhöht).
  - *Blutbild:* Hochcharakteristisch und diagnostisches Kriterium ist die massive Bluteosinophilie (5000–20 000/µl). Weitere Befunde sind Anämie und Leukozytose (bis 60 000/µl).
  - *ANCA* (in 60 %): Meist pANCA, Zielantigen: Myeloperoxidase.
  - *In aktiven Phasen:* Erhöhter löslicher Interleukin-2-Rezeptor (sIL-2 R), IgE-haltige zirkulierende Antikörper.
  - IgE-Ablagerungen in befallenen Gefäßen.

Vaskulitiden

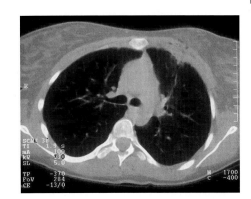

Abb. 11.13 Flüchtige pulmonale Infiltrate bei Churg-Strauss-Syndrom (Computertomographie)

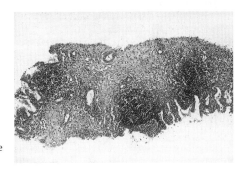

Abb. 11.14 Histologischer Nachweis einer granulomatösen Vaskulitis im Lungengewebe (gleicher Patient wie Abb. 11.13)

► **Viszerale Diagnostik:**
- *Lungendiagnostik:* Lungenfunktion, Röntgen-Thorax und HR-CT Lunge (s. Abb. 11.13) bei Erstdiagnostik. Falls Letzteres pathologisch: Bronchoalveoläre Lavage (eosinophile Alveolitis) (s. Abb. 11.14).
- Je nach klinischem Befund kardiale Diagnostik (Echo, 24 Stunden-EKG, bei entsprechender Klinik Koronarangio, ggf. Myokardbiopsie), neurologische Untersuchung, ggf. NLG und EMG.

Differenzialdiagnosen

► Andere generalisierte Vaskulitiden (Übersicht S. 252): Der Hauptunterschied zur Wegener-Granulomatose und Panarteriitis nodosa sind das Asthma bronchiale und die Eosinophilie.
► Andere „hypereosinophile Syndrome".
► Andere Granulomatosen.

Therapie

► **Glukokortikoide** (vgl. S. 453): Prednisolon (1–2 mg/kg KG/d) oder äquivalente Dosen von Methylprednisolon, empirisch bewährt hat sich ebenfalls die Methylprednisolon-Bolustherapie (1 g i. v.).
► In 20%–50% ist zusätzlich Cyclophosphamid notwendig, die Therapie erfolgt dann analog zur Wegener-Granulomatose (Fauci-Schema S. 481 und S. 482).
► **Im Versuch:** Interferon-α, TNF-Blocker und Ciclosporin (in ersten Studien offenbar erfolgreich).

Prognose

► 1-Jahres-Überlebenszeit 90%, 5-Jahres-Überlebenszeit 60%(?)
► Die Prognose ist offenbar ähnlich der Panarteriitis nodosa (S. 262).
► Die häufigste Todesursache sind kardiale Manifestationen.

Vaskulitiden

11.9 Purpura Schönlein-Henoch

Grundlagen

▶ **Definition:** Es handelt sich um eine benigne, leukozytoklastische oder auch nekrotisierende Vaskulitis kleiner Gefäße (Kapillaren, Venolen oder Arteriolen) mit nachweisbaren IgA-enthaltenden Immunkomplexen. Die Erkrankung manifestiert sich insbesondere an der Haut, am Darm und an den Glomeruli mit begleitenden rheumatischen Symptomen.

▶ **Ätiologie:** Unbekannt. Diskutiert werden: Verschiedene bakterielle und virale Erreger (Streptokokken, Mycoplasmen, Yersinien, Legionellen, diverse Viren einschließlich Parvovirus B19), Medikamente (Antibiotika, Chinin, Chinidin) und andere Allergene (Nahrungsmittel, Insektenstiche), sowie Kälteexposition.

▶ **Pathogenese:** Klassische Form einer immunkomplexvermittelten Vaskulitis vom Typ der Hypersensitivitätsangiitis (Synonym: Hypersensitivitätsvaskulitis).

▶ **Epidemiologie:**

- Es ist die häufigste, im Allgemeinen aber auch die harmloseste Vaskulitis des Kindes- und Jugendalters.
- Die Inzidenz wird bei Kindern im Schulalter auf ca. 13 Fälle/100 000 Einwohner/Jahr geschätzt, bei Erwachsenen ist die Erkrankung viel seltener.
- Jungen und Mädchen erkranken gleich häufig, meistens im Alter zwischen 4 und 11 Jahren.
- Die Purpura Schönlein-Henoch tritt gehäuft im Frühjahr, Herbst und Winter auf.

Klinik, klinischer Befund

▶ **Infektion der oberen Atemwege:** In 50% erstes Symptom.

▶ **Leitsymptom – palpable Purpura** (in 100%): Die kutane Vaskulitis tritt vor allem an den Beinen und am Gesäß auf (s. Abb. 11.15).

▶ **Gelenkbeschwerden** (in 70%): Meistens besteht eine akute Arthritis der Knie- und Sprunggelenke. Destruktionen oder andere Folgeschäden kommen nicht vor. Die Arthritis und Arthralgie kann der Purpura vorausgehen.

▶ **Fieber** (in 70%).

▶ **Beteiligung des Gastrointestinaltraktes** (in 70%): Bauchschmerzen, Erbrechen, Übelkeit, Hämatemesis und Meläna, selten große Blutungen.

▶ **Ödeme:** Sie sind häufig und treten an den Füßen und unteren Extremitäten, aber auch an den Händen, am Kopf, periorbital und am Skrotum auf.

▶ **Nierenbeteiligung** (in 40 bis 50%): Hämaturie, Proteinurie, selten Nierenversagen. Histologisch: Glomerulitis, auch Glomerulonephritis.

▶ **Weitere Manifestationen:** Hypertonie (in 10%); selten ZNS-Beteiligung, Lungenbeteiligung mit Hämoptysen.

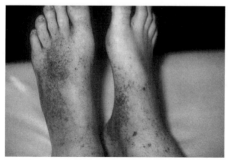

Abb. 11.15 Purpura Schönlein-Hennoch mit petechialen Blutungen an den Füßen

Diagnostik

▶ **Klinik** s. oben.
▶ **Klassifikationskriterien** (American College of Rheumatology) s. Tab. 11.6.

Tabelle 11.6 · Klassifikationskriterien Purpura Schoenlein-Henoch (ACR 1990)

palpable Purpura (ohne Thrombozytopenie)

Alter unter oder bis 20 Jahre bei Krankheitsbeginn

„bowel-Angina": diffuse Bauchschmerzen, die nach den Mahlzeiten zunehmen oder Hinweise auf Darmischämien einschließlich blutiger Diarrhoen

bioptisch nachweisbare Granulozyten in den Wänden der Arteriolen oder Venolen

zur Klassifikation müssen mindestens 2 der 4 Kriterien nachweisbar sein

▶ **Labor:**
  • Gesamtkomplement (erniedrigt).
  • Serum-IgA-Spiegel (erhöht), nachweisbare zirkulierende IgA-Immunkomplexe, auch IgA-Rheumafaktoren (vor allem IgA1).
  • In Einzelfällen sind Anti-Ro(SS-A)-Antikörper und Antikardiolipin-Antikörper nachweisbar.
▶ **Hautbiopsie:** IgA-Ablagerungen in Immunkomplexen.

Differenzialdiagnosen und Abgrenzung zu anderen Erkrankungen

▶ **Differenzialdiagnosen:**
  • Andere Purpuraformen.
  • Andere Vaskulitiden.
▶ **Abgrenzung:** Die Abgrenzung zur Hypersensitivitätsvaskulitis (S. 276), dieser Terminus ist z. Zt. zudem umstritten, ist unklar. Hauptunterschied ist, dass die Hypersensitivitätsvaskulitis häufiger bei Erwachsenen und mit Mon- und Oligoarthritis vorkommt und eine Organbeteiligung seltener ist. Eine leukozytoklastische Vaskulitis ist aber bei beiden Erkrankungen, falls diese überhaupt zu separieren sind, nachweisbar.
▶ *Cave*: Bei Erwachsenen kann eine Purpura Schönlein-Henoch als Paraneoplasie bei hämatolymphatischen und soliden Malignomen auftreten.

Therapie

▶ **Symptomatisch:** Meistens ist eine symptomatische Therapie ausreichend. Bei Gelenkschmerzen werden nichtsteroidale Antiphlogistika (S. 447) empfohlen.
  ▶ *Cave*: Nicht steroidale Antiphlogistika bei Niereninsuffizienz.
▶ **Bei abdominellen Beschwerden, Ödemen, Nephritis:** Glukokortikoide (0,5–1 mg/kg KG/d; vgl. S. 453); allerdings sind sie nicht immer effektiv.
▶ **In Einzelfällen versucht:** Cyclophosphamid, Plasmapherese, Ciclosporin.

Prognose

▶ **Klassischer Verlauf:** In über 90 % der Fälle kommt es nach 1–2 Wochen zur Remission, Rezidive sind jedoch noch über Monate möglich.
▶ **In seltenen Fällen:** Es kann, manchmal auch noch nach Jahren, eine Niereninsuffizienz resultieren. Als Risikoanzeiger gilt die Kombination Hämaturie + Proteinurie.

11.10 Kutane Vaskulitis

Grundlagen

▶ **Definition:**
- Kutane Vaskulitiden der Haut sind Entzündungen der kleinen und mittelgroßen nutritiven Hautgefäße, die primär auf die Haut beschränkt sein können oder auch sekundär im Rahmen von systemischen Vaskulitiden auftreten können.
- Eine einheitliche Nomenklatur für Hautvaskulitiden existiert nicht. Häufig handelt es sich um sekundäre Vaskulitiden. Kutane und generalisierte Vaskulitis können auch gleichzeitig vorkommen.

▶ **Einteilung:**
- Kutane leukozytoklastische Angiitis.
- *Small vessel vasculitis:*
  - Seit der Chapel-Hill-Konsensuskonferenz 1992 ist es ein eigener Terminus.
  - Es handelt sich um eine auf die Haut beschränkte Vaskulitis mit dem histologischen Bild einer nekrotisierenden Vaskulitis. Es sind perivaskuläre neutrophile Infiltrate mit „Kern-Abfall" von neutrophilen Leukozyten, Immunglobuline und Komplementablagerungen im Gefäß nachweisbar.
  - Eine systemische Vaskulitis muss ausgeschlossen sein, da auch bei der Wegener-Granulomatose, der mikroskopischen Arteriitis und der Schönlein-Henoch-Purpura eine leukozytoklastische Vaskulitis auftreten kann. Bei nachweisbaren Immunkomplexen ist das Risiko für eine systemische Immunkomplex-vermittelte Vaskulitis deutlich größer.
- *Primär rein kutane Vaskulitis:* Diese kann jederzeit später in eine generalisierte Vaskulitis übergehen.
- Erythema nodosum (S. 277).
- *Hypersensitivitätsvaskulitis:* Nach der Klassifikation des American College of Rheumatology (1990) handelt es sich um eine Vaskulitis meist bei älteren Menschen und wahrscheinlich durch Medikamente ausgelöst mit histologischem Nachweis von peri- oder extravaskulären Granulozyten. Der Terminus wurde in der Chapel-Hill-Konferenz 1992 verlassen, da diese Form meist mit der mikroskopischen Polyangiitis (S. 266) und der kutanen leukozytoklastischen Angiitis (s. o.) identisch ist.
- *Urtikarielle Vaskulitis:* Im Gegensatz zur reinen Urtikaria persistieren bei der Vaskulitis die Veränderungen bis zu 72 Stunden, dann erst bilden sie sich zurück und hinterlassen eine Pigmentierung und Hämorrhagien. Schmerz und brennende Sensationen dominieren gegenüber dem Pruritus. Mitunter kommt es zu Allgemeinsymptomen, wie Arthralgien, Fieber, Magen-Darmschmerzen, Lymphknotenvergrößerungen, manchmal ist das Urinsediment pathologisch.
- Paraneoplastische Vaskulitiden.

▶ **Ätiologie:** Ungeklärt. Allergisch? Medikamente? Infektionen? Malignome?

▶ **Pathogenese:** Zirkulierende Immunkomplexe, Zytokine, vasoaktive Amine.

Klinik, klinischer Befund

▶ Palpable Purpura.
▶ Urtikarielle Läsionen.
▶ Erytheme, Veränderungen ähnlich dem Erythema multiforme.
▶ Knoten, Ulzerationen, Nekrosen.
▶ Livedo reticularis.

Diagnostik

▶ **Klinik** s. oben.
▶ **Labor:**
- *Bei reiner kutaner Vaskulitis:* Leicht erhöhte Entzündungsparameter (BSG, CRP), sonst keine pathologischen Laborbefunde.

- *Zum Ausschluss einer generalisierten Vaskulitis:* Serologische Zusatzuntersuchungen, wie Rheumaserologie (Rheumafaktoren, antinukleäre Antikörper, ANCA), Hepatitis-Serologie, Untersuchung auf Paraproteine, Nierenfunktionsuntersuchungen etc. erforderlich.
▶ **Hautbiopsie:** Ein histologischer Befund sollte unbedingt angestrebt werden.

Therapie

▶ **Ursachen beseitigen:**
- Absetzung auslösender Medikamente, u. a. Antibiotika, Antiarrhythmika, Antiepileptika, nicht steroidale Antiphlogistika, Allopurinol, intramuskuläres Gold.
- Behandlung einer zugrunde liegenden Infektion.
▶ **Spezifische Therapie:**
- *Bei milden Verläufen (lediglich Purpura):* Eine spezifische Therapie ist häufig nicht notwendig.
- *Bei diffusen Hautveränderungen:* Glukokortikoide (vgl. S. 453), initial 10–30 mg Prednisolon/d, bei Hinweisen auf Generalisierung bis zu 1 mg/kg KG/d. Nach Besserung wird die Dosis reduziert.
- *In hartnäckigen Fällen:* Azathioprin (S. 475), Cyclophosphamid (S. 481), Methotrexat (S. 458), Ciclosporin (S. 478) oder Colchicin (0,5 mg 2×/d). Einzelbeobachtungen liegen mit Dapson vor.

Prognose

▶ **Bei reiner Erkrankung der Haut:** Die Prognose ist gut. Ein chronisch-rezidivierender Verlauf, auch mit Glukokortikoid-Resistenz, kommt nur in Einzelfällen vor.
▶ **Bei Generalisation mit Organbeteiligung:** Die Prognose wird durch die viszeralen Manifestationen bestimmt.

11.11 **Erythema nodosum**

Grundlagen

▶ **Definition:**
- Das Erythema nodosum ist eine charakteristische Hauterkrankung mit offenbar unterschiedlicher Ätiologie, die selbstständig, aber auch als typisches Begleitsymptom verschiedener rheumatischer Erkrankungen auftreten kann.
- Bisher wurde sie den Vaskulitiden zugeordnet, jetzt wird sie auch als Pannikulitis klassifiziert.
▶ **Ätiologie und Pathogenese:**
- *Genetische Disposition:* Möglich, es wurde gehäuft eine Assoziation mit HLA-B8 und auch ein familiäres Auftreten beschrieben.
- *Entzündliche Erkrankungen verschiedenster Art:* Morbus Behçet, Colitis ulcerosa, Morbus Crohn, Sarkoidose (Löfgren-Syndrom).
- *Malignome:* Morbus Hodgkin, Leukämien, gynäkologische Karzinome.
- *Medikamentöse Antigene:* Sexualhormone, Sulfonamide, Antirheumatika, Impfstoffe u. a.
- *Infektiöse Genese:* Streptokokken (in Mitteleuropa z.Zt. am häufigsten), Meningokokken, Diphtherie, Tuberkulose, Leptospirose, Lepra, Salmonellen, Yersinien, verschiedene Pilze und Protozoen, Herpes-Simplex-Viren, Hepatitis- und Mononukleoseerreger.
- *Gravidität.*
- *Immunologie:* Es handelt sich um die klassische Form einer zellvermittelten Immunreaktion ähnlich einer Tbc mit Zellinfiltration, Riesenzellen und Granulomen im Panniculus adiposus, initial möglicherweise mit Immunkomplexvaskulitis.
▶ **Epidemiologie:**
- Die tatsächliche Häufigkeit ist nicht bekannt, die Prävalenz wird auf 2,4/ 100 000 Einwohner geschätzt.
- Frauen erkranken 3–4-mal häufiger als Männer.
- Erkrankungsalter meist 25–40 Jahre.

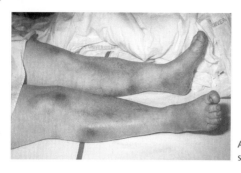

Abb. 11.16 Erythema nodosum nach Streptokokkeninfekt

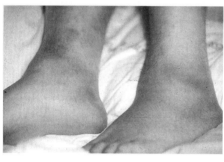

Abb. 11.17 Erythema nodosum im Sprunggelenkbereich (Periarthritis) bei Sarkoidose

Klinik, klinischer Befund

► **Prodromalzeichen:** Fieber (mäßig bei bis zu 70 %), Gelenkbeschwerden, andere Allgemeinsymptome.

► **Hauterscheinungen:** Meist plötzliches Aufschießen von multiplen 2–5 cm großen schmerzhaften subkutanen Knoten von hellroter bis livider oder gelb-bräunlicher Farbe mit straffer Spannung der Haut darüber. Die Knoten treten an beiden Unterschenkeln und hier bevorzugt an den Streckseiten auf, Beugeseiten und Arme können auch befallen sein.

► **Gelenksymptomatik:** Häufig äußerst schmerzhafte Schwellung der Gelenke unter der befallenen Haut, besonders im Knie- und Knöchelbereich (s.Abb. 11.17). Möglich sind auch Arthralgien der Handgelenke, Finger, Schultern, Ellenbogen und Hüftgelenke. Die Symptomatik kann z. B. nach banalen Streptokokkeninfekten (s. Abb. 11.16) ohne andere rheumatologische Grunderkrankung auftreten.

► **Bei sekundärem Erythema nodosum:** Symptome der Grundkrankheit (Sarkoidose, Morbus Crohn, Yersinia-Arthritis u. a.), s. dort.

Diagnostik

▣ *Beachte*: Unter rheumatologischen Aspekten ist das Erythema nodosum immer vieldeutig, eine eingehende diagnostische Abklärung ist unbedingt notwendig.

► **Klinik** s. oben.

► **Labor:** BSG (erhöht), Blutbild (Leukozytose), Antistreptolysin-O-Titer (bei Streptokokken-induzierten Erythema nodosum erhöht).

► **Histologie:** Immunhistologischer Nachweis von Immunkomplexen (meist um Venolen).

► Röntgen: Thorax.

► Koloskopie.

Differenzialdiagnosen der Grunderkrankung beim Begleitsymptom

► **Häufigste rheumatologische Grunderkrankungen:** Akute Sarkoidose (Löfgren-Syndrom, S. 291), Yersinia-Arthritis (S. 168).

▶ **Seltener:** Enteropathische Arthritiden (S. 159), reaktive Salmonellen- und Campylobacter-Arthritis (S. 170), Morbus Behçet (S. 282), rheumatisches Fieber (S. 173).

◨ *Beachte*: Das Auftreten eines Erythema nodosum bei HIV-positiven Patienten kann Hinweis auf Tuberkulose sein.

Therapie

▶ **Allgemeine Therapie:** Bettruhe, Kompressionsverbände, Salbenverbände (z. B. mit topischen Antiphlogistika).

▶ **Medikamentöse Therapie:**
- Behandlung einer eventuell vorhandenen Grunderkrankung.
- Nicht steroidale Antiphlogistika (S. 447).
- Glukokortikoide (S. 453): Sie sind nur bei Ausschluss von Infektionen und bei bekannter Ursache, z. B. eventuell bei Sarkoidose indiziert.
- Bei chronischen Fällen: Hydroxychloroquin (S. 470) wurde versucht.

▶ **Physikalische Therapie** (vgl. S. 514 ff):
- Kühle Wickel und Kryotherapie (wenn verträglich).
- Vorsichtiges Durchbewegen der Gelenke, auch während der Bettruhe.

Prognose

▶ Unter adäquater Therapie heilt die Erkrankung meistens in 4–8 Wochen ab.

▶ Selten gibt es protrahierte Verläufe mit Remissionen ohne gravierende Allgemeinsymptomatik.

11.12 Sekundäre Vaskulitiden

Vaskulitis bei rheumatoider Arthritis (RA)

▶ **Ätiologie und Pathogenese:**
- *Genetische Disposition:* Möglich, häufig sind HLA-DR4 und HLA-DRB1 nachweisbar.
- *Auslösende Faktoren:* Diskutiert werden Cytomegalie-Virus, Glukokortikoid-Langzeittherapie und das Absetzen einer Glukokortikoidtherapie.
- Immunkomplexe.

▶ **Pathologie:** Nekrotisierende generalisierte Vaskulitis vom Panarteriitis-nodosa-Typ (S. 262). Befallen werden kleine und mittelgroße Gefäße von Extremitäten, peripheren Nerven, gelegentlich auch von Organen. Die Beteiligung von Venolen wurde beschrieben. Immunglobuline und Komplement wurden in arteriellen Gefäßwänden nachgewiesen.

▶ **Epidemiologie:** Eine Vaskulitis tritt besonders häufig korreliert mit folgenden Faktoren bei RA auf: Männliches Geschlecht, schwerer Verlauf, extraartikuläre Manifestationen, Gelenkdestruktionen, hohe Rheumafaktoren-Titer und intensive Pharmakotherapie.

▶ **Klinik, klinischer Befund:**
- *Häufigste Form – Hautveränderungen* (s. Abb. 11.18): Singuläres arterielles Unterschenkelulkus (Pyoderma gangraenosum), Livedo reticularis, Raynaud-Syndrom, Purpura, Nekrosen, Gangrän, Nagelbettveränderungen. Häufiger als sonst üblich kommen Rheumaknoten vor.
- *Rheumatische Neuropathie* (auch als Mononeuritis multiplex), sie entsteht durch eine Vaskulitis der Vasa nervorum der Beine im Peroneusgebiet. Selten kommt die Neuropathie auch an anderen Extremitäten vor.
- *Selten schwere generalisierte Vaskulitis,* die nicht von einer Panarteriitis nodosa (S. 262) zu unterscheiden ist und/oder massive Gangrän großer Extremitätenbezirke.
- *Viszerale Beteiligung an:* Herz, Lunge, Leber, Nieren, Lymphknoten u. a.

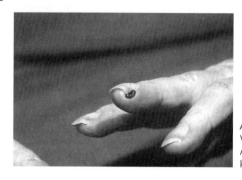

Abb. 11.18 Sekundäre Vaskulitis bei rheumatoider Arthritis: Fingerkuppenekrose

▶ **Diagnostik:**
- Anamnese (Grunderkrankung) und Klinik (s. o.).
- Labor s. S. 121.
- Biopsie: N. suralis bei Neuropathie, Haut bei kutaner Vakulitis.
- Angiographie bei Durchblutungsstörungen (Nekrosen, Gangrän).

▶ **Diagnostikprobleme:**
- Der tatsächliche Zusammenhang zwischen RA und Vaskulitis ist noch unklar, da eine Vaskulitis der Synovialis histologisch schon in frühen Krankheitsstadien nachweisbar ist und somit zur RA gehört.
- Rheumaknoten sind sehr wahrscheinlich auch Folge einer lokalen Vaskulitis, werden aber nicht zu den Vaskulitiden gerechnet.
- Ein echter Übergang einer RA in eine Panarteriitis nodosa (S. 262) ist denkbar. Eine Tarnung einer Panarteriitis nodosa als primäre RA wurde aber ebenfalls beobachtet.

▶ **Therapie:**
- *Bei lokaler Manifestation* (Nagelfalz-Nekrosen, arterielle Bein-Ulzera): Intensivierte RA-Therapie (S. 125), Lokalbehandlung.
- *Bei Generalisation:*
  - Hohe Prednisolondosen, auch als Bolustherapie (S. 453).
  - Cyclophosphamid (500 mg/m², einmal pro Monat [bis zu 6 Monate]) vgl. Panarteriitis nodosa (S. 265).
- *Zusätzlich:* Acetylsalicylsäure zur Thrombozyten-Aggregations-Hemmung.
  - ▷ *Cave:* Erhöhtes Ulkusrisiko.

▶ **Prognose:** Die Prognose der vaskulitischen Neuropathie ist quoad vitam gut, bei kutaner Vaskulitis und bei viszeraler Beteiligung schlecht.

Vaskulitis bei systemischem Lupus erythematodes (SLE)

▶ **Ätiologie und Pathogenese:** Ungeklärt, Immunkomplexe?

▶ **Pathologie:**
- Meistens handelt es sich um den Typ der „small-vessel-vasculitis" der Haut, selten kann auch eine Vaskulitis vom Typ der Panarteriitis nodosa im zentralen Nervensystem vorliegen.
- Selten thrombotische Verschlüsse größerer Extremitätenarterien.

▶ **Epidemiologie:** Exakte Daten sind nicht verfügbar. Im Vergleich zu den anderen Organmanifestationen eher selten.

▶ **Klinik, klinischer Befund:**
- Hautbeteiligung (s. Abb. 11.19): Häufigste Manifestation ist das Raynaud-Syndrom. Außerdem kommen Purpura, chronische Ulzera, papulonekrotische Veränderungen, Fingerspitzen-Infarkte und Gangrän vor.
- Mononeuritis multiplex.
- Arteriitis der Mesenterialgefäße.
- Selten: Klinisches Bild der Panarteriitis nodosa (s. S. 262).
  - ▷ *Cave:* ZNS-Beteiligung.
- Thrombosen s. Antiphospholipidsyndrom (S. 221).

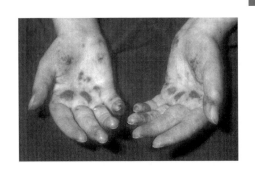

Abb. 11.19 Vaskulitis
der Hände bei SLE

► **Diagnostik:**
  • Anamnese (Grunderkrankung) und Klinik (s. o.).
  • Labor s. S. 213.
► **Therapie:**
  • *Bei Raynaud-Syndrom:* Vasodilatantien, auch Ileoprost, Schutz vor Kälteexposition.
  • *Bei Pyoderma gangraenosum:* Cyclophosphamid-Bolus (500 mg/m² einmal pro Monat [bis zu 6 Monate]), (vgl. S. 481).
► **Prognose:** Die Prognose ist abhängig von der Lokalisation und dem Organbefall. Bei Generalisation Prognose wie bei Panarteriitis (s. S. 262).

Vaskulitis bei Kryoglobulinämie

► **Definition:** Es handelt sich um eine nekrotisierende leukozytoklastische Vaskulitis der kleinen Gefäße („small vessels") einschließlich glomerulärer Kapillaren durch Ablagerung von Kryoglobulinen in den Gefäßwänden.
► **Ätiologie und Pathogenese:**
  • In über 90% liegt eine Hepatitis-C-Virusinfektion vor, vermutet wird auch Hepatitis-B-Virusinfektion, Myelom, Makroglobulinämie Waldenström und maligne Lymphome als Ursache.
  • Durch Ablagerung von Immunkomplexen, die IgG und Kryoglobuline Typ II oder Typ III (S. 29) enthalten, wird eine generalisierte Vaskulitis induziert.
► **Epidemiologie:** Keine exakten Daten verfügbar, wahrscheinlich jedoch aufgrund der Häufigkeit der Hepatitis C häufiger als früher angenommen.
► **Klinik, klinischer Befund:**
  • Hauterscheinungen: Purpura (100%), gelegentlich mit schweren Ulzerationen an den Beinen, Urtikaria, Raynaud-Syndrom, u. U. mit akralen Nekrosen (s. Abb. 11.20).
  • Bauchschmerzen (in 20%) durch gastrointestinale Vaskulitis.
  • Lymphknotenvergrößerung, Milzvergrößerung.
  • Arthralgien (in 70%), Arthritis nur selten.
  • Symmetrische Polyneuropathie (in 20 bis über 80%), eher selten Mononeuritis multiplex.

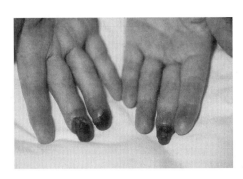

Abb. 11.20 Hepatitis C –
assoziierte kryoglobulinämi-
sche Vaskulitis mit Fingerkuppennekrosen

- Selten: Hyperviskositätssyndrom.
- Häufiges Spätsyndrom bei schweren Verläufen: Membranoproliferative Glomerulonephritis (in 10–30%) mit Hypertonie.

▶ **Diagnostik:**
- *Klinik* s. oben.
- *Labor:*
  - Nachweis der Kryoglobuline: Technik (S. 29). Die Kryoglobulin-Differenzierung und -Quantifizierung ist bisher nicht standardisiert.
  - ☑ *Achtung:* Das Serum muss bei 37 °C ins Labor transportiert werden.
  - BSG (erhöht), Blutbild (mäßiggradige Leukozytose, gelegentlich Eosinophilie), Transaminasen (häufig erhöht).
  - Rheumafaktoren (häufig hohe Titer).
  - Komplementfraktionen: C1, C 4 und C 2 erniedrigt bei normalen C3 und C9.
  - Hepatitis C-Serologie (in über 90% Antigennachweis; S. 198) und Hepatitis B-Serologie (S. 197).
  - Urinuntersuchung: Proteinurie als Hinweis auf Nierenbeteiligung.
- *Hautbiopsie:* In vaskulitischen Hautläsionen bei Patienten mit Typ II Kryoglobulinämie ist das Hepatitis-C-Virus nachweisbar (wissenschaftlich interessant, aber kein Diagnostikum).

▶ **Diagnostikprobleme:** Angesichts der Häufigkeit einer nachweisbaren Hepatitis-C-Virusinfektion ist die Abgrenzung zwischen ursprünglich „primärer" und „sekundärer" Kryoglobulinämie sehr schwierig.

▶ **Therapie:**
- *Bei milden Verläufen:* Niedrigdosierte Glukokortikoide (0,1–0,2 mg/kg KG/d Prednisolon-Äquivalent; vgl. S. 453).
- *Bei renaler und viszeraler Beteiligung:* Cyclophosphamid (S. 481) und Glukokortikoide (S. 453), auch Plasmapherese.
- *In einzelnen Fällen im Versuch:* D-Penicillamin, intramuskuläres Gold, intravenöse Gammaglobuline.
- *Bei zugrunde liegender Hepatitis-C-Virusinfektion:* Interferon-α, Ribarivin.
- Adäquate Behandlung einer entsprechenden Grundkrankheit.

▶ **Prognose:**
- Meist episodischer Verlauf, ein chronischer Verlauf mit rezidivierender palpabler Purpura der unteren Extremitäten und guter Prognose ist auch möglich.
- Die generelle Prognose ist hauptsächlich von der zugrunde liegenden Erkrankung abhängig.
- Bei 30% der Patienten entwickeln sich irreversible vaskulitische Läsionen und die Erkrankung endet letal.

11.13 Morbus Behçet

Grundlagen
....

▶ **Definition:** Der Morbus Behçet ist eine systemische Vaskulitis von Arterien und Venen aller Größen mit variablem Organbefall, insbesondere der Augen, Haut und Schleimhäute. Besonders häufig ist er in der Mittelmeerregion und in Asien (Türkei, Iran, Japan).

▶ **Ätiologie und Pathogenese:**
- *Genetische Disposition:* Möglich, Assoziationen sind territorial, ethnisch und symptomatologisch unterschiedlich beschrieben mit folgenden HLA-Antigenen: Hauptassoziation mit HLA-B51 (besonders bei schweren Verläufen), HLA-B5 (besonders bei Augenbeteiligung), DR5 und DR7 (bei Briten und ZNS-Befall), B12 und DR2 (ebenfalls bei ZNS-Befall), gelegentlich HLA-B27 (bei Sakroiliitis).
- *Exogene Faktoren:* Virusinfektion? Streptokokken als Auslöser?
- Störung der immunologischen Homöostase mit Immunkomplexvaskulitis und charakteristischer Tendenz zu überschießenden Entzündungsreaktionen.

► **Epidemiologie:**
- Die exakte Inzidenz ist durch die territorial erheblichen Unterschiede nicht bekannt. Die Prävalenz in der Türkei und Japan beträgt 10–15 Fälle/100 000 Einwohner.
- Männer und Frauen erkranken gleich häufig.
- Hauptmanifestationsalter: 20–40 Jahre.

Klinik, klinischer Befund

► Das Krankheitsbild ist sehr variabel, z. T. bildet sich das Vollbild erst nach Jahren verzettelter Symptomatik aus.

▷ *Klassische Trias (Leitsymptome):*
1. *Orale Ulzera bei Stomatitis aphthosa* (fast 100 %) (s. Abb. 11.21): Die Stomatitis aphthosa ist von einer benignen rezidivierenden Aphthose grundsätzlich nicht zu unterscheiden. Die Aphthen entstehen meist aus einer roten Papel, die zerfällt. Für Morbus Behçet sprechen mehr als 5 Aphthen pro Schub und ihre Lokalisation an der hinteren Mundhöhle und im Bereich physiologischerweise verhornter Schleimhaut. Typisch sind so genannte große („Major"-)Aphthen, die bereits Ulzera entsprechen und erst nach Wochen narbig ausheilen. Die oralen Ulzerationen sind immer schmerzhaft.
2. *Genitalulzera* (80 %) (s. Abb. 11.22): Im Bereich der Vulva und Vagina können sie manchmal schmerzlos sein.
3. *Uveitis* (mindestens 60–70 %): Klassisch ist eine Hypopyoniritis.

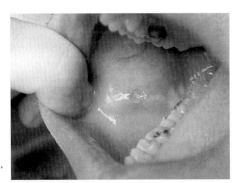

Abb. 11.21 Orale Aphthen bei M. Behçet; von W. Bolten, Wiesbaden [1]

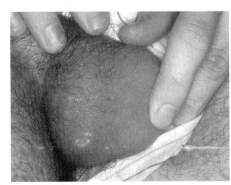

Abb. 11.22 Aphthen am Skrotum bei M. Behçet; von W. Brückle, Bad Nenndorf [1]

► **Hautbeteiligung:**
- Unspezifische hyperergische Hautreaktion: Nachweis mit Pathergie-Test (s. Diagnostik).
- Follikulitis (80 %), Erythema nodosum (50 %), sterile Pusteln und Pyodermien, Ulzera und Papeln.

► **Gastrointestinale Beteiligung:** Ulzera, Meteorismus, Durchfälle, Malabsorption, Morbus Crohn-ähnliche Veränderungen, Ösophagusulzera (seltener im mediterranen Gebiet).

► **Vaskulitis großer Gefäße:** Thrombophlebitis superficialis, arterielle Verschlusskrankheit, Gangrän, Aneurysma, Vena-cava-Thrombose u. a. Angiographisch sind gehäuft Gefäßverschlüsse und Aneurysmen nachweisbar.

▪ *Cave:* Aneurysmaperforation.

► **ZNS-Beteiligung:** Enzephalitis, Meningitis, psychotische Bilder, Hirnstammsyndrome u. a.

► **Augenbeteiligung:** Iritis, Konjunktivitis, Keratitis, Chorioretinitis, Periphlebitis retinae, Vaskulitis retinalis, Glaskörperblutungen. Komplikationen sind Glaukom, Katarakt und Erblindung.

▪ *Beachte:* Es kommt nicht selten zur Erblindung; in Japan ist der Morbus Behçet sogar die Hauptursache für erworbene Blindheit.

► **Arthralgie und/oder Arthritis** (in 50%): Meist kommt es zur Oligoarthritis mit Befall von bis zu 4 Gelenken, monartikuläre Verläufe sind möglich. Am häufigsten sind die Knie-, Sprung- und Handgelenke betroffen. Die Schübe sind subakut und dauern meistens 2–3 Monate. Destruktionen kommen nicht vor.

► **Wirbelsäulenbeteiligung:** Sakroiliitis (10–30%), ankylosierende Spondylitis (5–10%).

► **Weitere Manifestationen:** Häufig Fieber. Epididymitis (5%), aseptische Knochennekrose. Selten Glomerulonephritis, Neuropathie, Sjögren-Syndrom, Lungenbeteiligung (Infiltrationen, Aneurysmen, Thrombosen und Infarkte). Myositis und kardiale Beteiligung (endomyokardiale Fibrose, stumme Myokardischämien).

Diagnostik und Differenzialdiagnosen

► **Klinik** s. oben.

► **Klassifikationskriterien** (Internationale Studiengruppe) s. Tab. 11.7.

• Die internationalen diagnostischen Kriterien decken nur den „harten Kern" der Symptome ab und spiegeln nicht die enorme, territorial unterschiedliche, Variabilität der Symptomatik wider.

• Die orogenitale (bipolare) Aphthose scheint als diagnostisches Kriterium unabdingbar.

Tabelle 11.7 · **Klassifikationskriterien des Morbus Behçet (1990)**

Hauptkriterium (obligat):

rezidivierende orale Ulzerationen und Aphthen, auch herpetiform, die mindestens dreimal innerhalb eines Jahres auftreten

Zusatzkriterien:

rezidivierende Genitalulzera, auch aphthös (vom Arzt oder Patienten beobachtet)

entzündliche Augenläsionen: vordere und hintere Uveitis, Zellen im Glaskörper bei Spaltlampenuntersuchung oder Retinavaskulitis

Hautläsionen: Erythema nodosum, Pseudofollikulitis, papulöse, pustulöse oder akneiforme Veränderungen (von einem Arzt beobachtet, jenseits der Pubertät und ohne vorangegangene Glukokortikoidtherapie).

positiver Pathergie-Test (von einem Arzt abgelesen nach 24–48 Stunden)

zur Klassifikation müssen das Hauptkriterium und 2 Zusatzkriterien erfüllt sein

---

► **Labor:**
- *Entzündungsparameter:* BSG (meist erhöht), Akute-Phase-Proteine (vermehrt).
- *Keine spezifische Befunde:* Es gibt zwar zahlreiche, z. T. widersprüchliche immunologische Phänomene, diese sind diagnostisch aber nicht relevant. Neuerdings: in 50 % Antiendothelzell-Antikörper.

► **Pathergie-Test:**
- Eine intrakutane Injektion von 0,1 ml NaCl oder ein einfacher Nadelstich mit einer 20-G-Kanüle an der Innenseite des Unterarms (besonders gut mit stumpfen Nadeln) führt zu einer Hautreaktion. Als positiv wird eine nach 24 bis 28 Stunden ablesbare über 2 mm große Papel bewertet.
- In 60 bis 70 % fällt der Test bei Japanern und Türken, selten in Nordeuropa und USA positiv aus. Der charakteristische positive Pathergietest kann beim gleichen Patienten variabel ausfallen und ist in verschiedenen Ländern ebenfalls verschieden häufig positiv. Empfohlen wird u. a. ein Prick-Test mit mehreren (4) simultanen Nadelstichen.

► **Augenarztkonsil.**

► **Angiographie:** Bei Durchblutungsstörungen.

► **Kardiopulmonale Röntgen- und Funktionsdiagnostik** je nach klinischem Befund.

Differenzialdiagnosen

► Andere Vaskulitiden (Übersicht S. 252) und Kollagenosen (Übersicht S. 207).
► Spondylarthropathien (Übersicht S. 133) mit Schleimhautbeteiligung.
► Ulzerationen und Aphthen aus anderer Ursache.
► Bei gastrointestinaler Beteiligung: Morbus Crohn (S. 159), Colitis ulcerosa (S. 159).

Therapie

► **Grundsätzliches:** Angesichts des variablen und in der Regel benignen Verlaufs muss die Therapie immer individuell sein.

► **Behandlung der Ulzera an Haut und Schleimhäuten:** Sie werden lokal mit Anästhetika und Glukokortikoiden (auch als Haftcremes oder -salben) behandelt.

► **Bei schweren Verläufen:**
- *Glukokortikoide* (30–50 mg Prednisolon-Äquivalent; vgl. S. 453): Können versucht werden. Sie wirken aber nicht immer verlässlich und werden auch wegen der Gefahr einer Verschlechterung der Augenerkrankung durch Förderung von Katarakt und Glaukom z.Zt. eher weniger eingesetzt.
- *Colchicin* (0,5–1,0 mg/d, initial eventuell 1,5 mg/d): Es wurden positive Erfahrungen mit dieser unverändert anerkannten Therapie gemacht, in kontrollierten Studien ist ihre Wirksamkeit jedoch nicht eindeutig unter Beweis gestellt.
- *Azathioprin* (2,5 mg/kg KG/d; vgl. S. 475).
- *Chlorambucil* (initial 0,1 mg/d): Gut wirksam auch bei Augen- und ZNS-Beteiligung.
- *Thalidomid* (100–300 mg/d): Ist bei schweren oralen und genitalen Ulzera eindeutig wirksam, in 81 % wird eine komplette Remission beobachtet. Aber in 14 % kommt es zur Neuropathie, sowie in 44 % zu anderen Nebenwirkungen.
- *Levamisol* (150 mg an 2 Tagen pro Woche): Die Wirkung bei hartnäckiger Aphthose ist in 40 % bewiesen. Das Präparat ist wegen der Agranulozytose als häufigste Nebenwirkung (besonders bei HLA-B27-positiven Patientinnen) z.Zt. nicht im Handel.

► **Bei Augenbeteiligung:**
- Mittel der Wahl ist z.Zt. Ciclosporin A (3–5 mg/kg KG/d). Nebenwirkungen s. S. 479.
- Auch Azathioprin (S. 475) scheint wirksam zu sein, vor allem in frühen Stadien.

► **Gastrointestinale Beteiligung:** Sulfasalazin (2–6 g/d; vgl. S. 473).

► **ZNS-Beteiligung:** Glukokortikoide sind hier in jedem Fall ratsam (60–100 mg Prednisolon-Äquivalent; vgl. S. 453). Ebenfalls angezeigt ist Chlorambucil.

Vaskulitiden

▶ **Bei schwerer systemischer Vaskulitis:** Cyclophosphamid (2–2,5 mg/kg KG/d), auch als Bolustherapie 482.

▶ **In Erprobung**
  • Interferon-α: Hat in Studien sehr gute Ergebnisse in Hinblick auf Augenbeteiligung und Arthritis gezeigt.
  • TNF-Blocker: Konnten in Fallberichten die Uveitis ebenfalls sehr positiv beeinflussen.

▶ **Besonders wichtig:** Symptomatische Behandlung der Folgen der generalisierten Vaskulitis. Trotz häufiger Thrombosen werden Antikoagulantien nicht generell empfohlen, stattdessen wird die zugrunde liegende Vaskulitis mit Immunsuppressiva behandelt.

▶ **Therapie einer Arthritis:** Da sie eher benigne ist, kann sie meist gut mit nichtsteroidalen Antiphlogistika (S. 447) behandelt werden. Ein Einsatz von Azathioprin, Sulfasalazin oder Interferon ist nur selten notwendig.

Prognose

▶ In der Regel ist der Verlauf benigne. Die 3–4 % Letalität sind hauptsächlich durch Komplikationen (z. B. ZNS-Befall) bedingt.

▶ Mit zunehmendem Lebensalter werden die Exazerbationen seltener.

▶ Eine Augenentzündung kann therapierefraktäres, dominierendes Symptom sein und zur Erblindung führen.

12 Arthritissonderformen mit Beteiligung anderer Organsysteme

12.1 Felty-Syndrom

Grundlagen

▶ **Definition:** Das Felty-Syndrom ist sehr wahrscheinlich eine besonders stark immunologisch geprägte Variante der seropositiven nodösen rheumatoiden Arthritis mit Splenomegalie und Leukozytopenie.

▶ **Ätiologie und Pathogenese:**
- *Genetische Faktoren:* Möglich, beschrieben ist eine Assoziation mit HLA-DR4.
- *Ursache der Splenomegalie:* Unbekannt.
- *Ursache der Leukozytopenie:* Multiple sowohl humorale als auch T-Zellvermittelte Immunmechanismen.

▶ **Epidemiologie:**
- Ca. 3 % der Fälle mit rheumatoider Arthritis.
- Frauen erkranken doppelt so häufig wie Männer.
- Manifestation im 5.–7. Lebensjahrzehnt.

Klinik, klinischer Befund

▶ **Grundkrankheit:** Seropositive, häufig progredient destruktive rheumatoide Arthritis (S. 116) mit hohen Rheumafaktorentitern und Rheumaknoten. Bei einem Drittel der Patienten kann die Arthritis wenig aktiv sein.

▶ **Splenomegalie:** Häufig, aber nicht obligat.

▶ **Vaskulitis:** Chronische, meist sekundär infizierte Unterschenkelulzera.

▶ **Rezidivierende Infektionen:** Furunkulose, pulmonale Infektionen, Harnwegsinfekte. Der Verlauf kann tödlich sein.

▶ **Weitere Manifestationen:** Gewichtsabnahme (in 70 %), sekundäres Sjögren-Syndrom (in 50 %), Hepatomegalie (40 %), Lymphadenopathie (20 %). Selten Perikarditis, Episkleritis und Neuropathie. Sehr selten Leberzirrhose.

▶ **Malignome:** Es besteht ein erhöhtes Risiko für Malignome, besonders für ein Non-Hodgkin-Lymphom.

Diagnostik und Differenzialdiagnosen

▶ **Klinik** s. oben.

▶ **Labor:**
- *Blutbild:* Leukozytopenie von 500–4500 Leukozyten/µl mit verringertem Granulozytenanteil, nicht selten tritt dieser Befund „fluktuierend" auf; seltener Thrombozytopenie.
- *Weitere Befunde:* Diverse Antikörper gegen Granulozyten, ferner Immunkomplexe, Kryoglobuline, Rheumafaktoren (100 %), antinukleäre Antikörper (70 %), antineutrophile zytoplasmatische Antikörper (ANCA, 75 %), gelegentlich DNA-Antikörper.

▶ **Röntgen:** Destruktive Veränderungen.

▶ **Abdomensonographie:** Diagnostik und Kontrolle der Splenomegalie und Hepatomegalie.

▶ **Knochenmarkpunktion:**
- Zur differenzialdiagnostischen Abklärung einer hämatologischen Systemerkrankung oder toxischen Knochenmarkschädigung.
- Befund: Oft hyperzellulär mit Ausreifungsstörungen.

▶ **Differenzialdiagnosen:**
- *Andere Erkrankungen mit Splenomegalie:* Einschließlich lymphoproliferative Erkrankungen, Amyloidose, Sarkoidose und chronische Infektionen.
- Variante (?) des Felty-Syndroms mit „large granular lymphocytes" (LGL), Synonym: T-gamma-lymphoproliferatives Syndrom.

Therapie

▶ **Glukokortikoide** (S. 453): Sie wirken aber nicht immer auf die Granulozytopenie.
  ▣ *Cave:* Infektionen.
▶ **Bei Versagen der Glukokortikoidtherapie:**
  • Parenterale Goldtherapie (S. 463): Bessert die hämatologischen Veränderungen, ist in Studien bewährt.
  • Methotrexat: Dosierung S. 459.
  • In Einzelfällen wurde auch Ciclosporin erfolgreich eingesetzt, da es keine knochenmarksupprimierenden Effekte aufweist.
▶ **Bei rezidivierenden Infektionen:** Positive Ergebnisse wurden bei der Therapie mit Granulozyten-Kolonie-stimulierendem Faktor (rHuG-CSF) verzeichnet. Parallel zu Methotrexat werden sie in einer Dosierung von 5 µg/kg KG/d s.c. bis zum Anstieg der Neutrophilen ≤ 1000/µl gegeben und dann abgesetzt. Bisher nur Einzelfälle.
▶ **Splenektomie:** Sie ist nur in Sonderfällen bei rezidivierenden Infektionen indiziert, sonst unzuverlässig.

12.2 Still-Syndrom des Erwachsenen

Grundlagen

▶ **Synonym:** Adulte Form des Morbus Still.
▶ **Definition:** Offenbar eigenständige Erwachsenenform eines kindlichen Morbus Still mit den Hauptsymptomen Fieber, Arthralgien und Exanthem.
▶ **Ätiologie und Pathogenese:** Ungeklärt. Diskutiert werden:
  • *Genetische Disposition:* Möglich, beschrieben sind Assoziationen mit HLA-DR2, -DR4, -DR7 und HLA-B35.
  • *Infektionen:* Einzelassoziationen mit Röteln, Epstein-Barr-Virus, Zytomegalie-Virus, Mumps, Parainfluenza, Parvovirus B19, auch Yersinien und Mykoplasmen.
  • *Mögliche Risikofaktoren:* Psychischer Stress, Kohlenstaub-Exposition.
▶ **Epidemiologie:**
  • Selten, mehrere hundert Fälle sind beschrieben. Die tatsächliche Prävalenz ist sicher höher, in Frankreich wird sie z.B. – retrospektiv – auf 0,16 Fälle/100 000 Einwohner geschätzt.
  • In 80 % beginnt die Erkrankung im Alter von 16 bis 35 Jahren.

Klassifikationskriterien des Still-Syndroms des Erwachsenen nach Yamaguchi (1992) (Tab. 12.1)

Tabelle 12.1 · Klassifikationskriterien des Still-Syndroms des Erwachsenen nach Yamaguchi (1992)

Major-Kriterien

Fieber > 39 °C, Dauer 1 Woche oder länger
– Arthralgien über mindestens 2 Wochen Dauer
– typisches Exanthem
– Leukozytose (> 10 000 µl, > 80 % Granulozyten)

Tabelle 12.1 · Fortsetzung

Minor-Kriterien

– Halsschmerzen
– Lymphadenopathie und/oder Splenomegalie
– Leberdysfunktion (Erhöhung der Transaminasen und/oder LDH nach Ausschluss hepatotoxischer Noxen einschließlich Medikamente)
– negative Rheumafaktoren und negative antinukleäre Antikörper

Die Diagnose des adulten Still-Syndroms (AOSD) erfordert das Vorliegen von 5 oder mehr Kriterien, davon mindestens 2 aus der Major-Gruppe.

Ausschlusskriterien

– Infektionen
– Malignome
– entzündliche rheumatische Erkrankungen

Klinik, klinischer Befund

▶ *Hinweis*: Das komplette Krankheitsbild zeigt sich oft erst nach längerer Zeit mit bis dahin „verzettelter" Symptomatik.

▶ **Leitsymptom – Fieber** (in über 95 %): Oft bestehen monatelang septische Temperaturen bis über 39 & °; mit einem Maximum am Abend. Das Fieber kann den anderen Symptomen, auch den Gelenkbeschwerden, monatelang vorangehen.

▶ **Arthralgien und Arthritis** (über 95 %): Meist sind die großen Gelenke, in 40 % aber auch die Fingergelenke betroffen. An den Knie- und Hüftgelenken ist der Verlauf gelegentlich destruktiv.

▶ **Exantheme** (90 %) (s. Abb. 12.1): Makulopapulöse, selten juckende lachsrosafarbige Exantheme, die meistens abends mit dem Fieberanstieg an Stamm und Extremitäten auftreten.

▶ **Pharyngitis** (in 70 %): Charakteristisches Frühsymptom.

▶ **Weitere extraartikuläre Manifestationen:** Lymphadenopathie (60 %), Splenomegalie (50 %), Hepatomegalie (30–40 %), Gewichtsverlust (35 %), Perikarditis (25 %), Pleuritis (25 %), Lungeninfiltrationen (Pneumonitis; in 10 %); selten Abdominalsymptome, Nierenbeteiligung und Haarausfall.

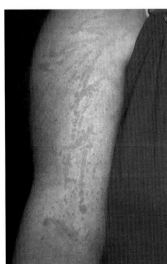

Abb. 12.1 Typisches hellrotes, leicht erhabenes Exanthem am Oberarm bei Morbus Still. Typisch ist auch der isomorphe Reizeffekt (verstärktes Auftreten durch mechanische Irritation)

Diagnostik

- ► **Klinik** s. oben.
- ► **Labor:**
  - BSG (erhöht).
  - Blutbild: Anämie in 70 %, in über 90 % Leukozytose bis 30 000/µl (Granulozyten) und Thrombozytose.
  - Leberenzymaktivitäten (in 60 % erhöht).
  - Charakteristisch: Hyper-Ferritinämie > 3000, manchmal >10 000 µg/l, u. U. assoziiert mit Hämophagozytose; als Aktivitätsparameter geeignet.
  - Erhöhung löslicher IL-2-Rezeptoren.
  - Rheumafaktoren oder antinukleäre Antikörper sind nicht nachweisbar.

Differenzialdiagnosen

- ► Infektionen aller Art (können aber auch gleichzeitig vorliegen).
- ► Kollagenosen (Übersicht S. 207).
- ► Malignome.
- ► Rheumatisches Fieber (S. 173).

Therapie

- ► **Nicht steroidale Antiphlogistika** (S. 447): Acetylsalicylsäure ist offenbar besonders gut wirksam, auch Indometacin ist erprobt.
  - ▣ *Cave:* Leberfunktion.
- ► **Glukokortikoide** (vgl. S. 453): 20–30 mg Prednisolonäquivalent, wenn erforderlich auch höhere Dosen (1 mg/kg KG/d). Eine Bolustherapie ist nur selten notwendig.
- ► **Bei chronischen Verläufen:** Gold i. m. (S. 463), Sulfasalazin (S. 473), Hydroxychloroquin (S. 470) mit unterschiedlichem Erfolg. In letzter Zeit wird Methotrexat (5–20 mg/Woche; vgl. S. 458) und Ciclosporin (3–5 mg/kg KG/d; vgl. S. 478) empfohlen.
- ► Bei fehlendem Ansprechen auf Glukokortikoide und konventionelle Immunsuppressiva wurden Infliximab 3–5 mg/kg KG als Infusion erfolgreich eingesetzt (s. S. 487). Auch mit dem IL-1-Rezeptorantagonisten Anakinra gibt es erste positive Fallberichte.

Prognose

- ► Zwischen prognostisch günstigen Fällen nur mit Arthralgien und Myalgien und schweren polyartikulären Verläufen gibt es eine große Variationsbreite, daher wird auch eine heterogene Zusammensetzung der Krankheit diskutiert.
- ► In der Regel zyklischer, u. U. jahrelanger Verlauf mit Exazerbationen.
- ► In ca. 30 % treten schwere Karpus-, Hüft- und Fingerarthritiden auf, die zu Ankylosen wie bei der rheumatoiden Arthritis führen. Ankylosen kommen auch im Bereich der Halswirbelsäule vor.

12.3 Caplan-Syndrom

Grundlagen

- ► **Definition:** Das Caplan-Syndrom ist eine Sonderform der Pneumokoniose (Silikose) bei Patienten mit rheumatoider Arthritis mit Bildung besonders großer intrapulmonaler Knoten.
- ► **Ätiologie und Pathogenese:** Unklar; diskutiert wird eine besondere immunologische Reaktionsweise auf Silikate und andere Stäube (Asbest- und Schleifstaub) durch eine bestehende rheumatoide Arthritis.
- ► **Epidemiologie:**
  - Früher erkrankten 35–40 % der RA-Patienten, die gleichzeitig Bergarbeiter in Kohleminen waren.
  - Heute handelt es sich durch den Rückgang der Silikose um eine Rarität.

Klinik, klinischer Befund

▶ **Manifestationen der rheumatoiden Arthritis** s. S. 116.

▶ **Manifestationen an der Lunge:** Mit der rheumatoiden Arthritis beginnend oder ihr, u. U. erst nach Jahren, folgend bilden sich 0,5–5 cm große dichte intrapulmonale Rundherde. Gelegentlich schmelzen diese (Kavernisierung) folgenlos oder mit Streifenschwielenbildung ein, u. U. konfluieren sie zu großen Konglomeraten.

Diagnostik und Diagnostikprobleme

▶ **Diagnostik:**
- *Klinik* s. oben.
- *Labor* s. rheumatoide Arthritis (S. 121).

▶ **Diagnostikprobleme:**
- Beziehungen zur Silikosklerodermie sind noch unklar.
- Bei Bergarbeitern mit Lungenfibrose wurden gehäuft Rheumafaktoren gefunden, ohne dass eine manifeste rheumatoide Arthritis vorlag.

Differenzialdiagnosen

▶ Multiple Rheumaknoten in der Lunge.

▶ Tumoren in der Lunge.

▶ Rundherdpneumokoniosen anderer Genese, u. U. auch mit Nachweis von Rheumafaktoren.

▶ Lungenfibrose: Die Silikose kann einer Lungenfibrose, z. B. bei rheumatoider Arthritis, ähneln.

▶ Silikotuberkulose: Heute selten, früher bei rheumatoider Arthritis manchmal durch Steroidtherapie begünstigt.

Therapie und Prognose

▶ Es ist keine spezielle Therapie notwendig; die Prognose ist günstig.

12.4 Arthritis bei akuter Sarkoidose: Löfgren-Syndrom

Grundlagen

▶ **Definition:** Gelenkbeteiligung im Rahmen einer akuten Sarkoidose mit der klassischen Trias Arthritis, bihiläre Lymphknotenvergrößerung und Erythema nodosum.

▶ **Ätiologie und Pathogenese:**
- *Genetische Disposition:* Möglich, HLA-DR3 ist gehäuft nachweisbar.
- *Arthritisursache:* Epitheloidzellgranulome in der Synovialis, allergisch-hyperergische Mitreaktion des Gelenkes? T-Zellaktivierung?
- *Sarkoidoseursache:* Abnorme Reaktion auf Mykobakterien? Störung der immunologischen Homöostase durch T-Zell-Depression?

▶ **Pathologie:** Nicht verkäsende Granulome mit Makrophagen und CD4-Zellen.

▶ **Epidemiologie:**
- *Sarkoidose:*
  - Sie kommt weltweit mit Inzidenzen zwischen 10 und 50 Fällen/100 000 Einwohner/Jahr vor.
  - Die Inzidenz akuter Sarkoidosefälle wird in der Bundesrepublik Deutschland auf 2000 Fälle/Jahr geschätzt.
- *Gelenkbeteiligung bei Sarkoidose:* Insgesamt haben ca. 20 % der Patienten bei akuter Sarkoidose eine Gelenksymptomatik. Die Inzidenz der Sarkoidose Arthritis wird in Oslo auf 2,9 Fälle/100 000 Einwohner/Jahr geschätzt.

Klinik, klinischer Befund

▶ **Allgemeinsymptomatik:** Fieber, gestörtes Allgemeinbefinden und Muskelschmerzen.

▶ **Gelenksymptomatik:**
- Eine Arthritis tritt symmetrisch fast immer an den Sprunggelenken (s. Abb. 12.2), ferner an den Kniegelenken und seltener auch an anderen Gelenken

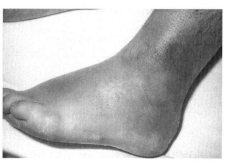

Abb. 12.2 Schwellung und stark druckdolente periartikuläre Rötung und Schwellung des Sprunggelenkes bei Löfgren-Syndrom

auf. Meistens ist das Krankheitsbild akut mit Rötung, Schwellung und starker Druckdolenz.

- Die Arthritis wird häufig von einer Periarthritis begleitet, diese ist von dem ebenfalls schmerzhaftem Erythema nodosum schwer abgrenzbar.
- *Bei Sprunggelenkbefall:* Eine Arthritis wird häufig durch ein Erythema nodosum nur vorgetäuscht. Sonographisch ist eine Synovitis eher selten, gelegentlich kommt eine begleitende Tenosynovitis vor.

► **Erythema nodosum** (in 70 %): Tritt eventuell erst später auf.

► **Lungenbeteiligung:** Im Stadium der Hiluslymphknotenvergrößerung meist symptomlos.

Diagnostik

► **Klinik** s. oben.

► **Labor:**
- *Entzündungsparameter:* BSG (erhöht) und Akute-Phase-Proteine (vermehrt).
- *Blutbild:* Leukozytose, mitunter Eosinophilie.
- *Angiotensin-converting-Enzym* (ACE): Eine Erhöhung ist unspezifisch, nicht verlässlich und diagnostisch nicht relevant. Der Parameter kann aber als Aktivitätsparameter zur Therapiekontrolle eingesetzt werden.
- Leberenzymaktivitäten ggf. erhöht.
- Kalzium und Harnsäure (sind gelegentlich erhöht).

► **Röntgen-Thorax:**
- *Befund:* Symmetrische, seltener einseitige Hiluslymphknotenvergrößerung (s. Abb. 12.3) mit polyzyklischer scharfer Begrenzung. Auch ein ein- oder doppelseitiger mediastinaler Lymphknotenbefall ist möglich.
- *Problem:*
  – Eine radiologisch nachweisbare Hiluslymphknotenvergrößerung kann u. U. erst Wochen nach der Arthritis auftreten.
  – Der Hilusbefall kann einseitig sein oder gegenüber dem mediastinalem Befall zurücktreten.

► **Biopsie:**
- Bei akuter Sarkoidose ist eine Biopsie häufig nicht notwendig, jedoch diagnostisch beweisend.
- Klassisches Epitheloidzellgranulomgewebe.

► **Bronchoskopie mit bronchoalveolärer Lavage:**
- Diagnostisch wertvoll.
- Nachweis einer lymphozytären Alveolitis mit erhöhtem CD4/CD8-Zellen-Quotienten.

► **Weitere Tests und Befunde (für die Diagnostik entbehrlich):**
- Positiver Kveim-Test: Entwicklung eines Epitheloidzellgranuloms nach Injektion von Sarkoidgewebe (obsolet).
- Verminderte Tuberkulinempfindlichkeit.

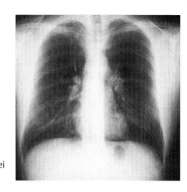

Abb. 12.3 Bihiläre Lymphadenopathie bei Löfgren-Syndrom mit Gelenkbeteiligung

Differenzialdiagnosen

► Andere lymphoproliferative und granulomatöse Erkrankungen.
► Reaktive Arthritiden, insbesondere Yersinia-Arthritis (S. 168).
► Erythema nodosum aus anderer Ursache (S. 277).
► Infektionen, auch Tbc.

Therapie

► **Grundlagen:** Eine Überwachung der Patienten ist im Hinblick auf die eventuelle Entwicklung einer chronischen Sarkoidose notwendig.
► **Arthritis:** Nichtsteroidale Antiphlogistika (S. 447) und lokale Kryotherapie (falls es vertragen wird u. U. stundenlange Kühlung; vgl. S. 519).
► **Sarkoidose:**
  • Eine Therapie ist nur bei Persistenz und Hinweisen auf Organbeteiligung indiziert.
  • Glukokortikoide (vgl. S. 453): Initial 20–60 mg Prednisolonäquivalent, dann auf Erhaltungsdosis ausschleichen.
  • In manchen Fällen ist Colchicin wirksam.
► **Erythema nodosum** s. S. 277.

Prognose

► **Arthritis:** Die Arthritis hat eine sehr gute Prognose, sie bildet sich meist innerhalb von Wochen bis Monaten zurück, protrahierte Verläufe und Destruktionen sind Raritäten.
► **Sarkoidose:** Sie bildet sich bei ⅔ der Patienten spontan zurück, Rezidive des gesamten Syndroms sind aber möglich. Bei Entwicklung einer chronischen Sarkoidose s. S. 293.

12.5 Rheumatische Symptome bei chronischer Sarkoidose

Grundlagen

► **Epidemiologie:** Die Prävalenz der chronischen Sarkoidose in der Bundesrepublik Deutschland wird auf 30 000 Patienten geschätzt. Eine Gelenkbeteiligung tritt bei 5–10 % auf.

Klinik, klinischer Befund

► **Rheumatische Symptome:**
  • Gegenüber der akuten Sarkoidose (vgl. S. 291) manifestiert sich die Arthritis eher asymmetrisch an kleineren Gelenken, wobei auch die Fingergrundgelenke betroffen sein können. Eine Sarkoidose-Daktylitis kann ebenfalls vorkommen. Die Beschwerden halten meistens nur eine Woche an, treten aber chronisch-rezidivierend auf. Destruktionen sind selten.

Arthritissonderformen mit Beteiligung anderer Organsysteme

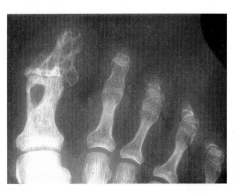

Abb. 12.4 Ostitis cystoides multiplex Jüngling als Manifestation einer Knochensarkoidose; von I. Kötter, Tübingen [1]

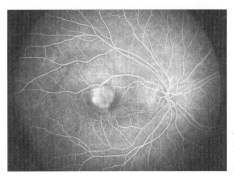

Abb. 12.5 Darstellung eines subretinalen Granuloms bei Sarkoidose (Fluoreszenzangiographie)

- *Knochensarkoidose* (Ostitis cystoides multiplex Jüngling): Diese seltene Manifestation führt zu Osteolysen und Osteosklerosen (s. Abb. 12.4).
- *Sarkoidosemyopathie:* Granulome, Verkalkungen (s. Abb. 12.5). Eine asymptomatische Muskelbeteiligung wird in 50–80% beschrieben. Selten tritt eine akute Myositis mit CK-Erhöhung auf.
- Gelegentlich treten Fibromyalgie-ähnliche Symptome auf.
- ► **Viszerale Manifestationen der Sarkoidose:** Manifestationen treten an zahlreichen Organen, z.B. Herz, Lunge (Lungenfibrose), Leber, ZNS, Augen (als Uveitis), Parotis (Schwellung) auf.
   - ◧ *Beachte:* Die chronische Sarkoidose ist im Stadium I (Hiluslymphknotenvergrößerung) häufig symptomlos.
- ► **Hautbeteiligung:** Lupus pernio mit violett-rötlichen chronischen Infiltraten an der Nasenspitze, seltener an Wangen und Ohren.

Diagnostik

- ► **Klinik** s. oben.
- ► **Labor:**
   - Akute Entzündungszeichen (BSG und CRP) je nach Aktivität erhöht.
   - Rheumafaktoren und antinukleäre Antikörper (ANA) sind z.T. nachweisbar.
   - Kalzium ($\uparrow$) und ACE ($\uparrow$) s. Löfgren-Syndrom (S. 291).
- ► **Nachweis der generalisierten Sarkoidose:**
   - Biopsien: Je nach Organbefall transbronchiale Biopsie, Leberbiopsie, Biopsie im Rahmen einer Mediastinoskopie u. a. (vgl. Löfgren-Syndrom, S. 291).
   - MRT je nach Organbefall.

Differenzialdiagnosen

► Lungenfibrosen aus anderer Ursache.
► Vaskulitiden (Übersicht S. 252) und Kollagenosen (Übersicht S. 207).
► Andere granulomatöse oder Lymphknotenerkrankungen.
► Eventuell vorhandene Knochenzysten bei Sarkoidose haben meist andere Ursachen als eine Knochensarkoidose.

Therapie und Prognose

► **Therapie:** Glukokortikoide (S. 453). Bei chronischer Arthritis können versuchsweise auch Immunsuppressiva und Zytostatika eingesetzt werden.
► **Prognose:** Die Prognose der Gelenk-, Muskel- und Knochenbeteiligung ist meistens günstig, bei Organbeteiligung beträgt die Letalität 4 %.

12.6 Arthritis bei multizentrischer Retikulohistiozytose

Grundlagen

► **Synonyme:** Lipoid-Dermato-Arthritis, Riesenzell-Histiozytose, Retikulo-Histiozytom, normocholesterinämische Xanthomatose.
► **Definition:** Es handelt sich um eine meist von einer mutilierenden Polyarthritis begleitete Systemerkrankung mit Bildung multipler histiozytärer Knoten in Haut und Schleimhäuten.
► **Ätiologie und Pathogenese:** Unbekannt. Es werden exzessiv Zytokine in Synovialzellen produziert.
► **Epidemiologie:**
  • Sehr selten, es wurden erst ca. 100 Fälle beschrieben.
  • Frauen erkranken 3-mal häufiger als Männer.
  • Erkrankungsbeginn meist im 5. Lebensjahrzehnt.

Klinik, klinischer Befund

► **Arthritis:** Bei ⅔ der Patienten ist das Erstsymptom eine der rheumatoiden Arthritis ähnliche symmetrische Polyarthritis. Diese betrifft die großen und peripheren Gelenke, Wirbelsäulen- und Kiefergelenke und mit auffallender Prädilektion die distalen Interphalangealgelenke. Der Verlauf ist häufig schwer und es treten Mutilationen, u. a. „Teleskop-Finger", auf.
► **Allgemeinsymptomatik:** Häufig bestehen Fieber und ein Krankheitsgefühl, die Patienten verlieren Gewicht.
► **Hautbeteiligung:** Gleichzeitig mit der Arthritis oder später treten multiple lividrote bis braunrote oder gelbe ein bis mehrere cm große Knoten über den Gelenken (Hände), am Körperstamm sowie als Schleimhautpapeln an Mund und Nase auf.
► **Weitere extraartikuläre Manifestationen:** Gelegentlich Pleura- und Perikarderguss sowie Lungeninfiltrate, Augenbeteiligung, systemische Vaskulitis, Skelettmuskelbeteiligung als Myositis, Tenosynovitis und Dupuytren-Kontraktur.
► **Begleitende Neoplasie** (in 25 %).

Diagnostik

► **Labor:**
  • BSG (erhöht) und Blutbild (Anämie in ⅓ der Fälle).
  • Leichte bis mittelgradige Hypercholesterinämie (in 20–30 %).
  • Gelegentlich sind Rheumafaktoren nachweisbar.
► **Synoviadiagnostik** (S. 59):
  • Punktieren, wenn ein Erguss vorhanden ist.
  • Schaumige Makrophagen.
► **Histologie:**
  • Zur Diagnostik reicht die Biopsie eines Hautknotens.
  • Große lipidhaltige Histiozyten und vielkernige Riesenzellen finden sich in der Haut, im Knochenmark, Lymphknoten, Muskel und Endokard. Histochemisch sind es PAS-positive Zellen.

► **Röntgen:**
- *Charakteristisch* sind randständige, flache Erosionen, die sich über den ganzen Gelenkspalt (besonders der Fingerendgelenke) ausbreiten, später ist eine Gelenkspalterweiterung nachweisbar.
- *Weitere Befunde:* Frühe und schwere atlantoaxiale Dislokation, Erosion der distalen Klavikulaenden, nicht verkalkte Weichteilknoten; kaum gelenknahe Osteoporose; meist rasche Entwicklung von Mutilationen.

Therapie

► **Glukokortikoide** (S. 453): Diese haben keine Wirkung auf die Hautveränderungen.
► **Bei aggressiven Verläufen:** Cyclophosphamid (S. 481) oder Chlorambucil.
► **Neuere Studien:** Niedrig dosiertes Methotrexat (S. 458), auch in Kombination mit Hydroxychloroquin (S. 470), Cyclophosphamid (S. 481) oder Infliximab (s. S. 487).

Prognose

► Die Prognose ist im Allgemeinen günstig, Spontanremissionen sind möglich. Es kommen aber auch schwere Verlaufsformen vor.
  ◻ *Beachte:* Tumoren.
► Die Behinderungen durch Mutilationen können erheblich sein.

13 Arthropathien und Spondylopathien bei Stoffwechselkrankheiten

13.1 Gicht

Grundlagen

▶ **Synonym:** Arthritis urica vera.
▶ Definition: Die Gicht ist eine als Folge einer Hyperurikämie auftretende akute, z. T. auch chronische (tophöse) kristallinduzierte Arthritis. Sie kann sich an der Niere als Uratnephrolithiasis und u. U. gravierend als Uratnephropathie manifestieren.
▶ **Ätiologie und Pathogenese:**
- *Genetische Disposition:* Eine Assoziation mit HLA-B14 ist bei schwarzen Südafrikanern beschrieben.
- *Exogene Faktoren:* Über- und Falschernährung.
- *Hyperurikämie:*
  - Primäre Hyperurikämie: Idiopathische Hypoexkretion von Harnsäure (in > 90 %), selten echte Überproduktion aufgrund diverser biochemischer Störungen.
  - Sekundäre Hyperurikämie: Folge anderer Erkrankungen mit Zellzerfall, z. B. Hämoblastosen, Nierenkrankheiten, Hyperlaktazidämien, Ketoazidosen, sowie durch Medikamente (Ciclosporin, vor allem bei Nieren-Transplantierten).
- *Akuter Gichtanfall:*
  - Auslösende Faktoren sind vermehrte Purinzufuhr (Fest- und Fettmahlzeiten), Fasten, Alkohol, Diuretika, Insulin, Penicillin, Thiaminchlorid, Urikosurika, Allopurinol, Infekte, Operationen, Traumen, seelische Belastungen, ungewohnte körperliche Anstrengungen u. a.
  - ▶ *Cave:* Dosisänderungen aller den Harnsäurepool verändernden Medikamente.
  - Durch Kristallphagozytose Aktivierung der Zytokinkaskade und anderer Entzündungsmediatoren.
▶ **Epidemiologie:**
- *Inzidenz und Prävalenz:* In Europa und USA haben bis zu 20 % der Bevölkerung eine Hyperurikämie und 2,8 % der Männer sowie 0,4 % der Frauen im Alter von 30–59 Jahren eine Gicht. Die Inzidenz beträgt in USA bei Männern zwischen 1,82 und 3,11 Fälle/1000 Einwohner/Jahr. Die Prävalenz ist altersabhängig, Mittelwerte sind daher nicht sehr aussagekräftig. Die Gichtprävalenz ist aber auch vom Lebensstandard abhängig.
- *Frauen* erkranken bis zu 10-mal seltener an Gicht (im gebärfähigen Alter ist Gicht eine Rarität). In der Menopause Zunahme.
- *Manifestationsalter:* 4. bis 6. Lebensjahrzehnt, zunehmend früher.

Klinik: Stadien und Übersicht

▶ **Krankheitsstadien:**
- Asymptomatische Hyperurikämie.
- Akuter Gichtanfall.
- Interkritische Gicht.
- Chronische (tophöse) Gicht.
▶ **Klassische Trias:** Hyperurikämie, Gichtanfälle (s. unten), Tophi (s. unten).
▶ **Atypische Manifestationen:** Nicht selten manifestiert sich die Gicht atypisch in Form rezidivierender Kniegelenksergüsse.
▶ **Nierenbeteiligung:**
- *Uratnephrolithiasis* (in 10–20 %): In 10–20 % geht sie der Arthritis voraus.
- *Uratnephropathie:* Sie entwickelt sich bei einer tophösen Gicht (in bis zu 70 %) durch Uratablagerung im Interstitium und in den Tubuli mit chronischer Entzündung und Untergang von Nierenparenchym.

▶ **Begleitkrankheiten:**
- *Metabolisches Syndrom:* Übergewicht (über 50%), Hypertonie (40–80%), Kohlenhydratstoffwechselstörungen (30–60%), Fettstoffwechselstörungen (Typ IV-Hyperlipoproteinämie) (40–60%), Arteriosklerose.
- *Weitere:* Fettleber (60–90%), Spondylosis hyperostotica (20%), manischdepressive Verstimmungen.

Klinik: Gichtanfall

▶ **Akute Monarthritis** (initial in 90% der Fälle):
- *Symptomatik:* Diese beginnt meistens nachts mit intensiver Schwellung, starker Rötung und Druckdolenz. Begleitend tritt eine Periarthritis und oft ein starkes kollaterales Ödem auf. Die Schmerzen sind so stark, dass der Druck der Bettdecke oder das Zuschlagen einer Tür im Zimmer nicht ertragen wird.
  - ▶ *Merke:* Es gibt kaum eine andere Gelenkkrankheit, die so schmerzhaft ist wie die Gicht.
- *Lokalisation:* In mindestens 50% wird zuerst das Großzehengrundgelenk befallen (Podagra) (Abb. 13.1), auch später ist dieses Gelenk noch in 80% beteiligt. Es folgen in abfallender Häufigkeit initial andere Fußgelenke, Sprunggelenke, Handgelenke (Abb. 13.2), Kniegelenke, andere Gelenke der oberen Extremität. Insgesamt sind Manifestationen an den Gelenken der unteren Extremität 10-mal häufiger als an der oberen.
▶ **Polyartikulärer Anfall:** Initial selten (ca. 10%), später häufiger.
▶ **Extraartikulärer Anfall:** Manifestation als Bursitis oder Tendovaginitis.

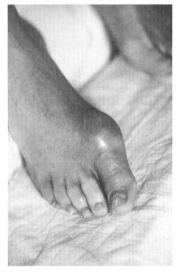

Abb. 13.1 Akuter Gichtanfall im Bereich des Großzehengrundgelenkes (Podagra)

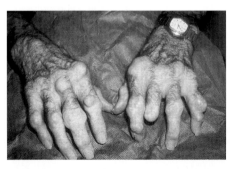

Abb. 13.2 Tophöse Gicht mit multiplen Kalziumurattophi im Bereich beider Hände

► **Allgemeinsymptomatik:** Häufig bestehen Fieber und andere Symptome.
► **Dauer des Anfalls:** In leichten Fällen bestehen die Beschwerden für Stunden bis 2 Tage, in schwereren bis zu 14 Tage, in fortgeschrittenen Stadien können sie auch bis zu mehreren Wochen anhalten.
► **Folgen:** Initial bilden sich die Symptome folgenlos zurück. Da die Kristalle aber nach Erreichen des Gelenkes dort zurückbleiben, kann in der Synovialis eine leichte, klinisch unbemerkte Entzündung persistieren.
► **Klassischer Verlauf:** Das Auftreten der Anfälle variiert ungewöhnlich stark zwischen einem einmaligen Anfall bis zu kontinuierlich fortschreitenden, selten auch fulminanten fieberhaften Verläufen. Die Anfallsintervalle schwanken zwischen Monaten und Jahren, in der Regel verkürzen sie sich mit Übergang in die chronische Gicht.

Klinik: Tophi

► **Vorkommen:**
  • Tophi entwickeln sich nach einer Krankheitsdauer von 5–15 (Grenzwert 3–40) Jahren. Früher kamen sie mit zunehmender Krankheitsdauer bei 50–70 % der Gichtpatienten vor, durch die moderne Pharmakotherapie heute nur bei ca. 10 %.
  • Die Gefahr einer schweren tophösen Gicht ist größer bei frühem Beginn, langer Krankheitsdauer, mangelhafter Behandlung, häufigen Anfällen, hohen Serumharnsäurewerten und polyartikulärem Befall.
► **Lokalisation:**
  • *Weichteiltophi:* Füße, Ohrmuscheln (s. Abb. 13.3), Bursen (häufig finden sich große Tophi in der stark sackartig vergrößerten Bursa olecrani mit Bildung einer schweren Bursitis), Sehnen oder subkutanes Gewebe.
  • *Knochentophi:* Auch an den Gelenken.
  • Kreidige Uratmassen schimmern oft durch die Haut (Abb. 13.5, 13.6).

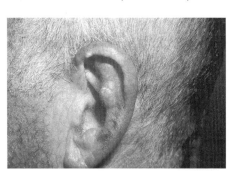

Abb. 13.3 Weichteiltophus an der Ohrhelix

► **Schmerzen:** Tophi selbst sind schmerzlos, es können sich aber manchmal stark schmerzhafte Anfälle auflagern.
► **Folgen:**
  • *Deformierungen:* In schweren Gichtfällen entstehen groteske Deformierungen und irreguläre monströse Verdickungen der Finger- und Zehengelenke.
  • *Arthropathien:* Durch Gelenktophi können schwere destruierende Arthropathien entstehen, bei denen es durch die sekundäre Arthrosenbildung auch zwischen den Anfällen zunehmend zu Arthralgien kommt. Fortbestehende Anfälle sind andererseits manchmal weniger schmerzhaft als nur kurzfristig auftretende.
  • *Ulzerationen der Tophi:* Nicht selten, dabei kann es zu Infektionen kommen.

Diagnostik

► **Klinik** s. oben.
► **Labor:**
  • Harnsäure: > 7 mg/dl (420 µmol/l) (= Hyperurikämie, in > 95 %).

- Entzündungsparameter: Im Anfall ist die BSG erhöht und die Akute-Phase-Proteine sind vermehrt.
- Blutbild: Im Anfall besteht z. T. eine erhebliche Leukozytose.
- Nierenretentionswerte (bei Nierenbeteiligung erhöht).
- Rheumafaktoren: In bis zu 10 % nachweisbar (durch begleitende Lebererkrankung?).
- *Urindiagnostik:*
  - Harnsäure: Kann bei einer echten Vermehrung der Harnsäuresynthese (selten) erhöht nachweisbar sein.
  - Bei Nierenbeteiligung: Proteinurie, pathologisches Sediment.

▶ **Synoviadiagnostik** (S. 59):
- Leukozytenerhöhung (10 000 bis 40 000 Zellen/µl).
- Diagnostisch beweisend sind von Granulozyten phagozytierte Uratkristalle (Abb. 13.4). Polarisationsoptisch sind die nadelförmigen Kristalle (Länge 10–20 µm) negativ doppelbrechend und je nach Kompensatorachse gelb oder blau gefärbt:

▶ **Bei fehlendem diagnostischen Beweis durch die Synoviadiagnostik:** Für die Verdachtsdiagnose sind verwertbar: Monartikulärer Beginn, exzessive Druck- und Spontandolenz, Rötung (für andere Gelenkleiden ungewöhnlich), promptes Ansprechen auf Colchicin (allerdings können auch die Pseudogicht und Apatit-Kristallarthropathien ansprechen) Hyperurikämie und eine Blutleukozytose.

▶ **Röntgen:**
- *Im Anfall:* Nur Weichteilverdickung.
- *Im chronisch-tophösen Stadium:*
  - Typisch: Stanzlochdefekte, Usuren, tophöse Zerstörung (s. Abb. 13.5) mit Bildung aufgebrochener Zysten, überhängende Knochenränder (an maligne osteolytische Prozesse erinnernd) und Osteophyten. Gelenknahe Osteoporose und Gelenkspaltverschmälerungen (s. Abb. 13.6) sind eher selten.

  ▶ *Hinweis:* Unter Umständen nur radiologisches Bild der Arthrose (S. 338)!
  - Selten: Aseptische Knochennekrosen und Zysten bei Iliosakralgelenkbeteiligung.

▶ **CT:** Nachweis von Tophi in der Synovialis.

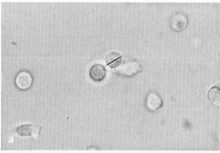
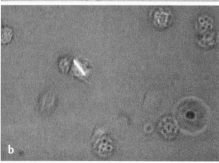

Abb. 13.4 Mikroskopischer Nachweis von phagozytierten Uratkristallen in der Synovialflüssigkeit, (a) im Nativpräparat, (b) im Polarisationsmikroskop

Arthropathien und Spondylopathien bei Stoffwechselkrankheiten

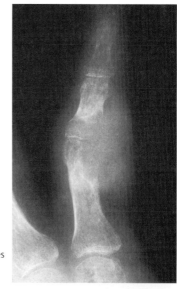

Abb. 13.5 Radiologische Darstellung eines Gichttophus mit großer Erosion des MCP-Gelenks V durch Druck von außen

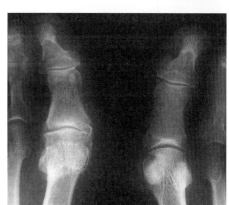

Abb. 13.6 Degenerative Veränderungen des Groß-zehengrundgelenkes links mit Gelenkspaltverschmälerung und Sklerosierung bei chronischer Arthritis urica

Differenzialdiagnosen

▶ **Im Anfall:** Pseudogicht (S. 302), infektiöse Arthritis, Erysipel, Phlegmone, Thrombophlebitis, andere akute Arthritiden, die mit Hautrötung einhergehen, andere akute Bursitiden, Arthritis psoriatica.

▶ **Bei chronisch-tophöser Gicht:** Rheumatoide Arthritis (S. 116), Arthritis psoriatica (S. 148), andere deformierende Formen chronischer Arthritiden.

Therapie

▶ **Asymptomatische Hyperurikämie:**
- *Bis 8 mg/dl:* Keine Therapie notwendig.
- *Ab 8 mg/dl:* Diätetische Maßnahmen, ggf. Urikosurika (s. unten und S. 494). Die Patienten sollten gut überwacht werden, da sich eine Gicht entwickeln kann.

▶ **Im Anfall:**
- *Nicht steroidale Antiphlogistika* (vgl. S. 447): wie Diclofenac, Indometacin in maximaler Dosierung.
- *Colchicin:* Zusätzlich zu NSAR alle 1–2 Stunden 1 mg Colchicin p. o. (2 Tabletten Colchicum dispert), max. 8 mg/d. Die Dosis wird ab dem 2. Tag reduziert. Alternative: 4 mg p. o. über 4 Stunden (stündlich 1 mg), dann in Abständen von

301

2 Stunden 0,5–1 mg (Höchstdosis am 1. Tag 6–8 mg). Nach Besserung des Anfalls rasche Dosisreduktion.

▸ *Beachte:*
- Die Toxizität ist bei eingeschränkter Nierenfunktion erhöht.
- Aufgrund der erheblichen Durchfälle ist die Colchicingabe nur noch Mittel der 2. Wahl.

- *Glukokortikoide* (vgl. S. 453): Sie sind in schweren therapieresistenten Fällen indiziert (Prednisolon 50 mg/d p. o., ggf. intraartikulär).

▸ *Beachte:* Im Gichtanfall kein Neubeginn einer Therapie mit Urikostatika oder Urikosurika und keine Dosisänderung einer bereits laufenden Therapie mit diesen Medikamenten.

- *Physikalische Therapie:* Kurzfristige Ruhigstellung der betroffenen Gelenke und Kryotherapie.

▶ **Nach dem Anfall, als lebenslange Dauertherapie:**
- *Urikostatika:* Allopurinol (vgl. S. 494) 100–300 mg/d, passager auch bis 600 mg/d. Während des ersten Vierteljahres können noch Anfälle auftreten, anschließend sind Anfälle meistens auf eine unzureichende Medikamenteneinnahme zurückzuführen.
- *Urikosurika* (vgl. S. 494):
  - Bei nicht ausreichender Allopurinolwirkung in vertretbaren Dosen kann eine Kombinationstherapie mit einem Urikosurikum, z. B. Benzbromaron (50–100 mg p. o./d), erfolgen.
  - Auf eine ausreichende Flüssigkeitszufuhr ($\geq$ 2 l/d) achten.

▸ *Beachte:* Urikosurika sind bei Nierenbeteiligung (Uratnephropathie, Nierensteine) kontraindiziert.

- *Colchicin:* Niedrig dosiert (0,5–1,0 mg/d); Anfallprophylaxe, Dauertherapie (zusätzlich zum Allopurinol).
- *Bei Nephropathie oder Tophi:* Alkalisierung des Urins mit Uralyt-U, auf eine ausreichende Flüssigkeitszufuhr achten und eine Anpassung der Dosierung aller Pharmaka vornehmen. Ziel-pH: 5,5–5,8.
- *Ernährung:* Purinarme Diät, Alkoholrestriktion.

▶ **Chronische Gelenkgicht:**
- *Medikamentöse Therapie:* Kontinuierliche Fortsetzung der Pharmakotherapie (s. o.).
- *Physikalische und Kurorttherapie:* Wie bei chronischer rheumatoider Arthritis (S. 129).
- *Operative Therapie:* Tophusentfernung bei besonderer Größe oder störender Lokalisation.
- *Im Versuch:* Bei schweren tophösen Gichtfällen Infusion mit Uratoxidase (Uricozyme). Es handelt sich um ein Polypeptid-Gemisch, das Harnsäure zu Allantoin abbaut.

Prognose

▶ Gicht ist heute fast immer heilbar, die Patienten halten aber häufig die empfohlene Therapie nicht ein.
▶ Ein Übergang in schwere tophöse Verlaufsformen ist abhängig von der Krankheitsdauer und kommt seit Einführung der Allopurinoltherapie offenbar seltener vor.
▶ Eine Uratnephropathie kann schwer verlaufen und Todesursache sein.

13.2 Chondrokalzinose

Grundlagen

▶ **Synonyme:** Pyrophosphat-Arthropathie, Pseudogicht.
▶ **Definition:** Durch Ablagerungen von Kalziumpyrophosphat-Dihydrat (CPPD) in Knorpel und (seltener) in anderen Geweben kommt es bei der Chondrokalzinose zu einem variablen klinischen Bild und typischen radiologischen Zeichen.

► **Ätiologie und Pathogenese:**
- *Hauptdispositionsfaktor:* Lebensalter.
- *Primäre, hereditäre Chondrokalzinose:* Durch angeborenen (lokalen?) Metabolisierungsdefekt (der Chondrozyten?) für Pyrophosphat.
- *Sekundäre, symptomatische Chondrokalzinose:* Durch erworbene Pyrophosphat-Stoffwechselstörung (sekundäre, symptomatische Chondrokalzinose) bei Gicht, Hämochromatose, Hyperparathyreoidismus, Hypothyreose, rheumatoider Arthritis, Hypophosphatasämie, Trauma, Morbus Wilson, Morbus Paget, Hypomagnesiämie, Glukokortikoidtherapie (?). Häufig auch bei Arthrose, die pathogenetische Beziehung ist hier unklar (CPPD-Ablagerung induziert nicht zwangsläufig Knorpeldegeneration). Offenbar können ganz verschiedene Gelenkerkrankungen zu einer konsekutiven Chondrokalzinose disponieren.

  ▶ *Hinweis:* Die Abgrenzung zwischen primären und sekundären Formen ist häufig schwierig!
- *Entzündungsauslösung:* Ähnlich wie bei der Gicht (S. 297). Im Pseudogichtanfall Kristall-Arthritis, im chronischen Verlauf eventuell Gewebezerstörung. Die Mechanismen der Gewebezerstörung sind dabei unklar, diskutiert wird eine persistierende Synovitis, wobei größere Kristalle offenbar eher eine Entzündung auslösen als kleine.

► **Epidemiologie:**
- Die Häufigkeit ist altersabhängig: Generell kommt die Chondrokalzinose bei ca. 1 % der Bevölkerung vor, bei 60–70-Jährigen in 6 %, bei über 80-Jährigen in über 30 % (meist als sporadische Meniskusverkalkungen).
- Frauen : Männer = 1,5:1.

Klinik, klinischer Befund

► **Asymptomatischer Verlauf:** Am häufigsten ist die symptomfreie und radiologisch zufällig entdeckte Chondrokalzinose.

► **Akute Manifestationen – Pseudogichtanfall:**
- Ein Pseudogichtanfall wird durch Traumen provoziert und manifestiert sich als akute Monarthritis, seltener als Oligoarthritis, mit Schwellung, Rötung, Überwärmung. Am häufigsten sind die Kniegelenke (50 %), weniger häufig die Hand-, Ellenbogen- und Fußgelenke, kaum die Großzehengrundgelenke, betroffen. Parallel tritt Fieber auf. Der Anfall dauert Tage (bis Wochen), danach kommt es zur Remission.
- Polyartikuläre Formen findet man eher bei „familiärer" Chondrokalzinose und bei metabolischen oder endokrinologischen Grunderkrankungen.
- Anfallsweise Arthralgien: Sie dauern nur wenige Stunden.

► **Chronische Veränderungen:**
- In 10 % bestehen chronische Gelenkbeschwerden, die an eine seronegative rheumatoide Arthritis (vgl. S. 116) erinnern und Wochen bis Monate anhalten. Äußerliche Deformierungen der Hände wie bei der RA kommen vor, sind aber nicht durch Destruktionen bedingt.
- *Arthrose:* In 50 % manifestiert sich die Chondrokalzinose klinisch und radiologisch als Arthrose. Wenn sich entzündliche Schübe aufpfropfen, ist sie von einer aktivierten Arthrose nicht zu unterscheiden.
- *Schwere destruierende Arthropathie* (ca. 20–30 %?): Meistens bei älteren Frauen kommt es zur dieser monartikulären Manifestation an Knie-, Hüft- und Schultergelenken mit Erosionen, Destruktionen, Fehlstellungen, Knocheneinbrüchen und Nekrosen (Bild des „neuropathischen" Gelenkes).

► **Bei primären Formen:** Hier gibt es offenbar zwei verschiedene Verläufe:
- Manifestation in der 3. und 4. Lebensdekade mit florider polyartikulärer Chondrokalzinose.
- Manifestation in der 6. und 7. Lebensdekade: Oligoartikulärer Befall meist einschließlich der Kniegelenke.

► **Extraartikuläre Manifestationen:** Gelegentlich kommt bei der chronischen Chondrokalzinose eine Tenosynovitis im Bereich der Handgelenke vor.

► **Wirbelsäulenbeteiligung:** Eine Chondrokalzinose der Bandscheiben ist meist asymptomatisch.

Diagnostik

► **Klinik** s. oben.
► **Diagnostikkriterien:** Radiologisch evidente Chondrokalzinose und/oder mikroskopischer Kristallnachweis.
► **Labor:**
  • Außer unspezifischen Entzündungszeichen bei primärer Chondrokalzinose keine Abweichungen.
  • Bei sekundären Formen pathologische Veränderungen im Rahmen der Grundkrankheit.
► **Synoviadiagnostik** (S. 59):
  • *Diagnostisch beweisend:* Nachweis von Kalziumpyrophosphat-Dihydrat-Kristallen (CPPD), eine Phagozytose ist für die Diagnostik unerheblich. Die Kristalle sind schwach positiv doppelbrechend, rechtsdrehend, polymorph, entweder Stäbchen mit parallelen Rändern und < 5 µm groß oder Fadenkristalle bis 20 µm oder rhomboide Stäbchen (auch plump).
  • *Diagnostikproblem:* CPPD-Kristalle kann man gelegentlich auch bei „banalen" Arthrosen finden.
  • *Weitere Befunde:* Neben genanntem CPPD sind auch andere Kristalle, deren Rolle unklar ist, nachweisbar.
► **Röntgen:**
  ▣ *Hinweis:* Eine radiologisch nachweisbare Chondrokalzinose muss nicht mit klinischen Befunden korreliert sein!
  • *Kalkablagerungen:*
    – Streifen- oder punktförmige Kalkeinlagerungen im Faserknorpel, z. B. in den Menisci, Disci articulares des Handgelenks, Anulus fibrosus der Bandscheiben, Symphyse (s. Abb. 13.7).
    – Streifige Kalkimprägnation des hyalinen Knorpels am Knie- und Hüftgelenk. Sie sind durch einen „leeren" Saum von der Grenzlamelle getrennt, da die

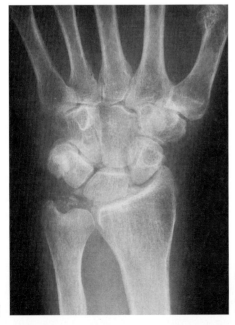

Abb. 13.7 Verkalkung des Faserknorpels des Discus triangularis im Handgelenk bei Chrondrocalcinose

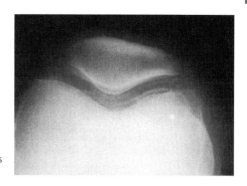

Abb. 13.8 Verkalkung des hyalinen Knorpels des femuro-patellaren Gleitlagers bei Chondrocalcinose

mittleren Knorpelteile zuerst verkalken. Die Beurteilung sollte mit einer starken Lichtquelle erfolgen (vgl. Abb. 13.8).

☑ *Cave:* Bei zu harten Aufnahmen kann der Befund entgehen.

– Seltener: Trichterförmige streifige Kalkeinlagerungen, die von den Sitzbeinen nach kaudal ziehen (ob sie sich in der Adduktorenmuskulatur oder in der umgebenden Faszie befinden, ist unklar) und Verkalkungen in Synovialis, Bändern, Sehnen.

• *Arthrotische Veränderungen:* Häufig klassische Arthrosezeichen (S. 64), seltener destruktive Arthropathie mit Humuskopfnekrose oder lytische Patellopathie.

• *Sakroiliitis* (selten!) mit Erosionen und Sklerose sowie „Vakuumphänomen".

Differenzialdiagnosen

► Gicht (S. 297), besonders im Anfall.

► Rheumatoide Arthritis (S. 116), besonders bei chronischen Verläufen.

► Aktivierte Arthrose (S. 339).

► Infektiöse Arthritis, besonders bei Fieber.

► Neuropathische Gelenkdestruktion.

Therapie

☑ *Beachte*: Bei latenter Chondrokalzinose ist keine Therapie erforderlich.

► **Medikamentöse Therapie:**

• *Im Anfall (Alternativen):*
  – Nicht steroidale Antiphlogistika (S. 447).
  – Colchicin.
  – Glukokortikoide intraartikulär (S. 503).

• *Bei chronisch-rezidivierenden Verläufen:*
  – Eventuell Prophylaxe mit Colchicin (0,5–1 mg/d) wie bei Gicht (S. 297).
  – Radiosynoviorthese (S. 511) bei persistierender, auch auf intraartikuläre Glukokortikoid-Injektionen nicht ansprechender Synovitis.
  – Bei schweren generalisierten entzündlichen Schüben kann man 20–30 mg Prednisolon geben.

• *Bei sekundärer Chondrokalzinose:* Adäquate Behandlung der Grundkrankheit.

► **Physikalische Therapie** (S. 514):

• *Pseudogichtanfall:* Akut Kryotherapie und kurzfristige Ruhigstellung.

• *Bei nicht entzündeten Arthrosen:* Wärmeapplikationen und Krankengymnastik.

► **Operative Therapie** (S. 527): Sie ist u. U. bei einer destruierender Arthropathie indiziert.

13.3 Periarthropathia calcarea generalisata

Grundlagen

► **Synonyme:** Hydroxylapatit-Ablagerungskrankheit, basische Kalziumphosphat-Ablagerungskrankheit, Apatit-Rheumatismus.

▶ **Definition:**
- Kristallarthropathie durch Ablagerung kristallinen basischen Kalziumphosphats (Hydroxylapatit, BKP) periartikulär, peritendinös sowie in Sehnen und Sehnenansätzen mit einer Pseudogicht-Symptomatik.
- Die Gesamtgruppe der apatitbedingten Arthropathien und Periarthropatien ist schlecht definiert und schwer von anderen Erkrankungen abzugrenzen.

▶ **Ätiologie und Pathogenese:**
- Wahrscheinlich genetische Disposition: Erbliche Häufung, Assoziation mit HLA-A2, Bw35.
- Die Pathophysiologie der Ablagerungen ist unbekannt.
- Die Periarthritis wird wohl durch die Phagozytose der Kristalle oder durch die Penetration von Kristalldepots in Gewebespalten oder Bursen ausgelöst.

▶ **Epidemiologie:**
- Insgesamt selten, auf 2% der Röntgenbilder einer Rheumaklinik.
- Frauen erkranken häufiger als Männer.
- Hauptmanifestationsalter: 2. bis 4. Lebensjahrzehnt.

Klinik, klinischer Befund

▶ **Pseudogichtanfall:**
- *Symptome* s. Chondrokalzinose (S. 302).
- *Lokalisation:* Am häufigsten betroffen sind die Schultergelenke, es folgen Hüft-, Ellenbogen-, Hand- und Sprunggelenke.

▶ **Selten:** Die Krankheit kann auch asymptomatisch oder primär chronisch beginnen.

Diagnostik

▶ **Klinik** s. oben.
▶ **Labor:** Im Anfall sind die Entzündungsparameter erhöht, sonst sind keine spezifischen pathologischen Befunde nachweisbar.
▶ **Synoviadiagnostik:**
- Bei Ergüssen immer Punktion; Röntgen-Kristall-Analyse und Elektronenmikroskopie nur bei differenzialdiagnostischen Schwierigkeiten.
- Die chemische Zusammensetzung der Kristalle ist variabel, es handelt sich um Kristallgemische, deren exakte Analyse schwer bis unmöglich ist.
- Basisches Kalziumphosphat (BKP) kann nur elektronenoptisch, nicht lichtmikroskopisch, nachgewiesen werden.
- Seltener Zufallsbefund sind phagozytierte rundliche Einschlussgebilde.
- Röntgen-Kristallanalysen der Synoviakristalle.

▶ **Diagnostikprobleme beim Nachweis von BKP-Kristallen:**
- *Vorkommen:* Bei Arthrosen (in 30–60%, korreliert mit einer Progredienz), rheumatoider Arthritis (S. 116), Chondrokalzinose (S. 302).
- Sie sind u. U. bei Gelenkerkrankungen sekundärer Natur oder Ausdruck der Gelenkdestruktion.
- Die Entität einer eigenen BKP-Arthropathie, im Gegensatz zur Periarthropathie, ist noch nicht bewiesen.

▶ **Röntgen:**
- An den betroffenen Gelenken schalenförmige, schollige, auch milchig-homogene oder knollig wirkende periartikuläre und peritendinöse Kalkablagerungen.
- Seltener kommt es zur Wirbelsäulenbeteiligung mit Bandscheibenverkalkung.
- Die Kalkablagerungen können nach dem Anfall verschwinden, gleichzeitig aber neue an anderer Stelle entstehen.

Differenzialdiagnosen

▶ Periarthropathia calcarea localisata, wenn sie an mehr als einem Gelenk auftritt.
▶ Sekundäre Periarthropathia calcarea bei Dialysepatienten, Hyperparathyreoidismus, neuropathischen Gelenkdestruktionen.
▶ Andere Kalzinosen, z. B. CREST-Syndrom (S. 233).

Arthropathien und Spondylopathien bei Stoffwechselkrankheiten

Therapie und Prognose

▶ **Therapie:**
- *Medikamentöse Therapie:* Colchicin, nicht steroidale Antiphlogistika (S. 447) oder Glukokortikoide (S. 447) mit z. T. unbefriedigendem Erfolg.
- *Physikalische Therapie* (S. 514): Kryotherapie, bei chronischen Verläufen Bewegungstherapie.
- *Bei Persistenz großer Depots mit Beschwerden:* Es kann versucht werden, die Depots mit Stoßwellen-Lithotripsie oder operativ zu entfernen.

▶ **Prognose:** Remissionen sind offenbar möglich. Im Verlauf der Krankheit werden die Anfälle häufiger.

13.4 Apatit-Arthritis, Milwaukee-Schulter

Apatit-Arthritis

▶ **Definition:** Sehr seltene, bisher nur zufällig nachgewiesene Kristallarthritis, die durch basisches Kalziumphosphat (Apatit) induziert wird.
▶ **Ätiologie und Pathogenese:** Unbekannt.
▶ **Epidemiologie:** Die Patienten sind relativ jung (30–40 Jahre).
▶ **Klinik, klinischer Befund:**
- Pseudogichtanfall s. Chondrokalzinose (S. 303).
- Selten: Erosive Arthritiden und Arthrosen.

▶ **Synoviadiagnostik** s. Periarthropathia calcarea generalisata (S. 305).
▶ **Therapie:** Medikamentöse und physikalische Therapie s. Periarthropathia calcarea generalisata (S. 306).
▶ **Prognose:** Die Krankheit verläuft in Schüben, größere Kollektive sind noch nicht untersucht worden.

Milwaukee-Schulter

▶ **Synonyme:** Idiopathische destruktive Schultergelenkarthritis, rapid destruierende Schulterarthropathie.
▶ **Definition:** Wahrscheinlich handelt es sich um eine Mischform einer Apatit-Arthropathie mit einer Periarthropathie der Schulter unter Beteiligung auch der Kniegelenke. Ob es sich um eine eigenständige Erkrankung handelt, ist noch nicht endgültig geklärt.
▶ **Ätiologie und Pathogenese:**
- Die Ätiologie ist multifaktioriell: Traumen und Überlastungen, Läsionen der Rotatorenmanschette, Kalziumpyrophosphat-Dihydrat(CPPD)-Ablagerungen, Denervierung, Dialyse.
- Es kommt zu sekundären Apatitablagerungen mit Kristallarthritis.

▶ **Epidemiologie:**
- Inzidenz und Prävalenz sind unbekannt.
- Zu 80 % erkranken Frauen, meist um die 70 Jahre.

▶ **Klinik, klinischer Befund:**
- *An der Schulter:* Die Beschwerden beginnen meist langsam an beiden Schultern unter Bevorzugung des dominierenden Armes. Es treten ein variables Schmerzsyndrom (stumm bis Ruheschmerz), eine Bewegungseinschränkung und eine Instabilität der Schultergelenke auf, nicht selten kommt es zu Schwellung und zum Gelenkerguss.
- *Weitere Manifestationen:* In bis zu 50 % ist das Kniegelenk mit radiologischen Veränderungen beteiligt. In letzter Zeit wird auch die Beteiligung anderer Gelenke beschrieben.

▶ **Diagnostik:**
- *Labor:* Keine spezifischen pathologischen Befunde.
- *Synoviadiagnostik* (S. 59):
  - Niedrige Leukozytenzahlen, erhöhte Kollagenase- und neutrale Proteinaseaktivitäten.

– Nachweis von Kollagen Typ I bis III.
– Kristallnachweis s. Periarthropathia calcarea generalisata (S. 305).
- *Sonographie des Schultergelenks* (S. 76): Zerstörung der Rotatorenmanschette.
- *Röntgen:*
  – Schultergelenk: Arthrosezeichen, periartikuläre Verkalkungen, Subluxation des Humeruskopfes nach oben, Erosionen und subchondrale Zysten an Insertionen.
  – Bei Beschwerden auch das Kniegelenk röntgen: Häufig Arthrosezeichen.
- *Arthrographie:*
  – In Sonderfällen bei starken Funktionsstörungen indiziert.
  – Nachweis von Defekten der Rotatorenmanschette.

▶ **Differenzialdiagnosen:**
- Periarthropathie des Schultergelenks (S. 370): Die Abgrenzung von schweren Verläufen ist sehr schwierig.
- Perparthropathia calcarea generalisata (S. 305) und Chondrokalzinose (S. 302).
- Posttraumatische Rotatorenmanschettenläsionen mit sekundärer Verkalkung.
- Rheumatische Omarthritiden.

▶ **Therapie:**
- *Medikamentöse und physikalische Therapie* s. Periarthropathia calcarea generalisata (S. 306).
- *Operative Therapie:* Bei Gelenkzerstörung kann eine Arthroplastik erforderlich sein.
- *Prävention:* Gelenkschutz!

▶ **Prognose:** Sie ist schwer abschätzbar, trotz radiologischer Destruktionen wurden klinisch asymptomatische Verläufe beschrieben.

13.5 Hämochromatose-Arthropathie

Grundlagen

▶ **Definition:** Arthropathie durch Hämosiderinablagerung im Gelenkbereich bei primärer hereditärer (erblicher) Hämochromatose.

▶ **Ätiologie und Pathogenese:**
- *Genetische Disposition:*
  – Das für die Regulation der Eisenaufnahme der gastrointestinalen Mukosa wichtige HFE-Gen ist auf dem Chromosom Nr. 6 (Abschnitt p21.3) in Nachbarschaft zu den HLA-Genloci lokalisiert. Bis zu 90 % der Patienten mit Hämochromatose weisen hier eine homozygote Mutation an der Position 282 mit einem Austausch der Aminosäure Cystein gegen Tyrosin (C282Y) auf. Selten findet sich im HFE-Gen eine weitere Mutation (H63D), die ebenfalls den Eisenstoffwechsel beeinflusst.
  – Die Genfrequenz der (Häufigkeit heterozygoter Genträger) liegt in der weißen Bevölkerung Mittel- und Nordeuropas bei 1:20, die homozygoter Genträger bei 1:400. Der Erbgang ist autosomal rezessiv.
  – Assoziation mit HLA-A3 (in 70 %) und -B7, -B14.
- *Störung der Eisenbilanz:* Durch gesteigerte intestinale Resorption kommt es zu einer massiven Hämosiderinablagerung in zahlreichen Organen, u. a. auch in die Synovialis und in Chondrozyten.
- Der pathogenetische Mechanismus der Gewebe- und Gelenkdestruktion ist noch unklar.

▶ **Epidemiologie:**
- *Hämochromatose:* Sie ist mit einer Prävalenz von 3–5 Fällen/1000 Einwohner und einer jährlichen Inzidenz von 2–4 Fällen/100 000 Einwohner eine der häufigsten Erbkrankheiten in Europa. Männer und Frauen erkranken gleich häufig.
- *Arthropathie:* Mindestens 50 % der Hämochromatose-Patienten. Männer: Frauen = 5–10:1. Erstmanifestation in 70 % zwischen dem 35. und 60. Lebensjahr.

Arthropathien und Spondylopathien bei Stoffwechselkrankheiten

Klinik, klinischer Befund

► **Arthropathie:**

☐ *Hinweis:* In 30 % gehen die Gelenkbeschwerden, häufig um Jahre, einer Organmanifestation voraus.

• *Lokalisation:* Hauptsächlich sind die MCP-Gelenke II und III (symmetrisch) betroffen, aber auch Fingermittel- und Fingerendgelenke, Handgelenke, Kniegelenke und Schultergelenke können beteiligt sein. In 25 % sind die Hüftgelenke betroffen, mitunter kommt es zu einem raschen Knorpelschwund. Andere Gelenke sind selten beteiligt.

• *An den MCP-Gelenken:* Es tritt eine eher derbe und nicht sehr dolente Verdickung auf, die langsam progredient ist. Schmerzen und eine kurze Morgensteifigkeit können ihr vorausgehen. Begleitend zu der Verdickung kommt es zur Beuge- und Streckbehinderung. Akute Entzündungszeichen fehlen.

• *Chondrokalzinose:* Sie ist gleichzeitig bei 30–50 % der Patienten, auch an asymptomatischen Gelenken, nachweisbar. Dabei kann es zu Pseudogichtanfällen kommen (vgl. S. 303).

► **Organmanifestation der Hämochromatose:**

• *Leberbeteiligung:* Lebervergrößerung, Zirrhose (30 %) und 200fach erhöhtes Risiko, an einem Leberzellkarzinom zu erkranken.

• *Weitere Manifestationen:* Bronzediabetes (Abb. 13.9), Kardiomyopathie, endokrine Dysfunktion (Hypogonadismus), Allgemeinsymptome wie Müdigkeit und Schwächegefühl u. a.

• Yersinia enterocolitica-Infektionen (Septikämie) treten gehäuft auf.

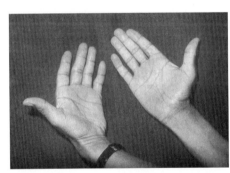

Abb. 13.9 Hyperpigmentierung der Handlinien bei Hämochromatose (Bronzediabetes)

Diagnostik

► **Klinik** s. oben.

► **Labor:**

• Nachweis der C282Y-Mutation (oder weiterer Mutationen) im HFE-Gen.

• Ferritin (erhöht, meist > 500 ng/ml), Transferrin-Sättigung (> 55 %, über 75 % beweisend), Serumeisen (> 170 µg /100 ml), Eisenbindungskapazität (erniedrigt).

• Rheumafaktoren: Gelegentlich positiv, wohl „hepatogener" Herkunft.

• Offenbar Parathormon erhöht (verantwortlich für Skelettveränderungen?), hypogonadotroper Hypogonadismus.

► **Röntgen:**

• *An den diagnostischen Leitgelenken (MCP II und III):*
  – Subchondrale Sklerose und Zysten.
  – Gelenkspaltverschmälerung und Unregelmäßigkeit.
  – Osteophyten, mit ungewöhnlicher Haken-ähnlicher Form und „squaring" der Metakarpalköpfchen (s. Abb. 13.10), arthroseähnlich.

• *An großen Gelenken* (Hüft- und Schultergelenken): u. U. Knorpelschwund und gewellte Gelenkränder mit ungewöhnlichen Zystenbildungen.

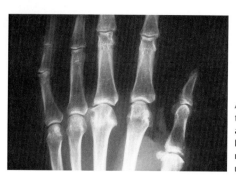

Abb. 13.10 Hämochroma-tose-typische Veränderungen an den MCP-Gelenken der Finger II und III mit Sklerosie-rung, Osteophytenbildung und Chondrocalcinose

- *Weitere Befunde:*
  - Chondrokalzinose (S. 302), selten der Bandscheiben.
  - ▣ *Beachte:* Eine Chondrokalzinose ist eventuell das einzige Zeichen der Hämochromatose-Arthropathie!
  - Gelegentlich diffuse Osteoporose, jedoch nicht gelenknah.
- ► **Szintigraphie der Gelenke:**
  - Bei multiplen Gelenkbeschwerden indiziert.
  - Nicht selten kann man auch an radiologisch noch unauffälligen Gelenken eine Anreicherung erkennen.
- ► **Organbiopsien:**
  - Die Wertigkeit der Leberbiopsie zur Diagnosestellung ist durch den jetzt mög-lichen genetischen Mutationsnachweis geringer, wohl aber bei der Primärdiag-nostik zur Feststellung einer bereits eingetretenen Zirrhose weiterhin indiziert.
  - Histologisch ist eine massive Hämosiderose in zahlreichen Organen und in der Synovialis nachweisbar.
- ► **CT bzw. MRT der Organe:**
  - Untersuchung der Leber zur Diagnostik, der endokrinen Organe bei entspre-chenden Funktionsstörungen (s. Abb. 13.11).
  - Nachweis der Eisenüberladung in Leber, Milz, Pankreas, Lymphknoten, Hypo-physe, Herz.

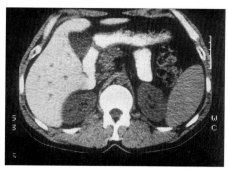

Abb. 13.11 Computertomo-graphie des Oberbauches bei Hämochromatose: hyper-denses Leberparenchym (85 Hounsfield Einheiten)

Differenzialdiagnosen

- ► Polyarthrose der Fingergelenke (S. 346).
- ► Chondrokalzinose (S. 302) und andere Kristallarthropathien.
- ► Rheumatoide Arthritis (S. 116).
- ► Arthritis psoriatica (S. 148.
- ► Sekundäre Hämochromatosen durch multiple Bluttransfusionen, portocavale Anastomosen und nutritive Eisenüberladung.

Therapie

► **Therapie der Arthritis:**
- *Symptomatisch* mit Analgetika (z. B. Paracetamol; S. 497), oder nicht steroidalen Antiphlogistika (S. 447).
  ◨ *Cave:* Leberbeteiligung.
- *Physikalische Therapie* s. Fingerpolyarthrose (Wärme und Bewegung; S. 348).
► **Therapie der Hämochromatose:** Möglichst frühzeitige wöchentliche Aderlässe von 500 ml bis zur Normalisierung des Serumferritins dann in größeren Abständen (4–8-mal pro Jahr). Dabei müssen das Hämoglobin und der Hämatokrit überwacht und Alkohol vermieden werden. Diese Therapie hat meist keinen, auch nicht prophylaktischen, Einfluss auf die Arthropathie; in Einzelfällen wurde radiologisch ein „Auffüllen" von Zysten beobachtet.

Prognose

► **Arthropathie:** Sie verläuft langsam progredient, bei Frauen im Menstruationsalter und bei Blutspendern verzögert. Destruktionen sind selten, rasche und ungewöhnliche Gelenkzerstörungen sind aber möglich.
◨ *Beachte:* Durch eine frühzeitige Diagnose einer Hämochromatose-Arthropathie vor den Organmanifestationen ist es möglich, die Lebenserwartung zu verlängern.
► **Hämochromatose:** Die Prognose wird wesentlich durch die Organmanifestationen bestimmt (Leberbeteiligung!).

13.6 Oxalose-Arthropathie

Grundlagen

► **Definition:** Arthropathie durch Kalziumoxalatablagerung im Gelenkbereich bei primärer und sekundärer Oxalose.
► **Ätiologie und Pathogenese:**
- *Primäre Oxalose:* Angeborene Enzymdefekte.
- *Sekundäre Oxalose:* Durch Langzeitdialyse bei terminalem Nierenversagen, Askorbinsäuregaben, entzündliche Dünndarmerkrankungen, externe biliäre Drainage.
► **Pathologie:**
- Kalziumoxalat-Monohydrat- oder Dihydratablagerungen in der Synovialis, im Knorpel, Knochen und in inneren Organen.
- Überlagerung mit Folgen des sekundären Hyperparathyreoidismus.
► **Epidemiologie:**
- *Primäre Oxalose:* Extrem selten (ca. 200 Fälle).
- *Sekundäre Oxalose:* Renale Oxalatablagerungen sind bei Dialysepatienten häufig, eine Arthropathie sehr selten.

Klinik, klinischer Befund

► **Manifestationen am Bewegungsapparat:**
- Gichtähnliche akute Arthritiden (Pseudopodagra, s. Gicht S. 297).
- Chronische Kniegelenkarthritiden.
- Tenosynovitis (auch mild verlaufende Handsynovitiden), Olekranonbursitis, Karpaltunnelsyndrom, Enthesiopathien.
- Meniskusverkalkungen, Chondrokalzinose.
► **Hautbeteiligung:**
- Miliare oder auch gröbere subkutane Oxalatdepots.
- Bei primärer Oxalose können sich große subkutane Oxalat-Tophi an Fingern, Penis, Ellenbogen mit früh beginnender chronischer Arthropathie (s. Abb. 13.12) entwickeln (DD: Rheumaknoten).
► **Viszerale Manifestationen:** Bei Ablagerungen in den Organen kann z. B. eine Oxalat-Kardiomyopathie oder totale Kalzinose der Nieren resultieren.

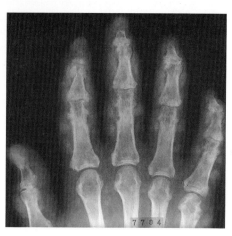

Abb. 13.12 Röntgenaufnahme der Hände eines 39jährigen Mannes mit primärer Oxalose und Oxalose-Arthropathie; multiple Oxalat-Tophi und Zeichen des Hyperparathyreoidismus

Diagnostik

► **Klinik** s. oben.
► **Labor:**
  • Keine für die Arthropathie spezifischen Laborbefunde.
  • Nierenfunktionsparameter (pathologisch), Parathormon (erhöht).
► **Synoviadiagnostik** (S. 59):
  • Bei Ergüssen und in unklaren Fällen indiziert.
  • Kristallographischer, polarisationsoptischer und histochemischer Nachweis von Kalziumoxalat in Synovia und Synovialis.
► **Röntgen:**
  • Verkalkungen durch Oxalatablagerungen.
  • Ossäre Zeichen des Hyperparathyreoidismus (S. 321).

Therapie

► Nicht steroidale Antiphlogistika (S. 447): Diese sind aber kaum wirksam und können die Nierenfunktion verschlechtern.
► Alternativ versuchsweise Colchicin, (ist aber ebenfalls kaum wirksam) (s. Gicht, S. 297).

13.7 Amyloidose-Arthropathie

Grundlagen

► **Definition:** Durch primäre und sekundäre Amyloidoseformen induzierte Arthropathie durch Ablagerung von Amyloid in Synovialis und Synovia.
► **Ätiologie und Pathogenese:**
  • *Primäre Amyloidose:* Die Ursache ist unbekannt.
  • *Sekundäre Amyloidose (am häufigsten):*
    – Amyloid Typ AA – Ablagerungen bei chronischen Infektionen (z. B. Osteomyelitis) sowie bei juveniler chronischer Arthritis, ankylosierender Spondylitis, Morbus Crohn und Colitis ulcerosa, Morbus Behçet, SLE und anderen Kollagenosen, rheumatoider Arthritis und familiärem Mittelmeerfieber.
    – Amyloid Typ AL bei Plasmozytom und Morbus Waldenström.
    – Amyloid Typ AB (= β_2-Mikroglobulin-Amyloidose) bei Dialyse.

Klinik, klinischer Befund

► **Gelenksymptomatik:**
  • Schmerzen und Schwellungen an Schulter-, Hand-, Knie- und Fingergelenken mit teigiger „Pseudosynovitis" (Schulterpolster).

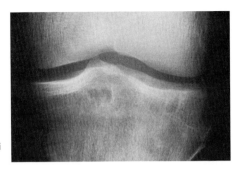

Abb. 13.13 Zystische Läsionen im Tibiakopf als Zeichen der Amyloidablagerungen bei AL-Amyloidose

- Morgensteifigkeit ist kürzer als bei der rheumatoiden Arthritis.
- Neigung zu Gelenkkontrakturen.

► **Mögliche Begleitsymptome:**
- *Subkutane Knoten* (in 70 %): Ähnlich der rheumatoiden Arthritis.
- *Karpaltunnelsyndrom:* Tritt häufig begleitend auf, bei der Hämodialyse-Amyloidose in 90 %.
- *Symptome der allgemeinen Amyloidose:* Nephropathie, Herzbeteiligung, gastrointestinale Symptome, Leber- und Milzvergrößerung, Neuropathie.
- *Bei der Hämodialyse-Amyloidose:* Destruktive Spondylopathie (mit Densfraktur, Zysten), persistierende Gelenkergüsse, pathologische Frakturen und Zeichen des sekundären Hyperparathyreoidismus.

Diagnostik

► **Klinik** s. oben.
► **Labor:**
- Keine für die Amyloidose-Arthropathie charakteristischen Befunde.
- Bei Mittelmeerfieber (S. 431) und anderen sekundären Amyloidoseformen durch Grundkrankheit und Organbefall bestimmt.
► **Synoviadiagnostik** (S. 59): Bei der Hämodialyse-Amyloidose können häufig mit Kongorot anfärbbare Partikel nachgewiesen werden.
► **Biopsie:** Der histologische Nachweis von Amyloid in Haut, Schleimhaut (auch Lippenbiopsie) sichert die Diagnose. Bei sekundärer Amyloidose bei rheumatoider Arthritis Rektumbiopsie.
► **Röntgen:** Osteoporose (in 87 %, S. 378), selten Erosionen, Osteolysen, Wirbeldestruktionen, Zeichen des Hyperparathyreoidismus (S. 321).

Differenzialdiagnosen

► Alle anderen rheumatischen Arthritiden.

Therapie

► **Gelenkbeschwerden:** Symptomatisch mit nicht steroidalen Antiphlogistika (S. 447) und eventuell Glukokortikoiden (S. 453).
► **Amyloidose:**
- *Bei primärer Amyloidose:* Prednisolon (S. 453) + Melphalan, Colchicin.
- *Bei sekundärer Amyloidose:* Aggressive Therapie der Grundkrankheit; bei rheumatoider Arthritis z. B. Azathioprin, Cyclophosphamid, Chlorambucil; bei Mittelmeerfieber Colchicin.
  - ▸ *Beachte:* Bei der Hämodialyse-Amyloidose kann eine Nierentransplantation auch die Schmerzen bessern.

Prognose

► Die Prognose der Arthropathie ist gut, die Gesamtprognose wird durch den Organbefall bestimmt.

Arthropathien und Spondylopathien bei Stoffwechselkrankheiten

13.8 Diabetische Arthropathie

Grundlagen

▶ **Synonyme:** Cheiroarthropathie, diabetische Sklerodaktylie, Syndrom der „steifen Hand ".

▶ **Definition:** Möglicherweise metabolisch bedingte Fingergelenksteifigkeit vorwiegend bei Typ-I-Diabetikern, mitunter mit Hautverdickung von der Art einer Sklerodaktylie.

▶ **Ätiologie und Pathogenese:** Ungeklärt. Diskutiert werden eine vermehrte Einlagerung von glykosyliertem Kollagen in die Haut, eine vermehrte Wassereinlagerung durch Konversion der Glukose zu Sorbitol und die diabetische Mikroangiopathie.

▶ **Epidemiologie:** Bei 40 % aller insulinbehandelten Diabetiker, meist Typ I. Besonders häufig bei Patienten, die zu Retinopathie, Nephropathie und Neuropathie neigen.

Klinik, klinischer Befund

▶ **Steifigkeitsgefühl der Finger- und Handgelenke:** Meist beginnt die Erkrankung mit diesem Symptom, ohne dass schon ein klinischer Befund fassbar ist.

▶ **Sklerodaktylie-ähnliches Bild:** Häufig kommt es zu einer Hautverdickung und Beugekontrakturen der Finger; die Hände können nicht mehr flach aneinander gelegt werden. Bei schweren Kontrakturen kann es zu einer erheblichen Behinderung kommen.

▶ **Begleitend:** Häufig Neuropathie und Vaskulopathiesymptome (Schmerz, Parästhesien).

Diagnostik und Differenzialdiagnosen

▶ **Diagnostik:**
- *Klinik* s. oben.
- *Laborbefunde* entsprechend der Grunderkrankung.

▶ **Differenzialdiagnosen:**
- Andere Diabetessymptome am Bewegungsapparat, z. B. Karpaltunnelsyndrom, Neuropathie, Reflexdystrophie (S. 374), Dupuytren-Kontraktur.
- Diabetische neuropathische Arthropathie im Sinne eines Charcot-Gelenkes: Meist schmerzlose, destruierend-osteolytische Fußveränderungen.
- Echte Sklerodaktylie.

Therapie

▶ Einstellung des Diabetes und physikalische Therapie (Bewegungsübungen).

Prognose

▶ Die Prognose ist generell gut. Präventive Fingergymnastik ist aber notwendig.

13.9 Rheumatische Symptome bei Hyperlipoproteinämien

Grundlagen

▶ **Definition:** Bei verschiedenen Hyperlipoproteinämien auftretende Gelenk- und Sehnenbeteiligung durch Lipidablagerungen in Gelenk- und Sehnennähe.

▶ **Ätiologie und Pathogenese:**
- Für Fettstoffwechselstörung genetische Disposition.
- Pathogenese der Arthritis unklar.
- Gelenkerosionen durch Druck von benachbarten Sehnen-Xanthomen.

Klinik und Diagnostik bei Hyperlipoproteinämie Typ IIa

▶ **Klinik, klinischer Befund:**
- *Xanthome:* Sie entstehen in Sehnen (Achillessehne, Patellarsehnen, Hand- und Fußextensorsehnen) und im Periost, sie können verkalken und periartikuläre kortikale Druckusuren verursachen.
- *Gelenksymptomatik:*
  - Bei homozygoten Patienten: In 50 % kommt es zu einer wandernden Polyarthritis vom Gichttyp, die sich besonders an den Sprunggelenken und Füßen manifestiert.
  - Bei heterozytogen Patienten: Rezidivierende Tendinitis achillea, manchmal auch Monarthritis.

▶ **Diagnostik:**
- *Labor:* LDL-Erhöhung, starke Cholesterin-Erhöhung, in der Lipid-Elektrophorese ist β-Lipoprotein vermehrt.
- *Röntgen:* Verkalkung von Xanthomen, gelegentlich Erosionen. Aus differenzialdiagnostischen Gründen ist Röntgen immer indiziert.

Klinik und Diagnostik bei Hyperlipoproteinämie Typ IV

▶ **Klinik, klinischer Befund:**
- Asymmetrische Oligoarthritis kleiner und großer Gelenke einschließlich der Fingergelenke. Diese ist teils milde und persistierend, teils rezidivierend. Begleitend treten Morgensteifigkeit und Hyperästhesien auf.
- Eine Assoziation mit Gicht ist nicht selten.

▶ **Diagnostik:**
- *Labor:* VLDL-Erhöhung, mäßige Erhöhung von Cholesterin und Triglyzeriden. In der Lipid-Elektrophorese ist Prä-β-Lipoprotein vermehrt.
- *Synoviadiagnostik* (S. 59): Nachweis von Schaumzellen.
- *Röntgen:* Juxtaartikuläre stanzlochartige Knochenzysten.

Differenzialdiagnosen

▶ Andere rheumatische Oligoarthritiden (besonders reaktive Arthritiden).

Therapie

▶ Am wichtigsten ist die Behandlung der Grundkrankheit.
▶ Symptomatisch: Nicht steroidale Antiphlogistika (S. 447).
▶ Gegebenenfalls operative Entfernung besonders großer und kosmetisch oder mechanisch störender Xanthome.

Prognose

▶ Die Prognose der Gelenkbeteiligung ist generell gut.
▶ Die Gesamtprognose wird von der zugrunde liegenden Stoffwechselstörung bestimmt.

13.10 Ochronose (Alkaptonurie)

Grundlagen

▶ **Definition:** Hereditäre Störung des Tyrosinstoffwechsels mit Ablagerung von Homogentisinsäure in Knorpel, Bandscheiben, Gefäßendothel und in inneren Organen mit konsekutiver Arthropathie und Spondylopathie.
▶ **Ätiologie und Pathogenese:** Autosomal-rezessiv vererbter Mangel an Homogentisinsäureoxidase. Durch Ablagerung der polymerisierten Homogentisinsäure als bräunliches Pigment vorzeitige Knorpeldegeneration, deren Mechanismus noch unbekannt ist.
▶ **Epidemiologie:** Selten, 1 Fall/1 Mio. Einwohner. In bestimmten Regionen („Ochronose-Sippen") kommt die Ochronose gehäuft vor.

Arthropathien und Spondylopathien bei Stoffwechselkrankheiten

Klinik, klinischer Befund

▶ **Braunfärbung des Urins:** Durch ausgeschiedene, an der Luft oxydierte Homogentisinsäure (Alkaptonurie); kann als Frühsymptom schon im Säuglingsalter vorhanden sein (Verfärbung der Windeln).

▶ **Braunfärbung von Gewebe:** Ab dem 30. Lebensjahr kann es zu einer bräunlichen Verfärbung von Haut, Skleren und eventuell Ohrknorpel kommen (Abb. 13.14).

▶ **Manifestationen am Bewegungsapparat** – ab dem 40. Lebensjahr:
- Lumbalgien und Gelenkbeschwerden, besonders der Kniegelenke (in 50% Kniegelenkergüsse), Schulter- und Hüftgelenke.
- Enthesiopathien vom degenerativen Typ.
- Mitunter begleitende Gelenkchondrokalzinose und Apatitablagerungen.

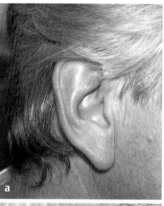

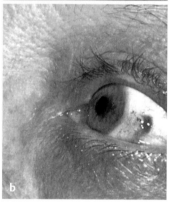

Abb. 13.14 Verfärbung von Ohrknorpel (a) und Skleren (b) durch Ablagerung von Homogentisinsäure bei Ochronose *(Merckle Rheumatologie visuell, 3. Auflage, Diagnose Ochronose, Bild 3 und 4)*

Diagnostik

▶ **Anamnese:** Gezielt nach familiärer Belastung fragen.
▶ **Klinik** s. oben.
▶ **Labor:** Durch Oxidation oder Alkalisierung verfärbt sich der Urin von der Oberfläche nach unten hin braun. Ein quantitativer Nachweis der Homogentisinsäure ist möglich.
▶ **Röntgen:**
- Oft rasch destruierende Arthrosen.
- Verkalkung der Bandscheiben (Bild der „gefüllten Waffel"), ventrale Synostose von Wirbelkörpern.
- Gelegentlich Chondrokalzinose und periartikuläre Verkalkungen.
▶ **Synoviadiagnostik** (S. 59): Nichtentzündliche Synovia (100–700 Zellen/μl).

Differenzialdiagnosen

► **Ankylosierende Spondylitis** (S. 136): Die Röntgenbilder sind sehr ähnlich.
► **Weitere:** Arthrosen (S. 338), Chondrokalzinose (S. 302).

Therapie

► Es gibt keine kausale Therapie.
► **Medikamentöse, physikalische und operative Therapie** s. degenerative Wirbel-säulenerkrankungen (S. 352) und Arthrosen (S. 340). Die Wirkung von Ascorbin-säuregaben ist umstritten.
► **Bei Kniegelenkergüssen:** Eventuell Glukokortikoide intraartikulär.

Prognose und Prävention

► Die Erkrankung ist nicht heilbar, die Prognose aber günstig. Präventiv: Schutz vor Gelenküberlastung, Übergewicht vermeiden.

Arthropathien und Spondylopathien bei Stoffwechselkrankheiten

14 Arthropathien bei endokrinologischen Erkrankungen

14.1 Arthropathie bei Akromegalie

Grundlagen

► **Definition:** Durch Somatotropin ausgelöste Wachstumsstimulation an Knorpel, Knochen und Weichteilen mit gravierenden morphologischen und funktionellen Konsequenzen.

► **Ätiologie und Pathogenese:** Meist eosinophiles Hypophysenadenom.

► **Epidemiologie:**
- Selten; Prävalenz 50–60 Fälle/Mio Einwohner.
- Erstmanifestation 20–40 Jahre, häufiger bei Frauen.

Klinik, klinischer Befund

► **Gelenksymptomatik:**
- Häufig betroffene Gelenke: Knie-, Schulter-, Hüft- und Handgelenke.
- Im Frühstadium: Knorpelverdickung, Hypermobilität, Ergüsse.
- Später: Deformitäten, Steifigkeit, knöcherne Hypertrophie (arthroseähnlich, aber mit u. U. grotesken Verformungen).
- Die Schmerzen halten mitunter wochenlang an (sekundäre Kristallarthropathie?).
- Ungewöhnliche Krepitation.

► **Lumbalgien** (in 50 %): Sie sind durch z. T. ungewöhnliche anatomische Veränderungen der Wirbelsäule in Verbindung mit Hypermobilität bedingt.

► **Weitere Begleitsymptome:** Neuropathie, Karpaltunnelsyndrom (50 %), Raynaud-Syndrom (30 %). Myopathie (in 50 %).

► **Klinische Symptome der Akromegalie:** Vergrößerung von Händen und Füßen, Verdickung der Haut, Hirsutismus, Vergröberung der Gesichtszüge und Vergrößerung der Zunge und innerer Organe.

Diagnostik

► **Klinik** s. oben.

► **Labor:**
- Keine für die Gelenk- und Wirbelsäulen-Symptomatik charakteristischen Laborbefunde.
- Erhöhte STH-Basalspiegel, STH unter Glukosebelastung nicht supprimiert.
- IGF-1 erhöht.

► **Röntgen:**
- *An den Gelenken:*
  - Initial: Gelenkspaltverbreiterung (!), Vergrößerung und Vergröberung der Knochen, Osteophyten, vergröberte Trabekelzeichnung, periostale Knochenneubildung.
  - Später: Arthrose-ähnliches Bild mit hypertrophisch-hyperostotischen Osteophyten und Deformierungen (s. Abb. 14.1 und 14.2).

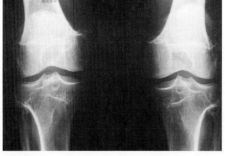

Abb. 14.1 Röntgenaufnahmen der Kniegelenke bei einem 45-jährigen Patienten mit Akromegalie; Verbreiterung des radiologischen Kniegelenkspalts, Vergröberung und Vergrößerung der Knochenstruktur, beginnende Arthrosen

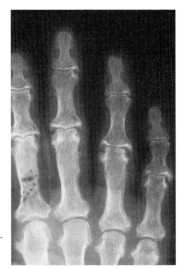

Abb. 14.2 Radiologische Veränderungen der Hände bei Akromegalie mit ausgeprägten hyperostotischen Osteophyten und periostalen Proliferationen

- *An der Wirbelsäule:*
  - Normal hohe oder verbreiterte (!) Zwischenwirbelräume (u. U. mit Verkalkung), gröbere knöcherne Dornen an den Wirbelkörpervorderflächen, verstärkte Konkavität der Wirbelkörperhinterflächen. Mitunter Spondylosis hyperostotica (S. 359).
  - Vermehrte BWS-Kyphose.
- *Am Schädel:* Klassische Hyperostosis frontalis interna.
- *Sehnen- und Bandansätze:* z.T. grobe Ossifikationen als Hinweis auf eine Enthesiopathie (S. 369).
- ▶ MRT: Nachweis des Hypophysenadenoms.

Differenzialdiagnosen

- ▶ Schwere Arthrosen (S. 338).
- ▶ Primäre und sekundäre Chondrokalzinose (S. 302).
- ▶ Neuropathische Gelenkveränderungen.
- ▶ Spondylosis hyperostotica (S. 359).

Therapie

- ▶ Behandlung der Grundkrankheit, dadurch bessern sich eventuell auch die Gelenkbeschwerden.
- ▶ Symptomatische Therapie ähnlich wie bei Arthrosen (S. 340) und degenerativen Wirbelsäulenleiden (S. 352), ggf. endoprothetischer Gelenkersatz.

Prognose

- ▶ Die hyperostotischen Veränderungen sind prinzipiell irreversibel, aber eine symptomatische Verbesserung auch der Gelenkbeschwerden ist möglich.

14.2 *Arthropathie bei Hypoparathyreoidismus*

Grundlagen

- ▶ **Definition:** Durch einen Mangel an Nebenschilddrüsenhormon bedingte Skelettveränderungen, meist mit Erniedrigung des Kalziumspiegels.
- ▶ **Ätiologie und Pathogenese:**
  - Meist sekundär nach Strumaresektion oder Strumektomie (besonders bei mehreren Operationen) oder Bestrahlung der Halsorgane (so genannter iatrogener thyreopriver Hypoparathyreoidismus).

- Sehr selten primär durch angeborene Hypoplasie der Nebenschilddrüsen.
- An den ungewöhnlichen Skelettveränderungen (s. Röntgendiagnostik) können ätiologisch auch jahrelange therapeutische Dihydrotachysterol-Gaben mitbeteiligt sein.
▶ **Epidemiologie:** Manifestationen am Bewegungsapparat kommen nur bei einem langjährigen, unterschwelligen, klinisch nicht diagnostizierten Hypoparathyreoidismus vor.

Klinik, klinischer Befund

▶ **„Pseudo"-ankylosierende Spondylitis:**
- Belastungsabhängige Rückenschmerzen im BWS- und LWS-Bereich.
- Zunehmende subjektive Steifigkeit.
▶ Schmerzen in der Umgebung großer Gelenke (Schulter, Hüftgelenkaußenregion).
▶ **Symptome der Hypokalzämie:**
- Bei massivem Mangel an Parathormon kann es zu Parästhesien, Hyperreflexie, Chvostek- und Trousseau-Zeichen und Neigung zu Tetanie kommen.
- Meist wird ein jahrelang bestehender (chronischer) Hypoparathyreoidismus nicht diagnostiziert, weil die klassischen Zeichen der Hypokalzämie fehlen können.
▶ **Kataraktbildung:** Bei chronischem Hypoparathyreoidismus.

Diagnostik

▶ **Klinik** s. oben.
▶ **Labor:**
- Serumkalzium erniedrigt, eventuell Serumphosphat erhöht.
- Parathormon erniedrigt.
▶ **Röntgen:**
- *Befunde am Achsenskelett:*
  - Typisch sind Verknöcherungen des Anulus fibrosus bis hin zur Entwicklung eines kompletten Bambusstabes (nicht zu unterscheiden von einer typischen ankylosierenden Spondylitis).
  - Kombination mit hyperostotischen Brückenbildungen wie bei Spondylosis hyperostotica (S. 359), z.T. auch gemischt spondylotisch-hyperostotische und spondylitische Brückenbildungen.
  - Ausgedehnte und ungewöhnliche Bänderverknöcherungen.
  - Iliosakralgelenke: Eine Sakroiliitis fehlt (wichtigster Unterschied zur ASP), manchmal Pseudoerweiterung des Gelenkspaltes und oberhalb der Iliosakralgelenke Bänderverknöcherungen.
- *Befunde an den großen Gelenken* (Schulter- und Hüftgelenke): Periartikuläre Kalkablagerungen (Periarthropathia calcarea).
- *Weitere Befunde:* Ossifizierende, z.T. hyperostotisch anmutende Insertionstendopathien.

Differenzialdiagnosen

▶ SAPHO-Syndrom (S. 155).
▶ Spondylosis hyperostotica (S. 359).
▶ Ankylosierende Spondylitis ohne Sakroiliitis (S. 137).

Therapie

▶ Je nach Kalziumspiegel Kalzium (1000 mg/d) und Vitamin D_3 (Dosierung nach Kalziumspiegel/Zielgröße: 2,3–2,5 mmol/l) mit u. U. hohen Dosen (z.B. 40 000 IE/d) zur oralen Langzeitsubstitution.
▶ Nicht steroidale Antiphlogistika (S. 447) oder Analgetika (S. 497) zur Schmerzbekämpfung.
◼ *Wichtig:* Intensive physikalische Therapie wie bei der ankylosierenden Spondylitis (S. 145).

Prognose

► Die radiologischen Veränderungen sind prinzipiell irreversibel, die Beschwerden sprechen aber auf konservative Behandlung gut an.

14.3 Arthropathie bei Hyperparathyreoidismus

Grundlagen

► **Definition:** Durch eine Nebenschilddrüsenüberfunktion bedingte Skelett- und Gelenkveränderungen mit Störung des Kalzium- und Phosphatstoffwechsels.
► **Ätiologie und Pathogenese:**
  • *Primärer Hyperparathyreoidismus:* Nebenschilddrüsenadenom oder -hyperplasie.
  • *Sekundärer Hyperparathyreoidismus:* Durch Hypokalzämie, vor allem bei Niereninsuffizienz.
► **Epidemiologie:**
  • *Primärer Hyperparathyreoidismus:* Relativ häufig, Inzidenz 2,5–3 Fälle/10 000 Einwohner/Jahr.
  • Die Erkrankung manifestiert sich meistens im 6. Lebensjahrzehnt, grundsätzlich ist eine Erkrankung in jedem Alter möglich.
  • Männer:Frauen = 3:2.

Klinik, klinischer Befund

► **Manifestationen am Bewegungsapparat:**
  • Diffuse Knochenschmerzen, Osteopenie und Frakturen.
  • Erosive Arthropathie: Auch bei Fehlen von Resorptionszonen. Kommt bei 20% der Patienten, die dialysepflichtig sind, vor. Ähnelt Usuren wie bei rheumatoider Arthritis.
  • Hypermobilität der Gelenke und der Wirbelsäule.
  • Spondylosis hyperostotica.
  • Ostitis fibrosa generalisata cystica von Recklinghausen (Abb. 14.3) (selten).
  • In 20% Chondrokalzinose mit Pseudogichtanfällen.
  • Muskelschwäche und -schmerz.
► **Bei sekundärem Hyperparathyreoidismus zusätzlich** (besonders bei Dialysepatienten): Gicht, Oxalose-Arthropathie, extraartikuläre Verkalkungen durch Apatitablagerungen.
► **Begleitsymptome:** Gastrointestinale Manifestationen, Gewichtsverlust, abdominelle Beschwerden, Nephrolithiasis, extraartikuläre Verkalkungen (Apatit).

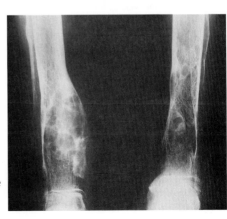

Abb. 14.3 Ostitis fibrosa generalisata cystica von Recklinghausen (braune Tumoren im Bereich beider Tibiaschäfte bei primärem Hyperparathyreoidismus

Diagnostik

► **Klinik** s. oben.
► **Labor:**
  • *Allgemein:* Parathormon erhöht.
  • *Bei primärem Hyperparathyreoidismus:* Hyperkalzämie, Hypophosphatämie, hohe alkalische Phosphatase, bei Nierenbeteiligung Kreatinin und Harnstoff erhöht.
  • *Bei sekundärem Hyperparathyreoidismus:* Kalzium normal bis erniedrigt (!), Serumphosphat/Kreatinin/Harnstoff bei renaler Genese erhöht, alkalische Phosphatase meist erhöht.
► **Röntgen:**
  • Osteoporose.
  • Knochenzysten.
  • Subperiostale Knochenresorption an Femur, Tibia, Phalangen, v. a. an den Metakarpalköpfchen (diese sind von einer rheumatoiden Arthritis u. U. nicht zu unterscheiden).
  • Gelegentlich buntes Iliosakralgelenk, Bild wie bei Sakroiliitis.

Differenzialdiagnosen

► Hyperkalzämien aus anderer Ursache.
► Andere metabolische Arthropathien: Chondrokalzinose (S. 302), Oxalose-Arthropathie (S. 311).
► Radiologischer Handbefund: Arthritis psoriatica (S. 148), rheumatoide Arthritis (S. 116).

Therapie

► Behandlung der Grundkrankheiten.
► Symptomatische Therapie der Gelenk- und Skelettbeschwerden mit nicht steroidalen Antiphlogistika (S. 447) und/oder Analgetika (S. 497) bei Schmerzen und Behinderung.

Prognose

► Die Prognose der Skeletterkrankungen ist prinzipiell günstig. Wegen der oft erheblichen Schmerzen ist aber häufig eine Langzeitbehandlung notwendig.
► Die Gesamtprognose wird von der Grundkrankheit (Niereninsuffizienz) bestimmt.

14.4 Arthropathie und Myopathie bei Schilddrüsenfunktionsstörungen

Grundlagen

► **Definition:** Durch Hyper- oder Hypothyreose induzierte Arthro- und Osteopathie oder Myopathie.
► **Epidemiologie:** Bei Hyperthyreose treten Beschwerden am Bewegungsapparat erst nach etwa einjähriger Krankheitsdauer auf, mitunter (ca. 1 %) auch erst nach einer erfolgreichen Behandlung der Hyperthyreose.

Klinik, klinischer Befund bei Hyperthyreose

► **Thyreotoxische Myopathie** (in 70 %) mit Muskelschwäche.
► **Thyreoide Akropachie** (selten): Zeichnet sich durch Trommelschlegelfinger, periostale Ossifikationen an Phalangen und Unterarmknochen und schmerzhafte Weichteilschwellungen aus.
► **Begleitend:** Häufig Exophthalmus und ein lokalisiertes Myxödem prätibial, u. U. Schulterperiarthropathie (S. 307), „High-turnover"-Osteoporose (S. 378), Reflexdystrophie (S. 374).

Klinik, klinischer Befund bei Hypothyreose

► **Gelenksymptomatik:**
- Besonders beim generalisierten Myxödem kommt es zu Arthralgien, gelegentlich auch zu Arthritiden. Gelenkergüsse kommen vor, Entzündungssymptome sind gewöhnlich nicht sehr ausgeprägt.
- *Charakteristisch:* Destruierende Veränderungen an den Fingermittel- und Endgelenken und Zehenendgelenken wie bei destruierender Polyarthrose. Diese können sich bei unerkannter Hypothyreose über Jahre entwickeln.
- *Selten:* Destruierende Arthropathien vom Typ der neuropathischen („Charot")-Arthropathie, u. U. mit Einbruch des Tibiakopfes.

► **Myopathie:** Proximaler Muskelschmerz, Schwäche, gelegentlich auch Hypertrophie mit Laborveränderungen (CK-Erhöhung).

► **Weitere Manifestationen:** Tenosynovitis der Beugesehnen, Karpaltunnelsyndrom (ca. 10 %), gelegentlich Hüftkopfnekrose (durch Hypercholesterinämie?). Chondrokalzinose und Hyperurikämie, in der Regel ohne Symptomatik.

Diagnostik

► **Klinik** s. oben.
► **Labor:** Keine für die Arthropathie spezifischen pathologischen Laborbefunde.
► **Röntgen:** Destruierende Veränderungen s. Klinik (oben).

Differenzialdiagnosen

▣ *Beachte*: Eine Hypothyreose kann Folge einer Hashimoto-Autoimmun-Thyreoditis sein (assoziiert mit HLA-B8, Aw30, DR3, DR5, antimikrosomalen und Schilddrüsen-Antikörpern). Diese kann ihrerseits mit einer ähnlichen Polyarthritis wie bei der rheumatoiden Arthritis einhergehen, aber auch zahlreiche andere rheumatische Krankheiten begleiten.

Therapie und Prognose

► **Therapie:** Behandlung der Grundkrankheit. Symptomatische Behandlung der Beschwerden des Bewegungsapparates s. Arthrosen (S. 340).
► **Prognose:** Die Prognose der muskuloskeletalen Symptome bei Schilddrüsenerkrankungen ist generell gut; die adäquate Stoffwechseleinstellung bessert die Beschwerden deutlich. Destruierende Fingergelenkveränderungen bei Hypothyreose heilen in Arthrosen aus.

Arthropathien bei endokrinologischen Erkrankungen

15 Arthropathien bei anderen Allgemeinerkrankungen

15.1 Arthropathie bei Hämophilie

Grundlagen

▶ **Definition:** Durch rezidivierende Gelenkblutungen induzierter akuter Hämarthros und chronische destruierende Arthropathie.

▶ **Ätiologie und Pathogenese:**
- Hämophilien A und B (hereditärer Faktor-VIII- und -IX-Mangel).
- Spontane oder posttraumatische Gelenkblutung, im Rezidivfall mit Pannusbildung, Arthritis und Arthrose.

▶ **Epidemiologie:**
- *Hämophilie:* 1 Fall/10 000 Männer (in 80 % Hämophilie A).
- *Arthropathie:* Bei 50–90 % der Hämophiliepatienten. Gelenksymptome treten meist zwischen dem 1. und 5. Lebensjahr nach Bagatelltraumen auf.

Klinik, klinischer Befund

▶ **Prodromalsymptome:** Schmerzen und Steifigkeit.

▶ **Akuter Hämarthros:** Schwellung, Überwärmung, starke Schmerzen und Schonhaltung des Gelenkes. Parallel treten Fieber und Laborveränderungen (s. dort) auf. Die Beschwerden dauern Tage an.

▶ **Lokalisation:** Meist monoartikulärer Befall, am häufigsten ist das Kniegelenk betroffen, es folgen Sprung-, Ellenbogen-, Schulter-, Hüftgelenke und die kleinen Gelenke. Möglich ist auch ein Befall von zwei Gelenken.

▶ **Bei subakutem und chronisch-rezidivierendem Verlauf:** Bild einer subakuten oder chronischen Arthritis (persistierende Schwellung). Eine Gelenkblutung kann subklinisch verlaufen und gleich in eine schwere Arthropathie übergehen. Dabei kommt es zu einer schweren Muskelatrophie, persistierender Schwellung, Krepitation, Beugekontrakturen und u. U. Subluxationen.

▶ **Extraartikuläre Blutungen:** Blutungen treten auch im Muskel (Iliopsoas, Gastrocnemius) sowie subperiostal und intraossär auf, dabei kann es zum „Pseudotumor"- und Kompressionssyndrom kommen.

▶ **Gefürchtete Komplikation:** Septische Arthritis (meist durch Staphylococcus aureus).

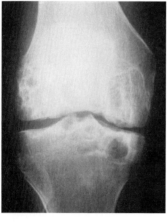

Abb. 15.1 Sekundäre Arthrose mit ausgeprägter Zystenbildung nach wiederholten Gelenkblutungen bei Hämophiliearthropathie

Diagnostik

▶ **Klinik** s. oben.
▶ **Labor:**
  • Beim Hämarthros Leukozytose.
  • Für die Arthropathie keine weiteren spezifischen pathologischen Befunde.
▶ **Röntgen** (immer indiziert):
  • *Im akuten Stadium:* Weichteilschwellung und Ergusszeichen.
  • *Im chronischen Stadium:* Asymmetrische Gelenkspaltverschmälerung, Sklerosierung, Zystenbildung, auch nekrotisierende Veränderungen, sekundäre Arthrosen. Vorzeitiger Epiphysenschluss.
  • u. U. Bildung von „Pseudotumoren" mit massiver Phalangenosteolyse.
▶ **MRT (fakultativ) und Sonographie (immer indiziert):** Gute Darstellung von Blutungen, Zysten und Pseudotumoren.

Differenzialdiagnosen

▶ Akute Arthritiden aller Art.
▶ Posttraumatischer Hämarthros.
▶ Villonoduläre Synovitis (S. 388).

Therapie

▶ **Akuter Hämarthros:**
  • Wichtigste Maßnahme ist die Substitution von Gerinnungsfaktoren.
  • Erst danach und nur, wenn eine Entlastung gewinnbringend ist, darf eine Gelenkpunktion gemacht werden.
    ▷ *Cave:* Intraartikuläre Infektion.
  • Zusätzlich können Analgetika (S. 497), aber keine Salizylate (!), gegeben werden.
    ▷ *Cave:* Alle NSAR, die die Cyclooxygenase 1 inhibieren, bewirken auch eine (reversible) Thrombozytenaggregationshemmung.
  • Bettruhe, Hochlagerung und Kryotherapie des betroffenen Gelenkes.
  • Nach Abklingen der akuten Symptome: Isometrisches Muskeltraining.
▶ **Chronische Arthropathien:**
  • Kontrakturverhütung und intensive Krankengymnastik ohne Traumatisierung des Gelenkes!
  • Eventuell Synovektomie (S. 528), Radiosynoviorthese (S. 511). In besonderen Fällen ist ein endoprothetischer Gelenkersatz oder Arthrodese indiziert.
  • Nicht steroidale Antiphlogistika sollten nur mit Zurückhaltung eingesetzt werden, da ihr Einfluss auf die Blutungsneigung nicht vorhersehbar ist.
▶ **Prävention:** Gelenkentlastung, wenn möglich Gelenkschutz.

Prognose

▶ Nach dem 10. Lebensjahr treten Gelenksymptome seltener auf.

15.2 Arthropathie bei Sichelzellanämie und Thalassämie

Grundlagen

▶ **Definition:** Durch hereditäre Hämoglobinopathien, wahrscheinlich hauptsächlich über Gefäßverschlüsse ausgelöst, treten ganz unterschiedliche Beschwerden am Bewegungsapparat auf.

Klinik und Diagnostik bei Sichelzellanämie

▶ **Klinik, klinischer Befund:**
  • *Bei Kleinkindern:* „Hand-Fuß-Syndrom" mit perakuter diffuser symmetrischer Schwellung und Überwärmung von Händen und/oder Füßen, ähnlich einer „Daktylitis". Begleitend tritt Fieber auf. Die Beschwerden dauern 1–3 Wochen.
  • Oligoarthritis mit Gelenkerguss und Fieber; erosive Verlaufsformen kommen vor.

- Starke Knochenschmerzen (nekrosebedingt?), Femurkopfnekrosen.
- Infektiöse Arthritiden und Osteomyelitis.
- Hyperurikämie (in 40 %) und Gicht.
- Symptome der Grunderkrankung.
▶ **Diagnostik:**
  - *Klinik* s. o.
  - *Labor:* Leukozytose beim „Hand-Fuß-Syndrom" (bis 50 000 Zellen/μl!) und bei der Oligoarthritis.
  - *Röntgen:*
    – Vergröberung der trabekulären Knochenstruktur.
    – Wirbelkörperverformungen mit Eindellungen der Wirbelkörperdeckplatten sowie Kompressionen.
    – Protrusio acetabuli an den Hüftgelenken.

Klinik und Diagnostik bei Thalassämie

▶ **Klinik, klinischer Befund:**
- *Bei β-Thalassaemia major:* Schmerzen und Schwellungen durch osteomalazie-ähnliche Veränderungen und Mikrofrakturen, gelegentlich auch arthritisähnliche Symptomatik. Betroffen sind die Sprunggelenke, Knie- und Schultergelenke.
- *Bei Thalassaemia minor:* Offenbar ist selten eine echte Arthritis nicht tragender Gelenke möglich.
- Durch zahlreiche Bluttransfusionen sind Hämochromatose-Arthropathie-ähnliche Veränderungen auslösbar (S. 310).
- Hyperurikämie und Gicht treten gehäuft auf (S. 297).
- Symptome der Grunderkrankung.
▶ **Diagnostik:** Anamnese, Klinik (s. o.).

Therapie

▶ Symptomatisch: Nichtsteroidale Antiphlogistika (S. 447).
▶ Therapie der Grundkrankheit.

Prognose

▶ Die Prognose der Gelenkbeteiligung bei Thalassämien wird von der Grundkrankheit bestimmt: Die Veränderungen bei der β-Thalassämia major sind meist schwerer und treten im Kindes- und Jugendalter auf.

15.3 Paraneoplastische Arthropathien

Grundlagen

▶ **Definition:** Verschiedenartige rheumatische Symptome, die als Fernmanifestation von malignen Tumoren entstehen. Sie sind echten rheumatischen Erkrankungen z. T. sehr ähnlich.
▶ **Ätiologie und Pathogenese:**
- *Auslöser:* Diverse Karzinome (vor allem Bronchialkarzinom, Karzinom des Gastrointestinaltraktes, der Mamma und Ovarien), Lymphome, Leukämien, myelodysplastische und myeloproliferative Erkrankungen, monoklonale Gammopathien, angioimmunoblastische Lymphadenopathie u. a.
- Der Pathomechanismus der rheumatischen Beschwerden ist unklar.
▶ **Epidemiologie:** Exakte Daten sind nicht verfügbar.

Klinik, klinischer Befund

▶ **Gelenksymptomatik:**
- Echte, u. U. akut beginnende, mehr asymmetrische oder auch der RA ähnliche Oligo- und Polyarthritis.
- Eine Arthritis kann der klinischen Manifestation des Tumors vorausgehen.
- *Sonderform:* Hypertrophische Osteoarthropathie (S. 327).

▶ **Extraartikuläre Manifestationen:**
- *Algodystrophie* (S. 374): Auch als, u. U. beidseitiges, Schulter-Hand-Syndrom (z. B. bei Ovarialkarzinom).
- Neuropathien, Myopathien, Myositis (s. Dermatomyositis S. 241), myasthenische Syndrome.
- *Bei Ovarialkarzinom:* Mitunter wurde an den Fingern ein ähnliches Bild wie bei der Sklerodermie (S. 224) beobachtet.

▶ **Weitere beschriebene Krankheitsbilder:** Polymyalgia-rheumatica-ähnliche Bilder, Lupus-ähnliche Syndrome, Vaskulitiden, eosinophile Fasziitis, selten Polychondritis, Antiphospholipid-Antikörper-Syndrom.

Differenzialdiagnosen

▶ Direkt lokal vom Tumor ausgelöste rheumatische Symptome, z. B. Skelettschmerzen bei Plasmozytom und Morbus Waldenström.
▶ Rheumatische Symptome als Folge sekundärer tumorinduzierter Veränderungen, z. B. Gicht beim Plasmozytom und bei Leukämien.
▶ Tumoren als Therapiefolge (z. B. durch Cyclophosphamid).

Therapie

▶ Die Therapie der Grundkrankheit hat aus verständlichen Gründen in jedem Fall Vorrang.
▶ Nicht steroidale Antiphlogistika (S. 447) sind meist ausreichend, u. U. können auch Glukokortikoide (S. 453) gegeben werden.

Prognose

▶ Die Prognose der paraneoplastischen Syndrome ist prinzipiell gut (Ausnahme: Vaskulitiden).
▶ Die Gesamtprognose wird von der zugrunde liegenden Tumorerkrankung bestimmt.
◼ *Beachte*: Nach erfolgreicher Therapie bzw. Entfernung des Tumors bilden sich die paraneoplastischen Beschwerden in der Regel zurück. Ein Wiederauftreten kann ein Tumorrezidiv anzeigen.

15.4 Hypertrophische Osteoarthropathie

Grundlagen

▶ **Synonyme:** Marie-Bamberger-Syndrom.
▶ **Definition:** Fingerendgliedveränderungen und Periostosen von Röhrenknochen bei verschiedenen (häufig intrathorakalen) Grunderkrankungen und intrathorakalen Tumoren; deswegen auch den paraneoplastischen Syndromen zugerechnet.
▶ **Ätiologie und Pathogenese:**
- *Meist sekundäre Form:*
  - Lokal bei Hemiplegien, Aneurysmen, angeborenem Herzfehler (z. B. offener Ductus Botalli).
  - Generalisiert bei pulmonalen (Bronchialkarzinom, Lungenabszesse, Tbc), kardialen (z. B. bakterielle Endokarditis), hepatischen (Leberzirrhose), intestinalen (Colitis ulcerosa), mediastinalen (Morbus Hodgkin) und anderen Erkrankungen.
- *Selten primäre Form* (idiopathisch), als harmlose familiäre Trommelschlegelfinger.
▶ **Epidemiologie:**
- Exakte Inzidenz und Prävalenz sind nicht bekannt.
- In 5–10 % sind intrathorakale Malignome zu erwarten (s. Abb. 15.2). Umgekehrt wird das Syndrom bei Bronchialkarzinomen in 1 % beobachtet.

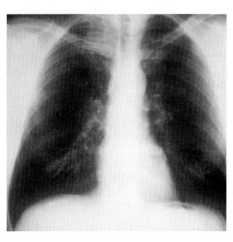

Abb. 15.2 Adenokarzinom im rechten Lungenoberlappen bei hypertrophischer Osteoarthropathie

Klinik, klinischer Befund

▶ Bei eitrigen intrathorakalen Prozessen entwickelt sich die Symptomatik langsam, bei Malignomen meistens rasch.

▶ **Fingerveränderungen:**

• Meistens symmetrische, kolbige Auftreibung der Finger- und Zehenendglieder („Clubbing", Trommelschlegelfinger) mit Uhrglasnägeln (Abb. 15.3).

• Initial oft Nagelbetterweichung, periunguales Hämatom, Teleangiektasien, Hyperhidrosis.

• Starkes Schwitzen und intensive Überwärmung der Fingerspitzen an den ödematös-proliferativ veränderten Endgliedweichteilen.

▶ **Arthralgien oder Arthritis:** Knie-, Fingergrund-, Hand-, Ellenbogen- und Sprunggelenke werden symmetrisch befallen und sind oft sehr schmerzhaft. Es kommt zur Überwärmung, Rötung und Schwellung.

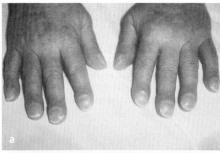

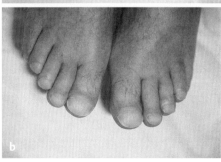

Abb. 15.3 Trommelschlegelfinger (a) und -zehen (b) mit Uhrglasnägeln bei hypertrophischer Osteoarthropathie

► **Periostitis:** Ungewöhnliche periostal-ossifizierende Reaktion mit Bildung neuen subperiostalen Knochens. Es sind vor allem die distalen Diaphysenregionen der langen Knochen (Beine, Unterarme, weniger häufig auch der Phalangen) betroffen, die Veränderungen sind oft schmerzhaft.

► **Hautveränderungen:** Pachydermie und diverse andere Veränderungen, z.B. Seborrhoe, Follikulitis, Hyperhidrosis.

Diagnostik

► **Klinik** s. oben.

▣ *Beachte:* Bei jeder hypertrophischen Osteoarthropathie muss nach einer auslösenden Grundkrankheit gefahndet werden.

► **Labor:**
- Entzündungsparameter (BSG) erhöht.
- Alkalische Phosphatase bei starker periostaler Knochenneubildung erhöht.
- Je nach Grunderkrankung zusätzliche pathologische Werte.

► **Röntgen**:
- *Finger- und Zehenendphalangen:* Hypertrophische Veränderungen mit „büschelig" und pilzähnlich aussehenden Nagelplatten, auch Akroosteolysen.
- *Diaphysen der langen Röhrenknochen (auch Phalangen):* Ausgedehnte subperiostale Knochenneubildung, die durch einen feinen Spalt von der alten Kortikalis getrennt ist (s. Abb. 15.4). Mitunter ist der neue Knochen zwiebelschalenförmig aufgespalten.

► **Szintigraphie**: Charakteristischer Befund ist eine perikortikale $^{99\,m}$Tc-Diphosphonatanreicherung.

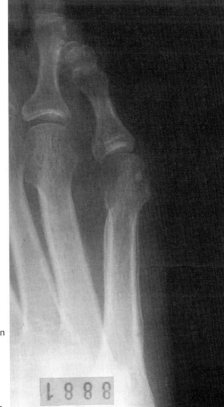

Abb.15.4 Röntgenaufnahmen des lateralen Vorfußes bei einer hypertrophischen Osteoarthropathie mit typischer subperiostaler Knochenneubildung; 64-jähriger Patient mit Bronchialkarzinom

Differenzialdiagnosen

▶ Thyreogene Akropachie (S. 322).

▶ Familiäre Pachydermoperiostose: Generalisierte Hyperostose mit akromegalie-ähnlichem Bild.

▶ Periostitiden aus anderer Ursache, z. B. Lues, Osteomyelitis, juvenile Arthritiden, PsA.

Therapie und Prognose

▶ Familiäre harmlose Trommelschlegelfinger ohne Grundkrankheit verursachen keine Beschwerden und bedürfen auch keiner Therapie.

▶ Behandlung der Grundkrankheit, insbesondere der malignen Tumoren: Nach operativer Tumorentfernung oder Bestrahlung sowie nach erfolgreichen Herzoperationen bilden sich die Symptome meist zurück.

▶ Symptomatisch: Nicht steroidale Antiphlogistika (S. 447), in besonderen Fällen sind Glukokortikoide (S. 453) in niedriger bis mittlerer Dosierung notwendig.

▶ In Einzelfällen: Operative oder chemische Vagotomie.

15.5 Arthropathie bei Hypo- und Agammaglobulinämie

Grundlagen

▶ **Definition:** Rheumatische Gelenkbeschwerden bei Hypo- und Agammaglobulinämie.

▶ **Ätiologie und Pathogenese:**
  • Hereditäre Immundefekterkrankungen.
  • Erworbene Immundefekterkrankungen (seltener).

▶ **Epidemiologie:** Bei beiden Formen der Hypo- und Agammaglobulinämie ist in 10–20 % eine Arthritis zu erwarten.

Klinik, klinischer Befund

▶ **Typische Gelenksymptomatik:** Das klinische Bild ist meist eine Oligoarthritis der größeren Gelenke. Die Arthritis verläuft meistens nicht erosiv oder destruierend.

▶ **Symptome der Grunderkrankung:** Zeichen der mangelhaften Immunabwehr (Infektionen der verschiedensten Art, vor allem im Bereich der Atemwege).

Diagnostik

▶ **Klinik** s. oben.

▶ **Labor:**
  • Charakteristisch ist eine extreme Verminderung aller Immunglobuline und Antikörper.
  • Bei Hypogammaglobulinämie die Immunglobuline quantitativ bestimmen lassen, ggf. auch Ig-Subklassen-Bestimmung und Immunelektrophorese.
  • Zusätzlich sind mitunter auch die zellvermittelten Immunreaktionen vom verzögerten Typ verringert.

▶ **Synoviadiagnostik** (S. 59) zum eventuellen Keimnachweis; der Nachweis einer Infektion muss immer versucht werden (auch mit PCR).

▶ **Biopsie** (keine Routineuntersuchung): Das histologische Bild der Synovialis ist zwar ähnlich wie bei einer rheumatoiden Arthritis, Plasmazellen kommen aber nicht vor.

Differenzialdiagnosen

▶ Aufgepfropfte septische Arthritis bei Immundefekt. Hauptkeime: Mykoplasmen, Ureaplasma urealyticum, seltener auch Streptococcus pneumoniae, Hämophilus influenzae, Viren und Pilze.

  ▷ *Merke:* Auch wenn man wegen z. B. nur blander Synovitis keine infektiöse Arthritis vermutet, liegt häufig eine Mykoplasmeninfektion vor!

▶ Andere septische (Übersicht S. 176) und reaktive Arthritiden (S. 164) sowie Kollagenosen (Übersicht S. 207).

Arthropathien bei anderen Allgemeinerkrankungen

Therapie

▸ **Substitution von Gammaglobulinen:**
- Dosis: 200–400(– 600) mg/kg KG Immunglobuline i. v. alle 3–4 Wochen.
- Die Gelenkbeschwerden sprechen oft sehr gut auf diese Therapie an.

▸ Infektionsprophylaxe.

▸ Antibiotika bei nachgewiesener Infektion je nach Keimnachweis.

Prognose

▸ Chronische Verläufe mit Zerstörung der großen Gelenke sind, trotz Therapie der Grunderkrankung, offenbar häufiger als früher angenommen.

15.6 Arthropathie bei Allergien

Grundlagen

▸ **Definition:** Meist flüchtige entzündliche Mitreaktion der Gelenke bei manifesten Allergien.

▸ **Ätiologie und Pathogenese:** Parasitosen, Serumkrankheit, Impfungen, Medikamenten- und Nahrungsmittelallergien (z. B. Milch und andere Eiweiße).

▸ **Epidemiologie:** Keine exakten Daten verfügbar; schätzungsweise 1 % der entzündlich-rheumatischen Erkrankungen sollen durch eine Medikamentenallergie ausgelöst sein.

◼ *Beachte*: Manche vom Patienten beobachtete Verschlechterung einer bestehenden RA durch Aufnahme bestimmter Nahrungsmittel ist durch eine (meist unbekannte) Nahrungsmittelallergie bedingt.

Klinik, klinischer Befund

▸ **Gelenksymptomatik:**
- In engem Zusammenhang mit einer Allergenzufuhr treten episodisch einmalig oder wiederholt Gelenkschwellungen mit Ergussbildung und meist nur geringen Schmerzen auf. Sie dauern höchstens 1–2 Wochen.
- Bei schweren Verläufen (Stephens-Johnson-Syndrom): Polyarthritis und Fieber.

▸ **Hautbeteiligung:** Häufig Urtikaria oder Exantheme.

Diagnostik

▸ **Klinik** s. oben.

▸ **Labor:** Keine für die Gelenkbeteiligung spezifischen Befunde.

▸ **Synoviadiagnostik** (S. 59):
- Punktion bei Ergüssen in jedem Fall angezeigt.
- Häufig Leukozytenvermehrung mit hohem Eosinophilenanteil („eosinophile Synovitis").

Differenzialdiagnosen

▸ **Urtikarielle Vaskulitis:** Hier immunkomplexvermittelte histologisch nachweisbare leukozytoklastische Vaskulitis. Die Abgrenzung von einer einfachen Urtikaria-Arthropathie ist wohl nicht immer möglich.

▸ Andere Vaskulitiden (Übersicht S. 252) mit Hauterscheinungen.

▸ Rheumatoide Arthritis mit aufgepfropfter Nahrungsmittelallergie.

Therapie

▸ **Therapie der Arthritis:** Analgetika (S. 497) oder NSAR (S. 447).

▸ **Therapie der Allergie:** Antihistaminika, in schweren Fällen Prednisolon in mittlerer Dosis (S. 454).

Prognose

▸ Meist benigner Verlauf, keine chronische Synovitis, keine Gelenkdestruktionen. Die Beschwerden können aber jahrelang rezidivieren.

Arthropathien bei anderen Allgemeinerkrankungen

15.7 Neuropathische Arthropathie

Grundlagen

► **Definition:** Bei verschiedenen Erkrankungen des zentralen und peripheren Nervensystems auftretende Arthropathien.

► **Ätiologie und Pathogenese:**
  • *Auslösende Erkrankungen:* ZNS-Erkrankungen wie Tabes dorsalis, Syringomyelie, Myelopathien, Tumoren etc., sowie periphere Neuropathien bei Diabetes, Amyloidose, Lepra u. a.
  • Durch den Verlust der Oberflächen- und Tiefensensibilität werden die Gelenke ständig traumatisiert. Eventuell Störung neurovaskulärer Reflexe mit resultierender Hyperämie und Knochenresorption.

► **Epidemiologie:**
  • Am häufigsten bei diabetischer Neuropathie (0,1–0,5 % der Diabetiker).
  • Bei Tabes dorsalis in 5–10 %, bei Lepra in 15 %, bei Syringomyelie in 20–25 %.

Klinik, klinischer Befund

► **Gelenksymptomatik:**
  • *Akutes Stadium* (in 50 % der Fälle): Rötung, Schwellung und Überwärmung.
  • *Chronisches Stadium:* Häufig kommt es schleichend zu schweren Gelenkzerstörungen („Charcot-Gelenke") mit resultierender Instabilität und grotesken Fehlstellungen (s. Abb. 15.5).
  ◾ *Beachte:* Trotz der akuten Symptomatik oder den z. T. erheblichen Gelenkzerstörungen haben die Patienten wenige oder keine Schmerzen.
  • *Lokalisation:*
    – Bei Tabes dorsalis: Meistens tragende Gelenke.
    – Bei Syringomyelie: Hauptsächlich obere Extremitäten.
    – Bei diabetischer Neuropathie: Meistens Fußgelenke, seltener Sprunggelenke (hier u. U. auch Osteolysen).

► **Symptome der Grundkrankheit:** Charakteristische neurologische Symptome und fast immer gestörte Trophik.

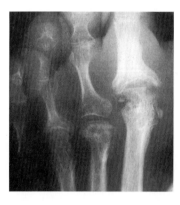

Abb. 15.5 Destruierend-osteolytische Charcot-Arthropathie bei diabetischem Fuß

Diagnostik

► **Klinik** s. oben.
► **Labor:** Keine speziellen pathologischen Befunde.
► **Röntgen:** Hochgradige, an Osteomyelitis erinnernde irreguläre Destruktionen, z. T. schwere sekundäre Arthrosen.
► **Szintigraphie:**
  • Bei Befall mehrerer Gelenke ist ein Ganzkörper-Skelettszintigramm in jedem Fall indiziert.
  • Pathologische Befunde können z. T. früher als im Röntgen erfasst werden.

Differenzialdiagnosen

▶ Knochennekrosen (z. B. nach intraartikulärer Glukokortikoid-Injektion).
▶ Kristallarthropathien (z. B. Gicht, S. 297) mit destruierendem Verlauf.
▶ Septische Arthritiden (infektiöse Arthritiden, S. 176).
▶ Schwere posttraumatische Arthrosen.
▶ Neuropathie + Myopathie + destruierende Arthropathie bei Hypothyreose.

Therapie

▶ Behandlung der Grundkrankheit, soweit möglich.
▶ Bei Schmerzen Analgetika oder NSAR (S. 447).
▶ **Physikalische Therapie** (vgl. S. 514 ff): Im akuten Stadium sollten die Gelenke kurzzeitig ruhiggestellt werden, anschließend und im chronischen Stadium sind Krankengymnastik, Unterwasser-Bewegungstherapie, analgesierende Stromformen und Muskeltraining indiziert.
▶ **Zusätzlich:** Gelenkschutzmaßnahmen, orthopädische Hilfsmittel (Orthesen, Entlastungsstützen) und ggf. operative Maßnahmen.

Arthropathien bei anderen Allgemeinerkrankungen

16 Gelenkerkrankungen unsicherer nosologischer Zuordnung

16.1 Hydrops intermittens

Grundlagen

- ▶ **Synonym:** Intermittierender Hydrarthros.
- ▶ **Definition:** Weitgehend periodisch auftretende Gelenkergüsse offenbar nicht entzündlicher Form ohne erkennbare Grunderkrankung.
- ▶ **Ätiologie und Pathogenese:** Unklar, diskutiert werden eine konstitutionell bedingt vermehrte synoviale Gefäßpermeabilität, Allergien und Borreliose.
- ▶ **Epidemiologie:** Der Hydrops intermittens wird nur noch selten gesehen, die meisten Fälle waren wahrscheinlich unerkannte Borreliosefälle.

Klinik, klinischer Befund

- ▶ In regelmäßigen Zeitabständen von 1–4 Wochen (bei Frauen z. T. mit der Menstruation gekoppelt) kommt es zu schmerzarmen Gelenkergüssen. Diese betreffen meistens ein Kniegelenk, können aber auch bilateral oder an anderen größeren Gelenken auftreten. Klinisch sind keine Entzündungszeichen nachweisbar. Die Ergüsse werden innerhalb von 2–4 Tagen resorbiert.

Diagnostik

- ▶ **Klinik** s. oben.
- ◼ *Beachte:* Der Hydrops intermittens ist eine Ausschlussdiagnose, die mitunter erst nach Jahren oder sogar retrospektiv gestellt wird.
- ▶ **Labor- und Röntgenbefunde** sind unauffällig. Da aber eine RA, Kollagenose, reaktive Arthritis und Spondylarthritis ausgeschlossen werden müssen, ist eine aufwändige Labordiagnostik notwendig (Antikörper-Screening, antibakterielle Serologie, Röntgenaufnahme der Iliosakralgelenke).

Differenzialdiagnosen

- ▶ **Im Frühstadium:** Fast jede entzündlich-rheumatische Gelenkerkrankung.

Therapie

- ▶ Sowohl intraartikuläre Glukokortikoide wie nicht steroidale Antiphlogistika oder Synovektomie sind meist erfolglos.

Prognose

- ▶ Die Anfälle können unvorhersehbar sistieren, aber auch lebenslang rezidivieren.

16.2 Palindromer Rheumatismus

Grundlagen

- ▶ **Definition:** Meist aperiodisch auftretende, anfallsartige akute Arthritiden und juxtaartikuläre Weichteilentzündungen ohne dauerhafte Gelenkschädigung trotz Rezidivhäufigkeit.
- ▶ **Ätiologie und Pathogenese:** Unbekannt, in manchen Fällen Prodromalstadium oder atypische Manifestation einer rheumatoiden Arthritis.
- ▶ **Epidemiologie:**
  - 1 % aller entzündlich-rheumatischen Erkrankungen.
  - Mittleres Erkrankungsalter 40 Jahre, aber in jedem Alter möglich.
  - Frauen erkranken doppelt so häufig wie Männer.

Klinik, klinischer Befund

► **Gelenksymptomatik:**
  • In sehr variablen Zeitabständen treten anfallsartig, meist am späten Nachmittag, eine akute Monarthritis oder Oligoarthritis mit charakteristischer Rötung auf.
  • Meistens am Kniegelenk, seltener an Handgelenken, Handrücken, Fingergelenken, Schultergelenken u. a.
  • Die Anfälle dauern 1–4 Tage.
► **Begleitende Manifestationen:**
  • Entzündliche Reizzustände an Fersen, Fingerkuppen, distalen Phalangen, ferner an Achillessehnen, Beuge- und Streckseiten des Unterarms.
  • Periartikuläre Schwellungen, die an ein Angioödem erinnern.
  • Mitunter auch vorübergehende Knötchenbildungen an Hand- und Fingersehnen.

Diagnostik

► **Klinik** s. oben.
▣ *Beachte*: Der palindrome Rheumatismus ist eine Ausschlussdiagnose und wird häufig leider erst retrospektiv erkannt.
► **Labor:** Bis auf eine BSG-Beschleunigung keine pathologischen Laborbefunde. Selten Rheumafaktoren (s. u.).
► **Röntgen:** Keine spezifischen Röntgenveränderungen.

Differenzialdiagnosen

► Rheumatoide Arthritis (S. 116): Es ist möglich, dass es sich in vielen Fällen des palindromen Rheumatismus um eine initial atypische rheumatoide Arthritis handelt.
► Hydrops intermittens (S. 334).
► Kristallarthropathien, z. B. Gicht (S. 297).
► Andere „episodische" Syndrome mit Gelenkschmerzen, z. B. Arthropathien bei Allergien (S. 331).
► Borreliose (S. 176) und andere reaktive Arthritiden (Übersicht S. 164).

Therapie

► **Nicht steroidale Antiphlogistika** (S. 447): Bei regelmäßiger Einnahme sind sie mitunter auch prophylaktisch wirksam.
► **In Einzelfällen** (Therapieresistenz, schwere Verläufe) sind Glukokortikoide (S. 453) nötig in niedriger bis mittlerer Dosierung.
▣ *Hinweis*: Sowohl NSAR wie Glukokortikoide sind aber oft nicht wirksam.
► **Nach neueren Studien:** Erfolg versprechender Einsatz von Chloroquin (S. 470) und Hydroxychloroquin (S. 470) wie bei der rheumatoiden Arthritis (S. 125).
► **Bei hoher Anfallsfrequenz:** Goldtherapie (S. 463) oder D-Penicillamin (S. 468), der Effekt beider ist aber fraglich.
► Einzelne positive Erfahrungsberichte mit Colchicin-Prophylaxe.

Prognose

► Die Anfälle verlaufen nicht destruktiv, in 10 % kommt es zur völligen Remission.
► **Übergänge in andere systemische Erkrankungen:**
  • *Rheumatoide Arthritis* (in über 30 %): Nach 2–20 Jahren. Prognostisch verwertbar sind eine persistierende BSG-Beschleunigung, frühes Auftreten von Rheumafaktoren und früher Befall der Hand- und PIP-Gelenke.
  • *Weitere:* z. B. in 2 % in einen Lupus erythematodes (S. 207), eine Wegener-Granulomatose (S. 267) oder ein multiples Myelom.

Gelenkerkrankungen unsicherer nosologischer Zuordnung

16.3 Rezidivierende Polychondritis

Grundlagen

▶ **Definition:**
- Seltene Erkrankung mit schubweiser Entzündung des Knorpels von Ohr und Nase, u. U. auch von Trachea und Larynx sowie von Gelenken und Augen.
- Die rezidivierende Polychondritis tritt sekundär bei verschiedenen entzündlich-rheumatischen Grunderkrankungen auf, es gibt wahrscheinlich aber auch eine primäre Krankheitsform.

▶ **Ätiologie und Pathogenese:**
- *Genetische Disposition:* Möglich, eine Assoziation besteht mit HLA-DR4.
- *Eine Grundkrankheit ist in ca. 20–30 % nachweisbar:* Systemischer Lupus erythematodes, rheumatoide Arthritis, Vaskulitis, Sjögren-Syndrom, juvenile chronische Arthritis, Sklerodermie, Morbus Behçet, Churg-Strauss-Syndrom, ankylosierende Spondylitis, Psoriasisarthritis und verschiedene nicht rheumatische Leiden.
- Durch die Knorpelentzündung werden Knorpelfragmente frei, diese induzieren und perpetuieren einen Autoimmun-Prozeß (Autoimmunreaktion gegen Kollagen Typ II?).

▶ **Epidemiologie:**
- Sehr selten, bisher sind ca. 350 Fälle beschrieben; die Inzidenz wird auf 3,5 Fälle/1 Mio. Einwohner/Jahr geschätzt.
- Hauptmanifestationsalter: 40–50 Jahre.
- Männer und Frauen erkranken gleich häufig.

Klinik, klinischer Befund

▶ Die Erkrankung beginnt meistens akut mit Fieber und verläuft in Schüben.

▶ **Gelenksymptomatik:**
- In initial 30 %, später bei über 70 % kommt es zu einer asymmetrischen subakuten Arthritis eines oder mehrerer großer Gelenke. Diese verläuft meistens nicht destruierend und tritt episodisch auf.
- Am häufigsten sind die Sprung-, Hand- und Fingergelenke betroffen.
- Vorderes Thoraxwandsyndrom: Es entsteht durch Befall des Manubriosternalgelenkes, der sternoclavicularen und kostochondralen Gelenke.

▶ **Pathognomonische Knorpelentzündungen** (anfangs in 40 %, später bis zu 90 %):
- Beidseitige Ohrknorpelentzündung mit hochgradiger Schwellung und Rötung mit Abknicken der Ohrmuschel nach wiederholten Attacken (s. Abb. 16.1). Der äußere Gehörgang wird mit einbezogen und es kann auch zu einer Otitis media kommen.
- Nasenknorpelentzündung mit Sattelnasenbildung (initial bei 20 %, später bei bis zu 60 %).

▶ **Weitere Manifestationen:**
- Allgemeinsymptome: Fieber, Gewichtsabnahme, Nachtschweiß.
- Hauterscheinungen: Erythema nodosum, Livedo reticularis, Purpura u. a.

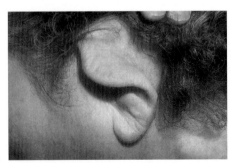

Abb. 16.1 Abknickende Ohrmuschel nach wiederholten Schüben einer rezidivierenden Polychondritis

- Augenbeteiligung (in 60 %): Sie kann das erste Symptom sein. Es sind verschiedene Manifestationen (z. B. Episkleritis, Konjunktivitis, Iritis, Keratitis, Chorioretinitis, Exophthalmus, Optikusneuritis u. a.) möglich.
- Nierenbeteiligung (in 20 %).
- Gefäß- und Herzbeteiligung:
  - Leukozytoklastische Vaskulitis.
  - Aorteninsuffizienz (in 10–15 %), Aorten-Aneurysmen.
  - Mitralklappenveränderungen, Rhythmusstörungen.
- Neurologische Beteiligung: In 40 % kochleäre und/oder vestibuläre Funktionsstörungen (Hörverlust, Tinnitus, Schwindel) und andere ZNS-Symptome.
- Gefürchtete Komplikation ist die in 20–50 % auftretende entzündliche Lyse und Kollaps von Tracheal-, Bronchial- und Rippenknorpeln.

Diagnostik

▶ **Klinik** s. oben.
▶ **Labor:**
- BSG (in > 90 % erhöht) und Blutbild (Anämie in 50 %).
- *Autoantikörper:*
  - Rheumafaktoren (in 10–30 % positiv) und antinukleäre Antikörper (ANA) sind meistens bei der sekundären Polychondritis aufgrund der Grunderkrankung nachweisbar.
  - Antikörper gegen Kollagen Typ II (in 30 %).
▶ **Biopsie:**
- Aus befallenen Knorpelpartien zur Sicherung der Diagnose.
- Perichondritis, mononukleäre und gelegentlich granulozytäre Zellinfiltration an der Bindegewebsknorpelgrenze.
▶ **Nierenbiopsie:**
- Indiziert bei klinischen Hinweisen auf Nierenbeteiligung.
- Proliferierende Glomerulonephritis, auch interstitielle Nephritis.

Differenzialdiagnosen

▶ Wegener-Granulomatose (S. 267).
▶ Knorpelentzündungen aus anderer Ursache (Infektionen, Lues, Lepra).
▶ Bei dominierender Augenbeteiligung: Rheumatoide Arthritis (S. 116), Morbus Behçet (S. 282), Polyarteriitis nodosa (S. 262).

Therapie

▶ **Glukokortikoide** (S. 453): Prednisolon (initial 0,5–1 mg/kg KG/d); in schweren Fällen, besonders bei Beteiligung des Respirationstraktes, Bolusgabe von 1000 mg Prednisolon oder Methylprednisolon i. v. Anschließend Einstellung auf kleinstmögliche Erhaltungsdosis.
▶ **In leichten Fällen** (nur einseitiger Befall ohne Organbeteiligung) reicht u. U. die Therapie mit nicht steroidalen Antiphlogistika (S. 447) aus.
▶ **Bei hohem Prednisolonbedarf oder Versagen bzw. Unverträglichkeit von Glukokortikoiden:** Azathioprin (S. 475), Cyclophosphamid (S. 481), Ciclosporin (S. 478) oder Methotrexat (bis 20 mg/Woche) zusätzlich zur Glukokortikoidtherapie.
▶ **Bei Patienten ohne respiratorische oder kardiovaskuläre Komplikationen:** Dapsone (50–200 mg/d) zusätzlich zur Glukokortikoidtherapie.
▶ **Experimentell:** TNF-Antikörper.
▶ **Bei Kollaps der oberen Atemwege:** Tracheotomie und tracheale Stent-Implantation.

Prognose

▶ Die Prognose ist sehr variabel. In schweren Fällen ist die Lebenserwartung verkürzt. 5-Jahres-Überlebensrate: 74 %; 10-Jahres-Überlebensrate: 55 %.
▶ Mögliche Todesursachen: Infektionen, Herzversagen, Ateminsuffizienz, systemische Vaskulitis, maligne Erkrankungen oder Nierenversagen.

Gelenkerkrankungen unsicherer nosologischer Zuordnung

17 Degenerative Gelenkerkrankungen

17.1 Arthrose: Allgemeines

Grundlagen

▶ **Synonyme:** Arthrosis deformans, Osteoarthrosis, Osteoarthritis.

▶ **Definition:** Polyätiologische degenerative Erkrankung einzelner oder mehrerer Gelenke mit Beginn im Gelenkknorpel (weder einfache Abnutzungskrankheit noch simple Alterung).

▶ **Ätiologie:**
- *Primäre Arthrosen:* Genetische Prädisposition, endokrinologische Faktoren, Stoffwechselstörungen? Bei familiärer generalisierter Arthrose (Einzelfälle!) Mutation im Typ-II-Prokollagen-Gen (autosomal-dominanter Erbgang).
- *Sekundäre Arthrosen:* Präarthrotische Deformitäten (Fehlbildungen, Fehlstellungen, Epiphysenlösungen, aseptische Nekrosen, Traumen, Morbus Paget und andere Knochenerkrankungen), ferner Gelenkentzündungen, Stoffwechselerkrankungen/endokrinologische Faktoren, Ernährungsfaktoren (Alkohol, Gicht, Fettstoffwechselstörungen, übermäßige Zufuhr gesättigter Fette?), Adipositas, mechanische Überlastungen (Mikrotraumen), Instabilitäten, Hypermobilität, neuromuskuläre Imbalance, Alterung, Immobilisierung, Erkrankungen des Nervensystems, Synovektomie.
- *Erhöhte Knochendichte?* Die Vorstellung ist, dass es durch den weniger nachgiebigen Knochen zu einer stärkeren Druckübertragung auf den Knorpel kommt (Osteoporose und Arthrose sind negativ miteinander korreliert!) → Arthrose in besonderen Fällen primäre Knochenkrankheit?
- Der Einfluss von Kristallablagerungen (Apatit, Pyrophosphat) ist eher unwahrscheinlich.

▶ **Pathogenese:**
- *Chondrozytendysfunktion:*
  - Diese ist von zentraler Bedeutung – die inadäquate Syntheseleistung des Chondrozyten führt zur Verschiebung des Knorpelstoffwechsels hin zum Katabolismus, die zur Abnutzung des Knorpels führt und sekundär alle Gewebe des Gelenkes mit einbeziehen kann.
  - Mechanismus: Ein veränderter Chondrozyten-Phänotyp führt zur Syntheseschwäche, die Interleukin-1-vermittelte Synthese von Metalloproteinasen und IL 6 zur Entzündung und damit zur Zerstörung der Kollagenfaser-Vernetzung, zum Verlust der „Viskoelastizität" der Synovialflüssigkeit und zur Störung der Knorpelmatrix-Homöostase.

▶ **Pathologie:**
- *Frühe Stadien:* Demaskierung der Kollagenfibrillen durch ein Mißverhältnis zwischen Knorpel-Belastung und -Belastbarkeit.
- *Spätere Stadien:* Auffaserung des Knorpels (Fibrillation), Risse, Abrieb, Bildung einer „Knochenglatze", Eröffnung des Markraumes, sekundäre Detritus-Synovitis, sekundäre Chondrokalzinose, Knochendeformierung und osteophytäre Knochenneubildung, Bildung von Geröllzysten.

▶ **Klassifikation** (Möglichkeiten der Einteilung):
- Gelenkmanifestation: Monartikulär, oligoartikulär, polyartikulär-generalisiert.
- Primäre (= idiopathische) und sekundäre Arthroseformen (s. u.).
- Besonderheiten: Entzündet, erosiv, atrophisch, destruktiv, Arthrose mit Chondrokalzinose, Sonderformen.

▶ **Epidemiologie:** (wegen der Zunahme mit dem Lebensalter sind absolute Angaben nicht möglich):
- *Inzidenz:*
  - Koxarthrose 40–80 Fälle/100 000 Einwohner/Jahr, Gonarthrose 160–240/ 100 000 Einwohner/Jahr, Handarthrosen 100/100 000 Einwohner/Jahr.
  - Frauen : Männer = 1,7:1.

▣ *Beachte:* Zwischen pathologisch-anatomischer, radiologischer und klinisch relevanter Arthrose bestehen große Häufigkeitsunterschiede! (Beispiel: 48 % der objektivierbaren Gonarthrosen stehen nur 30 % mit subjektiven Beschwerden gegenüber).

- *Prävalenz:* Im 2. Lebensjahrzehnt 4 %, im 7. Lebensjahrzehnt > 80 %. Eine symptomatische *und* radiologische Gonarthrose liegt bei ca. 6 % der Erwachsenen über 30 Jahre vor. Die Arthrose ist die häufigste Gelenkerkrankung.

▶ **Sozialmedizinische Aspekte:** Wegen der enormen Häufigkeit der Arthrosen sind sie ein eminenter gesundheitspolitischer Kostenfaktor. In USA sind die geschätzten Kosten um den Faktor 3 höher als diejenigen für die rheumatoide Arthritis!

Klinik, klinischer Befund

▣ *Beachte*: Nur 20–30 % der Patienten mit radiologisch nachweisbaren Arthrosen haben auch subjektive Beschwerden (→ „stumme" oder latente Arthrose). Phasen mit Beschwerden und beschwerdefreie Intervalle wechseln sich ab. Überraschend ist oft die Diskrepanz zwischen schwereren radiologischen Veränderungen und fehlenden Beschwerden.

▶ **Mögliche Prodromi:** Steifigkeit, Kälteempfindlichkeit.

▶ **Leitsymptom Schmerz:**
- *Schmerzursachen:*
  - Periartikuläre Tendomyosen sowie Reizzustände periartikulärer Sehnen- und Bandansätze = dekompensierte Arthrose.
  - Sekundäre Entzündung = aktivierte Arthrose.
  - Gelenkkapseldehnung, Reizergüsse, Druckerhöhung im subchondralen Knochen, eventuell Mikrofrakturen.
- *Allgemein:* Morgensteifigkeit (< 30 Minuten!), Bewegungseinschränkung, Wetterfühligkeit, Krepitation.
- *Frühtrias:* Anlaufschmerz (!), Ermüdungsschmerz, Belastungsschmerz.
- *Spättrias:* Dauerschmerz, Nachtschmerz, Muskelschmerz. (Bei Untersuchung auch „Endphasenschmerz" und Bewegungsschmerz sowie periartikulärer Druckschmerz.)

▶ **Fortgeschrittene und schwere Fälle:**
- Knöcherne Verdickung und Deformierung, Instabilität, Muskelatrophie, Ermüdbarkeit, Fehlstellungen, periartikuläre Druckdolenzen, Muskelkontrakturen.
- Versteifung in Fehlstellungen (eine echte Ankylose ist selten!), nur noch Wackelbewegungen sind möglich.

▶ **Aktivierte sekundär entzündete Arthrose**: Klassische Entzündungssymptome (synovitische Schwellung, Erguss, Überwärmung).

Diagnostik

▶ **Labor** (v. a. zum Ausschluss anderer Erkrankungen wichtig!):
- Bei aktivierter Arthrose eventuell passager leichte BSG-Beschleunigung, sonst keine spezifischen pathologischen Befunde (Untersuchungen aber wichtig für Differenzialdiagnose!).
- Zum Ausschluss einer entzündlich-rheumatischen Erkrankung: Rheumafaktoren, ANA-Screening, Erregerserologie.

▶ **Synoviadiagnostik** (S. 59): Zellzahl meist < 1000/µl, Granulozytenanteil < 50 %.

▶ **Röntgen** (vgl. S. 62):
- Asymmetrische („exzentrische") Gelenkspaltverschmälerung.
- Subchondrale Sklerosierung.
- Osteophytenbildung, Geröllzysten.
- In schweren Fällen grobe Deformierung.
- Gelegentlich sekundäre Chondrokalzinose.

► **Fakultative Diagnostik:**
- *Szintigraphie ($^{99\,m}Tc$):*
  - Indikation: Sekundäre Entzündung, polyartikuläre Arthrosen.
  - Beurteilung: Vaskularisation, Osteoblasten-Aktivität.
- *Sonographie* (S. 75): Indiziert zum Nachweis von Entzündungen (Synovialis-Verdickung, Ergüsse, z. B. der Hüftgelenke), von Baker-Zysten und begleitenden Bursitiden.
- *MRT* (S. 72):
  - Indikationen: Vor allem zur Beurteilung der Knorpeldicke und -qualität, in Zukunft auch zur Progredienzbeurteilung.
  - Beurteilung: Nachweis von Knorpeldefekten, Knorpeldicke, Wassergehalt des Knorpels (Matrix-Schädigung), akute Synovitis, Knochennekrosen, periartikuläre Läsionen.
  - ▶ *Hinweis:* Verfahren zur exakten Messung der Knorpeldicke gewinnen zunehmend an Bedeutung (aktuell v. a. in Therapiestudien).
- *Spezielle Labortests (noch Versuchsstadium!)* zur Frühdiagnose einer Arthrose (Nachweis von Knorpelabbauprodukten): Keratansulfat ↑ (keine gute Korrelation mit Klinik und Synovia-Spiegeln), Hyaluronsäure, Aggrecan-Produkte, Kollagen-Crosslinks, Matrix-Proteine eventuell ↑ extrazelluläres anorganisches Pyrophosphat eventuell ↑ (mit guter radiologischer Prognose bei Gonarthrose korreliert), in der Synovia Vermehrung von Osteocalcin, Pyrophosphat, basischem Kalziumphosphat, mRNA für Kollagenase, Stromelysin, Tissue Inhibitor of Metalloproteinase (TIMP), Keratansulfat-Epitop.

Differenzialdiagnosen

► Bei entzündlicher Aktivierung: Alle Arthritiden.
► Kristallarthropathien (u. U.; S. 297).
► Blande rheumatoide Arthritis (S. 116).

Therapie – Grundlagen

▶ *Hinweis*: Eine zufrieden stellende Arthrosetherapie ist nach wie vor nicht möglich – die Arthrose bleibt ein Problem ersten Ranges.
► **Therapieziele:**
- *Hauptziele der aktuellen Arthrosetherapie:* Schmerzbeseitigung, Verbesserung der Gelenkfunktion, verminderte Progredienz morphologischer Veränderungen.
- *Primärziel einer zukünftigen Therapie* (in Ansätzen erkennbar): Kausal in die Chondrozytendysfunktion eingreifende Therapieformen mit 1) Hemmung der Gewebedestruktion (z. B. Hemmung von Zytokinen und Proteasen) und 2) Stimulation des Gewebe-„Repair".
► **Therapie-Indikation:** Erst die schmerzhafte Arthrose soll therapiert werden, nicht die „stumme" oder „latente" Arthrose (hier sind Präventivmaßnahmen angezeigt)!

Medikamentöse Therapie

► **Analgetika** (S. 497): Zur Schmerzstillung bei entzündlich nicht gereizten Gelenken (dekompensierten Arthrosen), hier den nichtsteroidalen Antiphlogistika offenbar gleichwertig.
► **Nichtsteroidale Antiphlogistika:**
- *Indikationen:*
  - Zur Schmerzstillung bei entzündlich nicht gereizten Arthrosen alternativ zu Analgetika.
  - Zur Behandlung der entzündeten (aktivierten) Arthrose.
- *Prinzip:* Entzündungshemmung als Form der Chondroprotektion. Immer wieder diskutierte mögliche knorpelschädigende Wirkungen bestimmter Antiphlogistika werden diskutiert, sind aber nicht überzeugend nachgewiesen.

- *Empfehlungen der Arzneimittelkommission der Deutschen Ärzteschaft:*
  - Keine Dauerbehandlung, sondern nur befristet während Schmerzperioden (gilt auch für Analgetika!).
  - Anpassung der Dosierung an den Schmerzrhythmus, keine „automatische" Behandlung rund um die Uhr.
  - Einzeldosis so niedrig wie möglich, aber so hoch wie nötig.
  - Bei Patienten im höheren Alter: Bevorzugung von Substanzen mit kurzer Halbwertszeit, engmaschige Überwachung von Gastrointestinaltrakt und Nierenfunktion, altersadaptierte Dosisreduktion.
- *Nebenwirkungen, Kontraindikationen, Dosierungen* s. S. 447.

▶ **Intraartikuläre Glukokortikoide:**
- *Indikation:* Aktivierte Arthrose.
- *Spezielle Kontraindikation:* Arthrose *ohne* Entzündung (*cave* Knorpelschädigung!).
- ◻ *Beachte:* Nur befristet anwenden (maximal 3 Injektionen in mindestens 2–4-wöchentlichen Abständen).
- *Nebenwirkungen, allgemeine Kontraindikationen, Dosierungen* s. S. 503.

▶ **Chondroprotektiva:**
- *Substanzen:* Meist Glykosaminoglykane, andere „Knorpelbausteine", z.B. Glukosaminoglykan-Polysulfat, Diacerein, Chondroitinsulfat, S-Adenosylmetionin u. a.
- *Wertung:* Therapeutische Ansätze sind erkennbar, weitere Studien sind notwendig.
- *Nebenwirkungen, Kontraindikationen, Dosierungen* s. S. 495.

▶ **Intraartikuläre Hyaluronsäurepräparate:**
- *Indikation:* Entzündlich nicht gereizte Arthrose.
- *Prinzip:* „Viskosupplementation" (Verbesserung der Schmiereigenschaften der Synovia). Den Knorpelabbau hemmende Effekte sind tierexperimentell nachgewiesen.
- *Nebenwirkungen, Kontraindikationen, Dosierungen* s. S. 496.

▶ **Perkutan applizierbare Antiphlogistika** (Cremes, Salben, Gels etc.):
- *Prinzip:* Penetration in periartikuläre Schichten, u. U. mit Einspareffekt auf Antiphlogistika und Analgetika.
- *Wertung:* Therapeutisch wirksame Konzentrationen in großen Gelenken sind nicht zu erwarten, bei kleinen Gelenken aber denkbar. Applikation 1–2 × täglich, über längere Zeit möglich. Nebenwirkungen und Kontraindikationen s. S. 505.

▶ **Hyperämika:** Mögliche (?) reflektorische Wirkungen auf tiefe Gelenkgefäße; subjektiv angenehm wegen Wärmewirkung, jedoch kaum kontrollierte klinische Studien.

Physikalische Therapie, konservativ-orthopädische Maßnahmen

▶ **Physikalische Therapie** (vgl. S. 514 ff):
- ◻ *Hinweis:* In vielen Fällen ist die physikalische Therapie gegenüber der medikamentösen Therapie vorrangig.
- *Angriffspunkte + Therapieformen:*
  - Trophische Störung: Wärme, Bewegungstherapie (Krankengymnastik, Unterwassergymnastik, Gang- und Haltungsschulung), Niederfrequenztherapie.
  - Dekompensationserscheinungen an Bändern, Sehnen und Muskeln: Massagen, Bewegungstherapie, Niederfrequenztherapie, Wärme, Ultraschall.
  - Sekundäre Entzündung: Kryotherapie, passagere Ruhigstellung.

▶ **Konservativ-orthopädische Maßnahmen:**
- *Festes Schuhwerk* mit Pufferabsätzen, orthopädische Schuhzurichtung, ggf. Ausgleich einer Beinverkürzung.
- *Hilfsmittel* (z.B. Arthrodesenstuhl). Überraschend wirksam ist häufig ein Gehstock mit eindeutiger Gelenkentlastung.

Degenerative Gelenkerkrankungen

- *Orthesen* bei Arthrosen der oberen Extremitäten (zur Stabilisierung von Hand- oder Daumensattelgelenken).
- *Stützstrümpfe* bei begleitender venöser Insuffizienz.

Operative Therapie

- ▣ *Beachte*: Die Indikation zu diesen Maßnahmen wird vom Orthopäden gestellt.
- ▶ Korrektur präarthrotischer Deformitäten, z. B. Umstellungsosteotomie.
- ▶ „Gelenktoilette": Knorpelglättungen, Abtragung von Osteophyten, Meniskektomien, eventuell Gelenkspülung (Lavage) im Rahmen von Arthroskopien.
- ▶ Denervierungsoperation, Débridement.
- ▶ Endoprothetische Versorgung (S. 531).

Radiotherapie

- ▶ **Entzündungsbestrahlung** (S. 512): In besonderen Fällen bei chronischem arthrotischen Reizgelenk (wenn andere konservative Behandlungen erfolglos waren) indiziert.
- ▶ **Radiosynoviorthese** (S. 511): In Erprobung bei chronisch-aktivierten (entzündeten) Arthrosen mit persistierenden Reizergüssen.

Rehabilitation und Prävention

- ▶ **Rehabilitation, Kurorttherapie** (S. 523):
  - *Leichtere Fälle:* Ambulante („offene") Badekur *oder* „Kompaktkur" mit begleitender physikalischer Therapie in Schwefel-, Moor-, Sole- und allen Thermalbädern.
  - *Schwere Fälle* (= polyartikulärer Befall): Klinisch-stationär geführte Kur oder stationäre medizinische Rehamaßnahme.
  - Zur Nachbehandlung nach operativen Eingriffen (Anschlussheilbehandlung, medizinische Rehamaßnahme).
- ▶ **Präventionsmaßnahmen:**
  - *Vermeiden:* Übergewicht, Überlastungen und Nässe, kalte Zugluft, unebene Wege, Auskühlen der Gelenke.
  - *Ratsam:*
    - Gewichtsabnahme, Sauna, Schwimmen, Kuren, Gymnastik, Gehhilfe, Schuhe mit weichen Sohlen.
    - Fraglich: Östrogene bei Frauen zur Gonarthrose-Prävention? Vitamin-C-Zufuhr?

Neuer Therapieansatz

- ▶ Gentherapie durch Injektion von autologen Zellen ins Gelenk, die zuvor mit Genen transfiziert wurden, die antiinflammatorische Effekte haben (noch nicht routinemäßig einsetzbar).

Prognose

- ▶ Verlauf und Prognose sind außerordentlich variabel und im Einzelfall nicht vorhersehbar.
- ▶ Arthrosen können jahrelang klinisch stumm verlaufen und nur passager „dekompensieren", aber auch rasch progredient zu erheblichen Gelenkdestruktionen führen.
- ▶ Zur sorgfältigen Verlaufsbeobachtung und Dokumentation sind zur Abschätzung der Progredienz besonders wichtig:
  - Schmerzfunktionsindex nach Lequesne, visuelle Schmerzanalogskala, Patienten- und Untersucherurteil, WOMAC-Index, Osteoarthris-Index u. a.
  - Verbesserung von Tests zur quantitativen Bestimmung von „Degradations-Parametern" des Knorpelstoffwechsels.
  - Verfeinerung und Verbesserung der Knorpeldicke-Messverfahren.

17.2 Koxarthrose

Grundlagen

▶ **Definition:** Arthrose des Hüftgelenks. *Sonderform* (sehr selten): Malum coxae senile = rasch destruierende Koxarthrose.

▶ **Ätiologie und Pathogenese:**
- In 20 % primär (idiopathisch), in 80 % sekundär.
- *Wichtigste präarthrotische Deformitäten:* Angeborene Hüftdysplasie und -luxation, Coxa vara et valga, Morbus Perthes, Epiphysiolysis capitis femoris, Osteochondrosis dissecans, Koxitis, metabolische Arthropathien (Ochronose, Gicht), Femurkopfnekrose, posttraumatisch, Protrusio acetabuli (s. Abb. 17.1).

▶ **Epidemiologie:** Bei ca. 5 % der Bevölkerung (radiologisch), objektive Manifestation in 10 % zwischen 30 und 40 Jahren, mit dem Alter zunehmend.

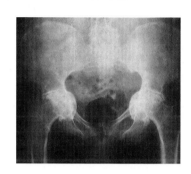

Abb. 17.1 Ausgeprägte Koxarthrose beidseits mit Protrusio acetabuli

Klinik, klinischer Befund

▶ **Schmerzen:**
- *Subjektive Schmerzlokalisation:*
  - Leiste, Trochanter major, Außen-, Vorder- und Innenseite des Oberschenkels, z. T. ischiasartig.
  - Häufig Knieschmerz (auch als alleiniges Symptom, dann oft verkannt! → sog. röntgennegative Kniearthritis).
  - Bei jungen Patienten oft nur therapieresistente Lumbalgie!
- *Schmerzauslösung* beim Anlaufen, Gehen auf unebenem Boden, Bergaufgehen, Treppensteigen (dabei objektiv oft Verkürzungs- und Schonhinken mit positivem Trendelenburg-Zeichen).
- *Objektive Schmerztests:* Endphasenschmerz, Bewegungsschmerz, Stauchungsschmerz, Adduktoren-/Leisten-Druckschmerz (Frühzeichen, aber nicht spezifisch!) und Druckschmerz am Trochanter major.

▶ **Bewegungseinschränkung:**
- *Typische Befunde:* Am frühesten Beeinträchtigung der Abduktion/Außenrotation sowie Innenrotation/Extension, die Beugefähigkeit ist am längsten erhalten. In fortgeschrittenen Fällen Beugekontraktur im Hüftgelenk (Untersuchung in Bauchlage) mit Hyperlordose der LWS sowie positivem Trendelenburg-Zeichen.
- *Objektive Tests:*
  - Neutral-Null-Methode.
  - Viererzeichen: Messung des Abstandes Kniegelenk – Unterlage bei Abduktion/Außenrotation des befallenen Beines nach Aufsetzen der Ferse des befallenen Beines auf das Knie des gesunden Beines.
  - Beinspreizabstand etc.

Diagnostik

► **Allgemeine diagnostische Maßnahmen** s. S. 339.
► **Klassifikationskriterien** (American College of Rheumatology): Hüftgelenk-schmerzen *und* mindestens 2 der folgenden 3 Symptome:
  • BSG < 20 mm/1. Stunde.
  • Femorale oder Acetabulum-Osteophyten im Röntgenbild.
  • Gelenkspaltverschmälerung im Röntgenbild.
  ▣ *Beachte:* Die Kriterien sind sehr sensibel und spezifisch, aber wie alle Klassifi-kationskriterien nicht für die Frühdiagnose geeignet!
► **Röntgen**
  • s. Abbildungen im Kapitel Röntgendiagnostik, S. 64.
  • Zusätzlich eventuell:
    – Flache Wulstbildung an der Schenkelhalsbasis (Plaque-Zeichen).
    – Osteophyten an der Fovea capitis.
    – u. U. auch konzentrische Gelenkspaltverschmälerung statt der typischen exzentrischen.
    – In schweren Fällen: Subluxation und Deformierung des Femurkopfes.

Differenzialdiagnosen

► Koxitis bei entzündlich-rheumatischen Erkrankungen.
► Radikuläres Ischiassyndrom z. B. bei Bandscheibenvorfall.
► Erkrankungen in der Gelenkumgebung (z. B. Blasenkarzinom), Sakroiliitis.
► Femoralhernie.

Therapie

► s. S. 340; Stockentlastung ist besonders wichtig!

Verlauf und Prognose

► **Allgemein:**
  • Individuell sehr variabler und nicht vorhersehbarer Verlauf mit möglicher-weise jahrelanger Beschwerdefreiheit.
  • Im Endstadium erheblicher Verlust an kardiovaskulärer Kondition (Risiko-faktor für koronare Herzkrankheit?).
► **Prädilektionsfaktoren für Progredienz:**
  • Initiale Gelenkspaltdicke < 2 mm.
  • Femurkopfwanderung nach oben und lateral.
  • Weibliches Geschlecht.
  • Alter bei Beginn > 65 Jahre.
  • Schlechter Funktionsindex nach Lequesne.
► **Komplikationen:** Protrusio acetabuli, Hüftkopfnekrose, Zusammenbruch großer Geröllzysten, „Pfannenwanderung", „Abschmelzen" des Hüftkopfes.

17.3 Gonarthrose

Grundlagen

► **Definition:** Arthrose des Kniegelenks (Tibiofemoralarthrose und/oder Femoro-patellararthrose). *Sonderform:* Liparthrose sèche mit Pannikulose.
► **Ätiologie und Pathogenese:**
  • *Meist sekundär:* Achsenfehlstellungen, posttraumatische und postoperative Gelenkinkongruenz, Bandläsionen, Osteochondrosis dissecans, Genu recurvat-um, Genu varum et valgum, Kniegelenkentzündung, neurologische Erkrankun-gen, metabolische Arthropathien, Meniskusläsionen und -entfernung.
  • *Risikofaktoren für retropatellare (femoro-patellare) Arthrose:* Patellafehlbildun-gen, Patellaluxation, Chondromalazie der Patella.
  • *Bestimmte Berufe und Sportarten,* z. B. Fußball, Gewichtheben.
  • *Speziell bei Frauen:* Höheres Risiko bei Übergewicht und höherem Alter (Östro-gentherapie hat hier offenbar einen protektiven Effekt).

► **Epidemiologie:**
- Die Kniegelenkarthrose ist die häufigste Extremitätenarthrose (75 %). Oft assoziiert mit Fingerpolyarthrose.
- Ab 45. Lebensjahr in 50 %, ab 70. Lebensjahr in 100 %.
- Frauen : Männer = 4 : 1.

Klinik, klinischer Befund

► **Subjektive Angaben des Patienten:**
- *Schmerzen* subpatellar, peripatellar und periartikulär (Pes anserinus) mit Ausstrahlung in den Unterschenkel und in die Oberschenkelrückseite (Früh- und Spättrias s. S. 339). Oft „rhythmische" Schmerzen an bestimmten Tagen, abends und am Wochenende.
- *Schmerzbedingte Behinderung* beim Treppenabgehen, Treppensteigen, bei längerem Gehen und Tragen schwerer Lasten.
- *Klassische Beschwerden:* Erschwertes Aufstehen nach längerem Sitzen.

► **Objektive Befunde:**
- Krepitation, Schmerzauslösung durch Patellakompression und -verschiebung sowie bei endgradiger forcierter Beugung.
- Bei Aktivierung Befund wie bei Arthritis (hier oft rasche Atrophie des M. quadriceps).
- Häufig Kombination mit Varikosis.
- In fortgeschrittenen Fällen schwere Varus- oder Valgusfehlstellung, Chondrokalzinose, Bandinstabilität, grobe Deformierung.
- Klassische Arthrosezeichen (vgl. S. 64) im Röntgenbild.

Diagnostik

► **Allgemeine diagnostische Maßnahmen** s. S. 339; im Labor bei Übergewicht ggf. höhere Insulinspiegel, bei Frauen mit früher Gonarthrose oft CRP-Erhöhung.
► **Klassifikationskriterien** (American College of Rheumatology): Kniegelenkschmerzen *und* radiologisch nachweisbare Osteophyten *und* mindestens 1 der folgenden 3 Symptome:
- Alter > 50 Jahre.
- Morgensteifigkeit bis maximal 30 Minuten.
- Krepitation bei Bewegung.

   ◻ *Beachte:* Die Kriterien sind sensibel und spezifisch, aber wie alle Klassifikationskriterien nicht für die Frühdiagnose geeignet.
► **Röntgen** (s. Abb. 17.2 und 17.3): In fortgeschrittenen Fällen Gelenkzerstörung mit Aufhebung des Gelenkspaltes und Subluxationsstellung.

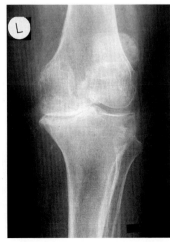

Abb. 17.2 Mediale Gelenkspaltverschmälerung mit Sklerosierung und Osteophytenbildung bei Gonarthrose; von B. Manger, Erlangen [1]

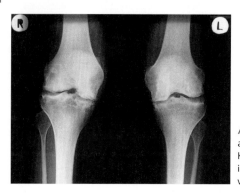

Abb. 17.3 Ausgeprägte post-arthritische Arthrose beider Kniegelenke bei juveniler idiopathischer Arthritis; von B. Manger, Erlangen [1]

Differenzialdiagnosen

▶ Gonarthritis jeder Ursache.
▶ Gelenknahe Skeletterkrankungen (einschließlich Tumoren).

Therapie

▶ Medikamentöse, physikalische und konservative orthopädische Therapie s. S. 340; zusätzlich entlastende Apparate und Knieführungsapparate, ggf. elastische Bandage ohne und mit Seitenverstärkung.

Verlauf und Prognose

▶ **Allgemein:**
- Außerordentlich variabler Verlauf, primäre Gonarthrosen haben günstigere Prognosen als sekundäre.
- Verschlimmerung der Symptomatik noch nach Jahren nur in 30–40 %; in 20 % kommt es auch zu einer subjektiven Besserung (Übergang in stumme Arthrose). Später ist in 70 % radiologische Progredienz zu erwarten.
- Eine zunehmende Gelenkinkongruenz verschlechtert die Prognose.
▶ **Häufige Komplikation:** Baker-Zyste, seltener aseptische Knochennekrose mit Einbruch des Tibiakopfes.

17.4 Fingerpolyarthrose

Grundlagen

▶ **Definition:** Meist primäre und polyartikuläre Arthrose mit besonderer, ungewöhnlicher Affinität zu den Fingerendgelenken.
   ▣ *Beachte:* Die häufige Fingerpolyarthrose ist auch heute noch die wichtigste Differenzialdiagnose zu entzündlich-rheumatischen Krankheiten im engeren Sinne. Die Diagnose befreit den Patienten häufig von seiner Angst, an Gicht oder „Rheuma" zu leiden.
▶ **Ätiologie und Pathogenese:**
- Genetische Disposition: Assoziation mit HLA-A1, -B8?
- Durchblutungsstörungen, hormonelle Faktoren?
- Mechanische Überlastungen, z. B. Fingerendgelenkarthrose bei Judo-Kämpfern, berufsbedingt, Hypermobilität, hohe maximale Greifkraft (außer für Endgelenksarthrose!). Bei Hemiparesen Arthrose geringer als auf der nicht gelähmten Seite.
▶ **Epidemiologie:**
- Bei 20–30 % aller Frauen und bei 3–4 % aller Männer.
- Frauen : Männer = 10 : 1 (vor allem nach der Menopause).
- Beginn meist im Alter > 45 Jahre, aber auch schon im 3. Lebensjahrzehnt möglich. Zunahme mit dem Lebensalter (im 7. Lebensjahrzehnt > 50 %).
- Bei Frauen Assoziation mit Gonarthrose und Adipositas.

Spezielle Formen und deren Klinik/klinischer Befund

▶ **Heberden-Arthrose** (distale Interphalangealgelenke; nodöse Arthrose) (s. Abb. 17.4):

- Meist Beginn mit Bildung zweier nebeneinanderliegender dorsolateraler Knötchen über den Fingerendgelenken, u. U. mit Entzündungssymptomen und Schmerzen (es gibt 2 Arten von Heberden-Knoten: 1) fluktuierend = mit Hyaluronsäure gefüllte Zysten oder 2) derbe knöcherne Osteophyten. Das kombinierte Auftreten und der Übergang von der einen in die andere Form ist möglich!
- Meist polyartikulärer Befall: Am häufigsten 2. und 3. Finger, seltener Kleinfinger.
- *Spezielle Klinik:* Schmerzen (nicht immer!), Morgensteifigkeit < 30 Minuten, Kälteempfindlichkeit, auch Parästhesien. In fortgeschrittenen Stadien radiale Deviation oder Beugestellung der Fingerendglieder.
- Schübe mit sekundärer Entzündung (aktivierte Arthrose) sind jederzeit möglich, auch als Dauerzustand über Monate!

▶ **Fingermittelgelenkarthrose** (proximale Interphalangealgelenke) – auch als Bouchard-Arthrose bezeichnet:

- Bei jedem 3. Patienten gleichzeitig mit Heberden-Arthrose auftretend.
- *Keine* Knotenbildungen (der Ausdruck „Bouchard-Knoten" ist deswegen falsch), sondern irreguläre, derbe arthrotische Verdickung.
- Beschwerden analog zur Heberden-Arthrose (s. o.). Auch hier sind grobe Deformierungen und Achsenabweichungen möglich.

▶ **Rhizarthrose** (Daumensattelgelenk):

- Meist mit Arthrosen in anderen Fingergelenken vergesellschaftet, kann aber auch isoliert auftreten.
- *Spezielle Klinik:*
  - Starke Schmerzen und Behinderung beim Drehen von Deckeln, Wäscheauswringen, Drehen von Griffen, beim festen Zupacken im Spitzgriff, bei Opposition, Zirkumduktion, Abduktion.
  - Starke Druckdolenz, Krepitation, oft Subluxation, Thenaratrophie.

▶ *Beachte:* Die Rhizarthrose ist aus biomechanischen Gründen anders zu beurteilen als die Heberden-Arthrose! Das Daumensattelgelenk ist für die Handfunktion wichtiger als die Mittel- und Endgelenke.

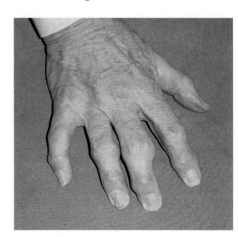

Abb. 17.4 Klinisches Bild einer Fingerpolyarthrose (Heberden- u. Bouchardarthrose); von R. Alten, Berlin [1]

▶ **Fingergrundgelenkarthrose** (Metakarpophalangealarthrose):

- Seltener als die anderen Fingerarthrosen, aber keine Rarität!
- *Spezielle Klinik:* Konturvergrößerung, Druck- und „Zupackschmerz" der Fingergrundgelenke. Gelegentlich Assoziation mit beruflichen Belastungen (großer Kraftaufwand).

▶ **Trapezio-Skaphoid-Arthrose** (Navikulare-Multangulum-majus-Arthrose):
- Häufig isoliert, aber auch begleitend bei anderen Fingerarthrosen.
- *Spezielle Klinik:* Oft stumm, radiologisch nur reaktionslose Gelenkspaltverschmälerung.

Diagnostik

▶ **Allgemeine diagnostische Maßnahmen** s. S. 339.
▶ **Klassifikationskriterien** (American College ofRheumatology):
- Schmerzen oder Steifigkeit in den Fingern/der Hand *und*
- drei der folgenden Symptome:
  - Harte Schwellung oder Auftreibung von 2 der folgenden 10 Gelenke: Daumensattelgelenk bds., PIP II und III bds., DIP II und III bds.
  - Deformierung von mindestens einem dieser 10 Gelenke.
  - Weniger als 3 geschwollene MCP-Gelenke.
  ▣ *Beachte:* Diese Kriterien sind sehr sensibel und spezifisch, aber wie alle Klassifikationskriterien nicht für die Frühdiagnose geeignet.
▶ **Röntgen:** Wie bei allen Arthrosen (S 64), zusätzlich oft paraartikuläre Ossikelbildung (s. Abb. 17.5).

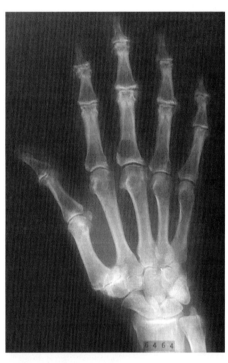

Abb. 17.5 Röntgenaufnahme der rechten Hand mit schwerer Polyarthrose der Fingermittel- und -endgelenke (Heberden-Arthrose) sowie Rhizarthrose mit Osteophyten, Deviationen und subchondraler Sklerosierung

Differenzialdiagnosen

▶ Rheumatoide Arthritis (S. 116): Bei ausgeprägter Fingergrundgelenkarthrose u. U. schwierige Abgrenzung.
  ▣ *Cave:* Polyarthrose und rheumatoide Arthritis (S. 116) können gleichzeitig auftreten („Propfarthritis" nach Böni).
▶ Arthritis psoriatica (S. 148).
▶ Erosive Fingerpolyarthrose (S. 349): Auch hier sind die Fingermittelgelenke und -endgelenke beteiligt, aber die entzündlichen Schübe sind häufiger und meist schmerzhafter.
▶ Arthropathie bei Hämochromatose (S. 308) und Hypothyreose (S. 322).

Therapie

▶ **Medikamentöse Therapie:** Nur bei Schmerzhaftigkeit nichtsteroidale Antiphlogistika, u. U. perkutane Antirheumatika.

▶ **Physikalische Therapie** (vgl. S. 514 ff): Bei nicht entzündeter Arthrose Fango- oder Moorkneten (warm), warme Hand- oder Sandbäder, elektrische Zweizellenbäder, Ergotherapie (Flechten, Weben, Handwerk), Bewegungsübungen in warmen Wasser-, Sole-, Schwefelbädern (vgl. Kurorttherapie S. 523). Bei sekundärer Entzündung Fangokneten in kühlem Fango, kühle Handbäder, Kryotherapie, gekühlte Linsen.

▶ **Operative Therapie:** Nur bei Rhizarthrose in besonderen Fällen (Multangulum-majus-Resektion, Interponate, Gelenkersatz durch Platzhalter, Arthrodesen).

Verlauf und Prognose

▶ Der Verlauf der Fingerpolyarthrose ist ungewöhnlich variabel: Zwischen allmählich auftretenden schmerzlosen Verdickungen bis zum Dauerschmerz über Monate.

▶ Im Allgemeinen aber schubweise Progredienz. Funktionsbeeinträchtigungen entstehen vor allem durch Rhizarthrose und Mittelgelenkarthrose.

17.5 Erosive (destruierende) Fingerpolyarthrose

Grundlagen

▶ **Ätiologie und Pathogenese:** Unbekannt. Plusvariante einer aktivierten (= sekundär entzündeten) Polyarthrose?

▶ **Epidemiologie:**
  • Ca. 5 % der Fingerpolyarthrosen, meist bei Männern (bei Frauen gehäuftes Auftreten nach der Menopause).
  • Hypothyreose?

▶ **Pathologie:** Das histologische Bild ähnelt der RA mit Synovialzellhyperplasie, Lymphozyteninfiltration und Pannus.

Klinik, klinischer Befund

▣ *Beachte*: Häufig akuter Beginn!

▶ Fingermittelgelenke gegenüber Endgelenken etwas bevorzugt.

▶ Äußerlich stärkere Deformierung und Verdickung als bei banaler Arthrose.

▶ Tastbare derb-sulzige Weichteilschwellung.

▶ Auftreten auch länger dauernder schmerzhafter entzündlicher Schübe mit erheblicher Beeinträchtigung.

▶ Nach entzündlich-destruierenden Schüben plötzliche „Beruhigung" möglich und Übergang in (schmerzlose) Ankylose (im Gegensatz zu „banalen" Fingerarthrosen!).

Diagnostik

▶ **Allgemeine diagnostische Maßnahmen** s. S. 339.

▶ **Röntgen:**
  • Subchondrale Spongiosadefekte, starke Gelenkspaltverschmälerung.
  • Osteolysen, Subluxationen, „Kollaps" des subchondralen Knochens (s. Abb. 17.6).
  • Reparaturvorgänge mit „Pflugschar"- oder „Möwenschwingen"-Bild (s. Abb. 17.7) und reaktionslosen Ankylosen.
  • Fehlen einer gelenknahen Osteoporose.
  • Gleichzeitiges Auftreten ganz verschiedener Stadien ist möglich.

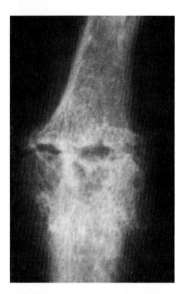

Abb. 17.6 Erosiver Verlauf einer Bouchardarthrose mit nahezu völliger Zerstörung des Fingermittelgelenkes

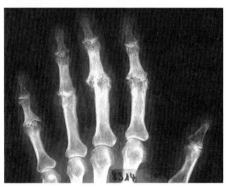

Abb. 17.7 Röntgenbild der linken Hand bei destruierender (erosiver) Fingerpolyarthrose mit frischeren osteolytischen Destruktionen und an den Endgelenken älteren Veränderungen mit „Möwenschwingen-Phänomen"

Differenzialdiagnosen

▶ Rheumatoide Arthritis (S. 116): Häufig ist die Abgrenzung schwierig!
▶ Arthritis psoriatica ohne Psoriasis (S. 148): Sehr schwierige Abgrenzung!
▶ Hypothyreose-Arthropathie (S. 322).

Therapie

▶ Siehe Therapie bei aktivierter (entzündlich gereizter) Fingerpolyarthrose (S. 348). In Einzelbeobachtungen Besserung durch Hydroxychloroquin (S. 470).

Verlauf und Prognose

▶ Sehr variabler Verlauf in Schüben mit stärkerer und länger dauernder Entzündungssymptomatik.
▶ Die funktionelle Beeinträchtigung ist meist stärker als bei „banalen" Fingerarthrosen.

18 Degenerative Wirbelsäulenerkrankungen

18.1 Grundlagen und Übersicht

Grundlagen

▶ **Definition:** Mit dem Lebensalter zunehmende degenerative Erkrankung der Bandscheiben und der Zwischenwirbelgelenke mit reaktiven ossären vertebralen Veränderungen (die ihrerseits Krankheitsursache werden können).

▶ **Ätiologie und Pathogenese:**
- Trophische Störung der blutgefäßfreien Bandscheibe mit Wasserverarmung und Rissbildung. An den Wirbelgelenken ähnlich dem arthrotischen Gelenkknorpel.
- Angeborene/erworbene Fehlstellungen, Traumen, Spondylolisthesis etc.
- Besondere berufliche Belastungen (schweres Heben, ungünstige Arbeitsposition). Unter bestimmten Bedingungen dann Berufskrankheit.
- Aufrechter Gang (aber auch Vierbeiner unter den Wirbeltieren bekommen Bandscheibenvorfälle).
- Hypermobilität?

▶ **Epidemiologie:**
- *Morphologisch:* Mit 40 Jahren bei 50 %, mit 60 Jahren bei 90 % aller Menschen nachweisbar.
- *Subjektive Beschwerden:* Insgesamt Rückenschmerzen bei 50 %, Nackenschmerzen bei 25 % der Bevölkerung (im höheren Alter 70 bzw. 40 %).

▶ **Sozialmedizinische Aspekte:** 3,6 % aller Arbeitsausfälle werden durch lumbovertebrale Beschwerden verursacht; 40 % der Rentenanträge und 30 % der Reha-Verfahren sind ebenfalls dadurch bedingt. Geschätzte Kosten allein für „low back pain" in den USA 1990: Über 24 Milliarden US-Dollar.

Klinik, klinischer Befund (häufig Mischformen)

▶ **Lokalsyndrom („vertebrale" Symptomatik):**
- Dumpfe Schmerzen, die durch Lagewechsel und bei mechanischer Beanspruchung provoziert werden können. Besserung in Ruhe.
- Fehlhaltung (Skoliose, Lordose, Kyphose, Steilstellung).
- Fixierung, Blockierung, Lockerung.
- Reaktive Weichteilsymptome (Tendomyosen, „Myogelosen", Ligamentosen).
- Eventuell „Irritationszonen" (muskuläre „Verquellung") und „Triggerpoints" (S. 10) bei gleichzeitiger Blockierung.

▶ **Pseudoradikuläre Syndrome:**
- Ausstrahlen der Schmerzen z.B. in Gesäß und Oberschenkel, nicht streng segmental und nicht mit Versorgungsgebiet der Nervenwurzeln korreliert.
- Kettentendomyosen („Schmerzstraße"), vasomotorische Störungen (ggf. bis zur Reflexdystrophie gehend!), Missempfindungen, Schwellungsgefühl.

▶ **Radikuläre (oder medulläre) Kompressionssyndrome:**
- Segmentale Schmerzen, Sensibilitätsstörungen.
- Paresen, Reflexabschwächung. Die Ausprägung ist abhängig vom Ort der Kompression (s. S. 354)!

▶ *Hinweis:* Die Schmerzursachen bei degenerativen Wirbelsäulenveränderungen sind vielfältig und meist schwer analysierbar: Somatischer, radikulärer, neurogener, viszeral-reflektorischer, psychogener Schmerz?

Diagnostik

▶ *Cave:* Pathologische Befunde sind nicht immer mit einer entsprechenden klinischen Symptomatik korreliert!

▶ **Röntgen:**
- *Chondrose* (regressive Bandscheibenveränderungen): Reaktionslose Zwischenwirbelraumverschmälerung.
- *Osteochondrose* (Chondrose + Sklerose der Wirbelkörperabschlussplatten): Zwischenwirbelraumverschmälerung + Sklerosesaum.

- *Spondylose* (reaktive, vom Wirbelkörper ausgehende Zacken [Spondylophyten]): Ventral primär ohne Krankheitswert – die Diagnose „Spondylosis deformans " ist daher mit Vorsicht zu interpretieren! Dorsale Ausziehungen sind hingegen von Bedeutung.
- *Spondylosis hyperostotica:* Quantitative „Plusvariante" der Spondylose.
- *Unkovertebralarthrose (Unterform der Spondylose) der Halswirbelsäule:* Dorsale Ausziehungen der Processus uncinati mit möglicher Einengung von Zwischenwirbellöchern.
- *Spondylarthrose* (Arthrose der Wirbelgelenke): Röntgenbefunde wie bei Extremitätengelenken (s. S. 339).
  - ▸ *Hinweis:* Dorsale spondylotische Ausziehungen der HWS und LWS können – besonders auch in Kombination mit spondylarthrotischen Wulstbildungen – zum engen Spinalkanal (und zu einer Myelopathie) führen!
- *Baastrup-Phänomen:* Aufeinanderrücken der Wirbelkörper durch Hyperlordose und Bandscheibenabflachung, so dass sich die Dornfortsätze der LWS berühren. Typisch ist ein lokaler Lordose- und Druckschmerz.
- ▶ **CT** (S. 71): Essenzielle diagnostische Zusatzinformationen für Veränderungen von Bändern, Nervenwurzeln, Fettgewebe, Bandscheibe (Nachweis eines Prolaps), Spinalkanalstenose, Traumen, Fehlbildungen, Tumoren.
- ▶ **MRT** (S. 72): Essenzielle diagnostische Zusatzinformationen zu Schädigungen des Rückenmarkes, Ausdehnung und Lage von Bandscheibenvorfällen, Tumoren, Infektionen, traumatischen Veränderungen, Spinalkanalstenosen u. a. (bei zahlreichen Fragestellungen der CT überlegen).

Differenzialdiagnosen

- ▶ Entzündliche Wirbelsäulenerkrankungen, besonders ankylosierende Spondylitis (S. 136).
- ▶ Tumoren.
- ▶ Skeletterkrankungen (Osteoporose, Osteomalazie, Tumoren).
- ▶ Statische Wirbelsäulenleiden.
- ▶ Psychosomatische Störungen.
- ▶ Erkrankungen anderer Organe.
- ▸ *Beachte*: Die Differenzialdiagnose z. B. des chronischen Rückenschmerzes ist vielfältig und schwierig. Hauptaufgabe der Diagnostik ist die Abgrenzung von nicht degenerativen und nicht mechanischen Ursachen!

Therapie und Prävention

- ▶ **Medikamentöse Therapie:**
  - Nicht steroidale Antiphlogistika (S. 447): Mittel der 1. Wahl.
  - Muskelrelaxanzien (S. 497) sind von begrenztem Wert, Einsatz nur bei starken reflektorischen Muskelverspannungen.
  - Lokalanästhetika (S. 506): Zur lokalen Injektionstherapie in „Triggerpoints", paravertebral oder segmental entsprechend dem Schmerzverlauf.
  - Analgetika (S. 497): Je nach Symptomatik und Art der Erkrankung; z. B. Paracetamol, Tramadol.
  - Psychopharmaka (S. 497): Bei therapieresistenter chronischer Cervicalgie und Lumbalgie und Diskrepanz zwischen somatischem Befund und subjektiven Beschwerden sowie begleitender depressiver Verstimmung.
  - Chondroprotektiva (S. 495): Die Wirksamkeit ist bisher nicht nachgewiesen.
  - Topisch angewendete Substanzen (S. 505; z. B. Hyperämika) sind subjektiv oft angenehm, die erhoffte reflektorische Tiefenwirkung ist jedoch fraglich.
- ▶ **Physikalische Therapie** (vgl. S. 514 ff):
  - *Akutstadien:* Ruhigstellung, Kryotherapie.
  - *Chronischer Verlauf:*
    - Krankengymnastik (!), Wärmeanwendungen, Massagen, nieder- und mittelfrequente Elektrotherapie, Ultraschall. In hartnäckigen Fällen Myofeedback, transkutane elektrische Neurostimulation (TENS).

- Versuchsweise Extensionsbehandlung der LWS, bei Hypermobilität und starkem Reizzustand Halskrawatte oder Mieder nur befristet bei Therapieresistenz.
  - Bei Blockierungen manuelle Therapie.
- ► **Kurorttherapie** (S. 523): Ambulante, stationäre oder Kompakt-Kur und stationäre Rehamaßnahmen mit Thermen, Radon- und Schwefelquellen, Peloiden (z. B. Moor, Torf), immer mit physikalischer Therapie kombiniert.
- ► **Operative Therapie**:
  - *Indikationen:* Bandscheibenvorfall mit Paresen, Kauda-Syndrom, therapieresistente Schmerzen.
  - Bei nachgewiesenen Lockerungen im Bewegungssegment Stabilisierungsoperation.
- ► **Prävention:**
  - Rückendisziplin (Sitzen, Heben), richtige Lagerung, Schwimmen, Sauna.
  - Geeignete Sportarten, richtiges Schuhwerk.
  - Krankengymnastisches (überwachtes!) Eigenprogramm zur Kräftigung der Rumpfmuskulatur, Haltungstraining.

18.2 Lumbalsyndrom

Grundlagen

- ► **Definition:** Das „Lumbalsyndrom" ist keine exakte Diagnose, sondern eine Bezeichnung für den mechanisch bedingten Rückenschmerz, der auf degenerative Veränderungen der LWS zurückgeführt werden kann.
- ► **Epidemiologie:** 90 % aller Manifestationsformen des Rückenschmerzes!

Klinik, klinischer Befund

- ► **Akute Lumbalgie** (= „Hexenschuss"):
  - Blockierung mit Fehlhaltung, ausgelöst meist durch ungewohnte körperliche Bewegung, Überanstrengung, Infekt, „Verhebetrauma", längeres Verharren in gebückter, stehender oder sitzender Haltung.
  - Unter Umständen Ausstrahlung in ein Bein. Derbe Verspannung der Rückenmuskulatur, der Patient kann sich nicht von selbst aufrichten.
- ► **Chronische Lumbalgie:**
  - Schmerzen beim Aufrichten (v. a. morgens), beim Heben und Drehen, bei Erschütterungen. Gefühl des „abbrechenden Kreuzes", Schraubstockgefühl, „Rückenschwäche".
  - Begleitend ausgeprägte pseudoradikuläre Ausstrahlung (s. S. 351), und Weichteilsymptomatik, häufig Fehlhaltung (meist Steilstellung der LWS).

Therapie

- ► **Medikamentöse Therapie** (s. S. 352), Zusätzlich:
  - Lokale Injektionstherapie (S. 506) mit Lokalanästhetika (z. B. Scandicain) und Glukokortikoiden: v. a. bei Irritationen der Wirbelgelenke = „Facettopathie".
  - Psychopharmaka (S. 497), ggf. auch Antidepressiva mit muskelrelaxierenden Eigenschaften, besonders bei psychogenem Hintergrund oder Begleitsymptomatik.
- ► **Physikalische Therapie** (vgl. S. 514 ff). Wichtig ist vor allem das Erlernen von Rückendisziplin – richtige Haltung, richtiges Sitzen/Stehen/Heben im Alltag; Vermeiden von Überlastungen und einseitigen Belastungen, Arbeitsplatzgestaltung, richtiges Bett, Reduktion von Übergewicht!
- ► **Psychotherapie und Schmerzbewältigungsstrategien** bei Therapieresistenz, reaktiver depressiver Verstimmung, Diskrepanz zwischen somatischem Befund und Symptomatik.

Degenerative Wirbelsäulenerkrankungen

Prognose

► **Große Spontanheilungstendenz:** Nach 4 Wochen sind 10 %, nach 6 Monaten über 90 % der Patienten beschwerdefrei. Die akute („unspezifische"!) Lumbalgie ist oft schon nach 1 Woche verschwunden.
► **Neigung zur Chronifizierung** (ebenfalls häufig). Bei atypischer oder nicht erklärbarer Symptomatik ist hier auch eine psychogene Ursache denkbar. Chronifizierung bedeutet nicht einfach „chronisch werdend", sondern scheint ein eigenes neurophysiologisches Korrelat zu haben, in das psychosomatische und psychosoziale Komponenten mit eingehen.
► **Möglicher Übergang in radikuläres Kompressionssyndrom** (s. u.): Lumbalgie → Ischialgie → Sensibilitätsstörungen → Parese.

18.3 Lumbales Wurzelkompressionssyndrom

Grundlagen

► **Definition:** Nervenwurzelkompression im LWS-Bereich mit typischer radikulärer und segmentaler Symptomatik.
► **Ätiologie und Pathogenese:**
  • Bandscheibenprotrusion, -prolaps oder -sequestrierung.
  • Enger Spinalkanal durch ossäre Prozesse.
  • Spondylolisthesis.
  • Selten: Tumoren, Venenerweiterungen, Verwachsungen.

Klinik, klinischer Befund

► Starke Schmerzen mit klassischer radikulärer Ausstrahlung (meist Segment L5 oder S1 → „Ischiasschmerz"!), meist bis in den Fuß mit Schmerzkonzentration in der Wade und u. U. auch an den Sprunggelenken.
► Positives Lasègue-Zeichen.
► Zunahme der Schmerzen beim Husten, Pressen und/oder Niesen.
► Sensibilitätsstörungen (streng segmental): Hypästhesie, Parästhesie.
► Paresen (streng segmental) s. Tab. 18.1 → entsprechende Pareseprüfung! Am häufigsten sind Fußheber- und Zehenheberparesen, darum immer Prüfung des monopedalen Fersen- und Zehenstandes.
◼ *Beachte*: Die oft zermürbenden Schmerzen bei einem lumbalen Bandscheibenvorfall gehören zu den schlimmsten Schmerzerlebnissen überhaupt. Ein konservativer Behandlungsversuch darf nicht zu lange ausgedehnt werden!
► Reflexverlust/-abschwächung s. Tab. 18.1.
► Nicht selten (schmerzbedingte, reflektorische) Skoliose.
◼ *Notfall*: Kaudasyndrom mit Blasen- und Mastdarmstörungen, Reithosenanästhesie und möglicherweise Paraparese bei medialem Vorfall.

Tabelle 18.1 · **Klinische Merkmale lumbaler Wurzelreizsyndrome**

Wurzel	Klinik (Dermatom, Kennmuskeln)	Kennreflex
L3	– *Dermatom:* Schräg über Oberschenkelvorderseite zum (medialen) Knie – *Kennmuskeln:* Adduktoren, M. quadriceps femoris, M. iliopsoas	Adduktorenreflex (ADDR), Patellar-sehnenreflex
L4	– *Dermatom:* Oberschenkel außen, Unterschenkel medial – *Kennmuskeln:* M. quadriceps femoris, M. tibialis anterior	Patellarsehnen-reflex (PSR)
L5	– *Dermatom:* Unterschenkel außen, Fußrücken bis zur Großzehe – *Kennmuskeln:* M. extensor hallucis longus, M. tibialis anterior, M. tibialis posterior, M. glutaeus medius	Tibialis-posterior-Reflex (TPR)
S1	– *Dermatom:* Unterschenkelrückseite, Fußaußenrand (bis zur Kleinzehe) – *Kennmuskeln:* M. triceps surae, M. glutaeus maximus, M. biceps femoris	Achillessehnen-reflex (ASR)

Diagnostik

► **Klinisch-neurologische Untersuchung:** Befunde s. o.
► **Bildgebende Verfahren:**
  • Lumbales CT: Verfahren der Wahl zur Beurteilung knöcherner Läsionen.
  • MRT (S. 72): Verfahren der Wahl zur Beurteilung der Weichteilstrukturen.
  • Myelographie.
  • EMG: Bei motorischen Ausfällen zu deren Quantifizierung, zur Höhendiagnostik und zur Verlaufskontrolle.

Therapie

► **Konservative Therapie:**
  • *Medikamentöse Therapie:* Analgetika (S. 497) und Antiphlogistika (S. 447) sowie Muskelrelaxanzien in hohen Dosen, u. U. auch mit Infusionen.
  • *Physikalische Therapie* (vgl. S. 514 ff): Stufenbettlagerung, eventuell Extension, isometrisches Training der Körperstammmuskulatur, niederfrequente Elektrotherapie. *Cave:* Manipulationen sind bei Bandscheibenvorfall kontraindiziert!
► **Operation:**
  • *Nukleotomie* (mikrochirurgisch, im Versuch auch endoskopisch): Indiziert bei nachgewiesenem Vorfall mit Paresen und/oder therapieresistenter Schmerzsymptomatik.
  • *Operative Dekompression:* Bei nachgewiesenem engem Spinalkanal mit starken Schmerzen.
► **Epiduralanästhesie** unter stationären Bedingungen bei starken Schmerzen ohne aktuelle OP-Indikation.

Prognose

► Gelegentlich unter konservativer Therapie Rückbildung der Symptomatik, manchmal aber erst nach Monaten.

18.4 Lumbale Spinalkanalstenose

Grundlagen

► **Definition:** Angeborene oder erworbene Stenose des lumbalen Spinalkanales und/oder der seitlichen Rezessus. Hauptursache für erworbene Stenosen sind: Degenerative Veränderungen im Bewegungssegment, Spondylolyse und Spondylolisthesis, vorangegangene Operationen, Traumen und Skeletterkrankungen.

Degenerative Wirbelsäulenerkrankungen

► **Ätiologie und Pathogenese:**
- Dorsale spondylotische Ausziehungen und/oder schwere spondylarthrotische Randwülste.
- Spondylosis hyperostotica (S. 359).
- Nicht-degenerative Erkrankungen der LWS: Morbus Paget, Verkalkungen des hinteren Längsbandes, ankylosierende Spondylitis, Fluorose, posttraumatisch.
- Begleitend treten relativ häufig Bandscheibenvorfälle und/oder Protrusionen auf.

► **Epidemiologie:**
- Exakte Angaben sind schwer möglich, da große Variationsbreite des Kanales.
- Erhebliche Altersabhängigkeit: Selten bei Patienten < 50 Jahren.
- In 20–25 % asymptomatisch.

Klinik, klinischer Befund

► **Klassisches Symptom:**
- *Claudicatio spinalis* = beim Gehen zunehmende Schmerzen in Gesäß, Hüfte oder Beinen mit Besserung in Ruhe (ähnlich der klassischen Claudicatio intermittens bei pAVK).
- Die Patienten bleiben wegen der Schmerzen in gebeugter Haltung stehen (Lordosierung kann Schmerzen verstärken).
- Meist lange Schmerzanamnese mit Lumbalgie und (u. U. beidseitiger) Ischialgie.
- Die Beweglichkeit ist initial mitunter noch gut, später schmerzbedingt stark eingeschränkt.
- ▣ *Beachte:* Mitunter auch Ruheschmerz mit Besserung beim Gehen!

► **In fortgeschrittenen Fällen:** Blasen- und Mastdarmstörungen und sensible und motorische Ausfälle.

Diagnostik

► **Klinik:** Symptome (s. o.) und klinische Untersuchung (s. Klinik beim lumbalen Wurzelkompressionssyndrom, S. 354): Ein positiver Lasègue ist im Gegensatz zu Bandscheibenvorfällen in höchstens 10 % nachweisbar!
► **Bildgebende Diagnostik:** CT (S. 71), MRT (S. 72), Myelographie.
► **Elektromyographie:** Häufig pathologische Befunde, die oft auch verschiedenen Segmenten zuzuordnen sind.

Differenzialdiagnosen

► Periphere arterielle Verschlusskrankheit.
► Tumoren.
► Periphere Neuropathie.

Therapie

► **Konservative Therapie** (wenn keine Operationsindikation): Vorgehen wie beim lumbalen Kompressionssyndrom (s. S. 354), bei nicht-degenerativen Ursachen Behandlung der Grundkrankheit.
► **Operative Dekompression:** In schweren Fällen, v. a. bei Störungen der Blasen- und Mastdarmfunktion, schweren radikulären Ausfällen und anderen neurologischen Defiziten (Paresen, Sensibilitätsstörungen, Reflexabschwächung).

Prognose

► Eine sorgfältige physiotherapeutische Nachbehandlung ist zwingend notwendig. Die Rückbildung von Ausfallserscheinungen ist nach der Operation nicht immer möglich.

18.5 Zervikalsyndrom

Grundlagen

▶ **Definition:** Das „Zervikalsyndrom" ist keine exakte Diagnose, sondern bezeichnet den mechanisch bedingten Nacken-Schulter-Schmerz, der auf degenerative Veränderungen der HWS zurückgeführt werden kann.

Klinik, klinischer Befund

▶ *Hinweis*: Die Symptomatik des Zervikalsyndroms ist sehr variabel (abhängig von Intensität und Lokalisation des Reizzustandes).

▶ **Einteilung:**
- *Akutes* Zervikalsyndrom mit Tortikollis.
- *Chronisches* Zervikalsyndrom mit Nackenschmerzen mit Ausstrahlungen in die Schultern, häufig auch von Brachialgie begleitet (Zervikobrachialgie in Form von ausstrahlenden Schmerzen bis in Ellenbogen und Fingerspitzen).
- *Oberes Zervikalsyndrom:* Hinterkopfschmerz, Schwindel, Hörstörungen, Gesichtsschmerz, u. U. pharyngeale Symptomatik, Übelkeit, Blockierung der Kopfgelenke, erhebliche Druckdolenzen (v. a. okzipital).

▶ **Symptome beim chronischen Zervikalsyndrom:**
- Bewegungseinschränkung oder Segmentblockierung der Halswirbelsäule.
- Nachtschmerz.
- Pseudoradikuläre Begleitsymptomatik mit – nicht dem Nervenverlauf folgenden – Missempfindungen, Schwellungsgefühl oder sichtbarer Schwellung der Hände (an Reflexdystrophie erinnernd) mit livider Hautverfärbung.
- Mitunter druckdolente Muskulatur (auch peripher) sowie Veränderungen der Hautverschieblichkeit.

Differenzialdiagnosen

▶ Erkrankungen der Thoraxorgane (Herz!).
▶ Tumoren im Wirbelsäulen- und Rückenmarkbereich.
▶ Gefäßerkrankungen im Schulter-Arm-Bereich.
▶ Schulter-Periarthropathie (S. 370), auch mit Reflexdystrophie als Schulter-Hand-Syndrom).
▶ Polymyalgia rheumatica (S. 260).

Therapie

▶ **Akutes Zervikalsyndrom:** Antiphlogistika und Analgetika, Muskelrelaxanzien, Halskrawatte.
▶ **Chronisches Zervikalsyndrom:** Massagen, Wärmeanwendungen, Krankengymnastik (auch mit Entspannungsübungen!), eventuell manuelle Therapie, Elektrotherapie. Kuren in Thermal- und Mineralbädern, zur vegetativen Stabilisierung auch in Kneipp-Bädern.
▶ **Psychotherapie** und Schmerzbewältigungsstrategien hier oft besonders wichtig.
▶ **Präventivmaßnahmen:** Rückendisziplin, Muskeltraining, Haltungsschulung.

18.6 Zervikales Wurzelkompressionssyndrom

Grundlagen

▶ **Definition:** Nervenwurzelkompression im Zervikalbereich mit typischen radikulären Symptomen.
▶ **Ätiologie und Pathogenese:**
- Bandscheibenprolaps.
- Enger zervikaler Spinalkanal durch Osteophyten.
▶ **Epidemiologie:** Viel seltener als im Lumbalbereich!

Degenerative Wirbelsäulenerkrankungen

Klinik, klinischer Befund

▶ Bei akutem Beginn über Stunden zunehmende massive Zervikobrachialgie mit bohrendem Charakter, u. U. auch in den Thorax ausstrahlend. Schmerzverstärkung durch Bewegung des Kopfes und bei Abduktion und Außenrotation des Schultergelenkes (meist Hinweis auf akuten Bandscheibenvorfall).

▶ Bei chronischem Beginn lange Anamnese mit radikulären Sensibilitätsstörungen, dann auch oft Reflexstörungen und Paresen entsprechend dem befallenen Segment (meist C5/C6 und C6/C7).

▶ Selten plötzlich auftretende, zunächst „peripher" anmutende Parese.

▶ Meist Begleitsymptomatik wie bei banalem HWS-Syndrom (S. 357).

Tabelle 18.2 · Klinische Merkmale zervikaler Wurzelreizsyndrome

Wurzel	Klinik (Dermatom, Kennmuskeln)	Kennreflexe
C 5	– *Dermatom:* Oberam außen – *Kennmuskeln:* M. deltoideus, M. biceps brachii, M. infraspinatus	Bizepssehnen-reflex (BSR)
C 6	– *Dermatom:* Ober- und Unterarm radial bis zum Daumen – *Kennmuskeln:* M. biceps brachii, M. brachioradialis (M. brachialis)	BSR, Radius-periostreflex (RPR)
C 7	– *Dermatom:* Unterarmstreckseite, Handrücken bis Dig. II–IV – *Kennmuskeln:* M. triceps brachii, M. pronator teres, M. pectoralis major, M. extensor carpi radialis	Trizepssehnen-reflex (TSR), BSR
C 8	– *Dermatom:* Ober- und Unterarm ulnar bis Dig. V – *Kennmuskeln:* M. interosseus dorsalis, M. abductor digiti V, M. abductor pollicis brevis, M. flexor pollicis longus, M. flexor carpi ulnaris	Trömnerreflex (TSR)

▣ *Sonderfall zervikale Myelopathie*:

– *Ursache:* Meist zervikale Spinalkanalstenose (seltener als lumbal; S. 355), oft nicht erkannt.

• *Klinik, klinischer Befund:* Schleichender Beginn mit Parästhesien der Hände und Schweregefühl der Beine, zunehmende Gangunsicherheit („wie betrunken"). Im fortgeschrittenen Stadium Armmuskelatrophien, spastische Paraparese der Beine.

• *Diagnostik:*
  – MRT.
  – Evozierte Potenziale.
  – Myelographie: Starke Einengung der Kontrastmittelsäule.

Diagnostik

▶ Klinisch-neurologische Untersuchung.

▶ Mit dem EMG Höhenlokalisation möglich.

▶ Weitere Diagnostik s. lumbales Wurzelkompressionssyndrom (S. 354).

Therapie

▶ **Operation:** Meist indiziert bei akutem Bandscheibenvorfall und zervikaler Myelopathie mit verschiedenen Zugangswegen und Methoden (Spezialgebiet der Neurochirurgie und Orthopädie).

▶ **Konservativ:** Wenn Operation nicht nötig oder nicht möglich ist – Vorgehen ähnlich dem des unkomplizierten Zervikalsyndroms (S. 357).

▣ *Cave:* Manuelle Medizin und Extensionen sind kontraindiziert!

18.7 Spondylosis hyperostotica

Grundlagen

▶ **Synonym:** Diffuse idiopathische Skeletthyperostose (DISH), Morbus Forestier, vertebrale Hyperostose.

▶ **Definition:** Nicht entzündliche ankylosierende Wirbelsäulenerkrankung als Sonderform („Plusvariante") der banalen Spondylose mit Bildung großer perivertebraler Verknöcherungen, hyperostolischen Enthesiopathien und Arthrosen, die mit verschiedenen Stoffwechselstörungen assoziiert ist.

▶ **Ätiologie, Pathogenese, Pathologie:**

- *Ätiologie:* Weitgehend unbekannt – verstärkte „osteoplastische" Tendenz durch Hyperinsulinämie? Störung des Vitamin-A-Stoffwechsels?

- *Pathologie:* Überschießende Verknöcherung von perivertebralem Bindegewebe und herausgequollenem Bandscheibengewebe. Echte Bänderverknöcherungen (v. a. Längsbänder) scheinen eher selten zu sein. An Band- und Sehnenansätzen initial Bindegewebsproliferation.

- *Assoziierte Erkrankungen:*
  - Pathognomonisch: Assoziation mit Kohlenhydratstoffwechselstörung (in 25 % manifester, in 25 % latenter Diabetes mellitus) → über 30 % der Diabetiker leiden an einer Spondylosis hyperostotica.
  - Andere: Gicht oder Hyperurikämie (40 %), erhebliche Adipositas (20 %), pyknischer Habitus (in 50 %), koronare Herzkrankheit (20 %), Fettstoffwechselstörungen (30 %), Herzinsuffizienz (50 %), Fettleber, Arteriosklerose, Hypertonie, gelegentlich Residuen einer Scheuermann-Erkrankung, Dupuytren-Kontraktur, Chondrokalzinose.

▶ **Epidemiologie:**

- *Prävalenz in Europa:* 5–6 % aller Menschen > 40 Jahre, im 8. Lebensjahrzehnt 10 % (= 10-mal häufiger als ankylosierende Spondylitis!). Autoptisch bei 28 %.
- *Inzidenz:* In Skandinavien 700 Fälle/100 000 Männer/Jahr und 400 Fälle/ 100 000 Frauen/Jahr.
- Männer : Frauen = 2 : 1.
- Die Spondylosis hyperostotica ist wahrscheinlich die älteste rheumatische Erkrankung überhaupt (bereits in der Antike nachweisbar).

Klinik, klinischer Befund

▶ **Häufig asymptomatisch** entstehende perivertebrale Knochenbrücken (pathognomonisch an der BWS), der Krankheitsbeginn ist deshalb meist nicht feststellbar → oft radiologische Zufallsentdeckung.

▶ **In manchen Fällen mäßiggradige Schmerzen** im Wirbelsäulenbereich, häufiger periartikulär. Aber selbst schwere Enthesiopathien können schmerzlos verlaufen.

▶ **Zunehmende bis totale Versteifung der Brustwirbelsäule** in Hyperkyphose bei meist gut erhaltener LWS-Beweglichkeit.

▶ **Bei schweren Hyperostosen der HWS und LWS** Symptome des engen Spinalkanals mit radikulären und pseudoradikulären Symptomen (bei HWS-Affektion z. B. Schluckbeschwerden, selten zervikale Myelopathie).

▶ **Hyperostotische Arthrosen** und grobe ossifizierende Enthesiopathien (Fersenbein, Becken) bei mindestens jedem 3. Patienten.

Diagnostik

▶ **Labor:**

- Es gibt keine für eine Spondylosis hyperostotica spezifischen Befunde, insbesondere keine Entzündungszeichen!
- Auf klinisch-chemische Hinweise auf begleitende Stoffwechselstörungen (metabolisches Syndrom) achten.
- Experimentell: Insulin-like-growth-factor-1 (IGF-1) normal, Insulinspiegel und Wachstumshormon vermehrt.

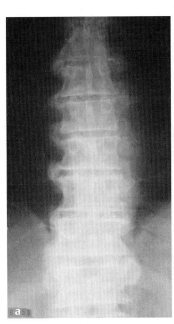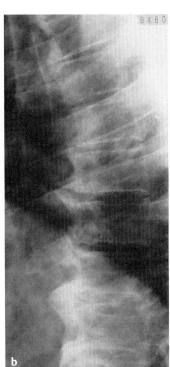

Abb. 18.1 a und b Röntgenaufnahmen der Brustwirbelsäule bei ausgeprägter Spondylosis hyperostotica mit rechtsseitigen hyperostotischen Brückenbildungen und ventralen kerzenflammartigen knöchernen Appositionen (57-jähriger Mann)

▶ **Röntgen:**
- *Pathognomonisch:* Meist rechts-lateral und ventral ausgeprägte hyperostotische Knochenbrücken und -schalen im Bereich der BWS („Zuckergusswirbelsäule", „erstarrte Gussmassen", „erkaltete Kerzentropfen", „gefrorene Kaskade") (s. Abb. 18.1).
- Die Zwischenwirbelräume sind meist erhalten, eine Osteochondrose (S. 351) eher ungewöhnlich (außer bei vorangegangenem Morbus Scheuermann).
- Eine Beteiligung der HWS und LWS („Kerzenflammenbild") ist zwar seltener (50–60%), u. U. aber „hyperostotischer" als an der BWS.
- Hyperostotische Modifikation banaler Enthesiopathien und arthrotischer Osteophyten (Röntgen von Becken und Ferse).
- Iliosakralgelenke: Schalenartige Verknöcherung (u. U. eine Ankylose vortäuschend!), Arthrosezeichen.
- Bei besonders ausgeprägter osteoplastischer Diathese: Verknöcherungen der sakrotuberalen Bänder im Beckenbereich.
- *Seltener:* Rippen-Hyperostosen, „Stachelbecken", Hyperostosis frontalis interna, u. U. massive (auch fragmentierte) ossifizierende Enthesiopathien an Fersen, Ellbogen, Schultern, Patella, Kortikalis-Verdickungen der Phalangen, gehäufte Arthrosen.

Differenzialdiagnosen

▶ **Ankylosierende Spondylitis** (S. 136) – die Abgrenzung ist oft sehr schwierig (!):
- Beide Erkrankungen können gleichzeitig auftreten („Spondylitis mixta ").
- Veränderungen der Iliosakralgelenke können als Ankylose fehlgedeutet werden.
- Mit zunehmendem Lebensalter kann es zu einer hyperostotischen Modifikation einer ankylosierenden Spondylitis kommen.

► Spondylitis psoriatica (S. 150).
► SAPHO-Syndrom (S. 155).
► Andere Spondyloarthritiden.
► Morbus Paget.
► Fluorose, Ochronose (S. 315), lang dauernde Vitamin-A-/Retinoid-Therapie, endokrinologische Leiden (Akromegalie, Hyperparathyreoidismus) und Chondrokalzinose (S. 302).

Therapie

► **Konservativ:**
  • Primär Bewegungstherapie, physikalische Therapie, Kurorttherapie.
  • Medikamente nur bei klinischen Beschwerden.
  • Bei Enthesiopathien: Ultraschall, Iontophorese, NSAR-enthaltende Salben/Cremes), Glukokortikoidinjektion.
► **Operativ:** Dekompression bei engem Spinalkanal.
► **Allgemein:** Behandlung begleitender Stoffwechselleiden, Gewichtsreduktion, u. U. Vermeidung von Hyperinsulinämie-auslösenden Medikamenten (Thiazide, Betablocker, Insulin).

Prognose

► Günstig, eher von Begleitkrankheiten bestimmt, klinisch oft stumm.
► Komplikationen: Spinalkanalstenosen, Dysphagie, HWS-Fraktur mit Paraplegie.

Degenerative Wirbelsäulenerkrankungen

19 Extraartikulärer (Weichteil-)Rheumatismus

19.1 Pannikulose („Zellulitis")

Grundlagen

▶ **Definition:** Häufige, nicht entzündliche, harmlose Fettverteilungsstörung bei Frauen vor allem im Schultergürtel- und Beckengürtelbereich.
▶ **Ätiologie und Pathogenese:** Konstitutionell?

Klinik, klinischer Befund

▷ *Hinweis*: Die Pannikulose ist mehr ein kosmetisches als rheumatologisches Problem.
▶ Charakteristisches Hautrelief („Matratzenhaut", „Apfelsinenhaut") mit tastbarer Verdickung der Subkutis.
▶ Meist schmerzlos, aber Kneifschmerz und gelegentlicher Spontanschmerz (bei depressiven Patientinnen?).

Therapie

▶ Gewichtsabnahme, Massagen, Kneipp-Hydrotherapie, Unterwasserdruckstrahlmassagen, Sauna (nicht sehr erfolgreich).
▷ *Beachte*: „Cellulitis" im angloamerikanischen Sprachgebrauch bezeichnet ein inflammatorisches (oft bakteriell ausgelöstes) Krankheitsbild, am besten zu übersetzen mit „Weichteilphlegmone".

19.2 Pannikulitis

Grundlagen

▶ **Definition:** Entzündung des subkutanen Gewebes mit rötlichen oder violetten knotigen Verdickungen mit oder ohne Ulzeration.
▶ **Ätiologie:** Polyätiologisch, z. B. traumatisch (z. B. Injektion), Infektionen (Tbc), Sarkoidose, bei systemischen Erkrankungen (s. u.).

Einteilung, Klinik und Diagnostik

▶ **Pfeiffer-Weber-Christian-Pannikulitis:**
  • *Definition, Klinik:* Seltene entzündliche Erkrankung der Unterhaut mit Bildung roter bis livider, schmerzhafter Knoten (mit Betonung der Beine) von einem bis mehreren Zentimeter Durchmesser. Häufig Fieber und Allgemeinsymptome (Gewichtsverlust, Abgeschlagenheit, Arthralgien).
  • *Ätiologie und Pathogenese:* Fettgewebsnekrose mit sekundärer Entzündung. Häufig auch Assoziation mit Pankreaserkrankungen (und Fettgewebsnekrosen in anderen Organen).
  • *Labor:* BSG-Beschleunigung, Amylase-Erhöhung.
  • *Verlauf:* Abheilung unter Hinterlassung eingezogener Narben.
▶ **Andere Formen:**
  • Erythema nodosum (S. 277), wird auch zu den Vaskulitiden gerechnet.
  • Pannikulitis bei Pankreaserkrankungen: Subkutane Fettnekrosen bei z. B. Pankreatitis, Karzinom, Pseudozysten, Trauma. Nicht immer scharf abgrenzbar von Pannikulitis Pfeiffer-Weber-Christian (s. o.).
  • Paraneoplastische Pannikulitis (s. Abb. 19.1): Erythema-nodosum-ähnliche Veränderungen z. B. bei Pankreaskarzinom (s. o., z. T. identisch), Morbus Hodgkin, Leukämien.
  • Lupus-Pannikulitis („Lupus profundus"): Seltene kutane Manifestation des SLE (in 2 %).
  • Pannikulitis bei Vaskulitis kleiner und mittlerer Gefäße (z. B. im Rahmen einer Polyarteriitis nodosa).
  • Pannikulitis bei primärer biliärer Zirrhose oder Thyreoiditis Hashimoto (selten).

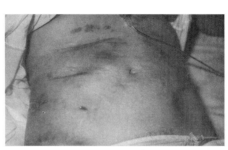

Abb. 19.1 Ausgeprägte Pannikulitis mit Bildung livider schmerzhafter Knoten im Unterhautfettgewebe

Therapie

▶ Behandlung der Grunderkrankung, z. B. Pankreaserkrankungen, Kollagenosen, Tumoren, Infektionen.

▶ Nicht steroidale Antiphlogistika (empfohlen wird Indometacin 25–75 mg/d, vgl. S. 447). In chronischen Fällen: Kalium-Jodid p. o. (300–900 mg/d) in offenen Studien erprobt (auch als Dauertherapie versucht). Ebenfalls Einzelbeobachtungen: Colchicin (S. 301), Hydroxchloroquin (S. 470), Ciclosporin (S. 478), eventuell Glukokortikoide (S. 453).

19.3 Tendomyosen

Grundlagen

▶ **Synonyme:** „Muskelverspannungen", „Hartspann", „Muskelhypertonus".

▶ **Definition:** Fast immer reaktive, tastbare Verhärtungen der Muskulatur als Ausdruck anderer Erkrankungen des Bewegungsapparates.

▶ **Ätiologie:**
  • Fehl- und Überlastungen.
  • Gelenk- und Wirbelsäulenerkrankungen verschiedenster Art.
  • Traumen (auch Mikrotraumen!).
  • Physikalische Einflüsse (Kälte, Feuchtigkeit, Wetter).
  • Psychische Faktoren.

▶ **Pathogenetischer Mechanismus (?):** Nozizeptive Afferenzen induzieren eine schmerzreflektorische Muskelkontraktion mit konsekutiver Ischämie, die ihrerseits schmerzverstärkend wirkt und den Hypertonus unterhält (Circulus vitiosus). Segmentale Reflexe sind aber eher unwahrscheinlich.

▶ **Pathologie:** Bei „chronischen" Muskelverspannungen kann es zu histologischen Veränderungen im Muskel kommen.

▶ **Epidemiologie:** Sehr häufig (nicht genau quantifizierbar), jedoch häufigste Ursache rheumatischer Beschwerden in der täglichen Praxis.

Klinik, klinischer Befund

▶ **Umschriebene oder großflächige Muskelverspannungen** (v. a. an M. trapezius, paralumbalen Muskeln, Mm. pectorales):
  • Schmerzen und tastbare Muskelverhärtungen meist im Zervikal- und Lumbalbereich.
  • An den Extremitäten begleitend bei Gelenkerkrankungen („dekompensierte" Arthrose, S. 338) oder als pseudoradikuläre Kettentendomyosen.
  • Schmerzverstärkung durch Haltearbeit, Kälte, Nässe, Müdigkeit, psychische Einflüsse.
  • Schmerzreduktion durch Wärme und Bewegung.

▶ **„Trigger points"** (häufig durch Gelenkblockierungen, Hauptsymptom der sogenannten „myofaszialen Schmerzsyndrome" am Kopf, im Kieferbereich, Nacken und am Rücken):
  • Punkte mit lokalem, tiefsitzendem Muskelschmerz, die von tastbaren bandförmigen Muskelverhärtungen begleitet sind.

- Bei Druck sind Schmerzen in einer für jeden Muskel charakteristischen ferner gelegenen Regionen auslösbar („referred pain").
- Möglicherweise begleitend auch Parästhesien, Muskelschwäche, vegetative Störungen.

◨ *Hinweis*: Großflächige Tendomyosen und „trigger points" sind nicht immer scharf abgrenzbar.

Diagnostik, Differenzialdiagnosen

▶ Nachweis des erhöhten Muskeltonus bzw. Druckschmerzes: Manuelle Palpation, Tissue-Compliance-Meter nach Fischer, Druckalgometrie.

◨ *Diagnostische Probleme*:

- Ein tastbar verhärteter Muskel ist nicht immer eine (elektromyographisch nachweisbare) Dauerkontraktion. An der palpablen Konsistenz ist immer auch ein plastischer Gewebeanteil mitbeteiligt („viskoelastischer" Tonusanteil), manchmal auch eine (elektromyographisch ebenfalls stumme) Kontraktur.
- Jahrelang bestehende Muskelverspannungen können durch Gewebeumbau in „stumme", schmerzlose Muskelverhärtungen übergehen.
- Auch „trigger points" können „stumm" sein.
- „trigger points" werden oft mit „tender points " verwechselt: Bei letzteren handelt es sich um eine lokale Druckempfindlichkeit an bestimmten definierten Punkten ohne fortgeleiteten Schmerz oder tastbar verhärtete Muskelstränge. Sie sind ein Kardinalsymptom der Fibromyalgie (S. 365).
- Symptome der Tendomyose sind nicht immer von einer begleitenden Insertionstendopathie abgrenzbar.
- Das subjektive Gefühl der „Verspannung" ist nicht immer von einer tastbaren Muskelhärte begleitet (v. a. bei psychogenen Beschwerden).

▶ **Differenzialdiagnosen:** Muskelschmerzen aus anderer Ursache: „Muskelkater", Virusinfektionen, Polymyalgia rheumatica (S. 260), Myositiden (eher selten schmerzhaft!), Myopathie bei Osteomalazie (S. 385).

Therapie und Prävention

▶ **Behandlung einer eventuellen Grunderkrankung.**

▶ **Physikalische Therapie** (durch Verbesserung von Trophik, Analgesie und Muskeldetonisierung greift sie ein in pathogenetische Mechanismen):

- *Akute Tendomyose:* Kurzfristige Ruhigstellung, Kryotherapie (Eismassage), diadynamische Ströme.
- *Chronische Tendomyosen:* Krankengymnastik (Entspannungsübungen), Haltungsschulung, Training, detonisierende (weiche!) Massagen, Wärmeanwendungen aller Art, analgesierende Strombehandlung.

▶ **Medikamentöse Therapie:**

- Lokalanästhetika-Injektion in/bei „trigger points".
- Topisch anzuwendende Antirheumatika (nicht steroidale Antiphlogistika, hyperämisierende Substanzen).
- Analgetika und Muskelrelaxanzien (auch kombiniert!) nur zurückhaltend.

▶ **Kurorttherapie** (vgl. S. 523): In chronisch-rezidivierenden Fällen ambulante oder stationäre Kur oder ambulante oder stationäre Rehamaßnahme an Kurorten mit Thermen, Solequellen, Schwefelwässern, Peloiden. Zur vegetativen Stabilisierung sind auch Kneipp-Kuren ratsam.

▶ **Prävention:**

- Behandlung von Grunderkrankungen.
- Vermeidung von Überlastungen, Schädigungen, Zugluft, Kälte, Nässe.
- Vermeidung beruflicher und gewohnheitsmäßiger Fehlhaltungen.
- Wiederholte Thermotherapie, Gymnastik, Sauna, Hydrotherapie, Schwimmen.

Verlauf und Prognose

▶ Meist gutartiger Verlauf und gute Prognose, jedoch häufig Rezidive bei Fortbestehen der auslösenden Ursache. In der Regel „harmlos, schmerzhaft und treu".

19.4 Fibromyalgie

Grundlagen

▶ **Synonyme:** Generalisierte Tendomyopathie, Fibromyalgiesyndrom (früher: „Fibrositis"-Syndrom).

▶ **Definition:** Dem Weichteilrheumatismus zugehörige Erkrankung mit großflächigen generalisierten Schmerzen, charakteristischen schmerzhaften Druckpunkten, vegetativen Symptomen und psychischen Besonderheiten (meist in Form von Depressivität und Angst).

▶ **Ätiologie und Pathogenese** (Hypothesen!):

- Störung zentraler Schmerzverarbeitungsmechanismen (durch Schlafstörung induziert?) mit zentraler Hyperexzitabilität und gestörter Schmerzmodulation (dadurch generalisierte Änderung der Schmerzempfindungsschwelle).
- Lokale Stoffwechselstörung energiereicher Phosphate?
- Verstärkte Aktivität polymodaler Rezeptoren?
- Metabolischer neuroregulativer Defekt biogener Amine (Serotonin, Dopamin, Noradrenalin)?
- Störung der Wachstumshormon-Somatomedin-C-Achse? ACTH-Hyperreaktivität? Chronische Stressreaktion?
- Regionale Durchblutungsstörung im Thalamus, Nucleus caudatus und im Hirnrindenbereich?
- ◧ *Beachte:* Die Frage, ob die Fibromyalgie eine echte somatische Erkrankung, eine psychosomatische Erkrankung oder eine Funktionsstörung ist, wird unverändert kontrovers diskutiert.

▶ **Epidemiologie:**

- *Gesamtprävalenz:* 2–3 % (3 % der Frauen, 0,5 % der Männer), Tendenz zunehmend. Auch bei Kindern beobachtet.
- *Altersverteilung:* In jedem Alter möglich, Zunahme mit dem Lebensalter (meist 30.– 60. Lebensjahr).
- In Rheumakliniken und speziellen Rheuma-Sprechstunden bei ca. 8 % (bis 30 %?) der Patienten (davon 80–90 % Frauen).

Klinik, klinischer Befund

▶ **Großflächige dumpfe Schmerzen und Steifigkeit** (> 3 Monate):

- Zervikal-, Lumbal-, auch Thorakalregion, Extremitäten, gelegentlich auch im Kieferbereich („Myarthropathie" als spezielles myofaziales Schmerzsyndrom!). Unter Umständen „überall Schmerzen"!
- Wetter- und Belastungsabhängigkeit.

▶ **Multiple Druckschmerzpunkte = *tender points* (v. a. oberer Trapeziusrand, unterer Teil des M. sternocleidomastoideus, laterale Pektoralispartien, M. supraspinatus, äußerer oberer Glutäal-Quadrant, Trochanter major, medialer Kniegelenkspalt, Epikondylen, Tuberculum majus und minus humeri, Korakoid, Fibulaköpfchen, Crista iliaca, Skapularand, u. U. auch periartikuläre Strukturen von Fingergelenken). Die Druckdolenz dieser „tender points" ist den Patienten nicht immer bekannt!

▶ Multiple vegetative Symptome und Funktionsstörungen (leichte Ermüdbarkeit, Schlafstörungen, funktionelle gastrointestinale und kardiale Beschwerden, Migräne, kalte Akren, Globusgefühl, Missempfindungen, „Restless legs", Leistungsabfall u. a.).

▶ **Verschiedenartige psychische Störungen** (Neurosen, Depressionen, Affektivitätsstörungen, Angstzustände).

▶ **Häufig begleitendes Karpaltunnelsyndrom** (15 %), sowie bei 40 % Neigung zu Gefäßspasmen.

▶ **Starke Kälteempfindlichkeit und Wärmebedürftigkeit!**

Allgemeine Diagnostik

▶ **Anamnese:** Beginn mit Lumbalgie oder Zervikalgie? Trauma (in > 20 %; auch seelische!)? Operationen? Andere Erkrankungen? Exakter Beginn retrospektiv meist schwer zu eruieren.

▶ **Labor:**
- Klinisch-chemische und serologische Routineparameter sind unauffällig.
- Hinweise auf andere Grunderkrankungen sind Ausschlusskriterium!
- Zahlreiche nachgewiesene Veränderungen (z. B. Substanz P-Erhöhung in Serum und Liquor, Erniedrigung von Calcitonin, Serotonin und anderen biogenen Aminen, Verringerung von Somatomedin und somatotropen Hormonen, verstärkte Konzentration von nerve growth factor im Liquor u. v. a.) sind gegenwärtig nicht von diagnostischer, wahrscheinlich aber pathogenetischer Bedeutung, besonders in Hinsicht auf eine chronische neuroendokrine Stressreaktion.

  ▣ *Hinweis:* In einem auffallend hohen Prozentsatz sind antinukleäre Antikörper nachweisbar → harmloser Nebenbefund?

▣ **Problematik der Diagnose von tender points:**
- Die Anzahl der Druckpunkte wird in verschiedenen Kriterien-Sets unterschiedlich angegeben. Die Mindestzahl der tender points wird z. T. als willkürlich angesehen und könnte auch durch das Ausmaß der funktionellen Beschwerden bedingt sein.
- Der Daumendruck von ca. 4 kg ist sehr subjektiv; eingesetzte Dolorimeter unterscheiden sich je nach Auflagefläche und ergeben verschiedene Werte (nicht standardisiert). Palpatorisch werden mehr Druckpunkte diagnostiziert als mit einem Dolorimeter.
- Auch „Kontrollpunkte" (also außerhalb der in den Kriterien aufgeführten anatomischen Bereiche) können positiv sein als Hinweis auf eine allgemein erniedrigte Schmerzschwelle. Dennoch sollten diese positiven Kontrollpunkte nicht zur Diagnose benutzt werden
- Das morphologische Äquivalent der Druckschmerzpunkte ist noch nicht definiert: Sehnen? Bänder? Faszien? Peritendineum? Subkutis?
- In besonders schweren Fällen von Fibromyalgie kann das ganze Integument hochgradig druckempfindlich sein, sodass man diagnostische „tender points" von Kontrollpunkten nicht mehr unterscheiden kann → fibromyalgische Polyalgie!

ACR-Klassifikation der Fibromyalgie (1990)

▶ Anamnese von multilokulären muskuloskeletalen Schmerzen (wei verbreiteter Schmerz in mehreren Körperabschnitten) über mindestens 3 Monate.

▶ **Als Körperabschnitte gelten:**
- Rechte und linke Körperhälfte,
- Region oberhalb und unterhalb des Zwerchfells,
- Beteiligung des Achsenskeletts (HWS, BWS, LWS oder vorderer Brustkorb).

▶ **Schmerz an mindestens 11 der folgenden 18 tender-points:**
- Ansätze der subokzipitalen Muskeln.
- Querfortsätze der Halswirbelkörper C5–C7.
- M. trapezius (Mittelpunkt auf der Achsel).
- M. supraspinatus oberhalb der Spina scapulae.
- Knochen-Knorpel-Grenze der 2. Rippe.
- Epicondylus radialis (2 cm distal).
- Regio glutea (oberer äußerer Quadrant).
- Trochanter major.
- Pes anserinus.

Differenzialdiagnosen

▶ Sekundäre Fibromyalgie bei entzündlichen und degenerativen Gelenk- und Wirbelsäulenleiden, z. B. SLE (in über 20 %), Sjögren-Syndrom (10 %), familiäres Mittelmeerfieber (S. 431), rheumatoide Arthritis (10 %) Morbus Crohn und Colitis ulcerosa (30 %).

▶ Chronisches Müdigkeitssyndrom: 70 % erhebliche symptomatologische Überlappungen!

▶ Polymyalgia rheumatica (S. 260).

▶ „Psychogener Rheumatismus" bei echten Psychosen.

▶ Endokrinologische Erkrankungen.

▶ Myofasziale Schmerzsyndrome (DD tender points – trigger points S. 9).

▶ Muskelschmerzen bei Virusinfektionen, paraneoplastische Schmerzsyndrome, Glukokortikoid-„Pseudo-Rheumatismus", Hypothyreose, Parkinsonsyndrom im Frühstadium.

▷ *Cave*: Man kann an einer Fibromyalgie leiden und gleichzeitig einen Bandscheibenvorfall oder andere zusätzliche Schmerzen haben, die dann in der Fibromyalgiesymptomatik untergehen!

Therapie

▶ **Allgemeine Therapieprobleme:**

- Die Therapie der Fibromyalgie ist aufgrund der offensichtlichen Heterogenität dieses Syndroms sehr schwierig (die medikamentösen und physikalischen Maßnahmen sind in höchstens 50–60 % wirksam).

- In den meisten Fällen ist ein „polymodales" Konzept notwendig (die Therapie muss immer multidisziplinär sein!).

- Erfolgreiche Therapieprogramme sind immer individuell und nicht auf den nächsten Patienten übertragbar.

- Die Therapie bedarf großer persönlicher Zuwendung und ist darum sehr zeitaufwändig.

- Eine positive Beeinflussung subjektiver Schmerzen bedeutet nicht zwangsläufig eine Verbesserung der Druckschmerzhaftigkeit der „tender points" und der Schlafstörungen; die einzelnen Kardinalsymptome sprechen unterschiedlich auf die gleiche Therapie an.

▶ **Medikamentöse Therapie:**

- *Analgetika (Paracetamol, Tramadol, u. U. Morphinderivate) und Antiphlogistika:* Oft notwendig bei allerdings oft enttäuschender Wirksamkeit.

- *Antidepressiva* (v. a. trizyklische Antidepressiva wie Amitriptylin, Cyclobenzaprin und Maprotilin): In ca. 50–60 % wirksam. Ratsam ist Initialtherapie mit Amitriptylin (mit einschleichender Dosierung, beginnend mit 10 mg, langsam steigern auf 50–75 mg). Echte Langzeitwirkung noch offen.

- *Tranquilizer und Schlafmittel:* Große Gefahr wegen Gewöhnungseffekt, besser meiden!

- *Muskelrelaxanzien:* Kaum kontrollierte Studien, in Einzelfällen offenbar wirksam. Aber: ob den Fibromyalgie-bedingten Schmerzen wirklich ein pathologisch erhöhter (elektrisch aktiver) Muskeltonus zugrunde liegt, ist noch nicht geklärt.

- *Neue Therapieformen (noch in der klinischen Prüfung!):*
  - Ondansetron bzw. Navoban: 5-HT-3-Antagonisten – in 50 % bzw. in Pilotstudien wirksam.
  - Ketanserin: 5-HT-2-Antagonist: In Pilotstudie wirksam.
  - Fluoxetin 20 mg (selektiver Serotoninantagonist; SSRI): Auch in Kombination mit Amitriptylin wirksam bezüglich Schmerz, Schlafstörungen und allgemeinem Wohlbefinden (der Einsatz von SSRI scheint ein vielversprechender Ansatz zu sein).
  - Super-Malic (natürlich vorkommende, nicht-toxische organische Dekarbonsäure + Magnesium): Bei längerer Gabe wirksam.
  - Kombination von Mianserin (10 mg abends) und Venlafaxin (initial 37,5 mg morgens) in bisher nicht kontrollierter Anwendung mitunter verblüffend wirksam auf Schlafstörungen und Schmerzen.
  - Lokalanästhetika-Injektionen an schmerzhaften tender points.

▶ **Physikalische Therapie:**
- *Kardiovaskuläres Fitness-Training* („aerobic-exercise"), z. B. auf dem Ergometer (3–4 ×/Woche über viele Monate) wirkt schmerzlindernd. Bei einem Teil der Patienten kann hierdurch der Teufelskreis Schmerz – Inaktivität – erneuter Schmerz durchbrochen werden.
  ◪ *Cave:* Vorsicht vor Überlastung!
- „*Passive" physikalische Maßnahmen,* z. B. großflächige Wärmeanwendungen, weiche Massagen, Entspannungsgymnastik (z. B. postisometrische Muskelrelaxation nach Jacobson), warme Solebäder, vorsichtige Dehnübungen, aber auch Ganzkörper-Kältetherapie (Kältekammer) und Infrarot-Hyperthermie.
- Bewegungsbäder, EMG-Biofeedback.
- *Eher meiden:* Intensives isometrisches Muskeltraining und forcierte Mobilisationen.

▶ **Psychotherapie und psychologische Führung:**
- Erlernen von kognitiv-verhaltenstherapeutischen Verfahren zur Bekämpfung von Schmerz und Depression.
- Entspannungstechniken, autogenes Training, eventuell in Kombination mit EMG-Biofeedback.
- Vermittlung von Bewältigungsstrategien.
- Gruppentherapie! In besonderen Fällen auch langfristige Psychotherapie.

▶ **Allgemeinmaßnahmen:**
- *Patientenschulung* (vgl. S. 446)!
  - Information über das Wesen der Erkrankung (*keine* organischen Schädigungen zu erwarten, die Beschwerden sind *real* und sehr langwierig), Vermeiden schmerzverstärkender Einflüsse.
  - Informationen über die richtige Lebensführung und über die Vermeidung von Stressfaktoren, über den richtigen Wechsel von Belastung und Ruhe, über Vertrauen zu der nach wie vor vorhandenen eigenen körperlichen Leistungsfähigkeit und über die Akzeptanz gewisser Leistungseinbußen, die respektiert werden müssen.
  - Information über die Therapieziele: Therapeutisches Ziel ist keine sofortige Schmerzfreiheit (nicht möglich!), sondern zunächst die Zunahme schmerzarmer Stunden und Tage!
- Abbau der Angst vor der Einbeziehung des Psychotherapeuten, Psychologen, Psychiaters, psychosomatisch tätigen Arztes.

▶ **Kurorttherapie** (vgl. S. 523): Kombination von Milieuänderung, Gruppenerlebnis, Einsatz natürlicher ortsgebundener Heilmittel (Thermen, Peloide) mit einem umfassenden Behandlungsprogramm einschließlich physikalischer Therapie, psychologischer Führung und Steigerung der Leistungsfähigkeit im Rahmen von kurortmedizinischen Maßnahmen (offene Badekur, Kompaktkur, klinisches Rehabilitationsverfahren).
  ◪ *Hinweis:* Zu reizintensive und drastische Kuranwendungen können zu einer Exazerbation der Beschwerden führen!

Verlauf und Prognose

▶ **Meist chronisch,** ab dem 60 Lj. u. U. Tendenz zur Besserung. Nach 10-jähriger Krankheitsdauer ist noch bei ⅔ der Patienten das Vollbild der Erkrankung nachweisbar. Nach einer mittleren Krankheitsdauer von 8 Jahren sind 50 % der Patienten mit ihrer Gesundheit unzufrieden. Nach anderen Beobachtungen sind nach den ACR-Kriterien nach 2 Jahren 24 % in Remission.

▶ **Häufig Invalidisierung** wegen hohen Leidensdruckes und Therapieresistenz (Angaben zwischen 9 und 40 %!).

◪ *Hinweis:* Die Symptomenkombination von generalisierten Schmerzen, Schlafstörungen und verminderter Leistungsfähigkeit darf in ihrer Konsequenz auf Lebensqualität und Lebensfreude nicht unterschätzt werden!

19.5 Tendopathien, Insertionstendopathien

Grundlagen

▶ **Synonym:** Insertionstendopathien = Enthesiepathien.
▶ **Definition:** Uni- oder multilokuläre, primär nichtentzündliche Schmerz- und Reizzustände an Sehnen und ihren Ansätzen mit bevorzugten Prädilektionsstellen.
▶ **Ätiologie und Pathogenese:**
- Chronische mechanische Überlastung bei u. U. vorhandener besonderer Disposition (einseitige Tätigkeit, bestimmte Sportarten, ungewohnte schwere Arbeiten).
- Lokale Ischämie.
- Psychische und physikalische Einflüsse.
- Sekundär, z. B. bei endokrinologischen und Stoffwechselerkrankungen.
▶ **Epidemiologie:** Sehr häufig.
▶ **Prädilektionsstellen:** Epicondylus humeri (Epicondylitis oder Epicondylopathia humeri), Trochanter major et minor (oft als „Trochanter-Bursitis" bezeichnet), Tuberculum majus humeri, Processus styloides radii oder ulnae („Styloiditis"), Schambein („Grazilissyndrom"), Fersenbein (Achillessehne, Plantaraponeurose), Symphyse, Xiphoid, Schulterblattrand, Darmbeinkämme und Spina iliaca ventralis, Pes anserinus, Olekranon, Dornfortsätze, Supraspinatussehne (Sonderform der Schultergelenk-„Periarthropathie").

Klinik, klinischer Befund

▶ Im akuten Stadium starker Ruheschmerz mit Schonhaltung.
▶ Schmerz bei Bewegung und Anspannung des zugehörigen Muskels, Zunahme bei Belastung und Widerstandsarbeit sowie durch Zug und Druck.
▶ Schmerzausstrahlung in zugehörigen Muskel, meist in Peripherie (distal).
▶ Häufig umgebende Hyperalgesie.
▶ Gelegentlich Entzündungszeichen.

Diagnostik

▶ **Klinik** s. oben.
▶ **Labor:** Unauffällige Befunde.
▶ **Röntgen:**
- Bei chronischer Insertionstendopathie Aufrauungen oder dornartige knöcherne Ausziehungen am Sehnenansatz (nicht mit Beschwerden korreliert, auch klinisch stumm möglich!).
- u. U. Kalkablagerungen (Apatit = basisches Kalziumphosphat).
▶ **Arthrosonographie** (S. 75): u. U. Nachweis von Bursitiden, Sehnenverdickungen mit Ödem, Verkalkungen.

Differenzialdiagnosen

▶ Entzündliche Enthesiopathien z. B. bei Spondylarthritiden.
▶ Periarthropathia calcarea generalisata (S. 305).
▶ Generalisierte Tendomyopathie (S. 365).
▶ Myofasziale Schmerzsyndrome (S. 363).
▶ Je nach Lokalisation: Radikuläre Syndrome (Ellbogen, Trochanter), Engpasssyndrome.

◨ *Beachte*:
- Insertionstendopathien und lokale Tendomyosen („Periarthropathien") sind obligates (mitunter dominierendes) Symptom von Arthrosen („Dekompensation" der Arthrose) und Arthritiden und können darum diagnostisch richtungweisend sein!
- Tendopathie, Insertionstendopathie und Tendomyose (S. 363) sind klinisch nicht immer scharf voneinander abgrenzbar und kommen auch kombiniert vor.

Therapie und Prävention

▶ **Im akuten Stadium:**
- *Medikamentöse Therapie:* Injektion von Lokalanästhetika (S. 506); systemisch nicht steroidale Antiphlogistika (S. 447).
- *Physikalische Therapie:* Ruhigstellung (u. U. Gips!), lokale Kryotherapie (S. 519), eventuell milde stabile Galvanisation (auch für Iontophorese mit Lokalanästhetika verwendbar). Keine mechanischen Manipulationen!

▶ **Im chronischen Stadium:**
- *Medikamentöse Therapie:*
  - Antiphlogistika nur mit Zurückhaltung.
  - Lokale Injektion von mikrokristallinen Glukokortikoiden nach vorangegangener Applikation eines Lokalanästhetikums (niemals in die Sehne selbst!). Maximal 3–6-mal in wöchentlichen Abständen!
  - Topisch wirkende Antirheumatika.
- *Physikalische Therapie:* Intensive Wärmebehandlung, Ultraschall, Iontophoresen mit Histamin und Antirheumatika, nieder- und mittelfrequente Ströme. Eventuell gezielte Bewegungstherapie.

▶ **Prävention:** Vor allem Vermeiden ungewohnter mechanischer Belastungen (Sport, Beruf, Alltag).

Verlauf und Prognose

▶ Im Allgemeinen gutartiger Verlauf (aber auch therapieresistente Fälle).

19.6 *Periarthropathia humeroscapularis (PHS)*

Grundlagen

▶ **Definition:** Multifaktoriell bedingte primär degenerative Erkrankung der periartikulären Strukturen des Schultergelenkes mit z. T. ähnlicher Symptomatik, aber unterschiedlicher Pathogenese.

▶ **Ätiologie und Pathogenese:**
- *Degenerative Veränderungen* der Supraspinatussehne und der Bizepssehne → *PHS tendinotica.* Anatomischer „Schwachpunkt": Beim Heben des Armes muss sich die Rotatorenmanschette mit den Sehnen der Mm. supraspinatus, infraspinatus, subscapularis unter dem Acromion und Lig. caracoacrominale vorbeibewegen, dadurch Prädisposition zum „impingement" („Stoß, Anprall").
- *Durchbruch extraartikulärer Kalkablagerungen* (Hydroxyapatit = basisches Kalziumphosphat) im Bereich der Supraspinatussehne in die Bursa subacromialis mit Auslösung einer akuten Kristallbursitis → *PHS acuta.*
- *Degenerative („trophische") Ruptur* (spontan oder traumatisch) der Bizepssehne oder Supraspinatussehne als Teil der Rotatorenmanschette → *PHS pseudoparalytica.*
- *Fibrosierung der Gelenkkapsel* → *PHS ankylosans,* „frozen shoulder" (Mischformen möglich!).
- *Sekundäre PHS-Formen* bei Erkrankungen des Schultergelenkes, neurologischen oder viszeralen Erkrankungen (apoplektischer Insult mit Hemiparese, Herzinfarkt, andere intrathorakale Erkrankungen).
- *Sonderform:* PHS + Reflexdystrophie = „Schulter-Hand-Syndrom" (S. 376).

▶ **Epidemiologie:** Mindestens 10 % aller Menschen betroffen (Männer = Frauen) mit einem Maximum im 6. Lebensjahrzehnt. Die rechte Schulter ist etwas häufiger befallen (oft Seitenwechsel).

Klinik, klinischer Befund

▶ **Allgemein:**
- Spontanschmerz, Nachtschmerz (beim Liegen auf kranker Seite) Bewegungsschmerz (besonders bei Elevation und Abduktion). Ausstrahlung des Schmerzes in die Umgebung. Bei Supraspinatussyndrom sog. „schmerzhafter Bogen" (nach Schmerzmaximum zwischen 80 und 120° Abduktion bei weiterer

Abduktion wieder Nachlassen des Schmerzes). Schmerzen besonders bei komplexen Bewegungen im Alltag.

- Druckdolenz am Tuberculum majus, im Sulcus intertubercularis, am Akromioklavikulargelenk, am Processus coracoideus.
- Ausgedehnte begleitende Tendomyosen (Trapezius!).
- Zunehmende Bewegungseinschränkung u. U. bis zur „Ankylose".

► **Periarthropathia humeroscapularis acuta:**
- Durch Kristallbursitis akute schwerste Dauerschmerzen in befallener Schulter und Oberarm. Verstärkung durch Bewegung: Patient hält Arm ängstlich an Körper gepresst. Hochgradige Berührungs- und Druckdolenz der Schulter, mitunter Rötung, Schwellung, Überwärmung.
- Die akuten Beschwerden klingen nach einigen Tagen ab, können aber in eine chronische Periarthropathie übergehen.

► **Periarthropathia humeroscapularis pseudoparalytica:**
- Meist plötzlich nach Trauma oder abrupter Bewegung oder spontan beginnend (aber auch schleichend!): Akuter heftiger Schulterschmerz mit plötzlicher subjektiver „Lähmung" des Armes. Ursache ist meist eine frische Ruptur der Rotatorenmanschette.
- Die passive Beweglichkeit ist erhalten, die *aktive* Abduktion, Elevation und Außenrotation aber unmöglich → der passiv abduzierte Arm kann nicht gehalten werden! Später Muskelatrophien.

► **Periarthropathia humeroscapularis ankylosans:**
- Meist schleichender Beginn nach anderer PHS oder „aus heiterem Himmel", nur selten mit (leichten) Schmerzen.
- Häufig „sekundäre" PHS nach Traumen mit Ruhigstellung, neurologischen Erkrankungen, Herzinfarkt, anderen intrathorakalen Erkrankungen.
- Zunehmende Versteifung bis zur totalen Blockierung der Schulter. Subjektiv hochgradige Behinderung bei allen Alltagsbewegungen, u. U. Muskelatrophie.

Bildgebende Diagnostik

► **Arthrosonographie** (S. 75): Priorität gegenüber allen anderen bildgebenden Verfahren! Nachweis von Schäden und Rupturen der Rotatorenmanschette und Sehnen, peritendinösen Ödemen, Tendosynovialitiden, Gelenkläsionen, Kalkablagerungen, begleitenden Bursitiden, Synovitiden, Ergüssen. Sorgfältige Untersuchung in verschiedenen Schnittebenen notwendig!

► **MRT** (S. 72): Hervorragende Zusatzinformationen insbesondere bei unklaren Befunden der Rotatorenmanschette und gleichzeitigen Schultergelenkerkrankungen.

► **Röntgen:** Nachweis ursächlicher Schultergelenkerkrankungen (Omarthritis, Omarthrose) und von Kalkablagerungen (meist in Projektion auf Supraspinatussehne oder nahe dem Tuberculum majus, z. B. bei PHS acuta).

  ▶ *Cave:* Der Nachweis und die Größe von Verkalkungsherden korreliert nicht mit dem klinischen Bild! Kalkablagerungen können klinisch „stummer" Nebenbefund auch an „gesunden" Gelenken (Folge früherer Läsionen) sein!

Differenzialdiagnosen

► Echte Arthritiden und Arthrosen des Schultergelenkes.
► Polymyalgia rheumatica (S. 260).
► Periarthropathia calcarea generalisata (S. 305).
► Zervikalsyndrome (S. 357) ohne und mit radikulärer Symptomatik.
► Neuralgische Schultermyatrophie.
► Milwaukee-Schulter (S. 307).
► Herz- und Gefäßleiden.

Allgemeine Therapie und Prävention

► **Medikamentöse Therapie:** Nicht steroidale Antiphlogistika (S. 447), peri- und intraartikulär applizierte mikrokristalline Glukokortikoide, auch gemischt mit

Extraartikulärer (Weichteil-)Rheumatismus

Lokalanästhetika. Niemals Kristalle in Sehnen injizieren! Auch „topische" Antirheumatika sind sinnvoll.

► **Physikalische Therapie** (vgl. S. 514 ff):

• *Im subakuten Stadium:* Milde Thermotherapie z. B. mit Prießnitz-Wickeln (kalt angelegt) oder kühlem bis lauwarmem Fango, vorsichtige Unterwassergymnastik, später Krankengymnastik.

• *Im chronischen Stadium:* Intensive Thermotherapie, nieder- und mittelfrequente Reizströme, Bewegungstherapie, Mobilisationen und Manipulationen, Ultraschall, am wichtigsten Krankengymnastik (auch mit Eigenübungsprogramm!).

• *Im Versuch:* Extrakorporale Stoßwellentherapie bei therapieresistenten Verkalkungen.

► **Kurorttherapie** (vgl. S. 523): Bei therapieresistenten hartnäckigen Fällen alle Formen, auch reizintensive Heilquellen (Schwefelwässer, Solewässer. Thermen, Radonwässer), Peloidbäder (immer in Kombination mit physikalischer Therapie).

► **Radiotherapie:** In therapieresistenten Fällen Röntgen-Entzündungsbestrahlung (S. 512).

► **Operative Therapie**: In besonderen Fällen Entfernung der Kalkdepots und operative Revision mit Akromioplastik, Bandresektion und Reparatur der Rotatorenmanschette.

► **Prävention:** Vermeidung von Kälte, Zugluft und einseitigen Belastungen. Regelmäßiger Saunabesuch.

Spezielle Therapie

► **PHS acuta:**

• *Medikamentöse Therapie:* Hochdosiert nichtsteroidale Antiphlogistika (S. 447), auch parenteral; lokale und systemische Glukokortikoidgaben (S. 505 und 453).

• *Physikalische Therapie* (vgl. S. 514 ff):
 – Ruhigstellung: Lagerung in Abduktion (kurzfristig!).
 – Stunden- bis tagelange Kryotherapie, eventuell kalter Fango (Wärme fast immer kontraindiziert, da nicht vertragen).

► **PHS pseudoparalytica:**

• Je nach Lebensalter primär Operation (besonders bei frischen, traumatisch ausgelösten Fällen).

• Sonst wie bei PHS acuta oder tendinotica chronica.

► **PHS ankylosans:**

• *Medikamentöse Therapie:* Antiphlogistika (S. 447) und topische Glukokortikoide (unterstützend zur Bewegungstherapie).

• *Physikalische Therapie* (vgl. S. 514 ff):
 – Intensive Bewegungstherapie (Krankengymnastik, Unterwassergymnastik) – oft monatelang nötig!
 – Unterstützend hyperämisierende Stromformen.

• *Operative Therapie:* Narkosemobilisation. Dabei wird die kontrakte Kapsel aufgerissen. Sorgfältige, u. U. stationäre Nachbehandlung notwendig. Dauererfolgsquote bezüglich Schmerzen 50 %, bezüglich Beweglichkeit 70 %.

Prognose

► Bei 40 % einmalig, bei 40 % Rezidive, bei 20 % chronisch.

► Bei PHS ankylosans in den meisten Fällen nach 12–15 Monaten Rückkehr der Beweglichkeit!

20 Karpaltunnelsyndrom und Algodystrophie

20.1 Karpaltunnelsyndrom

Grundlagen

▶ **Definition:** Außerordentlich häufiges, polyätiologisches Nervenkompressionssyndrom des N. medianus unter dem Retinaculum flexorum, das selbständig und als charakteristisches Begleitsymptom vieler rheumatischer Erkrankungen auftreten kann.

▶ **Ätiologie und Pathogenese:**
- *Isoliert (primär, idiopathisch)* ohne erkennbare Grunderkrankung (Vitamin-B_6-Mangel, hormonell bedingte Ödemneigung?).
- *Sekundär:* Platzmangel im Karpaltunnel durch proliferative Entzündungen, Traumen, Stoffwechselerkrankungen (Gicht, Apatitarthropathie, Amyloidose, Diabetes), bei endokrinologischen Erkrankungen (Akromegalie, Hypothyreose), Borreliose, hämodialysepflichtiger Niereninsuffizienz, Tenosynovitis gonorrhoica und tuberculosa, durch mechanischen Druck von außen (Stockgriffe) sowie bei der Fibromyalgie und in der Gravidität.

▶ **Epidemiologie:**
- *Prävalenz:* 125–500 Fälle/100 000 Einwohner (20 % aller peripheren Nervenkompressionssyndrome).
- Frauen : Männer = 10 : 1. Zunahme mit dem Alter.
- In 50 % beidseitig.

Klinik, klinischer Befund

▶ Schleichender Beginn mit brennenden Schmerzen und Mißempfindungen im Medianus-Ausbreitungsgebiet (Beugeseiten der Finger 1–3 und der radialen Hälfte des 4. Fingers) unter Einbeziehung der Hohlhand.

▶ Nächtliche Schmerzverstärkung, möglicherweise mit Ausstrahlung in die Schulter (Brachialgia paraesthetica nocturna). Häufig Besserung durch Schütteln oder Reiben der Hände.

▶ Mit Fortschreiten der Medianuskompression Daumenballenatrophie, Paresen des M. abductor und opponens pollicis mit entsprechenden manuellen Behinderungen (Feintätigkeiten unmöglich, festes Greifen einer Flasche).

▶ Eventuell Provozierbarkeit von Parästhesien und Schmerzen durch maximale Dorsalflexion des Handgelenkes für 30–40 s (Phalen-Zeichen), Beklopfen des Handgelenkes volar (Hoffmann-Tinel-Zeichen) und durch Blutdruckmanschettenkompression im Handgelenk.

▶ Subjektiv auch Schwellungsgefühl und Spannung, u. U. auch objektiv nachweisbare leichte Schwellung der Fingerweichteile.

Diagnostik

▶ **Elektroneurographie** (wichtig!):
- Verlängerung der distal motorischen Latenz (DML). Die motorische NLG am Unterarm ist dagegen weitgehend normal.
- Verzögerung der sensiblen Nervenleitungsgeschwindigkeit.
  - ▶ *Cave:* Sowohl „falsch negative" als auch „falsch positive" Befunde sind möglich. Ein operationswürdiges Karpaltunnelsyndrom kann von einer normalen Nervenleitungsgeschwindigkeit begleitet sein!

▶ **Elektromyographie:** Bei axonalem Schaden Denervationspotenziale (z. B. im M. abductor pollicis brevis; die Ulnaris-versorgte Muskulatur ist frei).

▶ **Röntgen** (Handgelenk): Nur bei zu erwartenden ossären Veränderungen.

▶ **Sonographie:** Proliferative Tenosynovitis der Beugesehnen im Handgelenkbereich darstellbar, ebenso wie der Durchmesser des N. medianus.

▶ **MRT:** Bietet einen hervorragenden Überblick über das gesamte Handgelenk bei besonderen Fragestellungen (Ursachen und Ausdehnung ursächlicher raumfordernder Prozesse im Karpaltunnel).

▶ **Labor:** Bei primärem Karpaltunnelsyndrom keine spezifischen Befunde. Bei sekundärem abhängig von Grundkrankheit.

Differenzialdiagnosen

▶ Neuropathie.
▶ Schwere Rhizarthrose (S. 347).
▶ Radikuläre (S. 351) und pseudoradikuläre Syndrome (S. 351).

Therapie

▶ **Konservativer Behandlungsversuch:**
  • *Indikation:* Als Versuch in leichteren Fällen bei neurophysiologischem Grenzbefund.
  • *Vorgehen:*
    – Injektion von Lokalanästhetika, eventuell auch von Glukokortikoiden (nur von Erfahrenen!).
    – Nächtliche Handgelenksschienung, eventuell kombiniert mit topischer Applikation von Antiphlogistika oder glukokortikoidhaltigen Externa im Okklusivverband.
    – Nicht steroidale Antiphlogistika, bei schweren entzündlichen Schüben einer rheumatoiden Arthritis auch orale Glukokortikoide (hier nicht selten dramatische Besserung!).
    – Versuch mit Vitamin B_6 (300 mg/d).
    – Diuretika bei vermehrter Wassereinlagerung als Ursache des Karpaltunnelsyndroms.
    – Physikalisch: Kryotherapie bei akuten Entzündungen, Krankengymnastik und Ergotherapie bei Lähmungen, galvanische Zweizellenbäder.
▶ **Operative Therapie:**
  • *Indikation:* Ausgeprägte Fälle (auch in Frühstadien!). Eine Operation kann auch bei schon lange bestehendem Karpaltunnelsyndrom hilfreich sein, zumindest bezüglich der Schmerzen und Sensibilitätsstörungen; Muskelatrophien und Paresen bleiben dann aber meist bestehen.
  • *Prinzip:* Spaltung des Lig. transversum carpale, bei rheumatoider Arthritis kombiniert mit Synovektomie.

Prognose

▶ Ohne Behandlung Tendenz zur Verschlimmerung, eine spontane Rückbildung ist nur in Sonderfällen möglich.

20.2 Algodystrophie

Grundlagen

▶ **Synonyme:** Reflexdystrophisches Syndrom, Sudeck-Syndrom, neurodystrophisches Syndrom, Algoneurodystrophie, sympathische Reflexdystrophie.
▶ **Definition:** Polyätiologisches und multifaktorielles Schmerzsyndrom mit schwerer trophischer Störung meist umschriebener Extremitätenanteile, die Skelett und Weichteile einbezieht.
▶ **Ätiologie:**
  • *Idiopathisch* (= keine Ursache in 25 % der Fälle).
  • *Traumen* (auch Bagatelltraumen): Fraktur (klassisch: Radius- und Ellenbogen), Distorsion, Kontusion, Luxation, Nervenverletzung, Verbrennung und Erfrierung, Operationen.
  • *Lokale Infektionen,* z. B. Abszesse, Osteomyelitis.
  • *Herzinfarkt* (in 5 %).
  • *Neurologische Erkrankungen:* Zentrale Hemiparese, Parkinson-Syndrom, subdurales Hämatom, Epilepsie, Hirntumoren, Engpasssyndrome, Herpes zoster.
  • *Intrathorakale Erkrankungen:* Lungen-Tbc, Malignome, Pneumothorax, Operationen.

- *Stoffwechsel:* Gravidität, Hyperthyreose, nach Gichtanfall.
- *Medikamentös:* Langzeittherapie mit Barbituraten, Tuberkulostatika und Thyreostatika.
- *Andere:* Beginnende RA, bei Periarthropathia humeroscapularis („Schulter-Hand-Syndrom", S. 370), Thrombophlebitis, Alkoholabusus.
- *Prädisponierend* wirken offenbar vegetative Labilität und bestimmte seelische Ausgangslage (Erregung, Verzweiflung, Angst, Konfliktsituationen).

► **Pathogenese:**
- Wahrscheinlich durch nozizeptive Impulse ausgelöste „Entgleisung" der neurovaskulären vegetativen Durchblutungsreaktion.
- Gemeinsame *„pathogenetische Endstrecke":* Funktionsstörung des autonomen Nervensystems mit Sympathikus-Hyperaktivität, Provokation eines pathologischen Reflexbogens und Stimulation orthodromer Impulse auf A- und C-Fasern.
- Dadurch schwere trophische Störung mit Knochenmarkhyperämie, unkontrollierter Osteoklasten- und Osteoblastentätigkeit und Einbeziehung aller Gewebeanteile (Haut, Gefäße, Knochen, Weichteile).

► **Epidemiologie:** Es gibt keine exakten Daten. Vorkommen weltweit und bei allen Rassen sowie in allen Altersgruppen (meist zwischen 40 und 60 Jahren).

Klinik, klinischer Befund

► **Stadieneinteilung der Algodystrophie** (s. Tab. 20.1): Die Stadien sind nicht immer scharf voneinander abgrenzbar. Stadium III kann (selten!) schleichend direkt erreicht werden. Ein Rückschritt aus Stadium II in Stadium I ist jederzeit möglich.

Tabelle 20.1

Stadium	klinische Merkmale	Röntgenbefunde (s. Abb. 20.2)
Stadium I (s. Abb. 20.1): Stadium der Hyperämie, auch Stadium der Hypertrophie (stoffwechselbezogen)	– 2–10 Wochen nach auslösendem Ereignis – hochakute Phase mit Hyperämie, ödematöser Schwellung, Hyperhidrosis, starken, diffusen Schmerzen, schwerer Funktionsstörung – Haut oft glänzend, rötlich verfärbt, überwärmt, befallener Extremitätenteil wirkt entzündet	diffuse, mitunter schon fleckige, meist gelenknah betonte Osteoporose
Stadium II: Stadium der Dystrophie	– allmähliche Rückbildung der Schwellung, beginnende Haut- und Muskelatrophie – Haut jetzt kühl, bläulich, mit „Seidenpapierglanz", klassisches Röntgenbild (s. u.)	schwerste fleckige Entkalkung, Schwund der Grenzlamellen, Aufhellungsbänder, u. U. usurähnliche Erosionen, auffallend unruhiges Bild
Stadium III: Stadium der Atrophie	– 3–6 Monate nach auslösendem Ereignis – zunehmende Funktionsstörung durch Muskelatrophien, Gelenkkapselschrumpfungen, Fehlstellungen (Fingerkontrakturen), Atrophie und Pigmentverschiebung der blassen Haut, Nagelwachstumsstörungen, eventuell Dupuytren-Kontraktur – im Extremfall Bild der „verdorrten" Hand, an Sklerodaktylie erinnernd. Aber auch bleibende (jetzt weitgehend indolente) diffuse Weichteilverdickungen sind möglich	diffuse Osteoporose mit glasartig wirkendem Knochen ohne fleckigen Charakter mit auffallender Bälkchenvergröberung (Reparaturzeichen)

▶ **Partielle oder parzelläre Reflexdystrophie:** In besonderen Fällen sind nur Teile und Partien einer Extremität befallen, ein „Mini-Sudeck" kann sogar nur umschriebene Weichteilveränderungen auslösen.

▶ **Klinische Sonderformen:**
- Schulter-Hand-Syndrom: Chronische Periarthropathia humeroscapularis mit ipsilateraler Reflexdystrophie der Hand.
- „Transitorische Osteoporose der Hüfte": Ohne vorangehendes Trauma auftretender starker Hüftgelenkschmerz mit erheblicher Gehbehinderung und sich rasch entwickelnder Osteoporose (wird auch als eigene Entität betrachtet, Überlappungen mit Algodystrophie sind aber auffallend).
- Algodystrophie der Sitzbeine.
- „Wandernde schmerzhafte Osteoporose".
- Reflexdystrophie eines ganzen Beines nach Thrombophlebitis.
- Seitenwechsel der Reflexdystrophie (auch noch nach Jahren!).

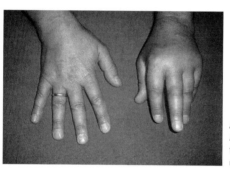

Abb. 20.1 Stadium I einer Algodystrophie mit ödematöser Schwellung, Hyperämie und starken Schmerzen

Diagnostik

▶ **Labor:** Uncharakteristisch. Manchmal leichte Erhöhung von alkalischer Phosphatase, Osteocalcin und (im akuten Stadium) vermehrte Hydroxyprolinausscheidung im Urin.
▶ **Röntgen** s. Abb. 20.2.
▶ **Szintigraphie:**
- 3-Phasen-Skelett-Szintigraphie mit an Albumin oder Bisphosphonate gebundenem ^{99m}Tc: Charakteristisches Bild mit Hyperämie und Anreicherung des Nuklids im Knochen nach 2–4 Stunden.
- Diagnostisch wertvoll, da schon vor radiologischen Veränderungen pathologisch! Auch für Verlaufskontrolle geeignet.

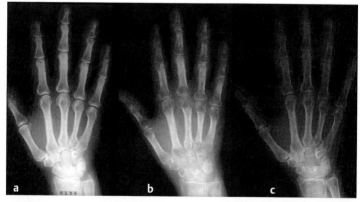

Abb. 20.2 Verschiedene Stadien einer Algodystrophie im Röntgenbild der rechten Hand; a) vor Beginn der Erkrankung, b) bei Erkrankungsbeginn, c) zwei Jahre später

▶ **MRT:** Wertvoll bei „transitorischer Osteoporose der Hüfte".

▶ **Röntgen-Densitometrie:** In besonderen Fällen geeignet zur Diagnose und Verlaufskontrolle.

Differenzialdiagnosen

▶ Alle akuten Arthritiden, insbesondere Kristallarthropathien.

▶ Infektiöse Arthritiden.

▶ Ödeme aus anderer Ursache, Sklerodermie (S. 224).

▶ „Psychogene Kontrakturen".

Therapie

▶ **Stadium I:**
- *Medikamentöse Therapie:*
  - Calcitonin: 100–160 IE/d s. c. oder i. v. für 4–6 Wochen, danach jeden 2. Tag für 3–6 Wochen.
  - Andere Medikamente: Glukokortikoide (Prednisolon 30–50 mg), Sympathikolytika, Betablocker, Ganglienblocker, nicht steroidale Antiphlogistika (S. 447), Sedierung mit Tranquilizern oder Phenothiazinen.
  - Bisphosphonate (z. B. Alendronat i. v.).
  - Guanethidin i. v. (regional): Meist nur kurzzeitig wirksam.
  - Sympathikusblockade (z. B. Stellatumblockade), eventuell Sympathektomie: Ratsam, wenn auch mit unsicherem Erfolg.
- *Physikalische Therapie* (vgl. S. 514 ff): Kurz dauernde (!) Ruhigstellung, kühle Wickel und Packungen, eventuell Kryotherapie.
  - ▷ *Cave:* Keine forcierten passiven Bewegungen und Manipulationen durchführen!

▶ **Stadium II:**
- *Medikamentöse Therapie:* Fortsetzung der Calcitonintherapie, nicht steroidale Antiphlogistika, eventuell Betablocker, Bisphosphonate.
- *Physikalische Therapie* (vgl. S. 514 ff): Beginn der – rein aktiven! – Übungstherapie (gut unter Wasser, ideal in Heilquelle), CO_2- und Solebäder, vorsichtige Wärmetherapie (Prießnitz-Wickel, temperaturansteigende Armbäder – eventuell kontralateral). Vorsichtige Bindegewebsmassage am Rücken.
  - ▷ *Cave:* Jede schmerzhafte Bewegungstherapie kann einen Rückfall induzieren!

▶ **Stadium III:**
- *Medikamentöse Therapie:* Lokale Hyperämika.
- *Physikalische Therapie* (vgl. S. 514 ff): Intensivierte aktive Bewegungstherapie, auch im Wasser. Mobilisation eines eventuell versteiften Schultergelenkes, galvanische Zellenbäder, Versuch der Kontrakturdehnung durch Ultraschall und Krankengymnastik. Kur oder medizinische Rehabilitationsmaßnahme im Thermalbad.

▶ **Allgemein (in allen Stadien):**
- Therapie von Grundkrankheiten.
- Begleitende Psychotherapie in manchen Fällen ratsam (Angstbewältigung), psychische Führung in jedem Fall wichtig!

Prävention

▶ Schonende chirurgische Therapie!

Prognose

▶ Die Prognose ist im Einzelfall nicht abschätzbar, aber generell gut. Unkomplizierte Ausheilungen sind im Stadium I und II noch nach bis zu einem Jahr möglich.

▶ Therapie hat aber schon kurzzeitige Erfolgsquote von 70–80 %.

▶ Therapieresistente Fälle (mit hohem Invalidisierungsgrad) möglich.

21 Rheumatische Symptome bei Osteopathien und Synovitis villonodularis

21.1 Osteoporose

Definition

▶ Generalisierte/systemische Skeletterkrankung, die durch eine verminderte Knochenmasse und eine Störung/Qualitätsminderung der Mikroarchitektur des Knochengewebes charakterisiert ist, und die zu einer vermehrten Knochenbrüchigkeit und einem Anstieg des Frakturrisikos führt (Osteoporose-Konsensuskonferenzen 1991 und 1993).

   ◨ *Probleme:*
   - Diese klinisch orientierte Definition ersetzt die früher pathologisch-histologisch geprägte Osteoporose-Definition.
   - Im Gegensatz zu anderen und früheren Definitionen sind zur Diagnose einer Osteoporose Frakturen nicht unbedingt notwendig.
   - Die Einteilung der zahlreichen lokalen Osteoporose-Formen nach dieser Definition ist schwierig.
   - Die Definition lässt offen, ab welchem Grad der Verminderung der Knochenmasse oder Knochendichte von Osteoporose zu sprechen ist. Darum Einführung des so genannten „T-Scores" (unter Zugrundelegung des densitometrisch bestimmten Knochenmineralgehaltes bzw. der Knochenmineraldichte [bone mineral density – BMD]).

▶ **T-Score** (vgl. Osteodensitometrie S. 381): Individueller Meßbefund, der die Zahl der Standardabweichungen (SD) angibt, die dieser Wert unterhalb oder oberhalb des Mittelwertes gesunder junger Erwachsener liegt in Relation zur sog. peak bone mass (das Maximum der erreichbaren individuellen Knochenmasse junger Erwachsener). Einteilung des T-Scores in 3 Stadien:

   • *Normalwerte:* Knochenmineralgehalt nicht mehr als 1,0 SD unter dem Mittelwert der PBM.
   • *Klinisches Stadium 0 – Osteopenie, präklinische Osteoporose:* Verminderter Knochenmineralgehalt mit einem BMD – 1 bis – 2,5 SD unter dem Durchschnitt junger Erwachsener. Keine Frakturen.
   • *Klinisches Stadium I – Osteoporose ohne Frakturen:* Knochenmineralgehalt vermindert mit einem T-Score unter – 2,5 SD.
   • *Klinisches Stadium II – manifeste Osteoporose mit Frakturen:* Knochenmineralgehalt vermindert, ein bis drei Wirbelfrakturen ohne adäquates Trauma.
   • *Klinisches Stadium III – fortgeschrittene Osteoporose:* Knochenmineralgehalt vermindert, multiple Wirbelfrakturen, oft auch extraspinale Frakturen.

Klassifikationsmöglichkeiten

▶ **Lokalisierte und generalisierte Osteoporosen:** Lokalisierte Osteoporosen:
   • Gelenknahe Osteoporose bei rheumatoider Arthritis und bei anderen entzündlich-rheumatischen Erkrankungen.
   • Lokalisierte Osteoporose bei Algodystrophie.
   • Inaktivitätsosteoporose.
   • Osteoporose durch Bestrahlung mit ionisierenden Strahlen.
▶ **Primäre** (unbekannte oder nur teilweise bekannte Ursache; postmenopausal [v. a. Östrogenmangel], juvenil, postpartal, senil, idiopathisch) und **sekundäre** Osteoporosen (bekannte Ursache, s. u.).
▶ **Nach metabolischen Charakteristika**: High-turnover-Osteoporose (gesteigerter Knochenumbau) und low-turnover-Osteoporose (Knochenmasseverlust mit reduziertem Umbau).

Ätiologie und Pathogenese

▶ **Genetische Faktoren:** Vitamin-D-Rezeptorgene, Östrogen-Rezeptorgene, Kollagengene (die Knochenmasse ist genetisch determiniert).

► **Ursachen sekundärer Osteoporoseformen:**
- *Stoffwechsel:* Hyperthyreose, Morbus Cushing, Hypogonadismus, Diabetes mellitus.
- *Gastrointestinal:* Malabsorption, Maldigestion, Zustand nach Magenresektion.
- *Medikamente:* Antikonvulsiva, Immunsuppressiva wie Ciclosporin A, Heparin-Dauertherapie, Methotrexat, Lithium, Glukokortikoide.
- *Andere:* Niereninsuffizienz, Immobilisation, neoplastische (Plasmozytom!) und entzündliche Erkrankungen, Anorexia nervosa.

► **Gemeinsame pathogenetische Endstrecke:** Störung der Knochenbilanz mit langfristigem Überwiegen des Abbaus im Verhältnis zum Anbau über den zu erwartenden „physiologischen" Spongiosa-Verlust von 1–2 % pro Jahr hinaus (bei Männern 0,1–0,5 %). Dabei beteiligt sind Prostaglandine, insulin-like growth-factor (IGF), Interleukine 1, 6 und 11, tumor necrosis Factor (TNF) und transforming growth factor β (TGF-β).

► **Generelle Risikofaktoren:** Lebensalter, weibliches Geschlecht, weiße Rasse, niedriges Körpergewicht, schlechter Ernährungszustand (mit erniedrigter Kalziumzufuhr!), Zigarettenrauchen, Alkoholabusus, körperliche Inaktivität, späte Menarche und frühe Menopause und eventuell auch verminderte Exposition gegenüber Sonnenlicht (UV-Licht).

Epidemiologie

► **Die Osteoporose ist die häufigste Skeletterkrankung.** Prävalenz in USA: 24 Mio. Einwohner mit 1,3 Mio. Frakturen/Jahr.

► Im Alter von 65 Jahren bei 30 % aller Frauen osteoporotisch bedingte Wirbelfrakturen.

► Primäre Osteoporoseformen sind 4-mal häufiger als sekundäre, am häufigsten ist die postmenopausale oder postklimakterische Osteoporose (80 %).

► Die Mortalitätsrate von Osteoporose-bedingten Schenkelhalsfrakturen ist mit 20 % im 1. Jahr nach wie vor sehr hoch.

► Wenn auch Frauen in der Osteoporosehäufigkeit dominieren, so muss allein in Deutschland auch mit 800 000–1 Mio. Männern (geschätzt!) mit Osteoporose gerechnet werden.

Klinik, klinischer Befund

► Bei sekundären Osteoporoseformen Symptome der Grunderkrankung.

► **Statisch-dynamische Rückeninsuffizienz:**
- Belastungsschmerz, Tendomyosen, Formveränderungen (Hyperkyphose mit „Witwenbuckel" der BWS, Hyperlordose der LWS).
- Starke Klopfschmerzhaftigkeit der Dornfortsätze.
- Initial meist gut erhaltene Beweglichkeit.

► Größere Frakturneigung (Schenkelhals) schon bei leichten Traumen.

► Körpergrößenabnahme (messen!) mit „tannenbaumartiger" Hautfältelung am Rücken (seitliches Licht) (s. Abb. 21.1), Flacherwerden des Trapeziusreliefs, Bauchvorwölbung, Taillenverlust, im fortgeschrittenen Fall Aufsitzen der Rippen auf den Beckenkämmen (sehr schmerzhaft!).

  ◪ *Cave:* Trotz fortgeschrittener Osteoporose können Schmerzen, selbst bei Wirbelkörperkompressionen, fehlen.

► **Wirbelkörperkompressionen:**
- Akut Ruheschmerz und „Hexenschüsse".
- Fast nie neurologische Komplikationen!

► **Schwere Osteoporose:** Hohe Frakturneigung („spontane" Wirbelkörperkompressionen auch ohne vorangegangenes Trauma, Rippenfrakturen schon bei leichten Druckanwendungen).

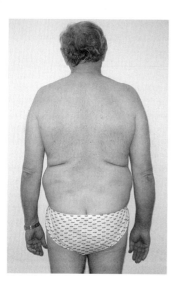

Abb. 21.1 Faltenbildung nach osteoporotischen Wirbelkörpersinterungsfrakturen

Diagnostik – Röntgenbefunde

▶ Vermehrte Transparenz des Knochens mit scharfer, an den Wirbeln betont wirkender Randkonturierung („Silberstiftphänomen"). Erst ab 30 % Knochenmasseverlust sichtbar!

▶ Hervortreten der senkrechten Spongiosabälkchen der Wirbelkörper.

▶ Mit zunehmender Intensität (s. Abb. 21.2 und Abb. 21.3) Eindellung der Wirbelkörperabschlussplatten mit Fischwirbelbildung („Ballonierung" des Zwischenwirbelraumes), Wirbelkörperkompressionen, periphere Frakturen.

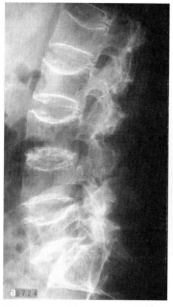 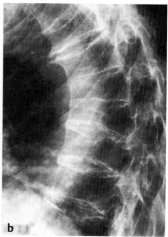

Abb. 21.2 a und b Röntgenaufnahmen der Brust- und Lendenwirbelsäule bei schwerer Glukokortikoid-induzierter Osteoporose bei einem 60-jährigen Patienten mit rheumatoider Arthritis; der Patient injizierte sich selbst jahrzehntelang hohe Dosen von Dexamethason intraartikulär

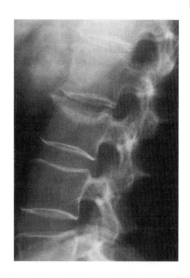

Abb. 21.3 Lendenwirbelkompressions-
fraktur nach langjähriger Kortikosteroid-
Therapie

◼ *Cave*: Die Osteoporosediagnostik ist keine Röntgendiagnostik. Nur vom Röntgenbild her allein kann eine Osteoporose nicht ohne weiteres diagnostiziert werden!

Diagnostik – Osteodensitometrie

▶ **Allgemein:** Die Knochendichtemessung ist durch Verfeinerung der Techniken zu
einer unentbehrlichen Maßnahme sowohl zur Diagnose als auch zur Therapieüberwachung bei Osteoporose geworden.
▶ **Methoden der Osteodensitometrie:**
  • *Röntgenstrahlen-Absorptiometrie:* Integrale Messung von kortikalem und spon-
    giösem Knochen mit einem (SXA) oder zwei (DXA) Röntgenstrahlen. DXA ist
    weit verbreitet wegen hoher Reproduzierbarkeit und Genauigkeit, niedriger
    Strahlenexposition und der Möglichkeit, die Knochendichte sowohl axial als
    auch an anderen Skelett-Teilen zu messen (meist L1/L2–L4 a. p. und seitlich,
    Schenkelhals, Radius und Ferse). Bestimmung des flächenbezogenen Knochen-
    mineralgehaltes in g/cm^2 (möglich auch in g und g/cm).
  • *Spinale und periphere quantitative CT* (QCT und pQCT): Auch hier ist die Mes-
    sung an der Wirbelsäule und am Radius üblich. Nur mit dem QCT ist eine
    echte volumetrische Knochendichtebestimmung möglich mit selektiver Diffe-
    renzierung zwischen trabekulärem und kortikalem Knochen. Die Strahlenbe-
    lastung ist aber höher als bei der DXA-Methode (wichtig für geplante Verlaufs-
    messung).
  • *Quantitative Ultraschalldiagnostik:* Bestimmung der Abschwächung der Ultra-
    schallenergie bei Penetration der Schallwellen durch den Knochen. Vorteil:
    Messungen sehr rasch möglich, leichte tragbare und billige Geräte. Messort
    ist meist der Kalkaneus (wegen dünner Weichteilbedeckung und dünner Kor-
    tikalis). Als Alternative zur DXA insbesondere zur Evaluation des Frakturrisikos
    diskutiert, zur Routinediagnostik und zur Verlaufsbeobachtung noch nicht
    empfohlen (bei hoher Messungenauigkeit).
▶ **Probleme der Osteodensitometrie**
  • *DXA-Methode:*
    – Falsch hohe Messwerte bei großen Knochenbrüchen, skelettnahen Verkal-
      kungen (Bänder, Aorta), schweren arthrotischen Randwülsten.
    – Hohe intraindividuelle Variationen; sichere Aussagen zum Frakturrisiko
      sind nur für das gemessene Areal möglich (es gibt auch reine Wirbelsäulen-
      osteoporosen ohne entsprechende Knochendichteverminderungen in der
      Peripherie). Darum am besten immer an zwei unterschiedlichen Skelett-
      abschnitten messen.

– Die Messwerte verschiedener DXA-Geräte sind nicht vergleichbar und nicht gegenseitig eichbar.
- *Bei QCT-Messung:* Berücksichtigung des sog. „Fettfehlers" durch Knochenmarkfett.

▶ **Indikationen zur Osteodensitometrie:**
- „Basisuntersuchungen" bei Frauen in der Menopause.
- Frauen mit Östrogenmangel, familiärem Osteoporoserisiko, alimentärem Kalziummangel.
- Auffallende radiologische Befunde wie Spontanfrakturen, Frakturen nach Bagatelltraumen mit vermuteter verminderter Knochendichte.
- Patienten zu Beginn und während langzeitiger (über 6 Monate währender) Glukokortikoidtherapie.
- Osteopathien und Osteoporosen bei Hyperparathyreoidismus (Indikation zur chirurgischen Therapie), Hyperthyreose, Osteomalazie, renaler Osteopathie, Osteogenesis imperfecta.
- Therapieüberwachung (Effektivitätskontrolle).
- Patienten nach Organtransplantationen.
- Erfassung von Patienten mit raschem Knochenverlust (Legitimation einer aggressiven Therapie) (Empfehlung der interdisziplinären Leitlinienkommission zur Osteoporosediagnostik). Weiterhin empfohlen:
- Geriatrische Patienten mit Risikofaktoren für Oberschenkelhalsfraktur.
- Hypogonadismus.
- Anorexia nervosa.

Laborbefunde

▶ **Bei primärer Osteoporose** uncharakteristisch, insbesondere die Werte für Serum-Kalzium, Phosphat und alkalische Phosphatase sind normal.
▶ **Zur Abgrenzung einer primären von einer sekundären Osteoporose** ist ein umfangreiches Labor-Screening notwendig (einschließlich renaler, metabolischer, endokrinologischer Parameter). Basisparameter: BSG, Blutbild, Kalzium, Phosphat, Kreatinin, alkalische Phosphatase, γ-GT sowie Gesamteiweiß, Kalzium, Eiweiß und Kreatinin im 24-h-Urin. Empfehlenswert ist ferner die Bestimmung der Kalziumausscheidung im 24-h-Urin und bei Verdacht auf Osteomalazie und Hyperparathyreoidismus Parathormon und 25 OH-Vitamin D.
▶ **Zur Beurteilung des Knochenstoffwechsels** wird die Bestimmung von Stoffwechselmarkern empfohlen: 1) Aufbaumarker: Alkalische Phosphatase, Osteocalcin; 2) Abbaumarker: Pyridinium-Crosslinks im Urin.

Differenzialdiagnosen

▶ Osteomalazie (S. 385).
▶ Lokale Osteoporoseformen (Inaktivitätsosteoporose, auch bei großflächigen Lähmungen!).
▶ Andere Osteopathien.

Therapie – Allgemein

▶ Es gibt kein für alle Osteoporosefälle verbindliches Therapieschema; Ziel ist eine individuelle Behandlung, die Alter, Geschlecht, aktuelle Beschwerden und Aktivität der Osteoporose berücksichtigt (klinisch stumme Osteoporosen können jahrelang konstant bleiben).
▶ Ob man von Osteoporose-Prävention oder Therapie spricht, hängt vom klinischen Stadium (s. T-Score S. 378) ab.
- Im Stadium 0 ist Prävention ratsam: Östrogengaben, ausreichende Kalziumzufuhr von 1 g/d, ausreichende Sonnenexposition, Muskeltraining.
- Therapie-Indikation: Stadium I-III.
▶ Bei allen sekundären Osteoporoseformen Behandlung der Grundkrankheit.

Medikamentöse Therapie

▶ **Medikamente mit primär antiresorptiver Wirkung:**
- Kalziumsalze (0,5–1 g/d).
- Vitamin-D-Metabolite (Alfacalcidol, Colecalciferol [400–800 IE/d]): Verbesserung der Kalziumresorption, Senkung des Parathormonspiegels, Erhöhung des Vitamin-D$_3$-Spiegels; v. a. bei Osteoporose älterer Menschen geeignet.
- Östrogene, Progestagene: Dosierung je nach Präparat (auch als Pflaster). Hormonersatztherapie nicht generell, sorgfältige Nutzen-Risiko-Abwägung.
- Bisphosphonate (Pyrophosphat-Analoga):
  - Wirkprinzip: Resistenz gegen enzymatischen Abbau, u. a. Hemmung des Wachstums von Hydroxyapatit-Kristallen in vitro und der Resorption und Osteoblasten in vivo.
  - Wirkstoffe: Mittel der 1. Wahl: Alendronat 10 mg/d oder mg/Woche oder Risedronat 5 mg/d oder 35 mg/Woche. Das Bisphosphonat Ibandronat steht vor der Zulassung für diese Indikation.
- Raloxifen 60 mg/d: Selektiver Östrogen-Rezeptor-Modulator bei postmenopausaler Osteoporose.

▶ **Medikamente mit Stimulation der Knochenbildung:**
- Fluoride, z. B. Natriumfluorid, Monofluoro-Phosphat.
- Teriparatid (Parathormon-Fragment).
- Strontiumranelat (steht vor der Zulassung).
- Anabole Steroide: u. U. günstige Zusatzeffekte durch anabole Wirkung auf Muskulatur!
- Wachstumshormone.
- Knochenwachstumsfaktoren (therapeutisch noch nicht genutzt).

▶ **Basistherapie aller generalisierten Osteoporoseformen:**
- Kalzium 1000 mg/d und Vitamin D 400–800 IE/d oder Alfacalcidol 1 µg/d.
- ▶ *Wichtig:* Unter Vitamin-D-Therapie alle 3 Monate Kalziumspiegel-Kontrollen durchführen!
- Analgetika und nicht steroidale Antiphlogistika bei Bedarf.

▶ **Zusätzlich bei schweren Osteoporosen mit raschem Knochenmasseverlust:**
- *Bisphosphonate:* z. B. als zyklische Etidronat-Therapie mit 400 mg/d über 2 Wochen, dann 76 Tage Kalzium (Wiederholung in 3-Monats-Zyklen). Im Vergleich zu den neueren Bisphosphonaten Alendronat und Risedronat weist Etidronat eine eher geringe Potenz auf.
- *Vor allem bei frischen Wirbelkörperkompressionen* Calcitonin (initial 4–8 Wochen 100 IE/d, dann Intervall vergrößern (eventuell über Monate). Kontrolle der alkalischen Phosphatase. auch analgetische Wirkung.
- *Bei Östrogenmangelosteoporose sind Östrogene* unverändert das Mittel der Wahl: Die Einnahme sollte unter gynäkologischer Kontrolle stattfinden, eventuell kombiniert mit Gestagen zur Verminderung des Risikos eines Endometriumkarzinoms (bei hysterektomierten Frauen nur Östrogen – auch als Pflaster). Unerwünschte Nebenwirkung: Wiederauftreten von Zyklusblutungen bei älteren Frauen.
- Teriparatid, ein Parathormon-Fragment 1×20 mg s. c. täglich bewirkt eine erhebliche Zunahme des trabekulären und kortikalen Knochenvolumens.
- Etwa ab 10 Jahre postmenopausal Fluoride (25–50[–100] mg Natriumfluorid/d oder 3×38[bis 76] mg Natriumfluorophosphat/d). In 30 % allerdings kein Effekt. Therapiedauer mindestens 1 Jahr, eventuell 2(–4) Jahre. Eine vorübergehende Osteomalazie (Gelenkbeschwerden) ist häufig.
  - ▶ *Cave:* Bei Überdosierung besteht die Gefahr der Fluorose mit u. U. erhöhter Frakturrate.

▶ **Therapieprobleme:**
- Die Langzeitwirkungen der viel versprechenden Bisphosphonate sind noch nicht ausreichend bekannt.
- Der tatsächliche Effekt von Fluoriden auf Wirbelfrakturen wird widersprüchlich beurteilt.

- Eine Besserung der Knochendichte muss nicht mit einer Reduktion der Frakturrate korreliert sein.
- Verschiedene Substanzen zur Osteoporose-Therapie und -Prävention sind im Versuch; eine abschließende Beurteilung steht noch aus. Die Osteoporose-Therapie ist unverändert „im Fluss".

Physikalische Therapie (vgl. S. 514 ff)

▶ **Bei chronischen Osteoporosebeschwerden ohne frische Frakturen:** Wärmeanwendungen, Krankengymnastik (isometrische Übungen!), nieder- und mittelfrequente Ströme zur Schmerzstillung, Behandlung begleitender Tendomyosen und Funktionstraining (Setzen funktioneller trophischer Reize für den Knochen!). Ein adäquates Übungsprogramm kann die Knochendichte messbar verbessern!

▶ **Bei akuten Beschwerden mit frischen Wirbelkörperkompressionen:** Kurzfristige (!) Ruhigstellung in entlasteter Lagerung, Atemtherapie, analgesierende Ströme und eventuell lokale Thermotherapie.

Prävention, Rehabilitation

▶ Bei starken Schmerzen und Instabilität: Korsettverordnung.

▶ Präventiv milcheiweißreiche Kost, körperliche Aktivität, Rückendisziplin, Haltungsschulung, häusliches Übungsprogramm. Intensive Krankengymnastik kann nicht nur den Knochenabbau bremsen, sondern echten Knochenanbau stimulieren!

▶ Neben der medikamentösen Therapie ist eine Sturzprophlaxe essenziell:
- Optimierung der häuslichen Umgebung.
- Mobilitätsverbesserung durch Balance-, Kraft- und Gehtraining.
- Reaktionstraining.
- Überprüfung Vigilanz-beeinträchtigender Medikamente.
- Hilfsmittelversorgung.
- Hüftprotektoren.

▶ In letzter Zeit werden auch Bisphosphonate und diverse Kombinationen diskutiert.

Verlauf und Prognose

▶ Die Osteoporose verläuft in Schüben mit schmerzhaften Episoden.

▶ Die Prognose ist im Allgemeinen, bis auf wenige rasch progrediente Fälle, gut. Durch neue Therapiestrategien ist die Prognose generell besser geworden.

Leitlinien

▶ Es existieren Leitlinien der DVO (Dachverband der osteologischen Fachgesellschaften) zur Osteoporose bei Frauen nach der Menopause und im höheren Lebensalter (s. Anhang S. 564) und zur Glukokortikoid-induzierten Osteoporose (s. Anhang S. 566).

21.2 Osteoporose-Sonderformen

Osteoporose bei rheumatoider Arthritis

▶ **Grundlagen** s. S. 121.

☐ *Beachte*: Eine generalisierte Osteoporose ist immer Begleitsymptom einer rheumatoiden Arthritis und muss nicht durch Glukokortikoide induziert sein!

▶ **Therapie:**
- *Therapie der arthritisbedingten Schmerzen und der Entzündung* s. rheumatoide Arthritis (S. 125), Vermeidung von Immobilisierung!
  - ☐ *Hinweis:* Die zu erwartende Entwicklung einer Osteoporose bei rheumatoider Arthritis darf nicht vor dem Einsatz von Glukokortikoiden abschrecken, da Glukokortikoide über die Entzündungshemmung in diesem Fall auch präventiv bei dieser Osteoporose wirken können!

- *Weitere Medikamente:* Kalzium, Vitamin D, Fluoride und zunehmend Bisphosphonate.
- Wenn möglich Medikamente vermeiden, die Osteoporose-fördernd wirken können (z. B. Methotrexat, Ciclosporin).

Glukokortikoid-induzierte Osteoporose

▶ **Ätiologie und Pathogenese:**
- Reduktion der intestinalen Kalziumresorption, Hemmung der tubulären Kalziumrückresorption.
- *Direkte Beeinflussung des Knochengewebes:*
  - Hemmung von Proliferation und Knochenmatrixsynthese der Osteoblasten.
  - Förderung der Knochenresorption durch Osteoklasten.
  - Hemmung der Wachstumshormon- und Testosteronsekretion durch Hemmung der endogenen Calcitoninsekretion der Schilddrüse.
  - Aktivierung von Parathormon.
- *Die „Schwellendosis"* ist individuell verschieden, meist liegt sie bei 5–7,5 mg Prednisolon/d. Auch inhalative Glukokortikoide können eine Osteoporose verursachen.
- Von besonderer Bedeutung ist die Therapiedauer – kleinere Dosen über längere Zeit sind gefährlicher als eine kurzzeitig hoch dosierte Glukokortikoidtherapie.
- In den ersten sechs Monaten der Therapie ist der Knochenmineralverlust am höchsten; nach Absetzen wird die Knochenbilanz wieder positiv und die Knochendichte kann zunehmen.
- Der trabekuläre Knochen ist mehr befallen als der kortikale.

▶ **Epidemiologie:**
- In mindestens 40 % der Fälle muss mit einer Osteoporose gerechnet werden.
- Die Abschätzung einer Glukokortikoid-induzierten Osteoporose bei rheumatoider Arthritis wird dadurch erschwert, da diese selbst zu einer generalisierten Osteoporose führt und zusätzliche Medikamente (Methotrexat, Ciclosporin) die Osteoporose eventuell noch verstärken.
- Bei 50 % der Patienten sind Frakturen zu erwarten.

▶ **Prophylaxe und Therapie:** vgl. Leitlinie der DVO (s. Anhang S. 564).

21.3 Osteomalazie

Grundlagen

▶ **Definition:** Mineralisationsstörung der Knochenmatrix mit vermehrter Bildung unverkalkten Osteoids.

▶ **Ätiologie und Pathogenese:**
- Vitamin-D-Mangel (ungenügende Ultraviolettexposition, verschiedene Malabsorptionssyndrome, Vitamin-D-Stoffwechselstörungen).
- Verschiedene, meist seltene Stoffwechselstörungen, z. B. Phosphatmangel, auch durch mineralisationshemmende Medikamente (z. B. Fluoride).

Klinik, klinischer Befund

▶ Quälende Skelettschmerzen („Pseudorheumatismus") besonders im Beckenbereich.

▶ Starke Druck-, Biegungs- und Kompressionsschmerzhaftigkeit des Knochens.

▶ Klinisch kann das Bild an ankylosierende Spondylitis erinnern mit versteifter Hyperkyphose der BWS.

▶ Nicht selten (aber meist nicht erkannt) begleitende Myopathie mit starker Muskelermüdbarkeit und watschelndem Gangbild.

▶ Bei einigen Patienten Symptome einer Sprunggelenkarthritis.

Diagnostik

► **Labor:**
- *Pathognomonisch:* Erhöhte alkalische Phosphatase.
- Kalzium meist vermindert, bei Osteomalazie durch Phosphatmangel verminderter Phosphatspiegel.
- Im Serum Vitamin-D₃-Derivate vermindert (in Zweifelsfällen wertvoll).
- Im Urin u. U. vermehrte Hydroxyprolin-Ausscheidung.

► **Biopsie (Beckenkamm):** Überschießende Osteoidbildung und verzögerte Mineralisation (gut nachweisbar mit Tetrazyklinmarkierung).

► **Röntgen:** Neben vermehrter Transparenz des Skeletts sehr unscharf, wie verdämmernd wirkende Randkonturen („Renoir-Effekt"), Looser-Milkman-Umbauzonen („Pseudofrakturen") an Schambein, Rippen, Femur, Schienbein, manchmal auch Sakroiliitis-ähnliches Bild.

Therapie

► Therapie einer eventuellen Grunderkrankung.

► Bei Vitamin-D-Mangel: Vitamin D₃ 5000–10000 IE/d p. o., bei Malabsorption parenteral (z. B. 50000 IE Colecalciferol, in individuellen Abständen, Regelfall alle 3 Monate i. m.; Zielgröße: Normalisierung der alkalischen Phosphatase). Sorgfältige Überwachung von Serum- und Urin-Kalzium.

► Bei Phosphatmangel zusätzlich Phosphat.

► Ultraviolett-Ganzkörperbestrahlung mit aufsteigender Dosierung.

► Analgetische medikamentöse und physikalische Therapie.

21.4 Morbus Paget

Grundlagen

► **Synonyme:** Osteodystrophia deformans, Ostitis deformans.

► **Definition:** Monostotische oder polyostotische, aber niemals generalisierte Knochenerkrankung mit massivem pathologischen Umbau des Knochens und daraus resultierenden gravierenden Formveränderungen, Schmerzen und Frakturen.

► **Ätiologie und Pathogenese:**
- Genetische Disposition (Defekt auf Chromosom 18)?
- Virus-Infektion?
- Hochgradig gesteigerter Knochenumbau durch pathologische Riesenosteoklasten.

► **Epidemiologie:**
- In Europa bis zu 3 % der Bevölkerung im Alter über 40 Jahre. Von Land zu Land aber sehr unterschiedlich. Bei Afrikanern und Asiaten sehr selten. Zunahme mit dem Alter.
- Männer erkranken häufiger als Frauen.

Klinik, klinischer Befund

► Die Krankheit kann ohne Beschwerden verlaufen („stummer Paget"), wird zufällig entdeckt.

► Hauptsymptome sonst bohrende Schmerzen und Skelettdeformierung.

► Hauthyperthermie über befallenen Knochen.

► Je nach Skelettbefallmuster Zusatzsymptome: Am Schädel Augen- und Hörstörungen, diverse neurologische Symptome (Nervenkompressionen!), Diabetes insipidus, Hirndrucksymptome, Schädelverformung u. a.

► Entwicklung schwerer sekundärer Arthrosen.

► **Komplikationen:** In 1 % Sarkomentwicklung (meist Osteosarkom, seltener Fibrosarkom oder Chondrosarkom), Frakturen, Nephrolithiasis, Herzinsuffizienz.

► **Häufigster Befall:** Lendenwirbelsäule, Kreuzbein, Becken, Schädel, Femur, Tibia.

► In 10–30 % Frakturen (initial u. U. als schmerzlose Fissur).

Diagnostik

▶ **Labor:**
- *Akalische Phosphatase:* Meist erhöht, bei kleinen Herden eventuell normal. Wichtig auch zur Therapiekontrolle!
  - ◪ *Cave:* Bei niedrigen Ausgangswerten kann der obere Normgrenzwert schon pathologisch sein!
- BSG-Beschleunigung.
- Hydroxyprolin und Pyridinium-Crosslinks sind im Urin vermehrt (eventuell in Zukunft auch für Therapiekontrolle nützlich).

▶ **Röntgen** (zentrales Verfahren, da häufig ausschließlich radiologische Diagnosestellung): Charakteristisch ist eine bunte Kombination von osteoplastischen und osteolytischen Veränderungen, Vergröberungen, Verplumpungen und hochgradigen Deformierungen mit grotesk wirkender Spongiosastruktur (s. Abb. 21.4).

▶ **Szintigraphie** (wichtig als „Suchtest" und zur Bestimmung des Manifestationsmusters): Fokale Mehrspeicherungen? Alle Speicherherde müssen radiologisch abgeklärt werden (Abb. 21.5)!

▶ **Histologie:** Nur in Ausnahmefällen notwendig.

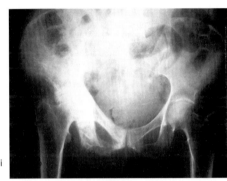

Abb. 21.4 Strähnige osteosklerotische Veränderung im Bereich der Beckenschaufel des Sitz- und Schambeines bei M. Paget

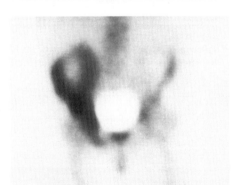

Abb. 21.5 Szintigraphische Anreicherung im Bereich der rechten Beckenhälfte bei M. Paget

Therapie

▶ **Ziele:** Möglichst frühzeitiger Therapiebeginn zur Hemmung der Osteoklasten und damit der exzessiven Knochenresorption. Parameter ist die Senkung der alkalischen Phosphatase auf Normwerte, wenn möglich noch darunter.

▶ **Indikation:** Schmerzen und/oder andere Symptome, aber auch bei asymptomatischen Patienten, wenn Schädel, Wirbelsäule, große Gelenke befallen sind (hohes Risiko).

Rheumatische Symptome bei Osteopathien und Synovitis villonodularis

► Bisphosphonate im zyklischen Einsatz sind Mittel der Wahl (keine Dauertherapie!).

- *Etidronat:* 200–400 mg/d über 6 Monate, nach 6 Monaten Pause erneuter Zyklus. Wird heute meist bei milden Verlaufsformen eingesetzt.
- *Pamidronat:* Therapie nur parenteral möglich, 15–90 (meist 30) mg in 100–500 ml NaCl 0,9% über 1–4 Stunden. Gesamtdosis 90 (–180) mg. Kontrolle der Kalziumspiegel.
- *Risedronat:* 30 mg/über zwei Monate
- *Tiludronat:* 2×200 mg/d über 3 Monate. Wirksamer als Etidronat.
- Gute Erfahrungen und erste Studien auch mit Alendronat (40 mg/d p. o. über 6 Monate).

► **Unterstützende Therapie:**

- Analgetika und Antiphlogistika.
- Symptomatische physikalische Therapie (*cave* keine Wärme auf bereits überwärmte Regionen!).

► **In besonderen Fällen operative Therapie:** Korrekturoperationen, Endoprothesen, dekomprimierende Eingriffe. Auch hier antiresorptive Vorbehandlung nötig.

▣ *Hinweis*:

- Bei starker Senkung der biochemischen Parameter kann (unter Kontrolle) mit der Therapie pausiert werden.
- Eine drastische Senkung der alkalischen Phosphatase ist Hauptziel. Ein Wiederanstieg um mindestens 30% kann eine Exazerbation signalisieren!

21.5 Synovitis villonodularis

Grundlagen

► **Synonyme:** Pigmentierte villonoduläre Synovitis, Arthritis villonodularis, benignes Synovialom.

► **Definition:** Seltene, meist monartikuläre Gelenkerkrankung durch tumorähnliche Proliferation der Synovialis.

► **Formen:** Diffus, lokalisierte noduläre Tenosynovitis und (selten!) lokalisierte noduläre Bursitis.

► **Ätiologie und Pathogenese:** Unbekannt (genetische Disposition, Sonderform der Entzündung, Neoplasie?).

► **Epidemiologie:** Selten (1% der Arthrotomien). Meist jüngere Erwachsene (dritte Lebensdekade), Geschlechterverhältnis ausgeglichen.

Klinik, klinischer Befund

► Zu Beginn geringe, später zunehmende Schwellung, Überwärmung und Bewegungsbehinderung.

► Meist monartikulär, in 80% am Kniegelenk, seltener Hüftgelenk, Sprunggelenk, Ellbogengelenk, Finger-Sehnenscheiden.

► Gelegentlich akute Einklemmungserscheinungen.

► Charakteristisch ist ein hämorrhagischer Gelenkerguss.

► In fortgeschrittenen Fällen ist eine irregulär verdickte Gelenkkapsel tastbar.

► Gelegentlich Mitbeteiligung extraartikulärer Strukturen (Sehnengleitgewebe).

Diagnostik

► **Labor:** Unauffällige klinisch-chemische Befunde.

► **Röntgen:** Meist unauffällig, selten Arthrosezeichen, Zysten, Destruktionen.

► **CT und MRT**: Wichtige Zusatzinformationen zur Ausdehnung des Prozesses, Nachweis von Hämosiderin-Depots, Invasion in Knochen (s. Abb. 21.6).

► **Arthroskopie:** Zottig-knotige Veränderungen mit rotbrauner Pigmentation durch Hämosiderin.

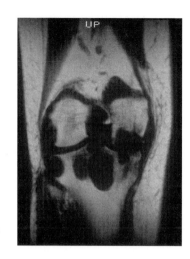

Abb. 21.6 MRT des Kniegelenkes bei Synovitis villonodularis mit ausgedehnter Knocheninvasion

► **Histologie** (arthroskopische Biopsie zur Diagnosesicherung): Villöse Massen, Knoten, Synovialis-Verdickung, rotbraune Verfärbung der Gewebe, Infiltration mit polygonalen oder Rundzellen, vielkernige Riesenzellen, Hämosiderin-beladene Makrophagen, Blutungsherde, „Xanthom"-Zellen u. a.

Therapie

► Möglichst radikale Synovektomie (S. 528).
► Bei Rezidiven Radiosynoviorthese (S. 511) oder primär beides kombiniert.

Rheumatische Symptome bei Osteopathien und Synovitis villonodularis

22 Juvenile idiopathische Arthritis

22.1 Juvenile idiopathische Arthritis (JIA) – Übersicht

Terminologie

▶ **International (ILAR):** Juvenile idiopathische Arthritis (JIA).
▶ **Europa (EULAR) bisher:** Juvenile chronische Arthritis (JCA).
▶ **USA (ACR) bisher:** Juvenile rheumatoide Arthritis (JRA).
▷ *Hinweis:* Seit 1994 befasst sich ein internationales Expertenkomitee der ILAR mit einer neuen, international anerkannten Nomenklatur und Klassifikation. Die 3. Version stammt von 2001. Die „juvenile idiopathische Arthritis" und ihre Einteilung weist jedoch einige Schwächen auf und wird noch nicht generell anerkannt; insbesondere in den USA wird weiterhin überwiegend von „juvenile rheumatoid arthritis" gesprochen.

Allgemeine Grundlagen

▶ **Definition:** Arthritis unbekannter Ätiologie mit Beginn vor dem 16. Geburtstag und Dauer von mindestens 6 Wochen. Arthritis wird definiert als Schwellung eines Gelenkes oder Bewegungseinschränkung mit Schmerzen.
  ▷ *Hinweis:* Die zeitliche Definition kann nur als grober Anhaltspunkt gewertet werden. Die Dauer der Arthritis von 6 Wochen wird auch von akuten rheumatischen Erkrankungen erfüllt. Die Chronizität einer Arthritis kann daher oft erst im weiteren Verlauf festgelegt werden.
▶ **Ätiologie und Pathogenese:** Unzureichend bekannt, diskutiert werden autoimmunologische Störungen bei genetischer Disposition und unterschiedliche auslösende Noxen wie Infektion und Traumen. Das ZNS als übergeordnetes System ist maßgeblich beteiligt.
▶ **Epidemiologie:**
  • *Inzidenz:* 5–7 Erkrankungen/100 000 Kinder, entsprechend 750–1000 Neuerkrankungen/Jahr in Deutschland.
  • *Prävalenz:* 20 Erkrankungen/100 000 Kinder, entsprechend 4000–5000 Erkrankungen in Deutschland.

Klassifikation in Kategorien

▶ **Grundlagen:**
  • Der Begriff der juvenilen idiopathischen Arthritis umfasst mehrere Krankheitsentitäten mit lang anhaltender bzw. rezidivierender Gelenkentzündung und somit der Gefahr der prozesshaft fortschreitenden Schädigung und Zerstörung von Gelenkstrukturen, die ausschließlich oder überwiegend im Kindesalter beginnen. Sie werden als *Kategorien* bezeichnet und stellen wahrscheinlich eigenständige Krankheitsbilder dar.
  • Diese Kategorien werden aufgrund von Geschlecht, Anzahl und Muster der befallenen Gelenke sowie Mitbeteiligung innerer Organe, Fieber und Exanthem, Psoriasis ergänzt durch Laborbefunde (wie IgM-Rheumafaktoren, und das genetische Merkmal HLA-B27), unterschieden.
  • Die Kategorien erleichtern die Diagnose. Gleichzeitig erhalten wir wichtige Hinweise für den Verlauf.
▶ Die Diagnose muss wie ein Mosaik aus artikulären und extraartikulären Symptomen zusammengefügt werden. Laborbefunde können die Diagnose ergänzen bzw. stützen (s. Diagnostik).

Klassifikationskriterien (Edmonten 2001)

▶ **Definition juvenile idiopathische Arthritis (JIA):** Arthritis unbekannter Ursache mit Beginn vor dem 16. Geburtstag und ≥ 6 Wochen Dauer nach Ausschluss aller anderen bekannten Ursachen.
▶ **Kategorien und Exklusionen:** Entsprechend dem Verlauf während der ersten sechs Erkrankungsmonate wird die Erkrankung einer von sieben „Kategorien"

zugeordnet. Das Prinzip der JIA-Klassifikation ist, dass sich alle Kategorien gegenseitig ausschließen. Für jede Kategorie wurde deshalb eine Liste möglicher Exklusionen definiert. Damit möglichst homogene Gruppen entstehen, wurden die *„Exklusionen a–e"* (s. Tab. 22.1) definiert, deren Vorliegen die Zuordnung in eine bestimmte Kategorie ausschließt.

Tabelle 22.1 · Exklusionen der Kategorien der JIA

Exklusion	Beschreibung
a	Psoriasis oder Psoriasis-Anamnese beim Patienten selbst oder einem Verwandten 1. Grades
b	nach dem 6. Lebensjahr beginnende Arthritis bei HLA-B27-positivem Jungen
c	eine der folgenden Erkrankungen bei Verwandten 1. Grades: – ankylosierende Spondylitis – Enthesitis-assoziierte Arthritis – Sakroiliitis bei entzündlicher Darmerkrankung – Reiter-Syndrom – akute Uveitis anterior
d	IgM-Rheumafaktor mindestens 2-mal nachgewiesen, Abstand zwischen den 2 Bestimmungen mindestens 3 Monate
e	Vorliegen einer systemischen JIA beim Patienten

► **Kategorie systemische Arthritis:**
- *Definition:*
  - Arthritis eines oder mehrerer Gelenke mit oder nach vorausgegangenem Fieber von ≥ 2 Wochen.
  - Das Fieber muss mindestens einmal an 3 aufeinander folgenden Tagen beobachtet werden („Quotidian fever").
  - Zusätzlich mindestens eines der folgenden Symptome:
    1. flüchtiges rötliches Exanthem.
    2. generalisierte Lymphknotenschwellung.
    3. Hepato- und/oder Splenomegalie.
    4. Serositis.
- *Exklusionen:* a, b, c, d.

► **Kategorie Oligoarthritis:**
- *Definition:*
  - Arthritis von ≤ 4 Gelenken während der ersten 6 Erkrankungsmonate.
  - Zwei Subkategorien:
    1. Persistierende Oligoarthritis: Im Erkrankungsverlauf ≤ 4 Gelenke betroffen.
    2. Erweiterte Oligoarthritis: Nach den ersten 6 Erkrankungsmonaten Arthritis von > 4 Gelenken.
- *Exklusionen:* a, b, c, d, e.

► **Kategorie Rheumafaktor-negative Polyarthritis:**
- *Definition:*
  - Arthritis von ≥ 5 Gelenken während der ersten 6 Erkrankungsmonate.
  - Rheumafaktor-Nachweis negativ.
- *Exklusionen:* a, b, c, d, e.

► **Kategorie Rheumafaktor-positive Polyarthritis:**
- *Definition:*
  - Arthritis von ≥ 5 Gelenken während der ersten 6 Erkrankungsmonate.
  - 2 oder mehr Rheumafaktortests sind in zeitlichem Abstand von mindestens 3 Monaten während der ersten 6 Erkrankungsmonate positiv.
- *Exklusionen:* a, b, c, e.

Juvenile idiopathische Arthritis

▶ **Kategorie Psoriasis-Arthritis:**
- *Definition:* Arthritis und Psoriasis oder Arthritis plus mindestens 2 der folgenden 3 Erscheinungsbilder:
  - 1. Daktylitis.
  - 2. Tüpfelnägel oder Onycholyse.
  - 3. Psoriasis bei einem Verwandten 1. Grades.
- *Exklusionen:* b, c, d, e.

▶ **Kategorie Enthesitis-assoziierte Arthritis:**
- *Definition:* Arthritis und Enthesitis oder Arthritis oder Enthesitis + mindestens 2 der folgenden 5 Erscheinungsbilder:
  - 1. Anamnestisch oder bei der jetzigen Untersuchung Empfindlichkeit eines Iliosakralgelenkes und/oder entzündlicher lumbosakraler Schmerz.
  - 2. HLA-B27-positiv.
  - 3. Junge mit Arthritisbeginn im Alter von über 6 Jahren.
  - 4. Akute (symptomatische) Uveitis anterior.
  - 5. Bei einem Verwandten 1. Grades: Ankylosierende Spondylitis, Enthesitis-assoziierte Arthritis, Sakroiliitis + entzündliche Darmerkrankung, Reiter-Syndrom oder akute Uveitis anterior.
- *Exklusionen:* a, d, e.

▶ **Kategorie undifferenzierte Arthritis:**
- *Definition:* Arthritis, bei der keine der obigen Kategorien oder mehr als eine Kategorie erfüllt werden.

22.2 JIA – Klinische Gemeinsamkeiten

Schmerz und Arthritis

▶ Kinder mit chronischer Arthritis klagen im Gegensatz zum Erwachsenen nicht oder nur wenig über Schmerzen; deshalb wird die Bedeutung der Nozizeption häufig unterschätzt.

▶ Je jünger die Kinder sind, umso mehr überwiegen sog. *nonverbale Schmerzäußerungen:* Unruhiger Schlaf, die Kinder wollen getragen werden, sind nur begrenzt belastbar (oft als „Faulheit" fehlgedeutet), entwickeln rasch gelenkspezifische Schonhaltungen, Funktionseinschränkungen und Ausweichbewegungen (Schmerzäußerungen der „Körpersprache").

Entstehung von Schonhaltungen, Fehlstellungen und Kompensationsbewegungen

▶ **So genannter Schmerzkreis = Teufelskreis der Entstehung von Bewegungseinschränkungen und Fehlstellungen:**
- Die Arthritis induziert eine *Erregung der Nozizeptoren* des Gelenks (auch sog. schlafende Rezeptoren werden aktiviert). Die Schmerzinformation wird an das Nervensystem weitergeleitet und *reflektorisch* mit einer Änderung des Muskelgleichgewichtes beantwortet, ohne dass der Schmerz bewusst werden muss. Diejenigen Muskelgruppen, die das Gelenk in die *schmerzentlastende Schonhaltung* ziehen, werden hyperton und verkürzt. Die Antagonisten erschlaffen. Die Schonhaltung ist zwangsläufig mit einer Bewegungseinschränkung verbunden.
- Die erkrankten Gelenke werden bei allen *Bewegungen in der Fehlhaltung* belastet, die Bewegungseinschränkung, soweit möglich, durch *Ausweichbewegungen* über Nachbargelenke kompensiert.
- Durch die ständige *Fehlbelastung* bei allen *Alltagsbewegungen* nehmen die Fehlhaltungen zu. Es entstehen *Fehlstellungen*, die zunächst aktiv und schließlich auch passiv nicht mehr ausgleichbar sind. Es droht die fixierte Deformität.
- Der Teufelskreis schließt sich dadurch, dass der chronische Entzündungsprozess durch die Fehlbelastung und Bewegungseinschränkung begünstigt wird.

▣ *Hinweis*: Destruktive Veränderungen als Folge der chronischen Arthritis fördern die Gelenkdeformierung, spielen jedoch beim Kind meist eine untergeordnete Rolle. Im Vordergrund stehen die Schmerzreaktionen des Nervensystems.

► **Sekundäre Fehlstellungen der Nachbargelenke:**
- Durch Fehlbelastung/Überbelastung sowie Ausweichbewegungen entstehen oft auch an den (nicht von der Arthritis betroffenen) Nachbargelenken Fehlhaltungen und Fehlstellungen.
- Primäre und sekundäre Gelenkfehlstellungen können sich überlagern/summieren.

Gelenkspezifische Fehlstellungen

▣ *Hinweis*: Alle Gelenkfehlstellungen entstehen auf die gleiche Weise. Durch die unterschiedliche Bio- und Pathomechanik sowie die verschiedenen Belastungen entwickeln sich an den einzelnen Gelenken unterschiedliche, jedoch gelenkspezifische Funktionseinschränkungen und spezifische Fehlstellungen.

► **Halswirbelsäule:** Schonhaltung in Flexion. Extension, Rotation und Seitneigung eingeschränkt, die Schultern sind hochgezogen.

► **Kiefergelenke:** Einschränkung der Mundöffnung, zunehmend offener Biss, Kinder vermeiden härtere Speisen (Brotrinde).

► **Schultergelenk:** Schmerzentlastende Schonhaltung überwiegend in Adduktion und Innenrotation. Flexion und Abduktion frühzeitig eingeschränkt. Bewegungseinschränkung wird durch vorzeitiges Mitbewegen des Schulterblattes teilweise kompensiert.

► **Ellenbogengelenk:** Schonhaltung in Beugung und Pronation. Streckhemmung bzw. Aufheben der physiologischen Überstreckung im Vordergrund.

► **Handgelenk:** Schonhaltung in Flexion und Ulnardeviation. Die aktive Extension ist frühzeitig eingeschränkt. Die Flexionshaltung wird beim Greifen durch Hyperextension in den Fingergrundgelenken kompensiert (s. Abb. 22.1). Langfristig:
a) Die Ulnardeviation im Handgelenk kann eine kompensatorische Radialabweichung der Langfinger bewirken, sodass eine Zickzackhand (= kindliche Handskoliose) resultiert, die im Gegensatz zur Erwachsenenhandskoliose steht.
b) Zusätzlich Subluxation der Handwurzel nach volar.

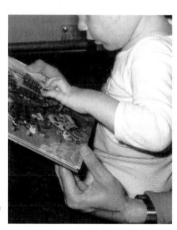

Abb. 22.1 Typische Schonhaltung des Handgelenkes in Flexion, kompensatorische Hyperextension der Fingergrundgelenke

► **Fingergelenke:** Schwanenhalsdeformität (vor allem bei Arthritis der Grundgelenke), Knopflochdeformität (vor allem bei Arthritis der Mittelgelenke), Schonhaltung des Daumens (bei Arthritis im Sattelgelenk in Adduktion, bei Befall des Grundgelenkes in Flexion).

► **Hüftgelenk:** Schonhaltung überwiegend in Flexion. Funktionseinschränkungen in allen Ebenen, vor allem Innenrotation und Streckung. Die Flexionskontraktur führt kompensatorisch zu verstärkter LWS-Lordose und Beugestellung im Knie

Juvenile idiopathische Arthritis

(im fortgeschrittenen Stadium entwickeln sich bei schweren Formen Kontrakturen in Flexion, Adduktion und Innenrotation).

▶ **Kniegelenk:** Schonhaltung in Flexion, durch Zug des Tractus iliotibialis auch Außenrotation; durch kompensatorische Innenrotation im Hüftgelenk Pseudovalgusstellung. Im weiteren Verlauf oft Subluxation der Tibia nach dorsal.

▶ **Fußgelenke:** Fehlstellungen je nach Befall der unterschiedlichen Gelenke:

- *Oberes Sprunggelenk:* Schonhaltung in leichter Dorsalextension, Einschränkung der Plantarflexion. Bei anhaltender Arthritis resultiert ein „rheumatischer Hackenfuß". Die eingeschränkte Flexion im Sprunggelenk wird durch eine verstärkte Beugestellung im Großzehengrundgelenk kompensiert, sodass ein sekundärer Hallux flexus entsteht. Das Körpergewicht wird von der Ferse nicht auf den Großzehenballen, sondern auf das Großzehenendglied übertragen.
- *Arthritis des Subtalar- und Talonavikulargelenkes:* Es resultiert ein „rheumatischer Knick-Senkfuß" mit Valgusstellung der Ferse. Bei passiver Aufrichtung der Ferse steht der Fuß in Supination.
- *Intertarsalgelenke:* Durch eine hypertone Reaktion der plantaren Fußmuskulatur entsteht ein „rheumatischer Hohlfuß" mit Überhöhung des Längsgewölbes und betonter Ballenregion.
- *Zehengrundgelenke:* Je nach Befallsmuster Hallux flexus, Hallux valgus, Krallen- oder Hammerzehen.

Minderung des allgemeinen Längenwachstums (Kleinwuchs)

▷ *Hinweis*: Bei anhaltender chronischer Arthritis muss mit einer Minderung des allgemeinen Längenwachstums sowie mit gelenkspezifischen lokalen Wachstumsstörungen gerechnet werden.

▶ **Ursachen** für die Hemmung des allgemeinen Längenwachstums bis zum Kleinwuchs (je nach Verlauf und Behandlung Summierung möglich):

- *Krankheitsbeginn und -aktivität:* Je jünger die Kinder erkranken, je aktiver die Erkrankung verläuft und je länger die Aktivität anhält, umso mehr bleibt die Körpergröße hinter dem Altersdurchschnitt zurück. Besonders gefährdet sind Kleinkinder mit systemischer Verlaufsform und anhaltender Krankheitsaktivität.
- *Kortikoidtherapie:* Kinder mit juveniler idiopathischer Arthritis sind ausgesprochen kortikoidsensibel. Bei therapeutischen Dosen von 2 mg/kg KG/d ist erhebliche Wachstumsminderung zu erwarten. Deshalb möglichst frühzeitig eine Reduktion der Kortikoiddosis (Ziel: 0,1–0,2 mg Prednisolonäquivalent/kg KG) anstreben!
- *Verzögerung der Pubertätsentwicklung:* Besonders bei schweren Verlaufsformen der chronischen Arthritis. Dadurch nimmt der Größenunterschied zu gleichaltrigen Kindern zu. Soweit die Erkrankung medikamentös kontrolliert werden kann, wird dieser Unterschied in der verspätet einsetzenden Pubertät ausgeglichen.

▶ **Verlauf:** Gelingt es, den Krankheitsprozess zur Ruhe zu bringen und die Kortikoiddosis auf < 0,15 mg/kg KG zu reduzieren, so ist ein Aufholwachstum zu erwarten. Die ursprüngliche prospektive Endgröße wird je nach Verlauf wenig bis erheblich unterschritten.

▷ *Hinweis*: Die individuelle Wachstumskurve ist ein wertvoller Verlaufsparameter für die Effektivität der Behandlung bzw. Toleranz der Kortikoiddosis!

Lokale Wachstumsstörungen

▶ Je früher die Kinder erkranken und je länger die Arthritis anhält, umso stärker sind die Wachstumsstörungen. Jedes Gelenk entwickelt spezifische Wachstumsstörungen. Die wichtigsten werden dargestellt.

▶ **Ursachen:**

- Die Wachstumszonen liegen im entzündlich veränderten Bereich. Die Arthritis induziert gelenkgebunden ein vermehrtes oder vermindertes Wachstum sowie Formänderungen der knöchernen Strukturen.
- Funktionsminderung und Fehlbelastung.

► **Lokalisation:**

- *Kiefergelenke:* Wachstumsminderung des Unterkiefers bis zur Mikrogenie und Bissanomalien (entstelltes Gesicht). Neben der Arthritis selbst spielt die gestörte Funktion eine wichtige Rolle.
- *Handgelenk:* Ossifikationsbeschleunigung der Handwurzelknochen mit oft kantiger Deformierung. Im weiteren Verlauf bleiben die Handwurzelknochen kleiner, sodass eine Verkürzung der Handwurzel resultiert (Abb. 22.2). Im distalen Unterarm bleibt die Ulna im Wachstum oft deutlich hinter dem Radius zurück. Bei einseitigem Befall wird die erkrankte Hand weniger eingesetzt; Kinder spielen mit der gesunden Hand. Diese Funktionsminderung kann zu einem verminderten Wachstum der gesamten Hand führen.

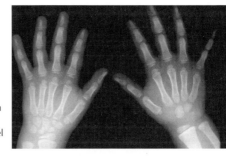

Abb. 22.2 Im Röntgenbild deutliche Ossifikationsbeschleunigung am betroffenen linken Handgelenk; Carpalia kantig konturiert, Handwurzel deutlich verschmälert

- *Finger:* Wachsen bei einer Arthritis im Kleinkindesalter zunächst schneller, später führt der vorzeitige Schluss der Epiphysenfugen zur Verkürzung der Finger, vor allem durch Minderwachstum der Mittelhandknochen.
- *Kniegelenk:* Vermehrtes Längenwachstum bei gleichzeitigen Formstörungen. Wachstumsbeschleunigung verursacht eine Beinverlängerung mit sekundärem Beckenschiefstand und Skoliose.
- *Fußgelenke und Zehen:* Ähnlich wie an der Hand Ossifikationsbeschleunigung der Fußwurzel und Mittelfußknochen (langfristig kleiner). Formstörungen treten v. a. an Talus und Os naviculare auf. Erkrankte Zehen wachsen beim Kleinkind zunächst schneller, bleiben aber bei anhaltender Arthritis durch vorzeitigen Epiphysenfugenschluss kleiner. Auch eine Minder- und Fehlbelastung des Fußes durch eine Arthritis der Fußgelenke selbst bzw. der Knie- und Hüftgelenke kann das Fußwachstum hemmen.

22.3 JIA – Allgemeine Diagnostik

Klinische Untersuchung

► **Bewegungsapparat:**

- Alle Gelenke einschließlich HWS, Kiefer- und Sternoklavikulargelenke müssen sorgfältig hinsichtlich Schwellung, Überwärmung, Schmerzhaftigkeit, Bewegungseinschränkung und sich anbahnender Achsenfehlstellungen untersucht werden. Dabei muss immer das größere physiologische Bewegungsausmaß beim Kind berücksichtigt werden.
- Auf eine Tenosynovitis an den Beugesehnen der Finger (Flexotenosynovitis), an der Streckseite an Handrücken und Handgelenk sowie im Bereich der Malleoli und auch der Fußsohlen ist zu achten.
- Synovialzysten gehen besonders von Knie- und Schultergelenken aus. Sie können von der Kniekehle in die Wade bzw. vom Schultergelenk in den Oberarm herabgleiten.
- Subkutane Noduli treten bei kindlichen Formen sehr viel seltener auf als im Erwachsenenalter.

► **Augen:** Alle Kinder mit rheumatischen Erkrankungen müssen zum Augenarzt. Bei JIA steht die Spaltlampenuntersuchung mit der Frage einer Iridozyklitis im Vordergrund.

► **Andere Organsysteme:** Stets alle Organsysteme untersuchen – Haut, Herz, Leber und Milz, Lymphknoten sowie Nieren.

Apparative Diagnostik

► **Labor:**
  • *Indikation:* Für die Diagnose oft hilfreich, für Differenzialdiagnose und Verlaufskontrolle unerläßlich.
  • *Parameter:* Die wichtigsten Entzündungsparameter sind BSG und CRP. Spezielle Bedeutung haben vor allem IgM-Rheumafaktoren, die ANA sowie das HLA-B27.
  • *Beurteilung:* Nur im Zusammenhang mit dem klinischen Bild möglich, da sonst die Gefahr der Fehldiagnose besteht. Alle Befunde können trotz aktiver Arthritis absolut normal ausfallen!

► **Röntgen:** Für die Diagnose der chronischen Arthritis zu Beginn unbedeutend, aber wichtig zur Differenzialdiagnose und Verlaufskontrolle.

► **Sonografie:** Darstellung und Dokumentation von Ergüssen, Synovialisschwellung, Synovialzysten, Tenosynovitiden, v. a. hilfreich zur Beurteilung von Schulter- und Hüftgelenk. Gewinnt zur Objektivierung und für die vergleichende Verlaufsbeurteilung zunehmend an Bedeutung.

► **MRT:** Aufwändig und nur selten indiziert (Problemgelenke z. B. HWS, ISG; eventuell hilfreich bei der Indikationsstellung zur Synovektomie).

► **Szintigrafie:** Zur Diagnosestellung bei gründlicher klinischer Untersuchung (und eventueller Ergänzung durch Sonografie) meist entbehrlich.

► **Arthroskopie:** Zur Diagnosestellung entbehrlich, v. a. bei Kleinkindern besteht die Gefahr schwerer Gelenkkontrakturen.

Differenzialdiagnostik

► Der Ausschluss aller ähnlichen Erkrankungen bildet einen festen Bestandteil der Diagnose. Da die Symptome keine beweisenden oder ausschließenden Kriterien ermöglichen, muss immer eine *umfassende, altersbezogene Differenzialdiagnose* erfolgen. Sie bildet einen festen Bestandteil der Diagnose.

22.4 JIA – Systemische juvenile idiopathische Arthritis

Grundlagen

► **Definition:** Als systemische Form der juvenilen idiopathischen Arthritis ist das frühere Still-Syndrom eine typisch kindliche Erkrankung mit hohem Fieber, Exanthem und Mitbeteiligung der inneren Organe. Die Kinder sind schwer krank. Vor dem Auftreten der Arthritis ist die Diagnose schwierig zu stellen.

► **Epidemiologie:** Die Erkrankung beginnt typischerweise beim *Kleinkind* mit einem Gipfel im 2.–4. Lebensjahr, ist aber auch bereits im 1. Lebensjahr möglich. Bei Schulkindern ist sie relativ selten. Jungen und Mädchen erkranken gleich häufig.

Klinik, klinischer Befund

► **Allgemeine Informationen** s. S. 392 ff.

► Schwerkranke Kinder mit heftigen Gelenkschmerzen und Fieber.

► **Obligat hohes Fieber** > 39 °C über mindestens 2 Wochen (re- bzw. intermittierend) mit einem Gipfel in den frühen Morgenstunden und/oder nachmittags.

► **Exanthem:** Im Fieber flüchtiges oder auch länger anhaltendes, blassrotes, polymorphes, meist kleinfleckiges Exanthem (Erythema rheumaticum multiforme), oft mit Palmarerythem verbunden.

▶ **Innere Organe** sind in wechselndem Ausmaß beteiligt:
- Leber- und Milz- sowie Lymphknotenvergrößerungen bei 60–70 %.
- Perikarditis bzw. Perimyokarditis bei 30–40 % bzw. Polyserositis mit Pleuritis und Peritonitis, die sich als heftige Bauchschmerzen manifestiert.

▶ **Bewegungsapparat:**
- Zu Beginn oft Arthralgien und auch Myalgien.
- Die Arthritis kann in den ersten Tagen auftreten oder Wochen bis Monate, gelegentlich Jahre nachfolgen.
- Überwiegend als Polyarthritis, seltener als Oligoarthritis; im Fieber ausgeprägte Gelenkschmerzen.
- Tenosynovitis ist häufig, besonders an Fingern, Handrücken und Füßen.

Diagnostik

▶ **Allgemeine Informationen** s. S. 395.
▶ **Labor:** BSG , CRP und andere Akute-Phase-Proteine ↑, Dysproteinämie, Leukozytose mit Linksverschiebung, Thrombozytose bis ≥ 1 Mio./µl, im Verlauf zunehmende Anämie (Hb-Abfall).
▶ **Synoviadiagnostik**: Hohe Zellzahlen ≥ 80 000/µl, überwiegend segmentkernige Leukozyten (*cave* Fehldiagnose „septische Arthritis"!).
▢ *Hinweis*: Spezielle immunologische Befunde fehlen!
▶ **Röntgen:**
- Zu Beginn gelenknahe Entkalkung. Unregelmäßige, unscharfe Gelenkkonturen, subchondrale Aufhellungen, Erosionen, Usuren, zystische Aufhellungen, Gelenkspaltverschmälerung, Ankylosierung der Handwurzelkerne sowie Halswirbel möglich.
- Periostreaktion im Bereich der Metakarpalia, Fingergrund- und -mittelphalangen als Folge der Flexotenosynovitis.
- Lokale Wachstumsstörungen mit Verformung und Größenänderung gelenknaher Knochenteile.

▶ **Knochenmarkpunktion:** Zum Ausschluss einer Leukämie vor Behandlung mit Glukokortikoiden/Immunsuppressiva indiziert.

Differenzialdiagnosen

▶ Sepsis bzw. septische Arthritis mit oder ohne Osteomyelitis.
▶ Virusinfektionen wie Zytomegalie, Epstein-Barr-Virus, Coxsackie- und Parvoviren B19, Hepatitis B, Röteln.
▶ Reaktive/postinfektiöse Arthritiden (S. 164).
▶ Morbus Crohn, Colitis ulcerosa.
▶ Maligne Systemerkrankungen, Leukämie.
▶ Systemische Vaskulitissyndrome, v. a. Kawasaki-Syndrom (S. 427).
▶ Kindliche Manifestationen von Kollagenosen (S. 420), systemischem Lupus erythematodes (S. 420), juveniler Dermatomyositis (S. 421), Mischkollagenosen (S. 426).
▶ Familiäres Mittelmeerfieber (S. 431) und andere Fiebersyndrome (insbes. CINCA, TRAPS).
▶ Infantile Sarkoidose (S. 436): Typische Augenbeteiligung, die eine systemische juvenile idiopathische Arthritis ausschließt.
▶ Septische Granulomatose.
▶ Morbus Farber.

Therapie (s. S. 406)

Verlauf und Prognose

▶ Die Erkrankung verläuft typischerweise in Schüben mit allmählichem Nachlassen der systemischen Zeichen; die chronische Arthritis tritt mehr in den Vordergrund.

Juvenile idiopathische Arthritis

► Langfristig gelingt es bei einem Teil der Kinder, die Erkrankung ohne wesentliche Folgen an den Gelenken zu überwinden, bei anderen können sich schwere destruierende Veränderungen entwickeln: In den ersten Jahren sind vor allem Hände, HWS und Füße betroffen, später steht die Destruktion der Hüftgelenke oft im Vordergrund.

► **Komplikationen** (u. U. vital gefährdend!):

• *Neigung zur bakteriellen Infektion* mit Meningitis, bakterieller Arthritis und anderen septischen Manifestationen.

• *AA-Amyloidose:* In bis zu 5–10 % der Fälle, kündigt sich meist durch Bauchschmerzen, Hepatosplenomegalie und Proteinurie an. Immer bei länger anhaltender klinischer und serologischer Aktivität daran denken. Die Diagnose wird im Speziallabor aus subkutanem Fettgewebe bzw. Darm-, Leber- oder Nierenbiopsat gestellt.

• Erhöhte Disposition für *Makrophagen-aktivierendes Syndrom* (S. 442).

22.5 JIA – Oligoarthritis

Grundlagen

► **Definition:** Die frühkindliche Oligoarthritis beginnt beim älteren Säugling oder Kleinkind als Mon- oder Oligoarthritis mit Neigung zu chronischer Iridozyklitis (hohes Risiko der Defektheilung mit Visusminderung) und/oder dem Nachweis antinukleärer Antikörper.

► **Epidemiologie:**

• Häufigste Subgruppe der juvenilen idiopathischen Arthritis.

• Beginn im 1.–6. Lebensjahr, selten später, Gipfel im 2.–4. Jahr, gelegentlich bereits in der zweiten Hälfte des Säuglingsalters.

• Es überwiegen Mädchen in der Relation 3 : 1.

Klinik, klinischer Befund

► **Allgemeine Informationen** s. S. 392 ff.

► **Arthritis:**

• In den ersten Monaten überwiegt die Monarthritis; sonst meist 2–4 Gelenke.

• In den meisten Fällen asymmetrisches Gelenkmuster.

• Das Kniegelenk steht mit ca. 50 % im Vordergrund, gefolgt von Sprung- (ca. 20 %), Hand- und Ellenbogengelenk. Auch Halswirbelsäule, Kiefer-, Finger- und Zehengelenke können erkranken.

► **Chronische Iridozyklitis = Uveitis anterior:**

• Bei nahezu der Hälfte der Kinder zu erwarten, tritt nur selten vor der Gelenkentzündung (2–3 %), bei der Mehrzahl in den ersten 2–3 Jahren (ca. 60 %) bzw. in abnehmender Häufigkeit bis 10 Jahre und später nach der Arthritis auf.

• Beginn und Verlauf sind überwiegend asymptomatisch, nur selten Fremdkörpergefühl, Lichtempfindlichkeit oder leichte Rötung des Auges.

• Anfangs meist einseitig, das andere Auge folgt oft nach einem kurzem Intervall von Wochen bis Monaten.

• Das Iridozyklitisrisiko ist bei monartikulärem Verlauf sowie bei Nachweis von antinukleären Antikörpern erhöht.

Diagnostik

► **Allgemeine Informationen** s. S. 395 ff.

► **Klinik** s. oben.

► **Labor:**

• *Allgemeine Entzündungszeichen:* BSG/CRP leicht bis mäßig, gelegentlich stärker beschleunigt, bei ca. 20–30 % trotz aktiver Arthritis im Normbereich.

• *Antinukleäre Antikörper* sind bei 60–80 % nachweisbar.

▶ **Röntgen:**
- Meist nur geringe Veränderungen: Verzögerte Rückbildung der altersphysiologischen unregelmäßigen Begrenzungen der Gelenkkonturen, z.B. Femurkondylen. Gelenknahe Osteoporose, Verformung und Vergrößerung der distalen Femur- und Tibiaepiphyse, vorzeitige Verknöcherung der Hand- bzw. Fußwurzelknochen.
- Nur bei etwa 10–30 % deutlichere destruktive Veränderungen, Erosionen, zystische Aufhellungen, Gelenkspaltverschmälerung.

▶ **Ophthalmologisches Konsil** (alle 6 Wochen!): Spaltlampenuntersuchung zur Diagnose der Iridozyklitis (Aufleuchten der in der Vorderkammer zirkulierenden Entzündungspartikel = sog. Zellströmung).

Differenzialdiagnosen

▶ **Gelenkinfektionen:** Septische Arthritis, Lues, Tuberkulose.
▶ **Gelenkläsionen:** Trauma (inkl. Misshandlungen), Fremdkörperverletzungen (z.B. Rosendorn).
▶ **Andere rheumatische Erkrankungen:**
- Reaktive Arthritis nach bakteriellen und viralen Infektionen (S. 415).
- Juvenile Psoriasisarthritis (S. 402).
- Beginn einer rheumafaktornegativen Polyarthritis (S. 400).

▶ **Tumoren:**
- *Benigne Tumoren* wie Osteidosteom und Fibrom.
- *Maligne Erkrankungen:* Systemerkrankungen, Primärtumoren, Metastasen.

▶ **Erkrankungen mit blutigem Gelenkerguss:** Trauma, Hämophilie, Synovialhämangiom, villonoduläre Synovialitis.
▶ **Stoffwechselstörungen/Immundefekte:** Agammaglobulinämie, Hämoglobinopathien, Hyperlipoproteinämien, Mukoviszidose.
▶ **Weitere Erkrankungen:** Aseptische Nekrosen, Osteochondritis dissecans.

Therapie

▶ Beginn mit NSAR, intraartikulären Injektionen, bezüglich Langzeitmedikation ist Hydroxychloroquin oft ausreichend, s. S. 406.

Verlauf und Prognose

▶ **Arthritis:**
- Im Kleinkindesalter rasche Entwicklung von Bewegungseinschränkungen und Gelenkfehlstellungen, am Kniegelenk Beugekontraktur mit Pseudovalgusstellung und Subluxation der Tibia nach dorsal.
- Kann bei monarthritischem Beginn auch im weiteren Verlauf auf ein Gelenk begrenzt bleiben oder weitere Gelenke mit einbeziehen.
- Langfristig überwiegend günstiger Verlauf, jedoch ist auch eine hartnäckige rezidivierende Arthritis mit destruierenden Veränderungen besonders am Knie- und Handgelenk möglich.
- In 5–10 % Übergang in ausgeprägte symmetrische Polyarthritis großer und kleiner Gelenke mit ungünstiger Prognose, therapeutisch schwierig zu beeinflussen. Wahrscheinlich handelt es sich um eine eigenständige Erkrankung.

▶ **Augen:**
- Die Iridozyklitis neigt über Jahre zu Rezidiven. Deshalb sind regelmäßige ophthalmologische Untersuchungen alle 6 Wochen notwendig.
- Hohes Risiko bleibender Schäden (unbehandelt in 60–70%), mit Visusminderung bis Visusverlust, besonders in den ersten 2–3 Jahren nach Beginn.
- Die Defektheilung beginnt in der Regel mit hinteren Synechien (Zipfelsynechien, Entrundung der Pupille), gefolgt von bandförmiger Keratopathie und Katarakt; langfristig Gefahr von Sekundärglaukom und Phthisis bulbi.
- Durch Frühdiagnose und konsequente Therapie können Synechien und weitere Defekte oft verhindert werden. Die Prognose hat sich während der letzten 10–15 Jahre deutlich gebessert.

22.6 JIA – Rheumafaktornegative Polyarthritis

Grundlagen

▶ **Definition:** Es handelt sich um die eigentliche kindliche Form der Polyarthritis (= keine IgM-Rheumafaktoren). Mit oder ohne Allgemeinsymptome entwickelt sich ein polyarthritisches Bild, wobei große und kleine Gelenke erkranken. Die Diagnose wird um so wahrscheinlicher, je mehr Gelenke befallen sind. (Sie wird von der rheumafaktorpositiven = adulten Form abgetrennt, da sie weniger zur Destruktion neigt.)

▶ **Epidemiologie:** Alle Altersgruppen sind betroffen (oft schon im Kleinkindesalter), Mädchen häufiger als Jungen.

Klinik, klinischer Befund

▶ **Allgemeine Informationen** s. S. 392 ff.

▶ **Zu Beginn oft Allgemeinsymptome** wie leichtes Fieber, Müdigkeit und Morgensteifigkeit, bevor die Arthritis in den Vordergrund tritt.

▶ **Arthritis:** s. S. 392.
- Die Symptomatik kann sich schleichend oder rasch entwickeln. Zunächst sind oft nur ein oder wenige Gelenke betroffen, bis sich in Wochen und Monaten das Vollbild entwickelt (meist $\geq$ 8 Gelenke betroffen).
- Große und kleine Gelenke sind in überwiegend symmetrischem Muster erkrankt; häufig sind auch HWS, Kiefer- und Fingergelenke betroffen.
- Die Kinder sind in ihrer Haltung und ihrem Bewegungsmuster eingeschränkt, bis hin zu einem roboterhaften Gangbild.

▶ Auf Sehnenscheidenentzündungen und Bursitiden achten.

▶ Subkutane Rheumaknötchen fehlen in der Regel.

Diagnostik

▶ **Allgemeine Informationen** s. S. 395.

▶ **Klinik** s. oben.

▶ **Labor:**
- Allgemeine Entzündungszeichen: BSG ↑ und/oder CRP ↑ (bei der Mehrzahl der Patienten, kann aber bei „trockener" Form fehlen).
- Antinukleäre Antikörper (bei ca. 10 %).
- Keine IgM-Rheumafaktoren (mit Waaler-Rose-Test bzw. quantitativer Bestimmung, der Latex-Test ist unzureichend).

▶ **Röntgen:**
- Gelenknahe Osteoporose und Wachstumsstörungen.
- Unregelmäßige und unscharfe Begrenzung der Gelenkkonturen, Erosionen und Usuren, zystische Aufhellungen.
- Verschmälerung des Gelenkspaltes.
- Periostreaktionen im Bereich der Phalangen bei Flexotenosynovitis.

Differenzialdiagnosen

▶ **Andere Erkrankungen des rheumatischen Formenkreises:**
- Rheumafaktorpositive Polyarthritis (S. 401).
- Systemische juvenile idiopathische Arthritis (S. 396).
- Reaktive Arthritiden nach bakteriellen und viralen Infektionen (S. 415).
- Oligoarthritis (erweitert oligoartikulärer Befall).
- Systemische Vaskulitissyndrome (S. 427).
- Systemische Bindegewebserkrankungen (Kollagenosen, S. 420).
- Morbus Crohn, Colitis ulcerosa (S. 159).
- Skelettdysplasien.
- Generalisierte Schmerzverstärkung (juveniles Fibromyalgiesyndrom, S. 417).
- Infantile Sarkoidose (S. 436).

▶ **Maligne Erkrankungen:** Leukosen, andere Systemerkrankungen.

▶ **Stoffwechselstörungen, Immundefekte u. a.:** Agammaglobulinämie, diabetische Cheiropathie, Mucopolysaccharidosen, familiäre hypertrophe Synovialitis.

Therapie (s. S. 406)

Verlauf und Prognose

▶ Die rheumafaktornegative Polyarthritis ist eine ernste Erkrankung mit einem hohen Risiko für bleibende Funktionsbehinderungen.

▶ Der Verlauf ist unterschiedlich, teilweise remittierend mit oft wenig destruierenden Veränderungen. Man spricht von einem „geordneten Verlauf". Bei einem Teil der Kinder kommt es jedoch zu schweren Knorpel- und Knochenschädigungen (15–20%).

▶ Insgesamt besteht die Chance, dass die Krankheit unter der Langzeitbehandlung zur Ruhe kommt und überwunden wird. Die Prognose ist deutlich günstiger als bei der rheumafaktorpositiven Polyarthritis (S. 401).

22.7 JIA – Rheumafaktorpositive Polyarthritis (adulte Polyarthritis)

Grundlagen

▶ **Definition:** Die rheumafaktorpositive Polyarthritis ist eine mit der beginnenden Pubertät auftretende Polyarthritis großer und kleiner Gelenke mit Nachweis von IgM-Rheumafaktoren und der Gefahr einer rasch progredienten Schädigung der Gelenkstrukturen (relativ selten im Kindesalter auftretende Erwachsenenform der chronischen Polyarthritis).

▶ **Epidemiologie:** Ab dem 8.– 10. Lebensjahr, Mädchen deutlich häufiger als Jungen.

Klinik, klinischer Befund

▶ **Allgemeine Informationen** s. S. 392 ff.
▶ **Beeinträchtigter Allgemeinzustand** (Müdigkeit, verminderte Leistungsfähigkeit).
▶ **Arthritis:** Schmerzhafte Schwellung großer und kleiner Gelenke in symmetrischem Muster, selten auch asymmetrisch nur wenige Gelenke betroffen.
▶ **Subkutane Knoten** sind im Gegensatz zur kindlichen Form relativ häufig, v. a. am proximalen Unterarm und an den Fingerstreckseiten.

Diagnostik

▶ **Allgemeine Informationen** s. S. 395.
▶ **Klinik** s. oben.
▶ **Labor:**
  • *Allgemeine Entzündungszeichen mäßig bis stark ausgeprägt:* BSG ↑, CRP ↑, Dysproteinämie mit Albuminabfall, α_2- und γ-Globulinanstieg.
  • *IgM-Rheumafaktoren nachweisbar,* wobei 2 positive Ergebnisse im Abstand von mindestens 3 Monaten gefordert sind; Bestimmung mittels Waaler-Rose-Test und quantitativ am Nephelometer (Latex-Test ist unzureichend).
  • *Antinukleäre Antikörper* sind bei 40–50% nachweisbar.
▶ **Röntgen:** Rasch progrediente Knorpel- und Knochendestruktion, oft schon innerhalb des ersten Krankheitsjahres. Entwicklung von Erosionen und Usuren, Gelenkspaltverschmälerung und Subluxationen.

Therapie

▶ Nach gesicherter Diagnose frühzeitig mit Methotrexat beginnen; alle Richtlinien s. S. 406.

Verlauf und Prognose

▶ Persistierende Erkrankung mit Neigung zu Schüben, Gefahr rasch fortschreitender Gelenkzerstörungen mit Bewegungseinschränkungen und Achsenfehlstellungen. Durch aggressive medikamentöse und intensive krankengymnastische Behandlung kann Prognose wesentlich verbessert werden.

22.8 JIA – Juvenile Psoriasisarthritis

Grundlagen

▶ **Allgemeines:** Die Psoriasisarthritis verläuft beim Kind meist als asymmetrische Oligoarthritis. Dabei können sowohl Zeichen der Kategorie Oligoarthritis mit Nachweis von ANA und Iridozyklitis auftreten, als auch Verläufe analog der Enthesitis assoziierten Arthritis mit Sakroiliitis und Insertionstendopathien beobachtet werden.

▶ **Epidemiologie:**
- Ca. 5–10 (–15)% der chronischen Arthritiden im Kindesalter.
- Kann in jedem Alter auftreten, Mädchen sind häufiger betroffen als Jungen.

▶ **Ätiologie und Pathogenese:** Assoziation mit HLA–B27 (30–40%), B13, 16 und 17. Die Pathogenese ist unbekannt.

Klinik, klinischer Befund

▶ *Cave:* Die Arthritis geht der Psoriasis häufig voraus, das Gelenkmuster ist sehr variabel!

▶ **Allgemeine Informationen** s. S. 392 ff.

▶ **Arthritis:**
- Vielgestaltiges, überwiegend oligoartikuläres (aber auch polyartikuläres) Bild, wobei meist große Gelenke überwiegen.
- Als typisch gelten Fingerendgelenk- und Zehenmittelgelenkbefall sowie die Daktylitis mit Tenosynovitis, wobei die erkrankten Gelenke rötlich bis livide verfärbt sein können.
- Das Gelenkmuster der Arthritis sowie die übrigen Symptome (Iridozyklitis, Enthesopathien, Rückenschmerzen) entsprechen oft der Oligoarthritis (S. 398) bzw. Enthesitis assoziierten Arthritis.

▶ **Hautveränderungen manifestieren sich als:**
- Psoriasis vulgaris, oft nur diskret ausgebildet (Haaransatz, S. 149).
- Psoriasis inversa im Nabelbereich oder Analfalte (S. 149).
- Psoriasis pustulosa (S. 149).
- Psoriatische Erythrodermie (S. 149).

▶ **Nagelveränderungen** (bei 70–80% der Kinder; S. 149):
- Überwiegend Tüpfelnägel.
- Gelegentlich Hyperkeratose, Onycholyse, Ölfleck- oder Krümelnägel.

Diagnostik

▶ **Allgemeine Informationen** s. S. 395 ff.

▶ **Familienanamnese:** Bei 25–50% Psoriasis oder Psoriasisarthritis bei Verwandten 1. oder 2. Grades.

▶ **Klinik** s. oben.

▶ **Labor:**
- *Allgemeine Entzündungszeichen:* In 70–80% leicht oder mäßig erhöht (aber auch normal!).
- *HLA-B27* in ca. 30–40% vorhanden, die übrige HLA-Typisierung ist zur Zeit ohne praktische Bedeutung.
- *Hinweis:* Bei der Enthesitis assoziierten Arthritis weisen antinukleäre Antikörper auf eine Psoriasisdisposition hin (kann bei fehlenden Hautläsionen diagnostisch hilfreich sein). HLA-B27 ist hier in 40–50% der Fälle positiv (auch in Kombination mit antinukleären Antikörpern).

► **Röntgen:**
- ▣ *Hinweis:* Die für das Erwachsenenalter typischen ab- und anbauenden Veränderungen im Röntgenbild fehlen in den meisten Fällen!
- Bei der Mehrzahl nur geringe Veränderungen wie Osteoporose oder Wachstumsstörungen bzw. Periostreaktionen an den Phalangen.
- Bei 10–20 % der Kinder auch schwere destruktive Veränderungen mit Usuren, Gelenkspaltverschmälerung bis zur Ankylose, besonders im Bereich von Handwurzel und Interphalangealgelenken.
- Im Übergang zum Erwachsenenalter an- und abbauende Läsionen möglich.

Differenzialdiagnosen

► Je nach Gelenkmanifestation und extraartikulären Symptomen andere Kategorien der juvenilen idiopathischen Arthritis (oft schwer abgrenzbar, zumal altersabhängig ähnliche Manifestation).
► Sonst je nach Klinik wie andere Kategorien der juvenilen idiopathischen Arthritis (S. 390).

Therapie

► Die Therapie entspricht je nach klinischer Manifestation den Richtlinien der chronischen Arthritis, s. S. 406.

Verlauf und Prognose

► Bei der Mehrzahl der Kinder günstiger Verlauf. Bei entsprechender Behandlung Abklingen der Arthritis ohne wesentliche Folgeschäden möglich. Auch ausgeprägte destruierende Veränderungen. Tendenz zur Reaktivierung mit zunehmenden Läsionen.
► Je nach Alter, Geschlecht und Gelenkmuster Verlauf und Prognose ähnlich den anderen Kategorien der juvenilen idiopathischen Arthritis. Disposition zur Sakroiliitis, besonders bei Schulkindern und Jugendlichen (mit und ohne Vorliegen des Erbmerkmals HLA–B27).

22.9 JIA – Enthesitis assoziierte Arthritis

Grundlagen

► **Definition, Allgemeines:**
- Die Diagnose ergibt sich aus der ohne vorangehende Infektion auftretenden asymmetrischen Oligoarthritis im Schulalter mit Überwiegen der Gelenke der unteren Extremitäten, oft verbunden mit Insertionstendopathien, Rückenschmerzen sowie Nachweis des genetischen Markers HLA-B27 – unter Ausschluss aller ähnlichen Erkrankungen.
- In der engen Assoziation mit dem genetischen Marker HLA-B27 liegt die Ursache für die Überlappung mit reaktiven Arthritiden nach enteralen Infektionen, Arthritis bei Morbus Crohn und Colitis ulcerosa sowie der juvenilen Psoriasisarthritis.

► **Epidemiologie:** Beginn ab dem (4.–)6. Lebensjahr in zunehmender Häufigkeit. In etwa 80 % sind Jungen betroffen.

Klinik, klinischer Befund

▣ *Klinische Trias*: Arthritis, Sehnenansatz- und Rückenschmerzen.
► **Allgemeine Informationen** s. S. 392 ff.
► **Arthritis:**
- Mon- oder Oligoarthritis mit Überwiegen von großen Gelenken der unteren Extremitäten (Knie- > Sprung- > Hüftgelenke). Gelenke der oberen Extremitäten sind seltener betroffen.
- An den Füßen sind die Zehengrundgelenke (v. a. die Großzehe) oft betroffen.
- Immer auf eine eventuelle Arthritis im Sternoklavikulargelenk sowie auf eine schmerzhafte Verdickung der sternalen Rippenansätze achten.

▶ **Enthesitis, Tenoostitis** (Spontanschmerz und druckschmerzhafte Schwellung):
- Am häufigsten im Bereich der Ferse, am Ansatz der Achillessehne oder Plantaraponeurose; auch Tuberositas tibiae häufig betroffen.
- Seltener am Beckenkamm, Schulterblatt, Symphyse.

▶ **Rückenschmerzen:**
- Werden spontan oder nach Befragen anfangs von etwa 10–20%, später von 50% der Kinder und Jugendlichen angegeben.
- Sie werden in den Bereich der LWS oder Iliosakralgelenke lokalisiert und können mit ischialgiformen Beschwerden verbunden sein, die in die Oberschenkel ausstrahlen.

▶ **HWS-Beschwerden:** Kombiniert mit Rückenschmerzen oder isoliert möglich.

▶ **Iridozyklitis:**
- Häufigkeit ca. 10–20%.
- Überwiegend akuter, selten auch chronischer Beginn und Verlauf.
- Akute Uveitis mit konjunktivaler Rötung, (erheblichen) Schmerzen und Lichtscheu verbunden.

▶ **Symptome eines Reiter-Syndroms** mit Konjunktivitis und/oder Urethritis sowie gelegentlich auch Hautveränderungen sind möglich.

Diagnostik

▶ **Allgemeine Informationen** s. S. 395 ff.
▶ **Anamnese:** In der Familienanamnese bei Verwandten 1. und 2. Grades oft Rückenschmerzen, besonders nachts, gegen Morgen oder nach längerem Sitzen, Spondylitis ankylosans oder andere HLA-B27-assoziierte Erkrankungen.
▶ **Klinik** s. oben.
▶ **Labor:**
- *Allgemeine Entzündungszeichen:*
  - BSG/CRP meist erhöht, Werte im Normbereich sind aber möglich.
  - IgA oft deutlich erhöht.
- Assoziation mit HLA-B27 bei ca. 80–90%.

▶ **Röntgen:**
- Gelenknahe Osteoporose, bei kleineren Kindern Wachstumsbeschleunigung v. a. im Bereich der Kniegelenke, später Wachstumsminderung durch vorzeitigen Schluss der Epiphysenfugen (v. a. Hüften, Zehen und Finger), v. a. Verkürzung der Metakarpalia- bzw. Metatarsalia.
- Die Kniegelenke sind bezüglich Knorpel- und Knochenschädigung relativ stabil. Ein hohes Risiko für destruierende Veränderungen besteht für Hüftgelenke, Zehengrund- und Großzeheninterphalangealgelenke.
- Iliosakralgelenke:
  - Meist einseitiger Beginn als großbogige Gelenkspalterweiterung im lateralen Anteil mit unscharfer und unregelmäßiger Begrenzung.
  - Später folgt ein „breites Umbaufeld" (Schilling) mit Sklerosierung und schließlich ein zunehmender knöcherner Durchbau.

▶ **Ophthalmologisches Konsil:** Entzündliche Augenveränderungen, besonders Iridozyklitis, deshalb Spaltlampenuntersuchung (Aufleuchten der in der Vorderkammer zirkulierenden Entzündungspartikel = sog. Zellströmung). Anfänglich alle 6 Wochen, später alle 3 Monate.

Differenzialdiagnosen

▶ **Andere HLA-B27-assoziierte Arthritiden** (Überlappungen möglich):
- Arthritis bei Morbus Crohn und Colitis ulcerosa (S. 159).
- Juvenile Psoriasisarthritis (S. 402).
- Reaktive Arthritiden nach enteralen Infektionen (S. 415).

▶ **Andere rheumatische Erkrankungen:**
- Oligoarthritis (S. 398).
- Rheumafaktornegative/-positive Polyarthritis (S. 400).
- Systemische juvenile idiopathische Arthritis (S. 396).

- Juveniles Fibromyalgiesyndrom (S. 417).
► Trauma, Fremdkörperverletzung.
► Infektionen: Septische Arthritis mit oder ohne Osteomyelitis; Borreliose (Lyme-Arthritis), Lues, Tuberkulose.
► Benigne und maligne Tumoren, maligne Systemerkrankungen.
► Kollagenosen und Vaskulitissyndrome.
► Stoffwechselstörungen, Immundefekte: Agammaglobulinämie, Speicherkrankheiten, Hyperurikämie bei Jugendlichen.
► **Weitere Erkrankungen:**
  - Aseptische Nekrosen: Morbus Scheuermann, Morbus Perthes, Morbus Osgood-Schlatter.
  - Epiphysenlösung am Hüftkopf.
  - Adoleszentenchondrolyse.
  - Osteochondritis dissecans.

Therapie

► Neben NSAR sind als Langzeitmedikamente Sulfasalazin, Methotrexat oder Azathioprin gut wirksam, s. S. 406.

Verlauf und Prognose

► **Arthritis:**
  - Zu Beginn stehen klinisch die Knie- und Sprunggelenke im Vordergrund, im weiteren Verlauf werden auch die Hüftgelenke zunehmend häufiger befallen und durch destruierende Veränderungen gefährdet!
  - Die Langzeit-Prognose der Arthritis ist insgesamt günstig, die Remissionsrate beträgt ca. 10 % pro Jahr.
  - Im Einzelfall sind jedoch schwere Behinderungen möglich (v. a. durch Koxitis).
  - Eine Reaktivierung ist möglich, v. a. durch enterale Infektionen mit Yersinien, Salmonellen und Campylobacter jejuni.
  - Die Arthritis kann in jedem Stadium zum Stillstand kommen, jedoch auch weiter fortschreiten bzw. rezidivieren und dabei das Achsenskelett oder auch andere Organsysteme mit einbeziehen.
  - ▣ *Hinweis:* Die Diagnose muss dem Verlauf angepasst werden:
    - Morbus Crohn bzw. Colitis ulcerosa bei chronischer Darmsymptomatik, Analfistel und Gewichtsabnahme in Abhängigkeit von Koloskopie mit Biopsie.
    - Juvenile Psoriasisarthritis bei Entwicklung einer Schuppenflechte.
► **Iridozyklitis:** Trotz Neigung zu Rezidiven relativ selten bleibende Schäden. Wegen der Möglichkeit chronischer Verläufe sind regelmäßige ophthalmologische Kontrolluntersuchungen wichtig (auch im beschwerdefreien Intervall).

22.10 JIA – Undifferenzierte Arthritis

► **Definition:** Arthritis, welche die Kriterien für keine, oder mehr als eine der anderen Kategorien erfüllt.
▣ *Hinweis*: Aufgrund der überlappenden Definitionen und (teilweise unsinnigen) Exklusionen fallen ca. 10–20 % der Kinder mit JIA in diese Kategorie.

22.11 Juvenile Spondyloarthritiden

Grundlagen

► **Definition:** Überbegriff für unterschiedliche Erscheinungsformen mit den Gemeinsamkeiten:
  - Beginn vor dem 16. Geburtstag.
  - Periphere Arthritis und/oder Enthesitis.
  - Neigung zur Beteiligung des Achsenskeletts (insbes. Sakroiliitis).
  - Assoziation zum HLA B27.

▶ **Spektrum der juvenilen Spondyloarthritiden.** Der Begriff umfasst folgende Krankheitsbilder:
- Enthesitis assoziierte Arthritis (Kategorie der JIA, s.S. 392) (früher: Oligoarthritis Typ II der JCA).
- Juvenile Spondyloarthritis (ESSG-, Amor-, Garmischer Kriterien).
- Juvenile Spondylitis ankylosans (New-York-Kriterien).
- Juvenile Psoriasisarthritis (Kategorie der JIA, s.S. 392).
- Arthritis bei chronisch entzündlichen Darmerkrankungen.
- Reaktive Arthritis (s.S. 415).

☒ *Hinweis*: Nomenklatur und Klassifikation nicht einheitlich, weite Überlappungen. ESSG-, Amor- und New-York-Kriterien für Kinder bisher nicht validiert.

22.12 JIA – Therapie: Grundlagen und Übersicht

Aufgaben und Ziele

☒ *Hinweis*: Eine ursächliche Behandlung ist bisher nicht möglich!
▶ Beruhigung und Überwindung des Entzündungsprozesses.
▶ Erhaltung bzw. Wiederherstellung der Gelenkfunktionen, Vermeidung von Deformitäten und Behinderungen.
▶ Vermeidung bleibender Augenschäden.
▶ Ermöglichen einer altersgemäßen körperlichen, geistigen und psychosozialen Entwicklung.

Allgemeine Voraussetzungen

▶ Die Behandlung erfordert eine interdisziplinäre Zusammenarbeit von Ärzten verschiedener Fachrichtungen, Physiotherapeuten, Ergotherapeuten und den verschiedenen Berufsgruppen des Sozialdienstes in Praxis und Klinik, mit Einbeziehen der kinderrheumatologischen Fachklinik.
▶ Die Therapie muss immer auf mehreren Säulen stehen. Die Kategorien der idiopathischen Arthritis, das Alter des Kindes, die Krankheitsaktivität und vor allem der individuelle Befund und Verlauf bilden die Basis für den Behandlungsplan.

Therapeutische Maßnahmen

▶ **Medikamentöse Therapie:** Nichtsteroidale Antiphlogistika, Basistherapeutika, Biologika.
▶ **Physikalische Therapie:** Krankengymnastische Behandlung, Ergotherapie, physikalische Maßnahmen, Orthesenversorgung und Hilfsmittel.
▶ **Operative Therapie:** Synovektomie, Korrektur von Deformitäten, Gelenkersatz, Arthrodesen.
▶ **Sozialpädiatrische Behandlung:** Psychologische Betreuung, sozialpädagogische Betreuung, schulische Integration, berufliche Förderung und Eingliederung, finanzieller Ausgleich, Musik-, Mal-, Tanz-, Hippo- und „Lachtherapie" (Klinik-Clowns).

22.13 JIA – Medikamentöse Therapie

Grundlagen

▶ **Allgemeines:**
- Es stehen uns die gleichen Medikamente wie in der Erwachsenenrheumatologie zur Verfügung, nicht alle sind jedoch für die Behandlung der juvenilen Arthritis bzw. für Kinder unter 18 Jahren zugelassen.
- Wir müssen ihre Anwendung den Besonderheiten des Kindesalters und der jeweiligen Verlaufsform der chronischen Arthritis anpassen.
- Einem größtmöglichen therapeutischen Effekt soll das kleinstmögliche Risiko gegenüberstehen.
- Die Behandlung setzt eine umfassende Anamnese, einen genauen Befund und eine sorgfältige Langzeitkontrolle voraus.

► **Hinweise für den Einsatz der Medikamente:**

- Im Kindesalter kommen nur Medikamente zur Anwendung, bei denen ausreichend Langzeiterfahrungen aus der Erwachsenenrheumatologie vorliegen.
- Für Kleinkinder und auch jüngere Schulkinder ist die galenische Zubereitung als Saft wünschenswert, um exakt dosieren zu können und den Kindern die Einnahme zu erleichtern.
- Die Dosierung muss dem Tagesrhythmus des betroffenen Kindes bzw. Jugendlichen angepasst werden.
- Mit Glukokortikoiden ist um so mehr Zurückhaltung geboten, je jünger das Kind ist.
- Unter den nichtsteroidalen Antiphlogistika sind Medikamente mit kurzer Halbwertzeit oft besser zu steuern als Substanzen mit langer Halbwertzeit.

► **Praktisches Vorgehen:**

- Die medikamentöse Therapie beginnt mit der Verabreichung eines nichtsteroidalen Antiphlogistikums (S. 447).
- Bei hoher bzw. anhaltender Krankheitsaktivität frühzeitig mit Basistherapeutika beginnen, besonders bei systemischem bzw. polyarthritischem Beginn/ Verlauf.
- *Vorgehen:*
  - Mit der Gabe von nichtsteroidalen Antiphlogistika kann bereits in der Praxis begonnen werden.
  - Einleitung der Basistherapeutika erfordert umfangreiches Wissen und Erfahrung. Sie erfolgt in der Regel unter stationärer Kontrolle in Verbindung mit intensiver Krankengymnastik und Elternanleitung.
  - Engmaschige Kontrolle des klinischen Bildes in Verbindung mit Laboruntersuchungen bezüglich Entzündungszeichen und möglicher Nebenwirkungen, besonders in der Einstellungsphase.

Nichtsteroidale Antiphlogistika

► **Für Kinder geeignete Substanzen** s. Tab. 22.2:

Tabelle 22.2 · Tabellarische Übersicht in alphabetischer Reihenfolge nach der chemischen Kurzbezeichnung

chemische Kurzbezeichnung	Dosierung mg/kg KG/Tag	Häufigkeit pro Tag
Diclofenac	2–3	3–4
Ibuprofen	20–40	3–4
Indometacin	2–3	3–4
Naproxen	10–15	2

spezielle Darreichungsformen für Kleinkinder:
- Ibuprofen: Ibuflam-Susp., Nurofen-Susp.
- Indometacin: Indo-Paed-Susp.
- Naproxen: Proxen-Susp. (in Deutschland nur über die internationale Apotheke erhältlich)

► **Praktische Hinweise für die Anwendung:**

- *Indometacin* hat die stärkste therapeutische Wirkung, jedoch auch eine relativ hohe Nebenwirkungsrate.
- *Die schmerzdämpfende und fiebersenkende Wirkung* setzt sofort ein, der entzündungshemmende Effekt ist erst nach Wochen bis 2–3 Monaten zu erwarten.

- *Bei längerer Morgensteifigkeit* die Abenddosis später einnehmen (z. B. vor dem Schlafengehen). Ggf. die Abenddosis erhöhen.
- *Bei Kopfweh, Müdigkeit bzw. Konzentrationsstörungen* in der Schule morgendliche Dosis vermindern (oder erst mittags beginnen) und Abenddosis erhöhen.
- *Bei Auftreten von Magenbeschwerden* säurebindende Substanzen erst ab 1 bis 1 ½ Std. später verabreichen; bei gleichzeitiger Gabe wird die Resorption der nichtsteroidalen Antiphlogistika vermindert.
- *Die gleichzeitige Gabe von mehreren nichtsteroidalen Antiphlogistika vermeiden,* da Resorption wechselseitig gestört werden kann.

▶ **Nebenwirkungen:** Durch sorgfältige klinische und laborchemische Überwachung frühzeitig erfassen und medikamentöse Langzeitbehandlung ändern. Die häufigsten unerwünschten Wirkungen sind:

- Appetitlosigkeit, Übelkeit, Bauchschmerzen, Erbrechen.
- Schleimhauterosionen und Ulkusbildung mit Blutungsgefahr.
- Kopfweh, Schwindel, Müdigkeit, Konzentrationsschwäche; auf Abfall der Schulleistungen achten!
- Leberschädigung mit Anstieg der Transaminasen.
- Mikrohämaturie.
- Blutungsneigung: Hämatome, Nasenbluten.

Basistherapeutika

▶ **Synonyme:** Langzeittherapeutika, krankheitsmodifizierende Medikamente.

▶ *Hinweis*: Die Indikation und Einleitung der Behandlung erfordert umfangreiches kinderrheumatologisches Wissen und Erfahrung. Der therapeutische Effekt setzt meist erst nach Monaten ein. Viele Parallelen zur Erwachsenenrheumatologie (vgl. S. 457 ff).

▶ **Substanzen:**

- Chloroquin, Hydroxychloroquin = Resochin, Quensyl.
- Sulfasalazin = Azulfidine.
- Azathioprin (z. B. Imurek) 2–3 mg/kg KG/d.
- Methotrexat (z. B. Lantarel) 10–15 mg/m^2 KO/Woche.
- Ciclosporin A (z. B. Immunosporin) 2–3(–5) mg/kg KG/d.
- Cyclophosphamid (z. B. Endoxan) 1 mg/kg KG/d oder i. v.-Stoßtherapie, z. B. alle 4 Wochen 0,5–0,75–1 g/m^2 KO.
- Leflunomid als neue Substanz ist in Erprobung, für Kinder bisher nicht zugelassen.

▶ **Hinweise für die Anwendung:**

- *Die Indikation bleibt dem Spezialisten vorbehalten. Frühzeitig beginnen bei:*
  - Seropositiver Polyarthritis.
  - Polyarthritis oder auch Oligoarthritis, die durch nichtsteroidale Antiphlogistika unzureichend zu kontrollieren ist.
  - Chronische Iridozyklitis (nur Immunsuppressiva): Immer dann, wenn durch die lokale Kortikoidbehandlung innerhalb von 6–8 Wochen keine deutliche Rückbildung der Entzündung erfolgt (seltener Rezidive, günstigerer Verlauf → bei den meisten Kindern können Synechien und weitere Schäden verhindert oder erheblich vermindert werden).
- *Differenzialtherapie in Abhängigkeit von:*
  - Kategorie der juvenilen idiopathischen Arthritis.
  - Krankheitsaktivität.
  - Alter des Kindes.
  - Bisheriger Verlauf.
  - Laborbefunde bezüglich Krankheitsaktivität und Risikofaktoren.
- Zunächst mit einem nichtsteroidalen Antiphlogistikum kombinieren.
- *Mögliche Nebenwirkungen s. S. 457:* Besonders in Einstellphase sorgfältige klinische Verlaufsbeobachtung mit Kontrolle der Laborbefunde.

Biologika

▪ *Hinweis*: Für Kinder ab 4 Jahren bisher nur Etanercept (Enbrel) zugelassen für die Diagnose Polyarthritis, d. h. > 4 betroffene Gelenke.

▶ **Hinweise für die Anwendung:**
- *Indikationen:*
  - Alle Kategorien der JIA, wenn > 4 Gelenke betroffen sind.
  - Erkrankung refraktär gegenüber einer Kombinationstherapie aus NSAR und Methotrexat (mindestens 10 mg/m^2 KO/Woche) und einem weiteren Basistherapeutikum.
  - Dosierung: Enbrel 0,4 mg/kg KG 2 ×/Woche s. c.
- Bei Kindern mit systemischer Arthritis Erfolg eher mäßig.

▪ *Cave*: Unter Enbrel Verschlechterung/Reaktivierung der Iridozyklitis beobachtet. Alternative: „Off-label-Therapie" mit Infliximab oder Adalimumab. Nach bisherigen Erfahrungen damit günstige Wirkung auf Arthritis und Iridozyklitis.

Glukokortikoide

▪ *Hinweis*: Mit der systemischen Anwendung von Glukokortikoiden ist wegen ihrer katabolen Wirkung bis zum Wachstumsstillstand, Osteoporose (Begünstigung von Nekrolysen v. a. des Hüftkopfes, Gefahr von Impressionsfrakturen der Wirbelkörper) größte Zurückhaltung geboten, zumal Kinder unter der Behandlung schon nach einigen Wochen für lange Zeit „kortisonpflichtig" werden.

▶ Glukokortikoide haben eine ausgezeichnete antiphlogistische und antipyretische, jedoch keine kurative Wirkung.

▶ **Hinweise für die systemische Anwendung:**
- *Prednisolon 2 mg/kg/d bzw. 60 mg/m^2 KO/d* nur bei systemischer juveniler chronischer Arthritis mit Perimyokarditis.
  - Tagesdosis nach Möglichkeit als Einzelgabe morgens vor 8.00 Uhr, um die körpereigene Kortisonproduktion weniger zu beeinflussen.
  - Bei hoher Krankheitsaktivität kann vorübergehend die Aufteilung der obigen Dosis auf 2–3 Gaben notwendig sein.
  - Sobald eine Besserung eingetreten ist, die Dosis frühzeitig reduzieren. Ziel ist eine Langzeitdosis von < 0,2 mg/kg KG/d bzw. 2fache Menge jeden 2. Tag (alternierende Gabe).
  - Die Schwellendosis für die Hemmung des Längenwachstums liegt bei etwa 0,15–0,2 mg/kg KG/d und wird von der Krankheitsaktivität und individuellen Faktoren mitbestimmt.
- *Prednisolon 0,1–0,15 mg/kg KG/d* kann bei nicht systemischen, vor allem polyartikulären Formen notwendig werden, wenn nichtsteroidale Antiphlogistika zusammen mit Basistherapeutika unzureichend wirksam sind:
  - Tagesdosis als Einzeldosis morgens vor 8.00 Uhr.
  - Doppelte Menge jeden 2. Tag = alternierende Behandlung.
  - Dosis so weit möglich vermindern, niedrige Dosis nur langsam weiter abbauen.
- *Stoßtherapie: Prednisolon 20–30 mg/kg KG als Infusion,* 2–3-mal mit 1–2 Tagen Intervall wiederholen. Sinnvoll bei hoher Krankheitsaktivität mit gleichzeitiger Einleitung bzw. Umstellung der Basistherapie.
- *Eine Langzeitbehandlung* mit niedriger Dosis *(Prednisolon 0,1–0,15 mg/kg KG/d)* kann bei Erkrankungsprogredienz trotz kombinierter immunsuppressiver Behandlung hilfreich sein.

▶ **Hinweise für die lokale Anwendung:**
- *Akute und chronische Iridozyklitis* (Augenarzt): 3–4 (–6) × tägl. als Tropfen oder am Abend als Salbe.
- *Bei Mon- bzw. Oligoarthritis* intraartikuläre Therapie wie bei Erwachsenen (s. S. 503). Gute Ergebnisse mit Triamcinolonhexacetonid (Lederlon).

22.14 JIA – Nicht medikamentöse Therapie

Physiotherapie

▶ Es gibt Überschneidungen mit dem Vorgehen bei Erwachsenen (vgl. S. 515). Hier werden die Besonderheiten im Kindesalter dargestellt.

▶ *Hinweis*:
- Die medikamentöse Therapie muss von Anfang an mit krankengymnastischer Behandlung kombiniert werden.
- Die frühzeitige und fachgerechte krankengymnastische Einzelbehandlung ist für die Prognose ebenso entscheidend wie die medikamentöse Therapie und erfordert umfangreiche Kenntnisse sowie Geduld und Einfühlungsvermögen.
- Die krankengymnastischen Maßnahmen werden durch eine funktionell ausgerichtete Ergotherapie ergänzt.

▶ **Ziele:** Erhaltung bzw. Verbesserung und Wiederherstellung der Gelenkbeweglichkeit, Gelenkachsen und der physiologischen Bewegungsabläufe.

▶ **Voraussetzungen:**
- *Detaillierte Kenntnisse über die gelenkspezifischen Fehlhaltungen und Fehlstellungen sowie Verständnis für deren Entstehungsweise* (S. 446):
  - Abhängig vom Alter des Kindes und der Kategorie der juvenilen idiopathischen Arthritis (S. 390) kindgerechte Strategien.
  - Nur in entspannter Atmosphäre effektiv.
  - Bereits der Beginn bzw. die Tendenz zur Fehlstellung muss erfasst und therapeutisch berücksichtigt werden.
- *Genaue Befundaufnahme:*
  - Durchmessen aller Gelenke nach der Neutral-Null-Methode.
  - Festlegung der Achsenfehlstellungen in Ent- und Belastung (Schweregrade: Aktiv/passiv ausgleichbar/fixiert).
  - Bewegungsanalyse.
- *Ausreichende medikamentöse Therapie* (Schmerz- und Entzündungshemmung).

▶ **Hinweise für das praktische Vorgehen:**
- Individuellen Behandlungsplan aufstellen.
- Vertrauensverhältnis zum Kind aufbauen, Abwehrhaltung vermeiden, spielerisch vorgehen.
- Die Schmerzgrenze muss sorgfältig beachtet werden, Schmerzauslösung verstärkt reflektorisch die Gelenkfehlstellung.
- Alle therapeutischen Maßnahmen aus entlastenden Ausgangsstellungen vornehmen – Handstütz, Kniebeuge und Fersensitz vermeiden.
- Das Anleiten der Eltern ist für den weiteren Verlauf dringend anzustreben → Eltern übernehmen zu Hause einen Teil der Bewegungstherapie und tragen dazu bei, unphysiologische Belastungen entzündeter Gelenke zu vermeiden.
- Den Ausgangspunkt der Behandlung bildet immer die gestörte Gelenkfunktion. Mit der Wiederherstellung bessern sich auch Bewegungsmuster und Atrophie der hypotonen Muskelgruppen.
- Sobald sich Achsenfehlstellungen entwickeln (bei Polyarthritis immer), stationär beginnen und ambulant zu Hause fortsetzen (Physiotherapeut, Eltern).
- Bei schwer kranken Kindern mit anhaltender Morgensteifigkeit ist die zweite Tageshälfte für die Behandlung besser geeignet.
- Krafttraining gegen Widerstand vermeiden.

▶ **Praktisches Vorgehen** (in folgender Reihenfolge):
  1. Entspannung und Schmerzlinderung.
     - Langsames passives, aktiv-assistives Bewegen
     - Traktion
     - Physikalische Maßnahmen (lokale Kälte, Wärme; Elektrotherapie; Massage; Bewegungsbad).

2. Verbesserung der Gelenkbeweglichkeit.
   – Gelenkmobilisation
   – Dehnen der verkürzten Strukturen
   – Aktivieren der hypotonen Muskulatur.
3. Bahnen physiologischer Bewegungsmuster.

▶ **Hilfsmittel:**
- *Teilentlastende Maßnahmen bei Arthritis der Gelenke an den Beinen:*
  – Unterarmstützen für größere Schulkinder und Jugendliche.
  – Schedepferdchen für Kleinkinder.
  – Therapieroller mit aufgeschweißtem Sattel für ältere Kindergartenkinder und die ersten Schuljahre.
  – Dreirad/Fahrrad.
- *Schmerzentlastende, weiche Einlagen* je nach Befallsmuster mit scheinbarer Unterstützung der Fehlhaltung. Korrigierende Einlagen sind erst nach Abklingen der Entzündung möglich.
- *Geeignete Schuhe* mit weichen Sohlen (Luftpolster).
- ☐ *Cave:* Rollstuhl zur Langzeitbehandlung vermeiden!
- *Handschienen* (s. S. 523).
- *Hüftschlinge* („Trockenschwimmen") zur Behandlung einer Koxitis.

Ergotherapie

☐ *Hinweis*: Die Ergotherapie muss funktionell ausgerichtet sein. Sie erfolgt in enger Kooperation mit dem Physiotherapeuten und konzentriert sich vor allem auf die obere Extremität.

▶ Überlappungen mit der Therapie bei Erwachsenen (vgl. S. 522).

▶ **Ziele:** Förderung der Selbstständigkeit, Vermittlung von Erfolgserlebnissen und Freude an der Fein- bzw. Grobmotorik; gleichzeitig Wiederherstellung von Beweglichkeit, Gelenkschutz.

▶ **Funktionelles Training, Einüben von Gelenkschutz:**
- Wiederherstellung physiologischer Bewegungsabläufe bei Aktivitäten des täglichen Lebens.
- Kreatives Arbeiten mit Ton und ähnlichen Materialien, Malen (Fingerfarbe, Seidenmalerei u. a.).
- Kinder lernen, Gelenke schonend und achsengerecht einzusetzen. „Gelenkschutz": Verteilung der Kräfte auf viele Gelenke – von kleinen auf große, von betroffenen auf nicht betroffene Gelenke.
- Gelenke so weit wie möglich entlasten, z. B. Rucksack statt Schultasche.
- Schreibtraining mit/ohne stabilisierende Handschienen, achsengerechtes Halten des Stiftes mit schonendem Einsatz der Fingergelenke.

▶ **Sensomotorische Schulung:**
- In Verbindung mit Koordinations- und Muskeltraining, Mobilisation und Geschicklichkeit.
- Schulung der Feinmotorik durch Steckspiele und „handwerkliche Tätigkeit".
- Therapeutisches Vorgehen dem Alter anpassen.
- Kreative Tätigkeit in den Dienst der Bewegungsschulung stellen.
- Mit der sensomotorischen Schulung wird gleichzeitig die Entwicklung des Kindes gefördert.

▶ **Anfertigen bzw. Überwachung von Schienen:**
- *Stabilisierende Handschienen* als Arbeitsschienen. Sie müssen in der Funktion (v. a. beim Schreiben) getragen werden.
- *Lagerungsschienen* für Hände und Finger (1–2-mal täglich für mindestens eine Stunde anlegen).
- ☐ *Hinweis:* Schienen, die nicht getragen werden, passen oft nicht!

▶ **Selbständigkeitstraining:**
- In Alltagsfunktionen (z. B. Anziehen von Strümpfen und Schuhen).
- Adaptation käuflicher Hilfsmittel bzw. Anfertigen von Hilfsmitteln bei schwer betroffenen Kindern, z. B. Anzieh-, Wasch- und Schreibhilfen.

Juvenile idiopathische Arthritis

Operative Therapie

▶ Die wichtigsten Maßnahmen im Kindesalter werden kursorisch dargestellt. Detaillierte Darstellung s. S. 527 ff.

◩ *Hinweis*: Erweitert die therapeutischen Möglichkeiten vor allem bei schweren Verläufen. Die Indikation wird in gemeinsamer Verantwortung von operativ tätigen Rheumaorthopäden und Kinderrheumatologen gestellt; auch die Nachbehandlung erfolgt in enger Kooperation.

▶ **Synovektomie:**
- *Indikation:* Mon- bzw. Oligoarthritis (v. a. des Knie- und Ellenbogengelenkes) frühestens 1 Jahr nach Therapiebeginn, wenn die medikamentöse Behandlung und Lokalmaßnahmen einschließlich intraartikulärer Injektionstherapie unzureichend wirksam sind. Voraussetzung ist die Mitarbeit des Kindes.
- *Kontraindikation:* Kleinkindesalter.
- *Prinzip:* Die Operation erfolgt in der Regel unter arthroskopischer Sicht (nur selten offen, z. B. am Ellbogen).
- *Nachbehandlung:* Die intensive stationäre krankengymnastische Behandlung und Fortsetzung der medikamentösen Therapie sind unbedingt erforderlich!
- *Prognose:* Langzeitergebnisse sind günstig, Rezidivquote von 10–15 %.

▶ **Tenosynovektomie:**
- *Indikation:* Schmerzhafte Behinderung, die konservativ nicht zu beheben ist.
- *Prinzip:* Tenosynovektomie im Bereich der Hand- und Fingerflexoren.
- *Nachbehandlung:* Krankengymnastik dringend notwendig.

◩ *Hinweis*: Bei Kindern geringes Risiko für Sehnenruptur. Bewegungsausmaß nach Tenosynovektomie oft nicht besser.

▶ **Korrektur von Kontrakturen und Achsenfehlstellungen:**
- *Indikation:* Soweit diese durch intensive krankengymnastische Behandlung einschließlich Lagerungsschienen nicht ausgleichbar und mit Behinderungen im Bewegungsablauf von Alltagsbewegungen verbunden sind.
- *Prinzip:* Weichteillösungen bzw. Umstellungsosteotomie.

◩ *Hinweis*: Bei Kindern sind Achsenfehlstellungen durch Langzeit-Physiotherapie und günstiges Wachstum oft konservativ ausgleichbar. OP-Indikation streng stellen!

▶ **Gelenkersatz:**
- *Indikation:* Gelenkersatz kommt nur bei Jugendlichen mit drohender Invalidität und Bettlägerigkeit bei starken Schmerzen in Frage. In erster Linie Hüftgelenkendoprothesen bei Zerstörung des Hüftgelenkes mit Bewegungsunfähigkeit.
- *Prinzip:* Ersatz durch Kunstgelenk, meist der Hüftgelenke (bei älteren Jugendlichen bzw. jungen Erwachsenen ist z. T. auch der Ersatz von Knie-, Schulter- oder Ellenbogengelenk notwendig). Der Schluss der Wachstumsfugen wird in der Regel abgewartet.

▶ **Arthrodesen** – Indikationen:
- An der Hand oder am Sprunggelenk bei fortgeschrittener Destruktion und (Sub-)Luxation.
- An einzelnen Fingern zur Verbesserung der Greiffunktion.

Langzeitführung, Schulung

◩ *Hinweis*: Die erkrankten Kinder/Jugendlichen und deren Eltern benötigen eine vertrauensvolle ärztliche Führung und interdisziplinäre Langzeitbegleitung. Eine umfassende Information und Schulung erleichtert die Krankheitsbewältigung und verbessert gleichzeitig die Prognose.

▶ **Ziele:**
- Kindern und Eltern bei der Bewältigung der Krankheit helfen.
- Kinder und Eltern als Ko-Therapeuten gewinnen.
- Den Kindern eine altersgemäße Entwicklung ermöglichen.
- Den Jugendlichen den Übergang ins Erwachsenenleben erleichtern.

► **Hinweise für die Durchführung:**
- Allgemeines Vertrauensverhältnis aufbauen.
- Unterstützung der Eltern: Schuldgefühle abbauen, Enttäuschungen bewältigen, Erkrankung als Aufgabe annehmen.
- Individuelle Information und Eintrainieren von therapeutischen Maßnahmen.

► **Schulung von erkrankten Kindern/Jugendlichen in der Gruppe entsprechend den folgenden Modulen:**
- Was bedeutet Rheuma beim Kind?
- Wie behandelt man rheumatische Erkrankungen beim Kind?
- Rheuma braucht Bewegung – Physiotherapie bringt's.
- Ergo fürs Ego – Wie kann ich Ergotherapie für mich nutzen?
- Bewältigung im Alltag – Soziales und Rechtliches.
- Anregungen zur Krankheitsbewältigung.

► **Kind und Eltern in Entscheidungen einbeziehen:**
- Elternkreis rheumakranker Kinder e.V. unter dem Dach der Deutschen Rheuma-Liga (in Bonn Tel. 02 28/7 66 70 80, E-Mail bv@rheuma-liga.de; www.rheuma-liga.de) einschalten. Individuelle Beratung und Information, Erfahrungsaustausch in der Gruppengemeinschaft.
- Eltern und Kindern Mut machen, Zuversicht verbreiten, positiv in die Zukunft führen.
- Bei der Mehrzahl der Erkrankungen besteht langfristig die Chance, die chronische Arthritis zur Ruhe zu bringen und zu überwinden.

Psychologische und soziale Betreuung

▶ *Hinweis*: Die Langzeitbehandlung chronisch rheumakranker Kinder erfordert eine psychosoziale Betreuung unter Einbeziehung der Eltern und Geschwister. Sie umfasst je nach Situation eine psychologische Begleitung sowie sozialpädagogische Beratung und Hilfe bei Behörden und Ämtern.

► **Psychologische Betreuung:**
- Psychologische Beratung und Begleitung von Eltern; Abbau von Konflikten in der Familie.
- Vorbeugen und Behandlung von Verhaltensstörungen bei Kindern und Jugendlichen.
- Hilfe bei der Schmerzbewältigung (Gruppentherapie).

► **Förderung des Schulunterrichtes:**
- Dieser muss auch in der Klinik regelmäßig fortgesetzt werden, er bildet einen festen Bestandteil der Therapie.
- Die schulische Ausbildung als entscheidender Parameter für die Entwicklung und Zukunft der Kinder:
  - Klassengemeinschaft und Freundeskreis werden erhalten im Sinne einer notwendigen Integration und Sozialisation.
  - Eine umfassende schulische Bildung stellt die beste Basis für eine geeignete Berufswahl und -ausbildung sowie Eingliederung in die Gesellschaft dar.
  - Die Schule vermittelt Erfolgserlebnisse, die auf körperlich-sportlichem Gebiet oft versagt bleiben.
  - In schweren Fällen Unterstützung durch Zusatzstunden bzw. Hausunterricht.

► **Berufsberatung, Ausbildung und Arbeitsplatzbeschaffung:**
- Psychosozialer Dienst in Zusammenarbeit mit Berufsberater des Arbeitsamtes, der in speziellen Fragen der Körperbehinderung ausgebildet ist.
- Neigung und Fähigkeiten des Kindes soweit möglich berücksichtigen. Beruf soll Freude bereiten.
- Zusammenarbeit mit Berufsbildungswerk hilft, die Berufsfindung zu erleichtern und Ausbildungsplatz zu vermitteln.
- Nach Berufsausbildung bei Vorliegen einer Behinderung Hilfe zur Findung und Gestaltung eines Arbeitsplatzes, dabei Rehabilitationsgesetzgebung nutzen.

► **Finanzielle Nachteilausgleiche:**
- Je nach Schwere der Erkrankung Unterstützung bei der Ausstellung eines Behindertenausweises durch das Versorgungsamt.
- Steuerliche Erleichterung nach Grad der Behinderung, eventuell Pflegegeld.
- Zur Entlastung bei Arthritis an unteren Extremitäten Schulbücher in doppelter Ausfertigung, um Tragen auf Schulweg zu vermeiden.

22.15 JIA – Allgemeine Hinweise zu Verlauf und Prognose

Grundlagen

▣ *Hinweis*: Die Aussichten sind günstiger als bei Erwachsenen: Bei der Mehrzahl der Kinder kann die Erkrankung langfristig zur Ruhe gebracht und auch überwunden werden. Oberstes Ziel ist es daher, während der Zeit der Krankheitsaktivität bleibende Schäden an Gelenken und Augen bzw. Kleinwuchs zu verhindern.

► **Beeinflussende Faktoren:**
- Beginn und Verlaufsform.
- Beginn und Qualität der Therapie.
- Wissen und Engagement der Eltern (Compliance Kinder/Jugendliche, intaktes Elternhaus).

► **Remissionsraten:** Angaben zu Remissionsraten schwanken je nach Beobachtungsdauer und Selektion des Krankengutes zwischen 23 und 88 % (nach einer Erkrankungsdauer zwischen 5–15 Jahren liegen sie meist bei 50–60 %).

Risiken in Abhängigkeit der Kategorien

► **Systemische juvenile idiopathische Arthritis:**
- Oligoarthritischer Verlauf weniger destruktiv als Polyarthritis.
- Die Gefahr der Gelenkzerstörung besteht zunächst vor allem für die Hände, Halswirbelsäule und Füße, nach 5–10 Jahren v. a. für die Hüftgelenke.
- Kleinwuchs durch anhaltende Krankheitsaktivität und/oder Kortikoidtherapie.
- Amyloidoserisiko ca. 10 %.
- Infektionsgefahr mit septischen Komplikationen.
- Erhöhte Disposition Makrophagen-aktivierendes Syndrom (s. S. 442).

► **Polyarthritis:**
- Rasche Gelenkdestruktion bei rheumafaktorpositivem Verlauf.
- Am meisten gefährdet sind Hände und Füße.
- Keine Kompensationsmöglichkeit durch gesunde Gelenke, allgemeine Bewegungsarmut.

► **Oligoarthritis (frühkindlicher Beginn und Verlauf):**
- Die Arthritis ist meist wenig destruktiv, Langzeitgefährdung besteht für Knie- und Fußgelenke.
- Hauptgefahr: Sehstörungen durch Defektheilung bei chronischer Iridozyklitis.

► **Enthesitis assoziierte Arthritis:**
- Insgesamt besteht hier die günstigste Gesamtprognose.
- Vulnerable Gelenke mit rascher Destruktion sind vor allem die Zehengrund- und Hüftgelenke.
- Nach (spärlichen) Langzeituntersuchungen (20 Jahre) entwickeln 15–20 % im Erwachsenenalter eine ankylosierende Spondylitis.

23 Weitere rheumatische Erkrankungen im Kindes- und Jugendalter

23.1 Reaktive postinfektiöse Arthritiden beim Kind und Jugendlichen

Grundlagen und Übersicht

▶ **Definition:** Nicht eitrige Arthritiden, die durch Infektionen ausgelöst werden. Die reaktiven Arthritiden können Tage bis mehrere/viele Monate andauern; sie hinterlassen keine Defekte.

▶ **Übersicht:** Sie entsprechen im Wesentlichen den adulten Formen (S. 164); näher dargestellt wird die nur im Kindesalter auftretende Coxitis fugax.

▶ **Ätiologie und Pathogenese** s. S. 165.

▶ **Epidemiologie:** Häufigste Gruppe von Gelenkentzündungen, ca. 200–300/100 000 Kinder (2–3‰).

▶ **Hinweise zur Klinik und Diagnostik:**
- *Anamnese:*
  – Vorausgegangene Infektionen in den letzten 1–3(4) Wochen? Auf diskrete Manifestationen achten.
  – Eine Infektion kann inapparent verlaufen, deshalb Erkrankungen bei Eltern, Spielgefährten, im Kindergarten oder in Schule erfragen.
  – Auf epidemiologische Häufungen von Infektionen bzw. vorausgegangenen Auslandsaufenthalt achten.
  – Nach vorausgegangenem Zeckenstich bzw. Erythema migrans in Hinblick auf Borreliose fragen.
- *Klinik:*
  – Meist handelt es sich um eine mon- oder asymmetrische Oligoarthritis überwiegend der großen Gelenke. Gelegentlich hoch aktive Polyarthritis oder auch nur Arthralgien.
  – Bei stark exsudativer Entzündung von Knie- und/oder Sprunggelenk muss an eine Lyme-Arthritis gedacht werden (S. 176).
  – Ab der Pubertät sind urogenitale Infektionen mit Chlamydien bei Jugendlichen möglich.
- *Labor:* Nach Anamnese und klinischem Befund gezielt mikrobielle Untersuchungen und Antikörperbestimmungen vornehmen.
  – Am häufigsten gehen enterale Infektionen mit Salmonellen, Yersinien, Shigellen oder Campylobacter jejuni voraus. Sie sind oft mit HLA-B27 assoziiert. Dazu kommen Streptokokken der Gruppe A und Virusinfektionen, bei Kindern an EBV und Parvovirus B 19 denken!
  – Allgemeine Entzündungszeichen (Erhöhung von BSG oder CRP) sind häufig nachweisbar, können aber auch fehlen.

Coxitis fugax

▶ **Synonym:** Transiente (transitorische) Synovitis des Hüftgelenkes.

▶ **Definition:** Relativ häufige, flüchtige, abakterielle Synovitis des Hüftgelenkes.

▶ **Ätiologie und Pathogenese:** Unbekannt, in 80 % geht eine infektiöse Erkrankung (der oberen Luftwege) voraus; auch Bagatelltraumen oder eine allergische Genese werden diskutiert.

▶ **Epidemiologie:**
- Altersdisposition: 3–10 Jahre.
- 70 % der Patienten sind Jungen.
- Häufigkeit ca. 100–150/100 000 Kinder (1,0–1,5‰).

▶ **Klinik und klinischer Befund:**
- Überwiegend plötzlich, seltener allmählich einsetzende Schmerzen in der Hüfte, in Oberschenkel oder Knie, die bei Belastung zunehmen. Die Kinder hinken oder humpeln.

- Hüftflexion und Innenrotation sind schmerzhaft eingeschränkt, das Bein wird öfters in Flexion und Abduktion gehalten.
- Doppelseitiger Befall und Rezidive sind möglich.

▶ **Diagnostik:**
- *Labor:* Möglich ist eine leichte Erhöhung der Entzündungsparameter, meistens keine pathologischen Befunde erhebbar.
- *Sonographie des Hüftgelenks:* Hüftgelenkerguss als unspezifisches Zeichen.
- *Röntgen des Hüftgelenks:* Wenn nach einer Woche keine Rückbildung: Meist normaler Befund, möglich ist eine Gelenkspaltverbreiterung mit Lateralisation des Kopfes.

▶ **Differenzialdiagnosen:**
- ▣ *Beachte:* Eine ausführliche Differenzialdiagnostik ist besonders bei einer Beschwerdedauer > 10–14 Tage erforderlich.
- *Morbus Perthes:* Er kann nur durch eine Verlaufskontrolle sicher ausgeschlossen werden. Wiedervorstellung in 6–8 Wochen, Röntgenbild, MRT.
- *Septische Coxitis mit/ohne Osteomyelitis:* Kranke Kinder mit hohem Fieber, bei Verdacht Gelenkpunktion indiziert.
  - ▣ *Cave:* Nicht steroidale Antiphlogistika vermindern die Schmerzen und verschleiern die Diagnose einer septischen Arthritis.
- *Beginnende chronische Arthritis:* Selten, nur ca. 1–2 % der juvenilen chronischen Arthritiden beginnen als isolierte Coxitis.
- *Osteoid-Osteom:* Vor allem nächtliche Schmerzen; Röntgen und weitere Bildgebung.
- *Epiphysiolysis capitis femoris:* Tritt etwa ab dem 10. Lebensjahr auf; Röntgen (Lauenstein-Aufnahme).
- *Tumoröse Erkrankungen bzw. Leukämie:* Röntgen, Blutbild- und Knochenmarkuntersuchung.

▶ **Therapie:**
- Nichtsteroidales Antiphlogistikum (S. 407), z.B. Ibuprofen (z.B. Nurofen, Ibuflam) 20–30 mg/kg KG/Tag für 1–2 Wochen.
- Entlastung vom Körpergewicht.

▶ **Prognose:**
- Die Symptome bilden sich in über 80 % der Fälle innerhalb von 5(–10) Tagen zurück. Der Hüftgelenkerguss kann die klinischen Symptome 1–2 Wochen überdauern.
- Kontrolluntersuchungen 5 Tage nach Absetzen der Medikation und 6–8 Wochen nach Beginn der Erkrankung, bei anhaltendem Erguss weitere Bildgebung.

23.2 Schmerzverstärkende Syndrome

Grundlagen

▶ **Epidemiologie:** Arthralgien oder andere Schmerzen im Bereich des Bewegungsapparates kommen bei Kindern in bis zu 10–20 % vor (im Vergleich zur Häufigkeit anderer rheumatischer Erkrankungen s. Tab. 23.1). Es handelt sich um Schmerzzustände, die den Tagesablauf oder Schlaf der Kinder beeinträchtigen können und den Eltern Sorge bereiten. Sie hinterlassen typischerweise keine morphologischen Schäden.

▣ *Cave*: Zu beachten ist, dass auch ernsthafte rheumatische Erkrankungen sowie maligne Entartungen als Arthralgien bzw. Gliederschmerzen beginnen können. Deshalb ist eine sorgfältige Differenzialdiagnose und ärztliche Begleitung erforderlich.

▶ **Definition:** Es handelt sich um unterschiedliche Erkrankungen des Bewegungsapparates, die durch Schmerzzustände im Bereich der Gelenke wie auch der Muskulatur charakterisiert sind. Eine Ursache ist nicht zu finden bzw. die Schmerzen der Kinder stehen in keiner begründbaren Relation zum subjektiven Befund.

Tabelle 23.1 · Inzidenz und Prävalenz rheumatischer Erkrankungen im Kindes-und Jugendalter

Erkrankung	Häufigkeit bezogen auf 100 000 Kinder bis 16 Jahre	Häufigkeit in Promille
Arthralgien	5000–10 000	50–100
postinfektiöse/reaktive Arthritis (S. 415)	200–300	2–3
chronische Arthritis (S. 390); Inzidenz	5–6	
chronische Arthritis; Prävalenz	20–30	0,2–0,3
septische Arthritis mit/ohne Osteomyelitis	keine gesicherten Angaben zu Inzidenz oder Prävalenz; ca. 5 % aller Arthritiden	

Übersicht

► Wachstumsschmerzen.
► Generalisierte Schmerzverstärkung (juvenile Fibromyalgie).
► Hypermobilitätssyndrom.
► Lokale Schmerzverstärkung (komplexes regionales Schmerzsyndrom = CPRS, sympathische Reflexdystrophie).

Wachstumsschmerzen

► **Definition:** Plötzliche, meist abends oder in der Nacht einsetzende Schmerzen im Bereich der Extremitäten, die bei Klein- oder Schulkindern auftreten und sich mehrfach wiederholen.
► **Ätiologie und Pathogenese:** Unbekannt. Neuerdings wird eine nozizeptive Störung infolge einer verminderten Schmerzschwelle diskutiert, sodass bereits eine alltägliche oder gering vermehrte körperliche Belastung Schmerzsensationen auslöst.
► **Epidemiologie:**
• 5–10 % der Kinder sind betroffen; es besteht eine familiäre Häufung.
• Die Beschwerden beginnen zwischen dem 4. und 12. Lebensjahr; Jungen und Mädchen sind gleich häufig betroffen.
► **Klinik:**
• Die Schmerzen treten überwiegend abends oder nachts auf, vorangegangene körperliche Belastungen wirken begünstigend. Die Kinder wachen meistens aus dem Schlaf auf, weinen und klagen über heftige Schmerzen, die sie als tief gehend und krampfartig empfinden. Morgens sind die Kinder wieder beschwerdefrei.
• Die Schmerzen wiederholen sich mehrfach, bei einzelnen Kindern auch an mehreren Tagen nacheinander.
• Am meisten sind die unteren Extremitäten betroffen, besonders die Schienbeine, Waden und Oberschenkel. Selten können sich die Schmerzen in der Leiste, am Rücken oder in den oberen Extremitäten manifestieren.
► **Diagnostik:** Die Diagnose wird klinisch durch das Beschwerdebild und die Familienanamnese gestellt. Laborbefunde sind typischerweise normal.
► **Differenzialdiagnosen:** Hypermobilitätssyndrom, reaktive Arthritis, beginnende juvenile idiopathische Arthritis, Osteoid-Osteom.
► **Therapie und Prognose:** Massagen, Einreibungen und Analgetika bessern die Beschwerden meist rasch (z. B. Ibuprofen 5–10 mg/kg KG bzw. Paracetamol Supp. 250–500 mg).

Hypermobilitätssyndrom

► Kleinkinder sind physiologisch hypermobil, Schulkinder noch in 10–20 %. Bei längerer Belastung, beispielsweise beim Schreiben oder sportlichen Betätigungen, können bei einem Teil der Kinder Schmerzen besonders in den Hand-, Knie-oder Ellenbogengelenken auftreten.

▶ **Therapie:**
- Bei Schmerzen im Handgelenk beim Schreiben hat sich zur Stabilisierung eine individuell angefertigte Ledermanschette bewährt.
- Vor sportlicher Belastung betroffene Gelenke eventuell mit elastischer Binde stabilisieren.

Generalisierte Schmerzverstärkung (juvenile Fibromyalgie)

▶ **Definition:**
- *Primäre Schmerzverstärkung:* Schleichend oder akuter Beginn mit generalisierten Gelenk- und/oder Muskelschmerzen beim bis dahin gesunden Kind und Jugendlichen.
- *Sekundäre Schmerzverstärkung:* Kann sich nach einer reaktiven Arthritis, bei allen Formen der juvenilen idiopathischen Arthritis oder auch bei kindlichen Kollagenosen entwickeln. Bei Beginn der generalisierten Schmerzverstärkung kann die Grunderkrankung bereits in Remission oder auch noch aktiv sein.

▶ **Epidemiologie:** Häufigkeit zunehmend; betrifft derzeit etwa 10 % der Patienten in kinderrheumatologischen Zentren, etwa zwei Drittel primär, ein Drittel sekundäre Schmerzverstärkung. Bevorzugt erkranken Mädchen um die Zeit der Pubertät, aber auch Kleinkinder können erkranken; in den letzten Jahren zunehmend auch Jungen betroffen; auffallende familiäre Häufung (Mutter).

▶ **Klinik und Diagnostik:**
- Häufig besonders ehrgeizige und/oder gut angepasste Kinder betroffen. Viele Parallelen zur Fibromyalgie des Erwachsenen (s. S. 365). Bei Kindern und Jugendlichen häufig keine „Tender Points" zu finden; nicht selten Kombination mit CRPS.
- *Typischer Verlauf:* Zunächst Aufgabe von sportlichen Aktivitäten, dann auch Fehlzeiten in Schule und Ausbildung, zunehmende Isolierung von altersgemäßen sozialen Kontakten, kompensatorisch oft unangemessene Bindung an die Eltern (insbesondere an die Mutter).

▶ **Differenzialdiagnosen:** Juvenile idiopathische Arthritis, Hypermobilitätssyndrom, kindliche Kollagenosen, maligne Systemerkrankungen, Morbus Fabry.

▶ **Therapie:** Insgesamt komplex und schwierig. Günstige Ergebnisse nur mit multidisziplinärer Therapie in Kleingruppen, welche folgende Bereiche umfasst:
- Ärztliche Information und Schulung.
- Physiotherapie, aktivierende Therapien: Ausdauertraining (Fitness-Geräte), Haltungsschulung, Körperwahrnehmung.
- Ergotherapie: Funktionelles Training, Gelenkschutz, künstlerisches Gestalten.
- Erlebnispädagogik, Tanz-, Musiktherapie.
- Physikalische Maßnahmen: Massage, Elektrotherapie, Bewegungsbad.
- Psychologische Therapie: Schmerzbewältigungsstrategien, Entspannungstechniken, Stressbewältigung, Einzelgespräche (Patient / Eltern).
- Alternative Therapien: Fußreflexzonenmassage, Craniosakrale Therapie, Akupunktur, Schröpfmassage.
- Medikamentöse Therapie: wenig effektiv, Patienten jedoch oft auf Medikamente fixiert. Praktisches Vorgehen:
  - Unwirksamkeit der Medikamente erklären.
  - Schmerzmedikamente (NSAR, Paracetamol, Phytotherapeutika) auf Bedarf anbieten – werden eher selten abgerufen.
  - Opiate vermeiden!
  - Alternativen anbieten: Lokale Kälte oder Wärme, Aktivierung, Ablenkung etc.
  - Selten Indikation für Antidepressiva oder Serotonin-Wiederaufnahme-Hemmer, helfen am ehesten bei Schlafstörungen.

▶ **Prognose:** Beim Kind und Jugendlichen oft günstiger als im Erwachsenenalter. Adäquate Therapie hilft, den Alltag zu bewältigen: Reduktion von Schulfehlzeiten, Wiederaufnahme von sozialen Kontakten und Freizeitgestaltung. Spontane Besserung auch durch Änderung der Lebensumstände: Beginn Berufsausbildung, Ablösung vom Elternhaus etc.

Komplexes regionales Schmerzsyndrom

▶ **Synonyme:** CRPS = Complex Regional Pain Syndrome; sympathische Reflexdystrophie; Algodystrophie; Morbus Sudeck.

▶ **Definition:** Lokale Schmerzverstärkung, meist verbunden mit trophischen Störungen.

▶ **Epidemiologie:** Seltener als generalisierte Schmerzverstärkung; Patienten durchschnittlich etwas jünger, typisches Alter 8–10 Jahre, Mädchen häufiger als Jungen.

▶ **Klinik:** Auslöser oft banale Traumen, gelegentlich auch Operationen. Meist eine distale Extremität betroffen, z. B. Hand und distaler Unterarm oder auch Fuß mit Unterschenkel; selten andere Körperstellen (Rücken, Thorax, Schulter, Hüftregion u. a.), dann Differenzialdiagnose oft schwierig.

- Lokal stärkste Schmerzen, Hyperalgesie, Allodynie.
- Extremität wird funktionslos – schwere Behinderung!
- Trophische Störungen: Schwellung, Unterkühlung (seltener Überwärmung), blass-livide Verfärbung (oder Rötung) (Abb. 23.1).
- Typische inadäquate Schmerzangabe: Die Kinder schildern stärkste Schmerzen mit auffallender Emotionslosigkeit, lächeln oft dabei.

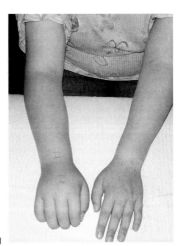

Abb. 23.1 CRPS am rechten Unterarm (10-jähriges Mädchen): Der schmerzhafte Bereich ist ödematös geschwollen, die Finger stehen in entlastender Beugestellung

▶ **Diagnostik:** Typische Klinik und Anamnese. Szintigrafie beim kindlichen CRPS nicht indiziert, häufig negativ.

▶ **Differenzialdiagnosen:** Zirkumskripte Sklerodermie, Tumoren, Trauma.

▶ **Therapie:** Aktivierung!!! Betroffene Extremität muss trotz Schmerzen berührt, bewegt und belastet werden.

- *Desensitisierung:* z. B. Rubbelmassage (Handtuch), Wechselbäder etc.
- *Bewegung und Belastung:* Betroffene Extremität gezielt einbeziehen; Kinder dabei liebevoll, aber konsequent anweisen; Schmerzen anerkennen und akzeptieren.
- Keine Hilfsmittel wie Rollstuhl, Gehstützen oder Handschienen akzeptieren!
- Evtl. Psychotherapie einleiten.

▶ *Hinweis*: Medikamente sind unwirksam, Gefahr der Fixierung; auch Schmerzkatheter nicht indiziert, da der chronifizierte Schmerz trotz regionaler Anästhesie weiter besteht und der Funktionsverlust die Therapie eher behindert.

▶ **Verlauf und Prognose:**

- Häufig spontane Rückbildung.
- Mit o. a. aktivierender Therapie auch bei chronischen Verläufen über Wochen und Monate oft rasche Rückbildung innerhalb von Tagen bis Wochen möglich.
- Rezidive häufig.

23.3 Kindliche Kollagenosen

Grundlagen und Übersicht

▶ **Besonderheiten beim Kind:** Die meisten Kollagenosen können bereits im Kindesalter auftreten. Dabei gibt es sowohl Parallelen als auch Unterschiede zu den Erwachsenenformen (Übersicht S. 207). Kindliche Besonderheiten bestehen vor allem beim Lupus erythematodes, der Dermatomyositis und der Sklerodermie.

▶ **Übersicht:**
- Systemischer Lupus erythematodes im Kindesalter (SLE; S. 420).
- Neonataler Lupus erythematodes (S. 421).
- Juvenile Dermatomyositis (S. 421).
- Sklerodermien im Kindesalter (S. 224):
  - Progressive systemische Sklerodermie: Im Kindesalter selten, Verlauf analog zum Erwachsenen (vgl. S. 224).
  - Zirkumskripte (lokalisierte) Sklerodermie (S. 425): Beginn vorwiegend im Kindesalter.
- Mixed Connective Tissue Disease (MCTD, Sharp-Syndrom): Krankheitsbild analog zum Erwachsenen (vgl. S. 239).
- Sjögren-Syndrom (S. 246): Beginn im Kindesalter selten, aber möglich.
- Undifferenzierte Kollagenosen und Overlap-Syndrome (S. 426).

Systemischer Lupus erythematodes (SLE)

▶ **Definition:** Chronisch entzündliche Autoimmunerkrankung mit Befall von Haut, Bewegungsapparat sowie vielfältigen Manifestationen an den inneren Organen und am ZNS.

▶ **Epidemiologie:**
- Ca. 20 % der Erkrankungen beginnen vor dem 18. Lebensjahr.
- Jungen : Mädchen = 1 : 4,5.
- Die meisten Erkrankungen beginnen im Alter von 11–14 Jahren, möglich ist ein Beginn aber auch schon im Kleinkindalter.

▶ **Klinik:**
- *Arthritis* (bei 90 %): Es sind vor allem die Hand-, Finger- und Kniegelenke betroffen. Die Prognose ist meist günstig, Deformitäten oder Destruktionen sind selten.
- *Allgemeinsymptome und Fieber* (bei > 90 %).
- *Hauterscheinungen* (bei > 90 %): Schmetterlingserythem, makulopapulöses Exanthem, Ulzera u. a.
- *Lungenbeteiligung* (bei bis zu 75 %): Vor allem Pleuritis, aber auch Lungenblutung, Pneumonitis.
- *Nephritis* (bei 60–70 %): Sehr variabel, ca. 40 % ungünstige, diffus proliferative Form.
- *Weitere Manifestationen:* Alopezie (bei bis zu 50 %; diffus > umschrieben), Myalgien (bei 50–60 %), aseptische Nekrosen (bei 10–15 %, werden auch ohne Steroid-Therapie beobachtet), Raynaud-Phänomen (bei 10–20 %), ZNS-Beteiligung (bei 30–40 %), Hepatosplenomegalie und Lymphadenopathie (bei bis zu 50 %).

▶ **Diagnostik – Labor:**
- CRP normal oder nur mäßig erhöht.
  - ▶ *Cave:* Ein deutlicher CRP-Anstieg zeigt möglicherweise eine Infektion an.
- Blutbild: Anämie, Leuko-, Thrombopenie.
- Coombs-Test: Positiv in 30–40 %, aber Hämolysezeichen nur in 10 %.
- Komplement erniedrigt (DD primärer Defekt oder Aktivitätszeichen).
- Beweisend bestimmte Autoantikörper, teilweise assoziiert mit klinischen Symptomen (S. 214).

▶ **Differenzialdiagnosen:**
- Andere Kollagenosen, insbesondere MCTD.
- Medikamenten-induzierter Lupus erythematodes.

▶ **Therapie:**
- ◨ *Beachte:* Die Wahl der Medikamente richtet sich nach dem Aktivitätsstadium und dem Organbefall.
- *Glukokortikoide:*
  - Zur Langzeittherapie: Niedrig dosiert, $< 0{,}1$–$0{,}2$ mg/kg KG/d.
  - Bei akuter Verschlechterung bzw. schwerwiegender Organmanifestation: Vorübergehend hochdosiert, bis 2 mg/kg KG/d; eventuell auch wiederholte Stoßtherapie mit 30–40 mg/kg KG i. v.
- *Andere Langzeitmedikamente:*
  - Antimalariamittel: Vor allem bei Exanthemen oder Arthritis.
  - Immunsuppressiva: Azathioprin, Methotrexat, eventuell auch Ciclosporin A oder Mycophenolatmofetil (CellCept®) – bei schwerer Hautvaskulitis oder Organbefall frühzeitig.
  - Cyclophosphamid: Bevorzugt als Stoßtherapie bis zu 500–1000 mg/m², zunächst monatlich, dann eventuell alle 3 oder 6 Monate – indiziert bei schwerwiegender Nieren- oder ZNS-Beteiligung.
- *Symptombezogen:* Nichtsteroidale Antiphlogistika (S. 407), Antikonvulsiva, Neuroleptika, Antihypertensiva u. a.

▶ **Prognose:** Die Prognose ist abhängig vom Organbefall, Langzeitremissionen sind möglich. Entscheidend ist die frühe Diagnosestellung und eine konsequente Therapie.

Neonataler Lupus erythematodes

▶ **Definition:** Erkrankung des Neugeborenen durch mütterliche Autoantikörper (s. Diagnostik) mit vorwiegend kardialen und dermatologischen Veränderungen. Die Mutter ist häufig klinisch unauffällig.

▶ **Ätiologie und Pathologie:** Schädigung des Feten und/oder Neugeborenen durch diaplazentaren Übergang von mütterlichen IgG-Autoantikörpern.

▶ **Klinik:**
- *Charakteristisches Symptom:* Kongenitaler AV-Block.
- *Hautveränderungen:* Ähnlich einem subakuten kutanen Lupus erythematodes (nicht vernarbende papulosquamöse Herde).
- *Gelegentlich:* Endomyokardiale Fibroelastose, Klappeninsuffizienz und/oder persistierender Ductus arteriosus.

▶ **Diagnostik:**
- Blutbild: gelegentlich Thrombopenie, hämolytische Anämie.
- Mütterliches Serum: Auto-AK, insbesondere Anti-SS-A, Anti-SS-B.

▶ **Differenzialdiagnosen:**
- Angeborene Herzfehler.
- Konnatale Infektion.
- Sepsis.

▶ **Therapie:**
- Bei schweren Hautveränderungen eventuell lokal Glukokortikoide (S. 409).
- Bei AV-Block ist häufig eine Schrittmacherimplantation erforderlich.

▶ **Prognose:**
- Die Haut- und Leberveränderungen sind normalerweise innerhalb der ersten Wochen bis Monate selbstlimitierend.
- Die Letalität bei kongenitalem AV-Block beträgt bis zu 20 %.

Juvenile Dermatomyositis (JDM)

▶ **Definition:**
- Die juvenile Dermatomyositis stellt eine multisystemische Erkrankung dar, bei der nahezu alle Organe betroffen sein können. Charakteristisch sind die Muskelschwäche und pathognomonische Hautveränderungen. In der Frühphase dominieren vaskulitische Veränderungen, später kann sich eine Kalzinose entwickeln.
- Eine isolierte Polymyositis tritt bei Kindern und Jugendlichen nur ausnahmsweise auf.

▶ **Ätiologie und Pathogenese:**
- Die Ursache ist unbekannt.
- Viren, besonders Coxsackie-, Influenza- und Myxoviren, werden als auslösende Noxen diskutiert, gefolgt von immunpathologischen Vorgängen mit ausgeprägter Vaskulitis.
- Die Lymphozyten der Patienten mit juveniler Dermatomyositis entfalten in der Gewebekultur einen zytotoxischen Effekt gegenüber den Muskelzellen.

▶ **Epidemiologie:**
- Kommt ab dem 1. Lebensjahr in allen Altersgruppen mit einem leichten Gipfel vom 4.–12. Jahr vor.
- Mädchen : Jungen = etwa 2 : 1.

Juvenile Dermatomyositis: Klinischer Befund

▶ **Leitsymptom Muskelschwäche:**
- *Symptombeginn:*
  - Akut (etwa 50 %): Die Kinder sind meist schwer krank, haben hohes Fieber, Schmerzen in den Extremitäten und verlieren Gewicht.
  - Schleichend über Wochen und viele Monate (etwa 50 %): Die Kinder haben eine Muskelschwäche, Schwierigkeiten beim Anziehen und Treppensteigen und eine Fallneigung.
- *Schwäche der Rumpf- und Extremitätenmuskulatur:*
  - Die Muskelschwäche tritt symmetrisch auf und beginnt typischerweise im Rumpfbereich mit Überwiegen der Schulter- und Beckenregion, der Nackenbeuger und Bauchmuskeln und breitet sich vor allem auf die unteren Extremitäten aus.
  - Eingeschränkt werden das Kopfheben im Liegen, das Aufsetzen ohne Zuhilfenahme der Arme, das Aufstehen von der Liege und das Treppensteigen. Große Variabilität der Einschränkungen bis zur vollständigen Immobilität.
- *Schwäche der Rachen- und Gaumenmuskulatur* (in etwa 30 %): Sie führt zu Schluck- und Artikulationsstörungen mit Gefahr der Aspiration.

▶ **Leitsymptom vaskulitische Hautläsionen:**
- *Im Gesicht* (nahezu obligat): Ödem der Augenlider mit Lilaverfärbung und/oder Gesichtserythem, periorbital oder großflächig. An den Lidrändern sind oft vaskulitische Teleangiektasien zu erkennen, im Verlauf sind kleine Narben durch Infarkte möglich.
- *Extremitäten:* An den Händen, Ellbogen, Knien: Kollodium-Plaques (insgesamt bei 60 %). An den Streckseiten der Fingergelenke fleckige Rötung und ödematöse Schwellung, die schließlich in atrophische blassrote Bezirke übergehen (Gottron-Zeichen); ähnliche Veränderungen sind an den Ellenbogen und über der Patella möglich.
- *Weitere vaskulitische Hautläsionen:*
  - Großflächiges Erythem besonders am vorderen Thorax (V-Ausschnitt), auch makulopapulöse Exantheme unterschiedlicher Ausdehnung an Rumpf und Extremitäten (30–40 %).
  - Bei schwerem Verlauf sind, besonders an den Beugeseiten der Finger, vaskulitische Nekrosen möglich.
  - Teleangiektasien am Nagelfalz (Lupenvergrößerung bzw. Kapillarmikroskopie, S. 230).
  - Raynaud-Phänomen (15–20 %).

▶ **Magen-Darm-Trakt:** Vaskulitische Darmläsionen mit Bauchschmerzen, Gefahr vaskulitischer Nekrosen mit Darmperforation.

▶ **Arthritis, Tenosynovitis** (30 %).

▶ **Weitere Manifestationen:**
- Herzbeteiligung, Perimyokarditis.
- Lungenbeteiligung: Interstitielle Pneumonie oder sekundär durch Aspiration infolge Schluckstörung.
- Hepatosplenomegalie (40–50 %).

- Baumwollähnliche, vaskulitische Ödeme am Augenhintergrund.
- Verhaltensstörungen, Lernschwierigkeiten.

Juvenile Dermatomyositis: Diagnostik und Differenzialdiagnosen

▶ *Beachte*: Die Diagnose wird überwiegend klinisch aufgrund der charakteristischen Hautveränderungen und der Muskelschwäche gestellt. Unterstützt wird sie durch die oft erhöhten Muskelenzyme im Serum und das EMG. Eine Muskelbiopsie kann den Kindern meist erspart werden (zusätzliche Belastung, oft verzögerte Heilung, bestätigt meist nur die klinische Diagnose), sie ist nur im Zweifelsfall angezeigt.

▶ **Labor:**
- *Unspezifische Entzündungszeichen:* BSG beschleunigt, CRP erhöht. Die Befunde korrelieren mit der Schwere des klinischen Bildes.
- *Muskelenzyme:* In der akuten Phase sind meist CPK, auch Aldolase, LDH und Transaminasen erhöht. Trotz Muskelschwäche können die Werte aber normal sein!
- *Antinukleäre Antikörper* (ANA, S. 34): Sie sind bei ca. 20–30 % nachweisbar. Spezifische ANA wie PM-1, Jo-1 und Mi-1 finden sich häufiger bei der Polymyositis der Erwachsenen als bei der juvenilen Dermatomyositis (S. 241).
- *IgM-Rheumafaktoren* gelegentlich.

▶ **EMG:** Zeichen der Myositis sind abnorme Spontanaktivität, Fibrillationen, bizarre Hochfrequenzveränderungen, Faszikulationspotentiale.

▶ **Histologische Veränderungen:**
- Eine Biopsie ist nur angezeigt, wenn die klinische Diagnose unklar bleibt. In 10 % kann sie normal ausfallen!
- Typischerweise überwiegen vaskuläre Veränderungen mit perivaskulärer Infiltration von mononukleären Zellen. Kapillaren und auch Arteriolen sind betroffen, Thrombosen. An den Muskelfasern, hauptsächlich in der Peripherie der Faszikel, finden sich Strukturveränderungen mit Nekrosen, wohl durch Ischämie bedingt.

▶ **EEG:** Bei ZNS-Beteiligung pathologische Befunde möglich.

▶ **Differenzialdiagnosen:**
- SLE bzw. Mischkollagenosen, besonders Mixed connective tissue disease (MCTD).
- Myositis bei systemischer Sklerodermie.
- Myalgien/Myositis bei Virusinfektionen, bes. Coxsackie-B.
- Systemische juvenile idiopathische Arthritis mit Myalgien.
- Systemische Vaskulitissyndrome mit Myalgien.

Juvenile Dermatomyositis: Therapie

▶ *Beachte*: Die Therapie muss, je nach Schwere des Krankheitsverlaufs, individuell ausgerichtet werden.

▶ **Medikamentöse Therapie:**
- *Glukokortikoide* (S. 409): Mittel der Wahl; Prednisolon 1–2 mg/kg KG/d. Bei schwer kranken Kindern mit intestinaler Manifestation werden sie zunächst parenteral gegeben. Eine Dosisreduktion ist nach einigen Wochen möglich (Langzeitdosis < 0,2 mg/kg KG/d anstreben), in verminderter Dosis ist die Therapie oft viele Monate/Jahre erforderlich.
- Gute Erfolge auch mit intravenöser Stoßtherapie: 20–30 mg/kg KG (max. 1 g) Prednisolon, anfangs oft wöchentlich erforderlich, Therapieintervalle nach individuellem Krankheitsverlauf bestimmen. Zwischen den Steroid-Stößen tägl. orale Gabe von 0,2 mg/kg KG Prednisolon.
  ▶ *Cave:* Eine Kortikosteroid-Myopathie kann eine Reaktivierung der Myositis vortäuschen.
- *Immunsuppressive Behandlung:* Hilft Glukokortikoide einzusparen und verbessert die Prognose.
  - Methotrexat 10–15 mg/m^2 KO/Woche subkutan.
  - Azathioprin 2–3 mg/kg KG/d.

 – Bei schweren Verläufen: Ciclosporin A, 2–3 mg/kg KG bzw. 75–100 mg/m² KO/d, in Kombination mit Methotrexat.
 – Bei lebensbedrohlichen Formen: Kurzfristig Cyclophosphamid 1–2 mg/kg KG/d oder 500–1000 mg/m² KO i. v. alle 3–4 Wochen.
 – Zur Behandlung der Hautveränderungen: (Hydroxy-)Chloroquin 4–5 mg/kg KG/d.

▶ **Krankengymnastik** (S. 410): Die Behandlung muss von Anfang an konsequent durchgeführt werden, sie erfordert viel Erfahrung und Geduld. Das Hauptziel ist die Vermeidung von Kontrakturen. Im akuten Stadium keine Muskelkräftigung!

▶ **Schwere Kontrakturen** (sind bei frühem Therapiebeginn vermeidbar!): Können in einer kinderorthopädischen Spezialklinik operativ nach Ilisarov korrigiert werden, erfordert viel Erfahrung und Geduld.

▶ **Soziale Betreuung** von Kindern und Eltern.

Juvenile Dermatomyositis: Verlauf und Prognose

▶ **Beginn und Verlauf unterschiedlich:**
• Überwiegend einphasiges Krankheitsbild, das Jahre andauern kann, jedoch sind auch mehrere Schübe möglich.
• Langfristig kommt die juvenile Dermatomyositis zur Ruhe, nur selten innerhalb eines Jahres, bei der Mehrzahl innerhalb von 5–10 Jahren.

▶ **Akute Lebensgefahr, besonders zu Beginn, durch:**
• Darmperforation mit diffuser Peritonitis.
• Dysphagie mit Aspiration und Pneumonie.

▶ **Langzeitprobleme:**
• Muskelverkürzungen mit Muskelatrophie, Beugekontrakturen in Ellenbogen-, Knie- und Hüftgelenken, Spitzfuß, durch Kalzinose verstärkt (Abb. 23.2).
• 5 % der Kinder werden rollstuhlpflichtig (bei konsequenter Physiotherapie meist vermeidbar).
• Die Gefahr des Kleinwuchses ist abhängig von der Glukokortikoiddosis.

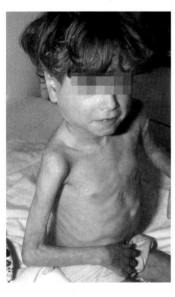

Abb. 23.2 10-jähriges Mädchen, schwere Dermatomyositis mit ausgeprägten Kontrakturen, vor allem an den Ellbogen

▶ **Kalzinose** (30–40 %):
• Eine Kalzinose droht in der Phase der Besserung und Stabilisierung ab 6 Monate nach Erkrankungsbeginn. Am häufigsten tritt sie 2–3 bis zu 4–10 Jahre nach Beginn auf.
• Sie entwickelt sich schleichend oder auch akut mit heftigen Schmerzen.

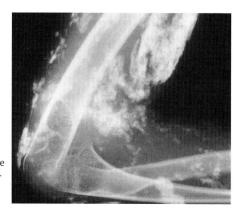

Abb. 23.3 Schwere Kalzinose im Bereich des Ellbogen, welche die muskulär bedingten Beugekontrakturen verstärkt

- Kalkablagerungen in der Haut, im Unterhautgewebe sowie entlang der Faszien und Sehnenscheiden, können diskret oder sehr ausgeprägt sein (Abb. 23.3). Die Muskulatur selbst ist nur selten von Kalkablagerungen betroffen.
- Langfristig Rückbildungstendenz.

Zirkumskripte (lokalisierte) Sklerodermie

▶ **Definition:** Umschriebene Verhärtung des Bindegewebes, die häufig mit einer Atrophie auch der tiefer liegenden Strukturen (Muskulatur, Periost, Knochen) sowie Pigmentveränderungen der Haut verbunden ist.

▶ **Ätiologie und Pathologie:**
- Autoimmunerkrankung mit wahrscheinlich genetischer Disposition.
- Eventuell getriggert durch eine Infektion.

▶ **Epidemiologie:**
- Beim Kind ist die lokalisierte Form etwa 15-mal häufiger als die systemische Sklerose.
- Insgesamt selten, weniger als 3 % der chronisch rheumatischen Erkrankungen im Kindesalter.
- Sie kann in jedem Alter beginnen, Jungen und Mädchen sind gleichermaßen betroffen.

▶ **Klinik:** Hautveränderungen können als Morphea oder lineare Form vorkommen, nicht selten sind sie kombiniert:
- *Morphea:*
  - Zu Beginn rötlich-livide, häufig juckende Läsionen.
  - Im Verlauf Hypo- oder Hyperpigmentierungen und Atrophie.
  - Umschriebene oder generalisierte Ausdehnung möglich.
- *Lineare Form:*
  - Bandförmige Läsion, die häufig eine ganze Extremität befällt (Abb. 23.4).
  - Ausgeprägte Atrophien, Kontrakturen und Wachstumsstörungen sind möglich.
  - Sonderform: „en coup de sabre" – lineare Sklerodermie im Kopfbereich, die häufig mit einer Hemiatrophie des Gesichts verbunden ist.

▶ **Diagnostik – Labor:**
- Entzündungszeichen fehlen in der Regel.
- Antinukleäre Antikörper (ANA, in 30–40 % nachweisbar), RF (gelegentlich positiv), Serumeiweiß-Elektrophorese (gelegentlich IgG ↑).

▶ **Differenzialdiagnosen:**
- Kongenitale und erworbene Formen der Hemiatrophie.
- Eosinophile Fasziitis.
- Chronische Graft-versus-host-Reaktion.
- Chemisch induzierte sklerodermieähnliche Läsionen.

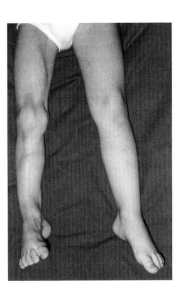

Abb. 23.4 Zirkumskripte lineare Sklerodermie am gesamten rechten Bein; deutliche Beinverkürzung sowie Verkleinerung des Fußes mit Supinationskontraktur

▶ **Therapie:**
- *Medikamentöse Therapie:* Die Wirksamkeit ist nicht gesichert; Besserungen wurden u. a. unter Methotrexat, D-Penicillamin, Azathioprin, Spironolacton beobachtet.
  - ▣ *Beachte:* Aber auch im Spontanverlauf besteht eine Tendenz zur Stabilisierung und oft Rückbildung der Läsionen nach 2–3 Jahren.
- *Chirurgische Intervention:* Gegebenenfalls Extremitätenverlängerung, Weichteil-Release, kosmetische Chirurgie (v. a. im Gesichtsbereich).
  - ▣ *Cave:* Wundheilungsstörungen im bradytrophen Gewebe.
- *Physikalische Therapie:* Krankengymnastik, Massagen.

▶ **Prognose:**
- *Umschriebene Morphea:* Sie beeinträchtigt meist kaum. Die Hautveränderungen bilden sich innerhalb von Jahren zurück, sie persistieren nur selten.
- *Generalisierte Morphea:* Es kann zu Kontrakturen kommen.
- *Lineare Sklerodermie:* Sie ist häufig mit Folgeproblemen behaftet.
  - Bei frühem Krankheitsbeginn: Es können Bein- und Armlängendifferenzen von 20 cm und mehr entstehen.
  - Gelenk- und Weichteilkontrakturen behindern oft erheblich, im Gesichtsbereich sind Weichteilkontrakturen kosmetisch besonders störend.

Undifferenzierte Kollagenosen und Overlap-Syndrome

▶ **Definition:**
- *Undifferenzierte Kollagenosen:* Krankheitsbilder mit klinischen Zeichen einer Kollagenose, die keiner definierten Diagnose zugeordnet werden können.
- *Overlap-Syndrome:* Kombination von charakteristischen Symptomen zweier oder mehrerer definierter Kollagenosen.

▶ **Klinik:** Die Symptomatik ist vielfältig, relativ häufig treten Raynaud-Phänomen (beim Kind nahezu immer als pathologisch zu werten), Muskelschmerzen und -schwäche, Arthralgien oder Arthritis und Exantheme auf.

▶ **Diagnostik – Labor:**
- Autoantikörper können fehlen, aber häufig Nachweis von ANA (Differenzierung im Speziallabor veranlassen), gelegentlich RF.
- *Spezifische Autoantikörper,* die auf eine typische Symptomenkonstellation hinweisen, können gelegentlich auch im Kindesalter nachgewiesen werden:
  - Anti-PM-Scl (S. 42) oder Anti-KU bei Polymyositis (S. 42) mit Sklerodermie.

– Anti-Jo-1 (S. 244) bei Myositis, interstitieller Lungenerkrankung, Arthritis und Raynaud-Phänomen (Antisynthetasesyndrom).

▶ **Therapie** (je nach Symptomatik und Verlauf):
- Bei Arthritis NSAR (s. S. 407), eventuell Chloroquin, 3–4 mg/kg KG/d.
- Bei schweren Verläufen zusätzlich Immunsuppressiva (Azathioprin 2–3 mg/kg KG/d, MTX 10–15 mg/m² KO/Woche).
- Bei Myositis oder Arthritis eventuell zusätzlich Glukokortikoide, soweit möglich < 0,2 mg Prednisolonäquivalent/kg KG/d.

▶ **Verlauf und Prognose:** Unterschiedlich; eine undifferenzierte Kollagenose kann sich im Verlauf zu einem definierten Krankheitsbild entwickeln.

23.4 Systemische Vaskulitis-Syndrome beim Kind

Grundlagen und Klassifikation

▶ Die Vaskulitis weist viele Gesichter auf. So sind vaskulitische Symptome bei zahlreichen rheumatischen Erkrankungen im Kindesalter zu erwarten, beispielsweise nahezu obligat bei den kindlichen Kollagenosen (sog. sekundäre Vaskulitis-Syndrome) oder fakultativ bei den verschiedenen Formen der akuten und chronischen Arthritiden im Kindesalter. Bei den primären Vaskulitis-Syndromen stellt die Gefäßentzündung den dominierenden pathologischen Prozess dar, er bestimmt die klinische Ausprägung.

▶ **Klassifikation:**
- Klassifikation und Nomenklatur bleiben trotz zahlreicher Versuche und Vorschläge bislang unbefriedigend (Unterteilung nach Morphologie und Verlauf, bzw. Befall unterschiedlich großer Gefäße u. a. Merkmale; vgl. S. 253).
- *Wichtigste Formen der systemischen Vaskulitiden beim Kind:*
  - Leukozytoklastische Vaskulitiden: Purpura Schoenlein Henoch (vgl. S. 274), hypersensitive Vaskulitis, hypokomplementäre urtikarielle Vaskulitis.
  - Polyarteriitis (Periarteriitis): Kawasaki-Syndrom (S. 427), Polyarteriitis nodosa (vgl. S. 262), Cogan-Syndrom.
  - Granulomatöse Vaskulitiden (selten): Wegener-Granulomatose (vgl. S. 267), Churg-Strauss-Syndrom (vgl. S. 271).
  - Weitere: Morbus Behçet (vgl. S. 282), Mucha-Habermann Vaskulitis.
- Die beiden häufigsten Formen beim Kind sind die leukozytoklastische Vaskulitis mit dem Prototyp der Purpura Schoenlein-Henoch und die Vaskulitiden vom Polyarteriitis-Typ in Form des Kawasaki-Syndroms. Die Arthritiden vom Polyarteriitis-Typ gefährden das Leben der Kinder vor allem durch die Beteiligung verschiedener innerer Organe, mit der stets zu rechnen ist.
- Eine durch Streptokokken induzierte Vaskulitis kann sich als leukozytoklastische Form manifestieren oder dem Polyarteriitis-Typ entsprechen.

Mukokutanes Lymphknotensyndrom = Kawasaki-Syndrom

▶ **Definition:** Das Kawasaki-Syndrom tritt als hoch fieberhafte Erkrankung mit einer charakteristischen Kombination von Haut- und Schleimhautmanifestation, Lymphknotenschwellungen, Beteiligung von inneren Organen und Gelenken bei Kleinkindern auf. Nach der akuten Phase besteht eine vitale Gefährdung durch kardiovaskuläre Komplikationen.

▶ **Ätiologie und Pathogenese:**
- Auslösende Ursache: Bisher unklar; es werden unterschiedliche Erreger diskutiert.
- Wahrscheinlich handelt es sich um eine immunpathologische Reaktion am Gefäßsystem, wobei zunächst kleine, dann mittelgroße und größere Gefäße erkranken. Dabei können vor allem die Koronararterien, aber auch andere große Arterien befallen werden.
- Das Kawasaki-Syndrom ist wahrscheinlich identisch mit der früheren infantilen Panarteriitis nodosa.

▶ **Epidemiologie:**
- In Deutschland ca. 350, in Japan ca. 10 000 Erkrankungen/Jahr.
- Zu 80 % erkranken Kleinkinder im Alter von 2–5 Jahren.
- Jungen : Mädchen = 1,5 : 1.

▶ **Klinik:**

◨ *Beachte:* Die Kinder sind schwer krank.
- *Hauptsymptome:*
  - Hohes Fieber von 39–41 °C unbekannter Ursache, das 5 Tage oder länger besteht.
  - Doppelseitige konjunktivale Hyperämie, teleangiektatische Erweiterungen als wichtiger Hinweis für eine Vaskulitis (Lupenvergrößerung ist hilfreich).
  - Die Lippen sind hochrot und verdickt, Follikelschwellungen der Zunge, diffuse Rötung der Mundhöhle.
  - Ödematöse Schwellung mit Erythem an Handflächen und Fußsohlen, in der 2. Woche Schuppung der Finger- und Zehenkuppen.
  - Polymorphes Exanthem überwiegend am Stamm (ohne Blasen).
  - Lymphknotenschwellungen, 1,5 cm oder größer, besonders im Halsbereich.
- *Weitere mögliche Symptome:*
  - Arthritis, Oligo- oder auch Polyarthritis.
  - Karditis: Perikarditis, Myokarditis.
  - Nierenbeteiligung mit Proteinurie und Hämaturie.
  - Bauchschmerzen, Erbrechen, Durchfall.
  - Leber: Ikterus, Transaminasenanstieg, selten Gallenblasenhydrops.
  - ZNS-Beteiligung, Kopfschmerz, Erbrechen, Meningismus.

▶ **Diagnostik:**
- *Diagnosestellung:* Für die Diagnose reichen 5 der 6 Hauptsymptome (s. Klinik) oder 4 Hauptsymptome und der Nachweis von Koronaraneurysmen aus. Bezüglich der Veränderungen im Mundbereich bzw. an Händen und Füßen muss jeweils nur ein Zeichen vorhanden sein.
- *Labor:*
  - Entzündungsparameter: Ausgeprägte Beschleunigung der BSG (> 50 mm/ 1. Stunde) und Erhöhung des CRP.
  - Blutbild: Leukozytose mit Linksverschiebung, Anämie, in der 2.–3. Erkrankungswoche Thrombozytose (> 500 000/mm^3).
- *Herzdiagnostik:* Stets EKG und zweidimensionale Echokardiographie.

▶ **Differenzialdiagnosen:**
- Systemische juvenile idiopathische Arthritis (S. 396).
- Bakterielle Meningitis, Meningokokkensepsis.
- Epidermolysis acuta toxica = Lyell-Syndrom = Syndrom der verbrühten Haut: Beim Kind häufiger durch Staphylokokken als durch Medikamente verursacht.
- Juvenile Dermatomyositis (S. 421) bzw. Mischkollagenosen (S. 426).
- Scharlach, Masern oder andere Infektionskrankheiten mit Exanthem.

▶ **Therapie:**
- *Standardtherapie* – Therapiebeginn innerhalb der ersten 5–10 Tage:
  - Gammaglobulin mit intaktem Fc-Segment (2 g/kg KG als einmalige Gabe).
  - Zusätzlich Acetylsalizylsäure 30–50 mg/kg KG/d bis zur Entfieberung, dann 3–5 mg/kg KG/d, bis Befunde der Echokardiographie und Leberwerte normalisiert, mindestens 6 Wochen.
- *Soweit nicht primär mit Gammaglobulin begonnen wurde:*
  - Prednisolon 2 mg/kg KG/d, stufenweiser Abbau nach 2–3 Wochen je nach Verlauf.
  - Zusätzlich Acetylsalicylsäure (Dosierung s. Standardtherapie).
- *Bei aneurysmatischer Erweiterung der Koronargefäße:* Acetylsalicylsäure in niedriger Dosis 5 mg/kg KG/d zur Aggregationshemmung der Thrombozyten fortsetzen.

◨ *Beachte:* Langzeitbehandlung unter kardiologischer Überwachung mit Echokardiographie und EKG.

▶ **Prognose und Komplikationen:**
- Die Prognose ist vor allem von den Komplikationen im Bereich der Koronararterien abhängig. Die Letalität betrug vor Einsatz der Immunglobuline > 3 %, inzwischen ist sie auf 0,2 % gesunken. Rezidive der Erkrankung sind möglich.
- *Komplikationen:*
  - Myokarditis mit Herzversagen oder Rhythmusstörungen.
  - Vaskulitische Aneurysmen der Koronararterien (bei 10–30 %): Als Risikofaktoren gelten: Kinder < 1 Jahr, Fieber länger als 2 Wochen, Leukozytose und beschleunigte BSG länger als 5 Wochen.
  - ▸ *Cave:* Gefahr der Thrombosierung mit Myokardinfarkt oder Rupturen nach Wochen und Monaten.

23.5 Periodisches Fieber im Kindesalter – Übersicht

Übersicht

▶ **„Fieber unklarer Genese":**
- Dauern Fieberschübe mit täglichem Fieberanstieg über längere Zeit an, ohne dass auch bei stationärer Untersuchung die Ursache gefunden werden kann, so spricht man von „Fieber unklarer Genese".
- Ursächlich muss bei der Klärung neben Infektionen, malignen Erkrankungen, rheumatisch-autoimmunologischen Störungen auch eine vierte relativ umfangreiche Gruppe „sonstige Ursachen" bedacht werden. Dazu wird das periodische Fieber gezählt, ein Sammeltopf überwiegend hereditärer inflammatorischer Erkrankungen.

▶ **Definition:** Das periodische Fieber ist durch rezidivierende gleichförmige Fieberschübe (> 38,5 °C) gekennzeichnet, die wenige Tage bis Wochen dauern. Dazwischen liegen symptomfreie Intervalle. Je nach Manifestation mit gleichbleibenden oder variablen freien Intervallen, Fieberreaktion und bestimmten vegetativen und entzündlichen Symptomen werden verschiedene periodische Fiebersyndrome abgegrenzt.

▶ **Ätiologie und Pathogenese:**
- Es handelt sich überwiegend um „angeborene Irrtümer der Entzündung". Das Gleichgewicht von entzündlichen und antientzündlichen Regulationen ist zugunsten der Entzündung verschoben.
- In den letzten Jahren wurden eine Reihe von Gendefekten und deren Auswirkung auf „Entzündungsproteine" aufgeklärt, wobei der Pyrinstoffwechsel eine wichtige Rolle spielt.

▶ **Gemeinsame klinische Charakteristika:**
- Die Fieberschübe wiederholen sich mit gleichbleibender Fieberdauer.
- Sie werden typischerweise von Erbrechen sowie Bauch- und Kopfschmerzen oder anderen vegetativen Symptomen begleitet.
- Die Entzündungsreaktion manifestiert sich vor allem an den serösen Häuten, der Synovialis, an Haut und Augen.
- Im Fieber steigen die Akut-Phase-Parameter an.
- Die Fieberschübe verlaufen selbstlimitierend.
- Im fieberfreien Intervall sind die Kinder wohlauf und belastungsfähig, die Laborparameter normal.

▶ **Diagnose:**
- Im Mittelpunkt steht die genaue Vorgeschichte, einschließlich Familienanamnese. Sie bildet zusammen mit dem Fieberkalender und der eingehenden klinischen Untersuchung im Fieberschub die Grundlage für weiterführende Diagnostik.
- Typisch ist das symptom- und beschwerdefreie Intervall.
- Im Fieber besteht meist eine Leukozytose und Linksverschiebung, BKS und CRP steigen an; die mikrobiologischen Untersuchungen (Urin, Rachenabstrich, Blutkultur) bleiben negativ.

- Das Intervall der hereditären, ätiopathogenetisch gesehen klassischen Syndrome mit periodischem Fieber gilt als variabel. Fixierte Intervalle weisen die zyklische Neutropenie und das PFAPA-Syndrom auf (weitgehend fixiert).

▶ **Differenzialdiagnosen:**
- Rheumatisch-autoimmunologische Erkrankungen, insbesondere systemische JIA (s. S. 396), Vaskulitissyndrome, kindliche Kollagenosen, infantile Sarkoidose, Morbus Crohn, Colitis ulcerosa u. a.
- Medikamentenfieber; Allergien; Diabetes insipidus; AGS mit Salzverlust; M. Fabry; artefizielles Fieber u. a.

Hyper-IgD-Syndrom (HIDS)

▶ **Definition:** Autosomal rezessiv vererbte Erkrankung mit Beginn im Säuglingsalter; befällt mehrere Organsysteme und geht mit konstant erhöhten IgD-Werten im Serum einher. Es liegt ein Mangel an Mevalonatkinase vor.

▶ **Ätiologie und Pathogenese:**
- Das HIDS wird autosomal rezessiv vererbt. Der Gendefekt liegt auf dem langen Arm von Chromosom 12 (12q24), der das Enzym Mevalonatkinase kodiert. Die Folge ist eine Synthesestörung von Cholesterin und Isoprenoiden.
- Während der Fieberschübe werden proinflammatorische Zytokine aktiviert. Die Zusammenhänge des Mevalonatkinasedefektes mit dem erhöhten IgD und der Zytokinstimulation sind bislang nicht geklärt.

▶ **Epidemiologie:** Derzeit etwa 200 Patienten in einer internationalen Datenbank in den Niederlanden erfasst, die meisten aus Westeuropa. Etwa die Hälfte der Patienten haben betroffene Geschwister.

▶ **Klinik:**
- *Fieberschübe:* Sie beginnen bereits im ersten Lebensjahr und gehen meist mit Schüttelfrost und Kopfschmerzen einher. Sie dauern mit 3–7 Tagen relativ lang und wiederholen sich alle 4–8 Wochen.
- *Gelenke:* Arthralgien und/oder Arthritiden der großen Gelenke; oft mehrere Gelenke befallen, nicht destruktiv.
- *Spezielle Befunde:*
  - Lymphknotenvergrößerungen zervikal.
  - Bauchschmerzen (> 50 %), Erbrechen, Diarrhoe (ca. 80 %).
  - Haut (ca. 80 %) makulopapulöses Exanthem, auch urtikarielle Effloreszenzen, selten Hautblutungen.
  - (Hepato-)Splenomegalie (ca. 50 %).

▶ **Diagnose:**
- Wegweisend sind Anamnese und klinisches Bild.
- Anhaltende Erhöhung des Serumimmunglobulins D > 100 U/ml (141 mg/l) bei zweimaliger Bestimmung im Abstand von mindestens einem Monat. Begleitend erhöhter IgA-Spiegel (ca. 50 %) und seltener IgG3-Spiegel (20–30 %).
- Während der Attacken BSG- (im Mittel bis 90 mm/h) und CRP-Anstieg, Leukozytose bis 40 000.
- Sicherung der Diagnose durch Bestimmung der Mevalonatkinase-Aktivität (auf < 30 % der Norm vermindert), und Identifikation des ursächlichen Gendefekts auf Chromosom 12.

▶ **Differenzialdiagnosen:** Andere periodische Fiebersyndrome, fieberhafte Erkrankungen (siehe oben).

◪ *Cave*: Erhöhte IgD-Spiegel kommen auch bei Patienten mit anderen periodischen Fiebersyndromen und vaskulitischen Erkrankungen unabhängig von einem Mevalonatkinasedefekt vor.

▶ **Therapie:**
- Bislang nur symptomatische Behandlung möglich.
- Glukokortikoide können Attacken mildern.
- Keine Prävention weiterer Attacken durch Colchicin, i. v. Immunglobuline oder Ciclosporin A.

► **Prognose:**
- Mit zunehmendem Alter werden die Fieberattacken seltener und leichter.
- Keine erhöhte Mortalität nach derzeitigem Wissensstand.

Familiäres Mittelmeerfieber (FMF)

► **Definition:** Das FMF wird autosomal rezessiv vererbt und tritt vor allem bei Bewohnern der östlichen Mittelmeerländer auf. Es beginnt vor dem 10. Lebensjahr, oft bereits im Kleinkindalter, und ist durch periodisches Fieber mit Polyserositis und Arthritis gekennzeichnet. Es liegt eine Störung im Pyrin-Stoffwechsel vor.

► **Ätiologie und Pathogenese:** Das FMF weist einen autosomal rezessiven Erbgang auf. Der Defekt ist auf dem kurzen Arm von Chromosom 16 (16 p13.3) lokalisiert. Bisher sind über 30 Mutationen bekannt. Bei dem fehlerhaft kodierten Protein handelt es sich um Pyrin oder Manerostin, das als Enzym möglicherweise die neutrophilen-vermittelte Entzündungsreaktion regulierend hemmt.

► **Epidemiologie:**
- Häufigstes erblich bedingtes periodisches Fiebersyndrom.
- Bewohner der östlichen Mittelmeerländer recht häufig betroffen mit einer Prävalenz bis 1:1000; besonders sephardische Juden, Türken, Araber und Armenier.
- In 60% familiär.

► **Klinik:**
- Leitsymptom ist das in Wochen bis Monaten rezidivierende Fieber mit heftigen Bauchschmerzen (führen oft zur Appendektomie) bzw. Polyserositis, Thoraxschmerzen durch Pleuritis, seltener Perikarditis; Dauer 1–3 Tage, gelegentlich länger.
- *Arthritis:* meist mon- oder oligoartikulär, große Gelenke.
- *Haut:* flüchtiges Exanthem oder schmerzhafte erysipelartige Rötungen, mehr untere Extremitäten, die nach Stunden bis Tagen spontan abklingen.

► **Diagnose:**
- Klinik entscheidend, da keine spezifischen Laborparameter.
- Entzündungsparameter (BSG, CRP) und insbes. Serum-Amyloid A im akuten Stadium erhöht, im Intervall meist normal.
- Urinstatus, quantitative Eiweißbestimmung im 24-h-Urin (Proteinurie = V.a. Amyloidose).
- Molekulargenetische Diagnostik wegen der unterschiedlichen Mutationen nur bei positivem Ergebnis verwertbar.
- Metaraminol-Test wegen Nebenwirkungen und unzureichender Sensitivität ungeeignet.

► **Differenzialdiagnosen:** Andere periodische Fiebersyndrome, fieberhafte Erkrankungen (s. S. 430).

► **Therapie:**
- *Colchicin als Mittel der Wahl,* Dosis bis 5 Jahre 0,5 mg, 5–10 Jahre 1 mg, über 10 Jahre 1,5 mg täglich; Vorsicht bei eingeschränkter Nierenfunktion; in über 95% therapeutisch wirksam, gleichzeitig Amyloidoseprophylaxe.
- Immunsuppressiva/Zytostatika auch bei Amyloidose nicht effektiv.

► **Prognose:**
- *Hauptgefahr Amyloidose,* unbehandelt in etwa 30%, anscheinend genetisch determiniert. Sicherung durch Biopsie (Fettgewebe, Rektum, Niere).
- *Arthritis:* Überwiegend transient ohne Destruktionen; selten chronisch persistierend mit morphologischen Veränderungen.

Weitere rheumatische Erkrankungen im Kindes- und Jugendalter

Tumornekrosefaktor-Rezeptor1-assoziiertes periodisches Syndrom (TRAPS)

▶ **Synonym:** Familiäres Hibernian Fieber.

▶ **Definition:** Das autosomal dominant vererbte TRAPS ist durch lang anhaltende Fieberepisoden bis zu mehreren Wochen mit periorbitalem Ödem, schmerzhaften Hautveränderungen und starken Bauch- und Muskelschmerzen charakterisiert, wobei das Fieber zu Beginn der Erkrankung fehlen kann.

▶ **Ätiologie und Pathogenese:** Die Ursache der Erkrankung liegt im Genlokus des Chromosoms 12 (12 p13), der die Kodierung der beiden TNF-Rezeptoren gewährleistet.

▶ **Epidemiologie:**
- Wurde vor allem in nordeuropäischen Ländern (Irland, Schottland) beobachtet.
- Mittlerweile bei verschiedenen ethnischen Gruppen beschrieben.
- Tritt familiär auf.

▶ **Klinik:**
- Beginn in allen Altersgruppen (vor dem 20. Lebensjahr).
- Fieberschübe mit variablen Intervallen von Monaten, die typischerweise eine bis mehrere Wochen anhalten; Fieber kann zu Beginn der Erkrankung fehlen.
- Konjunktivitis mit periorbitalem Ödem.
- Starke Bauchschmerzen, seltener pleuritische Thorax- und Kopfschmerzen.
- Ausgeprägte Myalgien und Arthralgien.
- Hautläsionen: schmerzhafte erythematöse Plaques unterschiedlicher Lokalisation mit der Tendenz nach zentrifugal zu wandern.

▶ **Diagnose:**
- Anamnese und klinisches Bild.
- Während der aktiven Phase CRP und oft auch IgA erhöht, Neutropenie.
- Abfall Serumspiegel des löslichen Typ1-TNF-Rezeptors ($<$ 1 ng/ml), kann auch normal sein.
- Molekulargenetischer Nachweis des Gendefekts als Methode der Wahl.
- Regelmäßige Bestimmung des Serum-Amyloid A zur Abschätzung des Amyloidoserisikos.
- Regelmäßige quantitative Eiweißbestimmung im 24-h-Urin zur frühzeitigen Erkennung einer Nierenamyloidose.

▶ **Therapie:**
- Steroide: Prednisolon zu Beginn einer Attacke 1 (–2) mg/kg KG/d, Dauer so kurz wie möglich, Gewöhnungseffekt.
- TNF-α-Inhibitor Etanercept als neue therapeutische Möglichkeit (s. S. 489). Kann nach bisherigen Erfahrungen zur Reduktion der Attacken führen und Amyloidoserisiko vermindern.
- Möglicherweise genügt auch eine Therapie mit Etanercept nur im Schub bei sorgfältiger Überwachung des Serumamyloid A-Spiegels im Intervall.

▶ **Prognose:** Die Gefahr liegt in der Entwicklung einer Amyloidose, die in etwa 25 % der betroffenen Familien zu finden ist.

Muckle-Wells-Syndrom (MWS)

▶ **Definition:** Die dominant vererbte autoinflammatorische Erkrankung ist durch Fieber, Exanthem, Bauchschmerzen, Arthralgien und eine sensorische Taubheit bei hohem Risiko der Entwicklung einer Amyloidose charakterisiert.

▶ **Ätiologie und Pathogenese:** Das MWS wird autosomal dominant vererbt. Es wird durch verschiedene Mutationen des Gens CIAS 1 (cold-induced-autoinflammatory disease) verursacht und ist auf dem Chromosom 1 (1q44) lokalisiert, das auch für die Mutation des FCA und CINCA-Syndroms verantwortlich ist (s. u.). Das CIAS 1 kodiert das Cryopyrin, das am maßgeblichen Einfluss des Pyrinstoffwechsels auf Entzündungsvorgänge beteiligt ist. Eine vermehrte Produktion von Interleukin 1β wurde sowohl beim MWS als auch beim CINCA-Syndrom berichtet.

► **Klinik:**
- Manifestation überwiegend in der Kindheit.
- Die Fieberattacken weisen ein variables Intervall auf, dauern meist 1–2 Tage (selten Wochen).
- Haut: Unterschiedliche, mehr urtikarielle generalisierte Effloreszenzen.
- Bauchschmerzen.
- Arthralgien.
- Progressive sensoneurale Schwerhörigkeit/Taubheit.

► **Diagnose:**
- Klinik wegweisend.
- Während der Fieberperioden unspezifische Entzündungszeichen: BSG und CRP-Anstieg; Hypergammaglobulinämie.
- Entscheidend molekulargenetische Untersuchung.
- Regelmäßige Serum-Amyloid-A-Bestimmungen und Urinkontrollen bzgl. Proteinurie bei hohem Amyloidoserisiko.

► **Therapie:**
- Neuerdings in Einzelfällen über effektive Behandlung mit rekombinantem menschlichen IL-1-Rezeptor-Antagonist (Anakinra) berichtet.
- Bei manchen Patienten scheint Colchicin eine positive Wirkung zu entfalten.

► **Verlauf:** Es besteht ein hohes Risiko einer Amyloidose mit Nierenbeteiligung.

Chronic Infantile Neurologic Cutaneous and Articular = CINCA-Syndrom

► **Synonym:** Neonatal Onset Multisystemic Inflammatory Disease = NOMID.

► **Definition:** Es handelt sich um ein hereditäres multisystemisches Entzündungssyndrom. Die Kinder sind schon als Neugeborene auffällig.

► **Ätiologie und Pathogenese:** Das Cinca-Syndrom wird wie das MWS und FCU durch Mutationen des CIAS-1-Gens hervorgerufen (s. o.). Neben einem autosomal dominanten wurde auch ein autosomal-rezessiver Erbgang beschrieben.

► **Epidemiologie:**
- Tritt weltweit auf.
- In unserem Krankengut bei ca. 10 000 Kindern und Jugendlichen mit rheumatischen Erkrankungen 6 Patienten mit CINCA-Syndrom.
- Familiäre Häufung nur in ca. 10 %.

► **Klinik:**
- Die Kinder sind oft bereits bei der Geburt kleinwüchsig. Sie weisen einen relativ großen Kopf mit prominenter Stirnpartie und Sattelnase auf. Häufig verstärkte Fältelung der Hand- und Fußsohlen, Uhrglasnägel.
- Meist von Geburt an persistierendes urtikarielles Exanthem, das nicht juckt und in seiner Ausprägung täglich wechseln kann.
- Häufige Schübe mit hohem Fieber unterschiedlicher Dauer und variablen Intervallen.
- Lymphknoten-, Leber- und Milzvergrößerung vor allem im Fieber.
- *Gelenke:* Arthralgien, meist Arthritis großer peripherer Gelenke unter Aussparung von Schultern, Hüften und WS mit zunehmendem monströsen Überwachstum von Epiphysen und Patella und progredienten Kontrakturen (Abb. 23.5).
- *ZNS:* Chronische Meningitis (Kopfschmerzen, Erbrechen), Krampfanfälle, spastische Diplegie und mentale Retardierung möglich.
- *Augen:* Konjunktivitis, Keratitis, Uveitis, Chorioretinitis, Papillenödem und Optikusatrophie mit Sehbehinderung später möglich.
- Hörminderung bis Taubheit.
- Kleinwuchs.

Weitere rheumatische Erkrankungen im Kindes- und Jugendalter

Weitere rheumatische Erkrankungen im Kindes- und Jugendalter

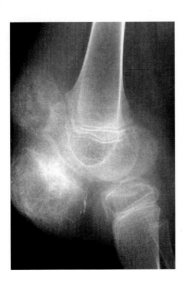

Abb. 23.5 Überwachstum der Patella sowie knöcherne Wucherung an der Femurepiphyse bei 10-jährigem Kind mit CINCA-Syndrom

▶ **Diagnose:**
- Klinisches Bild.
- Serologische Entzündungszeichen mit Leukozytose, Thrombozytose, Anämie.
- Molekulargenetische Bestätigung.
- ▷ *Hinweis:* Nicht bei allen Kindern mit klinisch eindeutigem CINCA-Syndrom wird eine Mutation am CIAS-1-Gen gefunden.

▶ **Differenzialdiagnose:**
- Andere periodische Fiebersyndrome, besonders MWS.
- Fieberhafte Erkrankungen (s. S. 430).

▶ **Therapie:**
- Symptomatisch NSAR zur Schmerzlinderung.
- Einsatz von rekombinantem menschlichen IL-1-Rezeptor-Antagonist (Anakinra) als hoffnungsvoller neuer Therapieansatz entsprechend Pathogenese.

▶ **Prognose:** Bislang progredienter Verlauf mit zunehmenden Behinderungen: Seh- und Hörschwäche, mentale Retardierung, Gelenkkontrakturen und Kleinwuchs. Erhöhte Mortalität durch zerebrale Insulte, Infektionen und Amyloidose mit Organversagen.

Familiäre Kälteurtikaria (FCU)

▶ **Definition:** Dominant vererbte Störung; bei Kälteexposition Exanthem, fakultativ Fieber; Arthralgien, Myalgien und Konjunktivitis.

▶ **Ätiologie und Pathogenese:** Wie MWS und CINCA-Syndrom genetischer Defekt CIAS 1 auf Chromosom 1 (1q44) mit konsekutiver Beeinträchtigung des Pyrinstoffwechsels.

▶ **Klinik:**
- Beginn meist im Säuglingsalter.
- Nach Kälteexposition urtikarielles Exanthem mit/ohne Fieber, je nach Exposition wenige Tage, mit Arthralgien, schmerzhafte Arthritis, Myalgien.
- Häufig Konjunktivitis.

▶ **Diagnose:**
- Klinisches Bild.
- Molekulargenetische Sicherung der Diagnose.

▶ **Therapie:**
- Vermeidung von Kälteexposition.
- Symptomatisch bei Schmerzen NSAR.
- Bei schweren Verläufen Einsatz von IL-1-Rezeptor-Antagonist zu diskutieren.

▶ **Prognose:** Günstig, vereinzelt wird jedoch über Entwicklung von Amyloidose berichtet.

Zyklische Neutropenie (ZN)

▶ **Definition:** Die ZN ist durch alle 21 Tage wiederkehrende Fieberattacken mit schwerer Neutropenie charakterisiert, begleitet von entzündlichen Veränderungen im oropharyngealen Bereich, zervikalen Lymphknotenschwellungen und Hautinfektionen.

▶ **Ätiologie und Pathogenese:** Man geht davon aus, dass der kleinere Teil autosomal dominant vererbt wird, die Mehrzahl der Erkrankungen sporadisch auftreten. Die autosomal dominante ZN wird durch Mutation der Neutrophilen-Elastase (ELA 2) hervorgerufen, deren Gen auf Chromosom 19 (19 p13.3) lokalisiert ist. Die ELA 2 kontrolliert möglicherweise die Rekrutierung der neutrophilen Leukozyten auf Knochenmarkebene.

▶ **Klinik:**
- Die ZN beginnt meist im Kleinkindalter.
- Typisch sind Fieberperioden mit einer Dauer von 4–5 Tagen, die sich in einem fixierten Intervall von 20–22 Tagen wiederholen. Eltern-Aussage: „Man kann die Uhr danach stellen!"
- Aphthöse Stomatitis und Pharyngitis, auch Gingivitis und Peridontitis.
- Zervikale Lymphknotenvergrößerungen.
- Hautinfektionen, auch Furunkulose.

▶ **Diagnose:**
- Klinisches Bild.
- Neutropenie < 500/mm³, können mit Fieberbeginn bereits wieder angestiegen sein.
  - ▣ *Hinweis:* Ausschluss durch normale Neutrophilenzahlen bei Bestimmung 2 ×/ Woche über insgesamt 6–8 Wochen.

▶ **Differenzialdiagnose:**
- Andere periodische Fiebersyndrome, besonders PFAPA.
- Fieberhafte Erkrankungen (s. S. 430).

▶ **Therapie:**
- Granulozytenstimulierender Faktor (G-CSF), 2 µg/kg täglich oder an alternierenden Tagen.
- Bei Verdacht bakterielle Infektion frühzeitig antibiotische Behandlung.
- Konsequente Mundhygiene.

▶ **Prognose:**
- Schwere bakterielle Infektionen mit Sepsis möglich; besonders Clostridien-Infektionen (Bauchschmerzen) können letal verlaufen.
- Oft Tendenz zur Besserung (Abnahme der Zyklen) mit zunehmendem Alter.

Syndrom mit Periodischem Fieber, Adenitis, Pharyngitis und aphthöser Stomatitis = PFAPA

▶ **Definition:** Die Leitsymptome werden in den Anfangsbuchstaben der Namensgebung zusammengefasst: Periodisches Fieber mit Aphthen (Mundhöhle), Pharyngitis und Adenitis (Lymphadenitis colli); charakteristisch das nahezu fixierte Intervall.

▶ **Ätiologie und Pathogenese:** bislang unbekannt.

▶ **Epidemiologie:**
- Bislang etwa 2000 Patienten beschrieben; wahrscheinlich häufiger als Diagnose gestellt.
- Keine familiäre Häufung.

▶ **Klinik:**
- Beginn meist vor dem 5. Lebensjahr, im Mittel mit ca. 3 Jahren.
- Periodische Fieberattacken (> 39 bis > 40 °C), die 3–6 Tage andauern mit einem Intervall von 3–6 Wochen.
- Aphthöse Stomatitis mit Pharyngitis und/oder zervikaler Lymphknotenschwellung.
- Oft Kopf- und auch Bauchschmerzen.
- Arthralgien möglich.

▶ **Diagnose:**
- Die Diagnose kann nur nach dem klinischen Bild gestellt werden (Ausschluss-diagnose).
- Im Fieberschub wie bei anderen periodischen Fiebersyndromen meist Leuko-zytose mit Anstieg von CRP und BKS; erhöhter Serum-IgD-Spiegel möglich.

▶ **Differenzialdiagnose:**
- Andere periodische Fiebersyndrome.
- Fieberhafte Erkrankungen (s. S. 430).
- Bakterielle Tonsillitis, da weißliche tonsilläre Plaques möglich.

▶ **Therapie:**
- Fieber senkende Maßnahmen (Paracetamol, Ibuprofen).
- Zu Beginn evtl. einmalige Gabe von Prednisolon (2 mg/kg KG) kann zur Unter-brechung führen. Der Gesamtverlauf wird dadurch nicht beeinflusst.
- Cimetidin (20 mg/kg/d) über 4–6 Monate kann bei einem Drittel der Kinder zur langfristigen Besserung führen. Regelmäßige Kontrolle BB, Leber- und Nieren-werte.
- Adenotonsillektomie bei therapierefraktärem Verlauf zu erwägen; Besserung (kurativer Effekt) bei zwei Drittel der Kinder beschrieben (kleine Fallzahl).

▶ **Prognose:** Günstig, Kinder gedeihen normal, keine Langzeitschäden zu erwarten.

23.6 Erkrankungen unklarer nosologischer Zuordnung

Infantile Sarkoidose

▶ **Definition:** Die infantile Sarkoidose beginnt in den ersten Lebensjahren mit einem follikulären Exanthem, einer Uveitis und Arthritis. Im Verlauf werden oft weitere Organe befallen. Die Diagnose wird histologisch gesichert.

▶ **Ätiologie und Pathogenese:**
- Bisher unklar. Das histologische Bild entspricht der Sarkoidose größerer Kinder und Erwachsener.
- Klinisch identisches Krankheitsbild mit autosomal dominantem Erbgang als „Blau-Syndrom" bekannt.

▶ **Epidemiologie:**
- Selten.
- Die ersten Symptome treten immer vor dem 4. Lebensjahr, oft schon im Säug-lingsalter, auf.

▶ **Klinik:**
- *Hauptsymptome: Intermittierendes Fieber unklarer Genese mit folgender Trias:*
  - Hautbeteiligung: Follikuläres Exanthem am Rumpf und den Extremitäten, es kann Monate bis Jahre bestehen und geht in eine Hyperkeratose über (apfelsinenschalenähnliche Haut).
  - Polyarthritis: Mit massiver Gelenkschwellung, die zunächst wenig Beschwerden und Funktionseinschränkungen verursacht, im Verlauf jedoch zu schweren Destruktionen mit Fehlstellungen führen kann.
  - Augenbeteiligung: Doppelseitig chronische Iridozyklitis, Photophobie, meist keine Rötung, hohes Risiko bleibender Schäden mit Visusminderung.
- *Weitere Symptome:* Hepatomegalie, Splenomegalie, generalisierte Lymphkno-tenschwellung, unterschiedliche Exantheme (vesikulär, Erythema nodosum u. a.), Vergrößerung von Parotis und Submandibulardrüse sowie Tränendrüse (Sicca-Syndrom, s. Abb. 23.6), Herzbeteiligung (Peri-, Myokarditis, kongestive Kardiomyopathie), Lungenbeteiligung (interstitielle Infiltrate), ZNS-Betei-ligung, Nierenbeteiligung.

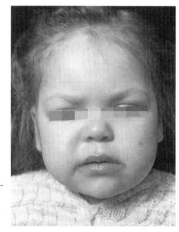

Abb. 23.6 Sicca-Syndrom bei einem Klein-kind mit infantiler Sarkoidose; Schwellung von Parotis und Tränen- und Submandibulardrüsen

▶ **Diagnostik:**
- *Klinik* s. oben.
- *Labor:*
  - Entzündungsparameter: BSG beschleunigt, CRP erhöht.
  - Serumeiweiß-Elektrophorese: Dysproteinämie.
  - Blutbild: Zunehmende Anämie; möglich sind eine Leukozytose und Thrombozytose.
- *Röntgen:* Bei schweren Verläufen destruktive Veränderungen an den Gelenken wie bei JIA (S. 397).
- *Histologie:*
  - Zur Sicherung der Diagnose anstreben.
  - Typische granulomatöse Veränderungen in allen klinisch befallenen Organen einschließlich der Synovialis.

▶ **Differenzialdiagnosen:** Juvenile idiopathische Arthritis (S. 390), Morbus Behçet u. a. Vaskulitissyndrome.

▶ **Therapie:**
- *Medikamentöse Therapie:*
  - Nichtsteroidale Antiphlogistika (S. 407): Vor allem bei Fieberschüben und Arthritis mit Funktionsbehinderung. Dosierung wie bei juveniler idiopathischer Arthritis.
  - Immunsuppressiva (S. 408): Azathioprin (2–3 mg/kg KG/d) bzw. Methotrexat (10–15 mg/m^2 KO/Woche), um Glukokortikoide einzusparen. Wirksamkeit unterschiedlich, teilweise erfreulich.
  - Biologika, Indikation wie bei JIA (s. S. 409).
  - Glukokortikoide (S. 409): Im akuten Stadium, insbes. bei vitaler Indikation (Karditis) 1–2 mg/kg KG/d als Einzeldosis morgens vor 8.00 Uhr, nach Besserung und Stabilisierung die Dosis im Hinblick auf die Nebenwirkungen so weit möglich reduzieren (Ziel ≤ 0,2 mg/kg KG/d). Evtl. Stoßtherapie als „Brückentherapie" wie bei JIA (s. S. 409).
- *Krankengymnastik:* Die Therapie muss frühzeitig einsetzen; Verfahren s. juvenile idiopathische Arthritis (S. 410).

Chronisch rekurrierende multifokale Osteomyelitis (CRMO)

▶ **Definition:** Überwiegend im Kindes- und Jugendalter beginnende Osteomyelitis, bei der keine Keime nachgewiesen werden können. Die Erkrankung verläuft schubweise über Monate bis Jahre. Das Krankheitsbild steht in enger Korrelation zum SAPHO-Syndrom des Erwachsenen (S. 155).

Weitere rheumatische Erkrankungen im Kindes- und Jugendalter

▶ **Ätiologie und Pathogenese:** Unbekannt, wahrscheinlich multifaktoriell. Diskutiert wird eine Autoimmunerkrankung, evtl. im Zusammenhang mit einer latenten Infektion (Propionibacterium acne). Wahrscheinlich auch genetische Disposition.

▶ **Epidemiologie:**
- Häufigkeit scheint in den letzten Jahren zuzunehmen, evtl. durch verbesserte Diagnostik von atypischen oder blanden Verläufen.
- In 80–90 % beginnt die Erkrankung vor dem 18. Lebensjahr.
- Mädchen : Jungen = 2 : 1.

▶ **Klinik:**
- Meist plötzlicher, überwiegend multifokaler Beginn mit lokalisierten Schmerzen, häufig auch Schwellungen. Bevorzugt sind Tibia, Femur, Klavikula, Wirbelsäule und Becken betroffen.
- Begleitarthritiden sind möglich (z. B. sympathische Arthritis des Hüftgelenks bei Beckenbefall).
- Im akuten Stadium treten teilweise Fieber und ein allgemeines Krankheitsgefühl auf.
- In 20–30 % palmo-plantare Pustulose (Psoriasis pustulosa).
- Die CRMO kann auch assoziiert mit anderen chronisch entzündlichen Erkrankungen auftreten, z. B. JIA, Morbus Crohn, Colitis ulcerosa.

▶ **Diagnostik:**
- ▣ *Beachte:* Die Verdachtsdiagnose wird klinisch gestellt und durch bildgebende Verfahren und Knochenbiopsie bestätigt.
- *Labor:*
  - Im akuten Stadium sind häufig Entzündungszeichen vorhanden (BSG ↑, CRP ↑, Leukozytose), bei subakutem Verlauf und im Intervall sind die Laborwerte unauffällig.
  - Keimnachweis: Nicht möglich.
- *Röntgen:*
  - Zu Beginn Osteolyse mit Sklerosesaum (s. Abb. 23.7).
  - Periostreaktionen.
  - Im Verlauf zunehmende Sklerosierung und hyperostotischer Umbau.

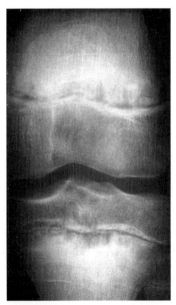

Abb. 23.7 Röntgenbefund bei CRMO: Metaphysäre Osteolysen mit umgebender Sklerosierung, typischerweise in der Nachbarschaft zur Epiphysenfuge

- *Szintigraphie:* Aufdeckung klinisch stummer Herde bei unklaren Röntgenveränderungen.
- *MRT:*
  - Abgrenzung zur infektiösen Osteomyelitis und anderer DD.
  - Beurteilung der Aktivität lokaler Herde.
- *Im Zweifelsfall Knochenbiopsie anstreben:*
  - In frühen Stadien: Chronische Entzündung mit vorherrschend polymorphkernigen Leukozyten; Zeichen der Knochenresorption mit vermehrt Osteoklasten; gelegentlich nekrotische Bezirke.
  - Bei längerem Verlauf: Überwiegen von Lymphozyten und Plasmazellen; Zunahme von Osteoblasten und Zeichen der Knochenneubildung; gelegentlich nicht verkäsende Granulome.

▶ **Differenzialdiagnosen:**
  - Juvenile idiopathische Oligoarthritis (S. 398), juvenile Spondyloarthritis (S. 405). CRMO kann aber auch mit diesen Erkrankungen assoziiert sein.
  - Septische Osteomyelitis.
  - Knochentumoren.

▶ **Therapie:**
  - Im akuten Stadium nicht-steroidale Antiphlogistika (S. 407).
  - Die Wirksamkeit von Immunsuppressiva oder Colchicin ist nicht erwiesen. Bei schweren Verläufen Therapieversuch gerechtfertigt.
  - Therapie mit Azithromycin und/oder Calcitonin wird unterschiedlich diskutiert, teilweise darunter gute Rückbildungen beobachtet, aber auch spontane Besserung möglich.

▶ **Verlauf und Prognose:**
  - Die Erkrankung verläuft in Schüben mit Remissionsphasen; die Symptomatik kann über Monate bis Jahre persistieren.
  - Häufig heilt die CRMO ohne Residuen aus; gelegentlich bleiben Schäden, vor allem Funktionseinschränkungen, Wachstumsstörungen, Wirbelkörperdeformitäten bis hin zur Platyspondylie, Gelenkdestruktionen (bei begleitender Arthritis).

Adoleszentenchondrolyse

▶ **Definition:** Schmerzhafte Hüftgelenkserkrankung mit progredienter Knorpeldestruktion am Femurkopf.
▶ **Ätiologie und Pathogenese:** unbekannt; vermehrtes Auftreten nach Epiphysiolysis Capitis femoris.
▶ **Epidemiologie:**
  - Beginn in der Pubertät (11–13 Jahre).
  - Mädchen > Jungen.
  - Schwarze Bevölkerung häufiger betroffen.
▶ **Klinik:**
  - Plötzlich auftretende belastungsabhängige Schmerzen in der Hüfte.
  - Rasche Entwicklung einer Beugekontraktur.
  - Beginn meist einseitig, bei etwa 50 % im Verlauf auch andere Seite betroffen.
▶ **Diagnostik:**
  - *Sonografie:* Initial meist Hüftgelenkserguss.
  - *Röntgenbild* (Abb. 23.8):
    - Zunächst Gelenkspaltverschmälerung.
    - Häufig Protrusio acetabuli.
    - Gelegentlich Periostreaktion am Schenkelhals.
    - Im Verlauf Destruktion des Femurkopfes, vorzeitiger Epiphysenschluss, arthrotischer Umbau.
  - *Labor:* Unauffällig.
▶ **Differenzialdiagnose:** Juvenile idiopathische Arthritis, insbes. Enthesitis assoziierte Arthritis bzw. juvenile Spondylarthropathie; Epiphysiolysis Capitis femoris; Protrusio acetabuli; Knochentumoren (Osteoidosteom u. a.).

Weitere rheumatische Erkrankungen im Kindes- und Jugendalter

Weitere rheumatische Erkrankungen im Kindes- und Jugendalter

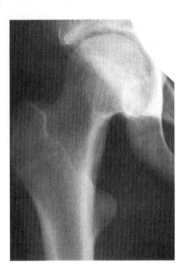

Abb. 23.8 Röntgenbild bei Adoleszenten-chondrolyse: Deutliche Gelenkspaltver-schmälerung, unruhige Konturierung des Femurkopfes, Periostreaktion am medialen Schenkelhals

▶ **Therapie:**
- Schmerzmedikation.
- Intensive Physiotherapie.
- Im Spätstadium Hüftgelenkersatz.

▶ **Verlauf und Prognose:**
- Meist progrediente Chondrolyse und Destruktion des Hüftgelenks.
- Zunehmende Bewegungseinschränkung mit Beugekontraktur und sekundärer Hyperlordose.
- Gelegentlich Wiederaufbau durch Bildung von Ersatzknorpel.
- Meist im jungen Erwachsenenalter Hüftgelenkersatz erforderlich.

Idiopathische multizentrische Osteolyse

▶ **Synonyme:** Karpotarsale Osteolyse; disappearing (vanishing) bone disease u. a.

▶ **Definition:** Peripher betonte reaktionslose Osteolyse unbekannter Ursache.

▶ **Ätiologie und Pathogenese:** Genetischer Defekt. Es gibt eine autosomal domi-nante und eine autosomal rezessive Form sowie eine sporadische Form mit Neph-ropathie.

▶ **Epidemiologie:** Beginn überwiegend bereits in den ersten Lebensjahren.

▶ **Klinik:**
- *Gelenksymptomatik:* Gelenkschmerzen, -schwellungen und zunehmende Deformitäten. Betroffen sind vor allem die Hände und Füße, aber auch die Ellbogen- und Kniegelenke.
- *Nierenbeteiligung:* Teilweise progrediente Nephropathie und Hypertonus, bei hereditären Formen gelegentlich leichte Nierenbeteiligung.

▶ **Diagnostik:**
- Klinik (s. oben) und Röntgenbild sind entscheidend.
- *Röntgen:*
  - Reaktionslose Resorption bis zur völligen Auflösung des Knochens, keine Reparationsvorgänge (Abb. 23.9).
  - Die Veränderungen beginnen meistens an Carpus und/oder Tarsus, bezie-hen aber auch Metacarpalia, -tarsalia sowie Hand- und Sprunggelenke ein; im Verlauf häufig auch Osteolysen an Ellbogen- und Kniegelenken.
- *Labor:*
  - Nierenretentionswerte, 24 h-Urin: Bei Nierenbeteiligung Kreatinin ↑, Harn-stoff ↑, Proteinurie.
  - Meistens, einschließlich des Knochenstoffwechsels, keine weiteren patho-logischen Befunde.

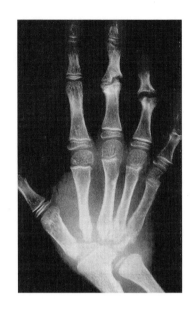

Abb. 23.9 Röntgenbild bei multizentrischer Osteolyse: Carpalia bereits weitgehend resorbiert, fortgeschrittene Osteolysen im Bereich der Metacarpalia und einzelner Finger

- *Histologie:*
  - Knochenbiopsie (wenig hilfreich): Normales Knochengewebe ohne entzündliche Veränderungen.
  - Nierenbiopsie: Chronische Glomerulonephritis.
- ► **Differenzialdiagnosen:**
  - Juvenile idiopathische Arthritis (besonders RF-negative Polyarthritis; S. 400).
  - Multifokale Osteomyelitis (S. 437).
  - Skelettdysplasien.
- ► **Therapie:**
  - *Symptomatisch:* Krankengymnastik, Schienen- und Hilfsmittelversorgung.
  - *Bei Niereninsuffizienz:* Ggf. Dialyse oder Nierentransplantation.
- ► **Prognose:**
  - *Prognose am Bewegungsapparat:* Die Osteolysen mit Gelenkdeformitäten und Wachstumsstörungen sind zunächst progredient, im jungen Erwachsenenalter kommt es meistens zum spontanen Stillstand.
  - *Prognose der Nierenbeteiligung bei sporadischer Form:* Oft progredient bis zur terminalen Niereninsuffizienz.

Familiäre Arthropathie mit Beugekontrakturen der Finger

- ► **Synonyme:** Familiäre hypertrophe Synovialitis, Syndrome of Camptodactyly, Arthropathy and Coxa vara (CAC-Syndrome) u. a.
- ► **Definition:** Wahrscheinlich autosomal rezessiv vererbtes Syndrom mit Flexionskontrakturen der Finger und Entwicklung einer symmetrischen Polyarthropathie.
- ► **Ätiologie und Pathogenese:** Autosomal rezessive Vererbung. Gendefekt mit Sekretion eines pathologischen Proteoglykans, das u. a. in Gelenksynovialis, Knorpel, Leber und Perikard vorkommt.
- ► **Epidemiologie:**
  - Insgesamt selten, wird leicht als chronische Polyarthritis fehldiagnostiziert.
  - In den betroffenen Familien sind oft mehrere Kinder erkrankt.
- ► **Klinik:**
  - *Schmerzlose Beugekontrakturen einzelner Finger:* Sie sind als Erstsymptom entweder bereits bei der Geburt vorhanden oder entstehen im Säuglingsalter. Nach Monaten bis Jahren bilden sie sich spontan zurück.

Weitere rheumatische Erkrankungen im Kindes- und Jugendalter

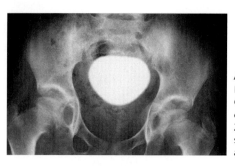

Abb. 23.10 Typisches Röntgenbild der Hüfte bei CAC-Syndrom: Varusstellung der Schenkelhälse, große Zysten im Acetabulum, schnabelförmige Ausziehungen am medialen Schenkelhals

- *Schmerzarme symmetrische Gelenkschwellungen:* Sie entwickeln sich im Kleinkindalter und betreffen vor allem die großen Gelenke. Im Verlauf zunehmende Gelenkkontrakturen.
- *Viszerale Manifestationen:* Nicht entzündliche Perikard- oder Pleuraergüsse.
▶ **Diagnostik:**
- *Klinik* s. oben.
- *Labor:* Sämtliche Laborparameter sind unauffällig.
- *Synoviadiagnostik:* Im Gelenkpunktat Zellzahl $< 1000/\mu l$.
- *Röntgen:*
  - Generalisierte Osteoporose, eventuell Wachstumsstörungen.
  - Bei längerem Verlauf sind auch Gelenkspaltverschmälerungen und einzelne Erosionen möglich.
  - Typische Veränderungen am Hüftgelenk: Coxa vara, schnabelförmige Ausziehung des Schenkelhalses, großzystische Aufhellungen im Acetabulum (Abb. 23.10).
- *Synovialbiopsie:*
  - Hypertrophie mit avaskulären Zotten, teilweise nekrotisch.
  - Zahlreiche mehrkernige Riesenzellen.
  - Nur vereinzelt Lymphozyten oder polymorphkernige Leukozyten.
▶ **Differenzialdiagnosen:**
- Juvenile idiopathische Arthritis (S. 390).
- Infantile Sarkoidose (S. 436).
- Skelettdysplasien.
- Speicherkrankheiten (Mucopolysaccharidosen u. a.).
▶ **Therapie:**
- *Medikamentöse Therapie:* Symptomatisch nichtsteroidale Antiphlogistika (S. 407).
- *Physiotherapie* (S. 410): Intensive Therapie zur Kontrakturprophylaxe bzw. -behandlung.
- *Operative Therapie* (S. 411): Die Ergebnisse von Synovektomie oder Weichteil-Release sind häufig unbefriedigend.
▶ **Prognose:** Sie wird durch das Ausmaß der Gelenkkontrakturen bestimmt. Mit konsequenter Krankengymnastik sind schwere Behinderungen oft vermeidbar, limitierend ist der progrediente Hüftgelenksbefall, Gehfähigkeit und selbstständige Verrichtungen im Alltag können meist erhalten werden.

Granuloma annulare

▶ **Definition:** Granulomatöse Hautveränderung mit oft ringförmig angeordneten Papeln. Histologie ähnlich einem Rheumaknoten.
▶ **Epidemiologie:** Auftreten im Kindesalter relativ häufig; gelegentlich familiäres Vorkommen.
▶ **Ätiologie und Pathogenese:** Unbekannt; genetische Disposition.
▶ **Klinik:**
- Plötzlich auftretende schmerzlose Knötchen.
- Oberfläche meist rötlich oder livid verfärbt (Abb. 23.11).

Weitere rheumatische Erkrankungen im Kindes- und Jugendalter

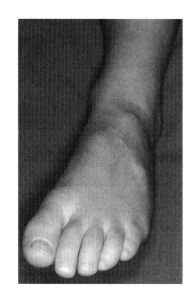

Abb. 23.11 Granuloma annulare am Fußrücken bei einem 10-jährigen Jungen

- Oft ringförmige Anordnung der einzelnen Granulome.
- Größe sehr variabel.
- Bevorzugte Lokalisation: Überwiegend im Bereich der Extremitäten, Hand-, Fußrücken, Finger, aber auch Gesicht oder Hinterkopf.
- Meist keine rheumatische Erkrankung, jedoch vermehrt Arthralgien zu beobachten.

► **Histologie:** Umschriebene zentrale Nekrosen, umgeben von meist palisadenförmig angeordneten Histiozyten. In älteren Läsionen auch zahlreiche T-Lymphozyten und Fibroblasten. Häufige histologische Diagnose: Rheumaknoten.

► **Diagnose:**
- Bei typischem Befund klinische Diagnose.
- Meist wird die Diagnose auf Grund der Histologie „Rheumaknoten" beim ansonsten gesunden Kind gestellt.
- Laborwerte einschließlich ANA, Rheumafaktor und HLA B 27 negativ.

► **Therapie:** Meist keine erforderlich. An druckempfindlichen Stellen (z. B. Schuhbereich) evtl. Exzision; auch Cortisoninjektionen können Besserung bringen.

► **Verlauf und Prognose:** Günstig, meist spontane Rückbildung, jedoch oft hartnäckige Verläufe über Monate und Jahre; nach Exzision häufig Rezidive.

Makrophagenaktivierungs-Syndrom (MAS)

► **Synonyme:** Hämophagozytierendes Syndrom, reaktive Histiozytose, histiozytär medulläre Retikulose u. a.

► **Definition:** Schwerwiegendes Syndrom mit hohem Fieber, neurologischen Symptomen und Organbeteiligung. Durch hämophagozytierende Makrophagen kommt es zur Panzytopenie.

► **Ätiologie, Pathogenese:**
- Wahrscheinlich erhöhte Disposition bei gestörter Immunregulation.
- Auslöser: Infektionen, Medikamente.

► **Epidemiologie:**
- Komplikation bei rheumakranken Kindern, insbesondere SJIA, überwiegend sind Patienten mit Autoimmunerkrankungen oder bösartigen Tumoren des lymphatischen Systems betroffen. Wahrscheinlich häufiger als Diagnose gestellt.
- Das Krankheitsbild tritt selten bei primär Gesunden auf.

► **Klinik:**

- Notfallsituation: Fieber, neurologische Symptome (Krampfanfälle, Bewusstseinstrübung), Exanthem, viszerale Manifestationen (Hepato- und Splenomegalie, Ikterus, Diarrhoe), Ödeme, Aszites, Blutungen (Nase, Mundschleimhaut, Gastrointestinaltrakt).
- *Grunderkrankung* (Arthritis) bessert sich.

► **Diagnostik:**

- *Labor:*
  - Entzündungsparameter: Rückgang von zuvor erhöhter BSG und CRP.
  - Blutbild: Leukopenie, Thrombopenie (absolut oder relativ zu Vorbefunden), Anämie.
  - Triglyceride ↑ (Cholesterin normal).
  - Transaminasen ↑, Ferritin ↑, Bilirubin ↑.
  - Gesamteiweiß ↓, Albumin ↓, γ-Globuline ↓.
  - Gerinnungswerte: Fibrinogen und Quick ↓, PTT ↑.
- *Histopathologie:*
  - ☛ *Cave:* Bei gestörter Gerinnung besteht ein erhöhtes Risiko für eine Biopsie.
  - Die Verdachtsdiagnose wird bei Nachweis von hämophagozytierenden Makrophagen in Knochenmarkpunktat, Leber- oder Lymphknotenbiopsie gesichert.
  - Häufig falsch negative Ergebnisse.

► **Differenzialdiagnosen:** Infektion, Reye-Syndrom, Medikamentennebenwirkung.

► **Therapie:**

- Absetzen aller Medikamente.
- Hochdosiert Glukokortikoide (S. 409), mindestens 2–5 mg/kg KG/d.
- Bei schweren Verläufen zusätzlich Ciclosporin A (S. 408) 3–5 mg/kg KG/d.
- Gabe von i. v. Immunglobulinen in Einzelfällen erfolgreich.

► **Prognose:** Die Letalität ist hoch. Entscheidend ist die frühzeitige Diagnose und Therapie. Rezidive sind möglich.

24 Therapie: Grundlagen und Übersicht

24.1 Therapie: Grundlagen und Übersicht

Therapeutische Grundsätze

▶ **Ziele der Therapie:** Das Hauptanliegen eines jeden Patienten und primäres Therapieziel ist es, die Kardinalsymptome Schmerz und Behinderung möglichst umgehend und nachhaltig zu verlieren.

▶ **Möglichkeiten der Therapie:** Eine kausale Therapie rheumatischer Krankheiten ist überhaupt nicht, ein Eingriff in die Pathogenese erst teilweise möglich.

▶ **Betreuung des Patienten:** Die Behandlung und oft lebenslange Betreuung Rheumakranker bedarf großen Zeitaufwandes und engagierter persönlicher Zuwendung.

▶ **„Dynamische" Therapie:** Die Therapie vieler rheumatischer Leiden muss den sich ändernden Bedingungen immer wieder angepasst werden.

▶ **Kombination von Medikamenten und Verfahren:**
   • Die Kombination verschiedener Medikamente und Therapieverfahren ist häufig nötig, birgt aber die Gefahr höherer Nebenwirkungsrisiken und der Polypragmasie.
   • Medikamentöse und physikalische Therapie wirken synergistisch; in vielen Fällen erlaubt erst eine Pharmakotherapie den Einsatz der Krankengymnastik.
   • Ambulante und stationäre Therapie sind in gleicher Weise notwendig und wichtig.

▶ Die Therapie sollte wohnortnah mit gegenseitiger Information und guter Zusammenarbeit aller Beteiligten, vor allem zwischen Rheumatologen und Hausarzt, erfolgen.

▶ **Therapieüberwachung:** Jede Therapieform (nicht nur die medikamentöse) muss sorgfältig überwacht werden. Insbesondere bei entzündlichen Erkrankungen ist ein Therapie-(Rheuma-)Pass empfehlenswert.

Therapieformen

▶ Medikamentöse Therapie (S. 447).
▶ Physikalische Therapie (S. 514).
▶ Ergotherapie (S. 522).
▶ Operative Therapie (S. 527).
▶ Therapie mit ionisierenden Strahlen (S. 512).
▶ Kurorttherapie (S. 523).
▶ Psychotherapie.
▶ Patientenschulung (S. 446).
▶ Diätetik und Ernährung (S. 507).
▶ Rehabilitation.

25 *Patienteninformation und -schulung*

25.1 *Patienteninformation und -schulung*

Grundlagen

► In Module gegliedertes, in seinen Wirkungen evaluiertes umfangreiches Kurssystem, das für verschiedene Erkrankungen entwickelt wurde und nur für jeweils eine Erkrankung gilt. An dem Unterricht durch speziell geschulte „Trainer" wirken außer Ärzten Physiotherapeuten, Ergotherapeuten, Psychologen und Pädagogen mit. Das in Deutschland eingesetzte Programm wurde von einer speziellen Arbeitsgruppe der Deutschen Gesellschaft für Rheumatologie entwickelt und wird auch von der Deutschen Rheumaliga angeboten.

Ziele

► **Steigerung des kognitiven Wissens:** Dadurch Reduktion von Angst und Unsicherheit.
► **Verbesserung der Compliance:** Dadurch bessere Zusammenarbeit zwischen Patienten und behandelndem Arzt, Verständnis für die Pharmakotherapie und ihre zu erwartenden Wirkungen, aber auch ihre Risiken und unerwünschten Wirkungen.
► **Verbesserung des Gelenkschutzes** durch eigene Initiativen.
► **Beseitigung z.T. erheblicher Informationsdefizite**, auch zu rheumatischen Erkrankungen, an denen die Patienten nicht selbst leiden, für die sie sich aber aufgrund ihrer Erkrankung interessieren.
► **Verbesserung der Krankheitsbewältigung** mit positiver Einstellung zum eigenen Leiden und Vermeidung von Isolation.

Indikation

► Bei allen rheumatischen Erkrankungen, insbesondere wenn eine differente Pharmakotherapie nötig ist, wenn der Krankheitsverlauf prognostisch ungünstig ist sowie bei Depressivität und dem Gefühl der Hilflosigkeit.

„Kontraindikationen" bei RA

► Mangelnde Gruppenintegrationsfähigkeit, z.B. durch Sprachprobleme.
► Beeinträchtigtes Aufnahmevermögen.
► **Relativ:** Bei sehr kurzer Krankheitsdauer, hohem Alter, sehr langer Krankheitsdauer, akuten Begleiterkrankungen.

26 Medikamentöse Therapie

26.1 Nichtsteroidale Antiphlogistika

Grundlagen

► **Synonym:** Nichtsteroidale Antirheumatika (NSAR).
► **Allgemein:** Nichtsteroidale Antiphlogistika sind teilweise chemisch miteinander verwandte Substanzen, meist mit Säurecharakter mit entzündungshemmenden, schmerzstillenden und fiebersenkenden Eigenschaften. Sie sind bei den meisten schmerzhaften rheumatischen Erkrankungen die Mittel der ersten Wahl.
► **Wirkungsmechanismen:**
  • *Hemmung der Prostaglandinsynthese durch Cyclooxygenasehemmung* (Isoenzyme der Cyclooxygenase: COX-1 und COX-2):
    – COX-1 – „konstitutives" (normalerweise vorhandenes) Enzym: Seine Funktion ist die physiologische basale Prostaglandinsynthese, die z.B. zytoprotektiv wirkt (Beispiel: Magen-Mukosa, in Thrombozyten) und die Nierenfunktion reguliert. Eine Hemmung durch NSAR ist nicht erwünscht.
    – COX-2: Wird in der Regel unter pathologischen Bedingungen durch Zytokine, Endotoxin, Mitogene u. a. induziert; z.B. in Monozyten, Synovialzellen, vaskulären Muskelzellen. Seine Funktion ist die entzündungsbedingte Prostaglandinsynthese. Eine Hemmung bei entzündlichen rheumatischen Prozessen ist erwünscht.
  • Hemmung der Freisetzung von Entzündungsmediatoren und -modulatoren, z.B. Histamin, Serotonin, lysosomale Enzyme, Leukotriene u. a..
  • Hemmung der Aktivitäten bindegewebsabbauender Enzyme, z.B. Kollagenase, Hyaluronidase.
  • Hemmung von Zelltransformation und -migration.
  • Neutralisation von Sauerstoffradikalen und Hemmung der NO-Synthese.
  • Stabilisierung von Eiweißstoffen.
  • Immunmodulierende Effekte durch Einfluss auf zirkulierende T- und B-Zellen.
  • Beeinflussung von Knorpelstoffwechsel, Zytokinsynthese, Neutrophilenaggregation, Phospholiphase II.

Indikationen

► Akute Arthritiden, einschließlich Gichtanfall (S. 297).
► Chronische Arthritiden, insbesondere rheumatoide Arthritis (S. 116).
► Entzündliche Wirbelsäulenleiden, z.B. ankylosierende Spondylitis (S. 136).
► Reizzustände bei degenerativen Gelenk- und Wirbelsäulenleiden.
► Akute weichteilrheumatische Schmerzsyndrome.
► **Speziell für Phenylbutazon:** Eingeschränkte Indikation nur für akute Schübe der ankylosierenden Spondylitis (S. 136), akute Schübe der rheumatoiden Arthritis (S. 116), Gichtanfall.

Kontraindikationen

► Ungeklärte Blutbildungsstörungen.
► Überempfindlichkeit gegen die einzelne Substanz.
► Magen- und Darmulzera: Das Absetzen der NSAR ist nicht immer möglich. Die Fortsetzung der Therapie erfolgt unter strenger Überwachung und Abwägung des Nutzen-Risiko-Verhältnisses (S. 450).
► Schwere Leber- und Nierenerkrankungen.

Substanzen und Dosierungen (s. Tab. 26.1)

► **Salizylate**: Hochpotente Substanzen, die aber u. a. wegen ausgeprägter gastrointestinaler Nebenwirkungen und hohen erforderlichen Dosen bei der rheumatoiden Arhtritis (S. 116) in Deutschland nur noch beim rheumatischen Fieber (S. 173) Mittel der Wahl sind.

▶ **Phenylbutazon:** Hochwirksame Substanz, die aber durch das Bundesgesundheitsamt wegen ihrer Nebenwirkungen in ihrer Indikation stark eingeschränkt wurde. Sie darf nur kurzfristig und in besonderen Situationen, z.B. bei schweren Schmerzschüben bei ankylosierender Spondylitis (S. 136), bei der rheumatoiden Arthritis (S. 116) und bei Gicht (S. 297) gegeben werden.

▶ **Indometacin:**
- Wegen guter Wirksamkeit häufig als Alternative zu Phenylbutazon eingesetzt, z.B. bei Gicht (S. 297) und ankylosierender Spondylitis (S. 136).
- In höherer Dosis ausgeprägte ZNS-Nebenwirkungen.
- Gute Verträglichkeit auch im höheren Lebensalter.

▶ **Diclofenac:**
- In Deutschland das am häufigsten verordnete Antiphlogistikum. Zahlreiche verschiedene galenische Zubereitungen sind auf dem Markt verfügbar, die sich erheblich in ihrer Pharmakokinetik unterscheiden.
- Gelegentlich sind Leberwerterhöhungen unter Diclofenac zu beobachten.

▶ **Coxibe (selektive COX-2-Hemmer):**
- Coxibe wurden entwickelt, um bei gleicher antiphlogistischer Wirkung das Risiko für gastrointestinale Ulzera und Komplikationen zu verringern. In großen Studien konnte dies für einige Coxibe gezeigt werden.
- Derzeit sind für rheumatologische Indikationen in Deutschland Celecoxib und Etoricoxib auf dem Markt. Lumiracoxib ist in Großbritannien zugelassen, die europäische Zulassung ist beantragt.
- Rofecoxib wurde im Herbst 2004 vom Markt genommen, da unter der Anwendung gehäuft kardiovaskuläre Ereignisse beobachtet wurden. Dies hat folgende Frage zu den Coxiben aufgeworfen, die mit dem heutigen Wissensstand noch nicht ausreichend zu beantworten ist: Handelt es sich bei dem unter Rofecoxib beobachteten kardiovaskulären Risiko um einen Effekt der alle Coxibe betrifft?
- **Folgende praktische Konsequenzen ergeben sich derzeit:**
  - Für Patienten mit erhöhtem Risiko für gastrointestinale Ulzera ohne kardiovaskuläres Risiko sind Coxibe aufgrund ihres Nutzen-Risiko-Profils geeignet. Alternativ kommen in dieser Situation nach wie vor die klassischen nichtsteroidalen Antiphlogistika in Kombination mit Protonenpumpenhemmern oder Misoprostol in Frage.
  - Patienten mit erhöhtem kardiovaskulärem Risiko sollten Coxibe nur nach sorgfältiger Abwägung und nicht ohne begleitende Therapie mit Thrombozytenaggregationshemmern erhalten. In diesem Fall muss eine Verschlechterung der gastroduodenalen Verträglichkeit des Coxibs beachtet werden.
  - Das kardiovaskuläre Risiko steigt mit der Dauer der Exposition mit Coxiben. Bei Patienten mit Gelenkerkrankungen sollten Krankheitsphasen mit geringer oder fehlender Schmerzintensität zu Therapiepausen genutzt werden.

Tabelle 26.1 · **Nichtsteroidale Antiphlogistika**[*]

Gruppe	Substanzname	deutscher Markenname (Beispiel)	Plasma-eliminations-halbwerts-zeit (h)	Dosierung (/d)
Salizylate	Acetylsalicyl-säure	Aspirin	ca. 0,2	2000–6000 mg
Pyrazolidin-Derivate	Phenylbutazon	Ambene	ca. 70	400–600, bei Gicht–800 mg
	Mofebutazon	Mofesal, Diadin	ca. 2	initial 800–1200 mg, dann 200–600 (–900) mg

Medikamentöse Therapie

Tabelle 26.1 · Fortsetzung

Gruppe	Substanzname	deutscher Markenname (Beispiel)	Plasma-eliminations-halbwerts-zeit (h)	Dosierung (/d)
Indol-Derivate	Indometacin	Amuno	ca. 1–4	50–75, dann 150–200 mg
	Acemetacin	Rantudil	ca. 3–5	120–180 mg
	Proglumetacin	Protaxon	ca. 6	450–1200 mg
Anthranil-säure-Derivate	Mefenamin-säure	Parkemed, Ponalar	ca. 2–4	1 500 mg
Arylessig-säure-Derivate	Diclofenac	Voltaren	ca. 1–2	150(–200) mg
	Aceclofenac	Beofenac	ca. 3–6	100–200 mg
	Lonazolac-Calcium	Irritren, Argun	ca. 6	initial–900, sonst 600 mg
Arylpropion-säure-Derivate	Ibuprofen	Brufen, Imbun	ca. 2	600–2 400 mg
	Ketoprofen	Alrheumun, Orudis	ca. 2	150(–300) mg
	Naproxen	Proxen, Apranax	ca. 12	500–1000 (–1250) mg
	Flurbiprofen	Froben	ca. 3–4	150–300 mg
	Tiaprofensäure	Surgam	ca. 2–3	600 mg
Benzothiazin-Derivate (Oxicame)	Piroxicam	Felden, Brexidol	ca. 50–60	20 (passager –40) mg
	Tenoxicam	Tilcotil, Liman	ca. 60	20 mg
	Meloxicam	Mobec	ca. 20	7,5–15 mg
	Lornoxicam	Telos	ca. 3–4	initial 12 mg, Erhaltungsdosis max. 16 mg
Coxibe	Celecoxib	Celebrex	9–11	200–400 mg
	Etoricoxib	Arcoxia	24	60–120 mg
	Lumiracoxib	Prexige	4–6	200–400 mg

* Angaben unvollständig. Nicht alle erwähnten Substanzen sind zurzeit im Handel

▶ *Beachte*: Auch bereits bekannte und weit verbreitete NSAR hemmen COX-2 neben COX-1. Während Acetylsalicylsäure, Indometacin, Piroxicam, Tenoxicam und Naproxen überwiegend COX-1 hemmen, ist bei Diclofenac und Ibuprofen die COX-1- und COX-2-Inhibition ungefähr gleich ausgeprägt. Meloxicam und Nimesulid (in Deutschland nicht im Handel) hemmen COX-2 mehr als COX-1.

► **Einnahmehäufigkeit:**

- Während bei entzündlich-rheumatischen Erkrankungen eine Therapie „rund um die Uhr" notwendig ist („die Entzündung schläft nicht"), kann bei Arthrosen und weichteilrheumatischen Beschwerden eine ein- oder zweimalige Gabe ausreichen. Hier haben auch galenische Zubereitungen mit Langzeiteffekt einen Sinn. Empfohlen wird meist die Einnahme zu den Mahlzeiten, bei akuten Schmerzen auch vorher.
- Der Patient hat ein Mitspracherecht bei der Verteilung der Tagesdosen.

Gastrointestinale Nebenwirkungen

► **Risikofaktoren für die Entwicklung einer NSAR-Gastroduodenopathie:**

- Alter über 60 Jahre, Frauen.
- Patienten mit Ulkus- oder Blutungsanamnese oder mit einer Helicobacter-pylori-Gastritis.
- Raucher, schwerer Alkoholabusus.
- Hohe Dosierungen von NSAR.
- ☛ *Cave:* Unbekannte Begleitmedikation mit Acetylsalicylsäure aufgrund von kardiologischen Erkrankungen!
- Kombination von NSAR mit Glukokortikoiden.
- Therapie mit Antikoagulantien.

► **Manifestationen:**

- Es kann zu Magen- und Duodenalulzera (s. Abb. 26.1), Entzündungen und Schleimhautläsionen in Dünn- und Dickdarm, u. U. Divertikulitis und Perforation von Divertikeln, eventuell Aktivierung einer Colitis ulcerosa, kommen.
- ☛ *Stumme Ulzera:* Selbst bei manifesten Magenulzera können Beschwerden fehlen.

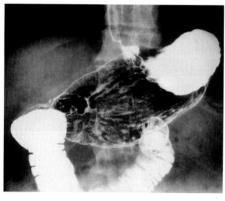

Abb. 26.1 Ulcus ventriculi unter NSAR-Therapie

► **Häufigkeit:**

- Dyspeptische Beschwerden: Bei bis zu 50 % der Patienten, bei der Hälfte finden sich Läsionen bei der Endoskopie.
- *Prävalenz der NSAR-bedingten Ulzera bei Langzeittherapie:*
  - Ulcus ventriculi ca. 15 %.
  - Ulcus duodeni ca. 11 %.
- Schwere gastrointestinale Komplikationen: Bei mindestens 2 %.
- Mortalität NSAR-bedingter Ulzera und Blutungen: 10 %.
- 25 % aller Ulkusblutungen bei Patienten über 60 Jahre sind durch NSAR bedingt.

► **Substanzabhängigkeit:**

- Für die Zuordnung gastrointestinaler Nebenwirkungen gibt es widersprüchliche Klassifikationen, die mit Zurückhaltung interpretiert werden müssen. Niedrigste Toxizität hat Ibuprofen (dosisabhängig!), es folgt Diclofenac. Naproxen und Sulindac finden sich im mittleren Bereich. Die stärkste Magenunverträglichkeit sollen Azapropazon, Ketoprofen und Piroxicam haben. Indometacin wird unterschiedlich beurteilt.

- *Aber:* Die individuelle Disposition ist entscheidender als diese Wertung! Im Einzelfall schwört jeder Patient auf sein eigenes, von ihm am besten toleriertes Präparat.
- Neue Gesichtspunkte ergeben sich durch die selektiven COX-2-Hemmer, bei deren Anwendung die gastrointestinale Toxizität (endoskopisch nachweisbare Läsionen/Ulzera) im Vergleich mit anderen Antiphlogistika signifikant reduziert ist.

▶ **Prophylaxe der NSAR-bedingten Gastroduodenopathie:**

- Wahl eines möglichst wenig schleimhautschädigenden Präparates, in Zukunft wahrscheinlich COX-2-Hemmer.
- Wenn möglich Kombination von NSAR + Glukokortikoide vermeiden.
- Bei Risikopatienten (Risikofaktoren s.o.) selektive COX-2-Hemmer (s. S. 448) (hier ist eine zusätzliche Magenschutztherapie nicht mehr notwendig!). Alternativ bei Einsatz konventioneller NSAR zusätzlich 2–4 × 200 µg Misoprostol über 12–16 Wochen (Misoprostol verringert auch die Zahl der Ulkuskomplikationen), zunehmend auch Protonenpumpeninhibitoren (PPI).

▶ **Therapie der NSAR-bedingten Gastroduodenopathie:**

- Das therapeutische Vorgehen, wie auch die Prävention, sind durch kontrollierte Studien gut begründet, aber auch hier gibt es unterschiedliche Programme und Variationen.
- *NSAR-Dyspepsie:*
  - NSAR wechseln oder absetzen.
  - Passager Prokinetika (z.B. Metoclopramid 3 × 10 mg/d), Antacida (z.B. Maaloxan), H_2-Blocker (z.B. Ranitidin 300 mg/d) für 2 Wochen geben.
  - Bei fortbestehender Dyspepsie: Endoskopische Untersuchung.
- *NSAR-Erosion:* H_2-Blocker für 2 Wochen, eventuell auch PPI, Misoprostol (3 × 200 µg/d).
- *NSAR-Ulkus – bei fortgesetzt notwendiger NSAR-Gabe:*
  - Ulcus duodeni: PPI für 4 Wochen.
  - Ulcus ventriculi: PPI für 6 Wochen. Alternativen: H_2-Blocker – Erfolgsquote aber geringer – (z.B. Ranitidin 300–600 mg/d) oder Misoprostol (4 × 200 µg/d), das wegen abdomineller Nebenwirkungen (in 20–30%) mitunter nicht so gut toleriert wird und nur nach Ausschluss einer Gravidität gegeben werden darf.
  - Bei gleichzeitiger Helicobacter-pylori-Infektion: Sanierung, danach neue Untersuchungen, da entzündliche neutrophile Infiltrationen der Magenschleimhaut durch die Infektion das Ulkusrisiko erhöhen.
  - ▷ *Hinweis:* NSAR-Ulzera heilen auch trotz fortgeführter NSAR-Medikation häufig spontan aus.

▶ **Indikation zur Gastroduodenoskopie:** Vor Beginn einer NSAR-Therapie bei Patienten mit Ulkusanamnese, bei klinischem Ulkusverdacht, zur Verlaufsbeurteilung des manifesten Magenulkus nach 6 Wochen und zur Beurteilung des Duodenalulkus nach 4 Wochen.

▷ *Beachte:* Hämoccult- oder Röntgenuntersuchungen sind zum Ulkusnachweis unzureichend!

Weitere Nebenwirkungen

▶ **Überempfindlichkeitsreaktionen der Haut:** Pruritus, Exantheme, Stevens-Johnson-Syndrom, selten Lyell-Syndrom.

▶ **ZNS-Symptome:** Kopfschmerz, Benommenheit, Schwindel, Sehstörungen, Müdigkeit, Verwirrtheit, Ohrensausen.

▶ **Blutbildveränderungen:** Selten kommt es zur Leukozytopenie, Agranulozytose, Panzytopenie, Thrombozytopenie.

▶ **Leberbeteiligung:** Erhöhung von Leberenzymaktivitäten, Cholestase.

Medikamentöse Therapie

▶ **Einschränkung der Nierenfunktion**: Anstieg harnpflichtiger Substanzen, Ödeme, u. U. akute Niereninsuffizienz, interstitielle Nephritis.

▶ **Struma:** Bei Phenylbutazon im Kindesalter.

▶ **Chondrozytenschädigung:** Wird aufgrund experimenteller Beobachtungen diskutiert; die klinische Relevanz ist aber fraglich. Entscheidender als die Substanz ist die individuelle Disposition.

Wechselwirkungen

▶ **Allgemein:** Interaktionen sind meist gering ausgeprägt. Bei einer Langzeittherapie sind häufige Kontrollen (s. Therapieüberwachung, unten) und gegebenenfalls Dosisanpassungen notwendig.

▶ **Steigerung der Wirkung bzw. der Plasmakonzentration von:** Oralen Antidiabetika, Phenytoin, Lithium, Antikoagulantien, Methotrexat, Aminoglykosiden.

▶ **Verminderung der Wirkung von**: Digitoxin und Digoxin, Furosemid, Beta-Blocker, ACE-Inhibitoren, Vasodilatatoren.

▶ **Resorptionshemmung von:** Antazida, Gerbsäure- und Pektinpräparaten.

Therapieüberwachung *

* Nach den Empfehlungen der Deutschen Gesellschaft für Rheumatologie.

▶ **Kontrolluntersuchungen:** Anfangs wöchentlich, ab dem 3. Monat zweiwöchentlich, ab dem 6. Monat monatlich:
- Befragung, Untersuchung.
- Großes Blutbild, Transaminasen, γ-GT, Kreatinin, Urinstatus.

▣ *Cave*: Auch engmaschige Kontrollen schützen nicht vor unangenehmen Überraschungen!

Anwendungshinweise

▶ **Erfahrung:** Man sollte versuchen, mit vier bis fünf Präparaten besondere Erfahrungen zu sammeln und diese dann im Sinne einer „empirischen Differenzialtherapie" einzusetzen.

▶ **Neueinstellung:**
- Pharmakologisch gesehen erlangen Substanzen mit kurzer Halbwertszeit schnell, solche mit langer erst nach Tagen ihre volle Wirksamkeit; in der Praxis kann es aber durchaus anders sein.
- Es sollte mit der vollen Wirkungsdosis begonnen werden, Einschleichen der Dosierung ist nicht sinnvoll.
- Man muss für jeden Patienten „sein" Medikament herausfinden.

▶ **Abwägung lang- und kurzfristig wirkender Substanzen:** Substanzen mit langer Halbwertszeit und Retardpräparate können die Compliance wegen der niedrigeren Einnahmefrequenz erhöhen, bergen aber bei versehentlicher mehrmaliger Einnahme die Gefahr der Überdosierung in sich.

▶ **Kombination mehrerer NSAR:** Verschiedene NSAR nicht zur gleichen Zeit geben; es kann aber z. B. abends ein anderes Präparat mit intensiverer Wirkung verabreicht werden.

▶ **Kombinationen mit anderen Substanzen:**
- Fixe Kombinationen von NSAR mit Glukokortikoiden und anderen Substanzen sind nicht indiziert.
- Nicht selten müssen aber NSAR zusätzlich zur Glukokortikoidtherapie und Basistherapie verabreicht werden. Niedrige Glukokortikoiddosen zusammen mit NSAR sind, bei besonderer Überwachung, möglich.

▣ *Cave:* Glukokortikoide vervielfachen das NSAR-bedingte Ulkusrisiko!

NSAR im Alter

▶ **Häufiger im höheren Alter:** Blutende Ulzera als gastrointestinale Nebenwirkungen, auch mit Perforation und höherer Mortalität.

▶ **Dosierung:** Wegen der erhöhten Gefahr von gastrointestinalen Ulzerationen die Dosis so niedrig wie möglich wählen. Schmerzverträglichkeit kann vor Schmerzfreiheit gehen.
▶ **Substanzen:** Wegen der Gefahr einer Überdosierung bei langwirkenden Substanzen sollten trotz verminderter Compliance gegebenenfalls Substanzen mit kürzerer Halbwertszeit bevorzugt werden.
▶ **Sorgfältige Überwachung** von Gastrointestinaltrakt und Nierenfunktion.

NSAR und Schwangerschaft

▶ **Allgemein:** Obwohl teratogene Effekte beim Menschen nicht nachgewiesen sind, sollten Präparate mit kurzer HWZ eingesetzt und eine möglichst niedrige Dosierung angestrebt werden.
▶ **Im letzten Trimenon:** NSAR vermeiden. Gefahren sind negative Einflüsse auf den Geburtsverlauf, Blutverlust, vorzeitiger Verschluss des Ductus Botalli. Darum Absetzen von NSAR nach der 32. Schwangerschaftswoche. Ausnahme: In besonderen Fällen ist die niedrig dosierte Acetylsalicylsäure, z. B. bei Antiphospholipidsyndrom (S. 221), bis zum Geburtstermin vertretbar.
▶ **Nicht einsetzen:** Phenylbutazon gilt als kontraindiziert, selektive COX-2-Hemmer werden wohl auch nicht einsetzbar sein.

26.2 Glukokortikoide

Grundlagen

▶ **Allgemein:** Auch heute sind Glukokortikoide die stärksten und verlässlichsten Substanzen bei entzündlich-rheumatischen Krankheiten. Durch die Nebenwirkungen ist ihr Einsatz aber limitiert. Sie dürfen, insbesondere zur Langzeittherapie, nur mit großer Vorsicht eingesetzt werden.
▶ **Wirkungsmechanismen:**
  • *Antiphlogistische und antiexsudative Wirkung durch:*
    – Bindung der Glukokortikoide an zelluläre Glukokortikoidrezeptoren, Invasion des Zellkernes, Modulation des Eiweißstoffwechsels.
    – Verminderung der Synthese von Prostaglandinen und Thromboxanen.
    – Hemmung der Synthese zahlreicher Zytokine, der Cyclooxygenase-2 und der NO-Synthetase sowie der Bildung von Adhäsionsmolekülen.
    – Hemmung von Kapillardilatation, Fibrinablagerung, Ödembildung, Leukozytenmigration, Kapillar- und Fibroblastenproliferation, Kollagenablagerung.
    – Hemmung der lokalen Akkumulation von Granulozyten und Makrophagen im Entzündungsgebiet.
    – Stabilisierung lysosomaler Membranen.
  • *Immunmodulation durch:*
    – Umverteilung der Lymphozyten in die Speicherorgane mit daraus resultierender Lymphozytopenie.
    – Beeinflussung zellulärer und humoraler Immunreaktionen.
    – Diskutiert: Nichtgenomische Wirkungen mit direkten Effekten an Lymphozyten über deren Glukokortikoidrezeptoren und dadurch Änderung der physikalisch-chemischen Zellmembraneigenschaften.

Indikationen

▶ **Absolute Indikationen:**
  • Kollagenosen (Übersicht S. 207) und Vaskulitiden (Übersicht S. 252): Aktive Phasen und/oder Verlaufsformen, insbesondere bei Organbeteiligung.
  • Polymyalgia rheumatica (S. 260) und Riesenzellarteriitis (S. 257).
  • Rheumatisches Fieber (S. 173) mit Karditis.
▶ **Relative Indikationen:**
  • Rheumatoide Arthritis (S. 116): Bei hoher Entzündungsaktivität; bei Allgemeinsymptomen wie Fieber, Gewichtsverlust, schwerer Anämie; bei visze-

ralen Symptomen der Grundkrankheit; bei sonst drohender Invalidität, Bettlägerigkeit, Arbeitsunfähigkeit; bei sehr aktiven Spätformen; bei malignen Verlaufsformen; bei benignen Alters-Polyarthritiden als Low-dose-Therapie (3–5 bzw. unter 10 mg Prednisolon) und zur Überbrückung, bis die Basistherapie wirkt.

- Juvenile idiopathische Arthritiden (S. 390): Aktive Formen.
- Reaktive Arthritiden (S. 164): Wenn mit NSAR nicht beherrschbar (nicht immer wirksam!).
- Spondyloarthritiden (Übersicht S. 133): Bei Gelenkbeteiligung.
- Sarkoidose-Arthritis (S. 291).
- In besonderen Fällen bei: Gichtanfall (S. 298), Periarthropathia humeroscapularis acuta (S. 371).

Kontraindikationen

▶ Für eine notwendige Glukokortikoidtherapie, besonders in Notfällen, gibt es keine echte Kontraindikation.

▶ **Relativ** (unter sorgfältiger Überwachung ist der Einsatz möglich): Herz-Kreislauf-Dekompensation, floride Tuberkulose, sonstige Infektionen (Herpes simplex und Zoster, Amöben, systemische Mykosen), insulinpflichtiger Diabetes mellitus, schwere Hypertonie, schwere Osteoporose, erhebliche Thromboseneigung, floride Ulcera ventriculi und/oder duodeni (das Absetzen der NSAR ist aber wichtiger, eine Monotherapie mit Glukokortikoiden ist möglich), psychische Erkrankungen (insbesondere Psychosen), Glaukom.

Substanzen und Dosierungen

▶ **Wahl der Substanz:** Internationale Standardmittel sind Prednisolon und Prednison. Die eindeutige Überlegenheit neu entwickelter Substanzen (z. B. Deflazacort) ist nicht bewiesen. Methylprednisolon erweist sich in äquivalenter Dosierung gleichwertig und ist auch Mittel der Wahl in den seltenen Fällen einer – nicht erklärbaren – Therapieresistenz auf Prednisolon.

◼ *Beachte*: Injizierbare Depotpräparate vermeiden!

▶ **Substanzen und Äquivalenzdosen** s. Tab. 26.2.

Tabelle 26.2 · **Approximative Dosisäquivalenzen für die systemische Therapie (nach Kaiser)**

Glukokortikoid	Dosis
Cortisol (Hydrocortison)	25 mg
Prednison/Prednisolon	5 mg
6-Methylprednisolon	4 mg
Cloprednol	2,5–5 mg
Deflazacort	6–9 mg
Fluocortolon	5 mg
Triamcinolon	4 mg
Dexamethason	0,75 mg

▶ **Hohe initiale orale Dosen (1,0–1,5 mg/kg KG/d Prednisolon):** Bei schweren Kollagenosen (Übersicht S. 207), Vaskulitiden (Übersicht S. 252), Polymyalgia rheumatica (S. 260) mit Vaskulitis, rheumatischem Fieber (S. 173) mit Endokarditis.

▶ **Mittlere initiale Dosen (ca. 30–50 mg/d Prednisolon):** Bei rheumatoider Arthritis (S. 116) mit viszeraler Beteiligung, bei mäßig schweren Kollagenosen (Übersicht S. 207) sowie bei Uveitis im Rahmen seronegativer Spondarthritiden (Übersicht S. 133), bei anderweitig nicht ausreichend beeinflussbaren reaktiven Arthritiden (S. 164), bei Purpura Schönlein-Henoch (S. 274).

► **Kleinere initiale Dosen (15–30 mg/d Prednisolon) – werden am häufigsten eingesetzt:** Bei akuten Schüben einer rheumatoiden Arthritis (S. 116), insbesondere bei rascher Progredienz sowie im höheren Lebensalter (einschließlich RS$_3$PE-Syndrom, S. 131), bei einer rheumatoiden Cricoarytenoid-Arthritis, bei Arthritiden von Spondarthritiden (S. 133), bei der Periarthropathia humeroscapularis acuta (S. 371), bei unkomplizierter Polymyalgia rheumatica (S. 260), bei anderen Arthritiden.

► **Sehr kleine Dosen (Low-dose-Regime; 3–6 mg/d Prednisolon):** Mitunter ausreichend zur Erhaltung des Therapieerfolges bei der rheumatoiden Arthritis (S. 116) im höheren Alter, bei Teilremissionen entzündlich-rheumatischer Erkrankungen und zur Überbrückung, bis eine Basistherapie wirkt. Eine Verzögerung der radiologischen Progredienz durch solche kleine Dosen wurde gezeigt.

► **Sonderform – Bolustherapie:**
- 1 g Prednisolon oder Methylprednisolon/d i. v. in 250–500 ml physiologischer NaCl-Lösung über 1–3 (maximal 5) Tage.
- *Indikationen:* Bei ernsten Komplikationen eines systemischen Lupus erythematodes (S. 207) oder von Vaskulitiden (Übersicht S. 252), zur Durchbrechung einer Therapieresistenz unter 30–50 mg Prednisolon. Die Indikation bei rheumatoider Arthritis (S. 116) ist umstritten, aber in besonderen Fällen (maligne RA, hoher Glukokortikoidbedarf) gerechtfertigt und in der Wirkung oft 4–10 Wochen anhaltend.
- *Nebenwirkungen:* Blutdruckerhöhung, Kopfschmerz, Flush, Hyperglykämie, selten Herzrhythmusstörungen und Knochennekrosen.
- Die Effekte sind oft verblüffend!

► **Reduktion der Initialdosis:**
- *Grundsätzlich gilt:* Je höher die Initialdosis, um so rascher muss sie reduziert werden. Umgekehrt sollte bei niedriger Initialdosis eine Reduktion langsam über Wochen bis Monate erfolgen.
- *Beispiel Reduktion der Initialdosis bei kleineren Dosen* (s. o.): 3 Tage 30 mg, 3 Tage 25 mg, 3 Tage 20 mg etc. bis zur Dosis von 3 Tagen 15 mg, dann äußerst langsames Herantasten an die notwendige Erhaltungsdosis (ab 10 mg Dosisreduktion in 1-mg-Schritten in Wochen- oder Monatsabständen).

► **Erhaltungsdosis:**
- Sollte so klein wie möglich sein und muss individuell ausgetestet werden. Die vielzitierte „Cushing-Schwellendosis" von 7,5 mg Prednisolon ist wahrscheinlich eine Fiktion.
- Bei manchem Polyarthritispatienten sind sehr kleine Dosen von 3–6 mg Prednison bzw. Prednisolon/d ausreichend.

► **Einnahme:**
- Wenn möglich, bei Dosen unter 50 mg die gesamte Tagesdosis morgens geben, um eine NNR-Suppression möglichst zu vermeiden (der endogene Kortisolrhythmus ist bei entzündlich-aktiven Fällen allerdings vermutlich gestört). Bei Morgensteifigkeit kann aber eine kleine abendliche Gabe oft günstig sein.
- Alternierende Gaben (jeden 2. Tag) sind bei der rheumatoiden Arthritis (S. 116) meist nicht möglich.
- Frühmorgendliche Einnahme (2.00 Uhr) scheint bei der rheumatoiden Arthritis (S. 116) manchmal besser zu wirken als um 7.30 Uhr, da die zirkadiane Entzündungsaktivierung schon früher beginnt.

Nebenwirkungen

► **Grundlagen:** Die Nebenwirkungen entstehen durch die Beeinflussung von Fett- und Eiweißstoffwechsel (Katabolismus), Glukosestoffwechsel (Anabolismus), Elektrolytstoffwechsel und Wasserhaushalt, Blutbildung und Blutgerinnung, Immunsystem, Hormonsystem (glukokortikoide und mineralokortikoide Wirkung).

► **Exogenes Cushing-Syndrom:** Hypertonie, Ödeme, Veränderungen des Gesichts, Fettansammlung im Nacken (s. Abb. 26.2) und in den Supraklavikulargruben, Gewichtszunahme, Hypernatriämie und hypokaliämische Alkalose, Striae rubrae.

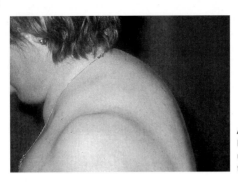

Abb. 26.2 Cushingoider Habitus mit „Büffelnacken" unter langfristiger Steroidtherapie

► **Erhöhtes Infektionsrisiko.**
  ▣ *Cave:* Maskierung selbst von schweren Infektionen, z. B. eines Pyarthros, da Fieber und Entzündung unterdrückt werden!
► **Beteiligung des Endokrinums:**
  • Verschlechterung einer diabetischen Stoffwechsellage.
  • Impotenz, Menstruationsstörungen.
  • Wasser-Retention.
  • Endogener Hypokortisonismus bei Langzeittherapie (NNR-Insuffizienz).
► **Beteiligung des Bewegungssystems:** Osteoporose, Knochennekrosen, Muskelatrophien, Steroidmyopathie, „Kortisonrheumatismus".
► **Hämatologische Veränderungen:** Leukozytose, es kann sogar ein „leukämoides" Bild entstehen. Diese Nebenwirkung ist harmlos, aber auffallend. Ferner Thrombozytose.
► **Hautveränderungen:** Atrophien, Petechien, Ekchymosen, Steroid-Akne, Wundheilungsstörungen, Alopezie.
► **Augenbeteiligung:** Katarakt und Glaukom.
► **Gastrointestinaltrakt:**
  • Pankreatitis.
  • Ulzerationen und Divertikulitiden können penetrieren und perforieren, ohne dass besondere Alarmzeichen vorausgehen!
► **Herz-Kreislauf-System:** Hypertonie, Arteriosklerose.
► **Psychische Veränderungen:** Euphorie, Depression, echte Psychosen, Schlaflosigkeit, Pseudotumor cerebri.
  ▣ *Cave:* Suizid!
► **Bei Kindern:** Wachstumsretardierung.
► **Diskutiert:** Auslösung einer Vaskulitis.

Therapieüberwachung *

* Nach den Empfehlungen der Deutschen Gesellschaft für Rheumatologie.
▣ *Beachte:* Eine engmaschige Überwachung ist, insbesondere bei längerfristiger Behandlung, essenziell.
► **Kontrolluntersuchungen:**
  • *Alle 1–2 Monate:* Klinische Untersuchung.
  • *Alle 3 Monate:* Laboruntersuchungen (BSG, Blutbild, Urinstatus, Blutzucker), augenärztliche Untersuchung.
  • *Alle 6 Monate:* Kardiologische Untersuchung.
► Bei einer Langzeittherapie ist die Ausstellung eines Kortisonpasses empfehlenswert.

Anwendungshinweise

▣ *Beachte:* Wenn Glukokortikoide absolut indiziert sind, können sie ohne Einschränkungen gegeben werden und hier lebensrettend sein. Bei den meisten relativen Indikationen (S. 453) sollten sie nicht das Mittel der ersten Wahl sein.

► Glukokortikoide sollten immer Teil eines umfassenden Behandlungsprogramms sein.

► Die Patienten müssen schon vor Einleitung der Behandlung darüber informiert werden, welche Risiken mit der Behandlung verbunden sind und dass das Absetzen schwierig sein kann.

► Der Grad der klinischen Besserung unter Glukokortikoiden kann nach Monaten bis Jahren plötzlich aus unerklärlichen Gründen nachlassen.

► Durch eine hochdosierte Langzeittherapie mit Glukokortikoiden kann ein „Pseudorheumatismus" hervorgerufen werden (Steroidmyopathie).

► Mit Beginn einer Langzeittherapie sollte auch eine Osteoporoseprophylaxe – mit Kalzium (1000 mg/d) und Vitamin D_3 (1000 IE/d) – begonnen werden.

◼ *Beachte*: Auch nach jahrelanger Therapie können noch unerwartete Nebenwirkungen auftreten.

► **Gefahr beim Absetzen der Therapie:**
  • Schwere Rückfälle und NNR-Insuffizienz sind, besonders in Stresssituationen, bis zur Dauer von 1 Jahr möglich.
  • Abruptes Absetzen von Glukokortikoiden vor Operationen kann eine tödliche NNR-Insuffizienz verursachen, deswegen sind hier parenterale Gaben in höherer Dosierung notwendig.

► **Während einer Schwangerschaft:** Bis zu 20 mg Prednisolonäquivalent/d sind ohne Bedenken möglich und bei Exazerbationen entzündlich-rheumatischer Erkrankungen dann das Mittel der ersten Wahl.

26.3 Basistherapie: Grundlagen

Definition

► Basistherapeutika sind chemisch nicht miteinander verwandte Substanzen, die z. T. auf merkwürdigen Wegen und unter falschen pathogenetischen Vorstellungen in die Therapie der rheumatoiden Arthritis (S. 116) eingeführt wurden und sich überraschenderweise bewährt haben.

► Die immunsuppressive Therapie bei anderen rheumatischen Erkrankungen als der rheumatoiden Arthritis (z. B. Kollagenosen, Vaskulitiden) kann auch als Basistherapie bezeichnet werden.

Wirkung

► Basistherapeutika wirken nicht primär und sofort antiphlogistisch oder analgetisch. Eine Kombination mit NSAR (S. 447) und/oder Glukokortikoiden (S. 453) ist darum meist unvermeidlich.

► Die Forderungen des Klinikers an eine echte Basistherapie – eine in jedem Fall zuverlässig nachhaltige Beeinflussung der pathogenetisch bedeutsamen Immunreaktionen und die Hemmung der Knochen-, Knorpel- und Weichteildestruktion – erfüllen sie nicht. Ihre Wirkung kann dennoch verblüffend sein und sogar zur Remission führen.

► **Wirkungsmechanismen:** In vielen Fällen nur unzureichend bekannt.

► **Wirkungseintritt:** Bei niedermolekularen Substanzen erst nach einigen Wochen bis Monaten, bei den sog. Biologika (S. 486) oft schon nach Tagen.

► Nebenwirkungen sind relativ häufig, so dass eine besonders sorgfältige Überwachung der Patienten notwendig ist.

Nomenklatur der Basistherapeutika

► **Terminus „Basistherapie":** Er ist nicht ideal, aber praktikabel und fest etabliert. Synonym wird der Terminus DMARDs („disease-modifying drugs") verwendet.

► Die Biologica (TNF-Inhibitoren und IL-1Ra) haben in großen Studien ihr Potenzial zur Inhibition der radiologisch nachweisbaren Destruktion unter Beweis gestellt. Sie können daher durchaus auch als Basistherapeutika oder DMARDs bezeichnet werden.

Voraussetzungen und Anwendung bei rheumatoider Arthritis (S. 116)

► **Voraussetzungen:**
- Gesicherte Diagnose.
- Nachgewiesene entzündliche und/oder klinische Aktivität bzw. Progredienz.
- Ausschluss von Kontraindikationen (s. jeweilige Substanz).
- Kooperationsbereitschaft der Patienten und ausführliche Instruktion.
- Gesicherte Überwachungsmöglichkeiten mit Laboruntersuchungen.

► **Anwendungshinweise:**
- Basistherapeutika sollten so früh wie möglich eingesetzt werden (vgl. Therapie der rheumatoiden Arthritis, S. 125).
- Auch bei länger währender Teil- oder Vollremission ist das Absetzen der Basistherapeutika immer riskant. Kompromiss ist die vorsichtige Dosisreduktion. Die Wiederaufnahme der Therapie ist keine Garantie für einen erneuten Erfolg mit der gleichen Substanz.

26.4 Basistherapeutika: Methotrexat (MTX)

Grundlagen

► **Allgemein:** Methotrexat gehört heute zu den am häufigsten eingesetzten, am besten verträglichen, am raschesten wirksamen und am längsten eingenommenen Basistherapeutika der rheumatoiden Arthritis (S. 116) überhaupt.

► **Wirkungsmechanismen:** In niedriger Dosierung weniger bekannt als bei anderen Basistherapeutika.
- Eingriff in den Folsäuremetabolismus mit Hemmung zahlreicher Enzyme („Antimetabolit"). Ob diese Effekte therapeutisch relevant sind, bleibt unklar.
- Hemmung von Chemotaxis und Superoxid-Produktion von neutrophilen Leukozyten und Makrophagen; dadurch entstehen direkte antiphlogistische Effekte.
- Hemmung der Leukozyten-Migration in die entzündete Gelenkkapsel sowie Hemmung der Proliferation synovialer Fibroblasten und der Kollagen-Gen-Expression in der Synovialis.
- Hemmung der Chemotaxis Neutrophiler, der Zytokinsynthese mononukleärer Zellen, der IL-6- und IL-1-Aktivität sowie der Leukotrien-Synthese.

► **Wirkungseintritt:**
- Nach ca. 4–8 Wochen.
- Wenn nach 4 Monaten trotz Dosissteigerung bis auf 25 mg/Woche keine Wirkung eingetreten ist, sollte die weitere Behandlung überprüft werden.

Indikationen

► Aktive rheumatoide Arthritis (S. 116): Heute häufig Mittel der ersten Wahl.
► Psoriasisarthritis (S. 148): Methotrexat ist hier aber offenbar nicht so wirksam wie bei rheumatoider Arthritis.
► Felty-Syndrom (S. 287).
► Polymyalgia rheumatica (S. 260) mit hohem Glukokortikoidbedarf (Angaben widersprüchlich) und Riesenzellarteriitis (S. 257; einzelne Studien).
► Morbus Still des Erwachsenen (S. 288): Einzelne Studien, oft verblüffend wirksam.
► Sklerodermie (S. 224).
► Multizentrische Retikulohistiozytose (S. 295).
► Systemischer Lupus erythematodes (S. 207).
► Benigne Verlaufsformen der Wegener-Granulomatose (S. 267).
► Polymyositis und Dermatomyositis (S. 241).
► Juvenile idiopathische Arthritis (S. 390).
► Weitere: Sarkoidose (S. 291), primäre biliäre Zirrhose (S. 234), entzündliche Darmerkrankungen (S. 159), Takayasu-Arteriitis (S. 255; in kortisonrefraktären Fällen, Einzelbeobachtungen).

◼ *Beachte*: Auch wenn die Wirkung von Methotrexat bei vielen verschiedenen entzündlich-rheumatischen Erkrankungen nachgewiesen ist, ist Methotrexat gegenwärtig nur für die rheumatoide Arthritis und die Arthritis psoriatica (und therapieresistente Psoriasis) zugelassen.

Kontraindikationen

► Allergie gegen Methotrexat.
► Gravidität bzw. Kinderwunsch oder ungenügende Kontrazeption.
► Aktive Lebererkrankung.
► Ulzera des Magen-Darm-Traktes.
► Niereninsuffizienz.
► Alkoholabusus.
► Knochenmarkdepression.
► Schwerer Diabetes mellitus bei Adipositas.
► Schwere Allgemeinerkrankung.
► Unzuverlässigkeit des Patienten.

Dosierung

► **Standarddosierung (kontinuierliche Langzeittherapie):** 15 mg 1× /Woche p.o. (unabhängig von den Mahlzeiten); alternativ i.v., i.m. oder subkutan.
► **Therapeutische Grenzdosen:** 7,5–25 mg/Woche.
► **Therapiebeginn:**
  • Einschleichend mit 5 oder 7,5 mg/Woche p.o. (insbesondere bei zu erwartender Unverträglichkeit).
  • Oder primär parenteral mit hohen Dosen (25 mg/Woche) mit anschließender Reduktion auf die Standarddosis (s.o.).
► **Vorteile der parenteralen Therapie:**
  • Die Bioverfügbarkeit bei oraler Einnahme ist sehr variabel und kann nach mehreren Monaten um über 10% abnehmen. Dies ist auch ein Grund, warum man bei nicht genügendem Ansprechen auf eine orale Therapie auf parenterale Gaben (in gleicher oder höherer Dosis) umstellen sollte.
  • Häufig bessere Verträglichkeit.
  • Gleichmäßigere Medikamentenspiegel.
  • Es finden sich hohe Konzentrationen von Methotrexat in der Synovialis und im trabekulären Knochen.
  • Der Patient muss regelmäßig zum Arzt → bessere Kontrolle der Therapie.
  • Keine versehentliche Überdosierung durch den Patienten.
► **Dosierung zur Remissionserhaltung:** In besonderen Fällen ist ein Auseinanderziehen der Dosis auf Applikationen alle zwei Wochen möglich.
► **Dosierung bei Übelkeit und Erbrechen:** Diese Nebenwirkungen lassen sich vermeiden, wenn das Medikament zur Nacht eingenommen wird oder die Wochendosis auf 2–3 Gaben am gleichen Tag verteilt wird. Hingegen wird die Gabe in 3 Dosen in Abständen von 12 Stunden – hergeleitet aus der Psoriasistherapie – für die rheumatoide Arthritis nicht empfohlen.
► **Bei älteren Patienten und bei Niereninsuffizienz:** Die Initialdosis kann niedriger als die Standardtherapie liegen (2,5–5 mg/Woche) und die Dosiserhöhung verzögert vorgenommen werden.
► **Bei erniedrigter Kreatinin-Clearance:** Dosisanpassung sehr vorsichtig vornehmen, da die Methotrexat-Clearance linear mit der Kreatinin-Clearance korreliert und unter einer Kombination von Methotrexat + nichtsteroidalen Antiphlogistika die glomeruläre Filtrationsrate reduziert sein kann. Die individuelle Kontrolle des Patienten ist hierbei wichtiger als eine Absenkung der Methotrexat-Dosis allein aufgrund einer erniedrigten Kreatinin-Clearance. Eine Nierenfunktionsstörung vermag offenbar auch das Risiko schwerer anderer (pulmonaler!) Nebenwirkungen zu erhöhen.
► **Im Versuch:** Intraartikuläre Methotrexat-Applikationen.

Nebenwirkungen (s. Tab. 26.3)

▣ *Beachte*: Es sind nur die wichtigsten Nebenwirkungen aufgelistet.

Tabelle 26.3 · Nebenwirkungen von Methotrexat

Bereich	häufig	selten
Haut	Stomatitis, Haarausfall	Exanthem, Vaskulitis, Photosensibilität
Gastrointestinal-trakt	Übelkeit, Erbrechen, Transaminasenanstieg	Leberfibrose/-zirrhose, Verzögerung der Ulkusheilung, ggf. Ulkuskomplikationen
Blut/Knochenmark		Leuko- und Granulozytopenie, (makrozytäre) Anämie, Thrombozytopenie
Lunge		Pneumonitis
Urogenitaltrakt	teratogene Wirkung, Abort	Nierenfunktionsstörung, Oligospermie
sonstiges	vermehrte Infektanfälligkeit	Fieber, Kopfschmerzen, Konzentrationsstörungen, Depression, Rheumaknoten

► **Interstitielle Pneumonitis (= lymphozytäre Alveolitis,** s. Abb. 26.3):
  • *Epidemiologie:* Bei ca. 2–6 % der Patienten auftretende, potenziell lebensbedrohliche Nebenwirkung. Es besteht keine Assoziation mit Dosis und Therapiedauer, eine interstitielle Pneumonitis kann schon nach 4 Wochen auftreten.
  • *Risikofaktoren:* Bereits existierende Lungenerkrankungen.
  • *Kardinalsymptome:* Husten, Atemnot und Fieber.
  • *Therapie:* Absetzen von Methotrexat; Gabe von Glukokortikoiden (50–60 mg Prednisolon/d für 1 Woche, dann rasche Dosisreduktion), symptomatische Behandlung.
  • *Prognose:* In Einzelfällen entwickelt sich eine Bronchiolitis obliterans, die auch tödlich verlaufen kann. Die Mortalität bei einer interstitiellen Pneumonitis wird auf 15–17 % geschätzt.
► **Gelegentliche Infektionen,** vor allem mit Pneumocystis carinii, können ähnliche Symptome aufweisen wie eine Pneumonitis und werden dann hin und wieder nicht erkannt. Weitere gelegentliche Infektionen: Herpes zoster, Listeriose-Meningitis, Pilzinfektionen, Kryptokokken-, Nocardia-, Aspergillus- und Histoplasma-Infektionen.

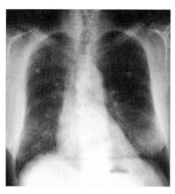

Abb. 26.3 Akute Pneumonitis unter Methotrexat-Therapie

► **Hämatologische Nebenwirkungen:**
  • Risikofaktoren: Nierenfunktionseinschränkungen.
  • Schwere Panzytopenien sind selten.
  • Dem Beginn von Zytopenien kann eine Makrozytose vorausgehen.

► **Hepatotoxizität:** Wurde bei niedriger Dosierung sicher überschätzt. Leberbiopsien vor Einleitung einer Methotrexatbehandlung sind nicht sinnvoll. Überwachung der Leberenzymaktivitäten ist ein guter Sicherheitsfaktor. Die Hepatotoxizität des Methotrexats ist offenbar bei Psoriasiskranken größer als bei Patienten mit einer rheumatoiden Arthritis.

► **Rheumaknoten (Nodulose):**
- Rheumafaktoren sind keine Voraussetzung; Rheumaknoten werden auch bei Arthritis psoriatica beobachtet.
- Die für die Patienten sehr lästigen, meist kleinen Knötchen sitzen vor allem an den Fingern, können aber auch in Lunge und Herz auftreten.
- Nach Absetzen des Methotrexats bilden sie sich gelegentlich zurück.
- *Seltene Komplikationen:* Nodulose mit Pleuraerguss und Perikardtamponade.

► **In Diskussion – MTX-Osteopathie:** Entstehung durch Osteoblasten-Hemmung; besonders postmenopausale Frauen sind betroffen. Eine schwere Osteoporose und viele Osteoporose-Risikofaktoren sind eventuell eine relative Kontraindikation für Methotrexat.

► **Im fortgeschrittenen Lebensalter:** Kein grundsätzlich erhöhtes Risiko für Nebenwirkungen, wohl aber bei gleichzeitigen Nierenfunktionsstörungen (*cave:* Exsikkose, Komedikation). Gastrointestinale und pulmonale Nebenwirkungen werden gelegentlich gehäuft beobachtet.

► **Onkogenität:** Methotrexat ist nicht onkogen; Kasuistiken mit lymphoproliferativen Tumoren sind jedoch beschrieben.

Wechselwirkungen

► **Indirekte Dosiserhöhung durch:** Barbiturate, Phenylbutazon, Salicylsäure, andere nichtsteroidale Antirheumatika, Sulfonamide und Sulfonamid-Kombinationen (Trimethoprim/Sulfamethoxazol, Sulfasalazin), Penicillin, Tetracycline, Phenytoin, Tranquilizer, Insulin u. a.

► **Wirkungsabschwächung durch:** Nicht resorbierbare Antibiotika, Allopurinol.

► **Impfungen während der Therapie:** Eine aktive Immunisierung sollte während der Therapie mit Methotrexat nicht durchgeführt werden.

► **Alkohol:** Während der Behandlung mit Methotrexat vermeiden.

Therapieüberwachung*

* Nach den Empfehlungen der Arbeitsgemeinschaft Kooperativer Regionaler Rheumazentren.

► **Kontrolluntersuchungen:**
- *Generell:* In den ersten vier Wochen wöchentlich, im zweiten und dritten Monat alle 14 Tage, danach alle 4 Wochen:
  - Befragung und klinische Untersuchung: Exanthem, Stomatitis, gastrointestinale Symptome, Fieber, Luftnot, Husten, Blutungen.
  - ▣ *Beachte:* Husten kann Hinweis auf eine Pneumonitis sein.
  - Laboruntersuchungen: Blutbild einschließlich Thrombozyten und Differenzialblutbild, γ-GT, alkalische Phosphatase, GPT, Kreatinin.
- *Bei älteren Menschen:* Es ist eine intensive Überwachung, besonders hinsichtlich Infektionen und Nierenfunktion, erforderlich.

► **Indikation zur Therapieunterbrechung:**
- *Pneumonitis:* Bei akuter Dyspnoe und unproduktivem Husten ist eine sofortige Abklärung erforderlich!
- *Gastrointestinaltrakt:* Transaminasenanstieg über das 3fache der Norm, histologisch nachgewiesene fortschreitende Leberfibrose oder -zirrhose.
  - ▣ *Cave:* Ein Anstieg der cholestaseanzeigenden Enzyme ist fast immer durch NSAR (S. 447) bedingt.
- *Haut:* Exanthem, Stomatitis.
- *Laborveränderungen:*

Medikamentöse Therapie

- Hämatologische Veränderungen: Leukozytopenie < 3000/µl, Granulozytopenie < 2000/µl, Thrombozytopenie < 100 000/µl, aplastische Anämie (Abgrenzung zur Entzündungs- und Blutungsanämie!).
- Kreatininanstieg.
- *Sonstiges:* Schwere Infektionen, Schwangerschaft bzw. Kinderwunsch.

Anwendungshinweise

▶ **Wirkung bei rheumatoider Arthritis** (S. 116):
- Methotrexat wirkt nicht nur in frühen aktiven und progredienten Fällen, sondern auch bei langdauernder destruierender rheumatoider Arthritis, die sich gegenüber anderen Basistherapeutika als resistent erwiesen hat.
- Methotrexat ist in der Lage, echte Remissionen hervorzurufen mit Sistieren der radiologischen Progredienz, gelegentlich auch Reparaturvorgänge.

▶ **Parameter einer erfolgreichen Methotrexattherapie:**
- Rückgang der Zahl geschwollener Gelenke und der Entzündungsparameter.
- In Zukunft wahrscheinlich: Verringerung von Zytokinen und Zytokinrezeptoren. In Zukunft werden diese möglicherweise routinemäßig eingesetzt.

▶ **Absetzen von Methotrexat:**
- *Allgemein:* Es kann ein Krankheitsschub auftreten.
- *Vor Operationen:* Es besteht große Unsicherheit darüber, ob man Methotrexat absetzen soll, prinzipiell scheint es nicht notwendig zu sein. Zu frühes Absetzen vor Operationen (4 Wochen) kann frühe postoperative Exazerbationen provozieren.

▶ **Folsäure:**
- *Substitution:* Eine Substitution mit 5 mg Folsäure am Tag nach der Methotrexat-Einnahme kann leichte Nebenwirkungen vermeiden helfen. Die Therapie ist aber in ihrer Dosierung (5 mg? 10 mg?) und in ihrer Beeinflussung der therapeutischen Wirkung noch in der Diskussion. Da möglicherweise ein Teil der Methotrexat-Wirkung doch auf einen Folsäure-Antagonismus zurückzuführen ist, ist es denkbar, dass man damit zumindest Teileffekte der therapeutisch erwünschten Methotrexat-Wirkung verhindert.
- *Antidot:* Bei einem Leukozytensturz wirkt Folinsäure in hoher Dosis als Antidot zu Methotrexat.

▶ **Bei Kombination mit nichtsteroidalen Antiphlogistika** (S. 447): Aus pharmakokinetischen Gründen werden nichtsteroidale Antiphlogistika (NSAR) mit kurzer Halbwertszeit empfohlen; eventuell kann man am Einnahmetag des Methotrexats das nichtsteroidale Antiphlogistikum auch weglassen.

▶ **Kombinationstherapie** s. S. 485

Methotrexat und Schwangerschaft; Kontrazeption

▶ Methotrexat verursacht Aborte und Missbildungen.

▶ **Frauen:**
- Bei geplanten Schwangerschaften muss Methotrexat 6 Monate vor dem Stop der Antikonzeption abgesetzt werden.
- Während der Methotrexat-Behandlung und bis zu 3 Monate nach Therapieende muss eine sichere Kontrazeption erfolgen.

▶ **Männer** dürfen während der Behandlung mit Methotrexat und bis zu 3 Monate nach Therapieende keine Kinder zeugen.

26.5 Basistherapeutika: Parenterales Gold

Grundlagen

▶ **Allgemein:** Parenterale Goldpräparate sind die ältesten Basistherapeutika, die trotz ungenügender Kenntnis über ihren exakten Wirkungsmechanismus nach wie vor in der Behandlung der rheumatoiden Arthritis (S. 125) bewährt sind. Durch Methotrexat (S. 458) werden sie heute seltener verordnet.

▶ **Wirkungsmechanismen:**
- Hemmung lysosomaler (v. a. proteolytischer) Enzyme, Hemmung der Reaktion zwischen SH-Gruppen, Hemmung der IgG- und IgA-Produktion, Stabilisierung der Kollagenstruktur.
- Reduktion der Zytokinproduktion (IL-1β, IL-1α, IL-6, TNFα) von Synovialismakrophagen und -monozyten.
- Hemmung der Phagozytose, Chemotaxis und Antigenverarbeitung von Monozyten.
- „Down-Regulation" der akuten Entzündung durch Verminderung der Expression des endothelialen Leukozyten-Adhäsionsmoleküls 1 (ELAM1).
- Direkte (stimulierende?) Wirkung auf T-Lymphozyten über Rezeptoren.
- Hemmung der Pannus-Angiogenese und von Metalloproteinasen.

▶ **Wirkungseintritt** meist nach *frühestens* 3 Monaten und *spätestens* nach 6 Monaten. Wenn nach 6 Monaten keine Besserung eingetreten ist, sollte die Behandlung wegen Wirkungslosigkeit beendet werden. Selten kann das Gold auch früher (oder später) wirken.

▶ **Erfolgsquote:** 60–70 %.

Indikationen

▶ Gesicherte aktive RA (S. 116) und juvenile idiopathische Arthritis (S. 390).

▶ Psoriasisarthritis (S. 148).

▶ Periphere Arthritis bei ankylosierender Spondylitis (S. 136).

▶ Chronische Formen reaktiver Arthritiden (S. 164).

Kontraindikationen

▶ Schwermetallallergie, bekannte Goldallergie.

▶ Knochenmarkdepression jeglicher Genese.

▶ Schwangerschaft und Laktation (→ während der Goldtherapie sollte bei Frauen eine Kontrazeption erfolgen).

▶ Polyarthritiden bei Kollagenosen (z. B. Sklerodermie, SLE, Vaskulitiden).

▶ Schwere Leber- und Niereninsuffizienz, andere schwere Allgemeinerkrankungen, Colitis ulcerosa.

▶ Blutungsneigung und Antikoagulationstherapie (wegen der i. m.-Injektionen).

Substanz und Dosierung

▶ **Verwendete Substanz:** Aurothiomalat (Tauredon) mit 46 % Goldgehalt. Die jahrzehntelang eingesetzte Substanz Aurothioglukose (Aureotan) ist nicht mehr im Handel.

▶ **Dosierung (Standardschema)** für eine Behandlung als kontinuierliche Langzeittherapie (so genannte Goldkuren werden nicht mehr durchgeführt) s. Tab. 26.4.
- Prinzipiell gilt: Sättigungsphase bis zur Besserung des Befundes, höchstens aber bis zu einer kumulativen Gesamtdosis von 0,8–1,2 g Gold (entspricht ca. 1600–2000 mg Aurothiomalat). Danach Erhaltungstherapie jahrelang möglich.

▷ *Cave:*
- Nur intramuskulär (tief intraglutäal) injizieren!
- Ampullen nicht erwärmen!
- Vor Gebrauch die Ampullen kräftig schütteln.

Tabelle 26.4 · Aurothiomalat (Tauredon)

Aufsättigungsphase

– *1. Woche:* 10 mg (4,6 mg Gold)
– *2. Woche:* 20 mg (9,2 mg Gold)
– *3.– 20. Woche:* 50 mg (23 mg Gold)

Erhaltungstherapie

ab 21. Woche: 50 mg jede 2.–4. Woche (23 mg Gold)

Nebenwirkungen (s. Tab. 26.5)

► **Häufigkeit:** Insgesamt ca. 30 % (schwer in 10 %).
▶ *Hinweis:* Nach i. m.-Gabe von Tauredon kann es zu Kreislaufbeschwerden (Blutdruckabfall, Übelkeit, Erbrechen, Flush) kommen!

Tabelle 26.5 · Wichtige Nebenwirkungen einer parenteralen Goldtherapie

Bereich	häufig	selten
Haut	– Dermatitis (Abb. 26.4) – Stomatitis – Pruritus	– Alopezie – Chrysiasis – Photosensibilität?
Gastrointestinaltrakt		– Diarrhoe – Enterokolitis – cholestatische Hepatitis – path. Leberwerte
Blut/Knochenmark	– Eosinophilie	Thrombozytopenie – Granulozytopenie – Anämie (u. U. aplastisch mit hoher Letalität) – Panzytopenie
Herz/Lunge		– Bronchiolitis – Lungenfibrose
Niere	– Proteinurie	– Hämaturie – nephrotisches Syndrom – Niereninsuffizienz
Augen	– Ablagerungen Kornea/Linse bei Golddosis > 1 500 mg (harmlos)	– Konjunktivitis – Iritis – Korneaulzera
sonstiges	– Metallgeschmack	– Anaphylaxie – Synkope – periphere Neuritis – Kopfschmerzen

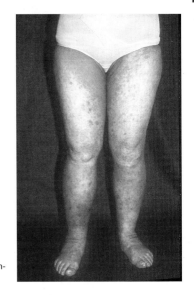

Abb. 26.4 Dermatitis als typische Nebenwirkung bei parenteraler Goldtherapie

Therapieüberwachung*

* Nach den Empfehlungen der Arbeitsgemeinschaft Kooperativer Regionaler Rheumazentren.

▶ **Überwachungsprogamm während der Therapie** s. Tab. 26.6.

Tabelle 26.6 · Überwachungsprogramm während der parenteralen Goldtherapie

Zeitintervall	In den ersten drei Monaten alle 14 Tage, danach alle 4 Wochen
Vorgehen	
Befragung + klinische Untersuchung	Pruritus, Stomatitis, Metallgeschmack, Blutungen, Diarrhö?
Labor	Blutbild inkl. Thrombozyten und Differenzialblutbild, γ-GT, alkalische Phosphatase, GPT, Kreatinin, Urinstatus

▶ Zur Therapiekontrolle sollte der Patient einen Goldpass erhalten, in dem die Einzel- und die Gesamtdosis und die Kontrolluntersuchungen eingetragen werden.
▶ **Indikation zur Therapieunterbrechung**:
   • *Haut:* Exanthem, Stomatitis.
   • *Gastrointestinaltrakt:* Hepatitis, Enterokolitis.
   • *Blut/Knochenmark:* Leukozytopenie < 3000/µl, persistierende Eosinophilie > 12 %, Granulozytopenie < 2000/µl, Thrombozytopenie < 100 000/µl, aplastische Anämie (Abgrenzung zu Entzündungs- und Blutungsanämie!).
   • *Niere:* Anhaltende Proteinurie > 0,3 g/l, Zylindurie, Hämaturie.
   • *Sonstiges:* Pulmonale Infiltrate, schwerer Infekt.

Anwendungshinweise

▶ Bei entzündlich aktiver RA sollte Gold früh eingesetzt werden; aber auch in späteren Krankheitsstadien ist eine Therapie durchaus erfolgversprechend.
▶ Einschleichend dosieren.
▶ Während der Goldtherapie empfiehlt sich eine sorgfältige Zahnpflege und die Vermeidung einer intensiven Sonnenbestrahlung bzw. UV-Licht-Exposition.

▶ Die Dosierung der Goldtherapie erfolgt leider auch heute noch empirisch und nach einem recht starren Schema; eine Korrelation vom Serumgoldspiegel zum Therapieeffekt besteht nicht. Die Golderhaltungsdosis muss darum nicht selten individuell ermittelt werden.

▶ Trotz klinischer Besserung der Befunde bis hin zur Remission ist eine radiologische Progredienz möglich.

▶ Bei wiederholten Goldbehandlungen (in zeitlichen Abständen) kann mit einer erneuten Effektivität der Therapie gerechnet werden. Aber: Eventuelle Abbruchsgründe müssen sich nicht wiederholen.

▶ **Kombinationstherapie** s. S. 485.

Gold und Schwangerschaft

▶ In Deutschland ist eine Goldtherapie in der Gravidität offiziell nicht erlaubt, in Ausnahmefällen ist jedoch bei strenger Indikationsstellung (bei fehlenden Alternativen) eine Therapie denkbar. Dabei wird empfohlen, die Dosisintervalle zu verlängern und die Dosis zu reduzieren.

▶ Eine Teratogenität besteht offenbar nicht.

▶ Vom Stillen wird abgeraten.

26.6 Basistherapeutika: Orales Gold

Grundlagen

▶ **Allgemein:** Die oral erreichbaren Plasmaspiegel sind deutlich niedriger; aufgrund seiner anderen Pharmakokinetik ist oral verabreichtes Gold deutlich schwächer wirksam als parenterales, aber wohl auch nebenwirkungsärmer.

▶ **Wirkungsmechanismen:**
  • Orales Gold beeinflusst vor allem die Makrophagen, hat also einen ausgesprochenen „zellulären" Angriffspunkt.
  • Weiteres s. parenterale Goldtherapie S. 463.

▶ **Wirkungseintritt** frühestens nach 2, spätestens nach 6 Monaten. Je früher eingesetzt, umso wirksamer.

Indikationen, Kontraindikationen

▶ **Indikationen:** Aktive rheumatoide Arthritis (Einsatz auch bei anderen Indikationen der parenteralen Goldtherapie möglich, vgl. S. 463).

▶ **Kontraindikationen:**
  • s. parenterale Goldtherapie S. 463 (außer Blutungsneigung/Antikoagulantientherapie).
  • Vorsichtshalber sollte bei Frauen wie bei der parenteralen Goldtherapie auch eine Kontrazeption erfolgen.

Substanz und Dosierung

▶ **Verwendete Substanz:** Auranofin (Goldgehalt 29 %).

▶ **Dosierung:** Die Behandlung erfolgt als kontinuierliche Langzeittherapie mit Auranofin 2×1 Tbl./d.

Nebenwirkungen (s. Tab. 26.7)

Tabelle 26.7 · Wichtige Nebenwirkungen einer oralen Goldtherapie

Bereich	häufig	selten
Haut	– Dermatitis – Stomatitis – Pruritus	– Alopezie
Gastrointestinaltrakt	– Diarrhoe – Nausea	– Enterokolitis – Cholestase – pathologische Leberwerte
Blut/Knochenmark		– Thrombozytopenie – Granulozytopenie – Eosinophilie – Anämie
Lunge		– Bronchiolitis – Lungenfibrose
Niere		– Proteinurie
Augen		– Konjunktivitis

Therapieüberwachung *

* Nach den Empfehlungen der Arbeitsgemeinschaft Kooperativer Regionaler Rheumazentren.
▶ **Überwachungsprogramm während der Therapie** s. Tab. 26.8.

Tabelle 26.8 · Überwachungsprogramm während der oralen Goldtherapie*

Zeitintervall	in den ersten drei Monaten alle 14 Tage, danach alle 4 Wochen
Vorgehen	
Befragung + klinische Untersuchung	Exanthem, Stomatitis, Diarrhoe, Luftnot, Husten, Blutungen?
Labor	Blutbild inkl. Thrombozyten und Differenzialblutbild, γ-GT, alkalische Phosphatase, GPT, Kreatinin, Urinstatus

* Die Überwachung einer immunmodulierenden Behandlung mit Auranofin unterliegt nicht der Laborkostenpauschale, wenn in der Abrechnung zusätzl. die Ziffer 3499 angegeben ist.

▶ **Indikation zur Therapieunterbrechung:**
• *Haut:* Exanthem, Stomatitis.
• *Gastrointestinaltrakt:* Transaminasenanstieg um das 3fache, schwere Diarrhöen, Enterokolitis.
• *Hämatologie:* Leukozytopenie < 3000/µl, Granulozytopenie < 2000/µl, persistierende Eosinophilie > 12 %, Thrombozytopenie < 100 000/µl, Anämie (Abgrenzung zu Entzündungs- und Blutungsanämie!).
• *Niere:* Kreatininanstieg, Zylindurie, Hämaturie, anhaltende Proteinurie > 0,3 g/l.
• *Sonstiges:* Schwerer Infekt, Schwangerschaft bzw. Kinderwunsch.
▶ Nach Husten und Atemnot fragen. Abbruch der Behandlung auch bei Transaminasenanstieg um das Dreifache und bei schwerer Diarrhö.
▶ Weiteres s. parenterale Goldtherapie Tab. 26.5 (S. 464).

Medikamentöse Therapie

Anwendungshinweise

► Kombinationstherapie s. S. 485.

26.7 Basistherapeutika: D-Penicillamin

Grundlagen

► **Allgemein:** D-Penicillamin spielt heute in der Therapie rheumatischer Erkrankungen kaum noch eine Rolle. Aufgrund seiner hohen Rate an Nebenwirkungen wird es allenfalls noch als Reservemedikament er „dritten Wahl" eingesetzt.

► **Wirkungsmechanismen:**
  • Depolymerisation von Makromolekülen durch Sprengung von Disulfidbrücken (in vivo bei jetzt applizierten Dosen unwahrscheinlich), Hemmung der Kollagenvernetzung, antivirale Wirkung.
  • Hemmung der durch T-Helfer-Zellen vermittelten B-Zell-Expansion und Aktivierung evtl. auch der natürlichen Killerzellen.
  • Hemmung von Fibroblasten-Proliferation und Pannusbildung.
  • Hemmung der Neovaskularisation.

► **Wirkungseintritt:** Frühestens nach 3 Monaten. Besteht nach 6 Monaten keine Besserung, sollte die Therapie überprüft werden.

Indikationen

► Rheumatoide Arthritis (S. 116).
► Juvenile idiopathische Arthritis (S. 390).
► Eventuell Sklerodermie (S. 224).

Kontraindikationen

► Schwere Störungen des hämatopoetischen Systems.
► Penicillinallergie.
► Niereninsuffizienz und bekannte Goldnephropathie.
► Leberparenchymschaden.
► Schwangerschaft und Laktation (→ Kontrazeption!).
► Systemischer Lupus erythematodes oder Nachweis von antinukleären Antikörpern (ANA) in hohen Titern.

Substanz und Dosierung

► **Substanz:** D-Penicillamin Tbl. à 150/300 mg (Metalcaptase, Trolovol).
► **Einnahme:** D-Penicillamin sollte zur besseren Resorption über den Tag verteilt 30 bis 60 Minuten vor den Mahlzeiten und unabhängig von anderen Medikamenten eingenommen werden.
► **Dosierung:** Die Behandlung erfolgt als kontinuierliche Langzeittherapie. Zur Vermeidung unerwünschter Wirkungen ist zu Beginn der Therapie eine langsame Dosissteigerung zu empfehlen:
  • *1. und 2. Woche:* 150 mg D-Penicillamin/d.
  • *3. und 4. Woche:* 300 mg D-Penicillamin/d.
  • *5. und 6. Woche:* 450 mg D-Penicillamin/d.
  • *7. bis 16. Woche:* 600 mg D-Penicillamin/d.
► **Die individuelle tägliche Erhaltungsdosis** liegt im Allgemeinen bei 450–600 mg in der Dauertherapie. Eine Dosissteigerung auf 900 mg/d ist bei mangelndem Effekt möglich.

Nebenwirkungen (s. Tab. 26.9)

► **Häufigkeit:** Insgesamt ca. 30–40 %.

Tabelle 26.9 · **Wichtige Nebenwirkungen einer Therapie mit D-Penicillamin**

Bereich	häufig	selten
Haut	– Exanthem – Stomatitis – Pruritus	– Dermatitis – Epidermiolyse – Pemphigus – Gingivitis – Alopezie
Gastro-intestinaltrakt	– Übelkeit – Erbrechen	– Diarrhoe – Cholestase – gastrointestinale Blutung
Blut/Knochenmark	– Thrombozytopenie	– Eosinophilie – Leukozytopenie – Granulozytopenie – hämolytische Anämie
Immunsystem	– Myasthenie	– systemischer Lupus erythematodes – Goodpasture-Syndrom – Polymyositis – Sicca-Syndrom
Lunge		– Alveolitis – Bronchitis
Niere	– Proteinurie (am häufigsten 6–9 Monate nach Therapiebeginn)	– Hämaturie – nephrotisches Syndrom – Niereninsuffizienz
Nervensystem	– Hypo-/Ageusie	– Tinnitus – Polyneuropathie
sonstiges		– Fieber – Mammahyperplasie – Polyarthralgien

Wechselwirkungen

► Antazida können die Penicillamin-Resorption verschlechtern.
► Eine Senkung des Digoxin-Spiegels ist möglich (→ gegebenenfalls kontrollieren).
► Mögliche Verschlechterung der D-Penicillaminverträglichkeit durch Azathioprin.

Therapieüberwachung[*]

[*] Nach den Empfehlungen der Arbeitsgemeinschaft Kooperativer Regionaler Rheumazentren.
► **Überwachungsprogramm während der Therapie** s. Tab. 26.10.

Tabelle 26.10 · **Überwachungsprogramm während der Therapie mit D-Penicillamin**

Zeitintervall	in den ersten drei Monaten alle 14 Tage, danach alle 4 Wochen
Vorgehen	
Befragung + klinische Untersuchung	Exanthem, Muskelschwäche (Doppelbilder), Blutungen, Geschmack-/Sehstörungen, Stomatitis?
Labor	Blutbild inkl. Thrombozyten und Differenzialblutbild, γ-GT, alkalische Phosphatase, GPT, Kreatinin, Urinstatus, antinukleäre Antikörper, ggf. DNA-Antikörper

► **Indikation zur Therapieunterbrechung:**
  • *Haut:* Dermatitis, ausgeprägte Stomatitis, Pemphigus.
  • *Blut/Knochenmark:* Leukozytopenie < 3000/µl, Granulozytopenie < 2000/µl, Thrombozytopenie < 100 000/µl, aplastische Anämie (Abgrenzung zu Entzündungs- und Blutungsanämie notwendig!).
  • *Niere:* Kreatininanstieg, Hämaturie, Zylindurie, anhaltende Proteinurie > 0,3 g/l.
  • *Immunsystem:* Myasthenie, Lupus erythematodes, Polymyositis, Goodpasture-Syndrom, Lyell-Syndrom.

Anwendungshinweise

► Bei Frauen ist eine sichere Kontrazeption angezeigt.
► Zur Verringerung von Nebenwirkungen einschleichend dosieren!
► Gegenüber den früher angewandten Dosen von 1500 mg/d und mehr ist man jetzt zu wesentlich niedrigeren Dosen übergegangen (offenbar aber mitunter auf Kosten des Therapieerfolges).
► **Kombinationstherapie** s. S. 485.

26.8 Basistherapeutika: Antimalariamittel

Grundlagen

► **Allgemein:** Auch die Antimalariamittel (Antimalarika) als „mild wirkende" Langzeittherapie wurden wie andere Mittel der Basistherapie nicht primär für die rheumatoide Arthritis entwickelt, dennoch haben sie sich hier bewährt. Sie sind aber auch bei einer ganzen Anzahl anderer rheumatischer Erkrankungen wertvoll.
► **Wirkungsmechanismen:**
  • Durch Anreicherung in den Lysosomen vielfältige zelluläre Effekte.
  • Hemmung von Enzymaktivitäten, einschließlich Phospholipase A.
  • Hemmung von Chemotaxis und Phagozytose polymorphkerniger Leukozyten.
  • Hemmung der Zytokinproduktion (TNFα, IL-6, IFN γ).
  • Hemmung von Lymphozyten-Proliferation, Aktivität der natürlichen Killerzellen.
  • Antivirale und antibakterielle Effekte.
► **Wirkungseintritt** ist nach etwa 3–6 Monaten zu erwarten. Wenn nach 6 Monaten keine Besserung eingetreten ist, sollte die Therapie überprüft werden.
► **Erfolgsquote:** Bis zu 50 % bei rheumatoider Arthritis.

Indikationen

► Rheumatoide Arthritis (S. 116) mittlerer Aktivität, insbesondere auch mit starker autoimmunologischer Prägung (hochtitrige antinukleäre Antikörper).
► Diskoider Lupus erythematodes: Erfolgsquote 60–90 %.
► Systemischer Lupus erythematodes (S. 207): Erfolgsquote bis 50 %; besonders gebessert werden Arthralgien, Fieber, Allgemeinsymptome. Bei schweren Krankheitsmanifestationen nicht ausreichend.
► Psoriasisarthritis (S. 148): Exazerbation der Psoriasis (mit exfoliativen Hautreaktionen) beschrieben.
► Palindromer Rheumatismus (S. 334).
► Eosinophile Fasziitis (S. 234).
► Dermatomyositis (S. 242; Hautläsionen).
► Juvenile idiopathische Arthritis (S. 390).

Kontraindikationen

► Bekannte Allergie gegen die Substanzen.
► Augenerkrankungen mit Gesichtsfeldausfällen, Retinopathien.
► Myastenia gravis.
► Knochenmarkdepression.
► 6-Glukose-Phosphat-Dehydrogenasemangel.
► Stillzeit.

Medikamentöse Therapie

▶ **Relativ** (strenge Indikationsstellung!): Eingeschränkte Leber- und Nierenfunktion, Porphyrien, Psoriasis, Anfallsleiden, gleichzeitige Einnahme von MAO-Hemmern, Schwangerschaft.

Substanzen und Dosierung

▶ **Verwendete Substanzen:** Chloroquin Tbl. à 250 mg (Resochin) oder Tbl. à 81 mg (Resochin Junior), Hydroxychloroquin (Quensyl) Drg. à 200 mg.
▶ **Dosierung** bei einer Behandlung als kontinuierliche Langzeittherapie s. Tab. 26.11.
▣ *Cave*: Vor Therapiebeginn immer augenärztliche Untersuchung!
▣ *Hinweis*: Die Dosierung von Antimalariamitteln muss so gewählt werden, dass die wesentliche Nebenwirkung, eine Retinopathie, vermieden werden kann. Diese Dosis hängt vom Körpergewicht ab (bei stark Übergewichtigen ist das Idealgewicht zugrunde zu legen); ein Bezug zur kumulativen Gesamtdosis besteht nicht!

Tabelle 26.11 · Dosierung Antimalariamittel

Körpergewicht (kg)	Chloroquin (Resochin 250 mg Tbl.)	Chloroquin (Resochin Junior 81 mg Tbl.)	Hydroxychloroquin (200 mg Tbl.)
30–39	1/2	–	1
40–49	–	2	1
50–59	–	2 1/2	1, jeden 2. Tag 2
ab 65	1	–	2

Nebenwirkungen (s. Tab. 26.12)

Tabelle 26.12 · Wichtige Nebenwirkungen der Therapie mit Antimalariamitteln

Bereich	häufig	selten
Haut		– Exanthem (vor allem nach Sonnenbestrahlung) – Pigmentanomalien – Pruritus – Verschlechterung einer Psoriasis
Gastro-intestinaltrakt	– Nausea – Appetitlosigkeit – Diarrhoe	– toxischer Leberschaden
Blut/ Knochenmark		– Thrombozytopenie (sehr selten) – Agranulozytose (sehr selten) – Panzytopenie (sehr selten)
Herz/Lunge		– Kardiomyopathie – RR-Abfall
Nervensystem		– Kopfschmerzen – Schwindel – Parästhesien – Schlafstörungen – Neuromyopathie – Provokation von Krampfanfällen (sehr selten)

Bereich	häufig	selten
Augen*		– Akkommodationsstörung
		– Korneaeinlagerungen
		– Lichtempfindlichkeit
		– Störung des Farbsehens
		– Retinopathie (sehr selten)

▣ **Hinweis:** Mit Ausnahme der Retinopathie sind die genannten ophthalmologischen Nebenwirkungen reversibel, allerdings können sie vor allem zu Behandlungsbeginn die Fähigkeit zur aktiven Teilnahme am Straßenverkehr beeinträchtigen. In aller Regel sind sie trotz Beunruhigung des Patienten kein Grund zum Absetzen. Dies gilt auch für geringe Korneaeinlagerungen.

Therapieüberwachung*

* Nach den Empfehlungen der Arbeitsgemeinschaft Kooperativer Regionaler Rheumazentren.

▶ **Überwachungsprogramm während der Therapie** s. Tab. 26.13.

Tabelle 26.13 · Überwachungsprogramm während der Therapie mit Antimalariamitteln

Zeitintervall	– *allgemein:* In den ersten vier Monaten alle 14 Tage, danach alle 2 Monate
	– *Augenarzt:* bei Einhaltung der o. g. Maximaldosierungen alle 6 Monate, bei Dosierungen > 4 mg Chloroquin/kg KG *oder* $> 6{,}5$ mg Hydroxychloroquin/kg KG alle 4 Monate

Vorgehen	
Befragung + klinische Untersuchung	Farbsehstörungen, Gesichtsfeldausfälle, Flimmerskotome, Exantheme, Kopfschmerzen, Schwindel, Schlaflosigkeit, Muskelschwäche, gastrointestinale Symptome?
Labor	Blutbild inkl. Thrombozyten und Differenzialblutbild, bei Bedarf CK

▶ **Indikation zur Therapieunterbrechung:**
- *Haut:* Exanthem.
- *Gastrointestinaltrakt:* Schwere gastrointestinale Symptome.
- *Blut/Knochenmark:* Leukozytopenie $< 3000/\mu l$, Granulozytopenie $< 2000\ \mu l$, Thrombozytopenie $< 100\,000/\mu l$.
- *Augen:* Retinopathie (*Frühsymptom:* Ausfall des Rotsehens!); sonstige Sehstörungen in Abhängigkeit vom Schweregrad.

Wechselwirkungen

▶ **Erhöhtes Nebenwirkungsrisiko** durch gleichzeitige Einnahme von Indometacin, Phenylbutazon, MAO-Hemmern, Cimetidin, Metronidazol, Probenecid, Trimethoprim-Sulfamethoxazol und Alkohol.
▶ **Verminderung** der Ampicillin-Resorption.
▶ **Erhöhung** des Digitalisspiegels.
▶ **Verstärkung** der Methotrexat-Wirkung.

Anwendungshinweise

▶ Eine Gesamtdosis von mehr als 100 g Chloroquin-Base sollte nicht verabreicht werden (= Therapiedauer von 2 Jahren bei Tagesdosen von 250 mg/d). Aber: Entscheidend ist wohl die Tagesdosis.

▶ **Kombinationstherapie** s. S. 485.

Medikamentöse Therapie

Antimalariamittel und Schwangerschaft

► Antimalariamittel sind in der Schwangerschaft und Stillzeit ausschließlich zur Malariaprophylaxe zugelassen.

► Bei laufender erfolgreicher Hydroxychloroquin-Therapie eines SLE wird wegen der Gefahr einer Exazerbation die Fortsetzung der Behandlung empfohlen.

26.9 Basistherapeutika: Sulfasalazin

Grundlagen

► **Allgemein:** Sulfasalazin wurde schon vor über 50 Jahren bei der RA erprobt und erlebt jetzt eine Renaissance. Seine relativ kurze „Anlaufzeit" lässt auf eine rasch wirksame Entzündungshemmung schließen.

► **Wirkungsmechanismen:**
  • Hemmung der Prostanoid-Synthese.
  • Inaktivierung proinflammatorischer Substanzen aus aktivierten Phagozyten.
  • Immunmodulation durch Reduktion aktivierter zirkulierender Lymphozyten durch Hemmung des Transskriptionsfaktors NFκB und durch Hemmung der B-Zell-Aktivierung.
  • Reduktion von Zytokinen (IL-1α, IL-1β, IL-6, TNFα).
  • In vitro: Hemmung der Überexpression von Protoonkogenen.
  • Hemmung der Immunglobulin-Synthese.
  • Immunregulatorische Effekte an der Darmmukosa?

► **Wirkungseintritt:** Ein Wirkungseintritt ist nach 4–12 Wochen zu erwarten. Bei nicht ausreichender Wirkung ist nach 3 Monaten eine Erhöhung auf 2–2–2 Tbl/d möglich. Bei Wirkungslosigkeit auch nach Dosissteigerung sollte das Medikament nach 6 Monaten abgesetzt werden.

► **Erfolgsquote** 60%.

Indikationen

► Aktive rheumatoide Arthritis (S. 116): Hier ähnlich wirksam wie Gold und D-Penicillamin, weniger wirksam als Methotrexat, stärker wirksam als Antimalariamittel.

► Juvenile idiopathische Arthritis (wenig kontrollierte Studien).

► Ankylosierende Spondylitis (S. 136) mit Gelenkbeteiligung.

► Psoriasisarthritis (S. 148): Angaben divergierend, *cave* seltene(!) epidermale Nekrolyse und andere Hauterscheinungen, z. B. pustulöse Erythrodermie.

► Reaktive Arthritiden und Spondyloarthritiden (mit unterschiedlichem Erfolg, Abbruchraten um 20%).

Kontraindikationen

► Überempfindlichkeit gegen Sulfonamide oder Salizylate.

► Höhergradige Nieren- oder Leberfunktionsstörungen.

► Ileus.

► Knochenmarkdepression.

► Manifester Mangel an Glukose-6-Phosphat-Dehydrogenase.

► Akut intermittierende Porphyrie.

► Erythema exsudativum multiforme.

► **Relativ:** Schwangerschaft (v. a. im ersten Trimenon) → sorgfältige Risikoabwägung erforderlich (s. S. 475).

Substanz und Dosierung

► **Substanz:** Sulfasalazin Tbl. à 500 mg (Azulfidine).

► **Dosierung:**
  • *Einschleichend nach folgendem Schema – die Behandlung erfolgt als kontinuierliche Langzeittherapie:*
    – 1. Woche: 0–0–1 Tbl./d.
    – 2. Woche: 1–0–1 Tbl./d.

Medikamentöse Therapie

- 3. Woche: 1–0–2 Tbl./d.
- 4. Woche: 2–0–2 Tbl./d.
- *Eine schnellere Aufsättigung* ist in bestimmten Fällen möglich.
- *Dosisreduktion* bei eingeschränkter Nieren- oder Leberfunktion: 2–(max. 3) Tbl./d.

Nebenwirkungen (s. Tab. 26.14)

▶ *Hinweise*:
- Insgesamt ist die Inzidenz der schweren Nebenwirkungen gering. Die Spermatogenese normalisiert sich in der Regel nach dem Absetzen innerhalb von 3 Monaten. Eine Beeinflussung der Potenz oder eine teratogene Schädigung ist nicht bekannt.
- Die *Induktion von DNA-Antikörpern,* auch eines SLE, ist möglich.

Tabelle 26.14 · Wichtige Nebenwirkungen einer Therapie mit Sulfasalazin

Bereich	häufig	selten
Haut	– Exanthem – Pruritus	– Erythema exsudativum multiforme – Stevens-Johnson-Syndrom – Lyell-Syndrom – Photosensibilität
Gastro-intestinaltrakt	– Nausea – abdominelle Schmerzen – Appetitlosigkeit	– Cholestase – Hepatitis – Pankreatitis – Diarrhöen
Blut/Knochenmark	– Hyperchromasie	– Thrombozytopenie – Leukozytopenie (Agranulozytose) – hyperchrome/hämolytische Anämie – Met-/Sulfhämoglobinämie
Lunge		– fibrosierende Alveolitis – eosinophiles Infiltrat
Niere/Urogenitaltrakt	– Oligospermie – reversible Fertilitäts-störung beim Mann	– Proteinurie, nephrotisches Syndrom – interstitielle Nephritis – Hämaturie/Kristallurie
Nervensystem/Psyche	– Kopfschmerzen – Schwächegefühl – Müdigkeit	– Polyneuropathie – Schlafstörungen – Tinnitus – Schwindel – Depressionen – Psychosen
sonstiges		– Arthralgien – Serumkrankheit – Quincke-Ödem – Fieber

Wechselwirkungen

▶ Sulfasalazin vermindert die Folsäureabsorption.
▶ Eisenpräparate und Sulfasalazin bilden Chelate und behindern wechselseitig die Resorption.
▶ Antibiotika und Anionenaustauscher verringern die Resorption von Sulfasalazin.
▶ **Wirkungsverstärkung von** Kumarinderivaten, Sulfonylharnstoffen, Phenytoin und Methotrexat.
▶ **Wirkungsabschwächung von** Herzglykosiden.

Medikamentöse Therapie

Therapieüberwachung *

* Nach den Empfehlungen der Arbeitsgemeinschaft Kooperativer Regionaler Rheumazentren.

▶ **Überwachungsprogramm während der Therapie** s. Tab. 26.15.

Tabelle 26.15 · Überwachungsprogramm während einer Therapie mit Sulfasalazin

Zeitpunkt	in den ersten drei Monaten alle 14 Tage, vom 4. bis 6. Monat alle 4 Wochen, danach alle 3 Monate
Vorgehen	
Befragung + klinische Untersuchung	Exanthem, gastrointestinale/zentralnervöse Symptome, Fieber
Labor	Blutbild inkl. Thrombozyten und Differenzialblutbild, alkalische Phosphatase, GPT, Kreatinin, Urinstatus

---

▶ **Indikation zur Therapieunterbrechung:**
- *Haut:* Exanthem, Stomatitis.
- *Gastrointestinaltrakt:* Stärkere gastrointestinale Beschwerden, Hepatitis, Cholestase (*Cave:* Ein Anstieg der cholestase-anzeigenden Enzyme ist fast immer durch NSAR [z. B. Diclofenac] bedingt).
- *Blut/Knochenmark:* Leukozytopenie < 3000/μl, Granulozytopenie < 2000/μl, Thrombozytopenie < 100 000 μl, aplastische Anämie (Abgrenzung zur Entzündungs- und Blutungsanämie erforderlich!).
- *Niere:* Anhaltende Proteinurie > 0,3 g/l, Kreatininanstieg, Hämaturie.
- *Sonstiges:* Pulmonale Infiltrate, stärkere neurologische Beschwerden oder allergische Symptome, Schwangerschaft, Kinderwunsch.

Anwendungshinweise

▶ **Kombinationstherapie** s. S. 485.

Sulfasalazin und Schwangerschaft

▶ Keine sicheren teratogenen Wirkungen, aber vorsichtshalber wird eine Folsäuresubstitution (4 mg 4 Wochen vor und 6 Wochen nach der letzten Menstruation) bei Kinderwunsch empfohlen.
▶ Bei entzündlichen Darmerkrankungen – mit und ohne Arthritis – sollte die Behandlung fortgeführt werden.
▶ Vom Stillen wird abgeraten.

26.10 Basistherapeutika: Azathioprin

Grundlagen

▶ **Allgemein:** Azathioprin ist nicht nur bei den typischen Autoimmunerkrankungen (Kollagenosen) häufig das Mittel der Wahl, sondern auch bei der rheumatoiden Arthritis wirksam (mit einem deutlichen Glukokortikoid-sparenden Effekt).
▶ **Wirkungsmechanismen:**
- Interferenz mit der Synthese von Adenosin und Guanin und damit Eingriff in den Nukleinsäurestoffwechsel.
- Reduktion der Zahl zirkulierender B- und T-Lymphozyten, z.T. auch von Suppressorzellen.
- Hemmung der IgM- und der IgG-Synthese und der Interleukin-2-Sekretion.
▶ **Wirkungseintritt:** Frühestens nach 4–8 Wochen. Wenn nach 3–6 Monaten keine Wirkung eingetreten ist, sollte die Behandlung überprüft werden.

Indikationen

▶ Aktive rheumatoide Arthritis (S. 116), insbesondere mit starker autoimmunologischer Prägung (hoher ANA-Titer).
▶ Systemischer Lupus erythematodes (S. 207) ohne gravierende Organbeteiligung mit und ohne Glukokortikoidbedarf (aber auch bei Lupusnephritis eingesetzt!).
▶ Andere Kollagenosen (Übersicht S. 207) und Vaskulitiden (Übersicht S. 252).
▶ Morbus Behçet (S. 282).
▶ In Einzelfällen: Chronische reaktive Arthritis (S. 164).

Kontraindikationen

▶ Schwere Leber-, Nieren- und Knochenmarkschäden.
▶ Bekannte Allergie gegen Azathioprin und/oder 6-Mercaptopurin (wirksamer Metabolit des Azathioprin).
▶ Infektionserkrankung (Tbc, akute/chronische bakterielle oder virale Infekte, Mykosen).
▶ Schwangerschaft bzw. Kinderwunsch, Laktation.

Substanz und Dosierung

▶ **Verwendete Substanz:** Azathioprin Tbl. à 25/50 mg.
▶ **Dosierung:**
- *Einschleichend* 50–150 mg/d (Zieldosis: 1,5–2,5 mg/kg KG/d; Dosierungen unter 1,0 mg/kg KG/d sind wohl unwirksam).
- *Bei eingeschränkter Nierenfunktion:*
  - Kreatinin-Clearance < 20 ml/min: Maximal 1,5 mg/kg KG/d.
  - Kreatinin-Clearance > 20 ml/min: Dosisreduktion unnötig.
- ▣ *Cave:* Keine gleichzeitige Therapie mit Allopurinol! Falls doch aus dringenden Gründen erforderlich, Azathioprin-Dosis um 75 % reduzieren!
- *Im Versuch:* Einleitung der Therapie mit einer Infusion von 1800 mg.

Nebenwirkungen (s. Tab. 26.16)

Tabelle 26.16 · Wichtige Nebenwirkungen einer Therapie mit Azathioprin

Bereich	häufig	selten
Haut		– Exanthem – Haarausfall
Gastrointestinaltrakt	– Übelkeit – Erbrechen – Diarrhoe	– akute Pankreatitis – Ikterus – Erhöhung der Leberenzyme
Blut/Knochenmark	– Leukopenie – Anämie	– Panzytopenie – Thrombozytopenie – Makrozytose – megaloblastäre Anämie
Herz/Lunge		– akute Alveolitis – Blutdruckabfall – Herzrhythmusstörungen
sonstiges	– Infektion, z. B. Herpes- zoster-Infektion (s. Abb. 26.5) – Arzneimittelfieber	– Myalgie – Arthralgie

▶ **Mögliche Spätfolgen der Therapie:** Nach den bisherigen Untersuchungen zur Frage der Kanzerogenität von Azathioprin scheint ein leicht erhöhtes Risiko für das Auftreten maligner Lymphome und Leukämien vorzuliegen.

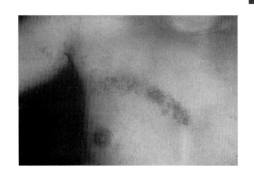

Abb. 26.5 Herpes zoster unter Azathioprin-Therapie

Wechselwirkungen

► Die Wirkung polarisierender Muskelrelaxantien (z. B. Tubocurarin, Pancuronium) kann aufgehoben sein.
► Die Wirkung von Suxamethonium kann verstärkt sein.
► Durch Sulfamethoxazol-Trimethoprim (z. B. Bactrim) kann die Wirkung von Azathioprin verstärkt sein.
► Eine aktive Immunisierung mit Lebendimpfstoffen sollte während der Therapie mit Azathioprin nicht durchgeführt werden.

Therapieüberwachung

* Nach den Empfehlungen der Arbeitsgemeinschaft Kooperativer Regionaler Rheumazentren.
► **Überwachungsprogramm während der Therapie** s. Tab. 26.13.

Tabelle 26.17 · Überwachungsprogramm während einer Therapie mit Azathioprin

Zeitintervall	in den ersten zwei Monaten alle 8–14 Tage, danach alle 4 Wochen
Vorgehen	
Befragung + klinische Untersuchung	Exanthem, gastrointestinale Symptome, Fieber, Infekt, Blutungen?
Labor	Blutbild inkl. Thrombozyten und Differenzialblutbild, γ-GT, alk. Phosphatase, GPT, Kreatinin, Urinstatus

► **Indikation zur Therapieunterbrechung:**
  • *Haut:* Exanthem.
  • *Gastrointestinaltrakt:* Transaminasenanstieg um das 3fache, Ikterus, Pankreatitis.
  • *Blut/Knochenmark:* Leukozytopenie < 3000/μl, Granulozytopenie < 2000/μl, Thrombozytopenie < 100 000/μl, aplastische Anämie (Abgrenzung zu Entzündungs- und Blutungsanämie bzw., bei SLE, zur Immunthrombozytopenie erforderlich!).
  • *Sonstiges:* Pulmonale Infiltrate, schwere Infektion, Azathioprinfieber, Schwangerschaft bzw. Kinderwunsch.
◼ *Cave:* Nach Absetzen der Therapie mit Azathioprin kann ein Krankheitsschub auftreten!

Anwendungshinweise

► **Kombinationstherapie** s. S. 485.

Azathioprin und Schwangerschaft; Kontrazeption

▶ Bei Frauen sollte während der Behandlung mit Azathioprin und bis zu 6 Monate nach Therapieende wegen möglicher Missbildungen (selten) eine sichere Kontrazeption erfolgen.

▶ Auch Männer dürfen während der Behandlung bis zu 6 Monate nach Therapieende keine Kinder zeugen.

▶ Falls (z. B. bei Lupusnephritis) die Behandlung unabdingbar notwendig ist, ist in diesen Einzelfällen eine Therapie vertretbar.

26.11 Basistherapeutika: Ciclosporin

Grundlagen

▶ **Allgemein:** Ciclosporin ist ein natürlich vorkommendes, zyklisches Polypeptid, das aus den Pilzmyzelen gewonnen wird. Die Einführung in die Therapie der rheumatoiden Arthritis stellt eine Bereicherung dar (v. a. auch als Kombinationstherapie z. B. mit Methotrexat). Erste viel versprechende Therapieansätze ergeben sich auch bei anderen rheumatischen Erkrankungen. Wegen seiner Nephrotoxizität bedarf die Therapie einer besonders sorgfältigen Überwachung.

▶ **Wirkungsmechanismen:** Die Komplexbildung mit dem intrazytoplasmatischen Protein Cyclophilin führt zur Hemmung des Calcineurins mit

- Hemmung der Produktion von IL-2- und IL-1-Rezeptoren sowie von IL-6.
- Hemmung der Makrophagen-T-Zell-Interaktionen und der T-Zell-Reaktivität.
- Hemmung der B-Zell-Produktion, der Produktion von IFN-γ und der natürlichen Killerzellaktivität.

▶ **Wirkungseintritt:** Nach ca. 4–8 Wochen ist mit einem Eintritt der Wirkung zu rechnen. Wenn nach 6 Monaten, trotz Dosissteigerung bis auf 5 mg/kg KG für 3 Monate, keine Wirkung eingetreten ist, sollte die weitere Behandlung beendet werden.

Indikationen

▶ Schwere aktive rheumatoide Arthritis (S. 116), bei der sich eine konventionelle Therapie einschließlich mindestens eines stark wirksamen Basistherapeutikums (z. B. Sulfasalazin, parenterales Gold, niedrigdosiertes Methotrexat) als ungeeignet erwiesen hat.

▶ Systemischer Lupus erythematodes (S. 207): Auch Besserungen von Proteinurie, Leukozytopenie und Thrombozytopenie sind möglich. (Gelegentlich kommt es aber zur Verschlechterung der Nierenfunktion; aber auch hier Dosierung von 3–5 mg/kg KG beibehalten).

▶ **Im Versuch bei:**

- Dermatomyositis (S. 241), Sklerodermie (S. 224), Morbus Still des Erwachsenen (S. 288), Lungenfibrose, Morbus Behçet (S. 282; insbesondere mit Uveitis), anderen rheumatischen Uveitiden, juveniler idiopathischer Arthritis (S. 390), primärem Sjögren-Syndrom (S. 246) u. a.
- Psoriasisarthritis (S. 148) mit bisher günstigen Ergebnissen. Schwerste therapieresistente Formen der Psoriasis sind eigene Indikation.

Kontraindikationen

▶ Allergie gegen Ciclosporin.

▶ Floride Infekte, Malignome (auch anamnestisch).

▶ Unkontrollierte arterielle Hypertonie.

▶ Primäre oder sekundäre Immundefizienz.

▶ Leber- und Nierenfunktionsstörung.

▶ Vorsicht bei mangelhafter Compliance.

Substanz und Dosierung

▶ **Substanz:** Ciclosporin-Gelatinekapseln à 30, 60, 90 mg (Immunosporin).
▶ **Dosierung** (kontinuierliche Langzeittherapie):
  • *Initialdosis:* 2,5 mg/kg KG/d auf 2 Einzeldosen verteilt (morgens und abends).
    Nach 6 Wochen individuelle Dosierungsanpassung entsprechend Therapie-
    effekt und Verträglichkeit.
  • *Maximaldosis:* 4,0 mg/kg KG/d, in begründeten Einzelfällen 5,0 mg/kg KG/d.
  • *Langzeittherapie* mit niedrigster, noch wirksamer Erhaltungsdosis.
  • *Dosisanpassungen* können während der Therapie erforderlich werden:
    – Bei Kreatininanstieg über 30 % des Ausgangwertes Dosisreduktion um 25 %.
    – Bei arterieller Hypertonie Dosisreduktion oder Therapieversuch mit Kal-
      zium-Antagonisten, β-Blockern oder ACE-Hemmern.

Nebenwirkungen (s. Tab. 26.18)

▸ *Hinweis*: Bei Nierentransplantierten kann es während einer Therapie mit Ciclosporin selten zu einer tophösen Gicht und Algodystrophie kommen.

Tabelle 26.18 · Wichtige Nebenwirkungen einer Therapie mit Ciclosporin

Bereich	häufig	selten
Haut	– Hypertrichose – Gingivahyperplasie (kann bei regelmäßiger Zahn-pflege vermieden werden)	– allergisches Exanthem
Gastrointestinaltrakt	– Nausea – Inappetenz – Erbrechen – Durchfall – Leberfunktionsstörung	– Pankreatitis
Blut/Knochenmark		– Anämie – Thrombozytopenie
Niere	– Niereninsuffizienz – RR-Anstieg	– Hyperkaliämie – Hypomagnesiämie
Nervensystem	– Tremor – Müdigkeit – Parästhesien	– Kopfschmerzen – Konvulsionen
sonstiges		– reversible Dys-/Amenorrhoe – Myopathie – Ödeme – Gewichtszunahme – Hyperurikämie – Hyperlipidämie – Infekt-, Lymphom- und Malignomrisiko

Wechselwirkungen

▶ *Allgemein gilt:* Vorsicht bei Kombination mit anderen Immunsuppressiva oder
  nephrotoxischen Substanzen (Aminoglykoside, Amphotericin B, Ciprofloxacin,
  Melphalan, Trimethoprim, NSAR).
▶ Erhöhung des Blutspiegels durch Ketoconazol, Makrolid-Antibiotika, Doxycyclin,
  orale Kontrazeptiva, Propafenon, Calcium-Antagonisten.

► Erniedrigung des Blutspiegels durch Barbiturate, Carbamazepin, Phenytoin, Metimazol, Rifampizin, Nafcillin, i. v.-Sulfadimidin und Trimethoprim, Chlorambucil, Antimalaria-Medikamente.
► Ciclosporin kann maximale Diclofenac-Plasmakonzentrationen erhöhen.
► Eine aktive Immunisierung sollte während der Therapie mit Ciclosporin nicht erfolgen.

Therapieüberwachung*

* Nach den Empfehlungen der Arbeitsgemeinschaft Kooperativer Regionaler Rheumazentren.

► **Überwachungsprogramm während der Therapie** s. Tab. 26.19.

Tabelle 26.19 · Überwachungsprogramm während einer Therapie mit Ciclosporin

Zeitpunkt	in den ersten zwei Monaten alle 1–2 Wochen, dann alle 4 Wochen
Vorgehen	
Befragung + klinische Untersuchung	Hypertrichose, Gingivahyperplasie, Blutdruckkontrolle, Tremor, Parästhesien, gastrointestinale Beschwerden?
Labor	Blutbild inkl. Thrombozyten, alkalische Phosphatase, GPT, Kreatinin, Kalium, Urinstatus

► **Indikation zur Therapieunterbrechung:**
  • *Haut:* Ausgeprägte Hypertrichose oder Gingivahyperplasie.
  • *Gastrointestinaltrakt:* Leberfunktionsstörung.
  • *Niere:* Diastolischer Blutdruck > 95 mmHg, Kreatininanstieg > 130 % des Wertes vor Therapie.
  • *Nervensystem:* Tremor, Parästhesien.

Anwendungshinweise

► Eine eingehende Instruktion der Patienten ist essenziell.
► Ziel ist es, die Dosis auf die niedrigste wirksame Dosis zu „titrieren".
► Die Bestimmung der Kreatinin-Spiegel vor Beginn der Therapie sollte nicht nur einmal, sondern am besten dreimal, z. B. an verschiedenen Tagen einer Woche, erfolgen.
► Die Bestimmung der Ciclosporin-Spiegel ist nicht essenziell, aber nützlich und sollte dann 12 Stunden nach der Ciclosporin-Gabe erfolgen.
► Grapefruitsaft kann die Ciclosporin-Spiegel erhöhen.
► Langfristig können u. U. die Bestimmung des Kreatinins und der Kreatinin-Clearance irreführend sein, da es zu einer Ciclosporin-induzierten tubulären Hypersekretion (als Folge der Beeinträchtigung der Glomeruli) kommen kann.
► Bei der Therapieerfolgsbeurteilung muss man berücksichtigen, dass die Blutsenkungsgeschwindigkeit durch Ciclosporin fast nie beeinflusst wird.
► Es gibt Indizien dafür, dass Ciclosporin auch die radiologische Progredienz der Gelenkdestruktion hemmen kann.
► **Kombinationstherapie** s. S. 485.

Ciclosporin und Schwangerschaft

► Aus zahlreichen Daten von Transplantationspatientinnen ist bekannt, dass Ciclosporin nicht teratogen wirkt und nicht gehäuft zu Aborten führt. Neugeborene haben manchmal ein niedrigeres Geburtsgewicht, entwickeln sich aber völlig normal.
► Die Feststellung einer Schwangerschaft ist darum kein Grund zur Besorgnis und ist somit auch nicht zwangsläufig Grund zum Schwangerschaftsabbruch; die

Ciclosporin-Therapie kann aber versuchsweise unterbrochen werden, wenn die Krankheit dies erlaubt.

▶ Die Entscheidung zur Fortsetzung der Behandlung ist immer individuell das Ergebnis einer Nutzen-Risiko-Abschätzung; bei dringender Indikation kann die Behandlung durchaus fortgesetzt werden.

▶ Unbekannt sind bisher Langzeiteffekte auf das Kind.

26.12 Basistherapeutika: Cyclophosphamid

Grundlagen

▶ **Allgemein:** Wenn auch die Medikamente der klassischen Basistherapie im gewissen Umfang immunsuppressive Eigenschaften haben und die typischen Immunsuppressiva Eigenschaften einer Basistherapie, so müssen die Zytostatika davon streng abgegrenzt werden. Cyclophosphamid als primär in der Tumortherapie eingesetzte zytotoxische Substanz ist bei Vaskulitiden und Kollagenosen hoch wirksam, remissionsinduzierend und u. U. lebensrettend. In der Therapie der rheumatoiden Arthritis sollte es für besondere Situationen reserviert bleiben. Wegen der hohen Rate gefährlicher Nebenwirkungen muss das Nutzen-Risiko-Verhältnis besonders sorgfältig geprüft werden.

▶ **Wirkungsmechanismen:**
- Durch direkten Angriff an der DNA zytotoxische Wirkung auf Zellen in allen Phasen ihres Teilungszyklus, aber auch an ruhenden Lymphozyten.
- Suppression primärer zellulärer und humoraler Immunreaktionen.
- Antiphlogistische Eigenschaften.

▶ **Wirkungseintritt:** Bei der Dauertherapie nach 2–4 Wochen, bei der Bolustherapie ab dem 2.–3. Bolus (s. u.).

Indikationen

▶ Vaskulitiden (Übersicht S. 252) und schwere aktive Kollagenosen (Übersicht S. 207) mit Organbeteiligung, insbesondere Lupusnephritis. Hier ist Cyclophosphamid häufig Mittel der ersten Wahl. Standardtherapie der Wegener-Granulomatose (S. 267) in aktiven Krankheitsphasen.

▶ Rheumatoide Arthritis (S. 116) mit viszeralen Manifestationen, insbesondere bei mangelhafter Kontrolle des Krankheitsbildes durch vertretbare Glukokortikoid-Dosen und Versagen anderer Basistherapeutika und Immunsuppressiva.

▶ Rheumatoide Arthritis mit Vaskulitis (S. 209).

▶ Amyloidose bei rheumatoider Arthritis.

▶ Ausgewählte Fälle von: Juveniler idiopathischer Arthritis (S. 390), Still-Syndrom des Erwachsenen (S. 288), Felty-Syndrom (S. 287), Sjögren-Syndrom, rezidivierender Polychondritis (S. 336).

▶ Multizentrische Retikulohistiozytose (S. 295).

▶ Sklerodermie (S. 224) mit Lungenbeteiligung.

Kontraindikationen

▶ Schwere Knochenmarkdepression, akute Infektionen, Schwangerschaft und Stillzeit (Kontrazeption!).

Substanzen und Dosierung

▶ *Hinweise*:
- Die Einleitung einer Cyclophosphamid-Therapie sollte möglichst nur stationär erfolgen.
- Bei der oralen Dauertherapie sollte die gesamte Dosis morgens eingenommen werden.

▶ **Bei Vaskulitiden und schweren Kollagenosen mit Organbeteiligung** (Empfehlungen der Deutschen Gesellschaft für Rheumatologie):

- Cyclophosphamid-Dauertherapie *(in Kombination mit Prednisolon nach dem Fauci-Schema)*:
  - Standard-Fauci-Schema: 2 mg/kg KG/d.
  - Intensiviertes Fauci-Schema (bei foudroyanten Krankheitsverläufen für einige Tage bis wenige Wochen): 3–4 mg/kg KG/d; Ziel sind Leukozytenzahlen ≥ 4000/µl (die Dosis nach Leukozytenzahl steuern, große Dosissprünge vermeiden).
- Cyclophosphamid-Bolustherapie *(Austin-Schema)*:
  - 15–20 mg/kg KG als Infusion mit reichlich parenteraler Flüssigkeitszufuhr.
  - Uromitexan (Mesna) i. v. nach 0, 4 und 8 Stunden (s. u.).
  - Der Abstand zwischen zwei Boli beträgt im Allgemeinen 3–4 Wochen.
  - Nach jedem Bolus ist zwischen dem 8. und 12. Tag mit einem Leukozytenabfall zu rechnen (Nadir), der unbedingt dokumentiert werden muss. Hiervon hängt die Dosis des nächstfolgenden Bolus ab.

► **Bei rheumatoider Arthritis und anderen rheumatischen Erkrankungen ohne Vaskulitiden:**
- Einschleichend beginnen mit 50 mg/d (in manchen Fällen ausreichend).
- Zieldosis (falls erforderlich): Ebenfalls 2 mg/kg KG/d.
- Sobald Wirkung nachweisbar, Dosis reduzieren. Kumulative Dosis von 50 g sollte, wegen möglicher zusätzlicher Erhöhung des onkologischen Risikos, nicht überschritten werden.

▣ *Hinweis*: Eine erhöhte Cyclophosphamid-Empfindlichkeit besteht bei eingeschränkter Nierenfunktion und im höheren Lebensalter. Die Dosis muss entsprechend angepasst werden.

▣ *Zystitis-Prophylaxe*: (bei der Dauer- und Bolustherapie):
- *Ausreichende Trinkmenge:* Mindestens 2–3 l/d.
- *Urothelprotektion mit Uromitexan (Mesna):* Die Dosis beträgt 60 % der Cyclophosphamid-Dosis als bioverfügbares Mesna → bei einer oralen Resorption von 50 % ergibt sich eine identische Dosierung in mg.
  - Bei Cyclophosphamid-Dauertherapie 50 % morgens, 50 % abends.
  - Bei der Bolustherapie auf 3 Tagesdosen verteilen: Stunde 0, 4 und 8.
  - ▣ *Cave:* Selten schwere Mesna-Allergie bei Autoimmunkrankheiten.

Nebenwirkungen (s. Tab. 26.20)

Tabelle 26.20 · Wichtige Nebenwirkungen der Therapie mit Cyclophosphamid

Bereich	häufig	selten
Haut		– Haarausfall
Gastrointestinaltrakt		– Übelkeit
		– Leberwerterhöhung
Blut/Knochenmark	– Leukozytopenie	– Thrombozytopenie
	– MCV-Anstieg	– Myelodysplastisches Syndrom
Lunge		– Lungenfibrose
Urogenitaltrakt		– hämorrhagische Zystitis
		– Blasen-Karzinom
sonstiges	– Infekte (**cave** begleitende Prednisolon-Therapie)	– Karzinogenität
	– dauerhafte Infertilität	
	– Teratogenität	

Medikamentöse Therapie

Wechselwirkungen

► Cyclophosphamid kann in seltenen Fällen die Wirkung von Insulin und oralen Antidiabetika verstärken.

► Die gleichzeitige Gabe von Cyclophosphamid und Allopurinol kann die Knochenmarkdepression verstärken.

Therapieüberwachung *

* Nach den Empfehlungen der Arbeitsgemeinschaft Kooperativer Regionaler Rheumazentren.

► **Überwachungsprogramm während der Therapie:**
  • Siehe Tab. 26.21.
  • Fortlaufende Dokumentation der täglichen Dosis und des Blutbilds (ein Therapiepass ist sehr empfehlenswert).

► **Indikation zur Therapieunterbrechung und Kontaktaufnahme:**
  • *Blut/Knochenmark:* Leukozytopenie < 3000/µl, Granulozytopenie < 2000/µl, Thrombozytopenie < 100 000/µl, aplastische Anämie (Abgrenzung zur Entzündungs- und Blutungsanämie erforderlich!).
  • *Urogenitaltrakt:* Nichtglomeruläre Hämaturie, Zystitis.
  • *Sonstiges:* Infektion.

Tabelle 26.21 · **Überwachungsprogamm während einer Therapie mit Cyclophosphamid**

Zeitpunkt	– *Dauertherapie:* Mehrmals wöchentlich (individuelle Festlegung durch verordnenden Arzt) – *Bolustherapie:* 8., 10. und 12. Tag nach der Bolusgabe
Vorgehen	
Befragung + klinische Untersuchung	Infektzeichen (nicht mit Krankheitsaktivität verwechseln!), Zeichen einer Zystitis?
Labor	– *Dauertherapie:* Blutbild und Urinstatus/-sediment – *Bolustherapie:* Blutbild

Anwendungshinweise

► Eine sorgfältige und sehr engmaschige Überwachung ist, insbesondere auch aufgrund der onkogenen Wirkungen des Cyclophosphamids, hier viel wichtiger als bei anderen zur Basistherapie eingesetzten Substanzen.

► Cyclophosphamid ist kein Basistherapeutikum der unkomplizierten aktiven rheumatoiden Arthritis, es sollte nur Sonderfällen vorbehalten bleiben und hier das Mittel der letzten Wahl sein.

► Cyclophosphamid ist bei rheumatoider Arthritis wirksam und hemmt die radiologische Progredienz.

► Von den kurzfristig auftretenden Nebenwirkungen sind Infektionen (insbesondere beim SLE) ungewöhnlich häufig, vor allem bei einer Leukozytopenie mit Leukozytenzahlen < 3000/µl.

► Neben den oben angegebenen Dosierungen gibt es auch noch andere Dosierungsempfehlungen, z. B. 500 mg Cyclophosphamid pro Woche über 2–10 Wochen. Mit dieser so genannten mitigierten Bolustherapie gibt es aber noch nicht genügend Erfahrungen.

► Eine zuverlässige Kontrazeption ist während der Therapie mit Cyclophosphamid und für drei Monate darüber hinaus notwendig.

26.13 Basistherapeutika: Leflunomid

Grundlagen

► Der Immunmodulator Leflunomid wurde neu in die Gruppe der Basistherapeutika eingeführt. In umfangreichen internationalen Studien hat er sich als eindeutig wirksam erwiesen. Seine Effektivität liegt wahrscheinlich zwischen der von Sulfasalazin und Methotrexat.

► **Wirkungsmechanismen:** Hemmung der Pyrimidin-Synthese. Antiproliferative und antiphlogistische Wirkungen. Hemmung der Produktion immunstimulatorischer Zytokine.

► **Wirkungseintritt:** Meistens bereits nach 4–6 Wochen. Wenn nach 4 Monaten noch keine Wirkung, sollte die weitere Behandlung überprüft werden.

Indikation, Kontraindikationen

► **Indikationen:**
- Aktive rheumatoide Arthritis (S. 116) des Erwachsenen.
- Psoriasisarthritis (S. 148) in Erprobung: Erhaltungstherapie in Remission bei Morbus Wegener.

► **Kontraindikationen:**
- Bekannte Überempfindlichkeit gegenüber Leflunomid.
- Schwangerschaft (Kontrazeption!).
- Präexistierende aktive Lebererkrankung. Erhöhte Vorsicht bei positiver Hepatitis-B- und -C-Serologie.
- Wegen Mangel an Erfahrungen ist Zurückhaltung beim Einsatz von Leflunomid geboten bei Patienten mit Niereninsuffizienz und dem Zustand einer bereits bestehenden Immunsuppression.
- Nicht empfehlenswert ist der Einsatz während der Stillzeit.

Substanz und Dosierung

► **Substanz:** Leflunomid (Arava).

► **Dosierung:** Initialdosis (notwendig wegen langer Halbwertszeit) 100 mg/d für 3 Tage. Die empfohlene Dosis zur Erhaltungstherapie beträgt 10–20 mg/d.

Nebenwirkungen

► **Gastrointestinaltrakt:** Durchfall, Übelkeit, Erbrechen, Bauchschmerzen, Mundulzera, erhöhte Leberparameter.

► **Blut und Knochenmark:** Leukozytopenie, selten Anämie, sehr selten Panzytopenie.

► **Nervensystem:** Kopfschmerzen, Schwindel, Asthenie.

► **Herz- und Kreislauf:** Hypertonie (im Allgemeinen leicht).

► **Haut:** Ekzem, verstärkter Haarausfall, sehr selten Stevens-Johnson-Syndrom.

► **Allergische Reaktionen:** Hautausschläge, Juckreiz, selten Urtikaria.

► **Sonstiges:** Mutagenität, Teratogenität (im Tierversuch); Gewichtsverlust (meist unbedeutend).

Wechselwirkungen

► Bei Medikamenten, die ebenso wie Leflunomid über das Cytochrom P4502C9 metabolisiert werden (z. B. Cimetidin, Rifampicin), kann eine Erhöhung des Wirkspiegels auftreten.

► Bei gleichzeitiger kurz zurückliegender oder sich auch nach der Leflunomidgabe anschließender Einnahme hepatotoxischer Substanzen können sich die unerwünschten Wirkungen an der Leber verstärken. Dies gilt analog für hämatotoxische Medikamente und deren Nebenwirkungen.

► Mit oralen Kontrazeptiva, nichtsteroidalen Antiphlogistika, Glukokortikoiden und Methotrexat sind keine klinisch relevanten Wechselwirkungen bekannt.

Medikamentöse Therapie

► Die gleichzeitige Gabe von Aktivkohle oder Colestyramin sollte (außer zur Durchführung einer Elimination des Leflunomids) vermieden werden, da dies zu einer raschen und signifikanten Abnahme des Wirkspiegels von Leflunomid führt.

Therapieüberwachung

► **Überwachungsprogramm während der Therapie:**
- *Zeitintervall:* Zu Therapiebeginn und in den ersten 6 Monaten alle 14 Tage, danach alle 8 Wochen.
- *Vorgehen:* Befragung und klinische Untersuchung nach Durchfall, Übelkeit, Erbrechen etc., Kopfschmerzen, Hautveränderungen, Gewichtsverlust, Blutdruck!
- *Laboruntersuchungen:* Blutbild inklusive Thrombozyten, Differenzialblutbild, GOT, GPT.
  - ☑ *Merke:* Bei Grenzwerten engmaschige Kontrollen erforderlich.
► **Indikation zur Therapieunterbrechung:**
- *Blut/Knochenmark:* Leukozytopenie < 2500/µl (absolut unter 1500/µl), Lymphozytopenie < 800/µl und/oder Thrombozytopenie < 80 000/µl absolut bzw. um mehr als 100 000 vom Ausgangswert.
- *Gastrointestinaltrakt:* Erhöhung der Transaminasen (GOT, GPT) über mehr als das Dreifache der oberen Normgrenze (evtl. zunächst nur Dosisreduktion).

Anwendungshinweise

► Vor einer Operation Therapieunterbrechung nicht zwingend erforderlich.
► Eine aktive Immunisierung sollte während der Therapie mit Leflunomid nicht durchgeführt werden; Alkohol während der Behandlung vermeiden.

Leflunomid und Schwangerschaft: Kontrazeption

► **Vor geplanter Schwangerschaft:** Um das Risiko einer evtl. Schädigung des Fetus zu minimieren, Therapieabbruch und entweder Wartezeit von 2 Jahren (aufgrund der Halbwertszeit von ca. 2 Wochen kann Leflunomid bis zu 2 Jahren der Therapie im Blut nachweisbar sein) oder Durchführung eines der folgenden Eliminationsverfahren: Gaben von Colestyramin (3 × 8 g/d über 11 Tage) oder Aktivkohle (4 × 50 g/d über 11 Tage), anschließend wird eine Wartezeit von 6 Wochen empfohlen.
► **Bei eingetretener oder ungewollter Schwangerschaft:** Sofortiger Therapieabbruch und Durchführung des Eliminationsverfahrens wie oben (da es theoretisch bereits zur Fruchtschädigung gekommen sein kann, sollte hier auch ein Schwangerschaftsabbruch diskutiert werden).
► **Bei Männern und bestehendem Kinderwunsch:** Es gibt bisher keine spezifischen Daten, ob die Behandlung von Männern mit Leflunomid ein erhöhtes toxisches Risiko für den Fetus darstellt. Zur Minimierung des Risikos sollten Männer unter der Behandlung mit Leflunomid keine Kinder zeugen (sichere Kontrazeption!). Bei Kinderwunsch ist wie bei geplanter Schwangerschaft zu verfahren. Nach durchgeführten Eliminationsverfahren wird bei Männern noch eine Wartezeit von 3 Monaten empfohlen.
► Bei Plasmaspiegeln des aktiven Metaboliten von Leflunomid unter 0,02 mg/l ist kein erhöhtes Risiko für den Fetus mehr zu erwarten.

26.14 Basistherapeutika – Kombinationstherapie

Vorbemerkung

► Der Wunsch nach einer Optimierung der Basistherapie bei rheumatoider Arthritis hat dazu geführt, versuchsweise mehrere verschiedene Basistherapeutika miteinander zu kombinieren. Dies kann in vielen Fällen sinnvoll sein; weitergehende Erfahrungen sind jedoch notwendig.

Gründe und mögliche Vorteile einer Kombinationstherapie

▶ Unterschiedliche Angriffspunkte und Wirkungsmechanismen der Basistherapeutika (mit Überlappungen).
▶ Unterschiedliche Pharmakokinetik → eventuell geringere Interaktionen.
▶ Unterschiedliches Nebenwirkungsprofil → eventuell Verringerung der Nebenwirkungsrate.
▶ Additive/überadditive Wirkungen → eventuell Dosisreduktion der miteinander kombinierten Basistherapeutika denkbar.
▶ Inkomplette oder nur partielle Wirkung der Einzelsubstanz.
▶ Das einzelne Basistherapeutikum wirkt nicht immer (und wenn, dann meist nicht in 100 %).

Verschiedene Applikationsmöglichkeiten

▶ Gleichzeitiger Beginn der Basistherapie mit zwei, drei oder mehr Substanzen.
▶ Konsekutiver Einsatz der einzelnen Substanzen.
▶ Initiale Kombination von zwei, drei oder mehr Substanzen; nach Eintritt der Wirkung konsekutives Absetzen einer Substanz nach der anderen.
▶ Intermittierende Unterbrechungen der Monotherapie; während der Phase der Unterbrechung (überlappend) zusätzlich andere Basistherapeutika.
▶ Variable Kombinationen aus diesen Schemata.

Zu Therapiestrategien und Kombinationsmöglichkeiten s. auch S. 126

26.15 Antizytokintherapien

Inhibitoren von humanem Tumornekrosefaktor (TNF): Grundlagen

▶ **Pathophysiologie:** Tumornekrosefaktor (TNF) wird in der Entzündungsreaktion überwiegend von aktivierten Monozyten/Makrophagen sezerniert und ist in der akuten Entzündungsreaktion verantwortlich für Fieber, Kachexie, Hyperkoagulabilität und Schock. Bei der chronischen Entzündung der rheumatoiden Arthritis steht der Tumornekrosefaktor am Anfang einer Kaskade von proinflammatorischen Zytokinen (IL-1, IL-6, IL-8), die alle erhöht in der Synovialflüssigkeit und -membran bei der RA nachweisbar sind. Sie führen zur Induktion von Akut-Phase-Proteinen, zur Aktivierung und Chemotaxis von Granulozyten, zu B- und T-Zell-Aktivierung sowie zu Knorpel- und Knochendegradation.
▶ **Drei Wirkstoffe** sind bisher zur Therapie entzündlich-rheumatischer Erkrankungen zugelassen:
  • *Der chimäre TNF-Antikörper Infliximab* (Remicade).
  • *Das TNF-Rezeptorkonstrukt Etanercept* (Enbrel).
  • *Der humane TNF-Antikörper Adalimumab* (Humira).
▶ **Studienergebnisse:**
  • Bei den genannten Wirkstoffen konnte in kontrollierten Studien der Nachweis erbracht werden, dass unter der Therapie bei der Mehrheit der Patienten eine Besserung der Arthritissymptome und der körperlichen Funktionsfähigkeit auftritt und die fortschreitende Gelenkdestruktion bei RA gestoppt werden kann.
  • Auch bei PsA weisen erste radiologische Studien darauf hin, dass durch TNF-Inhibitoren die Gelenkdestruktion gestoppt werden kann. Bei der SpA zeigen kernspintomographische Untersuchungen einen deutlichen Rückgang entzündlicher Veränderungen an Wirbelsäule und Iliosakralgelenken. Belege für eine Beeinflussung der Ossifikationsprozesse am Stammskelett stehen derzeit noch aus.
  • Mehrere Studien weisen darauf hin, dass eine synergistische Wirkung von Methotrexat und TNF-Inhibitoren für die Beeinflussung des Krankheitsprozesses bei RA besteht.

► **Hinweise zur Verabreichung:**

- Eine gleichzeitige Verabreichung zweier oder mehrerer TNF-Inhibitoren oder eine Kombination eines TNF-Inhibitors mit dem IL-1-Rezeptorantagonisten Anakinra (S. 492) sollte aus Gründen einer Zunahme der Infektionsgefahr nicht erfolgen.
- Zur perioperativen Anwendung von TNF-Inhibitoren gibt es nur unzureichende Erfahrungen. Soweit möglich, sollte bei geplanten Eingriffen (wie etwa Gelenkersatzoperationen) eine Therapiepause entsprechend der Halbwertszeit des jeweiligen Präparates eingehalten werden.

► **Indikationen:** Neben den zugelassenen Indikationen (siehe bei den einzelnen Wirkstoffen) existieren mit den verschiedenen TNF-Inhibitoren offene Pilotstudien und Fallberichte, die eine Wirksamkeit für folgende rheumatologische Indikationen berichten: Adulter Morbus Still, Amyloidose, Morbus Behçet, Dermatomyositis, familiäres Mittelmeerfieber, Riesenzellarteriitis, Morbus Kawasaki, multizentrische Histiozytose, periodische Fiebersyndrome, Polymyositis, Polychondritis, SAPHO-Syndrom, Sarkoidose, Sklerodermie, systemischer Lupus erythematodes, Takayasu-Arteriitis, Uveitis, Vaskulitis.

◪ *Beachte*: Die Verabreichung von biologischen Immunmodulatoren ist ein Eingriff in das Immunsystem, dessen mögliche langfristige Konsequenzen erst nach mehreren Jahren der Anwendung ausreichend beurteilt werden können.

Infliximab (Remicade)

► **Wirkmechanismus:** Infliximab ist ein chimärer monoklonaler IgG1-Antikörper, der zu ca. 20 % aus murinen Proteinsequenzen besteht. Er bindet mit hoher Affinität an das humane proinflammatorische Zytokin Tumor-Nekrose-Faktor (TNF) und neutralisiert es.

► **Indikationen:** Rheumatoide Arthritis, Morbus Crohn, Spondylitis ankylosans, Psoriasisarthritis.

► **Kontraindikationen und Warnhinweise:**

- Überempfindlichkeitsreaktionen auf Infliximab.
- Akute oder chronische Infektionen.
- Maligne Erkrankungen in der Anamnese.
- Demyelinisierende Erkrankungen.
- Autoimmunprozesse.
- Lebendimpfungen.
- Gravidität.
- Herzinsuffizienz (NYHA III–IV).

► **Dosierung:**

- *RA:* 3 mg/kg Körpergewicht in Woche 0, 2 und 6, dann in 8-wöchentlichen Abständen als Kurzinfusion über 2 Stunden.
- *AS und PsA:* 3 mg/kg Körpergewicht in Woche 0, 2 und 6, dann in 8-wöchentlichen Abständen als Kurzinfusion über 2 Stunden.

◪ *Beachte*: Bei der RA ist Infliximab nur in Kombination mit einer Methotrexattherapie zugelassen. In vielen Fällen wird dazu übergegangen, die Infusionsintervalle entsprechend des Ansprechens und der Wirkdauer festzulegen.

◪ *Beachte*: Vor Beginn einer Infliximab-Therapie ist eine sorgfältige Anamnese bezüglich früherer Tuberkulose-Exposition, ein Tuberkulin-Hauttest und eine Thorax-Röntgenaufnahme erforderlich. Bei Hinweisen auf eine latente Tuberkulose sollte eine prophylaktische INH-Therapie einen Monat vor Infliximab begonnen und für neun Monate durchgeführt werden.

► **Nebenwirkungen:** s. Tab. 26.22

Medikamentöse Therapie

Tabelle 26.22 · Nebenwirkungen in Berichten nach Markteinführung

neurologische Ereignisse	selten: Demyelisierende Erkrankungen (wie multiple Sklerose und Optikusneuritis), Guillain-Barré-Syndrom, Neuropathien, Taubheitsgefühl, Kribbeln, Krampfanfälle • sehr selten: Myelitis transversa
Blut	• selten: Panzytopenie • sehr selten: hämolytische Anämie, idiopathische thrombozytopenische Purpura, thrombotisch-thrombozytopenische Purpura, Agranulozytose
hepatobiliäres System	• selten: Hepatitis • sehr selten: Leberzellschaden
gesamter Körper	• häufig: Infusionsbedingte Reaktionen • gelegentlich: Anaphylaktische Reaktionen • selten: Anaphylaktischer Schock
Infektionen und parasitäre Erkrankungen	• selten: Opportunistische Infektionen (wie Tuberkulose, atypische Mykobakterien, Pneumocystose, Histoplasmose, Coccidioidomykose, Kryptokokkose, Aspergillose, Listeriose und Candidose) • sehr selten: Salmonellose
Respirationstrakt	• selten: Interstitielle Pneumonitis/Fibrose
Immunsystem	• selten: Serumkrankheit, Vaskulitis
Herz	• sehr selten: Perikarderguss
Haut und Hautanhangsgebilde	• selten: Vaskulitis (primär der Haut)
Gastrointestinaltrakt	• selten: Pankreatitis

häufig $> 1/100, < 1/10$
gelegentlich $> 1/1000, < 1/100$
selten $> 1/10\,000, < 1/1000$
sehr selten $< 1/10\,000$, einschließlich Einzelfallberichte

- *Überempfindlichkeitsreaktionen:* Die infusionsbedingten Überempfindlichkeitsreaktionen mit unspezifischen Symptomen (Schwindel, Hitzegefühl, subjektive Dyspnoe) sind meist durch Pausieren der Infusion und symptomatische Maßnahmen zu beherrschen. Echte anaphylaktische Reaktionen liegen bei $< 1\%$ der Fälle.
- *Entwicklung von humanen anti-chimären Antikörpern (HACA)* in ca. 8–14 % der Fälle; mit begleitender immunsuppressiver Therapie in 24 % der Fälle keine Entwicklung von humanen anti-chimären Antikörpern (HACA).
- *Häufig Neuauftreten oder Titeranstieg von antinukleären Antikörpern oder von Antikörpern gegen dsDNA.* Dies ist alleine kein Abbruchgrund, wohl aber das seltene Auftreten von SLE-ähnlichen Symptomen (Hauterscheinungen, Serositis).
- *Die Malignomrate* bei mit TNF-Inhibitoren behandelten Patienten entspricht der von altersentsprechenden Vergleichskollektiven. Maligne Lymphome werden unter Anti-TNF-Therapie häufiger als in der Normalbevölkerung beobachtet. Es ist jedoch aufgrund der vorliegenden Daten nicht klar, ob die ohnehin etwa 2–5fach erhöhte Lymphomrate bei Patienten mit schwerer RA durch TNF-Inhibitoren noch weiter zunimmt.

► **Therapieüberwachung:** Klinische Überwachung des Patienten, die Laborkontrollen werden durch die meist in Kombination durchgeführte Methotrexattherapie vorgegeben.

Etanercept (Enbrel)

▶ **Wirkmechanismus:** Etanercept ist ein TNF-Rezeptor-Fc-Fusionsprotein, das gentechnologisch aus den extrazellulären Anteilen des humanen TNF-Rezeptors-2 (p75) und der Fc-Region eines humanen IgG1-Moleküls hergestellt wurden. Hierdurch entsteht ein synthetisches Molekül, das in der Lage ist, humanen TNF (und Lymphotoxin a) zu binden und zu neutralisieren.

▶ **Indikationen:** Rheumatoide Arthritis, juvenile idiopathische Arthritis, Spondylitis ankylosans, Psoriasisarthritis, schwere Plaque-Psoriasis.

▶ **Kontraindikationen und Warnhinweise:**
  • Überempfindlichkeitsreaktionen auf Etanercept.
  • Akute oder chronische Infektionen.
  • Demyelinisierende Erkrankungen.
  • Lebendimpfungen.
  • Dekompensierte Herzinsuffizienz.
  • Gravidität.

▶ **Dosierung:**
  • *RA, AS und PsA:* 25 mg s. c. 2 × pro Woche.
  • *Plaque Psoriasis:* Initial können 50 mg s. c. 2 × pro Woche für 12 Wochen gegeben werden.
  • *JIA:* 0,4 mg/kg Körpergewicht 2 × pro Woche s. c.
  • Behandlung als Monotherapie oder in Kombination mit anderen DMARDs möglich.
  • Etanercept wird nach Auflösung in 1 ml Aqua ad injectionem subkutan injiziert.

▶ **Injektionsstellen** an Oberarm, Bauch oder Oberschenkel wechseln.

▶ Die Haut an der Injektionsstelle soll unversehrt und nicht krankhaft verändert sein.

▣ *Beachte*: Auch wenn Exazerbationen einer latenten Tuberkulose unter Etanercept bislang seltener beobachtet wurden als unter Infliximab, werden dennoch für alle TNF-Inhibitoren gleiche Empfehlungen zu Tuberkulosescreening und -prophylaxe gegeben (s. o.).

▶ **Nebenwirkungen:** s. Tab. 26.23

Tabelle 26.23 · Etanercept: Nebenwirkungen

Infektionen	sehr häufig: Infektionen (einschließlich Infektionen der oberen Atemwege, Bronchitis, Zystitis, Hautinfektionen)
	• gelegentlich: schwere Infektionen (einschließlich Pneumonie, septische Arthritis, Sepsis)
	• selten: Tuberkulose
blutbildendes und lymphatisches System	• gelegentlich: Thrombozytopenie
	• selten: Anämie, Leukopenie, Neutropenie, Panzytopenie
	• sehr selten: aplastische Anämie
Immunsystem	• häufig: allergische Reaktionen (siehe Haut und Unterhautgewebe), Bildung von Autoantikörpern
	• selten: schwere allergische/anaphylaktische Reaktionen (einschließlich Angioödem, Bronchospasmus)
Nervensystem	• selten: Anfälle, entmyelinisierende Ereignisse des ZNS mit Verdacht auf multiple Sklerose oder lokalisierte entmyelinisierende Zustände wie Neuritis nervi optici und Querschnittmyelitis
Haut und Unterhautgewebe	• häufig: Pruritus
	• gelegentlich: Angioödem, Urtikaria, Hautausschlag
	• selten: kutane Vaskulitis (einschließlich leukozyklastische Vaskulitis)

Tabelle 26.23 · Fortsetzung

Bewegungsapparat, Bindegewebe und Knochen	• selten: subakuter kutaner Lupus erythematodes, diskoider Lupus erythematodes, Lupus-ähnliches Syndrom
allgemeine Neben-wirkungen und Reaktionen an der Applikationsstelle	• sehr häufig: Reaktionen an der Injektionsstelle (einschließlich Blutung, Bluterguss, Erythem, Juckreiz, Schmerzen, Schwellung) • häufig: Fieber
Herz	• es liegen Berichte über eine Verschlechterung von dekompensierter Herzinsuffizienz vor

- Es kann zu Reaktionen an der Injektionsstelle mit Rötung, Infiltration und Schmerz innerhalb der ersten Behandlungswochen kommen, wobei Entzündungszeichen multipel auch an mehreren vorherigen Injektionsstellen auftreten können. Eine Beendigung der Therapie aus diesem Grund ist selten erforderlich.
- Das Neuauftreten oder ein Titeranstieg von antinukleären Antikörpern oder von Antikörpern gegen dsDNA unter Etanercept-Therapie wird beobachtet.
- Nach Markteinführung wurden vereinzelt Fälle von Panzytopenien und aplastischen Anämien berichtet, wobei im Einzelfall stets der kausale Zusammenhang zur Etanercept-Medikation evaluiert werden muss.
- Malignomrate s. Infliximab S. 487.

▶ **Therapieüberwachung:** Über die klinische Überwachung hinaus keine speziellen Laboruntersuchungen erforderlich.

Adalimumab (Humira)

▶ **Wirkmechanismus:** Adalimumab ist ein rekombinanter humaner monoklonaler Antikörper, der mit hoher Affinität an das humane proinflammatorische Zytokin Tumor-Nekrose-Faktor (TNF) bindet und es neutralisiert.

▶ **Indikationen:** Rheumatoide Arthritis.

▶ **Kontraindikationen und Warnhinweise:**
- Überempfindlichkeitsreaktionen auf Adalimumab.
- Akute oder chronische Infektionen.
- Demyelinisierende Erkrankungen.
- Autoimmunprozesse.
- Lebendimpfungen.
- Dekompensierte Herzinsuffizienz.
- Gravidität.

▶ **Dosierung:** 40 mg s. c. alle zwei Wochen.
- Injektionsstellen an Oberarm, Bauch oder Oberschenkel wechseln.
- Die Haut an der Injektionsstelle soll unversehrt und nicht krankhaft verändert sein.

▶ **Nebenwirkungen:** s. Tab. 26.24.

Tabelle 26.24 · Unerwünschte Wirkungen in klinischen Studien

Neoplasien	gelegentlich: gutartiges Neoplasma der Haut
blutbildendes und lymphatisches System	• häufig: Abfall der Hämoglobinkonzentration • gelegentlich: Granulozytopenie, verlängerte Gerinnungszeit, antinukleäre Antikörper, Leukopenie, Lymphadenopathie, Lymphozytose, Verringerung der Thrombozytenzahl, Purpura

Medikamentöse Therapie

Tabelle 26.24 · Fortsetzung

Stoffwechsel- und Ernährungsstörungen	• häufig: Hyperlipidämie • gelegentlich: Hypercholesterinämie, Erhöhung der alkalischen Phosphatase, erhöhte Blutharnstoffwerte, Hyperurikämie, peripheres Ödem, Gewichtszunahme, Erhöhung der Kreatininphosphokinase, gestörte Wundheilung, Hypokaliämie, Erhöhung der Laktatdehydrogenase
psychische Erkrankungen	• gelegentlich: Depression, Somnolenz, Schlaflosigkeit, Agitation
Nervensystem	• häufig: Kopfschmerzen, Schwindel/Benommenheit • gelegentlich: Parästhesien, Schwindel, Hypästhesien, Neuralgien, Tremor
Sinnesorgane	• gelegentlich: Konjunktivitis, Augenbeschwerden*, Otitis media, Geschmacksveränderungen, Sehstörungen, verschwommenes Sehen, Augentrockenheit, Ohrenbeschwerden*, Augenschmerzen
Herz-Kreislauf-System	• gelegentlich: Hypertonie, Vasodilatation, Brustschmerzen, Migräne
Hämorrhagien	• gelegentlich: Ekchymose
respiratorisches System	• häufig: Infektionen der oberen Atemwege, Rhinitis, Sinusitis, Bronchitis, verstärkter Husten, Pneumonie • gelegentlich: Pharyngitis, Dyspnoe, Lungenbeschwerden*, Asthma
Verdauungssystem	• häufig: Übelkeit, Diarrhö, Halsschmerzen • gelegentlich: Leberfunktionstest abnorm, Erhöhung der SGPT, Erhöhung der SGOT, Mundulzerationen, Ösophagitis, Erbrechen, Dyspepsie, Obstipation, gastrointestinale Schmerzen, Zahnbeschwerden*, Gastritis, Gastroenteritis, Zungenbeschwerden*, orale Candidamykose, Stomatitis aphthosa, Dysphagie, Stomatitis, Stomatitis ulcerosa
Haut und Hautanhangsgebilde	• häufig: Hautausschlag, Pruritus, Herpes simplex • gelegentlich: Hauterkrankungen*, Herpes zoster, makulopapulöses Exanthem, Nagelerkrankungen*, Hauttrockenheit, vermehrte Schweißsekretion, Alopezie, Pilzdermatitis, Urtikaria, Hautknötchen, Hautulkus, Ekzem, subkutanes Hämatom
Muskel- und Skelettsystem	• gelegentlich: Arthralgie, Muskelkrämpfe, Myalgie, Gelenkbeschwerden, Synovitis, Sehnenbeschwerden*
Urogenitalsystem	• häufig: Harnwegsinfektion • gelegentlich: vaginale Candidamykose, Hämaturie, Zystitis, Menorrhagie, Proteinurie, vermehrter Harndrang
Körper als Ganzes	• häufig: abnorme Laborwerte, Asthenie, wieder aufflammende Symptomatik, Grippesyndrom, Abdominalschmerzen, Infektion • gelegentlich: Fieber, Erkrankungen* der Schleimhäute, Schmerzen in den Extremitäten, Gesichtsödem, Rückenschmerzen, Zellulitis, Frösteln/Schüttelfrost, Sepsis, operativer Eingriff

* nicht näher spezifiziert

Tabelle 26.24 · Fortsetzung

Reaktionen an der Injektionsstelle	• sehr häufig: Schmerzen an der Injektionsstelle • häufig: Reaktionen an der Injektionsstelle, Blutungen an der Injektionsstelle, Hautausschlag an der Injektionsstelle
Überempfindlichkeit allgemein	• gelegentlich: allergische Reaktion

- Es kann zu Reaktionen an der Injektionsstelle mit Rötung, Infiltration und Schmerz kommen. Eine Beendigung der Therapie aus diesem Grund ist in der Regel nicht erforderlich. In sehr seltenen Fällen wurde das Auftreten von anaphylaktischen Reaktionen berichtet.
- Das Neuauftreten oder ein Titeranstieg von antinukleären Antikörpern unter Adalimumab-Therapie wird beobachtet. Dies ist alleine kein Abbruchgrund, wohl aber das seltene Auftreten von SLE-ähnlichen Symptomen.
- Malignomrate (s. Infliximab S. 487).
► **Therapieüberwachung:** Über die klinische Überwachung hinaus keine speziellen Laboruntersuchungen erforderlich.

Interleukin-1-Rezeptor-Antagonist (Anakinra, Kineret)

► **Wirkmechanismus:** Interleukin-1 (IL-1) spielt wie TNF in der akuten und chronischen Entzündungsreaktion eine Schlüsselrolle. Im Tiermodell wurde gezeigt, dass insbesondere Knorpel- und Knochendegradation bei der Gelenkentzündung entscheidend durch IL-1 reguliert werden. Der Interleukin-1-Rezeptorantagonist (IL-1-ra) ist ein kompetitiver Antagonist.
► Anakinra ist der einzige für die Therapie der RA zugelassene Inhibitor von Interleukin-1.
► **Studienergebnisse:**
- Der Anteil an RA-Patienten, der in den Zulassungsstudien für Anakinra mit einer deutlichen Reduktion der Arthritissymptome ansprach, liegt niedriger als bei den TNF-Antagonisten.
- Für Anakinra existieren Daten von radiologischen Untersuchungen, die eine Verlangsamung der Progression der Gelenkdestruktion zeigen.
► **Indikationen:** Rheumatoide Arthritis.
► **Kontraindikationen und Warnhinweise:**
- Überempfindlichkeitsreaktionen auf Etanercept.
- Akute oder chronische Infektionen.
- Neutropenie.
- Lebendimpfungen.
- Schwere Niereninsuffizienz.
- Gravidität.
► **Dosierung:** 100 mg s. c. 1 × täglich.
► **Nebenwirkungen:** siehe Tab. 26.25

Tabelle 26.25 · Nebenwirkungen bei der Therapie mit Anakinra

Haut und Subkutangewebe	sehr häufig: Reaktion an der Einstichstelle
Nervensystem	• sehr häufig: Kopfschmerzen
Blut- und Lymphsystem	• häufig: Neutropenie
Infektionen und Infestationen	• schwer wiegende Infektionen, die eine stationäre Aufnahme erfordern

sehr häufig: > 10 %häufig: 1–10 %

- Injektionen an der Einstichstelle mit Rötung, Entzündung und Schmerzen meist zu Anfang der Therapie wird von der Mehrheit der Patienten berichtet. 95 % der Reaktionen werden als leicht bis mäßig bezeichnet.
- Eine Neutropenie < 1500/µl wurde bei 2,4 % der Patienten berichtet.
- Eine Kombination von Anakinra mit TNF-Inhibitoren sollte aus Gründen der Zunahme einer Infektionsgefahr nicht erfolgen.

▶ **Therapieüberwachung:** Über die klinische Überwachung hinaus werden keine speziellen Untersuchungen empfohlen.

Weitere immunmodulatorische Therapieansätze

▶ In klinischen Studien werden derzeit eine Reihe von Therapieansätzen erprobt, die in den nächsten Jahren bei rheumatischen Erkrankungen an Bedeutung gewinnen könnten. Eine Übersicht zeigt Tab. 26.26.

Tabelle 26.26 · Übersicht über immunmodulatorische Therapieansätze, die zurzeit in klinischen Studien erprobt werden

Wirkstoff	Mechanismus
Angriffspunkt: Zytokine und Zytokinsignale	
IL-4, IL-10, IL-11	Antiinflammatorische Zytokine
IL-6-Rezeptor-Antikörper (MRA)	Antagonist eines proinflammatorischen Zytokins
IL-15-Antikörper	Antagonist eines proinflammatorischen Zytokins
ICE (interleukin-1 converting enzyme)-Inhibitoren	Inhibition von IL-1 und IL-18
p38-MAP-Kinase-Inhibitoren	Inhibition der Signaltransduktion proinflammatorischer Zytokine
NF-κB-Inhibitoren	Inhibition der Signaltransduktion proinflammatorischer Zytokine
Angriffspunkt: Lymphozyten	
Mycophenol-Mofetil, Mykophenolsäure	Hemmung des Purinstoffwechsels
Rapamycin (Everolimus)	Hemmung von IL-2-Effekten
FTY720	Hemmung der Lymphozytenmigration
Rituximab	B-Zell (CD20)-Antikörper
BLyS-Antikörper (Belimumab)	Hemmung der Reifung peripherer B-Zellen
Abatacept (CTLA4-Ig)	Hemmung der T-Zell-Kostimulation
weitere Therapieansätze	
Osteoprotegerin	Hemmung der Knochenresorption
Komplement-C5-Antikörper (Pexelizumab)	Hemmung der Komplementaktivierung

Die Tabelle ist keineswegs vollständig. Vielmehr ist in den nächsten Jahren noch mit zahlreichen weiteren innovativen Therapieansätzen zu rechnen.

Medikamentöse Therapie

26.16 Urikosurika und Urikostatika

Benzbromaron (Urikosurikum)

▶ **Wirkprinzip:** Hemmung der Harnsäurereabsorption im proximalen Tubulus, dadurch Senkung der Harnsäurespiegel und Mobilisierung der Harnsäuredepots.

▶ **Indikationen:**
- Hyperurikämie (ab 8,5 mg/dl), sofern sie nicht diätetisch beherrschbar ist.
- Gicht (S. 297), aber nicht im Anfall!

▶ **Kontraindikationen:**
- Bei Überempfindlichkeit, auch gegenüber Bromid.
- Bei Niereninsuffizienz und Steindiathese.
- *Relativ* (strenge Indikationsstellung): Schwangerschaft und Stillzeit (keine ausreichenden Erfahrungen).

▶ **Dosierung:** 50–100 mg/d.

▶ **Nebenwirkungen:**
- Inititial Gefahr von Gichtanfällen und Nierensteinbildung.
- Gelegentlich gastrointestinale Beschwerden, andere Nebenwirkungen sind selten (allergische Reaktionen).

▶ **Wechselwirkungen:** Abschwächung der urikosurischen Wirkung durch Salizylate; die Allopurinolwirkung ist vermindert.

▶ **Anwendungshinweise:**
- Einschleichende Dosierung mit 50 mg/d.
- Ausreichende Flüssigkeitszufuhr.
- Alkalisierung des Urins (Ziel: pH 6,5–6,8) z. B. mit Uralyt-U.
- Vorsicht bei sekundärer Hyperurikämie als Folge hämatologischer Erkrankungen und Niereninsuffizienz.

Probenecid (Urikosurikum)

▶ **Wirkprinzip und Indikationen** s. Benzbromaron (oben).

▶ **Kontraindikationen:** Eingeschränkte Anwendung bei Blutbildungsstörungen und anamnestischen Magen- und Darmulzera.

▶ **Dosierung:** Anfangs 2 × 250 mg/d, später 2 × 500 mg/d.

▶ **Nebenwirkungen:** Wie Brenzbromaron (oben), ferner gastrointestinale Beschwerden, Hauterscheinungen, selten Allergien und ZNS-Nebenwirkungen.

▶ **Wechselwirkungen:**
- *Wirkungsabschwächung durch:* Salizylate und Diuretika.
- *Wirkungsverstärkung von:* Rifampicin, Sulfonamiden, nichtsteroidalen Antiphlogistika (S. 447), Methotrexat (S. 458), Penicilline, Cephalosporine.

▶ **Anwendungshinweise** s. Benzobromaron (oben).

Allopurinol (Urikostatikum)

▶ **Wirkprinzip:** Hemmung der Xanthinoxidase, dadurch wird die Harnsäuresynthese gehemmt und die metabolischen Vorstufen Hypoxanthin und Xanthin fallen vermehrt an.

▶ **Indikationen:**
- Prävention und Therapie der Gicht (S. 297), insbesondere bei gleichzeitiger Uratnephropathie und Uratsteinnephrolithias.
- Diätetisch therapieresistente Hyperurikämie > 8,5 mg/100 ml.
- Hyperurikämie infolge Tumortherapie.

▶ **Kontraindikationen:**
- Überempfindlichkeit gegenüber der Substanz.
- *Relativ* (strenge Indikationsstellung): Schwangerschaft und Stillzeit (sichere Schädigungen sind nicht bekannt).

▶ **Dosierung:**
- 100–300 mg/d, passager bis 600 mg/d möglich.
- *Bei Niereninsuffizienz:* Dosisreduktion je nach Kreatinin-Clearance (bei 10–20 ml/min → 100–200 mg, bei < 10 ml/min → 100 mg Allopurinol/d).
- *Bei Kindern unter 15 Jahren:* 10–20 mg/kg KG/d.

▶ **Nebenwirkungen:**
- Am Behandlungsbeginn u. U. Gichtanfall.
- Gelegentlich: Gastrointestinale Beschwerden und Hauterscheinungen.
- Selten: Vaskulitis, ZNS-Nebenwirkungen, Blutbild- und Leberveränderungen, Lyell-Syndrome, Knochenmarkdepression.
- In Einzelfällen: Überempfindlichkeitsreaktion mit Fieber, Schüttelfrost, Gelenkschmerzen (eine Nebenwirkung, die häufig fehlgedeutet wird).

▶ **Wechselwirkungen:**
- ▣ *Wichtig:* Bei gleichzeitiger Verabreichung von Mercaptopurin oder Azathioprin muss die Dosis dieser Substanzen um 75 % gesenkt werden, sonst kommt es zur Intoxikation.
- *Wirkungsverstärkung von:* Cumarin-Antikoagulanzien, Salizylaten, des Antidiabetikums Chlorpropamid.
- *Wirkungsverminderung des Allopurinols durch:* Probenecid, Brenzbromaron (s. o.), Thiazid-Diuretika.

▶ **Anwendungshinweise:**
- *Kombination mit Brenzbromaron:* In besonderen Fällen können beide Medikamente kombiniert verabreicht werden; die Wirkung von Allopurinol wird aber abgeschwächt.
- *Gichtanfälle unter der Therapie:* Nach Einleitung der Allopurinoltherapie kann es im ersten Vierteljahr noch zu Gichtanfällen kommen. Patienten, die später angeben, unter Allopurinoltherapie Gichtanfälle zu bemerken, haben das Präparat fast immer nicht kontinuierlich eingenommen!

26.17 Chondroprotektiva

Grundlagen

▶ **Allgemein:** Der Wunsch, durch direkten Eingriff in den Chondrozytenstoffwechsel den Knorpelabbau bei Arthrosen und damit deren Progredienz zu hemmen, ist zur Zeit noch nicht erfüllbar. In tierexperimentellen Arthrosemodellen haben jedoch einige Substanzen hemmende Wirkung auf den proteolytischen Knorpelabbau und/oder einen stimulierenden Effekt auf den „Matrix-Repair" gezeigt.

▶ **Einteilung der Arthrosetherapeutika nach Lequèsne:**
- Analgetika (S. 497) und nichtsteroidale Antiphlogistika (S. 447).
- Symptomatische langsam wirkende Medikamente (symptomatic slow acting drugs for osteoarthritis [SYSADOA]) s. u.
- Chondroprotektive oder tatsächlich krankheitsmodifizierende Substanzen (structure and disease modifying anti-OA-drug [S/DMOAD]) sind bisher noch nicht verfügbar.

▶ **Erwünschte Wirkungsmechanismen:**
- Hemmung knorpelabbauender Enzyme.
- Stimulation der Glucosaminoglykan-, Protein-, Hyaluronat- und Kollagen-Synthese.
- Hemmung des Interleukin-1 als Schrittmacher des Knorpelabbaus.

Substanzen und Indikationen

▶ **D-Glucosaminsulfat (Dona 200-S):** Die Substanz ist als orale Therapie zur Funktionsverbesserung und Schmerzlinderung bei leichter bis mittelschwerer Gonarthrose zugelassen. In einzelnen Studien wurde eine schmerzlindernde Wirkung nachgewiesen.

▶ **Oxaceprol (AHP 200):** Die Substanz ist für degenerative Gelenkerkrankungen in schmerzhaften oder entzündlichen Stadien zugelassen.

▶ **Ademetionin (Gumbaral):** Die Substanz ist für entzündlich aktivierte degenerative Gelenkerkrankungen zugelassen (wohl aufgrund milder antiphlogistischer Wirkungen).

▶ **Chondroitinsulfat:** Physiologischer Knorpelbestandteil mit im Tierexperiment nachgewiesener knorpelabbauhemmender Wirkung, offenbar mit zusätzlichen entzündungshemmenden Wirkungen. In klinischen Einzelstudien wurde eine hemmende Wirkung auf sich entwickelnde erosive Veränderungen bei Fingerpolyarthrose nachgewiesen. In Deutschland z.Zt. noch nicht zugelassen.

▶ **Injizierbare Hyaluronsäure-Präparate:** Ein therapeutischer Effekt ist in einzelnen Studien nachgewiesen, in anderen Studien war das Ergebnis negativ. Die unterschiedliche Wirkung ist wahrscheinlich durch ganz verschiedene Präparationen bedingt. Ein therapeutischer Effekt im Sinne einer „Viscosupplementation" ist unter physiologischen Gesichtspunkten zu erwarten. In Deutschland ist das Präparat Hyalart für Schmerzen und gestörte Gelenkfunktion bei Gonarthrose zugelassen.

▶ **Nichtsteroidale Antiphlogistika** (S. 447): Die Bekämpfung einer Entzündung bei einer aktivierten Arthrose ist in jedem Fall eine Form der Chondroprotektion; ob NSAR (wie in Tierversuchen nachgewiesen) bei Menschen auch eine echte Knorpelschädigung auszulösen vermögen, ist offen.

Fazit

▶ Die meisten der oben erwähnten Substanzen sind nach Lequèsne den „SYSADOA" zugeordnet (s. o.) und nicht der Gruppe der „DMOAD" („echte" Chondroprotektiva). Aufgrund tierexperimenteller und erster klinischer Studien ist es jedoch denkbar, dass sie chondroprotektive Eigenschaften haben.

26.18 i. v. Immunglobuline

Grundlagen

▶ **Gewinnung/Herstellung:** i. v. verabreichte Immunglobuline sind Immunglobulinpräparate aus gepooltem Plasma gesunder Spender (> 2000 bis 100 000 Spender pro Charge). Die Immunglobuline werden durch Alkoholfraktionierung gewonnen mit nachfolgenden weiteren Reinigungsschritten wie Sulfonierung, Ultrafiltration oder Ionenaustausch-Chromatographie sowie zusätzlichen Reinigungsschritten wie Inkubation in saurem Milieu, Pasteurisation oder Hydrolase-/Detergentien-Exposition.

▶ **Wirkmechanismus:** Der spezifische Wirkmechanismus bei Autoimmunerkrankungen ist letztlich nicht geklärt. Diskutiert werden verschiedene immunregulatorische Effekte, die bei unterschiedlichen Erkrankungen variieren könnten (Blockade von Fc-Rezeptoren, Verminderung von Immunkomplex-vermittelten Entzündungsreaktionen, antiidiotypische Wirkung, Aktivierung von regulatorischer T-Zellen, u. a.)

Indikationen

▶ Zur Immunmodulation zugelassen bei idiopathischer thrombozytopenischer Purpura, Guillain-Barré-Syndrom und Kawasaki-Syndrom.

▶ Eine kontrollierte Studie existiert zur Wirksamkeit bei therapieresistenter aktiver Dermatomyositis.

▶ Bei anderen Autoimmunerkrankungen, z. B. SLE, gibt es nur kleine offene Studien bzw. Einzelfallberichte.

Kontraindikationen

▶ Überempfindlichkeit gegen Immunglobuline oder andere Inhaltsstoffe.

▶ Selektiver IgA-Mangel.

▶ Strenge Indikationsstellung bei Schwangerschaft, Stillzeit, Thrombose, Hyperviskosität, Nierenerkrankungen, nephrotoxischer Begleitmedikation, Hypovolämie.

Dosierung

▶ In der kontrollierten Studie bei Dermatomyositis 2 g/kg Körpergewicht einmal pro Monat für 3 Monate.

▶ Dosisfindungsstudien und Studien, die ein optimales Intervall zwischen zwei Infusionszyklen definieren, fehlen bislang. Untersuchungen zur Festlegung einer optimalen Therapiedauer wurden bislang nicht durchgeführt.

Nebenwirkungen

▶ **Anaphylaxie:** Cave bei Patienten mit selektivem IgA-Mangel.

▶ **Akutes Nierenversagen:** Vor allem bei Verwendung Saccharose-haltiger Präparate.

▶ **Hämolytische Anämie.**

▶ **Aseptische Meningitis.**

▶ **Thromboembolische Ereignisse.**

▶ **Infektrisiko:** Bei Produkten, die nach oben beschriebenen Reinigungsstandards hergestellt sind, wurden keine Infektionen mit Hepatitis B, C oder HIV berichtet. Eine Übertragung von anderen infektiösen Erkrankungen (z. B. Creutzfeldt-Jacob-Erkrankung) ist prinzipiell nicht auszuschließen, entsprechende Fälle wurden bislang aber nicht berichtet.

Wechselwirkungen

▶ Herabsetzung des Impferfolgs mit attenuierten Lebendimpfstoffen.

▶ Erschwerung der Beurteilung serologischer Testergebnisse.

Anwendungshinweise

▶ Für die Polymyositis fehlen kontrollierte Studien ebenso wie für die Myositiden im Kindesalter, wenn auch aus offenen Studien überwiegend positive Ergebnisse berichtet wurden.

▶ Keine Wirksamkeit bei Einschlusskörperchenmyositis.

▶ Es gibt keine Vergleiche zwischen verschiedenen i. v. Immunglobulin-Präparaten. Es ist von einer ähnlichen Wirksamkeit der verschiedenen zur Verfügung stehenden Produkte auszugehen.

26.19 Analgetika, Muskelrelaxanzien, Psychopharmaka

Grundlagen

▶ Substanzen dieser Pharmakagruppen haben in der Rheumatologie meist nur die Funktion einer Zusatztherapie. Es gibt aber auch Indikationen und Situationen, in denen primär Analgetika vor NSAR eingesetzt werden können, z. B. bei Arthrosen (S. 340), Fibromyalgie (S. 367) und anderen Formen des nichtentzündlichen Weichteilrheumatismus. Schließlich können sogar in Ausnahmefällen Morphinderivate notwendig werden.

Analgetika

▶ **Häufig eingesetzte Substanzen:** Paracetamol, Metamizol, Tramadol, Tilidin und Naloxon, Dextropropoxyphen.

▶ **Indikationen:**
- Bei nicht ausreichender analgetischer Wirkung nichtsteroidaler Antiphlogistika.
- Lumboischialgien und radikuläre Ischiassyndrome.
- Besonders schmerzhafte lokalisierte und generalisierte weichteilrheumatische Prozesse.
- Frische osteoporotische Wirbelkörperkompressionen: Manchmal sind auch Morphinderivate notwendig.
- Schmerzhafte Skeletterkrankungen.

Medikamentöse Therapie

- In besonderen Situationen bei ankylosierender Spondylitis und rheumatoider Arthritis mit starker schmerzhafter Komponente (DD: psychogene Symptomatik).
▶ **Dosierung, Nebenwirkungen, Kontraindikationen:** Substanzspezifisch.

Muskelrelaxanzien

▶ **Häufig eingesetzte Substanzen:** Diazepam und Tetrazepam, Orphenadrin, Tolperison, Tizanidin (niedrig dosiert).
▶ **Indikationen:**
- Therapieresistente lokalisierte weichteilrheumatische Prozesse.
- Lumboischialgien und radikuläre Ischiassyndrome (vorteilhaft ist die Kombination mit einem Analgetikum).
- Primäre Fibromyalgie: Hier sind Muskelrelaxanzien aber oft nicht wirksam; eine echte (elektrisch aktive) Muskelverspannung als Schmerzursache ist nicht eindeutig nachgewiesen.
▶ **Dosierung, Nebenwirkungen und Kontraindikationen:** Besonders häufig wird Diazepam eingesetzt (3×2 mg/d, gegebenenfalls passager 10–15 mg/d) und Tetrazepam (initial 50 mg, dann vorsichtige Dosiserhöhung).
   ▫ *Cave:* Gewöhnungseffekte, Abhängigkeit, hohes Alter.
▶ **Anmerkung:** Physikalisch-therapeutische Verfahren (Wärme, detonisierende Massagen, Entspannungsübungen etc.) sind oft besser wirksam als Medikamente.

Psychopharmaka

▶ **Voraussetzungen zum Einsatz:**
- Sorgfältige Analyse von Ursachen, Auslösemechanismen und Form einer eventuell vorliegenden psychischen Störung. Häufig ist eine psychosomatische oder psychiatrische Analyse erforderlich.
- Abwägung, welche der drei Hauptgruppen von Psychopharmaka (Tranquilizer, Antidepressiva oder Neuroleptika) zum Einsatz kommen sollen.
▶ **Indikationen für Antidepressiva:**
- Reaktive Depressionen als Folge einer belastenden rheumatischen Grunderkrankung.
- Depressive Verstimmungen und Depressionen als Ursachen rheumatischer Syndrome oder als eigenständige Erkrankung.
▶ **Indikationen für Tranquilizer:**
- Lokalisierte und generalisierte Tendomyosen mit psychosomatischem Hintergrund.
- Persistierende Lumboischialgien nach Bandscheibenoperationen ohne fassbare morphologische Ursache.
- Therapieresistente Insertionstendopathien (z. B. Epicondylopathia humeri) mit psychosomatischem Hintergrund.
▶ **Indikationen für Neuroleptika:**
- Zur Schmerzbehandlung, z. B. in Kombination mit Antidepressiva,
- Psychosomatische Störungen als Ursache oder Folge rheumatischer Erkrankungen, die von Angst, Erregung, Schlafstörungen und Spannung begleitet sind, insbesondere beim Weichteilrheumatismus.
▶ **Anwendunghinweise:**
- Alle Psychopharmaka sollten so niedrig wie möglich dosiert und nur so lange wie nötig angewendet werden.
- Eine begleitende Psychotherapie, Verhaltenstherapie oder autogenes Training sind meist ebenso wichtig wie die Pharmakotherapie.
- Psychopharmaka ersetzen nicht die menschliche Zuwendung (ohne Zeitdruck) des behandelnden Arztes.
- Der Circulus vitiosus Schmerz – Angst – Depression ist häufig nur mit Psychopharmaka zu durchbrechen.
- In der Rheumatologie wird besonders häufig Amitryptilin eingesetzt (in Studien erprobt).

- Bei dem Einsatz von Antidepressiva muss zwischen solchen mit und ohne sedierende Komponente unterschieden werden. Die Vielfalt der Mittel und die Gestaltung einer möglichst individuellen Therapie erfordert oft die interdisziplinäre Zusammenarbeit besonders mit dem Psychiater.

▶ *Cave*: Bei Benzodiazepinen besteht Abhängigkeitsgefahr, daher möglichst keine Dauertherapie.

26.20 Vasoaktive Therapien von Mikrozirkulationsstörungen bei rheumatischen Erkrankungen

Grundlagen

▶ Für die Morbidität und Mortalität bei Sklerodermie und verwandten Autoimmunerkrankungen spielen akrale Durchblutungsstörungen und pulmonal-arterielle Hypertonie eine entscheidende Rolle.

▶ Neben einer suffizienten immunsuppressiven Therapie sind daher vasoaktive Substanzen ein wesentlicher Bestandteil der Behandlungsstrategie. Folgende Wirkstoffe kommen bei folgenden Indikationen zum Einsatz.

Bei sekundärer Raynaud-Symptomatik von Autoimmunerkrankungen

▶ **Pentoxiphyllin:** Milde bis mittelschwere Symptomatik.

▶ **Kalziumantagonisten:** Effekt in Studien belegt, bei primärer Raynaud-Symptomatik wirksamer als bei sekundärer.

▶ **Topische Nitrate:** Effekt nachweisbar, aber häufig Auftreten von Kopfschmerzen.

▶ **Prazosin:** Moderater Effekt, häufig Hypotonien.

▶ **Serotonin-Wiederaufnahmehemmer (Fluoxetin):** Bei zusätzlicher depressiver Komponente.

▶ **Misoprostol:** Bei zusätzlich gewünschtem schmerzstillendem Effekt als Kombination mit Diclophenac.

▶ *Hinweis*: Für alle bisher angeführten Substanzen ist kein Effekt auf akrale Ulzerationen belegt.

▶ **i. v. Prostacyclinderivate:** Tägliche Infusion über 6–8 Stunden für 3–5 Tage, in Einzelfällen (drohende Nekrose) auch länger.

▶ **Bosentan:** Verhütung akraler Ulzerationen in einer Studie nachgewiesen, bislang keine Zulassung für Raynaud-Symptomatik.

▶ **Phosphodiesterase-V-Hemmer (z. B. Sildenafil):** In Einzelfallberichten erfolgreich, kontrollierte Studien laufen derzeit.

Bei sekundärer pulmonaler Hypertonie von Autoimmunerkrankungen

▶ **Antikoagulanzien:** Generell bei pulmnonaler Hypertonie, insbesondere bei Antiphospholipidsyndrom.

▶ **Kontinuierliche Sauerstoffgabe:** Euler-Liljestrand-Reflex.

▶ **Kalziumantagonisten:** Mittel der ersten Wahl, bei fehlendem Ansprechen Therapieintensivierung.

▶ **Prostacyclinderivate:** Zyklische oder kontinuierliche intravenöse oder inhalative Anwendung (orale Alternativen in Entwicklung).

▶ **Bosentan:** Oraler Endothelin-1-Rezeptorantagonist, für die Therapie der sekundären pulmonalen Hypertonie zugelassen.

▶ **Phosphodiesterase-V-Hemmer (z. B. Sildenafil):** Sehr positive Effekte bezüglich Senkung des pulmonal arteriellen Drucks in Einzelfallstudien.

Extrakorporale Therapien und Stammzelltherapie

27 Extrakorporale Therapien und Stammzelltherapie

27.1 Extrakorporale Therapieverfahren

Methoden

▶ **Hauptwirkung der Verfahren:**
- Entzündungsvermittelnde Moleküle und/oder pathogene Antigene werden aus der Zirkulation und mittelbar aus den Geweben entfernt. Darüber hinaus gibt es unbewiesene Spekulationen zu immunmodulierenden zellulären Effekten, etwa über Apoptoseinduktion oder Differenzierungssignale.
- Begleitend erfolgt immer eine Immunsuppression mit hochdosierten Steroiden (250–500 mg Prednisolon/d) zur Verhinderung der Nachproduktion der entfernten Mediatoren.

▶ **Prinzip der Therapie:**
- *Allgemeiner erster Schritt:* Primäre Trennung von Blutzellen und Plasma über Zentrifugation oder Filtration des antikoagulierten Vollblutes im Extrakorporalkreislauf.
- *Zweiter Schritt:* Plasmaprozessierung je nach Methode (bisher ist keine Überlegenheit einzelner Verfahren erkennbar):
  - Therapeutischer Plasmaaustausch (unspezifisches Verfahren): Das separierte Plasma wird verworfen und isovolumetrisch durch eine Eiweißlösung (Substituat), z. B. Humanalbuminlösung, entsprechend dem onkotischen Druck (meist 5 %ig) oder Fresh Frozen Plasma (FFP), ersetzt. Im allgemeinen Sprachgebrauch auch als „Plasmaseparation" bezeichnet (nicht ganz korrekt).
  - Kaskadenfiltration (semiselektives Verfahren): Das separierte Plasma wird sequenziell durch Filter unterschiedlicher Porengröße geleitet. Elimination von Filtratfraktionen mit einem definierten Molekülgrößenbereich.
  - Immunadsorption (selektives oder spezifisches Verfahren): Das separierte Plasma wird über so genannte Adsorber geleitet, die bestimmte Plasmamoleküle, meist zirkulierende Immunkomplexe (CIC) und Immunglobuline (Ig), binden. Danach Rückgabe des so depletierten Plasmas und der korpuskulären Bestandteile. Ein Substituat und somit Fremdeiweiß ist nicht erforderlich.

Risiken der Therapie

▶ **Die Häufigkeit schwerer Komplikationen** liegt bei erfahrenen Anwendern deutlich unter 1 %.

▶ **Risiken:**
- Anaphylaktische Reaktionen gegen Fremdeiweiß und Störungen des Gerinnungssystems (Blutungen und Thrombosen) bei unselektiven Methoden → durch den Einsatz der Immunadsorption praktisch vermeidbar.
- Infektionsrisiko mit HIV und Hepatitis bei Verwendung von Spenderplasma.
- Kreislaufreaktionen durch Verschiebungen im Intravasalvolumen (onkotisches Gleichgewicht!).
- Nebenwirkungen der Antikoagulation oder Punktionsprobleme treten in < 10 % der Behandlungen auf und sind in der Regel gut beherrschbar.

Indikationen

▶ **Als gesicherte Indikationen gelten heute allgemein:**
- Hyperviskositätssyndrom.
- Hemmkörperhämophilie.
- Thrombotisch-thrombozytopenische Purpura/hämolytisch-urämisches Syndrom (M. Moschkowitz).
- Thyreotoxische Krise.
- Maligner Exophthalmus.
- Myasthenia gravis.

- Goodpasture-Syndrom.
- Akute humorale Abstoßungskrise.
- Autoimmunopathien: Individuell als zusätzliches Therapieelement, wenn konservative Ansätze versagen oder zur Einsparung zytotoxischer Medikamente.
- In einer prospektiven, randomisierten, multizentrischen Studie bei Patienten mit aktiver, therapierefraktärer RA wurde die Wirksamkeit einer Protein-A-Immunadsorption (Prosorba) gegenüber den Kontrollpatienten („Scheinapherese") nachgewiesen. Daher ist in ausgewählten, therapierefraktären Fällen ein Versuch mit diesem Therapieansatz gerechtfertigt.

▶ *Hinweis*: Beim systemischen Lupus erythematodes haben sich keine Vorteile bei der Anwendung extrakorporaler Verfahren zusätzlich zu maximaler konservativer Therapie gezeigt.

Hinweise zum praktischen Vorgehen

▶ **Unselektive Verfahren:**
- Bei Behandlung eines Plasmavolumens Depletion aller Moleküle um etwa 60–70 % bezüglich des Ausgangswertes.
- Es wird ein Ungleichgewicht von Funktionsproteinen (insbesondere der Gerinnungsfaktoren) erzeugt, deren Resynthese in der Leber bis zu 48 Stunden dauert. Deshalb Durchführung im zweitägigen Rhythmus mit insgesamt 4–6 Behandlungen. Hierdurch kann eine kumulative Depletion der Zielmoleküle von über 95 % erreicht werden.

▶ **Immunadsorptionen:** Diese können theoretisch unbegrenzt oft und lange durchgeführt werden und erzielen so schneller hohe Depletionsgrade.

27.2 Therapie mit hämatopoetischen Stammzellen

Grundlagen

▶ **Prinzip:** Bei der autologen hämatologischen Stammzelltransplantation (HSZT) werden dem Patienten vor einer hochdosierten Knochenmark- und immunablativen Chemotherapie oder Radiatio Stammzellen entnommen und später reinfundiert, um damit Hämatopoese und Immunsystem zu rekonstituieren.

▶ **Wirkmechanismus:** Aufgrund der Tatsache, dass die meisten für die Pathophysiologie von Autoimmunerkrankungen relevanten Zellen aus dem Knochenmark stammen, wurden Überlegungen angestellt, durch stärker immunablative Verfahren mit nachfolgender HSZT die therapeutischen Möglichkeiten zu verbessern. Auch wird die Möglichkeit diskutiert, den Patienten gegen Autoantigene tolerant zu machen, da während der Immunrekonstitution Vorgänge ablaufen, die der Ontogenese des Immunsystems ähnlich sind.

Bisherige klinische Erfahrungen

▶ Bisher liegen bei rheumatischen Erkrankungen limitierte Erfahrungen vor, z.B. Patienten mit Sklerodermie, rheumatoider Arthritis, juveniler chronischer Arthritis, systemischem Lupus erythematodes, Kryoglobulinämie sowie weitere Einzelfälle.

▶ Bei einigen Patienten mit andernfalls infauster Prognose wurden ermutigende Ergebnisse gesehen, bei anderen auch Therapieversagen bzw. frühe Rezidive.

Risiken der Therapie

▶ Durch zunehmende Erfahrung und verbesserte supportive Therapien beträgt das Mortalitätsrisiko der HSZT etwa 3–5 % (früher deutlich höher).

▶ Die Toxizität der HSZT bei Autoimmunerkrankungen unterscheidet sich bisher nicht von der der HSZT bei konventionellen Indikationen.

Hinweise zum praktischen Vorgehen

▶ Bislang existieren keine gesicherten Erkenntnisse bezüglich Patientenselektion, Konditionierungsbehandlung oder Behandlung des Transplantats („purging") bei Autoimmunerkrankungen.

◨ *Cave:* Es handelt sich um einen experimentellen Therapieansatz bei schweren Autoimmunopathien mit ungünstiger Prognose, dessen Stellenwert erst nach Vorliegen von Ergebnissen aus kontrollierten klinischen Studien beurteilt werden kann.

28 Lokale Therapieverfahren

28.1 Intraartikuläre Glukokortikoidtherapie

Grundlagen

▶ Intraartikuläre Glukokortikoidinjektionen sind auch heute noch ein außerordentlich wirksames Instrument zur drastischen lokalen (und oft lang anhaltenden) Entzündungshemmung.

Indikationen

◾ *Beachte*: Die Indikation muss immer streng gestellt werden!
▶ Chronische (nicht bakteriell bedingte) rheumatische Mon- und Oligoarthritiden und auch Kollagenosen, die auf orale Gaben von NSAR und/oder Glukokortikoiden nicht ansprechen.
▶ Rheumatoide Arthritis (S. 116), wenn ein Gelenk „aus der Reihe tanzt".
▶ Chronisch aktivierte, d. h. sekundär entzündete, Arthrosen.
▶ Als Zusatzbehandlung bei chemischen und Radiosynoviorthesen.
▶ Hydrops intermittens (S. 334) der Kniegelenke.
▶ In besonderen Fällen bei Gicht (S. 297) und Pseudogicht (S. 302).
▶ Periarthropathia humeroscapularis (S. 370).

Kontraindikationen

▶ Infektionen im Gelenk oder in dessen Umgebung.
▶ Allgemeininfekte.
▶ Frische intraartikuläre Blutung oder erhebliche Blutungsneigung.
▶ Frisches Trauma in unmittelbarer Gelenknähe.
▶ Schwere Gelenkdestruktionen, Instabilität, Knochennekrosen.
▶ Schwere Osteoporose.
▶ Nicht aktivierte Arthrosen.
▶ Bei Vorliegen von Kontraindikationen für Glukokortikoide (s. S. 454).
▶ Wenn bereits mehrere Injektionen erfolglos waren.

Substanzen und Dosierung (s. Tab. 28.1)

Tabelle 28.1 · Dosierungsmöglichkeiten für die intraartikuläre Applikation verschiedener Glukokortikoidderivate

	Predniso-lonacetat	6-Methyl-predniso-lonacetat	Triamcino-lonacetonid	Triamcino-lonhexa-cetonid	Dexa-methason-acetat
große Gelenke (Hüft-, Knie-, Schultergelenke)	25–50 mg	20–40 mg	20–40 mg	10–20 mg	4–6 mg
mittlere Gelenke (Ellbogen-, Hand-, Sprunggelenke)	10–25 mg	10–20 mg	10–20 mg	5–10 mg	2–5 mg
kleine Gelenke (Interphalangeal-, Mandibularge-lenke und andere)	5–10 mg	4–10 mg	2,5–5 mg	2–5 mg	0,5–1 mg

Nebenwirkungen

▶ Gelenkinfektion (darum strengste Asepsis!).
▶ Flüchtige Kristallsynovitiden durch die injizierte Substanz.
▶ Flush (u. U. für Stunden), besonders bei leicht löslichen Präparaten.

► Lokale Hautatrophien an der Injektionsstelle.
► Selten: Knorpel- und Knochennekrosen.
► Sehr selten: Allergische Reaktionen und anaphylaktischer Schock (u. U. nach vorangegangenen gut vertragenen Injektionen).
► **Allgemeine Glukokortikoidnebenwirkungen** s. S. 455.

Anwendungshinweise

► **Praktisches Vorgehen:**
  • Strengste Asepsis!
  • Sichere intraartikuläre Lage der Injektionskanüle.
  • Nach der Injektion: Mehrmaliges Durchbewegen des Gelenks; bei größeren Gelenken Druckverband.
► **Häufigkeit der Injektion:**
  • Maximal 3 × in mindestens 4-wöchentlichen Abständen nacheinander, maximal 3–6 × pro Jahr.
  • Bei aktivierten Arthrosen nur 2 × injizieren (Glukokortikoide schädigen die Chondrozyten).
► **Aktuelle Tendenzen:**
  • Sonographisch gesteuerte Punktion.
  • CT- oder MRT-gesteuerte Punktion der und Injektion in die Iliosakralgelenke.

28.2 Chemische Synoviorthese

Grundlagen

► **Therapeutisches Ziel:** Zerstörung entzündeter und proliferativer Strukturen der Gelenkkapsel vom Gelenkinneren aus.
► **Indikationen:** Therapieresistente chronische Synovitis, die auch auf intraartikuläre Glukokortikoide nicht anspricht.
► **Kontraindikationen:** Gelenkinfektionen, intraartikuläre Blutungen oder Blutungsneigung, gelenknahe Traumen, schwere Destruktionen.
► **Therapeutischer Erfolg:** Entspricht in etwa dem der chirurgischen Synovektomie (vgl. S. 528).

Natrium-Morrhuat-Synoviorthese

► **Substanz:** Natriumsalzgemisch von Fettsäuren aus Lebertran; Nachfolgepräparat der Substanz Varicocid und zur Zeit nur über internationale Apotheken zu beziehen.
► **Nebenwirkungen:** Intensive Entzündung nach der Injektion; erhebliche Schmerzen, seltener Fieber; u. U. Lokalanästhetika mit injizieren.
► **Anwendungshinweise:**
  • *Praktisches Vorgehen:* Nach Abpunktion eines eventuellen Ergusses intraartikuläre Instillation von 0,1–10 ml je nach Gelenkgröße. Danach Ruhigstellung über 2 Tage.
  • Die Anwendung ist nicht weit verbreitet. Kontrollierte Studien sind kaum verfügbar. Am Kniegelenk bei rheumatoider Arthritis erwies sich Triamcinolonhexacetonid als wirksamer.

Osmiumsäure-Synoviorthese

► **Nebenwirkungen:** Starke Schmerz- und Entzündungsreaktion durch nekrotische Veränderungen. Selten subfebrile Temperaturen und flüchtige Erythrozyturie und Proteinurie.
► **Anwendungshinweise:**
  • *Praktisches Vorgehen:* Nach Abpunktion eines eventuellen Ergusses Injektion von je nach Gelenkgröße 0,5–10 ml 1 %iges Osmiumtetroxyd in wässriger Lösung zusammen mit Lokalanästhetikum und Glukokortikoidkristallsuspension. Ruhigstellung über 2 Tage. Stationäre Behandlung ratsam.
  • Die Anwendung ist zurzeit kaum verbreitet.

28.3 *Kutane und perkutane Rheumatherapie (Externa)*

Substanzen und Wirkungen

▶ **Lokale hyperämisierende oder Kühleffekte – ähnlich physikalischer Therapie:** Durch Vasodilatanzien und andere chemische Substanzen (Capsaicin, Campher) bzw. rasch verdunstende Lösungen mit reflektorischer Wirkung am Krankheitsherd oder fern des Applikationsortes.

▶ Hyperämisierende und/oder analgetische Wirkung von ätherischen Ölen.

▶ **„Neurogene Entzündung" durch Capsaicin** (Alkaloid aus Nachtschattengewächsen): Durch Depletion der Substanz P aus peripheren Neuronen wird eine „neurogene Entzündung" erzeugt, die eine stark analgetische Wirkung hat.

▶ **Resorption von nichtsteroidalen Antiphlogistika:**

• Eine Resorption aus Gelen, Salben, Cremes, Lotionen, Lösungen, Sprays und Teil- und Vollbädern (z. B. Diclofenac, Etofenamat, Indometacin, Felbinac, Flufenaminsäure, Hydroxyethylsalicylat, Ibuprofen, Piroxicam, Ketoprofen u. a.) ist auch in kontrollierten Studien nachgewiesen.

• Die erreichten Blutspiegel sind sehr niedrig, eine systemische Wirkung ist nicht das primäre Ziel.

• Da die Resorption stark von den Begleitstoffen abhängig ist, sind die Präparate untereinander nicht vergleichbar.

• Ihr therapeutischer Einsatz, insbesondere als Alternative zur systemischen NSAR-Therapie, ist auch ökonomisch sinnvoll.

▶ **Penetration in tiefere, auch periartikuläre Gewebestrukturen:** Aber keine Passage in die Synovia großer Gelenke.

▶ **Zusätzliche Wirkung:**

• Wahrscheinlich Beeinflussung des „Zytokinmilieus" der Haut (die Haut ist das größtes Immunorgan des Menschen!).

• Lokaler Massageeffekt.

◪ *Beachte*: Insgesamt existieren nur sehr wenige kontrollierte Studien über kutane NSAR-Anwendungen. Diese beziehen sich hauptsächlich auf akute weichteilrheumatische Erkrankungen oder Traumata. Aussagefähige Daten über eine länger dauernde Anwendung (> 2 Wochen) liegen nicht vor.

Indikationen und Kontraindikationen

▶ **Indikationen:** Weichteilrheumatismus (Insertionstendopathien, Tendomyosen, Periarthropathien), Arthrosen und Arthritiden, Traumen.

▶ **Kontraindikationen:** Allergien, Hauterkrankungen, Verletzungen.

Nebenwirkungen und Anwendungshinweise

▶ **Nebenwirkungen:** Gelegentlich Bronchospasmen und allergische Kontaktekzeme.

▶ **Anwendungshinweise:** Bei älteren Menschen werden die Substanzen durch die oft dünnere Haut eventuell stärker resorbiert mit einem erhöhten Risiko für unerwünschte systemische Wirkungen.

28.4 *Glukokortikoide und Lokalanästhetika*

Glukokortikoide

▶ **Indikationen:**

• Periarthropathien der Schulter-, Hüft- und Kniegelenke.

• Insertionstendopathien (Epikondylitis).

• Rheumatische Tenosynovitis und Bursitis.

• Rheumatische Engpass-Syndrome, insbesondere Karpaltunnelsyndrom.

▶ **Kontraindikationen:** Infektionen; allgemeine Glukokortikoid-Kontraindikationen s. S. 454.

▶ **Substanzen:** Wässrige Glukokortikoidlösungen sollten bevorzugt werden, obwohl die Wirkungsdauer dadurch verkürzt wird. Häufig werden sie mit Lokalanästhetika kombiniert (z. B. mit Lidocain 1 %). Am häufigsten eingesetzte wasserlösliche

Präparate: Prednisolon, Methylprednisolon, Dexamethason, Triamcinolon, Kristall-Präparate.

▶ **Nebenwirkungen:** Hautatrophien, Sehnennekrosen, Infektion.

▶ **Anwendungshinweise:**

- Maximal 2–3 Injektionen, der Abstand zwischen den Injektionen muss mindestens eine Woche betragen.
- Pro Injektion sollten nicht mehr als 25 mg Prednisolonäquivalent verwendet werden.
- Injektionen in Sehnenscheiden, Bursen, an Sehnenansätzen.

▷ *Cave:*
  - Injektionen in Sehnen vermeiden!
  - Streng aseptisch arbeiten!

Lokalanästhetika

▶ **Indikationen:** Periarthropathien, Insertionstendopathien, Tendomyosen, Sympathikusblockade, Reflexzonentherapie, Schmerzpunktapplikation, Triggerpoint-Applikation.

▶ **Kontraindikationen:**

- Bekannte Überempfindlichkeit gegen Lokalanästhetika.
- Bei Procain: Allergien gegen Procain und Sulfonamide, Kombination mit Sulfonamiden.
- Schwere Allgemein- und Organerkrankungen.
- Herzrhythmusstörungen und akut kompensierte Herzinsuffizienz.

▶ **Substanzen:** Procain, Lidocain, Mepivacain, Bupivacain.

▶ **Nebenwirkungen:**

- *Überempfindlichkeitsreaktionen:* Urtikaria, Dermatitis, angioneurotisches Ödem, Asthma, anaphylaktischer Schock.

  ▷ *Beachte:* Besonders wichtig bei Procain.

- *Allgemeinreaktionen:*
  - Schwindel, Erbrechen, Benommenheit, Bradykardie, Rhythmusstörungen.
  - Bei Procain zusätzlich: ZNS-Störungen (Erregungsstörungen und Krämpfe), Blutdruckabfall, Nierenversagen, lokale Reaktionen u. a.

- *Bei Intoxikation:* Zentralnervöse Störungen mit Muskelzuckungen, Erregung, Krämpfe, am Herzen chinidinartige Effekte u. U. mit Herzstillstand.

▶ **Anwendungshinweise:** In „Triggerpunkte" und als intrakutane Quaddelung in Reflexzonen.

29 Diät, Phytotherapie und alternative Therapieverfahren

29.1 Diät und Ernährung

Grundlagen

▶ **Wissenschaftliche Erkenntnisse:** Soweit bekannt, spielen – insbesondere für die Entstehung von Arthritiden – weder ein Mangel noch die übermäßige oder übliche Zufuhr bestimmter Nahrungsbestandteile (Zucker, Eiweiße, Schweinefleisch, „säuernde" Substanzen u. a.) eine Rolle.

▶ **Erfahrungen:** Manche Patienten empfinden eine Besserung ihrer rheumatischen Beschwerden durch Weglassen oder zusätzliche Zufuhr eines besonderen Nahrungsbestandteiles. Diese individuellen Erfahrungen sollte man dem Patienten nicht ausreden, sie dürfen aber niemals Ersatz für eine indizierte „klassische" Therapie sein, sondern höchstens einen therapeutischen Teilfaktor darstellen.

◨ *Hinweis:* Eine „allgemeine Rheumadiät" gibt es nicht.

▶ **Nahrungsmittelallergie:** Manche Patienten haben eine bisher nicht erkannte Nahrungsmittelallergie mit Gelenksymptomatik, die sich dann den bereits bestehenden Gelenkbeschwerden aufpfropft und sich durch Weglassen der Allergene bessert.

Gesicherte Diätindikationen

▶ **Gicht und begleitende Stoffwechselstörungen:** Purinarme Kost; Innereien, Alkohol, kleine Fische, Cerealien u. a. vermeiden. Gewichtsreduktion, fettarme Ernährung, bei begleitendem Diabetes entsprechende diätetische Therapie. Eine streng purinfreie Kost ist durch die Verfügbarkeit von Allopurinol nicht mehr notwendig und wegen der erheblichen Einschränkung der Lebensqualität kaum zu erreichen.

▶ **Arthrosen und Übergewicht:** Die negative Wirkung auf die gewichtstragenden Gelenke ist gesichert → Reduktion des Übergewichtes.

▶ **Spondylosis hyperostotica** (S. 359): In 50 % bestehen begleitend latente oder manifeste Kohlenhydratstoffwechselstörungen → eine entsprechende Diabetesdiät ist dann hier angezeigt.

▶ **Osteoporose:** Sowohl ein präventiver als auch therapeutischer Effekt durch die Zufuhr von Kalzium und Anreicherung der Kost mit Milchprodukten ist gesichert.

▶ **Osteomalazie:** Vitamin-D- und Vitamin-B-reiche Ernährung.

▶ **Bei Begleiterkrankungen,** z. B. an Leber und Nieren.

Mögliche Diätindikation: Rheumatoide Arthritis (s. 116)

▶ **Fasten:** Im Kurzzeitversuch bessern sich die Entzündungssymptome, die Dauer des Erfolges ist aus nahe liegenden Gründen aber begrenzt.

▶ **Vegetarische Kost** (Reduktion von tierischen Lebensmitteln): Durch Verminderung der Arachidonsäurezufuhr auf ca. 50 mg/d (bei üblicher Kost 200–400 mg/d) ist eine milde antiphlogistische Wirkung denkbar.

▶ **Veganer-Kost** (keine tierischen Produkte): In Einzelstudien wurde eine kurzfristige klinische Besserung beobachtet (durch Änderung der Darmflora?).

◨ *Beachte:* Die langfristige Ernährung mit dieser Kost kann zu Eiweiß- und Eisenmangel führen.

▶ **Zufuhr von Omega-3-Fettsäuren und/oder Nordmeer-Fischöl:**
- *Wirkung:* In mehreren, auch kontrollierten Studien wurde die positive Wirkung auf Entzündungssymptome nachgewiesen (Reduktion proinflammatorischer Substanzen).
- *Dosierung:* Die verabreichte Dosis zugeführter Omega-3-Fettsäuren ist in bisherigen Studien sehr unterschiedlich und schwankt zwischen 2 bis über 8 g Eicosapentaensäuren und 1–2 g Docahexoensäuren. Exakte Dosis-Wirkungs-Beziehungen sind nicht verfügbar. Die verschiedenen Fischölpräparate enthalten ferner ganz unterschiedliche Mengen an Omega-3-Fettsäuren, wenn diese von verschiedenen Fischsorten gewonnen wurden.

Diät, Phytotherapie und alternative Therapieverfahren

▶ **γ-Linolensäure:** Bisher erst Einzelstudien.
▶ **Hypoallergene und proteinfreie „Elementar-Diät"** (mit essenziellen Aminosäuren, Glukose, Spurenelementen und Vitaminen): Klinische Besserung ohne Beeinflussung der BSG.
▶ **Antioxidantien:** Klassischer Vertreter ist das Vitamin E; die Wirksamkeit ist umstritten und wohl nur bei sehr hohen Dosen von bis zu 1,2 g α-Tocopherol zu erwarten.

Anwendungshinweise

▶ Alle extremen Therapieformen vermeiden; in jedem Fall muss auf eine ausreichende Zufuhr von Eiweiß, Obst, Gemüse und Kalorien geachtet werden.

29.2 Phytotherapie

Grundlagen

▶ **Definition** (nach H.-D. Hentschel): Phytotherapeutika sind aus der Pflanze oder aus Pflanzenteilen gewonnene Arzneimittel, welche das Spektrum der natürlichen Inhaltsstoffe weitgehend enthalten: Sie enthalten ein Gemisch von verschiedenen Wirkstoffen und Begleitstoffen. In der modernen Phytotherapie werden ausschließlich Pflanzen verwendet, die sich durch eine große therapeutische Breite bewährt haben. Nicht zur Phytotherapie gehören isolierte Pflanzeninhaltsstoffe (Digotoxin, Atropin etc.).
▶ Die Phytotherapie ist ein anerkanntes Naturheilverfahren.
▶ **Wirkungen:**
  • Analgetische und antiphlogistische Effekte bestimmter pflanzlicher Wirkstoffe sind (auch experimentell) nachgewiesen.
  • Immunologische Wirkungen (durch Beeinflussung der Zytokinsynthese) sind möglich (Brennnessel).

Phytotherapeutische Interna

▶ **Indikationen:** Meist unterstützend (als Adjuvans) bei degenerativen Erkrankungen des Bewegungsapparates.
▶ **Substanzen:**
  • *Harpagophyton-Extrakte* (Teufelskralle): Gegenanzeigen sind gastroduodenale Ulzera.
  • *Herbae urticae* (Brennnesselkrautextrakte).
  • *Cortex-salicis-Extrakte* (Weidenrinde): Kontraindikation und unerwünschte Wirkungen sind z. T. identisch mit Acetylsalicylsäure.
  • *Extrakte aus Populi cortex et folium* (Pappelrinde und -blätter)

Phytotherapeutische Externa

▶ **Indikationen:** Hauptindikationen sind degenerative Erkrankungen der Gelenke und der Wirbelsäule, Weichteilrheumatismus, Ischialgien und Neuralgien.
▶ **Substanzen:**
  • *Ätherische Öle:* Eukalyptusöl, Fichtennadelöl, Kiefernnadelöl, (Pfeffer-)Minzöl und Heublumenöl. Bis auf (Pfeffer-)Minzöl insbesondere als Badezusatz geeignet.
  • *Arnika-Extrakte:* Nebenwirkungen sind ödematöse Dermatitis mit Bläschenbildung, Ekzeme bei länger dauernder Anwendung, toxische Hautreaktionen bei hoher Dosierung.
  • *Capsaicinhaltige Extrakte* (Paprika, Cayennepfeffer): Wirkung bei reinem appliziertem Capsaicin (vgl. S. 505): Depletion peripherer Neurone an Substanz P, Auslösung einer „neurogenen Entzündung" mit anhaltenden analgetischen Effekten (Gegenanzeigen: Offene Wunden, Applikation an Schleimhäuten, geschädigte Haut; Nebenwirkungen: Selten urtikarielle Exantheme).
  • *Heublumen* (Heusack): Zusätzlich intensive Wärmewirkung.

Anwendungshinweise

▶ Phytotherapeutika spielen die Rolle eines Adjuvans; sie sollen, wenn möglich, die Dosis klassischer Pharmaka reduzieren und zusätzliche Wirkungen entfalten. Sie ersetzen nicht, wenn indiziert, die klassische Pharmakotherapie mit nichtsteroidalen Antiphlogistika (S. 447), Glukokortikoiden (S. 453), Basistherapeutika (S. 458) etc.

▶ Phytotherapeutika sind nicht nebenwirkungsfrei!

▶ Einige Phytotherapeutika enthalten Alkohol.

29.3 Alternative Behandlungsverfahren

Grundlagen

▶ **Synonyme:** Unkonventionelle Behandlungsverfahren.

▶ **Definition:** Medikamente oder Verfahren, die am Rande oder außerhalb der wissenschaftlichen Medizin stehen.

▣ *Nicht verwechseln mit den klassischen Naturheilverfahren*: Hydro-Thermotherapie, Balneotherapie und Klimatherapie, Bewegungstherapie und Atemtherapie, Massagetherapie und Chirotherapie, Phytotherapie sowie Ordnungstherapie.

▶ **Häufigkeit:** Schätzungsweise 40–60 % der Patienten, insbesondere mit chronischen rheumatischen Erkrankungen, wenden alternative Behandlungsverfahren an.

Verfahren

▶ **Ableitende und ausleitende Verfahren:** Schröpfen, Aderlass und Blutegel (s. Tab. 29.1), seltener Canthariden-Pflaster und Verfahren nach Baunscheidt (multiple Hautstichelungen mit Gerät, Einreiben eines hautreizenden Öls). Als Prinzip der Counter-Irritation sind sie zur Schmerztherapie denkbar, aber riskant und durch andere Verfahren der Reflexzonentherapie ersetzbar.

▶ **Weitere alternative Verfahren** s. Tab. 29.1.

▶ **Nicht als Behandlungsverfahren anerkannt**:

- *Substanzen:* Vitamin E, Boswellia-Säuren aus Weihrauchharzen, Thymuspräparate mit standardisierten und definierten Extrakten und die Enzymtherapie.
- *Beurteilung allgemein:* Aufgrund experimenteller Indizien und pathophysiologischer Überlegungen wird ein therapeutischer Effekt diskutiert, die dafür notwendigen kontrollierten Studien sind aber nicht in ausreichendem Maße verfügbar.
- *Bei der Enzymtherapie:* Angesichts der riesigen Indikationslisten, der nur schwer nachvollziehbaren pharmakologischen Wirkungen und der bisher insgesamt enttäuschenden Studien ist eher eine skeptische Beurteilung angezeigt.

Tabelle 29.1 · Alternative Behandlungsverfahren

Verfahren (Prinzip)	übliche Indikation	Kommentar
Aderlass	Hämochromatose	Indikation gesichert
Blutegel	früher bei Gelenkschwellungen	Gefahr der Übertragung von HIV und Hepatitis
Akupunktur	Weichteilrheumatismus	als Methode der Schmerztherapie etabliert
Gelatine	Arthrose	chondroprotektive Wirkung nicht erwiesen
Eigenbluttherapie (Reizwirkung durch Abbau von gesetzten Hämatomen)	Weichteilrheumatismus, degenerative Gelenkerkrankungen	durch weniger bedenkliche Maßnahmen ersetzbar

Diät, Phytotherapie und alternative Therapieverfahren

*Tabelle 29.1 · **Fortsetzung***

Verfahren (Prinzip)	übliche Indikation	Kommentar
Homöopathie	funktionelle Störungen	hohe Plazebowirkung; Risiko von Nebenwirkungen gering
Kupferarmreif	Arthritiden	therapeutischer Effekt nicht geprüft; harmlos, wenn keine Schwermetallallergie vorliegt
Magnetfeldtherapie	entzündliche und degenerative Erkrankungen	Wirksamkeit nicht erwiesen
Laserbestrahlung	Schmerzhemmung, auch bei entzündlich-rheumatischen Erkrankungen	echte Therapieeffekte nicht bewiesen, eventuell Wirkung durch minimale Wärmeeffekte
Neuraltherapie (Applikation von Lokalanästhetika in „Störfelder")	Schmerztherapie	keine gesicherten Studien
Zelltherapie (Einsatz von Frischzellen und anderen Tierzellpräparationen)		▶ *obsolet:* wegen möglicher lebensgefährlicher Komplikationen (Schock, Serumkrankheit, Entmarkungskrankheiten, Übertragung von Slow-Virus-Infektionen)
Schröpfen (unblutig mit evakuierter Schröpfglocke → Reizeffekt durch Hämatombildung)		selten angewandt; lokale Reizverfahren der anerkannten physikalischen Therapie haben gleiche Wirkung

Anwendungshinweise

▶ **Verhalten gegenüber dem Patienten:** Den Patienten geduldig und sorgfältig aufklären. Dabei ist es nur dann unbedingt notwendig, ihm den Glauben an unkonventionelle Verfahren auszureden, wenn diese mit Risiken verbunden sind. Eine Plazebowirkung kann therapeutisch erwünscht sein.

▶ *Beachte*: Nicht ausreichend geprüfte Verfahren und Medikamente dürfen niemals eine Alternative für eine indizierte, auf naturwissenschaftlichen Erkenntnissen beruhende Therapie sein; ein gleichzeitiges Abkoppeln von dieser Therapie könnte bei vielen rheumatischen Erkrankungen ungünstige, u. U. lebensbedrohliche Folgen haben.

30 Therapie mit ionisierenden Strahlen

30.1 Radiosynviorthese

Grundlagen

▶ Die Strahlentherapie entzündlicher Gelenkerkrankungen vom Gelenkinnenraum aus durch Injektion radioaktiver Substanzen mit β-Strahlung ist inzwischen in Europa anerkannt. Sie stellt eine Alternative, eventuell auch eine Ergänzung zur Synovektomie, dar.

Wirkungsmechanismen

▶ Induktion einer Strahlensynovitis.
▶ Phagozytose der Radionuklide durch Synovialiszellen, dadurch Zellnekrose.
▶ Hemmung von Zellproliferation, Fibrosierung.
▶ Sklerosierung von Blutgefäßen.
▶ Verschwinden von Rundzellinfiltraten.

Indikationen

▶ Therapieresistente, über 6 Monate persistierende Synovitiden bei RA oder Spondyloarthritis, die auch auf mehrere Glukokortikoidinstillationen und eine Basistherapie nicht angesprochen haben.
▶ Rezidiv-Synovitis nach Synovektomie.
▶ Villonoduläre Synovitis (S. 388).
▶ Hämophilie-Arthropathie (S. 324).

Kontraindikationen

▶ Schwangerschaft und Laktation.
▶ Applikationen bei Kindern und Jugendlichen.
▶ Erheblich instabile und destruierte Gelenke.
▶ Massiver Hämarthros.
▶ Infektionen und Hauterkrankungen nahe der Injektionsstelle.
▶ Rupturierte Poplitealzyste.
▶ Bei Beimischung von Glukokortikoiden s. S. 453.

Verwendete Radionuklide

▶ Yttrium 90 (Zitrat und Silikat) (Knie, Schultern).
▶ Rhenium 186 (große Gelenke).
▶ Erbium 169 (vor allem kleine Gelenke).

Vorgehen

▶ Patient aufklären.
▶ Alle technischen Voraussetzungen müssen erfüllt sein (Umgangsgenehmigung für Nuklide, Strahlenschutzvoraussetzungen, zugelassene Räume, Lagerungs- und Entsorgungsmöglichkeiten für Nuklide).
▶ Sorgfältige bildgebende Diagnostik (aktuelles Röntgenbild, Sonographie, in besonderen Fällen MRT).
▶ Strenge Asepsis, Ergüsse vorher abpunktieren (s. Synovialdiagnostik, S. 59).
▶ Sicher intraartikulär injizieren (Bildwandlerkontrolle, eventuell Kontrastmittel vorspritzen!).
▶ Eventuell Glukokortikoid vorinizieren oder mit Lokalanästhetikum beimischen (Rückfluss aus Stichkanal vermeiden!). Nachspülung mit physiologischer NaCl, 2–3 Tage Ruhigstellung (Schiene, Tutor). Strenge Bettruhe ist nicht erforderlich.
▶ Nach der Applikation ist eine „Verteilungsszintigraphie" ratsam.
  ▶ **Beachte:** Bei mangelhafter Immobilisation ist die Lymphknotenbelastung zuungunsten der Synovialisdosis höher.

Therapie mit ionisierenden Strahlen

► **Dosierung:**
- Die Dosierung richtet sich in jedem Fall nach der Größe des Gelenkes, der Dicke der proliferierten Synovialis und nach dem Ergussvolumen; die Dosisangaben sind variabel.
- *Richtwerte:*
  - Yttrium: 270 MBq am Kniegelenk.
  - Rhenium: Hüftgelenk und Schultergelenk 110–185, Ellbogengelenk 74–111, Handgelenk 37–92, Sprunggelenk 174 Mbq.
  - Erbium: MCP-Gelenke 18,5–37, PIP-Gelenke 9–18,5 Mbq, Zehengrundgelenke 33 Mbq.

Nebenwirkungen

► **Häufig:** Strahlensynovitis mit Reizerguss (Eisumschläge!).
► **Gelegentlich:** Allgemeine Strahlenreaktion mit Fieber und Verschlechterung des Allgemeinbefindens.
► **Selten:** Strahlennekrosen im Stichkanal, leichte allergische Reaktion, in Einzelfällen auch Nekrosen außerhalb des Stichkanales; u. U. kommt es zur Induktion einer Arthrose; genetische Spätschäden sind möglich.

Vorteile der Radiosynoviorthese

► Gegenüber der Operation kleinerer Eingriff.
► Kurzer Krankenhausaufenthalt, niedrigere Kosten.

Anwendungshinweise

► Während bis vor kurzem noch ein Alter > 45 Jahre Voraussetzung einer Radiosynoviorthese war, gibt es jetzt eine Tendenz, auch jüngere Altersgruppen in besonderen Fällen (Blutergelenke, villonoduläre Synovitis) zu behandeln.
► Der Therapieerfolg einer wiederholten Radiosynoviorthese ist geringer als der der Erstbehandlung.
► Ungelöste Probleme: Inhomogene Verteilung in der Synovialis, unvermeidliche Strahlenbelastung, unterschiedlicher morphologischer Zustand der Synovialis.
► Die offenbar variable tatsächliche Erfolgsquote und damit das Nutzen-Risiko-Verhältnis sind schwer abschätzbar, da bisher nicht viele kontrollierte prospektive Studien vorliegen. Sie wird zwischen 60 und 80 % angegeben.
► Die Behandlungsergebnisse an PIP-Gelenken sind offenbar nicht so gut wie an anderen Gelenken (unvollkommene Ruhigstellung?).
► Neue Aspekte ergeben sich für die Kombination von Synovektomie und Radiosynoviorthese.
► Bei Komplikationen sollte der behandelnde Arzt jederzeit erreichbar sein. 4–6 Tage nach der Behandlung: Kontrolluntersuchung.

30.2 Weitere Verfahren

Entzündungsbestrahlung mit Röntgenstrahlen

► **Wirkungsmechanismen:**
- pH-Verschiebung (erst Azidose, dann Alkalose).
- Elektrolytverschiebung.
- Zunahme der Kapillarpermeabilität.
- Leukozytenakkumulation.
► **Indikationen:**
- Periarthropathia humeroscapularis chronica simplex.
- Chronisch aktivierte Arthrosen.
- Hartnäckige Insertionstendopathien (z. B. Epikondylitis).
- Therapieresistente ankylosierende Spondylitis (Sonderfälle!).
► **Kontraindikationen:** Jugendalter, Schwangerschaft, bekannte Knochenmarkschäden und Blutbildungsstörungen.

▶ **Dosierung:** Mit Röntgenstrahlen in niedrigen Herddosen von 0,3 bis 0,4 Gy (= 30 bis 40 rd) (Oberflächendosis bei ASP 1,5 Gy) auf verschiedene Felder. Je akuter der Entzündungsprozess, um so kürzer die Zeitabstände (12–24 Stunden). Bestrahlung chronischer Prozesse mit Intervallen von 3–7 Tagen.

▶ **Nebenwirkungen:**
- Knochenmarkschädigung (besonders bei ASP).
- Auslösung von Leukämien (bei heutigen Dosen kaum zu erwarten, aber nicht auszuschließen!).

▶ **Anwendungshinweise:**
- Auch die Entzündungsbestrahlung muss, wie jede Therapie mit ionisierenden Strahlen, engmaschig überwacht werden.
- Der Therapieeffekt kann verzögert eintreten.
- Die Indikation sollte nur bei Versagen der vorherigen Therapie gestellt werden.

Entzündungsbestrahlung mit [^{224}Ra]Radiumchlorid

▶ **Hinweis:** Die Radiotherapie mit (^{224}Ra)Radiumchlorid, einem Zerfallsprodukt von (^{232}Th)Thorium, wurde bei der ankylosierenden Spondylitis in früheren Jahrzehnten durchgeführt (Peteostor, Thorium X). [^{224}Ra]Radiumchlorid wurde 2000 in Deutschland eine Zulassung erteilt (^{224}SpondylAT) unter folgenden Voraussetzungen:
- Langzeitdokumentation der behandelten Patienten bezüglich Therapiesicherheit.
- Vorlage einer kontrollierten Studie zur Wirksamkeit innerhalb von 5 Jahren.

▶ **Wirkungsmechanismen:** Wahrscheinlich antiphlogistische Effekte mit Analgesie; Osteoblastenhemmung (und damit Hemmung der Ossifikationen) fraglich.

▶ **Indikation:** Schwere Verlaufsformen der AS mit radiologisch gesicherter Wirbelsäulenbeteiligung, die therapierefraktär auf konventionelle Therapien sind.

▶ **Kontraindikationen:** Schwangerschaft und Laktation, Kinder und Jugendliche, Erkrankungen des hämatopoetischen Systems, frische Frakturen; relativ: Schwere Leberschäden, Infekte.

▶ **Dosierung:** 10 Injektionen mit je 1 Mbq. Kumulative Gesamtdosis 10 Mbq (Wiederholung frühestens nach 10 Jahren).

▶ **Nebenwirkungen:** Initial häufig Schmerzverstärkung. Gelegentlich Iridozyklitis, selten Blutbildveränderungen und Hypersensitivitätsreaktionen, in Einzelfällen tödliche Myelopathien.

▶ **Beachte:** Sorgfältige Nachbeobachtung, da früher bei höheren Dosen und Kindern und Jugendlichen nach Jahren maligne hämatologische Erkrankungen und Tumoren beobachtet wurden.

Bestrahlung zur Ossifikationshemmung

▶ **Indikation:** Bei Risikopatienten, z.B. Spondylosis hyperostica (diffuse idiopathische Skeletthyperostose), ankylosierender Spondylitis, bekannter Disposition (frühere Verkalkungen) zur Prävention heterotoper Ossifikationen bei Hüft-Endoprothesen.

▶ **Anwendung:** Einmalige Dosis von 600–700 Centigrays 3 Tage postoperativ.

Balneotherapie mit natürlichen Alphastrahlern
s. Kurorttherapie (S. 523)

Therapie mit ionisierenden Strahlen

31 Physikalische Medizin

31.1 Grundlagen und Übersicht

■ *Beachte*: In den Heilmittelrichtlinien des gemeinsamen Bundesausschusses von 2003 werden die Verordnungen von Heilmitteln im Rahmen der vertragsärztlichen Behandlung detailliert und indikationsbezogen geregelt. Gegenstand dieser Richtlinien sind insbesondere die physikalische Therapie (Kapitel 31.2–31.8, S. 515 ff) und die Ergotherapie (Kapitel 32.9, S. 522 f)

Grundlagen

▶ Physikalisch-therapeutische Maßnahmen sind in der Behandlung zahlreicher rheumatischer Krankheiten unentbehrlich und können sogar Priorität vor der Pharmakotherapie haben; sie sind aber andererseits keine „grüne Alternative" zur Pharmakotherapie. Je nach Art der Maßnahme werden spezifische Sofortwirkungen ausgelöst bzw. unspezifische Regulationsvorgänge angeregt.

Therapeutische Möglichkeiten

▶ Anwendung von mechanischer Energie: Bewegungstherapie, Massagen, manuelle Medizin etc.
▶ Anwendung thermischer Energie: Wärme- und Kältetherapie.
▶ Anwendung elektrischer Energie: Nieder-, Mittel- und Hochfrequenztherapie.
▶ Anwendung elektromagnetischer Strahlung: Infrarot, Ultraviolett.

Indikationen/Aufgabenkreise

▶ Schmerzlinderung.
▶ Verbesserung von Durchblutung und Trophik.
▶ Entzündungsdämpfung.
▶ Funktionsverbesserung.
▶ Vor- und Nachbehandlung bei operativen Eingriffen.
▶ Prävention und Rehabilitation.
▶ Verbesserung der allgemeinen Reaktionslage und der körperlichen „Fitness", Stärkung des Immunsystems.

Besonderheiten bei rheumatischen Erkrankungen

▶ Eine Therapie rheumatischer Erkrankungen ohne physikalische Therapie ist fast immer inkomplett; sie ist durch nichts anderes ersetzbar.
▶ Entzündlich-rheumatische Erkrankungen sind in der Regel durch physikalisch-therapeutische Maßnahmen recht irritabel.
▶ Je akuter und florider ein Krankheitsprozess ist, um so vorsichtiger muss dosiert werden.
▶ Die physikalische Therapie hat immer auch rehabilitative Wirkungen und Aufgaben, die von einer rein therapeutischen Wirkung schwer abgrenzbar sind.
▶ Rheumatiker sind häufig multimorbide und ältere Patienten mit Einschränkungen der pulmonalen und kardiovaskulären Leistungsfähigkeit, leichterer Reißbarkeit von Gefäßen und Muskulatur, starrem Gefäßsystem, verändertem Hautturgor. Auch dies ist ein Grund zu vorsichtiger Dosierung.
■ *Hinweis*: Vorsichtig dosieren – auf ausreichende Pausen achten, nicht zu viel verordnen. Weniges kann mehr bewirken als zu vieles.
▶ Im höheren Alter fast immer durchführbar: Niederfrequenztherapie, leichte (nicht zu anstrengende) Bewegungstherapie, kleine und milde Wärmeanwendungen, klassische Teilmassagen. Vorsicht mit Ultraschall, Hochfrequenztherapie, Unterwasserdruckstrahlmassage, Kältetherapie. *Cave:* Überwärmungstherapie, große Wärmeanwendungen und kardial belastende Bewegungstherapie (auch im Wasser)!

Anwendungshinweise

▸ Physikalische Therapie ist eine eigenständige Behandlungsform mit eigenen Indikationen und Kontraindikationen und kein einfaches Adjuvans. Sie muss ebenso sorgfältig überwacht werden wie andere Therapieformen.

▸ Physikalisch-medizinische Maßnahmen sind primär nicht entlastend, sondern immer belastend.

▸ Physikalische Therapie ist „serielle" Therapie („Reizserien", Behandlungsblöcke) mit zwischen den Behandlungen gelegenen Pausen (die auch wichtig sind).

▸ Die physikalische Therapie gehört auch – gleichberechtigt zur Pharmakotherapie – in das rheumatologische Akutkrankenhaus und kann sogar Grund zu einer stationären Aufnahme sein.

▸ Der Zeitbedarf für eine erfolgreiche stationäre physikalische Therapie beträgt meist mindestens 3 Wochen.

31.2 Krankengymnastik

Aufgaben, Behandlungsziele

▸ Verbesserung und Erhaltung der Funktion und Beweglichkeit.
▸ Schmerzlinderung.
▸ Kräftigung oder Entspannung von Muskeln.
▸ Beseitigung und Prophylaxe von Kontrakturen.
▸ Anpassung von und Übung mit Gehhilfen.
▸ Erhaltung der funktionellen Selbständigkeit.

Indikationen

▸ Rheumatische Erkrankungen mit Schmerz und Behinderung.

Kontraindikationen

▸ Schwere konsumierende Erkrankungen.
▸ Schwere Herz-Kreislauf-Erkrankungen.
▸ Floride Infektionskrankheiten.
▸ Wenn (z. B. bei Kollagenosen) die Allgemeinkrankheit im Vordergrund steht.
▸ Für Unterwasserbewegungstherapie: Blasen- und Mastdarmstörungen, schwere Harnwegsinfekte, nicht kontrollierbare Epilepsien, infizierte Wunden, manche Hautleiden.

▸ *Fazit*: Es gibt nur wenige Situationen und Krankheiten, in denen Krankengymnastik nicht indiziert ist. Selbst in schweren Schüben und bei Bettlägerigkeit müssen die Gelenke täglich passiv durchbewegt werden! Effektivität und Effizienz sind in kontrollierten Studien eindeutig nachgewiesen!

Methoden, Techniken

▸ **Passive Maßnahmen:**
  • Lagerung → Entlastung, Schmerzreduktion, Entstauung, Kontrakturverhütung.
  • Extension im Trockenen und im Wasser.
  • Mobilisationen.
  • Passives Durchbewegen → Schmerzlinderung, Kreislaufanregung, Kontrakturverhütung, Muskelentspannung.

▸ **Aktive Maßnahmen:**
  • Isometrisches Muskeltraining → Kräftigung, Muskelentspannung, Stabilisation.
  • Kreislauf- und Ergometertraining.
  • Widerstandsübungen → Kräftigung, Mobilisation.

▸ **Kombinierte und Sonderformen:**
  • Schlingentisch → Stabilisation, Schmerzlinderung, Mobilisation, Entlastung.
  • Krankengymnastik auf neurophysiologischer Grundlage (Propriozeptive Neuromuskuläre Fazilitation [PNF], Verfahren nach Bobath u. a.).
  • Atemtherapie.
  • Krankengymnastik mit Geräten und Hilfsmitteln (Pezziball).

- Unterwasserbewegungstherapie.
- Gehtraining, Anpassung von und Übung mit Gehhilfen (Stockstützen, Unterarmstützen, Gehwagen etc.).
- Gelenkschutz (vgl. Kapitel Ergotherapie, S. 522).
- Rückenschule.
- *Spezialtechniken und Verfahren:* Kriechverfahren nach Klapp, Maitland-Konzept, Brügger-Konzept, Cyriax-Konzept, McKenzie-Konzept, funktionelle Bewegungslehre nach Klein-Vogelbach, Stemmübungen nach Brunkow, Entspannungstechniken u. a., zum Teil mit ähnlichen Inhalten, aber eigenen Methoden. Experte für die richtige Auswahl der Methode ist der Physiotherapeut oder die Physiotherapeutin!

Anwendungshinweise

▶ Die Verordnung der Krankengymnastik erfolgt durch den Arzt; Auswahl und Durchführung des Übungsprogrammes durch den Physiotherapeuten.
▶ Bei Verordnung von Krankengymnastik in der Wohnung dies auf dem Rezept vermerken.
▶ **Vor jeder Therapie:**
  - *Befunderhebung, insbesondere:*
    – Beurteilung des Haltungs- und Muskelstatus.
    – Inspektion, Palpation, Bewegungsmessung der Gelenke, der Wirbelsäule und ihrer Umgebung.
    – Prüfung auf Lockerungen, Fehlstellungen, Fehlhaltungen.
    – Beurteilung von Alltags- und Gebrauchsbewegungen.
    – Protokollierung der Befunde als Grundlage für die Wahl der geeigneten Krankengymnastik.
  - Behandlungsziel definieren mit Nahziel (z. B. Kräftigung bestimmter Muskelgruppen) und Fernziel (z. B. Wiederherstellung der Funktionsfähigkeit einer Extremität).
▶ *Wichtig*: Aufgabe der Physiotherapeuten ist auch die Vermittlung eines häuslichen Übungsprogrammes.

31.3 Massagen

Vorbemerkungen

▶ Sowohl klassische (mehr muskuläre) als auch reflektorisch wirkende Massagetechniken (Bindegewebsmassage) sind insbesondere in der Therapie des Weichteilrheumatismus gut wirksam und nicht zu Unrecht beliebt. Sie müssen jedoch mit gesicherter Indikationsstellung eingesetzt werden.

Indikationen

▶ **Für klassische Massage und Unterwasserdruckstrahlmassage:** Tendomyosen, Periarthropathien, Muskelatrophien und Paresen (z. B. vor Krankengymnastik); als Großmassage auch zur allgemeinen „Roborierung".
▶ **Für Reflexzonenmassage (Bindegewebsmassage):** Funktionelle arterielle Durchblutungsstörungen (Raynaud-Syndrom!), Algodystrophie, vaskuläre Kopfschmerzsyndrome (bei vertebragenen Zephalgien auch mit klassischer Massage kombiniert), funktionelle Organbeschwerden.
▶ **Für manuelle Lymphdrainage**: Lymphödeme, Algodystrophie (nicht Stadium I!), Sklerodermie im Ödemstadium, Ödeme nach Gelenkoperationen, evtl. Fibromyalgie.

Kontraindikationen

▶ Arteriitis und Phlebitis, Thrombosen.
▶ Blutungen und Blutungsneigung (auch bei Antikoagulanzien-Therapie).
▶ Akute Myositis.
▶ Hautinfektionen und frische Operationsnarben.

▶ Reflexdystrophie Stadium I (am Ort).

▶ Frische Traumen.

▶ Schwere Allgemein-, Infektions-, Herz-Kreislauf-Erkrankungen, Fieber.

▶ Für Unterwasserdruckstrahlmassage: Schwere Osteoporose.

Methoden, Techniken

▶ **Klassische Massage**: Anwendung verschiedener Grifftechniken wie Knetungen, Streichungen, Zirkelungen, Rollungen, Reibungen etc.

▶ **Unterwasserdruckstrahlmassage**: Wasserdruckstrahl wird unter Wasser auf die zu behandelnden Körperregionen gelenkt.

▶ **Reflexzonenmassage**: Massage von Reflexzonen zur Beeinflussung innerer Organe über kutiviszerale Reflexe.

▶ **Manuelle Lymphdrainage**: Streichende Massagebewegungen und spezielle Griff-techniken begünstigen den Lymphabfluss aus dem Gewebe (physikalische Ent-stauung).

Anwendungshinweise

▶ Entzündete Gelenke von allen Massageformen aussparen. Je nach Behandlungs-ziel sind bei der klassischen Massage die ganz unterschiedlichen Effekte der ver-schiedenen Handgriffe zu bedenken.

▶ Klassische und Unterwasserdruckstrahlmassage einerseits und Bindegewebsmas-sage andererseits haben ganz unterschiedliche Behandlungsziele und Wirkprinzi-pien!

▶ Die Erzeugung einer Muskelhypertrophie ist mit Massage niemals möglich.

▶ Massagen können gut mit anderen physikalisch-therapeutischen Maßnahmen kombiniert werden, sollten jedoch gezielt eingesetzt und nicht wochen- bis monatelang nacheinander, sondern in geschlossenen Serien verordnet werden.

31.4 Manuelle Medizin

Vorbemerkungen

▶ Die ursprünglich aus der Laienmedizin entwickelten manualtherapeutischen Grifftechniken (Mobilisationen, Manipulationen, Weichteiltechniken) sind bei gezieltem Einsatz eine sehr wirksame Sonderform der Bewegungstherapie.

Aufgaben, Behandlungsziele

▶ Beseitigung einer reversiblen Bewegungseinschränkung (Blockierung) eines Wir-belsäulen- oder Extremitätengelenkes (Prinzip der „verklemmten Schublade").

▶ Wiedererlangung des freien Gelenkspiels.

▶ Form der Reflexzonentherapie: Durch Beeinflussung nozizeptiver Afferenzen wer-den reflektorische Folgen der Blockierung beseitigt.

Indikationen

▶ Begleitblockierungen von Gelenken bei rheumatischen Erkrankungen.

▶ Periarthropathien, Tendomyosen, Insertionstendopathien.

▶ Lumbalgien, Dorsalgien (Rippenwirbelgelenke, Iliosakralgelenke!).

▶ Nachweisbare Blockierungen als Ursache von wirbelsäulenbedingten Kopf-schmerzsyndromen.

▶ Akuter Tortikollis.

Kontraindikationen

▶ Entzündungen, Tumoren, sonstige destruktive Prozesse.

▶ Hypermobilität.

▶ Frische Traumen.

▶ Akuter Bandscheibenvorfall.

▶ Schwere Osteoporose.

▶ Schwere arterielle Durchblutungsstörungen.

- ► Hohes Alter.
- ► Speziell für Halswirbelsäule und Kopfgelenke: Erkrankungen der A. vertebralis, rheumatische Zervikalarthritis, atlantoaxiale und suboccipitale Dislokation.
- ► Therapie mit Antikoagulanzien.

Anwendungshinweise

- ► Vor jeder manualmedizinischen Anwendung ist eine eingehende Diagnostik, auch mit Röntgenaufnahmen, notwendig!
- ► In Deutschland dürfen Manipulationen nur von Ärzten durchgeführt werden (höheres Risiko), die weniger eingreifenden Mobilisations- und Weichteiltechniken auch von Physiotherapeuten, die hierfür besonders ausgebildet sind.
- ► Vorsicht bei Behandlung der Halswirbelsäule im höheren Lebensalter! Tödliche Zwischenfälle sind beschrieben.
- ◨ *Cave*: Monatelange Manipulationen bei hypermobilen Halswirbelsäulen mit oft „funktionellem" Hintergrund!

Methoden, Techniken

- ► Klassische manuelle Medizin.
- ► Zusätzlich verschiedene Schulen (nach Cyriax, Maitland, McKenzie).

31.5 Wärmetherapie

Vorbemerkungen

- ► Wärmemaßnahmen sind aus der Therapie rheumatischer Erkrankungen nicht wegzudenken, obwohl ihre Wirkungsmechanismen erst teilweise bekannt sind. Auch die „Warmhaltung" einer Körperregion kann sehr effektiv sein.

Aufgaben, Behandlungsziele

- ► Schmerzlinderung.
- ► Entzündungshemmung (vor allem in chronischen Phasen).
- ► Muskelentspannung und Auflockerung des Bindegewebes.
- ► Hyperämisierung, Stimulation von Phagozytose und Diffusion.
- ► Einflüsse auf das „Zytokinmilieu" der Haut.
- ► Sedierende Effekte (bei großflächiger Thermotherapie).

Indikationen

- ► Weichteilrheumatismus und Arthrosen.
- ► Chronische Arthritiden.
- ► Degenerative und entzündliche Wirbelsäulenleiden.

Kontraindikationen

- ► Arterielle (Grad III und IV nach Fontaine) und venöse Durchblutungsstörungen.
- ► Ödeme aller Art sowie Blutungen und Blutungsneigung.
- ► Tumoren.
- ► Schwere Herz-Kreislauf-Erkrankungen, hohes Lebensalter.
- ► Speziell: Akute Periarthropathia humeroscapularis, Vaskulitis, akute Arthritiden.
- ► Vorsicht bei akutem Bandscheibenvorfall (eventuell unerwünschte Tiefenhyperämie mit Schmerzverstärkung).

Methoden, Techniken

- ► Warme Hydrotherapie: Wickel, Bäder etc.
- ► Peloidtherapie: Moor, Fango, Schlick.
- ► Andere Wärmeträger: Paraffin, Heusack etc.
- ► Heiße Rolle (mit kochendem Wasser getränkte Handtuchrolle).
- ► Hochfrequenztherapie (Tiefenwirkung!) und Ultraschall.
- ► Infrarotbestrahlung.

Anwendungshinweise

▶ Wärmeanwendungen sind immer besonders kreislaufbelastend!

▶ Akute Entzündungen können (müssen aber nicht) verschlimmert werden.

▶ Große Wärmeanwendungen bei aktiver RA können Schübe provozieren. In speziellen Fällen (ankylosierende Spondylitis, Reiter-Syndrom, Fibromyalgie) kann eine Überwärmungstherapie (Hyperthermie) mit Überwärmungsbädern oder Infrarot-Hyperthermie indiziert sein. Große kardiovaskuläre Belastung!

▶ Mit Hochfrequenztherapie (Kurzwellendurchflutung, Dezimeterwellentherapie) ist eine echte Organerwärmung möglich, was mit anderen Wärmeanwendungen nicht gelingt!

▶ Kombination von Wärme und Bewegungstherapie: Bewegungsübungen im warmen Peloidbrei (Fango- und Moor-„kneten" und -„treten").

▶ Ultraschall mit seiner besonderen Wärmeverteilung ist speziell bei Enthesiopathie und Arthrosen wirksam und kann auch mit Medikamenten („Phonophorese") kombiniert werden.

31.6 Kältetherapie

Vorbemerkungen

▶ Die Verfahren der traditionellen Kältetherapie umfassen eine Temperaturspanne von $+15\,°C$ (kalte Hydrotherapie) über $0°$ bis $-180\,°C$ (Kryotherapie).

Aufgaben, Behandlungsziele

▶ Analgesie, Anästhesie, Entzündungshemmung.

▶ Muskelentspannung.

▶ Hemmung von Ödemen, Blutungen, Phagozytose und Enzymreaktionen.

▶ Bei Kurzzeitapplikation: Reaktive Hyperämie, Bewegungsförderung.

Indikationen

▶ Akute und subakute Arthritiden aller Art (auch Gicht im Anfall).

▶ Aktivierte Arthrose, versuchsweise bei nichtentzündlichen Arthrosen.

▶ Periarthropathia humeroscapularis acuta.

▶ Akute Bursitis und Epikondylitis.

▶ Algodystrophie Stadium I.

▶ Bei Gelenkblockierungen und akuten Tendomyosen.

▶ Versuchsweise: Fibromyalgie (Ganzkörperkältetherapie).

▶ Postoperativ nach Gelenk-, Sehnen- und Bandscheibenoperationen.

▶ In Kombination mit Physiotherapie auf neurophysiologischer Grundlage bei neurologischen Erkrankungen (auch durch rheumatische Leiden).

Kontraindikationen

▶ Schwere Allgemeinleiden, Fieber.

▶ Nieren- und Blasenaffektionen (bei Therapie in diesem Bereich).

▶ Kälteüberempfindlichkeit aller Art.

▶ Raynaud-Syndrom, Vaskulitis.

▶ Sklerodermie.

Methoden, Techniken

▶ Eis: Teilbäder, Packungen, Massagen, Abreibungen.

▶ Tiefgefrorene Gelbeutel.

▶ Leicht verdunstende Flüssigkeiten (z. B. Äthylchlorid).

▶ Gekühlte Peloide: Fango, Moor.

▶ Tiefgekühlte Luft, Stickstoff (-30 bis $-110\,°C$), Gasgemische.

▶ Elektronisch gesteuerte Kühlbandagen.

▶ **Sonderform:** Ganzkörperkältetherapie in geschlossenen Kältekammern oder mit offenen Systemen ($-60°$ bis $-110\,°C$) mit besonders intensiven Wirkungen (Analgesie, Funktionsverbesserung, Änderungen der Zytokinhomöostase der Haut). **519**

Anwendungshinweise

▶ Die Effekte einer kurzzeitigen Kältetherapie (bis zu 5 Min.) sind andere als die längerzeitiger Kälteapplikationen.

▶ Zur Entzündungshemmung und zur Erzielung intramuskulärer Wirkungen muss Kälte 20 Minuten und länger appliziert werden.

▶ Im höheren Lebensalter vorsichtig anwenden, da Reagibilität des Gefäßsystems verändert ist.

▶ Kombination von Kälte und Bewegungstherapie: Bewegungsübungen in Eiswasser und in gekühltem Peloidbrei.

31.7 Elektrotherapie

Vorbemerkungen

▶ Die Verfahren der Elektrotherapie unterscheiden sich physikalisch und biologisch voneinander. Während Nieder- und Mittelfrequenzströme intensiv neuromuskulär wirken, ist die Hochfrequenztherapie reine Wärmetherapie mit erheblichem Penetrationsvermögen.

Aufgaben, Behandlungsziele

▶ **Niederfrequenz- und Mittelfrequenztherapie:**
  • Schmerzstillung, Hyperämisierung, Tonisierung der Muskulatur.
  • Bäder: Zusätzliche thermische und muskeldetonisierende Effekte.
  • Iontophorese: Zusätzliche medikamentöse Wirkungen („Reizstoffe", Antiphlogistika, Lokalanästhetika).
  • Reizströme und Wymoton: Möglichkeit der Muskelkontraktion.
▶ **Hochfrequenztherapie** s. Wärmetherapie (S. 518).

Indikationen

▶ Weichteilrheumatismus: Tendomyosen, Periarthropathien etc.
▶ Nicht aktivierte Arthrosen und chronische Arthritiden.
▶ Muskelatrophien, Neuropathie, Paresen.
▶ Schmerzzustände verschiedener Art (Neuralgien, Ischialgien etc.)

Kontraindikationen

▶ Hautkrankheiten, Verletzungen (Niederfrequenztherapie).
▶ Herzschrittmacher sowie Metallteile (z. B. Endoprothesen, Nägel und Metallplatten) im Behandlungsgebiet, bei Hochfrequenztherapie auch generell!
▶ Fieberhafte und Infektionskrankheiten, akute Entzündungen.
▶ Schwere Sensibilitätsstörungen.

Methoden, Techniken

▶ **Niederfrequenztherapie** (Ströme von 0 Hz bis ca. 1000 Hz):
  • Galvanischer Strom: Galvanisation, Iontophorese, Stangerbad und Zellenbad.
  • Reizströme: Stromimpulse, z. B. transkutane elektrische Nervenstimulation (= TENS), diadynamische Ströme u. a.
▶ **Mittelfrequenztherapie** (Ströme von 100 000 Hz bis 100 kHz):
  • Interferenzstromtherapie (Nemec-Ströme).
  • Wechselstromtherapie (Wymoton).
▶ **Hochfrequenztherapie** (Wechselströme bzw. elektromagnetische Wellen mit einer Frequenz von 500 kHz bis 5000 MHz): Kurzwellen, Dezimeterwellen, Mikrowellen.

Anwendungshinweise

▶ Nieder- und mittelfrequente Stromformen sind ein hervorragendes Mittel zur Analgesie ohne Belastung für Herz und Kreislauf; sie können darum auch bei älteren Menschen angewandt werden.

▶ Jede Elektrotherapie ist gut mit Massage (S. 516) und Krankengymnastik (S. 515) kombinierbar.

Physikalische Medizin

31.8 Kombinationstherapie

Vorbemerkungen

▶ Die Angriffspunkte der einzelnen physikalisch-therapeutischen Verfahren sind komplex und überlappen sich zum Teil. Aus diesen und aus ökonomischen Gründen ist die Frage einer sinnvollen Kombinationstherapie essenziell.

Positive Aspekte einer gleichzeitigen Kombinationstherapie

▶ Mögliche Wirkungsverstärkung.
▶ Einsatz verschiedener Therapieformen bei gleicher Erkrankung sowie Möglichkeit der gleichzeitigen Therapie verschiedener Erkrankungen.

Mögliche negative Aspekte gleichzeitiger Kombinationstherapie

▶ Größere Belastung des Organismus und größerer Zeitbedarf.
▶ Probleme von Interaktionen.

Anwendungen, die synergistisch wirken und gut kombinierbar sind

▶ Niederfrequenztherapie, anschließend klassische Massage.
▶ Klassische Massage, anschließend lokale Wärme.
▶ Lokale Wärme vor Krankengymnastik.
▶ Lokale Kälte bei Krankengymnastik.
▶ Wärme + klassische Massage + Krankengymnastik.
▶ Ultraschall + passive Mobilisation bei Kontrakturen.
▶ Ultraviolettbestrahlung + Solebäder.

Mögliche, aber anstrengende Kombinationen

▣ *Nur mit ausreichenden Pausen!*
▶ Stanger-Bäder + Unterwasser-Bewegungstherapie.
▶ Krankengymnastik + Unterwasser-Bewegungstherapie.
▶ Große Thermotherapie + Unterwasser-Bewegungstherapie + Krankengymnastik.
▶ Überwärmungsbäder + Unterwasser-Bewegungstherapie.

Anwendungen, die partiell austauschbar sind

▶ Verschiedene Formen der analgesierenden Nieder- und Mittelfrequenztherapie.
▶ Verschiedene Formen der Hochfrequenztherapie.
▶ Verschiedene Formen der lokalen Kälte- und Wärmetherapie bei vergleichbarer Intensität und Tiefenwirkung.

Verfahren, die nur nach Rücksprache mit dem verordnenden Arzt ausgetauscht werden sollten

▶ Parafango statt Fango.
▶ Krankengymnastik auf neurophysiologischer Grundlage statt konventioneller Gymnastik.
▶ Unterwasser-Druckstrahlmassage statt klassischer Massage.
▶ Heißluft statt anderer Thermotherapie.
▶ Apparative Verfahren statt manueller Verfahren.

Anwendungskombinationen, die unsinnig oder ungünstig sind

▶ Wärmeanwendungen vor Bindegewebsmassagen.
▶ Intensive Krankengymnastik unmittelbar nach Bindegewebsmassage oder Sauna.
▶ Eisbehandlung und Unterwasser-Bewegungstherapie.

Anwendungshinweise

▶ Im Prinzip gilt: Nicht viel hilft viel, sondern weniger hilft oft mehr.
▶ Neben erwünschten additiven Wirkungen ist auch das Gegenteil denkbar!
▶ Mehr als zwei Maßnahmen in einer Sitzung sind selten möglich.

▶ **Beachte**: Die in nächster Zeit zu erwartenden novellierten Richtlinien des Bundesausschusses der Ärzte und Krankenkassen zur Heilmittelverordnung (Heilmittelrichtlinien) schreiben in einem Heilmittelkatalog Diagnose- und Symptomenbezogene Heilmittel des Regelfalls, optionale Heilmittel, ergänzende Heilmittel und standardisierte Heilmittelkombinationen vor mit detaillierten Hinweisen zu Inhalt und Durchführung der Heilmittelverordnung und zur Zusammenarbeit mit den Heilmittelerbringern.

31.9 Ergotherapie und Gelenkschutz

Vorbemerkungen

▶ Die Ergotherapie hat nicht nur eine wichtige Funktion im Behandlungsplan, sondern zusätzliche präventive und rehabilitative Aufgaben, die das Verhalten am Arbeitsplatz und im häuslichen Milieu mit einbeziehen. Zur Aufgabe der Ergotherapie gehört auch die Instruktion im Gelenkschutz und die Anfertigung individueller Orthesen (Schienenversorgung).

Aufgaben und Behandlungsziele

▶ Funktionstestung insbesondere zur Beurteilung der „Aktivitäten des täglichen Lebens".
▶ Verbesserung von Beweglichkeit, Kraft, Geschicklichkeit.
▶ Erhaltung bzw. Wiederherstellung der Selbständigkeit und funktionellen Unabhängigkeit.
▶ Stimulation kreativer Neigungen, der Eigenaktivität und der Motivation.
▶ Vermittlung von Erfolgserlebnissen und Freude.
▶ Vermittlung eines Gruppenerlebnisses mit sozialen Kontakten („psychosoziale Beschäftigungstherapie").
▶ Selbsthilfetraining mit Hilfsmittelversorgung.
▶ Arbeitsplatztraining und -adaptation und Anpassung der Wohnung.
▶ Unterrichtung in Gelenkschutz:
  • Training im ökonomischen Krafteinsatz.
  • Reduktion von Schmerz, Fehlbelastung, Überbeanspruchung.
  • Kontrakturprophylaxe.
▶ Anfertigung und Anpassung individueller Orthesen.
▶ Postoperatives Funktionstraining.

Indikationen

▶ Entzündlich-rheumatische Erkrankungen mit Funktionsbehinderungen (besonders wichtig: Hand!).
▶ Degenerative Gelenk- und Wirbelsäulenerkrankungen.
▶ Algodystrophie.
▶ Sklerodermie.
▶ Nachbehandlung nach Operationen.
▶ Weichteilrheumatische Erkrankungen auch mit psychosomatischem Hintergrund.

Kontraindikationen

▶ Schwere Schübe oder schlechter Allgemeinzustand.
▶ Schwere Kommunikationsstörungen oder ablehnende Haltung.

Methoden, Techniken

▶ **Funktionstestung – Test der Selbsthilfeaktivitäten:**
  • Essen und Trinken: Besteck, Glas, Tasse.
  • Hygiene: Duschen, Baden, Abtrocknen, Frisieren, Intimpflege etc.
  • An- und Auskleiden, insbesondere Schuhe, Strümpfe, Reißverschlüsse.
  • Liegen, Sitzen, Gehen, Fahren: Treppe, Auto, Aufstehen etc.
  • Beruf und Hobby.

- Haushalt: Betten machen, Reinigung, Wäsche, Einkaufen etc.
- Allgemeine Tätigkeiten: Telefonieren, Schreiben, Schlüssel drehen etc.
▶ **Funktionelles Training, psychische Stimulierung, Entspannung:**
- Flecht- und Knüpfarbeiten, Weben.
- Töpfern, Stoff- und Papierdruck, Holzarbeiten.
- Seidenmalerei, Lederarbeiten.
- Spezielle Entspannungstechniken.
▶ **Gelenkschutz:**
- Richtige Lagerung im Schub und im Alltag.
- Ausschaltung fehlerhafter Bewegungsmuster (Aufstützen des Unterarmes, des Kopfes, richtiges Sitzen und Aufstehen).
- Einsatz stammnaher Gelenke, da sie kräftiger sind.
- Gegenstände möglichst körpernah tragen.
- Gewichte durch beidhändiges Halten besser verteilen.
- Hebelgesetze anwenden (mit langem Kraftarm und kurzem Lastarm).
- Statische Arbeit mit Hilfsmitteln durchführen, dynamische Arbeit bevorzugen.
- Benutzung von gleitenden und rollenden Hilfsmitteln (Einkaufswagen, Kofferroller).
- Verdickte Spezialgriffe bei Fingerbeugeproblemen.
- Anpassung von Handschienen.
▶ **Schienenversorgung:**
- *Lagerungsschienen* aus thermoplastischem Material zur Verhütung der ulnaren Deviation der Finger, zur Korrektur von Schwanenhals- und Knopflochdeformität, zur Ruhigstellung von Daumensattel- und Grundgelenken, zur Korrektur und Stabilisierung der Handgelenke etc; auch als Nachtschienen, Fingerringe.
- *Funktionsschienen* (dynamische Schienen): Mit unterschiedlichen Zugeinrichtungen zur gezielten Mobilisierung und Kräftigung kleinerer Muskeln.
- *Postoperative Schienen* (passager).

Anwendungshinweise

▶ Enge Abstimmung mit anderen Mitgliedern des therapeutischen Teams.
▶ Individuelle Verordnung mit Definition des Behandlungszieles.
▶ Sorgfältige Dosierung nach Dauer, verwendeten Materialien, Leistungsfähigkeit.

31.10 Kurorttherapie

Definition

▶ Unter einer Kur im klassischen Sinn versteht man ein kombiniertes und komplexes Verfahren, in dessen Zentrum ein natürliches ortsgebundenes oder ortsübliches Heilmittel steht (Heilwasser, Heilgas, Peloid, Klima etc.), das aber durch zusätzliche Verfahren ergänzt werden muss. In den letzten Jahrzehnten sind zusätzlich neue, umfassende Konzepte der Kurorttherapie entwickelt worden, z. B. medizinische Rehabilitationsmaßnahmen, ambulante Rehabilitation am Kurort, Kompaktkur.

Wirkfaktoren der Kurorttherapie

▶ Balneotherapie mit natürlichen Heilmitteln.
▶ Physikalische und Ergotherapie (Krankengymnastik ist essenziell!).
▶ Medikamentöse Therapie.
▶ Diätetische Therapie.
▶ Ausschaltung schädlicher Umwelteinflüsse.
▶ Psychologische Führung und Unterstützung.
▶ Gesundheitsbildung und -erziehung.
▶ Gezielte Patienteninformationsprogramme.
▶ Sozialmedizinische Maßnahmen.

Physikalische Medizin

Balneotherapie

▶ **Häufigste „Rheumabäder":** NaCl- und Solebäder, Schwefelwasser, Moorbäder, Radonbäder, Thermen.

▶ **Wirkungen:**

- Thermische Effekte: Wärme und Kälte mit entzündungshemmenden, muskelentspannenden, schmerzstillenden Wirkungen.
- Mechanische Effekte im Bad: Auftrieb, Wasserviskosität, Blutverschiebung ins venöse Niederdrucksystem, Muskelentspannung, Schwerelosigkeit.
- Chemische Effekte durch Resorption, Deposition und Elution (unterschiedlich je nach chemischer Zusammensetzung der Heilquelle).
- Wahrscheinlich immunologische Effekte durch Einwirkungen auf die Haut über Veränderungen des Zytokinmilieus und der Langerhans-Zellen.
- Bei iterativer (= kurmäßiger) Anwendung: Unspezifische Reizwirkung auf das vegetative Nervensystem mit dem Resultat besserer Resistenz („Adaptationstherapie").

Indikationen

▶ Entzündliche Gelenk- und Wirbelsäulenleiden (nicht im akuten Schub!).
▶ Degenerative Erkrankungen der Gelenke und der Wirbelsäule.
▶ Chronische Formen des Weichteilrheumatismus.
▶ Zustand nach Gelenk- und Wirbelsäulenoperationen.
▶ Gicht im chronischen Stadium.

Kontraindikationen

▶ **Allgemeine Kontraindikationen:** Fieberhafte Krankheiten und Infektionskrankheiten, Tumoren, Gravidität, schwere Arteriosklerose, kürzlich erlittener apoplektischer Insult, floride entzündliche Herz- und Gefäßleiden, schwere Herz-Kreislauf-Erkrankungen.
▶ **Spezielle Kontraindikationen:** Aktive Kollagenosen, akute Schübe und hohe Entzündungsaktivität, Lebensalter über 70 Jahre (mit Einschränkungen!), viszerale Begleitsymptome.

Anwendungshinweise

▶ Ambulante und stationäre kurortmedizinische Maßnahmen gehören früh in den Behandlungsplan.
▶ Sie sind weder ein einfaches Adjuvans noch Urlaub.
▶ Als Form einer Reiz- und Reaktionstherapie sind sie immer belastend.
▶ Eine Kurorttherapie ist vor allem dann indiziert, wenn die wohnortnahe Versorgung, insbesondere mit physikalischer Therapie, nicht ausreichend ist.
▶ Bei der Indikationsstellung zur Kur muss die unterschiedliche Reizintensität der natürlichen Heilmittel bedacht werden (*reizmild:* Solebäder, Kochsalzbäder; *reizintensiv:* Schwefelwässer, Moorbäder).
▶ Entzündliche Leiden sollten eher einer klinischen Behandlung am Kurort zugeführt werden; nichtentzündliche Erkrankungen (Arthrosen, Weichteilrheumatismen) können auch mit ambulanten Kuren gut behandelt werden.
▶ Auch bei stationären Rehabilitationsverfahren sollten die spezifischen Ressourcen des Kurortes, also seine natürlichen Heilmittel, mit genutzt und einbezogen werden.

31.11 Rehabilitation

Vorbemerkungen

▶ Aufgrund ihrer Häufigkeit, der Möglichkeit progredienter Funktionsstörungen und Einschränkungen im täglichen Leben sind rheumatische Erkrankungen ein Rehabilitationsproblem ersten Ranges. In der Einleitung, Koordinierung und Überwachung rehabilitativer Maßnahmen kommt dem Arzt eine Schlüsselfunktion zu.

Physikalische Medizin

Aufgaben, Behandlungsziele

▶ **Rehabilitation ist „Management" der Krankheitsfolgen:**
- Der körperlichen Krankheitsfolgen (durch anatomische und physiologische Veränderungen): Deformitäten, Muskelschwäche, Organsymptome, Schmerzen, „Impairment".
- Der funktionellen Störungen: „Functional Limitation", „Disability", „Handicap", „Activity and Participation".
- Der psychosozialen Folgen: Krankheitsbewältigung, psychische Belastungen, soziale Probleme.

▶ Behandlung körperlicher Schäden mit dem Ziel der Wiederherstellung von geschädigten Strukturen (Behandlungsstrategie).
▶ Überwindung funktioneller Einschränkungen (Rehabilitationsstrategie).
▶ Verhinderung weiterer anatomischer Veränderungen und der Fähigkeitsstörungen (präventive Strategie).

Formen der Rehabilitation

▶ Stationäre Rehabilitation (in Rehabilitationskliniken).
▶ Ambulante und teilstationäre Rehabilitation.
▶ Anschlussheilbehandlungen.
▶ Maßnahmen zur beruflichen und sozialen Rehabilitation.

Voraussetzungen für eine erfolgreiche Rehabilitation

▶ Krankheitsfrüherkennung und frühes Einsetzen der Therapie.
▶ Medikamentöse Beherrschung des Krankheitsprozesses.
▶ Umfassende Diagnostik mit Beurteilung der funktionellen Einschränkungen und Fähigkeitsstörungen.
▶ Sorgfältige Definition der Rehabilitationsziele.
▶ Verfügbarkeit ambulanter und stationärer (auch operativer) rheumatologischer Behandlungsmöglichkeiten.
▶ Interdisziplinäres Rehabilitationsteam: Rheumatologen, Physiotherapeuten, Ergotherapeuten, Psychologen, Sozialpädagogen, Sportlehrer, rheumatologisch qualifizierter Pflegedienst, Sozialdienst, Reha-Berater, Diätberater.
▶ Verfügbarkeit berufsfördernder Leistungen: Hilfen zur Erhaltung oder Erlangung eines Arbeitsplatzes, Eingliederungshilfen an den Arbeitgeber, Berufsfindung, Arbeitserprobung, Berufsvorbereitung.
▶ **Voraussetzung für ambulante Rehabilitation:** Erreichbares Rehabilitationszentrum in einer vertretbaren Zeit (maximale Fahrzeit 45 Minuten), regelmäßige Fahrten müssen für den Patienten zumutbar sein.

Indikationen

▶ Frühfälle rheumatischer Erkrankungen: Diagnose einer rheumatischen Krankheit und/oder einer drohenden Funktionseinschränkung und/oder einer drohenden Chronifizierung.
▶ Patienten mit körperlichen Funktionseinschränkungen.
▶ Patienten mit psychosozialen Belastungen.
▶ **Speziell für stationäre Rehabilitation:**
- Besonderer Schweregrad der Beeinträchtigung.
- Pflegebedürftigkeit.
- Komorbidität.
- Notwendigkeit der Entlastung vom Alltag und psychosozialen Umfeld.

Anwendungshinweise

▶ Rheumatische Erkrankungen sind häufig chronische Leiden; damit ist auch die Rehabilitation häufig ein lebenslanger Prozess.

▶ Aufgrund der Progredienz vieler rheumatischer Erkrankungen können sich Rehabilitationsziele und -methoden oft ändern; die Rehabilitation rheumatischer Erkrankungen ist darum ein dynamischer und flexibler Prozess, der einer ständigen kritischen Qualitätsüberprüfung bedarf.

▶ Therapie, Prävention und Rehabilitation greifen häufig nahtlos ineinander und können sich überlappen.

▶ Die Indikationsstellung zur Rehabilitation muss gezielt und früh genug erfolgen.

▶ Vor Beginn jeder Rehabilitation sind die Rehabilitationsziele sorgfältig zu definieren.

▶ Die medizinische Rehabilitation kann nur dann wirksam werden, wenn eine kontinuierliche Nachsorge in der ambulanten Behandlung gewährleistet ist.

▶ Maßnahmen zur beruflichen Rehabilitation werden auch heute noch, speziell bei rheumatoider Arthritis, zu selten veranlasst. Das Resultat ist häufig eine vorzeitige, eigentlich nicht indizierte Berentung.

32 Operative Therapie

32.1 Grundlagen

Operationsindikationen

▶ Eine Einteilung in präventive und rekonstruktive Eingriffe ist nur bedingt möglich, Kombinationen und fließende Übergänge sind häufig.

▶ **Präventiv:**
- Umfassende konservative Therapie (medikamentös, physikalisch und orthetisch) ohne befriedigende Ergebnisse.
- Drohender Verlust wichtiger Funktionen.
- Nicht beherrschbare arthrogene/tendogene Schmerzen.

▶ **Rekonstruktiv:** Einschränkung oder Verlust wichtiger Funktionen der Haltungs- und Bewegungsorgane durch entzündliche Destruktionen.

Kontraindikationen

▶ **Reduzierter Allgemeinzustand**, u. a. durch Mitbeteiligung innerer Organe, Nebenwirkungen medikamentöser Behandlung.

▶ **Intubationshindernisse** (relativ häufig durch entzündlich-rheumatische Veränderungen der Kiefergelenke und der HWS): In der Regel nach sorgfältiger diagnostischer Abklärung durch regionale Anästhesiemethoden oder durch fiberoptische Intubation überwindbar.

▶ **Mangelnder Funktionsbedarf**:
- Fehlen individueller funktioneller Notwendigkeiten des Patienten.
- Sehr gute funktionelle Adaptation an bestehende Deformierungen und Destruktionen.

▶ **Mangelnde Kooperation:**
- Fehlende Kooperationsbereitschaft (selten).
- Mangelnde Kooperationsfähigkeit unter Mitberücksichtigung der Belastungen durch die Operation und durch die erforderlichen Nachbehandlungsmaßnahmen.

Spezielle Aspekte bei entzündlich rheumatischen Krankheiten

▶ **Dauermedikation:**
- Notwendigkeit temporärer Unterbrechung bestimmter Basismedikationen (D-Penicillamin, Methotrexat) vor OP wird unterschiedlich gesehen.
- Kortisondauermedikation erfordert perioperative Stoßtherapie!

▶ Krankheitsverlauf, Inaktivität und medikamentöse Therapie führen zu anatomischen und funktionellen Veränderungen. Deformitäten und Destruktionen folgen aber großenteils einheitlichen pathomechanischen Entstehungsmustern. Dies erlaubt bei entsprechender Spezialerfahrung relativ genaue Vorplanung auch sehr komplexer und komplizierter rekonstruktiver Eingriffe (cum grano salis).

▶ **Gelenkkontrakturen:**
- Erschwerter operativer Zugang.
- Erschwerte funktionelle Rehabilitation.
- Bei Korrektur exzessiver Deformierungen ist das Risiko von Wundheilungsstörungen und überdehnungsbedingten Hautnekrosen erhöht.

▶ **Osteoporose:** Operationstechnische Erschwernisse, erhöhtes Frakturrisiko intra- und postoperativ.

▶ **Durchblutungsstörungen:**
- Haut: Wundheilungsstörungen, Hautnekrosen.
- Skelett: Osteonekrosen, Osteolysen, Mutilationen (auch postoperativ).

▶ **Muskelschwäche:** Erschwerung und Verzögerung der funktionellen Rehabilitation.

▶ **Knochen und Weichteildefekte** (besonders bei mutilierenden Verlaufsformen):
- Operationstechnische Erschwernisse bei rekonstruktiven Eingriffen.
- Eingeschränkte Wahlmöglichkeiten (Differenzialindikation).
- Erhöhtes Risiko postoperativer Gelenklockerungen und Instabilitäten.

▶ **Erhöhte Infektionsgefahr:**
- Statistisch nachgewiesen für Knieendoprothetik.
- Vorbeugung durch perioperative Antibiotikagabe (empfehlenswert bei Fuß-operationen, endoprothetischen Versorgungen, Reoperationen).

▶ **Erhöhte Blutungsneigung:** Korreliert mit verlangsamter Wundheilung.

◳ *Cave*: Fäden nicht zu früh entfernen, d. h. 2 Wochen nach Primäreingriffen, 3 Wochen nach Sekundärnähten.

Zusammenfassung

▶ Nicht alles, was operativ korrigierbar ist, sollte auch operiert werden!

▶ Eine korrekte Indikationsstellung erfordert erhebliche Erfahrung! Es empfiehlt sich die Konsultation eines erfahrenen Rheumaorthopäden.

▶ Der Verlust der Geh- und Greiffähigkeit wirkt sich auf die Lebensqualität rheumatischer Patienten so negativ aus, dass diese Bedrohung unbedingt gegen das häufig überschätzte Operationsrisiko abgewogen werden muss.

▶ Zu langes Abwarten führt bei der Komplexität der Bewegungsfunktionen in der Regel zu sekundären Veränderungen mitbeteiligter Strukturen. Häufige Folge: Erhebliche Verschlechterung der Erfolgsaussichten rekonstruktiver Maßnahmen (Schädigung wird irreversibel!).

▶ Bei schlechter Indikationsstellung kann ein gutes kosmetisches Ergebnis mit katastrophalen Funktionsverlusten für den Patienten verbunden sein.

◳ *Merke*: Schonendes Operieren ist zeitaufwändig, besonders bei rheumatisch geschädigten Geweben. Ohne ausreichend lange und qualifizierte Nachbehandlung ist das Risiko der oft problematischen und dennoch unumgänglichen Eingriffe kaum zu verantworten. Qualität wird sinnentsprechend nur am Ergebnis gemessen, nicht an der Operationsdauer und nicht an der Kostenersparnis bei der Nachbehandlung!

32.2 Operationstechniken

Gelenk-Synovektomie

◳ *Merke*: Entscheidend für den Dauereffekt: Operation so radikal wie nötig und so schonend wie möglich. Zum Beispiel kann selbst eine offene Kniegelenk-Synovektomie nur von ventral ohne zusätzliche dorsale Zugänge bei florider, massiver Synovitis nie wirklich radikal sein!

▶ **Ziele:**
- Verhinderung von Destruktionen und deren Progredienz.
- Verbesserung der Beweglichkeit durch Beseitigung synovitischer Kapselschrumpfungen und Vernarbungen.
- Schmerzlinderung durch denervierenden Effekt, besonders Spät-Synovektomie und Synovektomie in Kombination mit rekonstruktiven Operationen.

▶ **Offenes Vorgehen:**
- In Kombination mit ausgedehnten rekonstruktiven Eingriffen aller Art.
- Bei sehr massiver synovitischer Proliferation (gegebenenfalls technisch einfacher und sicherer).
- *Vorteile:*
  - Rekonstruktive Notwendigkeiten können sicher erkannt und unbehindert angegangen werden.
  - Bei geeigneter Schnittführung gleichzeitige Tenosynovektomie möglich (insbesondere Hand- und Sprunggelenk).
- *Nachteile:*
  - Störende Narbenbildung (bei schlechter Operationstechnik).
  - Stellenweise Unterbrechung der Propriorezeption.
  - Längere Nachbehandlungszeit (nicht unbedingt nachteilig für die Regeneration des Gelenkknorpels!).

► **Arthroskopisches Vorgehen:**
- *Vorteile:*
  - Vermeidung schmerzhafter und bewegungsbehindernder Narbenbildungen.
  - Vereinfachung und eventuell Abkürzung der Nachbehandlung.
- *Nachteile:*
  - Möglicherweise geringere Radikalität (geringerer Dauereffekt, erhöhte Rezidivgefahr).
  - Der Nachteil kann durch Radiosynoviorthese 6–8 Wochen nach der Operation verringert werden.

Tenosynovektomie

► **Ziele:**
- Beseitigung von Gleitstörungen (z. B. Sehnenknoten, Ringbandengen).
- Verhinderung von trophischen und mechanischen (z. B. durch Friktionen an freiliegenden scharfen Knochenkanten) Sehnenrupturen.
- Nervendekompression bei gemeinsamer Passage von Engpässen (Karpaltunnel, Tarsaltunnel) durch Reduzierung des durch Tenosynovitis vermehrten Volumens.
- Spätzustände: Wiederherstellung des Sehnengleitens: Tenolyse.

► **Vorgehen:**
- Operationstechnisch sehr schonendes Vorgehen nötig, um oberflächliche Sehnenaufrauungen (mit der Folge von Adhäsionen) zu beseitigen bzw. zu verhindern und noch intakte Ringbänder und Gefäßversorgungen zu erhalten.
- Oberflächenaufrauungen im Exzisionsbereich müssen durch versenkte und resorbierbare Nähte glatt verschlossen werden.
- Sehnenknoten müssen plastisch exzidiert und Minderungen des Sehnenquerschnittes nahttechnisch stabilisiert werden.

Sehnenrekonstruktionen

► **Direkte Sehnennähte:**
- Verstärkung des Sehnenquerschnittes.
- Glättung der Sehnenoberfläche.
- Überbrückung sehr kleiner Defektstrecken *kurz* nach erfolgter Ruptur. (Verlust des Arbeitsweges tritt im Vergleich zur traumatischen Kontinuitätstrennung schneller ein, da das Sehnengleiten oft schon vorher behindert war.)

► **Sehnentransfer:**
- Fixierung der rupturierten Sehne auf die Sehne eines intakten Muskels (neuer Motor).
- Günstig für das postoperative Sehnengleiten ist die einfache Anastomose (im Gegensatz zur doppelten bei freiem Transplantat, s. u.).

► **Freies Sehnentransplantat:**
- Überbrückung längerer Defektstrecken. Voraussetzung: Der ursprüngliche Motor hat seinen Arbeitsweg noch nicht verloren.
- *Bei Massenrupturen* (z. B. an der Handgelenks-Streckseite): Mehrere distale Sehnenstümpfe müssen an einen kräftigen Motor gekoppelt werden.
- Die doppelseitige Anastomose (auf beiden Seiten des Transplantates) erhöht die Gefahr der Insuffizienz (Ruptur) der Sehnennähte. Auch postoperative Gleitstörungen (Verklebungen, Verwachsungen) kommen bei dieser Technik häufiger vor.
- Als Transplantate kommen günstigstenfalls neben funktionell entbehrlichen Sehnen (z. B. des M. palmaris longus) auch gut erhaltene Stümpfe rupturierter Sehnen infrage.
- *Vorteil:* Bei frühem Eingreifen kann der ursprüngliche Motor u. U. beibehalten werden.

► **Replatzierung verrutschter Sehnen:** z. B. bei Finger- und Zehendeviationen.

Exzision von Rheumaknoten/Bursen

▶ **Lokalisation:** Bevorzugt an mechanisch besonders beanspruchten Stellen.

▶ **Häufigkeit** unter Methotrexat-Behandlung erheblich gesteigert.

▶ Nur störende und hinderliche, entzündlich veränderte Rheumaknoten entfernen: Sie neigen zu Rezidiven. Eine schonende, aber sehr radikale Entfernung ist deshalb nötig.

▶ Inzisionen bzw. plastische Hautexzisionen sollen günstig für die Wundheilung und nicht störend für Beweglichkeit, Belastung oder spätere Gelenkzugänge positioniert werden.

▶ Knoten an der Beugeseite der Finger sind häufig mit Digitalnerven und Gefäßen verwachsen. Eine Neurolyse ist nur mit Lupenbrille bzw. Operationsmikroskop und ohne Zeitdruck möglich.

▶ Rheumaknoten sind oft mit synovitischen Gelenkhernien (Fingerstreckseite!) und mit Bursen (Olecranon) verbunden.

▣ *Cave*: Der operationstechnische Aufwand wird oft weit unterschätzt (insbesondere für die „kleinen" Rheumaknoten an den Fingern oder größere am Ellenbogen).

Osteotomie

▣ *Merke*: Bestimmte Osteotomien sind auch bei Patienten mit geringer Kooperationsfähigkeit anwendbar, die Ziele sind limitiert. Die Methode ist je nach Technik an der Schulter (nach Benjamin), den Metatarsalia und den Metacarpalia (nach Helal) oft wenig belastend.

▶ **Ziele:**
 • Korrektur von Fehlstellungen (vorwiegend bei Sekundärarthrosen nach „ausgebrannter Arthritis").
 • Temporäre Beeinflussung spät-synovitischer Gelenkveränderungen und Gelenkbeschwerden (Wirkungsweise bislang ungeklärt).

▶ **Korrektur-Osteotomien** (vorwiegend an den unteren Extremitäten): Exakte Vorplanung ist wichtig: Berechnung von Resektionshöhen und -ausmaßen, Winkeln (für Keilresektionen etc.) sowie für Art und Sitz der Fixierung.

▶ **Gebräuchliche „aktuelle" Osteotomieverfahren** (z. B. „Scarf", „Chevron" und Austin für MT I, „Weil" für MT II–V), meist mit Osteosynthese und optional mit Synovektomie zugehöriger Gelenke, werden zur Stellungskorrektur, Längenanpassung der Metatarsalia und zur Entlastung im Vorfußbereich auch bei Rheumatikern zunehmend eingesetzt. Langzeitergebnisse sind abzuwarten. Entzündungsrezidive und fortschreitende Destruktionen können den Operationserfolg infrage stellen. Eine entsprechende Patientenaufklärung ist ratsam.

▶ **Osteotomien zur Beeinflussung der Entzündungsaktivität:** Nur angenäherte Stellungskorrekturen werden angestrebt. Der technische Aufwand ist relativ gering, die Nachbehandlung unkompliziert (Hauptanwendung: Doppelosteotomien im Schultergelenk).

Resektions-Arthroplastik

▶ Gelenkneubildung ohne Einbringung nichtnatürlichen Materials. Bei diesem Verfahren erfolgt die Arthroplastik ohne bzw. mit Interposition von subkutanem und bindegewebigem autologen und homologem Material.

▶ **Ziele:**
 • Schaffung oder Wiederherstellung einer funktionell ausreichenden Gelenkbeweglichkeit und -stabilität.
 • Beseitigung oder Reduzierung vorbestehender Schmerzen.

▶ **Anwendung:**
 • Nur an kleinen Gelenken und an den großen Gelenken der oberen Extremität (an der unteren Extremität nicht ausreichend kontrolliert und wahrscheinlich zu wenig erfolgssicher).
 • *Wenig geeignet* bei mutilierender und ausgeprägt zystisch-destruierender Verlaufsform von Polyarthritiden. Osteolytische Prozesse können postoperativ fortschreiten!

▶ **Vorbedingungen:**
- Geeignete Knochenverhältnisse, noch vorhandener (zumindest rekonstruierbarer) Bandapparat, funktionsfähige Motoren (Muskeln, Sehnen).
- Kooperationswille und Kooperationsfähigkeit des Patienten, da die Remobilisierung aufwändiger (schmerzhafter, langwieriger) ist als nach endoprothetischen Versorgungen derselben Lokalisation.

▶ **Vorteil gegenüber Alloarthroplastik:** Kein Verschleiß und keine Lockerung, gut geeignet zur Bewegungserhaltung bzw. Wiederherstellung für Patienten mit hoher Lebenserwartung und großem Funktionsbedarf. Bei späterem Versagen (Mutilation, Sekundärarthrose) ist meist ein unproblematischer Rückzug zur Gelenkendoprothese und zur Arthrodese möglich (Versagerquote mehr zeit- als gelenkabhängig, nach ca. 20 Jahren etwa 25 %).

▶ **Nachteil:** Operationstechnisch sehr anspruchsvoll, große persönliche Erfahrung des Operateurs nötig.

▶ **Operationsprinzip:**
- Neuformung und Glättung destruierter, deformierter Gelenkflächen, eventuell auch Exzision zerstörter Gelenkanteile. Eine radikale Synovektomie ist notwendiger Bestandteil der Operation.
- Annäherung an die ursprünglichen Formverhältnisse wird angestrebt, um sich des vorbestehenden Bandapparates und Sehnengleichgewichtes für Stabilität und Bewegung zu bedienen oder beides im Rahmen der gegebenen Möglichkeiten wiederherzustellen bzw. den geänderten Verhältnissen anzupassen.
- Verhinderung von Einsteifungen: Die Radien der konvexen Gelenkpartner werden kleiner gewählt als die der konkaven, eine volle Kongruenz wird somit nicht angestrebt.

▶ **Formen** (s. Abb. 32.1):
- *Resektions-Distraktions-Arthroplastik*: Durchführung mit speziellen transossär anzubringenden Instrumentierungen. Dauerdistraktion (zusätzlich zur Arthrolyse und Resektions-Arthroplastik) für das Ellenbogengelenk während der Remobilisierungsphase. Hauptindikation: Posttraumatische Gelenksteife.
- *Resektions- bzw. Exzisions-Arthroplastik* ohne Interposition.
- *Resektions-Interpositions-Arthroplastik* mit Interposition von autologem/homologem Material.
- *Resektions-Interpositions-Suspensions-Arthroplastik*: Aufhängung des distalen Gelenkpartners über ein körpereigenes Interponat. Gleichzeitig Stabilitätsverbesserung (z. B. an Ellenbogen-, Hand-, Daumensattel- und Metakarpal-Gelenken).

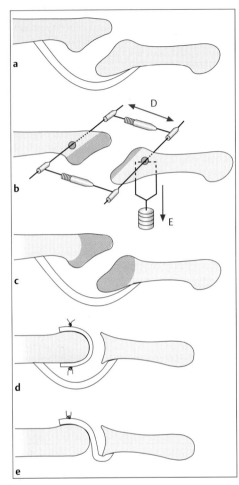

Abb. 32.1 Schematische Darstellung autoplastischer Gelenk-Rekonstruktions-verfahren
a) typische rheumatische Gelenkdeformierung;
b) Arthrolyse mit Distraktion (D) bzw. Extension (E);
c) Resektionsarthroplastik;
d) Resektions-Interpositions-Arthroplastik;
e) Resektions-Suspensions-Arthroplastik (Kombinationen verschiedener Verfahren möglich)

Alloarthroplastik

- ► **Definition:** Gelenkneubildung mittels Fremdmaterial.
- ► **Ziele:** Bewegungserhaltung bzw. Remobilisierung und gleichzeitige Stabilisierung destruierter und/oder eingesteifter Gelenke.
- ► **Anwendung:** Prinzipiell für alle Gelenke.
- ◪ **Cave:** Das Infektionsrisiko bei entzündlich-rheumatischen Gelenkkrankheiten ist im Vergleich zu degenerativen Gelenkkrankheiten um mehr als das Doppelte erhöht.
- ► **Die problematischen Knochenverhältnisse** erschweren die Implantation und können die Lockerung begünstigen. Ossäre und ligamentäre Destruktionen schränken die Implantatwahl ein.
- ► **Vor- und Nachteile:**
  - Die Vor- und Nachteile der gelenkendoprothetischen Möglichkeiten können in verschiedenen Lokalisationen erheblich differieren. Besonders an Hüft- und Kniegelenken sind Alloarthroplastiken von größtem Vorteil und meist ohne echte Alternative.
  - Trotz aller Einwände und Bedenken kann die Alloarthroplastik auch jüngeren vielfach behinderten Rheumatikern nicht kategorisch vorenthalten werden. Die Entscheidung muss der Patient selbst treffen. Die assistierende Beratung kann und darf nur durch einen mit der Materie absolut vertrauten Arzt erfolgen.

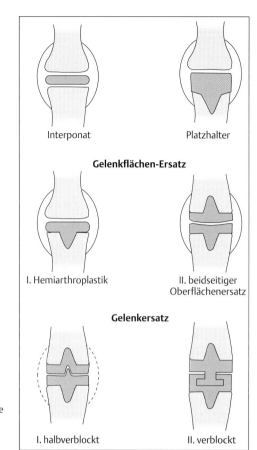

Abb. 32.2 Schematische Darstellung gelenkendoprothetischer Konstruktionsprinzipien

▶ **Technische Möglichkeiten** (* = breite Anwendung) s. Abb. 32.2:

- *Implantat-Typ:*
  - – Einteilig: Interponat, Platzhalter*, Hemiarthroplastik*.
  - – Mehrteilig: Verblockt oder halbverblockt (Scharniergelenk*, Nussgelenk, Kugelgelenk*); unverblockt (häufig als Oberflächenersatz): Einachsig*, mehrachsig, zweiteilig*, dreiteilig*
- *Verankerung:*
  - – Nicht fixiert (Interponat).
  - – Gestielt* (Platzhalter, verblockte/halbverblockte Gelenke): Einstämmig*, doppelstämmig*.
  - – Unzementiert: Locker eingeführt*, verklemmt (Feder/Dübel-Prinzip), verschraubt*, auf- bzw. eingepresst (press fit*).
  - – Zementiert*.
- *Material:*
  - – Einteilig: Metall*, Acrylharze, Keramik, Silicon*, Polypropylen, Polyäthylen.
  - – Mehrteilig: Metall/Metall*, Metall/Polyäthylen*, Keramik/Polyäthylen*, Keramik/Keramik, Metall/Polyacetal, Metall/Silicon, Polyester/Polyacetal, Carbon/Carbon.

Operative Therapie

32.3 Wirbelsäule

Pathomechanik

▶ **Peridentale Synovitis:**
- Lockerung des Lig. transversum, Densarrosion bis -mutilation: Atlantoaxiale Instabilität.
- Synovitis zwischen Dens und Lig. transversum dorsal: Temporäre (schubabhängige) Stenose des oberen zervikalen Vertebralkanals.
- ◼ *Merke:* Die Medulla kann (bedingt) seitlich ausweichen.

▶ **Zervikookzipitale Gelenkdestruktion:**
- Vertikale Densdislokation („pseudobasiläre Impression").
- Gefahr medullärer Kompressionssymptomatik (zervikale Myelopathie).

▶ **Destruktion der Wirbelbogengelenke der HWS und entzündliche Diskopathie in gleicher Etage:**
- Wirbelgleiten, „Treppenstufe" bei mehretagigem Befall.
- Gefahr der Wurzel-Halsmark- und Vertebraliskompression.

▶ Entzündlich-bursitische Destruktion der Dornfortsätze.

▶ **Spondarthritiden:**
- Knöcherne Überbrückung der Wirbelbogen- und Kostotransversalgelenke, der Sakroiliakalgelenke sowie Verknöcherung der Längsbänder und der Bandscheiben.
- Verknöcherungen mehrheitlich in mehr oder weniger ausgeprägten Fehlstellungen, insbesondere Kyphosierung vorwiegend der oberen BWS und Endlordosierung/Kyphosierung der HWS und LWS. Oft auch (schwer kompensierbare) Schiefstellungen.
- Behinderung der Brustatmung besonders durch die Verknöcherungen der Kostotransversal- und der Kostosternalverbindungen.

Operationsindikationen

▶ **Absolut:** Medulläre Kompressionssymptomatik (insbesondere Progredienz). Klinik: Pyramidenbahn-Zeichen mit Hyperreflexie besonders an den unteren Extremitäten, ataktischer Gang. Dysphagie, bulbäre Sprache. Sensible Störungen und Schmerzen im Trigeminusbereich (besonders 2. Ast).

▶ **Relativ:**
- *Vertebralis-Engpasssymptomatik:*
  - Klinik: Schwindelattacken, Tinnitus, unbeherrschbare Hinterkopf-Nacken-Schmerzen.
  - Röntgenologisch: Spinalkanalweite (hinterer Dens-Atlas-Abstand) bei C1/C2 < 15 mm.
- *Bei Spondarthritiden:* Intolerable Behinderung, insbesondere durch Einschränkung des Blickwinkels und funktionell schwer kompensierbare Schiefstellungen der Wirbelsäule.

◼ *Merke:* Ohne kompetente neurologische (inkl. elektrophysiologische) und kernspintomographische Diagnostik (Myelopathie? Radikuläre Symptomatik? Polyneuropathie?) sollte an der rheumatischen Halswirbelsäule nicht operativ interveniert werden! (Ausnahme: neurologische Notfallsituationen).

Operationsziele

▶ Versteifung der instabilen Segmente.
▶ HWS: Stabilität ist wichtiger als die Stellungskorrektur.
▶ Aufrichtung bei spondarthritischen Deformierungen.

Operationstechniken

▶ Der okzipito-zervikale Übergang und die obere HWS werden überwiegend von dorsal operiert: Fixierung und möglichst Dorsalreposition des hinteren Atlasbogens gegen Okziput einerseits und Dornfortsatz C2 andererseits.
▶ **Isolierte Verblockung** von C1/C2 auch bei blandem Verlauf, umschriebener Lokalisation und frühem Eingreifen.

- **Verblockung der Wirbelbögen** gegeneinander von dorsal, der Wirbelkörper von ventral bei Instabilität tieferer Etagen und konservativ nicht beherrschbarer Diszitis.
- **Fixierungsmöglichkeiten:**
  - Autologe Knochenspäne (hinterer Beckenkamm) und Drahtcerclage.
  - Transpedikuläre Verschraubung.
  - Verplattung.
- **Transorale Densresektion:** Kann bei akuter Kompressionssymptomatik erforderlich sein (insgesamt selten). In speziellen Notsituationen additiv oder auch isoliert: Laminektomie.
- **Aufrichtungs-Osteotomien** in einer oder in mehreren, auch übereinander liegenden Etagen bei (v. a. spondarthritischen) Wirbelsäulendeformierungen. Die Instrumentierung entspricht derjenigen nichtrheumatischer Deformierungen.

Cave: Diese Eingriffe sind operativ wie in der Nachbehandlung überaus schwierig, risikoreich und aufwändig und sollten nur in spezialisierten Zentren durchgeführt werden.

Nachbehandlung

- Aufstehen schon am 1.–2. Tag postoperativ mit – je nach intraoperativ erreichter Stabilität – mehr oder minder fester äußerer Fixierung für 4–6 Wochen.
- Stabilisierende und muskelkräftigende krankengymnastische Behandlung nach Abschluss der knöchernen Durchbauung (8–12 Wochen), vorher nur durch speziell erfahrene Krankengymnasten (keine Lockerungsübungen!).

Komplikationen

- Blutung mit Kompressionssymptomatik, Infektion, Pseudarthrose.

Ergebnisse

- Sehr gut bei rechtzeitiger Operation.
- Bei längerer Dauer ist die Rückbildung neurologischer Symptome unsicher.
- Bei eingetretener Querschnittssymptomatik sehr ungünstige Prognose quoad vitam.

32.4 Schultergelenk

Pathomechanik und Klinik

- „Entzündliche Zange“ von Bursitis außen und Gelenksynovitis innen kann ausgedehnte Zerstörungen der Rotatorenmanschette verursachen (insbesondere Supraspinatussehne) mit massiver Einschränkung der aktiven Abduktion und Flexion. Röntgenologisch hinweisend: Hochstand des Humeruskopfes.
- Klinisch besonders imponierende Schwellungen werden meist durch Bursitis subacromialis/subdeltoidea verursacht.
- Unterschiedlicher Verlauf: z. B. Ausbildung großer Riesenzysten im Humeruskopf bei lange erhaltenem röntgenologischen Gelenkspalt und erst späterer, dann aber rapider chondroosteolytischer Destruktion; andererseits relativ früh eintretende, oft irreguläre Gelenkspaltverschmälerung als Zeichen von Knorpelarrosionen. Klinische Folge im ersteren Fall mehr Instabilität, im letzteren eher schmerzhafte Versteifung.

Merke:
- Das Vorliegen von Riesenzysten beeinträchtigt die Möglichkeiten und Aussichten von Synovektomie, Resektions-Interpositions- und Cup-Arthroplastik (s. u.).
- Bei Eingriffen am Schultergelenk ist die Infektionsrate relativ hoch! Eine perioperative Antibiotikaprophylaxe ist zu empfehlen.

Synovektomie

- **Anwendbar,** wenn der humero-glenoidale Gelenkspalt noch gut einsehbar und (in etwa) gleichmäßig weit und überwiegend glatt begrenzt ist (Abb. 32.3).

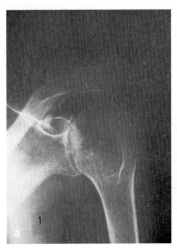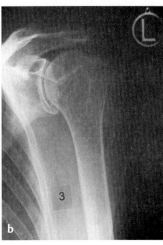

Abb. 32.3 a) Beginnende rheumatische Destruktion des Humero-Glenoidalgelenks. b) Radiologisch wie funktionell sehr befriedigendes Ergebnis nach Spätsynovektomie

- ▶ **Indikationen:**
  - Konservativ therapieresistente, schmerzhafte Synovitis.
  - Drohende Destruktion und Funktionsverschlechterung.
- ▶ **Operationstechnik:**
  - Arthroskopisch: Von dorsal und ventral (2–3 Zugänge).
  - Offen: Ventraler Zugang; gegebenenfalls mit Bursektomie und Rekonstruktion der Rotatorenmanschette.
- ▶ **Nachbehandlung:** 3 Wochen Abduktionslagerung im Wechsel mit Elevationslagerung. Sofortige passive Mobilisierung von der Abduktionsschiene. Danach 1–2 Wochen geminderte Abduktionslagerung und aktiv-passive Bewegung, danach Freigabe und zusätzliche aktive Bewegung.
- ▶ **Komplikationen:** Rezidiv (selten).
- ▶ **Ergebnisse:** Bei rechtzeitiger und technisch korrekter Durchführung erbringt die Synovektomie von allen Operationsverfahren am rheumatischen Schultergelenk die bei weitem besten Bewegungsresultate.

Doppelosteotomie nach Benjamin

- ▶ **Indikation:** Überwiegende Sekundärarthrose, zweifelhafte Kooperation.
- ▶ **Operationstechnik:** Ventraler Zugang, Synovektomie nur, soweit für die Übersicht erforderlich. Komplette Durchtrennung (bis auf dorsales Periost) am Collum scapulae und quer unterhalb des Humeruskopfes – proximal und parallel zum Collum chirurgicum. Keine innere Fixierung!
- ▶ **Nachbehandlung:** Für 1 bis maximal 2 Wochen Mitella, dann Freigabe und Ingebrauchnahme. Keine krankengymnastischen Maßnahmen: Pseudarthrosegefahr!
- ▶ **Komplikationen:** Wiederauftreten von Schmerzen (nicht selten nach Ablauf von ca. 5 Jahren).
- ▶ **Ergebnisse:** Relativ gute Schmerzlinderung, nur mäßige Besserung der Beweglichkeit.

Resektions-Interpositionsarthroplastik

- ▶ **Indikationen:** Fortgeschrittene Destruktion des Gelenkspalts bei noch guten Knochenverhältnissen und gut erhaltener bzw. rekonstruierbarer Rotatorenmanschette sowie verlässliche Kooperation. Alternative: Gelenkflächenersatz am Humeruskopf (Cup-Arthroplastik).
- ▶ **Operationstechnik:** Transakromialer Zugang, Bursektomie und Gelenksynovektomie, Neuformung (Verkleinerung) des Humeruskopfes in ausreichender

Retrotorsion (Sicherung gegen anteriore Luxation) und Überkleiden mit lyophilisierter Dura oder Fascia lata, auch Haut o.ä.; Rekonstruktion der Rotatorenmanschette (erleichtert durch den verkleinerten Humeruskopf).

► **Nachbehandlung:** Wechsellagerung (Abduktion/Elevation) und rein passive Beübung für 4–6 Wochen, dann 1–2 Wochen geminderte Abduktionslagerung und aktiv-passive Bewegung, danach Freigabe und zusätzliche aktive Bewegung. Die Phase der aktiven Mobilisierung dauert bis zu einem Jahr!

► Komplikationen: Instabilität, (manchmal späte) Knochenresorption, Sekundärarthrose (selten schmerzhaft).

► **Ergebnisse:** Größter Bewegungszuwachs, jedoch sind die Absolutwerte geringer als nach Synovektomie. Die Schmerzlinderung entspricht der nach Synovektomie.

Alloarthroplastik

► **Indikation:** Schlechte Knochenverhältnisse (d. h. Knochen ungeeignet für Neuformung des Humeruskopfes).

► **Operationstechniken:**
- *Unverblockte Endoprothesen:*
  - Einseitiger Ersatz der humeralen Gelenkfläche oder des Humeruskopfes (Hemialloarthroplastik).
  - Totalendoprothesen mit gleichzeitigem Ersatz der glenoidalen Gelenkfläche.
- *Bei fehlender Rotatorenmanschette:*
  - Doppelgelenkige („Duo-Kopf"-) Großkopfprothesen mit Abstützung gegen das Schulterdach.
  - Halbverblockte Prothesen mit Zementierung der Endoprothesenpfanne gegen Akromion, Coracoid und Glenoid.
  - Umkehrung des Gelenkmechanismus mit Fixierung des Endoprothesenkopfes am Schulterblatt und der Pfanne (nach Humeruskopfresektion) im proximalen Humerusende.

► **Nachbehandlung:** 3 Wochen Abduktionslagerung/Elevationslagerung. Sofortige passive Mobilisierung von der Abduktionsschiene. Danach 1–2 Wochen geminderte Abduktionslagerung und aktiv-passive Bewegung, danach Freigabe und zusätzliche aktive Bewegung.

► **Komplikationen:** Hohe Lockerungsrate der glenoidalen Komponente bei totalendoprothetischer Versorgung, Möglichkeit postoperativer Schmerzen nach Hemialloarthroplastik. Schlechte Rückzugsmöglichkeiten (Ausnahme Gelenkflächenersatz)!

Arthrodese

► **Indikation:** Jüngere Patienten in gutem Allgemeinzustand mit hoher Belastungsanforderung, Versagen der o. g. Operationen. Der Rückzug ist jedoch extrem problematisch nach endoprothetischer Versorgung.

► **Operationstechnik:** Entknorpelung, Verschraubung des Humeruskopfes gegen Glenoid und Akromion. Eventuell Knochenspanaufbau. Fixierung: Schrauben, Platten, Drahtcerclage (Zuggurtung).

► Nachbehandlung: Mindestens 6–8 Wochen, eventuell 12 Wochen Abduktionslagerung, dann aktive Mobilisierung (thorakoskapulare und klavikuläre Gelenkverbindungen).

► **Ergebnisse:** Bei knöcherner Durchbauung in korrekter Stellung Schmerzfreiheit, hohe Belastbarkeit, für Alltagsfunktionen meist ausreichende Beweglichkeit.

► **Komplikationen:** Pseudarthrose.

32.5 Ellenbogengelenk

Pathomechanik

▶ Initial bestehen meist eine schmerzhafte Schwellung und Streckhemmung. Eine Dauerschonhaltung führt zur Beugekontraktur (selten Streckkontraktur).

▶ Eine Destruktion des ulnaren und radialen Gelenkabschnittes kommt meist kombiniert vor, seltener getrennt. Häufiger ist das Humeroulnargelenk betroffen.

▶ Es kommt zu einer Einschränkung der Unterarmdrehung durch Destruktion oder durch eine sekundärarthrotische Deformierung des Radiusköpfchens. Bei späten Eingriffen ist daher meist eine zusätzliche Radiusköpfchenresektion erforderlich. Der Radiusköpfchenersatz ist umstritten (und nur ausnahmsweise sinnvoll).

▷ *Beachte:* Ursache einer eingeschränkten Pro- und Supination bei Polyarthritikern sind oft Veränderungen im distalen Radioulnargelenk!

▶ Destruktion und Zystenbildung führen häufig zur Mutilation. Folge: schmerzhafte Instabilität, oft mit Ulnariskompressionssymptomatik.

▶ Bei langsamem Verlauf mit simultaner Sekundärarthrose, auch bei rapider Kapselschrumpfung, kommt es zur Versteifung bis hin zur Ankylose.

Synovektomie

▶ **Indikation:** Beginnende Instabilität.

▶ **Operationstechniken:**

• *Bei offenem Vorgehen* ist der radiale Zugang obligat, der ulnare wird kontrovers diskutiert. Bei Belassen des Radiusköpfchens ist der isolierte radiale Zugang relativ aufwändig, wenn Radikalität angestrebt wird.

• *Für die arthroskopische Synovektomie* werden 2–3 Zugänge empfohlen: Von radial und ulnar.

• *Erweiterte Synovektomie:* Abtragung bewegungsbehindernder Randzacken (Processus coronoideus, Olekranonspitze).

▶ **Nachbehandlung** s. u.

▶ **Komplikationen:** Rezidiv, Progredienz (bei mutilierenden Formen).

▶ **Ergebnisse:** Trotz röntgenologischer Verschlechterung resultiert meist eine dauerhafte Schmerzlinderung mit Verbesserung der Beweglichkeit.

Resektions-Interpositions-Arthroplastik

▶ **Indikation:** Bei Einsteifungen mit extrem engem oder aufgehobenem Gelenkspalt und fortgeschrittenen Destruktionen.

▶ **Operationstechniken:**

• Üblich ist der dorsale Zugang, meist mit temporärer Durchtrennung der Trizepssehne oder distaler Ablösung des Ansatzes mit dünnen Knochenlamellen. Neuformung der Gelenkflächen, Überkleidung mit lyophilisierter Dura oder Faszie, auch Haut o. ä.

• Alternativ: Interposition eines Trizeps-Sehnenstreifens mit Aufhängung der Ulna am Humerus.

▶ **Nachbehandlung** s. u.

▶ **Komplikationen:** Progredienz bei mutilierenden Formen.

▶ **Ergebnisse:** Guter Bewegungszugewinn (besonders nach Aufhängeplastik – s. Abb. 32.4), gute Funktion und Schmerzminderung trotz häufig objektiv feststellbarer Instabilität – meist mit abnehmender Tendenz.

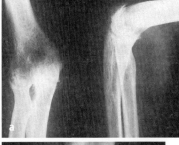

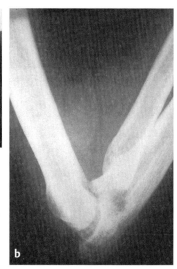

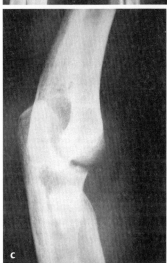

Abb. 32.4 a) Rheumatisch destruiertes Ellenbogengelenk, schmerzhaft eingesteift. b) Schmerzfreie aktive Beugung, c) Streckung nach Resektions-Interpositions-Suspensionsarthroplastik

Alloarthroplastik

▶ **Operationstechnik:** Modellabhängig, Zugang wie bei Resektionsarthroplastik (s. S. 538).

▶ **Zementierte Endoprothesen:** Meist bestehen Humerus- und Ulnakomponente aus Metall, die Lager aus Polyäthylen. Die Prothesen sind mehr oder minder fest geführt.

• *Unverblockte Totalprothesen* (Gelenkflächenersatz):
  – Indikation: Schmerzhafte Destruktion mit allenfalls mäßiger Instabilität.
  – Komplikation: Luxationsmöglichkeit (besonders bei fehlerhafter Positionierung).
  – Ergebnisse: Gut, jedoch häufig stärkeres Streckdefizit.

• *Verblockte Totalprothesen:*
  – Indikation: Ausgeprägte schmerzhafte Destruktion, auch mit massiver Instabilität.
  – Komplikation: Lockerungsgefahr der Humeruskomponente (besonders bei Scharnierprothesen mit starrer, weniger bei lockerer Führung).
  – Ergebnisse: Exzellente Resultate.

• *Radiusköpfchenersatz* ist fakultativ (zzt. bei rheumatischen Destruktionen weniger gebräuchlich).

▶ **Nachbehandlung** s. u.

Arthrodese

▶ Die Arthrodese scheidet als Operationsmöglichkeit praktisch völlig aus; es gibt keine funktionell günstige Stellung!

Nachbehandlung

► Frühmobilisierung, passiv und aktiv. Motorschienen- oder Wechsellagerung mit Gipsschienen in maximal erreichbarer Beugung, Streckung sowie Rechtwinkelstellung für ca. 3 Wochen.

► Aktive Streckung nach temporärer Durchtrennung der Trizepssehne erst, wenn die Naht belastbar ist (nach ca. 3 Wochen). Weiter aktive, eventuell auch passive Beübung, solange erforderlich (meist ca. ein Vierteljahr).

32.6 Handgelenk

Pathomechanik

► Eine radiale Deviation (Rotation) der Handwurzel wird häufig durch Schwächung der Sehne des M. extensor carpi ulnaris infolge einer Tenosynovitis initiiert.

► Eine synovitische Veränderung des Lig. radioscapholunare bewirkt eine zentrale palmare Arrosion der Gelenkfläche („Mannerfelt-Krypte") und von dort aus die weitere Zerstörung des ulnaren palmaren Segmentes. Folge: Ulnar-palmare Instabilität, Subluxation bei progredienter radialer Deviation.

► Eine entzündliche Zerstörung des Diskus und seiner Bandverbindungen und der dorsal-ulnaren Gelenkkapsel führt zur radioulnaren Instabilität („federnde Elle") und, zusammen mit der radiokarpalen Deformierung, zur dorsalen Prominenz des Ulnaköpfchens.

Operationsindikationen

► Die Operation ist indiziert bei schmerzhaften Funktionsstörungen (nicht bei bloßen Deformierungen oder röntgenologischen Veränderungen!).

► Stabilität wichtiger als Beweglichkeit, Unterarmdrehung wichtiger als Flexion/Extension.

Operationsprinzip und Operationstechniken (Übersicht)

► Fast alle Eingriffe werden von dorsalen Zugängen aus vorgenommen.

► Üblicherweise erfolgt die Operation in Kombination mit vollständiger oder partieller Subkutanverlagerung der Handgelenk- und Fingerstrecker, der Versorgung etwaiger Sehnenrupturen und mit stabilisierenden Maßnahmen für das distale Radioulnargelenk (vorwiegend Weichteileingriffe).

► Bei radioulnarer Instabilität und Ulnaköpfchen-Destruktion/Deformierung knappe Ulnaköpfchenresektion. Eventuell sind anschließend rekonstruktive Maßnahmen erforderlich.

Synovektomie

► **Indikationen:** Konservativ therapieresistente Synovitis, (noch) ausreichende radiokarpale und interkarpale Stabilität.

► **Operationstechniken:**
  • Die Synovektomie erfolgt meist kombiniert als Tenosynovektomie und Artikulosynovektomie radiokarpal, interkarpal und radioulnar.
  • Die Synovektomie kann mit oder ohne Ulnaköpfchenresektion und Kapselstabilisierung vorgenommen werden. Sie ist Bestandteil der meisten rekonstruktiven Eingriffe (s. u.) im Handgelenkbereich (Abb. 32.5)
  • Die arthroskopische Synovektomie ist bislang wenig verbreitet – wohl auch wegen der Behandlungsbedürftigkeit der fast immer begleitenden Tenosynovitis der Streckerfächer.

► **Nachbehandlung:** Zur kurzzeitigen Fixierung dorsale oder palmare Unterarm-Hand-Gipsschiene (Fingergelenke freilassen). Nach wenigen Tagen Freigabe und aktive Bewegungsübungen.

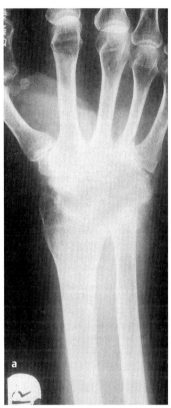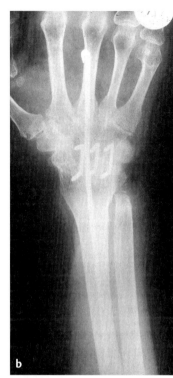

Abb. 32.5 a) Rheumatische Destruktion des Handgelenks und der Handwurzel.
b) Radiokarpale Arthrodese (Mannerfelt-Technik) und Ulnakopf-Resektion

► **Komplikationen:**
- Rezidivgefahr.
- Bei allen Operationen am Handgelenk mit dorsalem Zugang: Sehr hohe Rate an Wundheilungsstörungen, unabhängig von der Schnittführung (inklusive der oberflächlichen ca. 10%).

► **Ergebnisse:** Die Langzeitergebnisse sind sehr gut hinsichtlich Schmerzlinderung und Funktion. Die Beweglichkeit dorsal/palmar ist gegenüber der präoperativen Situation leicht reduziert, die Unterarmdrehung ist verbessert (Ulnaköpfchenresektion). Radiologisch Verschlechterung.

Resektions-Interpositions-Arthroplastik

► **Indikationen:** Schmerzhafte radiokarpale Destruktion bei erhaltener karpaler Stabilität und nicht zu ausgeprägter radiokarpaler Dislokation.

► **Operationstechnik:** Gelenksynovektomie, Tenosynovektomie, gegebenenfalls Sehnenrekonstruktion (S. 529). Modellierende Neuformung der Gelenkflächen und Aufhängung des Karpus durch das Retinaculum extensorum (gleichzeitig wirksam als bindegewebiges Interpositum).

► **Nachbehandlung:** 14 Tage dorsale oder palmare Unterarm-Hand-Gipsschiene (Fingergelenke freilassen), dann Röntgenkontrolle und gegebenenfalls Freigabe für leichtere Tätigkeiten, unbeschränkt meist ab der 6. postoperativen Woche. Nur aktive Bewegungsübungen sind erlaubt. Die Unterarmdrehung muss besonders beachtet und geübt werden.

► **Komplikationen:** Fortschreiten der Mutilation mit Instabilität ist möglich.

▶ **Ergebnisse:** Mittelfristig verbesserte, langfristig gering reduzierte Beweglichkeit bei zunehmender Stabilität und dauerhafter Funktionsverbesserung und Schmerzreduktion.

Alloarthroplastik

▶ **Indikationen** s. Resektionsarthroplastik (oben).
▶ **Silikon-Kautschuk-Platzhalter** (heute mit Titanhalbtrichtern oder -trichtern, sog. Grommets) zur Sicherung des Implantats gegen Fraktur und des Knochens gegen Einsinken des Implantats.
  • *Ergebnisse:* Schmerzlinderung, jedoch sehr limitierte Beweglichkeit.
  • *Komplikationen:* Einsinken, Prothesenfrakturen (klinisch oft irrelevant).
▶ **Endoprothese – Gelenkersatz:**
  • *Technik:* Unverblockte zementierte oder auch zementfrei implantierte Metall-Polyäthylen-Endoprothesen.
  • *Ergebnisse:* Gute Beweglichkeit, jedoch begrenzte Belastbarkeit.
  • *Komplikationen:* Fehlstellung, Lockerung, Luxation.
▶ **Nachbehandlung:** 14 Tage Schienung, dann Röntgenkontrolle und gegebenenfalls Freigabe (s. Resektionsarthroplastik, oben).

Arthrodese

▶ **Komplette Arthrodese des Radiokarpalgelenks:**
  • *Indikationen:* Massive Destruktionen und Instabilitäten im Handgelenk- und Handwurzelbereich.
  • *Operationstechnik:* Gelenksynovektomie, Tenosynovektomie, gegebenenfalls Sehnenrekonstruktion. Resektion und korrespondierende Formung der Gelenkflächen. Fixierung mit Platten und Schrauben oder (beim Rheumatiker überlegen) durch zentralen Rush-pin vom Metakarpale III zum Radius mit zusätzlicher Verklammerung für die Drehstabilität (Mannerfelt-Technik, Abb. 32.5). Bei größeren Defekten Knochenspanimplantation (optimal: autolog).
  • *Nachbehandlung* s. u.
  • *Komplikationen* s. u.
  • *Ergebnisse:* Bei Aufgabe der dorso-palmaren Beweglichkeit optimale Schmerzlinderung und maximaler Kraftgewinn.
▶ **Partielle Arthrodesen:**
  • *Indikation:* Radiokarpale Instabilität ohne massive Dislokation der Handwurzel, insbesondere bei beginnender ulnarer Subluxation des Karpus; auch bei progredienten Gelenkspaltverschmälerungen und umschriebenen Destruktionen.
  • *Operationstechnik:*
    – Radiolunäre Arthrodese („Chamay"): Fixierung des Mondbeins auf der Fovea lunata der distalen Radiusgelenkfläche, bei Höhenverlust des Lunatum auch Aufbau durch Knochenspaninterposition.
    – Radioulnare Arthrodese („Sauvé-Kapandji"): Fixierung des abgetrennten Ulnaköpfchens in der Incisura ulnaris (ulnar am Radius) unter Interposition eines exzidierten Segmentes aus der Ulnadiaphyse (proximal des Ulnaköpfchens).
    – Fixierung: In beiden Fällen vorzugsweise mit Titanklammern und/oder Zugschrauben.
  • *Nachbehandlung:*
    – Radiolunäre Arthrodese: 6 Wochen Unterarm-Hand-(Gips-)Schiene in Neutral- oder Funktionsstellung (maximal 10° Dorsalextension und maximal 10° Ulnarabduktion). Pro-/Supination sofort üben (nach Maßgabe der Beschwerden). Dorsalextension/Palmarflexion nach Gipsabnahme und Röntgenkontrolle.
    – Radioulnare Arthrodese: 3 Wochen Oberarm-Unterarm-Handgipsschiene in Neutral- oder Funktionsstellung und Beginn mit aktiver Unterarmdrehung (Krankengymnastik) aus der Schiene heraus unter Respektierung der Schmerzgrenze. Dann Freigabe nach Röntgenkontrolle.

- *Komplikationen:*
  - Rezidivsynovitis, Sekundärarthrose im Radiokarpalbereich (freibleibende Gelenke).
  - Fortschreitende Instabilität und Dislokation trotz stabiler Arthrodese.
  - Pseudarthrose der arthrodesierten Gelenke.
  - Speziell bei der radioulnaren Arthrodese: Knöcherne Überbrückung des (gewollten) Defektes in der distalen Ulnadiaphyse, besonders bei zu geringer Resektionsstrecke (unter 15 mm). Dadurch völliger Verlust der Unterarmdrehung (funktionell wichtigste Bewegungsmöglichkeit im Handgelenkbereich).
  - Sehr gravierend: Mögliche Instabilität des proximalen Ulnarstumpfendes. Stabilisierungsverfahren mittels Sehnenschlingen (auch transossär) gebräuchlich, aber unsicher.
- *Ergebnisse:* Gute Früh- und Langzeitergebnisse. Angesichts der postoperativ unphysiologischen Bewegungsabläufe (insbesondere bei der radiolunären Arthrodese) sind Komplikationen (Instabilitäten, schmerzhafte Veränderungen in den benachbarten Interkarpalgelenken) möglich.

32.7 Sehnen(scheiden)

Pathomechanik und Klinik

▶ Behandlungsbedürftige entzündlich-rheumatische Sehnenscheidenaffektionen kommen v. a. an Hand und Fuß vor. Die Veränderungen gehen in der Regel von den Sehnenscheiden aus und greifen dann auf die Sehnen selbst über (Infiltrationen, Knotenbildungen). Auch eine echte Rheumaknotenbildung in den Sehnen ist möglich.

▶ **Ursache von Gleitstörungen:** (Relative) Verengung von Sehnenscheiden und Ringbändern, Knoten, Verwachsungen, Rupturen.

▶ **Klinik:**
  ▷ **Merke:**
  - Ursache und Folge werden oft verwechselt; sie sind auch vom Erfahrenen im Endzustand oft nicht mehr zu unterscheiden.
  - Auch unter massiven Tenosynovitiden mit monströsen klinischen Schwellungen bleiben Sehnen oft jahrelang intakt. Andererseits entstehen oft rasch Gleitstörungen und Sehnenrupturen bei klinisch wenig auffälligen Befunden. Eine Prognose ist daher sehr schwierig bis unmöglich.
  - *Zeichen drohender Sehnenrupturen:*
    - Lokaler Anspannungsschmerz und verstärkter Druckschmerz bei Anspannung im Bereich von Sehnenumlenkungen und an destruktionsbedingten, besonders scharfkantigen Knochenvorsprüngen im Sehnenverlauf.
    - Scallop (= Muschel-)Zeichen: Ist wichtig und verläßlich für die Streckseite des Handgelenks (häufigste Lokalisation von Rupturen): Typisch sind eine Aushöhlung und eine röntgenologisch erkennbare Sklerosierung der radialseitigen Gelenkfläche des distalen Radioulnargelenks (Inicisura ulnaris).
  - *Klinische Zeichen von Sehnenrupturen:*
    - Oft vom Patienten sofort schmerzhaft bemerkt (typische Anamnese: Greifen nach herabfallenden Gegenständen).
    - Beugeseitig „Schnellen", Einbußen/Verlust aktiver Beweglichkeit, sekundäre Gelenkkontrakturen.
    - Schleichende Ruptur: Oft übersehen, besonders an den Fingerstreckern: distale Stümpfe werden am Retinaculum extensorum fest und ermöglichen eine Fingerstreckung durch Flexion des Handgelenks. Die fehlende Fingerstreckung wird dann erst in Streckstellung des Handgelenks sichtbar (relativ häufig!).

Operationstechniken (Übersicht)

▶ Je nach funktioneller Bedeutung der betroffenen Sehne und Zustand der bewegten Gelenke kann ein gelenkversteifender Eingriff (Arthrodese) sinnvoller und erfolgreicher sein als eine aufwändige Sehnenrekonstruktion (z. B. an Fingerendgelenken und am Handgelenk).

Tenosynovektomie

■ *Beachte*: Bei schmerzhaften Veränderungen der Sehnenscheiden einschließlich kurzdauernder Gleitstörungen ist die Infiltration mit wasserlöslichen Kortisonpräparaten aussichtsreich – möglicherweise auch dauerhaft (vgl. S. 503). Ein Versuch sollte vor der Indikation zur isolierten Tenosynovektomie nach Möglichkeit vorgeschaltet werden!

▶ **Indikationen:** Konservativ therapieresistente schmerzhafte Schwellungen der Sehnenscheiden, Gleitstörungen, drohende Sehnenrupturen (Anzeichen s. oben).

▶ **Operationstechnik:**
- Radikal, ausreichende Exposition. Die Schnittführung muss spätere Kontrakturmöglichkeiten berücksichtigen!
- Subkutanverlagerung streckseitig am Handgelenk. Die Rückvernähung eines schmalen Streifens des Retinaculum extensorum ist zur Vermeidung eines „Bogensehneneffekts (funktionsloses dorsales Vorspringen der Fingerstrecksehnen bei Anspannung in Streckstellung des Handgelenkes) erforderlich.
- Fingerbeugesehnen: Ringbänder werden intakt gelassen oder aber rekonstruiert.

▶ **Nachbehandlung:** Sofortige aktive Übungsbehandlung.

▶ **Komplikationen:**
- Bei Tenosynovektomien an der Streckseite: Wundheilungsstörungen (insbesondere Wundrandnekrosen).
- „Bogensehneneffekt" mit subkutanem Vorspringen bei (auch operativ gesetzten) Ringbanddefekten beugeseitig und völlig fehlender Zügelung der Strecksehnen durch schmalen Querstreifen des Retinaculum extensorum (besonders bei sehr gut erhaltener Extensionsbeweglichkeit des Handgelenks). Erheblicher bis völliger Kraftverlust möglich (s. o.).

▶ **Ergebnisse:** Tenosynovektomien am Fuß und an der Handgelenkstreckseite zeigen gute Ergebnisse, die Prognose für die Beugeseite der Finger ist unsicher.

Operation von Sehnenrupturen

▶ **Operationstechniken:**
- *Direkte Naht:* Nur (selten) bei frischen Rupturen möglich, meist unter Zwischenschaltung freier Sehnentransplantate. Möglichst glatte, trotzdem sichere Anastomosen, um frühe aktive Mobilisierung zu ermöglichen (Verwachsungsgefahr!).
- *Sehnentransfer:* Ist bei länger zurückliegenden Rupturen (mehr als 6 Wochen) erforderlich (Abb. 32.6). Der Verlust des Arbeitsweges des ursprünglichen Motors ist nach dieser Zeit sicher anzunehmen, eine Erholung ist nicht möglich. Sorgfältige Wahl des neuen Motors!

▶ **Nachbehandlung:**
- *Strecksehnennähte:* Ca. 3 Wochen entlastende Gipsruhigstellung, dann aktive Beugung und aktiv-assistierte Streckung (dynamische Schienen).
- *Beugesehnen:* Kleinert-Verband (Gummizügelung zur passiven und aktiv-assistiven Fingerbeugung unter Ermöglichung einer kontrollierten aktiven Fingerstreckung) für ca. 6 Wochen (aktiv assistierte Bewegung mit Gummizügelung), zusätzlicher streckseitiger Gips gegen Überstreckung.

▶ **Komplikationen:**
- *Alle Eingriffe an Beugesehnen:* Adhäsionen, Vernarbungen: Gleitstörungen, sekundäre Beugekontrakturen (auch noch viele Monate nach der Operation möglich).
- *Beugesehnen-Nähte:* Re-Ruptur, ist auch noch nach mehr als 6 Wochen möglich.

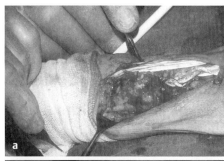
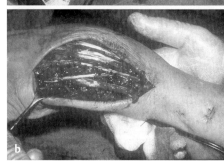

Abb. 32.6 a) Massenruptur der Sehnen des 4. und 5. Streckerfachs bei R. A. b) Rekonstruktion: teils durch freie Transplantate rupturierter Sehnenstümpfe

▶ *Cave:* Hautdefekte nach Nekrosen möglichst frühzeitig plastisch decken: Offenliegende Sehnen können schon nach Tagen nekrotisch werden. Oberflächliche Nekrosen trocken behandeln und nicht vorzeitig abtragen. Haut kann darunter gut heilen!

▶ **Ergebnisse** sind abhängig von der Technik; bei korrektem Vorgehen in der Regel sehr gut (oft besser als nach traumatischen Kontinuitätstrennungen!).

Operation von Sehnenknoten

▶ Exzision, eventuell ist eine versenkte Naht zur Oberflächenglättung erforderlich.

Operation von Ringbanddefekten

▶ Ringbanddefekte fallen oft erst bei oder nach Beugesehnen-Tenosynovektomie auf.

▶ **Operationstechniken:** Naht, plastischer Ersatz durch Palmaris longus-Sehne oder einen oberflächlichen Beugesehnen-Schenkel.

▶ **Nachbehandlung:** Kleinert-Verband (s. S. 544), Druckpolster über der Nahtstelle. Sofort aktiv-assistive Beugeübungen.

▶ **Komplikationen:** Re-Rupturen sind selten; Verklebungen kommen häufiger vor und können eine spätere Sehnenlösung (Tenolyse) erfordern.

▶ **Ergebnisse:** Bei korrekter Operationstechnik und Nachbehandlung sehr gute Erfolgsaussichten.

Ringbandspaltung

▶ **Indikationen:** Gleitstörungen der Sehnen, insbesondere „Schnellen", Streckhemmung der Finger bei Knotenbildungen proximal des ersten (A1-)Ringbandes in der Hohlhand bzw. bei Einziehen eines distal gelegenen Knotens in das Ringband durch kräftige aktive Fingerbeugung.

▶ Nur an bestimmten Lokalisationen bei isolierter Verengung ist die Ringbandspaltung zulässig (proximale Ringbänder Langfinger und Daumen, Karpaltunnel).

▶ Ringbandspaltung nur offen (atypische Nervenverläufe möglich, Verletzungsgefahr!).

▶ **Nachbehandlung:** Sofortige aktive Übungsbehandlung.

▶ **Komplikationen:** Gefäß- und Nervenverletzungen bei „geschlossenem" Vorgehen leicht möglich.

▶ **Ergebnisse:** Sehr erfolgssicher, Rezidive selten.

32.8 Daumenstrahl

Pathomechanik

▶ Es können Einzelgelenke oder mehrere Etagen befallen sein. Häufig ist der Befall des MCP-Gelenks mit Beugekontraktur. Folge: Hyperextension im IP-Gelenk als sog. Zickzack- oder 90/90-Deformität (90-Grad-Flexion im MCP-Gelenk, 90-Grad-Hyperextension im IP-Gelenk).

▶ Der primäre Befall des CMC-Gelenk I (Daumensattelgelenk) ist relativ selten. Bei Befall kommt es zur Deformierung und entsprechend zur sekundären Rhizarthrose. Folge: Adduktionskontraktur im CMC-Gelenk, Hyperextension im MCP-Gelenk, Flexion im IP-Gelenk.

▶ Häufig bestehen Instabilitäten durch ligamentäre und ossäre Destruktionen und Mutilationen an allen 3 Gelenken. Bei guter Sehnenfunktion und geringer Schmerzhaftigkeit sind sie gelegentlich partiell kompensierbar.

▶ Besonders der Befall des Daumensattelgelenks ist häufig zunächst stark schmerzhaft durch Synovitis und ergussbedingten erhöhten Gelenkinnendruck. Bei fortschreitender Destruktion des Kapsel-Band-Apparates und zunehmender Luxation/Instabilität gehen die Beschwerden häufig zurück.

Operationsindikationen und Kontraindikationen

▶ **Indikationen:** Schmerzen. Mindestens gleichwertig sind jedoch Funktionsbehinderungen durch Deformierung und Instabilität. Bewegungseinbußen können zugunsten der (meist wichtigeren) Stabilität hingenommen werden.

▶ **Kontraindikationen:** Neues funktionelles Gleichgewicht mit befriedigendem Resultat für den Patienten.

Synovektomie

▶ **Anwendung:** Besonders an MCP- und IP-Gelenken, solange der Bandapparat stabil ist.

▶ **Operationstechniken:**
• Synovektomie aller 3 Gelenke in der Regel bei guten Bandverhältnissen nur dorsal (partiell).
• Bei schlechten Bandverhältnissen radikalere Synovektomie möglich.
• Bei guten Knorpelverhältnissen auch simultane Bandrekonstruktionen (vor allem ulnares Seitenband am MCP-Gelenk).
• Bei nicht fixierter „Zickzack"-Deformierung (s. Pathomechanik) ist die Wiederherstellung der Strecksehnenbalance durch Verlängerung der langen und Raffung der kurzen Daumenstrecksehne möglich.

▶ **Nachbehandlung:** Bei reinen Synovektomien ist eine frühe Mobilisierung ohne Belastung möglich. Bei zusätzlichen Band- und Sehneneingriffen je nach Situation 3–6-wöchige Schienenfixierung je nach erreichter Primärstabilität.

▶ **Komplikationen:** Rezidive von Fehlstellung und Instabilität.

▶ **Ergebnisse:** Bei partiellem Vorgehen u. U. temporär limitiert. Bei zusätzlichen Band- und Sehneneingriffen gute Schmerzlinderung und Belastbarkeit bei eingeschränkter Beweglichkeit.

Alloarthroplastik

▶ **Anwendung:** Am CMC-Gelenk I.

▶ **Operationstechniken:**
• *Silikonplatzhalter* (Gelenkflächenersatz) für MCP-Basis, für die distale Trapezium-Gelenkfläche und für das ganze Trapezium insbesondere bei pantrapezoidalem Gelenkbefall (speziell auch des Trapezionaviculargelenks).

- *Zementiertes Metall-Polyäthylen-Kugelgelenk* (Gelenkersatz): Bei ausreichender Verankerungsmöglichkeit im Trapezium (gute Knochenverhältnisse).
- ▶ **Nachbehandlung:** Bei Gelenkflächenersatz 6 Wochen Schienung oder Drahtstiftfixierung des Metakarpale I gegen Metakarpale II in palmar-radialer Abduktion und ausreichender Opposition. Dann freigeben und aktiv beüben.
- ▶ **Komplikationen:** Instabilität, Rezidive von Fehlstellungen. Bei Spacern besteht Luxationsgefahr (oft funktionell nicht störend). Bei zementierten Endoprothesen hohe Lockerungsrate besonders der trapezialen Komponente.
- ▶ **Ergebnisse:**
  - *Silikonplatzhalter:* Subjektiv überwiegend gute Schmerzlinderung und Funktionsverbesserung selbst bei unbefriedigendem radiologischen Resultat.
  - *Gelenkersatz:* Meist exzellente Beweglichkeit und auch subjektiv gutes Ergebnis, röntgenologisch jedoch oft Lockerungszeichen insbesondere der trapezialen Komponente.

Exzisionsarthroplastik

- ▶ **Anwendung:** Am CMC-Gelenk I, nur bei sehr guten Kapsel-Sehnenverhältnissen und hohem Funktionsanspruch.
- ▶ **Operationstechnik:** Übliche Technik mit und ohne Sehnenaufhängung der Metakarpalbasis und/oder Sehneninterposition. Eine sorgfältige Synovektomie ist obligat.
- ▶ **Nachbehandlung:** s. Alloarthroplastik (s. o.).
- ▶ **Komplikationen:** Schmerzhafte Annäherung der Metakarpalbasis an das Skaphoid.
- ▶ **Ergebnisse:** Bei korrekter Indikation und Operationstechnik ausgezeichnete Dauerergebnisse (wie bei Rhizarthrose, S. 347).

Arthrodese

- ▶ **Anwendung:** MCP- und IP-Gelenk (Arthrodese simultan, wenn erforderlich).
- ▶ **Operationstechniken:**
  - Schrauben (Abb. 32.7), Zuggurtung, Verklammerung in Streckstellung zur Vermeidung von Verkürzungen.

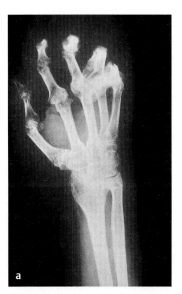 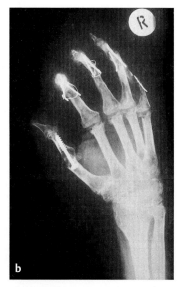

Abb. 32.7 a) Durchgehende rheumatische Destruktion der gesamten MCP- und PIP-Reihen. b) Swanson-Endoprothesen MCP-Gelenke II bis V (strahlentransparent), Schraubenarthrodese MCP I und Zuggurtungsarthrodesen PIP-Gelenke II bis V

Operative Therapie

- Bei Mutilation Aufbauarthrodesen mit autologem Knochenspan.
- Schraubenarthrodese (von distal nach zentral) simultan für IP- und MCP-I-Gelenk möglich. Zur Sicherung der Drehstabilität ist evtl. zusätzlich eine Verklammerung erforderlich.

► **Nachbehandlung:** 14 Tage Gipsschiene zur Gewöhnung, danach für 4 Wochen Ortholene-Schiene bei Belastungen. Danach volle Freigabe nach Maßgabe der Röntgenkontrolle (knöcherner Durchbau).

► **Komplikationen:** Bei Aufbauarthrodesen sind partielle Pseudarthrosen möglich (erfordert dann Rearthrodese mit deutlich besseren Heilungsaussichten).

► **Ergebnisse:** Arthrodesen im MCP- und IP-Gelenk sind erfolgssicher und dankbar.

◪ *Merke*: Am IP- und MCP-Gelenk ist in der Regel die Arthrodese einer endoprothetischen Versorgung vorzuziehen. Am CMC-I-Gelenk ist sie problematisch wegen der Gefahr überlastungsbedingter Folgeschäden an Nachbargelenken.

32.9 Fingergelenke II–V

Pathomechanik

► Eine MCP-Synovitis bewirkt längerfristig die Lockerung des Kapsel-Band-Apparats. Schwerkraft (bei neutraler Unterarmdrehung), opponierender Daumendruck und Radialdeviation des Handgelenks begünstigen Ulnardeviation der Langfinger.

► Palmare (Sub-)Luxation der Grundgliedbasis führt bei vermehrter Anspannung des mittleren und relativer Entspannung der seitlichen Streckerzügel (sog. Intrinsic-Sehnen) zur Schwanenhalsdeformierung: Flexion von Grund- und Endgelenk, Hyperextension des Mittelgelenks (u. a.).

► Die primäre und führende Synovitis des PIP-Gelenks bewirkt dagegen die Schwächung (bis Ruptur) des mittleren Streckerzügels und ein Überwiegen der Anspannung der seitlichen Zügel. Diese rutschen nach palmar ab. Folge ist die sog. Knopflochdeformierung: Beugefehlstellung des Mittelgelenks, Überstreckung des End- und eventuell auch des Grundgelenks.

► Entsprechende Deformierungen können auch tendogen entstehen.

Operationsindikationen

► Die Korrektur von Deformierungen und Instabilitäten ist nur bei Vorliegen dekompensierter, insbesondere schmerzhafter Funktionsbehinderungen erforderlich; s. auch einzelne Techniken.

Kontraindikationen

► Gute funktionelle Adaptation bei geringer oder fehlender Schmerzhaftigkeit.

◪ *Merke*: Ein gut eingespieltes funktionelles Gleichgewicht sollte nicht ohne Not (etwa aus rein kosmetischen Gründen) gestört werden!

Synovektomie

► **Indikationen:** Synovektomie der MCP- und insbesondere der PIP-Gelenke möglichst bevor fixierte Deformierungen entstehen.

► **Operationstechniken:**
- Dorsaler Zugang. Zur Erreichung der palmaren Gelenkabschnitte (Radikalität!) werden eventuell die ulnaren Seitenbänder temporär durchtrennt (spezielle Techniken).
- Passiv korrigierbare Gelenkkontrakturen (insbesondere Schwanenhals- und Knopflochdeformität): Hier erfolgen die Korrekturen der Sehnenbalance v. a. durch Eingriffe an den Strecksehnen in Höhe der PIP-Gelenke.
- Simultan bei Spätsynovektomien je nach lokalen Notwendigkeiten Raffungen oder Ersatz insbesondere der radialen Seitenbänder an den MCP-Gelenken, auch durch Transfer ulnarer Intrinsic-Sehnen auf das jeweils ulnar benachbarte radiale Seitenband sowie Replatzierung ulnar verrutschter Strecksehnen.

▶ **Nachbehandlung:** Möglichst frühe Bewegung: MCP-Gelenke spätestens nach 3–4 Tagen; PIP-Gelenke auch nach Durchtrennung des ulnaren Seitenbandes schon unmittelbar nach der Operation.

▶ **Komplikationen:** Rezidivgefahr. Rezidive auch bei extrem radikalem Vorgehen (z. B. nach Resektionsarthroplastik) sind auch noch spät möglich, besonders bei mutilierenden Verlaufsformen. Rezidive von Fehlstellungen sind möglich.

▶ **Ergebnisse:**

- *MCP-Gelenke:* Die Operation ist bei gegebener Indikation einer konservativen Behandlung überlegen.
- *PIP-Gelenke:* Auch langfristig besteht nach der Operation eine deutliche Überlegenheit gegenüber der konservativen Behandlung. Mit der temporären Durchtrennung des ulnaren Seitenbandes können die Ergebnisse und die Beweglichkeit anscheinend noch weiter verbessert werden.

Arthroplastik

▶ **Indikationen:** Weit überwiegend Destruktionen der MCP-Gelenke.

▶ **Operationstechniken:**

- Bewegliche rekonstruktive Lösungen (überwiegend Alloarthroplastiken) sind an den MCP-Gelenken unbedingt zu bevorzugen. Resektions-Interpositions-Arthroplastiken werden heute seltener vorgenommen.
- Simultan erfolgen je nach Notwendigkeit Raffungen oder der Ersatz insbesondere der radialen Seitenbänder durch Intrinsic-Transfer (s. Synovektomie S. 548).
- *Platzhalter:* Zurzeit werden noch überwiegend Silikonplatzhalter implantiert (s. auch Abb. 32.7), auch unter Verwendung von Titanhalbtrichtern und -trichtern zum Schutz der Prothesen wie auch des knöchernen Implantatlagers („Grommets", entsprechend dem Handgelenk; vgl. S. 542).
- *Endoprothesen:* Sowohl für die MCP- als auch PIP-Gelenke sind verschiedene Konstruktionen (Hemiarthroplastiken, Platzhalter, gekoppelte wie ungekoppelte) Endoprothesen aus unterschiedlichen Materialen bzw. Materialkombinationen (Metall, Polyäthylen, Polyester, Polyacetal, Keramik, Pyrocarbon, Silikon) teils in Gebrauch, teils in Erprobung. Viele Konzepte wurden verlassen oder setzten sich nicht durch, so weitgehend das der Zementierung. Die Entwicklung ist ständig im Fluss, Prognosen sind selbst dem nicht möglich, der sich aktiv an der Entwicklung beteiligt.
- *Resektions-Interpositions-Arthroplastik:* Radikale Synovektomie, dosierte Resektion und Neuformung der Metakarpalia. Zusätzlich möglich: Interposition und Aufhängung der Grundgliedbasis am Metacarpale mithilfe der palmaren Gelenkkapsel, Weichteilrekonstruktion und -balancierung.

▶ **Nachbehandlung:** Aktive krankengymnastische Beübung (auch mit dynamischen Schienen) spätestens 2 Wochen nach Operation beginnen. Nach Korrektur ulnarer Deviationen (Synovektomie und Alloplastik) Sicherung gegen Rezidiv mit spezieller elastischer Bandagierung für 3–6 Monate nach Operation (Alternative: Dynamische Schienen).

▶ **Komplikationen:**

- *Resektionsarthroplastik:* Mutilationen, Rezidiv-Synovitiden (insgesamt 25 % nach 16–24 Jahren). Es besteht aber eine gute Rückzugsmöglichkeit zur Endoprothese.
- *Platzhalter:* Es kommt zur Abnahme der Beweglichkeit in den ersten postoperativen Jahren. Brüche und Fremdkörperreaktionen sind langfristig häufig, jedoch klinisch oft nicht relevant.
- *Zementierte Endoprothesen:* Die Komplikationsrate ist nach eigenen Erfahrungen relativ hoch; nach durchschnittlich 8 Jahren bestehen bei ca. 30 % Lockerungen, Prothesenschäden, Brüche, Luxationen.
- *Silikonprothesen:* Abrieb-„Silikonsynovitis", Frakturen.
- *Zementfreie Implantate:* Langzeiterfahrungen stehen aus.

Operative Therapie

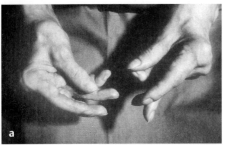

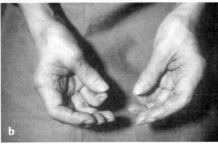

Abb. 32.8 a) Augenfällig funktionsbehindernde Deformierung rheumatischer Hände.
b) Änderung des Funktionsbildes nach Resektionsarthroplastiken der MCP-Gelenke II–V mit umfangreichen Weichteilrekonstruktionen und -balancierungen

- Sphärische ungekoppelte Implantate bieten an den MCP-Gelenken keinen Gegenhalt gegen Rezidive der Ulnardeviation.
- Zementfreie Implantation bietet keine Garantie gegen Lockerungen.

▶ **Ergebnisse:**
- Bei guter Operationstechnik und geeigneter Implantatwahl sind die Langzeitresultate bezüglich Schmerzlinderung und Stabilität überwiegend gut. Die Beweglichkeit wird kaum verbessert, jedoch meist in einen günstigeren Funktionsbereich verlagert.
- *Resektionsarthroplastik* (Abb. 32.8): Besser beweglich gegenüber Platzhaltern und zementierten Prothesen, jedoch weniger stabil.
- *Endoprothesen:* Gute Schmerzlinderung und Stabilität. Die Beweglichkeit ist bei den Silikonprothesen (insbes. Swanson-Platzhaltern) jedoch stark limitiert (aktive Gesamtbeweglichkeit kaum > 40 Grad!).
- Neuere Konstruktionen (bes. zementfreie Implantate) scheinen z. T. bessere Frühergebnisse zu bringen.

Arthrodese

▶ **Indikationen:** Schmerzhafte Destruktionen der PIP- und DIP-Gelenke, schmerzhafte oder funktionsstörende Deformierung und Instabilität.
▶ **Operationstechniken:** Je nach individuellen und lokalen Gegebenheiten Drahtung (auch Zuggurtung, s. Abb. 32.7), Verschraubung oder Verklammerung möglich. Stellung: PIP-Gelenke gebeugt (von radial nach ulnar ca. 35°–50° zunehmend); DIP-Gelenke gestreckt bis leicht gebeugt.
▶ **Nachbehandlung:** Schienenfixierung je nach Technik 2–6 Wochen, dann röntgenologische Kontrolle und Entscheidung über die Freigabe.
▶ **Komplikationen:** Pseudarthrose, besonders nach Knochenspanaufbau mutilierter Gelenke.
▶ **Ergebnisse:** Trotz oft schwieriger Technik ist die Arthrodese recht erfolgssicher.
◼ **Merke**: Bei simultanen Destruktionen der MCP- und PIP-Gelenke rheumatisch veränderter Fingerstrahlen werden beim heutigen Stand der Technik die proximalen Gelenke bzw. Gelenkreihen meist beweglich rekonstruiert, die distalen dagegen in funktionell günstiger Stellung arthrodesiert (s. Abb. 32.7).

32.10 Hüftgelenk

Pathomechanik
....

► Relativ häufig besteht eine massive Bursitis trochanterica, die bis zur Destruktion des Gluteus-medius-Ansatzes führen kann. Folge: Duchenne- oder Trendelenburg-Hinken.

► **Hauptformen der Destruktion:**
1. Zystenbildung, Protrusion.
2. Akut verlaufende Osteolyse (Hüftkopfnekrosen).
   • Bei 1. und 2. ist lange eine gute Beweglichkeit bei oft erheblichen Schmerzen gegeben.
3. Blander Verlauf mit massiver Sekundärarthrose.
4. Gleichmäßiger Knorpelschwund („verdämmernder" Gelenkspalt).
   • Bei 3. und 4. kommt es langsam, oft mäßig schmerzhaft, zur Einsteifung.

► **Bei juveniler chronischer Polyarthritis** (vgl. S. 390):
   • *Akuter Verlauf:* Ähnlich einem Morbus Perthes mit massiver Destruktion.
   • *Langsamer Verlauf:* mit lateraler (Sub-)Luxation des Hüftkopfes (zentrale Synovitis) und dysplasieartiger Deformierung von Hüftpfanne und Schenkelhals (Abflachung, Valgisierung).

Operationstechniken (Übersicht)
....

► Zugang möglichst ohne Trochanterablösung.
► Die Entfernung der Bursa trochanterica ist fast obligat.
► Bei Kontrakturen erfolgt eventuell eine Längenanpassung oder eine Myo-/Tenotomie veränderter Sehnen und Muskeln (auch bei endoprothetischer Versorgung).

Synovektomie
....

► **Indikationen:**
   • Bei jüngeren Patienten mit hohem Funktionsanspruch sollte die Synovektomie rechtzeitig erfolgen, bevor radiologisch deutlich erkennbare Destruktionszeichen auftreten, und bevor es zu deutlichen Funktionseinbußen und Kontrakturen kommt.
   • Bei älteren Patienten jenseits des 50. Lebensjahrs ist nur eine sehr frühe Synovektomie sinnvoll.

► **Operationstechniken:**
   • Synovektomie radikal, kombiniert mit erforderlichen Korrekturen am Skelett und an den Weichteilen.
   • Zur Erreichung ausreichender Radikalität bei der Synovektomie ist die temporäre Luxation des Hüftkopfes empfehlenswert. Vermeidbar, jedoch ohne bewiesenen Vorteil, ist dieses Procedere durch semiarthroskopisches Vorgehen.

► **Nachbehandlung:** Frühe Mobilisierung (nach Entfernung der Wunddrainagen); Entlastung für ca. ein Vierteljahr.

► **Komplikationen:** Progredienz der Gelenkdestruktion trotz Synovektomie, Einsteifungen (insbesondere bei juveniler chronischer Polyarthritis).

► **Ergebnisse:** Synovektomie (statistisch) unsicher. Temporäre Hüftkopfluxation, intertrochantäre Osteotomie (Abb. 32.9) und muskelentspannende Maßnahmen scheinen die Ergebnisse zu verbessern.

Operative Therapie

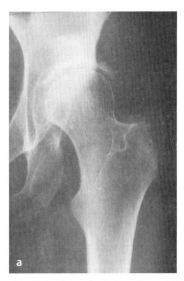 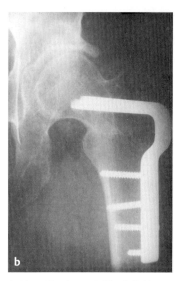

Abb. 32.9 a) Dysplastische Hüftentwicklung bei juveniler rheumatoider Arthritis. b) Sehr gutes klinisches und radiologisches Ergebnis nach Umstellungsosteotomie und Spätsynovektomie

Alloarthroplastik

▶ **Indikationen:** Schmerzhafte Hüftgelenkdestruktionen. Bei erheblichen Schmerzen und Funktionsstörungen und dadurch massiv eingeschränkter Lebensqualität auch schon bei Jugendlichen nach Wachstumsabschluss.

▶ Zugang, Operationstechnik und Modellwahl müssen der Forderung nach möglichst früher Belastbarkeit entsprechen. Bei jüngeren Patienten mit hoher Lebenserwartung und hohem Funktionsanspruch sollten bei möglichst niedrigem Abrieb die artikulierenden Prothesenteile austauschbar sein und/oder die Kno-

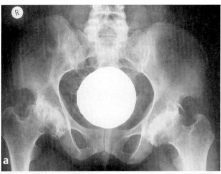

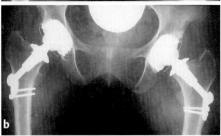

Abb. 32.10 a) Rheumatische Destruktion beider Hüftgelenke. b) Versorgung mit zementfreier „Druckscheiben"-Prothese unter Teilerhaltung des Schenkelhalses und Freilassung der Femurdiaphyse

chenresektionen möglichst klein gehalten werden (wie bei allen endoprothetischen Vorsorgungen in niedrigem Lebensalter (s. Abb. 32.10).

► **Operationstechnik bei Endoprothesen:**

- Mit oder ohne Zement?: Bei jüngeren Patienten endoprothetische Versorgung möglichst zementfrei. Bei älteren, insbesondere schwer behinderten Patienten, ist die Zementierung des femoralen Prothesenteils ratsamer.
- Endoprothetische Versorgung bei entzündlich rheumatischen Krankheiten immer mit Bursektomie und Synovektomie kombinieren.
- Femurseitig kann die Resektion in geeigneten Fällen auf den medialen Schenkelhalsanteil beschränkt werden (dabei wird eine nicht gestielte, zementfrei verschraubbare Femurkomponente verwendet).
- Die aktuelle Renaissance der Metall/Metall-Artikulation hat nach dem Versagen des Metall-Polyäthylen-Gelenkflächenersatzes die Möglichkeit einer extrem knochensparenden Endoprothetik am Hüftgelenk eröffnet.
- Die Fixierung ist oft schwierig infolge zystisch und porotisch verschlechterter Qualität des Implantatlagers. Häufig ist ein Knochenspanaufbau von Pfannendach, Pfannengrund und oftmals auch vom hinteren Pfannenrand erforderlich, insbesondere bei zementfreier Implantation.

► **Nachbehandlung:** Frühe Mobilisierung, auch bei zementfreier Technik. Entlastung nach zementfreier Endoprotheseneimplantation 4–6 Wochen; bei Schaftzementierung ist die Sofortbelastung erlaubt.

► **Komplikationen:**

- Das Infektionsrisiko bei endoprothetischer Versorgung rheumatischer Hüftgelenke ist im Vergleich zu Koxarthrosen nach eigenen Erfahrungen deutlich erhöht.
- Das Risiko ektoper Ossifikationen bei spondarthritisch bedingter Koxitis ist deutlich erhöht, selbst bei völligem Fehlen präoperativer röntgenologischer Warnzeichen.

► **Ergebnisse:**

- Das Lockerungsrisiko auf der Seite des Azetabulums wird auch durch die zementfreie Technik nicht völlig beseitigt. Die Schaftzementierung auf der femoralen Seite ist nach derzeitigem Wissensstand der zementfreien Technik mindestens gleichwertig.
- Insgesamt sind die Ergebnisse bei sorgfältiger, schonender Operationstechnik und ausreichender Nachbehandlung ebensogut wie bei Koxarthrosen. Auch die Überlebensrate der Endoprothesen ist entsprechend.

Osteotomie

► **Indikation:** Dysplastische Deformierung, vorwiegend bei Jugendlichen und Kindern. Simultan erfolgt eine Synovektomie mit den üblichen Techniken (s. o.).

► **Operationstechnik:** Intertrochantäre, meist varisierende und derotierende Umstellungsosteotomie. Fixierung meist mit selbstspannenden Winkelplatten (s. Abb. 32.9). Möglichst radikale Synovektomie bei noch bestehender Krankheitsaktivität, aus prophylaktischen Gründen u. E. sogar generell obligat.

► **Nachbehandlung:** Frühe Mobilisierung (die Osteosynthese muss übungsstabil sein!). Entlastung für ca. ein Vierteljahr.

► **Komplikationen:** Überkorrektur, führt zu Schmerzen, Trendelenburg-Hinken, Sekundärarthrose. Selten Pseudarthrosen.

► **Ergebnisse:** Weniger erfolgssicher als Endoprothese. Trotzdem oft gute Schmerzlinderung und funktionelle Verbesserung. Zeitgewinn für spätere endoprothetische Versorgung.

Arthrodese

► Praktisch nicht mehr indiziert: Zu großer Funktionsverlust und Behandlungsaufwand bei eher erhöhtem Risiko gegenüber der Endoprothetik.

Operative Therapie

32.11 Kniegelenk

Pathomechanik

▶ Schmerzhafte Synovitis und Ergussbildung führen zur Beugefehlhaltung. Folge bei längerer Dauer (insbesondere bei juveniler chronischer Polyarthritis) ist eine Beugekontraktur.

▶ Häufig tritt begleitend eine Kniekehlen-(Baker-)Zyste auf: Stielung fast ausnahmslos proximal im dorsotibialen Recessus medial der Semimembranosussehne. Die Ausdehnung nach distal bis zur Achillessehne ist möglich. Eine Zystenruptur wird klinisch oft mit einer Thrombophlebitis verwechselt.

▶ Die Destruktion beginnt oft durch Lockerung der distalen Seitenbandansätze infolge synovitischer Randusurierung des Tibiakopfes unterhalb der Menisken (hinweisend sind Klinik und Röntgenbild).

▶ **„Relative Seitenbandlockerung":**
- Durch Schwund von Gelenkknorpel und der gelenkbildenden Knochen, oft korrespondierend an Tibiakopf und Femurkondylen, oft asymmetrisch mit resultierender Achsenfehlstellung (Varus- oder Valgusdeformierung).
- Dabei kommt es zur Verlagerung des Streckapparates mit Kontraktur der Gelenkkapsel (Retinaculae patellae) oder zur sekundären Deformierung der Patella (insbesondere bei Valguskinen: Lateralisierung).
- Häufig ist die relativ frühzeitige Lockerung/Spontanruptur des vorderen Kreuzbandes; dies ist auch durch Riesenzysten unter der Eminentia intercondylaris möglich.

Operationsziel

▶ **Bewegungsgrade:** Streckung möglichst vollständig (Schonung des Retropatellargelenks), Beugung > 110 Grad (erforderlich für das Aufstehen aus normaler Stuhlhöhe ohne Armhilfe).

Synovektomie

▶ **Indikationen:**
- *Beginnende Seitenbandlockerung:* Nach eigener Erfahrung ist dies ein Zeichen relativer Dringlichkeit; die Chancen konservativer Behandlung nehmen deutlich ab.
- *Deutliche Seitenbandlockerung:* Bei noch gut erhaltenem Gelenkknorpel Synovektomie mit gleichzeitiger Bandrekonstruktion.

▶ **Operationstechnik** (möglichst radikale Synovektomie). Bei offenem Vorgehen sind verschiedene Zugänge möglich:
- *Ventral:* Vom Payr-Schnitt aus regelhaft unvollständig.
- *Größtmögliche Radikalität:* Doppelter Parapatellarschnitt („Mori") plus dorsaler Zugang mit doppelter Kapseleröffnung. Vom selben Zugang aus auch Entfernung von Baker-Zysten. Annähernd vergleichbar ist die arthroskopische „6-Porta-Technik".
- *Weitgehende Radikalität:* Doppelter Parapatellarschnitt, ausgedehnter tibialer Parapatellarschnitt („Subvastus-Zugang") oder zentraler Längsschnitt mit jeweils zwei ventralen und zwei dorsalen Kapselschnitten dorsal hinter den Seitenbändern.

▶ **Nachbehandlung:** Wechsellagerung auf Volkmann-Schiene (Streckung) und Kirschner- oder Motorschiene; beides mit zunehmender Flexion. Die 90°-Grenze sollte nach maximal 14 Tagen überschritten sein. Erst danach Belastungsbeginn, langsam zunehmend bis zur Vollbelastung nach 4–5 Wochen.

▶ **Komplikationen:**
- Bei zu früher Belastung und mangelnder Kooperationsfähigkeit (wesentlich seltener -bereitschaft) Einsteifung möglich, dann Narkosemobilisation („Brisement moderé") 2–3 Wochen nach der Operation, eventuell 1–2-mal in 8–10-tägigem Abstand wiederholen.

- Hämarthros postoperativ: Punktion am günstigsten nach 14 Tagen, erspart praktisch immer die offene Ausräumung.
► **Ergebnisse:** Das Operationsziel ist fast immer erreichbar, wenn keine stärkeren präoperativen Bewegungseinschränkungen vorliegen. Sehr gute Langzeitergebnisse, abhängig vom präoperativen Gelenkzustand. Auch in Spätfällen sind noch relativ gute Langzeitergebnisse möglich.

Alloarthroplastik

► **Indikationen:**
- *Relative Instabilität* (s. o.) mit entsprechender Achsenfehlstellung. Ein stabilisierender Aufbau durch (gegebenenfalls halbseitigen) Gelenkflächenersatz ist möglich.
- *Fortgeschrittene Knorpel-Knochen-Destruktionen, auch mit schmerzhaften Instabilitäten, Einsteifungen, Kontrakturen*: Rekonstruktion nur durch geführte Endoprothesen mit vorgegebenem Bewegungsablauf.
- *Destruktion im Femoropatellargelenk*: Patellektomie möglichst nur in Verbindung mit Scharnierprothesen. Sonst besser Resektions-Interpositionsarthroplastik oder femoropatellarer Gelenkflächenersatz.
► **Operationstechniken:**
- Eine möglichst radikale Synovektomie ist empfehlenswert (Verbesserung der Bewegung).
- *Endoprothetik:* Möglichst kleiner Fremdkörper (Rückzugsmöglichkeit bei Komplikationen!). Verfügbare Modelle: Zementiert, unzementiert; halb- und doppelseitiger Gelenkflächenersatz (isoliert und kombiniert; auch „meniskal" mit einer Polyäthylenscheibe zwischen zwei Metallkomponenten [Abb. 32.11]); un-, halb-, oder vollverblockt; mit und ohne Ersatz der retropatellaren Gelenkfläche (Übersicht s. Abb. 32.2, S. 533).
- Die endoprothetische Versorgung von medial ist ohne Kontinuitätstrennung des Streckapparates möglich („Subvastus-Zugang", s. o.). Die Operationstech-

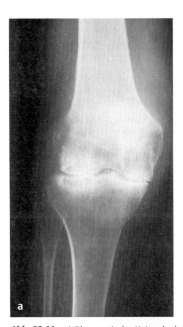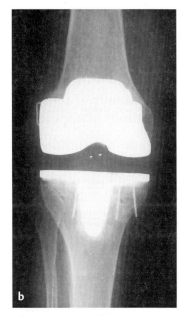

Abb. 32.11 a) Rheumatische Kniegelenkdestruktion mit Knochendefekten.
b) Knochenspanaufbau des Schienbeinkopfes und bicondylerer Gelenkflächenersatz: zementfrei, unverblockt, mit beweglichem Gleitkern-„Rotationsplattform"

nik ist im einzelnen modellabhängig. Wichtig ist die Lösung etwaiger Verwachsungen sowie die Entfernung sämtlicher Randosteophyten.

- Erforderlichenfalls Bandrekonstruktionen (Raffung, Rekonstruktion, Entspannung), um die Verwendung knochensparender Implantate zu ermöglichen.

► **Nachbehandlung:** Wie bei Synovektomie (s. S. 554).

► **Komplikationen:**

- Die Infektionsrate bei endoprothetischer Versorgung rheumatischer Kniegelenke ist nach einer Untersuchung (aus Schweden) von über 12 000 Gelenken 2,6-mal höher als bei Gonarthrosen (4,4 % gegenüber 1,7 %).
- Hautnekrosen, besonders bei Reoperationen.
- Besonders bei unikondylärem Gelenkersatz und bei Belassen der Retropatellargelenke ist die radikale Synovektomie unbedingt empfehlenswert. Sonst besteht ein hohes Risiko von Fehlschlägen durch nachfolgende Destruktion der verbliebenen Gelenkbereiche.

► **Ergebnisse:** Bei Endoprothesen ist das Operationsziel modellabhängig, ungeachtet des Ausgangsbefundes, in fast 75 % aller Fälle erreichbar. Selbst bei Remobilisierung nach praeoperativen Einsteifungen ist eine durchschnittliche Beweglichkeit von fast 90 Grad erreichbar. Voraussetzung: Sorgfältige Operation und Nachbehandlung, beides ohne Zeitdruck.

Arthrodese

► **Indikation:** Nur nach bakterieller Infektion oder Versagen von Endoprothesen in Ausnahmefällen.

► **Operationstechnik:**

- Streckapparat möglichst intakt lassen (für eventuelle spätere Remobilisierung).
- Die Fixierung richtet sich nach den lokalen Möglichkeiten und Gegebenheiten mit der Zielsetzung möglichst früher Belastbarkeit.

► **Nachbehandlung:** Abhängig von der Fixierung. Möglichst sofortige Bewegungsstabilität; Belastungsstabilität sollte nach 6 bis maximal 8 Wochen erreicht werden.

► **Komplikationen:** Bei schlechten Weichteilverhältnissen und vorangegangener Infektion Hautnekrosen, Hautdefekte und Reinfektion.

► **Ergebnisse:** Je geringer der Längenverlust der Extremität, desto besser das Gangbild und die Gehfähigkeit (optimal: Verkürzung um 1–1,5 cm, Gelenkstellung ca. 10° Flexion, Achsen neutral).

32.12 Oberes Sprunggelenk/Rückfuß

Pathomechanik

► Eine Synovitis des oberen Sprunggelenks und besonders der tibialseitigen Tarsalgelenke ist häufig.

► **Pes plano-valgus rheumaticus** (weitaus häufigste Deformierung): Versagen der Bandstabilität und Schwächung des aktiven Halteapparates, insbesondere des Tibialis posterior (in ca. 40 %), begünstigt die Knick-Senkfußbildung; selten (in ca. 5 %) eine entzündliche Sprengung der Malleolengabel durch Mitbeteiligung des Tibiofibulargelenkes.

► **Varusdeformierung** (wesentlich seltener):

- Nach fibularer retromalleolärer Tenosynovitis infolge Schwächung.
- Nach tibialer retromalleolärer Tenosynovitis infolge Dauerschonhaltung mit Kontrakturfolge besonders bei juveniler chronischer Polyarthritis, außerdem bei asymmetrischer Destruktion des oberen Sprunggelenks.

► **Spitzfuß:** Folge einer Zwangshaltung (z. B. Bettdeckendruck nach längerer Liegezeit).

► **OSG-Fehlstellung** (selten, in ca. 5 %) durch entzündliche Sprengung der Malleolengabel (Mitbeteiligung des distalen Tibiofibulargelenks).

▣ **Merke:** Viele Operationen im Rückfußbereich erübrigen sich durch eine rechtzeitige, zweckmäßige und konsequente Einlagenversorgung!

Operationsprinzipien (Möglichkeiten)

▶ **Oberes Sprunggelenk:** Die Beweglichkeit soll möglichst erhalten bleiben (Synovektomie, Endoprothese). Entsprechend dem Handgelenk ist auch im Bereich des oberen Sprunggelenks die simultane Tenosynovektomie mit befallenen Sehnenscheiden dringend zu empfehlen.

▶ **Unteres Sprunggelenk/Rückfuß:** Stabilität und korrekte Form sind wichtiger als Beweglichkeit. Arthrodesen, gegebenenfalls mit Stellungskorrektur, werden angewendet.

Synovektomie

▶ **Indikationen:**
- Konservativ therapieresistente Synovitis und Tenosynovitis.
- Abnehmende Beweglichkeit mit zunehmenden Schwierigkeiten bei der Abrollung.
- Zunehmende Instabilität (häufiges Umknicken).
- Radiologisch: Abnehmende Gelenkspaltweite, zunehmende Destruktionszeichen (Zysten, Usuren, Knochendefekte).
- Offene Synovektomie am oberen Sprunggelenk (gegebenenfalls mit Tenosynovektomie) ist auch noch in relativ späten Fällen möglich.
- Eine arthroskopische Synovektomie ist u. E. nur sinnvoll, wenn keine operationswürdige Tenosynovitis vorliegt (eher selten).

▶ **Operationstechnik – oberes Sprunggelenk:**
- Je nach tenosynovitischem Befall sind drei, minimal zwei Zugänge erforderlich (streckseitig sowie fibular und/oder tibial retromalleolär).
- Die arthroskopische Synovektomie von insgesamt 4 Zugängen aus ist technisch gut durchführbar.

▶ **Operationstechnik – unteres Sprunggelenk:** Die Synovektomie am unteren Sprunggelenk erfolgt meist in Verbindung mit dem oberen Sprunggelenk (von den gleichen Zugängen aus).

▶ **Nachbehandlung:** Gipsliegeschale in Funktionsstellung der Gelenke für 14 Tage. Nach Entfernung der Wunddrainage aktive Beübung aus der Schiene heraus. Progressive Belastung frühestens ab 3. Woche postoperativ und nur mit exakt angeformter rückfußumfassender und kunststoffverstärkter (formbeständiger) Walklederreinlage (für mindestens 1 Jahr).

▶ **Komplikationen:**
- Sehr häufige Wundheilungsstörungen, besonders am streckseitigen Längsschnitt.
- Nach Spätsynovektomien Sekundärarthrosen, klinisch oft irrelevant.

▶ **Ergebnisse:**
- *Obere Sprunggelenksynovektomie:* Sehr erfolgssicher in relativ frühen Fällen, nicht aussichtslos in späten Fällen.
- *Untere Sprunggelenksynovektomie:* Relativ häufig Einsteifungen. Durchaus positiv im Sinne der Stabilitätsvermehrung, wenn es gelingt, eine physiologische Form des Rückfußes zu bewahren. Konsequente Einlagenbenutzung (s. o.)!

Alloarthroplastik OSG

▶ **Indikationen:**
- Schmerzhafte Destruktionen des oberen Sprunggelenks bei weitgehend erhaltener Form und Bandstabilität.
- Bei gleichzeitigem Befall der Knie-, auch Hüftgelenke, der Tarsalgelenke und der Vorfüße meist der Arthrodese vorzuziehen.
- Bei Patienten, denen aus allgemeinmedizinischen Gründen, auch im Hinblick auf den Gesamtfunktionszustand des Bewegungsapparates, eine längere Immobilisierung und 3 Monate Gipsbehandlung schlecht zuzumuten sind.

▶ **Operationstechniken – Endoprothese des oberen Sprunggelenks** (s. Abb. 32.12):
- Zugang s. Synovektomie.
- *Zweikomponenten-Endoprothesen:* Tibiale Komponente aus Polyäthylen, Taluskomponente aus Metall (früher meist zementiert).

Operative Therapie

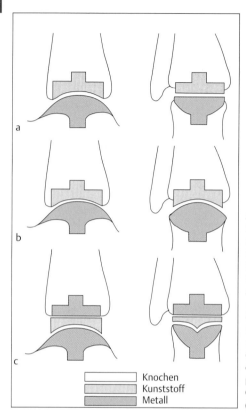

Abb. 32.12 Schematische Darstellung von Konstruktionsmöglichkeiten unverblockten Gelenkersatzes am Beispiel von Sprunggelenk-Endoprothesen
a) einachsige Zweikomponenten-Endoprothese (meist zementiert);
b) multiaxiale Zweikomponenten-Endoprothese (meist zementiert);
c) Dreikomponenten-Endoprothese mit beweglichem Gleitkern (meist unzementiert)

Knochen
Kunststoff
Metall

- *Dreikomponenten-Endoprothesen:* Polyäthylenkomponente zwischen zwei Metallflächen auf Tibia und Talus (zementfrei, seltener zementiert, Abb. 32.13). Diese Endoprothesen werden derzeit bevorzugt.

▶ **Nachbehandlung:**
- *Zweikomponenten-Endoprothesen:* Bewegungsbeginn nach Drainageentfernung (2 Tage postoperativ), Belastung langsam steigernd nach 2 Wochen, Vollbelastung nach 4–5 Wochen.
- *Dreikomponenten-Endoprothesen:* Gipsfixierung bis 6 Wochen, Belastung im Gehgips schon nach 3–4 Tagen. Anschließend Teilfixierung für weitere 6 Wochen mit leichter Kunststoffschiene. Danach kunststoffverstärkte rückfußumfassende Walkledereinlage für ca. 1 Jahr.

▶ **Komplikationen:**
- Wundheilungsstörungen s. Synovektomie.
- *Zementierte Zweikomponenten-Endoprothesen:* 25 % Lockerungen nach durchschnittlich 14,6 Jahren (eigene Untersuchungen).
- *Zementfrei implantierte Dreikomponenten-Endoprothesen:* Lockerungsgefahr bei begleitender Osteonekrose (besonders Talusrolle).
- Selten, aber möglich: Partielle bis totale Einmauerung durch ektope Ossifikationen.

▶ **Ergebnisse:**
- *Zementierte Zweikomponenten-Endoprothesen:* Gute Schmerzbefreiung (auch langfristig), mäßige Beweglichkeit, relativ hohe Rate röntgenologischer Lockerungszeichen, jedoch klinisch nicht immer manifest.
- *Dreikomponenten-Implantate:* Auch hier sehr gute Schmerzlinderung, die Beweglichkeit ist ebenfalls limitiert (anscheinend etwas besser). Lockerungsgefahr besteht besonders bei begleitenden Osteonekrosen (speziell Talusrolle).

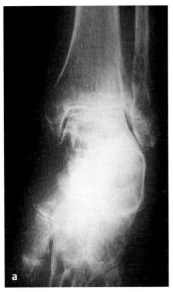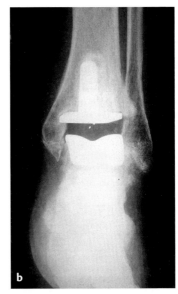

Abb. 32.13 a) Rheumatisch destruiertes oberes Sprunggelenk.
b) Zementfrei implantierte unverblockte („meniscale") Dreikomponenten-Endoprothese mit beweglichem Polyäthylen-Gleitkern

Früh- und mittelfristige Ergebnisse sind vielversprechend. Überlebensraten
von 95 % nach mehr als 10 Jahren wurden publiziert.

Arthrodese

▶ **Indikationen:**
- *Oberes Sprunggelenk:*
  - Allgemein s. Alloarthroplastik (S. 531).
  - Arthrodese gilt noch als „Goldstandard" bei Sprunggelenkdestruktionen.
  - Bei jungen Patienten mit hohem Funktionsbedarf, besonders bei gutem
    Zustand der Nachbargelenke und Vorfüße.
  - Bei schmerzhafter Destruktion Korrekturarthrodese zur Verhinderung oder
    Beseitigung von Fehlstellungen.
- *Unteres Sprunggelenk:* Auch prophylaktisch zur Protektion des funktionell
  wichtigeren oberen Sprunggelenks.

▶ **Operationstechniken:**
- Nach Entknorpelung und Zuformung der Arthrodesenflächen sind verschie-
  denste Fixierungstechniken möglich und gebräuchlich (Fibulaspäne, Schrau-
  ben, Klammern u. a.).
- Bei ausgedehnten osteolytischen Destruktionen Aufbau mit Knochenspänen,
  auch homolog.
- Die Arthrodesen möglichst nur auf die destruierten Gelenke beschränken, z. B.
  isolierte talokrurale Arthrodese: Teilabrollung bleibt bei intakten distalen
  Gelenken erhalten.
- Das arthroskopisch assistierte Vorgehen wird von einigen Autoren für spezielle
  Fälle mit isolierter talokruraler Destruktion empfohlen.

▶ **Nachbehandlung:**
- *Arthrodese des oberen Sprunggelenks:*
  - Gipsfixierung des oberen Sprunggelenks für mindestens 12 Wochen,
    Rückfuß für mindestens 6, maximal 12 Wochen.
  - Belastung abhängig von der Röntgenkontrolle.

Operative Therapie

– Arthrodesenstiefel mit starrem, hohem Schaft und Abrollhilfe für etwa 1 Jahr nach der Operation.
• *Untere Sprunggelenkarthrodese:* Je nach Röntgenbefund Belastung mit suffizienter Einlagenversorgung (s. o.), frühestens nach 6 Wochen.

► **Komplikationen:**
• Hautkomplikationen besonders bei großen Aufbauarthrodesen häufig, tiefe Infektionen sind seltener.
• Bei Rheumatikern hohe Rate an Pseudarthrosen (ca. 20 % am oberen Sprunggelenk). Das Talonavikulargelenk ist besonders pseudarthrosegefährdet.
• Gefahr von Funktionsverschlechterungen mitbefallener Nachbargelenke (insbesondere Kniegelenke, Vorfüße).
• Sehr hohe Rate später schmerzhafter Sekundärarthrosen der Tarsalgelenke nach talocrualer Arthrodese.

► **Ergebnisse:** Bei korrekter Technik erfolgssicher und dankbar.

32.13 Mittel-/Vorfuß

Pathomechanik

► **Mittelfuß:** Klinisch Abrollschmerz, selten Instabilität durch Destruktion der Tarsometatarsalgelenke. Die rechtzeitige, zweckmäßige und konsequente Einlagenversorgung ist notwendig!

► **Vorfuß:** „Entzündliche Zange": Meist bestehen simultan eine schmerzhafte Synovitis der MTP-Gelenke von dorsal und eine plantare Bursitis. Die Zerstörung der plantaren Gelenkkapsel führt zur dorsalen Luxation der Grundgliedbasen II–V.

► **MTP I:** Das Metatarsophalangealgelenk I ist häufig initial befallen. Ein rasch progredienter Hallux valgus immer verdächtig auf eine rheumatische Entzündung! Eine schmerzhafte Synovitis zwingt zur Entlastung beim Abrollen mit Elevation des Metatarsale I. Folge bei längerer Dauer und Fixierung der Fehlhaltung: Abflachung des Längsgewölbes und Vorfußsupination: begünstigt und verstärkt durch die häufigen entzündlich-schmerzhaften Veränderungen der tibialseitigen Rück- und Mittelfußgelenke. Bei späterem Rückgang der Schmerzen ist die plantigrade Vorfußbelastung wieder möglich. Folge: Der Rückfuß wird in die Valgusfehlstellung gepresst (häufigste Ursache des Pes planovalgus rheumaticus, s. o.).

► Die Sehnenscheiden der Zehenbeuger sind bei rheumatischen Fußveränderungen fast immer mitbefallen. Ein Verrutschen nach Interdigital macht die Zehendeformierung (dorsofibulare Dislokation der Grundgliedbasen mit meist sekundärer Hammerzehenstellung) konservativ irreversibel.

Operationsindikationen (Übersicht)

► Für die Operationsindikation sind nicht kosmetische Gesichtspunkte, sondern lediglich die schmerzhafte Gehbehinderung ausschlaggebend.

► Synovektomie der Zehengelenke: Ist nur ausnahmsweise indiziert (Befall von Einzelgelenken), besonders bei juveniler chronischer Polyarthritis.

Kontraindikationen

► Zehenamputationen, außer bei Gangrän o. ä.

► Ausgedehnte Grundgliedbasisresektion der Großzehe vor oder in Kombination mit Resektion der Mittelfußköpfchen II–V (besonders ⅔-Resektion nach Brandes): Es kommt fast zwangsläufig zur Deformierung von Nachbarzehen, bzw. zu schwer reparablen Zuständen bei Nachkorrektur.

Mittelfuß

► **Operationsmöglichkeiten:**
• *Osteotomien:*
– Proximal zur Wiederherstellung des Quergewölbes und zur Fußverschmälerung,

– Distal auch zur Behandlung von Zehendeformierungen und plantarem Schwielendruck.

- *Seltener:* Arthrodesen, besonders bei instabilen, schmerzhaften Destruktionen der Tarsometatarsalgelenke.

► **Operationstechnik:** Osteotomien möglichst ohne längere Entlastungs- oder Fixierungsnotwendigkeit:

- Proximal bogenförmig oder mit dorsaler Keilentnahme metaphysär.
- Distal extraartikulär von proximal dorsal nach plantar distal (Helal).
- In weniger fortgeschrittenen Fällen weiter distal in umgekehrter Richtung (Weil), am 1. Strahl stufenförmig (Scarf), keil- (Chevron) oder treppenförmig (Austin), jeweils beides mit Schraubenfixierung.

► **Nachbehandlung:**

- *Proximale Osteotomien:* Entlastung bis zu 6 Wochen.
- *Distale Osteotomien:* Nach Weil und Scarf, Chevron und Austin Vorfußentlastung für 3–4 Wochen mit Spezialschuhen. Nach Helal Belastung bei geeigneter Technik schon wenige Tage nach Operation möglich, ohne innere oder äußere Fixierung.
- *Arthrodesen:* Gipsfixierung bis zu 12 Wochen erforderlich.

► **Komplikationen** s. u.

► **Ergebnisse:**

- *Osteotomien* sind bei korrekter Technik erfolgssicher, trotz des oft späten ossären Durchbaus nach einer Helal-Operation (bis zu 1 Jahr!). Die Ergebnisse der Weil- und Scarf-Osteotomien bei Rheumatikern bleiben abzuwarten.
- *Arthrodesen* der Tarsometatarsalgelenke (Lapidus) sind problematisch. Häufig kommt es nach unseren Erfahrungen danach zu vermehrten Belastungsbeschwerden im Vorfußbereich.

Vorfuß – Zehengrundgelenke II–IV

► **Indikationen:** Bei Versagen orthopädieschuhtechnischer Versorgungsmöglichkeiten operative Rekonstruktion und Stellungskorrektur.

► **Operationstechniken:**

- Synovektomien von dorsal.
- Rekonstruktionen sind von dorsal und plantar möglich, plantar vorteilhaft mit Schwielenexzision und Dermodese gegen eine Streckkontraktur der MTP-Gelenke (Abb. 32.14).
- Von dorsal ist eine komplette Resektion der MTP-Gelenke möglich (Clayton).
- Besser von plantar durchführbar sind:
  – Metatarsalköpfchenresektion (Hoffmann) oder
  – Komplette Resektionsarthroplastik mit Gelenkrekonstruktion und Tenolyse der Beugesehnen (Tillmann).
- Bei ausgeprägter Krallenstellung (vorbestehender Hohlfuß) und noch gut erhaltenen Metatarsalköpfchen: Proximale Grundgliedresektion, Durchtrennung und Transfer von der Streck- auf die Beugesehne; dann temporäre zentrale Drahtstiftfixierung (Stainsby).

► **Nachbehandlung** nach Synovektomien und Arthroplastiken der Zehengrundgelenke: 14 Tage Liegegips, dann Belastung im elastischen Vorfußverband für 14 Tage. Danach Einlagenversorgung zur Entlastung der operierten Gelenke und zur Stalisierung des Quergewölbes (dazu sind formbeständige, kunststoffverstärkte Walkledereinlagen erforderlich).

► **Komplikationen** s. u.

► **Ergebnisse:**

- *Synovektomien der Zehengrundgelenke:* Unsicher – rezidivgefährdet, da kaum eine radikale Synovektomie möglich ist.
- *Resektionen der Metatarsalköpfchen:* Schwielenrezidive durch Osteophytenbildungen an der Resektionsstelle sind möglich. Eine operative Nachkorrektur ist meist unproblematisch.

Operative Therapie

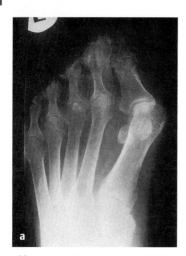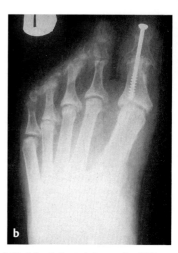

Abb. 32.14 a) Typischer rheumatischer Vorfußbefall mit Destruktionen aller MTP-Gelenke und des IP-Gelenks der Großzehe. b) Komplette Vorfußkorrektur mit Resektionsarthroplastiken aller MTP-Gelenke und Schraubenarthrodese des IP-Gelenks

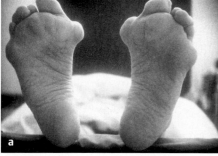
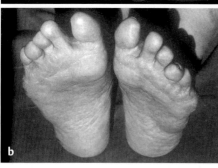

Abb. 32.15 a) Typische rheumatische Vorfußdeformierung mit massiven Weichteil-Veränderungen (Schwielen, Bursitiden). b) Stellungsverbesserung der Zehen durch Resektionsarthroplastiken aller MTP-Gelenke I bis V (komplette Vorfußkorrektur) und der Exzision der Schwielen und Bursen: zusätzliche Stellungssicherung durch plastische Hautexzisionen (Dermodesen)

- *Resektionsarthroplastiken:* In der Langzeitbeobachtung ca. hälftiger Korrekturverlust nach mehr als 10 Jahren, jedoch absolut gleichbleibende Schmerzlinderung.
- *Stainsby-Technik:* Längerfristige Ergebnisse stehen noch aus.

Großzehengelenke

▶ **Indikationen** s. Zehengrundgelenke II–IV. Besonders häufig exzessive Valgus-Deformierung, seltener entzündlicher Hallux rigidus.

▶ Operationstechniken:

- *Großzehengrundgelenk:* Resektions-Interpositions-Arthroplastik (entsprechend oder modifiziert nach Hueter-Mayo), Arthrodese (Schrauben, Klammern). Umstritten ist die endoprothetische Versorgung (gebräuchlich sind Silikonplatzhalter, zunehmend auch unverblockte Metall-Polyäthylen- und Keramik-Endoprothesen – manchmal letzter Ausweg nach großstreckigen Knochenresektionen).
- *Großzehenendgelenk:* Arthrodese mit zentraler Verschraubung, Verklammerung oder Zuggurtung, meist kombiniert mit Arthroplastik des Großzehengrundgelenks (Abb. 32.14).

▶ **Nachbehandlung:**

- *Großzehengrundgelenkarthroplastik:* 14 Tage Liegegips, dann Belastung im elastischen Vorfußverband für 14 Tage, danach Einlagenversorgung. Konsequente, auch passive mobilisierende krankengymnastische Behandlung unter manueller Extension bis zu 3 Monate nach der Operation. Falls erforderlich, wegen unzureichender Beweglichkeit (eingeschränkte Dorsalextension mit Abrollschwierigkeiten) zwischenzeitlich Narkosemobilisation.
- *Arthrodesen Großzehengrundgelenk:* Eine Gipsfixierung bis zu 12 Wochen ist erforderlich.

▶ **Komplikationen** s. u.

▶ **Ergebnisse:** Arthrodesen des Großzehengrundgelenkes und des Großzehenendgelenkes (nur getrennt empfehlenswert) sind bei korrekter Technik und Einstellung funktionell sehr erfolgssicher.

PIP-Gelenke

▶ **Indikationen:** Ausgeprägte, fixierte Beugekontrakturen, meist mit schmerzhafter, streckseitiger Schwielenbildung (Schuhdruck!).

▶ **Operationstechniken:**

- Stumpfe Mobilisierung der (meist sekundären) Beugekontraktur unter Extension. Bei entzündlicher Destruktion (Kontrakturrezidiv oder Ankylose) Grundgliederköpfchenresektion entsprechend Hohmann oder Arthrodese.
- Bei voroperierten „Pendelzehen" II–V: Einbettung der Zehenbeere in korrekter Position durch Dermodese zum Vorfußballen nach Gicht. Nachbarzehen können dadurch in korrekter Position gehalten werden. Keine Amputation!

▶ **Ergebnisse:** Nach stumpfer Mobilisierung ca. ⅓ Rezidive von Beugefehlstellungen, klinisch meist irrelevant. Nachkorrekturen, falls erforderlich, problemlos.

Komplikationen der Vorfußchirurgie

▶ Bei schlechten Durchblutungsverhältnissen ist die Rate von Wundkomplikationen relativ hoch (ca. 10 %) und, besonders nach ausgedehnten Vorfußkorrekturen, unabhängig vom Zugang (dorsal oder ventral). Besonders gravierend: Hautnekrosen über Sehnen und über liegenden Endoprothesen.

- Nach distalen Osteotomien sind trotz simultan durchgeführter Synovektomie nachfolgende Gelenkdestruktionen nicht auszuschließen. Mögliche Folge: frei liegendes Osteosynthesematerial (z. B. nach Weil-Osteotomie).

▶ Die Rate tiefer Infektionen ist relativ hoch (generell ca. 3 %). Diese sind sicher mitbedingt durch mangelnde Fußpflege (behinderte Handfunktion vieler Patienten, Zehenkontrakturen mit der Folge intertriginöser Veränderungen, oft auch bei bakteriell besiedelten Mykosen).

▶ **Merke:** Die routinemäßige perioperative antibiotische Prophylaxe scheint die Situation zu verbessern.

33

33.1 Empfehlungen zur Therapie bei Osteoporose des Dachverbandes der deutschsprachigen osteologischen Fachgesellschaften (DVO)

Anhang

33 Anhang

33.1 Empfehlungen zur Therapie bei Osteoporose des Dachverbandes der deutschsprachigen osteologischen Fachgesellschaften (DVO)

Osteoporose bei Frauen

Stärke und Grundlage der Empfehlung:
A Randomisierte und kontrollierte Studien (RCTs) hoher Qualität
B Kontrollierte epidemiologische Beobachtungsstudien hoher Qualität
C Kontrollierte epidemiologische Beobachtungsstudien geringerer Qualität
D Sonstige Studien; Expertenkonsens

I. Indikationen für Abklärung: (B)

1. Periphere Frakturen nach nichtadäquatem Trauma seit Menopause
(alle Frakturen, z.B. Radius, Schenkelhals, Humerus, Tibia)

2. Radiologisch gesicherte osteoporotische Wirbelkörperfraktur(en)
Größenabnahme um mehr als 4 cm seit dem 25. Lebensjahr. ⟶ V.a. Fraktur!
ODER bei akut aufgetretenen , starken Rückenschmerzen   Röntgen BWS + LWS
⊥ veranlassen!

3. Body Mass Index kleiner 20 oder ungewollte Gewichtsabnahme um mehr als 10% in letzter Zeit

4. Hohes Sturzrisiko (2 oder mehr häusliche Stürze im letzten Halbjahr)

5. Hohes Risiko einer sekundären Osteoporose
(chronische orale Glukokortikoidmedikation größer 7,5 mg/Tag Prednisolon-
äquivalent für mind. 6 Monate:
siehe getrennte Empfehlung www.lutherhaus.de/dvo-leitlinien;
andere Formen: z.B. primärer Hyperparathyreoidismus, Diabetes mellitus Typ I,
Cushing-Syndrom, prolongierte Hyperthyreose, Malabsorptionsyndrome,
Antiepileptika, Alkoholismus:
(Indikation für Diagnostik und Therapie in Absprache mit dem Fachspezialisten)

II. Basisdiagnostik bei Indikation 1. – 4.

Anamnese + Befund (B)	Labor (C,D)	Knochendichtemessung (DXA)
• Aktuelle Beschwerden: Rückenschmerz? Allgemeinzustand?	• Blutbild; BSG/CRP	• Messort bei Frauen bis 75 J. (D) erst LWS, bei T-Score größer – 2,5 zusätzlich Femur (Gesamtareal)
• Vorgeschichte	• im Serum, Kalzium, Phosphat, Kreatinin, AP, GG5T, TSH; Eiweiß-Elektrophorese	• Messort bei Frauen über 75 J. (D) erst Femur (Gesamtareal), bei T-Score größer –2,5 zusätzlich LWS
• Körperliche Untersuchung: Sekundäre Osteoporose? Malignome?	**Sturzabklärung** (B)	
• Messen von Körpergröße + -gewicht	• Aufstehtest, Tandem- oder Einbeinstand (siehe Langfassung)	T-Score = relativer Messwert in Standardabweichungen bezogen auf den Referenz-wert bei jungen, gesunden Frauen
• Fraktur- und Sturz- (A) anamnese (D)	• Medikamentenüber-prüfung	
	• Ggf. Geriatrisches Assessment (z.B. bei Demenz, Multimorbidität)	

Abwendbar gefährliche oder komplizierte Verläufe:

(!) • V.a. Wirbelfraktur + neurologische Symptome:
Klinikeinweisung (V.a. instabile Wirbelfraktur)
(!) • Auffälligkeiten im Labor ODER Ursachen für sekundäre Osteoporose ODER
unklare Diagnose: problemorientierte weitere diagnostische Abklärung,
ggf. Überweisung zum Fachspezialisten

Abb. 33.1 Osteoporose bei Frauen nach der Menopause und im höheren Lebensalter; Prophylaxe, Diagnose, Therapie (Kurzfassung 2003/2004) [7]

33.1 Empfehlungen zur Therapie bei Osteoporose des Dachverbandes der deutschsprachigen osteologischen Fachgesellschaften (DVO)

33

Anhang

III. Beurteilung (niedrigster T-Score an AWS oder Femur)

---

1. Periphere Frakturen oder Fraktur-Risikofaktoren

(A) **1.a DXA-T-Score größer –2** ⟶ allgemeine Empfehlungen und DXA-Verlaufskontrolle nach 2 Jahren (D)

(D) **1.b DXA-T-Score –2 bis –2,5** ⟶ Röntgen BWS +LWS (stumme WK-Frakturen?) ohne WK-Fraktur wie 1.a; mit WK-Frakt wie 2.b

(A) **1.c DXA-T-Score kleiner –2,5** ⟶ allgemeine Empfehlungen und spezielle Pharmakotherapie

---

2. Radiologisch gesicherte Wirbelkörperfrakturen

(D) **2.a DXA-T-Score größer –2** ⟶ allgemeine Empfehlungen, Nutzen einer speziellen Pharmako-therapie nicht untersucht, andere Ursachen? (z.B. lokal-lytische Wirbelprozesse; pathologische Frakturen, altes Trauma); ggf. Überweisung zum Fachspezialisten

(A) **2.b DXA-T-Score kleiner –2** ⟶ allgemeine Empfehlungen und spezielle Pharmakotherapie und begleitende Therapiemaßnahmen

---

IV. Prophylaxe und Therapie bei Indikation 1.– 4.

• Allgemeine Empfehlungen
- ⟶ regelmäßige körperliche Aktivität (B); ausreichender Aufenthalt im Freien (mind. 30 Minuten täglich) (D)
- ⟶ bei hohem Sturzrisiko; Sturzabklärung und -intervention (B); Hüftprotektor nach Abklärung der Akzeptanz (A)
- ⟶ ausreichende Grundversorgung (1500 mg Kalzium pro Tag) durch entsprechende Ernährung (B) Milch/Milchprodukte, grünes Gemüse, kalziumreiches Mineralwasser (D)
- ⟶ keine Zigaretten (B); Alkoholkonsum weniger als 30 g pro Tag (B)
- ⟶ ausreichende Ernährung (Body Mass Index größer 20), Abklärung der Ursache eines Untergewichts (B)
- ⟶ Kalzium-Supplemente nur, wenn entsprechende Ernährung nicht möglich ist (A)
- ⟶ Supplementierung von bis zu 1500 mg Kalzium + 400–800 IE Colecalciferol p.o. täglich nur bei stark in ihrer Mobilität eingeschränkten Frauen über 65 Jahren (A)
- ⟶ postmenopausale Hormontherapie nicht generell zur Primärprophylaxe der Osteoporose zu empfehlen; sorgfältige Abwägung von Nutzen und Risiken gemeinsam mit der Patientin (A)

• Spezielle Pharmakotherapie zur Verhinderung von Wirbelköperfrakturen[*]
(A) 1. Wahl: Alendronat (Fosamax) 10mg/Tag bzw. 70 mg/Woche ODER Risedronat (Actonel) 5 mg/Tag bzw. 35 mg/Woche ODER Raloxifen (Evista) 60 mg/Tag jeweils zusätzlich 500–1000mg Kalzium + 400–800 IE Colecalciferol p.o. täglich n. Bedarf

• Spezielle Pharmakotherapie zur Verhinderung von Schenkelhalsfrakturen[*]
(A) 1. Wahl: Alendronat (Fosamax) 10 mg/Tag bzw. 70 mg/Woche ODER Residronat (Actonel) 5 mg/Tag bzw. 35 mg/Woche jeweils zusätzlich 500–1000 mg Kalzium + 400–800 IE Colecalciferol p.o. täglich n. Bedarf

[*]zu Reservetherapien und Off-Label-Therapien bei Unverträglichkeit ODER Kontraindikation für Therapien 1. Wahl s. Langfassung

---

• Begleitende Therapie bei Frauen mit Wirbelkörperfrakturen
(D) ⟶ suffiziente medikamentöse Schmerztherapie (WHO-Schema) UND rasche Mobilisierung
- ⟶ ggf. Stabilisierung durch elastisches Stützmieder
- ⟶ ambulante/stationäre Rehabilitation (Physiotherapie, Bewegungstraining, ggf. psychologische Betreuung)

• Betreuung im Verlauf
(D) ⟶ spezielle Pharmakotherapie für zunächst 3 (–5) Jahre; Fortführung nach klinischem Verlauf, ggf. Fachspezialisten konsultieren
(D) ⟶ Klinische Verlaufskontrollen unter spezieller Pharmakotherapie (Compliance, Verträglichkeit, Frakturen?) alle 3–6 Monate; Knochendichte frühestens nach 2 Jahren

---

ausführliche Informationen: www. s. S. 564

33

33.1 Empfehlungen zur Therapie bei Osteoporose des Dachverbandes der deutschsprachigen osteologischen Fachgesellschaften (DVO)

Anhang

Glukokortikoidinduzierte Osteoporose

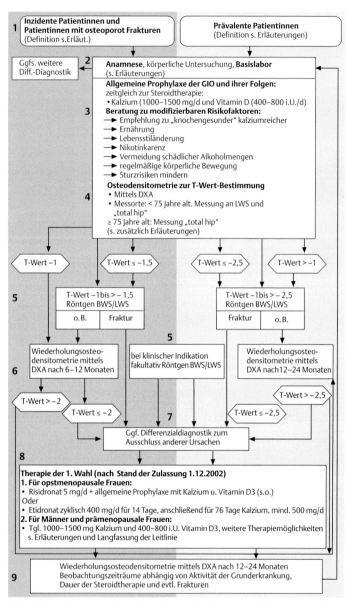

Abb. 33.2 Leitlinien zur Therapie „Glukokortikoidinduzierter" Osteoporose [7]

33.1 Empfehlungen zur Therapie bei Osteoporose des Dachverbandes der deutschsprachigen osteologischen Fachgesellschaften (DVO)

33

Anhang

1. Welche Patienten sollen mithilfe dieser Leitlinie behandelt werden?

„Inzidente Patientinnen" mit einer rheumatoiden Arthritis (RA), einer chronisch obstruktiven Lungenerkrankung (COPD) oder einer chronisch entzündlichen Darmkrankung (CED), die erstmals oder nach wenigstens einjähriger Pause erneut eine Steroidtherapie mit wenigstens 7,5 mg/d Prednisolonäquivalent für voraussichtlich wenigstens 6 Monate erhalten und solche mit neu aufgetretenen klinisch apparenten osteoporotischen Frakturen (unabhängig von Höhe und Dauer einer Steroidtherapie)

„Prävalente Patientinnen" mit einer der o.g. Erkrankungen, die bereits seit mindestens 6 Monaten mit Steroiden in einer Mindestdosierung von 7,5 mg/d Prednisolonäquivalent behandelt werden. Zu dieser Gruppe gehören auch die Patientinnen, die eine wenigstens sechsmonatige Steroidtherapie der o.g. Dosierung vor weniger als 12 Monaten abgeschlossen hatten und vor oder am Anfang einer erneuten Therapie stehen

2. Anamnese inkl. Erhebung aller wesentl. Risikofaktoren, körperl. Untersuchung, Basislabor
Risikofaktoren: Zusätzlich zu den modifizierbaren Risikofaktoren s. Kurzfassung der Leitlinie
Basislabor

- BSG/CRP, Blutbild
- im Serum: Ca, P, Krea, AP, GT.
- basales TSH (Cave; der TSH-Wert kann unter Glukokortikoideinnahme erniedrigt sein)
- Eiweiß-Immunelektrophorse

3. Allgemeine medikamentöse und nicht-medikamentöse Prophylaxe und Beratung zu modifizierbaren Risikofaktoren (s. Algorithmus und zuzsätzlich Kurzfassung der Leitlinie)
4. Knochendichtemessung: Osteodensitometrie (DXA) zur T-Wert-Bestimmung

- bei Patientinnen 75 Jahre alt: Messung „total hip" und wenn diese Messung einen T-Wert von 2,5 oder niedriger ergibt, kann eine Messung an der Wirbelsäule entfallen (D). Bei T-Werten zwischen −1 und onberhalb von −2,5 für prävalente Patienten und zwischen −1 und über −1,5 für inzidente Patienten sollte die Messung der LWS jedoch durchgeführt werden, um nicht eine manifeste Osteoporose der LWS zu übersehen

5. Röntgen

Röntgenaufnahme von BWS u.LWS (mindestens seitlich); Indikation s. Algorithmus; zusätzlich bei Patienten mit Knochendichtewerten im therapeutischen Bereich bei Auftreten von akuten schweren Rückenschmerzen, im Falle einer Größenabnahme von mehr als 4 Zentimetern oder beim Vorliegen typischer auf Frakturen hinweisender Skelettdeformitäten (D)

6. Wiederholungsmessungen

zusätzlich zu Angaben im Algorithmus Berücksichtigung von Höhe der Glukokortikoiddosen und weiteren Risikofaktoren

7. Differenzialdiagnostik zum Ausschluss anderer sek. Osteoporosen (s. Kurzfassung der Leitlinie)
8. Therapie Indikation zur medikamentösen Prävention und Therapie

Indikation abhängig von Zuordnung zu „inzidenten" Fällen und solchen mit osteoporotischen Frakturen, zu „prävalenten" Fällen und von den gemessenen T-Werten (s.a. Algorithmus und für weitere Erläuterungen die Leitlinienkurzfassung)

Therapieempfehlungen

Bei vorliegender Indikation (s.o.) für postmenopausale Frauen: Risedronat: 5 mg/d + allgemeine Prophylaxe mit Kalzium und Vitamin D3 Etidronal: zyklische 400 mg/d für 14 Tage, anschließend für 76 Tage mindestens 500 mg Ca.Für Bisphophonate liegen für Männer und prämenopausale Frauen mit glukokortikoidinduzierter Osteoporose bisher keine Zulassungen vor. Alendronat ist zugelassen zur Behandlung der Osteoporose des Mannes ohne weitere Unterscheidungen zur Genese der Osteoporose. Die Zulassungssituation ist hier nicht einheitlich, da bei den postmenopausalen Frauen gesonderte Zulassungen für die glukokortikoidinduzierte Osteoporose bestehen. Bei der Verschreibung von Bisphosphonaten für die o.g. Personengruppen sind die Modalitäten eines so genannten „off-label"-Gebrauchs zu berücksichtigen (s.a. ausführliche Kommentare in der Kurz- und Langfassung dieser Leitlinie). Als Verordnungszeitraum sind zwei bis drei Jahre vorzusehen. Für längere bzw. kürzere Therapien liegen keine ausreichenden Daten vor. Insgesamt sind die Langzeitwirkungen der Bisphosphonate bisher nicht ausreichend untersucht. Frauen im gebärfähigen Alter sollten nur bei gesicherter Kontrazeption mit Bisphosphonaten behandelt werden. Nichtmedikamentöse Therapiealternativen: Zu Bewegungstherapie, Physiotherapie und physikalischen Therapien liegen bisher nur Daten auf Expertenebene vor. Diese bestätigen den klinischen Nutzen dieser Maßnahmen (good practice point). Therapiealternativen: s. Kurzfassung der Leitlinie

9. Therapiekontrolle
Abschluss von präventiver Behandlung und Kontrolluntersuchungen (s. Algorithmus und zusätzlich Kurzfassung der Leitlinie)

33.2 ICD-Klassifikation

Definition

▶ **ICD-Klassifikation:** Internationale Klassifikation der Krankheiten.

33.3 Praxis der ICD-Klassifikation (ICD 10)

▶ **Verschlüsselung von Haupt- und Nebendiagnosen:**
- Klassifikation der Ätiologie der Erkrankung (z. B. Hyperurikämie bei Gicht).
- Klassifikation der Manifestation der Erkrankung (z. B. Arthritis urica).
- Hauptdiagnose bei stationär behandelten Patienten sollte die zur Aufnahme führende rheumatologische Diagnose sein (z. B. systemischer Lupus erythematodes mit Organbeteiligung).

▶ **Verschlüsselung der Lokalisation der Erkrankung** (s. Tab. 33.1): ICD-Codes für Haupt- und Nebendiagnosen können um eine Lokalisationsbezeichnung als Endziffer ergänzt werden (z. B. ICD 713.3.4 für Arthritis psoriatica im Bereich der Hand).

Tabelle 33.1 · Kodierung der Lokalisation bei Erkrankung der Extremitäten oder der Wirbelsäule

Extremität	Endziffer	Wirbelsäule
multiple Lokalisationen	.0	multiple Lokalisationen
Schulterregion	.1	okzipito-atlanto-axial
Oberarm	.2	zervikal
Unterarm	.3	zervikothorakal
Hand	.4	thorakal
Beckenregion und Oberschenkel	.5	lumbal
Unterschenkel	.6	
Knöchel und Fuß	.7	lumbosakral
sonstige Lokalisationen	.8	sakral und sakrokokzygeal
nicht näher bezeichnete Lokalisationen	.9	nicht näher bezeichnete Lokalisation

ICD-10-Klassifikation* häufiger rheumatologischer Diagnosen

▶ *Beachte:* Aufgrund von diagnostischen Überlappungen und nicht immer eindeutiger Nomenklatur sind sowohl unterschiedliche als auch mehrfache Bezifferungen denkbar. Die Klassifikation rheumatischer Diagnosen kann darum nur ein Kompromiss sein.

Tabelle 33.2

Diagnose	ICD-10-Code	Kerndokumentationsnr. (RZ)
entzündliche Arthropathien		
rheumatoide Arthritis	–	–
seropositiv	M05.–	40
seronegativ	M06.0	41
Felty-Syndrom	M05.0	42
rheumatoide Arthritis mit pulmonaler Beteiligung	M05.1	–
rheumatoide Vaskulitis	M05.2	–
rheumatoide Arthritis mit sonstiger viszeraler Beteiligung	M05.3	–
juvenile chronische Polyarthritis	M08.– M08.0	50 (RF+) 51 (RF–)
juveniler Morbus Still	M08.2	52
adulter Morbus Still	M06.1	43
sonstige entzündliche Polyarthropathie	M06.8	113
Arthritis psoriatica	–	63
distale interphalangeale Form	M07.0	63
mutilierende Form	M07.1	63
Spondylitis psoriatica	M07.2	63
sonstige Psoriasisarthritis	M07.3	63
Arthritis bei chronisch-entzündlicher Darmerkrankung		
Arthritis bei Morbus Crohn	M07.4/+K50	61
Arthritis bei Colitis ulcerosa	M07.5/+K51	60
Gicht (Arthritis urica)	M10.–	100
sonstige Kristallarthropathien	M11.–	102
Apatitrheumatismus	M11.0	102
familiäre Chondrokalzinose	M11.1	101
sonstige Chondrokalzinose	11.2	101
Chondrokalzinose durch Kalziumphosphate	–	102
Chondrokalzinose durch pyrophosphorsaure Salze	–	102
sonstige Kristallarthropathien	M11.8	102
palindromer Rheumatismus	M12.3	110
sonstige Arthritis	M13.–	–
Polyarthritis, nicht näher bezeichnet	M13.0	113

Tabelle 33.2 · Fortsetzung

Diagnose	ICD-10-Code	Kerndokumentationsnr. (RZ)
Monarthritis, nicht näher bezeichnet	M13.1	115
Oligoarthritis, nicht näher bezeichnet	M13.9	114
villonoduläre Synovitis (pigmentiert)	M12.2	112
Arthropathien bei andernorts klassifizierter Erkrankung	M14.–	129
Gicht-Arthropathie durch Enzymdefekte (angeboren)	M14.0	–
Hämochromatose	M14.5/+E83.1	123
diabetische Arthropathie	M14.2	121
Arthropathie bei Amyloidose	M14.4/+E85.–	125
Arthropathie bei fam. Mittelmeerfieber	M14.8/+E85.0	68
Sarkoidose	M14.8/+D86.8	66
neuropathische Arthropathie	M14.6/+. . .	128
Arthralgie	M25.5	280
infektiöse Arthropathien	–	–
eitrige Arthritis	M00.–	90
direkte Gelenkinfektion	M01.–	
Arthritis durch Meningokokken	M01.0	–
tuberkulöse Arthritis	M01.1	92
Lyme-Arthritis bei Borreliose	M01.2	83
Arthritis bei Viruserkrankungen	M01.5	–
Arthritis bei andernorts klassifizierter Infektion	M01.8	97
reaktive Arthritiden	M02.–	–
Arthritis nach intestinalem Bypass	M02.0	–
postenteritische Arthritis	M02.1	80
Arthritis nach urogenitalem Infekt	M03.6/+N34	81
Arthritis nach Impfung	M02.2	96
Morbus Reiter	M02.3	–
rheumatisches Fieber	100 bis 102	82
sonstige reaktive Arthritis	M02.8	84
Arthritis nach Meningokokkeninfektion	M03.0	–
Arthrose	–	–

Tabelle 33.2 · Fortsetzung

Diagnose	ICD-10-Code	Kerndokumentationsnr. (RZ)
Polyarthrose	M15.–	140
primäre Arthrose (lokalisiert)	M19.0	–
sekundäre Arthrose (lokalisiert)	M19.2	–
Heberden-Knoten mit Arthropathie	M15.1	141
Bouchard-Arthrose	M15.2	141
sonstige Polyarthrose	M15.8	140
Koxarthrose	M16.–	142
Gonarthrose	M17.–	143
Rhizarthrose	M18.–	–
sonstige Arthrose	M19.8	144
sonstige Gelenkkrankheiten		
Chondromalacia patellae	M22.4	151
innere Kniegelenkschädigung	M23.–	–
freier Gelenkkörper	M24.0	153
Hämarthros	M25.0	–
Kollagenosen		
systemischer Lupus erythematodes (SLE)	M32.–	1
SLE mit Organbeteiligung	M32.1	1
arzneimittelinduzierter SLE	M32.0	2
Dermatomyositis	M33.1	8
Polymyositis	M33.2	10
Einschlusskörperchenmyositis	M60.2	221
systemische Sklerose	M34.–	3
progressive systemische Sklerose	M34.0	3
CREST-Syndrom	M34.1	4
Sjögren-Syndrom	M35.0	6
sekundäres Sjögren-Syndrom	M35.0/+. . .	7
Mischkollagenose (MCTD)	M35.1	12
sonstige Overlap-Syndrome	M35.1	13
nicht klassifizierte Kollagenose	M35.9	16
sonstige Krankheiten mit Bindegewebsschädigung	M35.–	–

Tabelle 33.2 · Fortsetzung

Diagnose	ICD-10-Code	Kerndokumentationsnr. (RZ)
Morbus Behçet	M35.2	29
rezidivierende Pannikulitis	M35.6	–
Kryoglobulinämie	D89.1	30
Polymyalgia rheumatica	M35.3	28
Vaskulitiden		
Panarteriitis nodosa	M30.0	20
mukokutanes Lymphknotensyndrom (Morbus Kawasaki)	M30.3	–
Hypersensitivitätsvaskulitis	M31.0	24
Wegener-Granulomatose	M31.3	22
Churg-Strauss-Syndrom	M30.1	23
entzündliches Aortenbogensyndrom (Morbus Takayasu)	M31.4	26
Riesenzellarteriitis bei Polymyalgia rheumatica	M31.5	27
sonstige Riesenzellarteriitis	M31.6	–
sonstige nekrotisierende Vaskulitis	M31.8	32
vaskuläre Purpura	D69.0	25
Sneddon-Syndrom	–	31

Farbige Ziffern: Von der Arbeitsgemeinschaft Kooperativer Rheumazentren (RZ) verwendete abweichende Codes einschl. Kerndokumentationsnummern.

Tabelle 33.3 · **Erkrankungen der Wirbelsäule und des Rückens**[*]

Diagnose	ICD-10-Code	Kerndokumentationsnr. (RZ)
Deformitäten		
Kyphose	M40.2	–
Lordose	M40.4	–
Skoliose	M41.–	212
juvenile Osteochondrose (Morbus Scheuermann)	M42.0	209
Osteochondrose der Wirbelsäule bei Erwachsenen	M42.1	–
Spondylolyse	M43.0	205
Spondylolisthesis	M43.1	205
Spondylopathien		

Tabelle 33.3 · Fortsetzung

Diagnose	ICD-10-Code	Kerndokumentationsnr. (RZ)
entzündliche Spondylopathien		
Spondylitis ankylosans	M45	190
Sakroiliitis, andernorts nicht klassifiziert	M46.1	191
Diszitis	M46.4	192
sonstige entzündliche Spondylopathie	M46.8	195
entzündliche Spondylopathie, nicht näher bezeichnet	M46.9	195
Tuberkulose der Wirbelsäule	M49.0	–
degenerative Spondylopathien		
Spondylose	M47.–	–
Baastrup–Syndrom	M48.2	210
Spinalstenose	M48.0/M99.2-5	201
Spinalstenose im zervikalen Bereich	–	201
Spondylosis hyperostotica (Forestier-Ott)	M48.1	208
HWS-Syndrom	M50/M53.1	196
BWS-Syndrom	M54.6	197
LWS-Syndrom	M54.5	198
lumbosakrales Syndrom	M53.3	199
sonstige Krankheiten an Wirbelsäule und Rücken	M53.–	212
zervikaler Bandscheibenschaden mit Myelopathie	M50.0	203
zervikaler Bandscheibenschaden mit Radikulopathie	M50.1	202
sonstige zervikale Bandscheibenschäden	M50.8	–
zervikaler Diskusprolaps ohne Myelopathie	–	–
lumbale/sonstige Bandscheibenschäden mit Myelopathie	M51.0	203
lumbale/sonstige Bandscheibenschäden mit Radikulopathie	M51.1	202
thorakaler oder lumbaler Diskusprolaps ohne Myelopathie	–	–
Postdiskotomiesyndrom	M96.1	200
sonstige/nicht näher bezeichnete Bandscheibenschäden	M51.8, M51.9	–

Tabelle 33.3 · Fortsetzung

Diagnose	ICD-10-Code	Kerndokumentationsnr. (RZ)
Rückenschmerz	M54.–	–
Ischialgie	M54.3	–
Lumboischialgie	M54.4	284
Lumbalgie	M54.5/M54.6	283

* Farbige Ziffern: Von der Arbeitsgemeinschaft Kooperativer Rheumazentren (RZ) verwendete abweichende Codes einschl. Kerndokumentationsnummern.

Tabelle 33.4 · Krankheiten der Weichteilgewebe, Osteopathien und Chondropathien*

Diagnose	ICD-10-Code	Kerndokumentationsnr. (RZ)
Krankheiten der Muskeln	–	–
infektiöse Myositis	M60.0	220
interstitielle Myositis	M60.1	220
Myositis bei Sarkoidose	M63.3	–
Myositis ossificans progressiva	M61.1	–
sonstige Kalzifikation und Ossifikation von Muskeln	M61.9	223
Muskelschwund/-atrophie, andernorts nicht klassifiziert	M62.5	225
Muskelkrankheit bei andernorts klassifizierten Krankheiten	M63.–	228
metabolische Myopathie	G71.–	226
endokrine Myopathie	G73.5/+. . .	227
Krankheiten der Sehnenscheiden und der Sehnen		
Synovitis und Tenosynovitis	M65.–	176
Tendinitis calcarea	M65.2	177
schnellender Finger	M65.3	–
Tendovaginitis stenosans (de Quervain)	M65.4	–
Krankheiten der Synovialis und der Sehnen bei andernorts klassifizierten Krankheiten	M68	176/177
Bursitis	M71.–	179
Synovialzyste im Bereich der Kniekehle (Bakerzyste)	M71.2	181
Kontraktur der Palmarfaszie (Dupuytren-Kontraktur)	M72.0	262
Schulterläsion	M75.–	–

Tabelle 33.4 · Fortsetzung

Diagnose	ICD-10-Code	Kerndokumentationsnr. (RZ)
adhäsive Entzündung der Schultergelenkkapsel	M75.0	172
Läsion der Rotatorenmanschette	M75.1	171
Enthesiopathie der unteren Extremität (ohne Fuß)	M76.–	–
Enthesiopathie der Hüftregion	M76.0 –M76.2	174
Enthesiopathie des Knies	M76.4, M76.5	–
Enthesiopathie des Fußes	M77.3 –M77.5	–
Kalkaneussporn (Fersensporn)	M77.3	–
sonstige Enthesiopathie	M77.–	175
Karpaltunnelsyndrom	G56.0	292
Tarsaltunnelsyndrom	G57.5	293
Dupuytrensche Kontraktur	M72.0	262
Myalgie	M79.1	290
Fibromyalgie	M79.0	288
andere weichteilrheumatische Erkrankungen	M79.8	299
Rheumatismus, nicht näher bezeichnet	M79.0	–
Osteopathien		
Osteoporose mit pathologischer Fraktur	M80.–	240
Osteoporose ohne pathologische Fraktur	M81.–	240
pathologische Fraktur	M84.4	249
Osteomalazie	M83.–	241
akute Osteomyelitis	M86.0, M86.1	242
chronische Osteomyelitis	M86.3 –M86.6	243
Periostitis	M90.1	244
Knochennekrose, aseptische	M87.0	247
Osteodystrophia deformans (Morbus Paget)	M88.–	245
Neurodystrophie (Algodystrophie)	M89.0	298
Chondropathien	M91 –M94	
juvenile Osteochondrose der Hüfte und des Beckens	M91.–	–
sonstige juvenile Osteochondrose	M92.–	–
Osteochondrosis dissecans	M93.2	248
Osteochondropathien	M93.–	–

Tabelle 33.4 · Fortsetzung		
Diagnose	ICD-10-Code	Kerndokumentationsnr. (RZ)
Tietze-Syndrom	M94.0	–

* Farbige Ziffern: Von der Arbeitsgemeinschaft Kooperativer Rheumazentren (RZ) verwendete abweichende Codes einschl. Kerndokumentationsnummern.

33.4 *Wichtige Adressen und Telefonnummern*

Arbeitsgemeinschaft Kooperativer Regionaler Rheumazentren in der DGRh
(Deutsche Gesellschaft für Rheumatologie)
Luisenstraße 41
10117 Berlin
Tel. 030/24048470, Fax 030/24048479
e-mail: AG-Rheumazentren@drfz.de

Deutsche Rheuma-Liga e.V. Bundesverband
Maximilianstraße 14
53111 Bonn
Tel. 0228/766060; Fax 0228/7660620
Internet: http://www.rheuma-liga.de (unter dieser Internetadresse finden Sie u. a. die aktuellen Adressen der Landes- und Mitgliedsverbände)
e-mail: bv@rheuma-liga.de

Deutsche Rheuma-Liga Baden-Württemberg e.V.
Kaiserstraße 16
76646 Bruchsal
e-mail: kontakt@rheuma-liga-bw.de
Internet: www.rheuma-liga-bw.de

Deutsche Rheuma-Liga Landesverband Bayern e.V.
Fürstenrieder Straße 90
80686 München
Tel. 089/54614890, Fax 08954614895
e-mail: rheuma-liga-bayern@t-online.de
Internet: www.rheuma-liga-bayern.de

Deutsche Rheuma-Liga Berlin e.V.
ZIRP Zentrum für Integration, Rehabilitation und Prävention
Schützenstraße 52
12165 Berlin
Tel. 030/8054016, Fax 030/8056293
e-mail: zirp@rheuma-liga-berlin.de
Internet: www.rheuma-liga-berlin.de

Deutsche Rheuma-Liga Landesverband Brandenburg e.V.
Friedrich-Ludwig-Jahn-Straße 19
03050 Cottbus
Tel. 0355/780979151 oder -52, Fax 0355/780979190
e-mail: info@rheuma-liga-brandenburg.de
Internet: www.rheuma-liga-brandenburg.de

Deutsche Rheuma-Liga Landesverband Bremen e.V.
Am Wall 102 (im AOK Gebäude)
28195 Bremen
Tel. 0421/1761429, Fax. 0421/1761587
e-mail: rheuma-liga.hb@t-online.de
Internet: www.bremen.rheuma-liga.de

Deutsche Rheuma-Liga Landesverband Hamburg e. V.
Friedrichsberger Straße 60 Hs. 21
22081 Hamburg
Tel. 040/2005170, Fax 040/2005010
e-mail: rheuma-liga-hh@t-online.de
Internet: www.rheuma-liga-hamburg.de

Rheuma-Liga Hessen e. V.
Elektronstraße 12a
65933 Frankfurt/M.
Tel. 069/357414, Fax 069/35353523
e-mail: Rheuma-Liga.Hessen@t-online.de
Internet: www.hessen.rheuma-liga.de

Deutsche Rheuma-Liga Mecklenburg-Vorpommern e. V.
„Gemeinsames Haus" Rostock
Henrik-Ibsen-Straße 20
18196 Rostock
Tel. 0381/7696807, Fax 0381/7696808
e-mail: lv@rheuma-liga-mv.de
Internet: www.rheuma-liga-mv.de

Rheuma-Liga Niedersachsen e. V.
Lützowstraße 5
30159 Hannover
Tel. 0511/13374, Fax 0511/15984
e-mail: Rheuma-LigaNds@t-online.de
Internet: www.rheuma-liga-nds.de

Deutsche Rheuma-Liga Nordrhein-Westfalen e. V.
III. Hagen 37
45127 Essen
Tel. 0201/827970, Fax 0201/8279727
e-mail: info@rheuma-liga-nrw.de
Internet: www.rheuma-liga-nrw.de

Deutsche Rheuma-Liga Landesverband Rheinland-Pfalz e. V.
Schloßstraße 1
55543 Bad Kreuznach
Tel. 0671/834044, Fax 0671/8340460
e-mail: rp@rheuma-liga.de
Internet: www.rheuma-liga-rp.de

Deutsche Rheuma-Liga Saar e. V.
Schmollerstraße 2b
66111 Saarbrücken
Tel. 0681/33271, Fax 0681/33284
e-mail: DRL.SAAR@t-online.de
Internet: www.rheuma-liga-saar.de

Deutsche Rheuma-Liga Sachsen e. V.
Willmar-Schwabe-Straße 2–4
04109 Leipzig
Tel. 0341/121141950/1, Fax 0341/121141959
e-mail: rheuma-liga-sachsen@t-online.de

Deutsche Rheuma-Liga Landesverband Sachsen-Anhalt e. V.
Wolfgang-Borchert-Straße 75–77
06126 Halle
Tel. und Fax 0345/6951515
e-mail: rheusaanh@aol.com

Anhang

Deutsche Rheuma-Liga Schleswig-Holstein e.V.
Hostenstraße 88–90
24103 Kiel
Tel. 0431/535490, Fax 0431/5354910
e-mail: info@rlsh.de
Internet: www.rlsh.de

Deutsche Rheuma-Liga Landesverband Thüringen e.V.
Weißen 1
07407 Uhlstädt-Kirchhasel
Tel. 036742/67361 oder -62, Fax 036742/67363
e-mail: rheuma-liga-thueringen@web.de
Internet: www.rheumaliga-thueringen.de

Deutsche Vereinigung Morbus Bechterew e.V.
Metzgergasse 16
97421 Schweinfurt
Tel. 09721/22033; Fax 09721/22955
e-mail: DVMB@bechterew.de
Internet: www.bechterew.de

Lupus Erythematodes Selbsthilfegemeinschaft e.V.
Döppersberg 20
42103 Wuppertal
Tel. 0202/4968797, Fax 0202/4968798
e-mail: leshg@rheumanet.org
Internet: www.lupus.rheumanet.org

Sklerodermie Selbsthilfe e.V.
Am Wollhaus 2
74072 Heilbronn
Tel. 07131/3902425, Fax 07131/3902426
e-mail: sklerodermie@t-online.de
Internet: www.sklerodermie-sh.de

Sachverzeichnis

Bildnachweis

Bildnachweis

► [1] Alten R, Bolten W, Krüger K, Manger B, Feldenberg D, Semler J. Merckle Rheumatologie visuell-Rheumatologische Bilddatenbank, 3. Auflage Stuttgart: Thieme; 2004

► [2] EULAR HANDBOOK OF CLINICAL ASSESSMENT IN RHEUMATOID ARTHRITIS, Van Zuiden Communications B.V., 2000, CC ALPHEN AAN DEN RIJN, Netherlands

► [3] Ruof J, Sangha O, Stucki G. Evaluation of a German version of the Bath Ankylosing Spondylitis Functional Index (BASFI) and Dougados Functional Index (D-FI). Z Rheumatol. 1999 Aug;58(4):218-225 + Kellner H. Z Rheumatologie 61 (2002) 643-651

► [4] Wollenhaupt J, Zeidler H: Behandlung der rheumatoiden Arthritis mit Basistherapeutika-Kombinationen. Dt. Ärzteblatt 2001; 98: A1196

► [5] Gaubitz M. Akt. Rheumatol. 2001; 26:142-145

► [6] Brandt J, Westhoff G, Rudwaleit M, Listing J, Zink A, Braun J, Sieper J. Adaption and validation of the Bath Ankylosing Spondylitis Disease Activity Index (BASDAI) for use in Germany. Z Rheumatol. 2003 Jun;62(3):264-273.

► [7] Dachverband Deutschsprachiger Wissenschaftlicher Gesellschaften für Osteologie (s. auch unter www.lutherhaus.de/dvo-leitlinien)

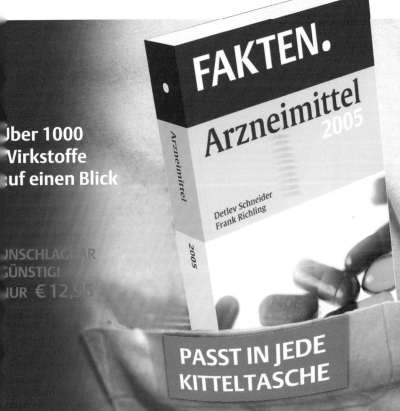

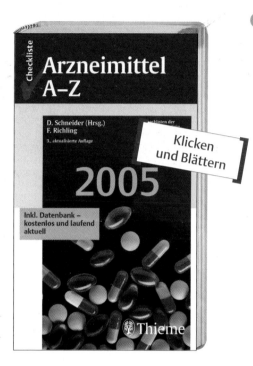
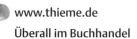
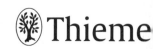